TRAITÉ

DE

DIAGNOSTIC MÉDICAL

RECHERCHE DES SIGNES PHYSIQUES DANS LES MALADIES INTERNES

PAR

LE DR HERMANN EICHHORST

PROFESSEUR DE PATHOLOGIE INTERNE ET DE THÉRAPEUTIQUE
DIRECTEUR DE LA CLINIQUE MÉDICALE DE L'UNIVERSITÉ DE ZURICH

TRADUIT ET ANNOTÉ SUR LA DERNIÈRE ÉDITION ALLEMANDE

PAR LES DOCTEURS

A.-B. MARFAN
AGRÉGÉ DE LA FACULTÉ DE PARIS
MÉDECIN DES HOPITAUX

ET

F. WEISS
(De Cousanges-aux-Forges)
LAURÉAT DE LA FACULTÉ DE NANCY

Avec 267 figures sur bois.

PARIS
G. STEINHEIL, ÉDITEUR
2, RUE CASIMIR-DELAVIGNE, 2

1890

TRAITÉ

DE

DIAGNOSTIC MÉDICAL

RECHERCHE DES SIGNES PHYSIQUES DANS LES MALADIES INTERNES

IMPRIMERIE LEMALE ET Cie, HAVRE

TRAITÉ

DE

DIAGNOSTIC MÉDICAL

RECHERCHE DES SIGNES PHYSIQUES DANS LES MALADIES INTERNES

PAR

LE DR HERMANN EICHHORST

PROFESSEUR DE PATHOLOGIE INTERNE ET DE THÉRAPEUTIQUE
DIRECTEUR DE LA CLINIQUE MÉDICALE DE L'UNIVERSITÉ DE ZURICH

TRADUIT ET ANNOTÉ SUR LA DERNIÈRE ÉDITION ALLEMANDE

PAR LES DOCTEURS

A.-B. MARFAN
AGRÉGÉ DE LA FACULTÉ DE PARIS
MÉDECIN DES HOPITAUX

ET

F. WEISS
(De Cousanges-aux-Forges)
LAURÉAT DE LA FACULTÉ DE NANCY

Avec 267 figures sur bois.

PARIS
G. STEINHEIL, ÉDITEUR
2, RUE CASIMIR-DELAVIGNE, 2

1890

PRÉFACE

DE LA DEUXIÈME ET DE LA TROISIÈME ÉDITION

L'esprit dans lequel a été conçu cet ouvrage m'était imposé par son objet même : l'interprétation d'un signe physique doit être conforme aux lois de la physique ; plus cette conformité est grande, plus les résultats obtenus sont clairs et certains.

Sur ce point, il reste évidemment bien des progrès à faire. Mais si, après avoir parcouru les pages qui suivent, le lecteur garde l'impression que mes efforts dans ce sens n'ont pas été stériles, mes vœux seront comblés.

Les troubles fonctionnels qui relèvent surtout de la seméiotique n'ont pas été étudiés dans ce livre ; c'est de propos délibéré que j'ai consacré celui-ci à l'étude presque exclusive des signes révélés par les méthodes d'investigation physique les mieux éprouvées par la pratique.

Zurich, Janvier 1886 et Décembre 1889.

HERMANN EICHHORST.

AVIS DE L'ÉDITEUR

Le succès qu'a rencontré la traduction française (1) du *Traité de Pathologie interne et de Thérapeutique* du professeur Eichhorst nous a engagé à publier aussi la traduction de son *Traité de Diagnostic médical*, plus répandu encore en Allemagne que le premier.

Grâce à l'obligeance du professeur Eichhorst nous avons pu obtenir la communication des épreuves de la 3ᵉ édition allemande au fur et à mesure qu'elles étaient composées. C'est ainsi que cette traduction peut voir le jour pour ainsi dire à la même date que l'édition originale.

Les notes, peu nombreuses, du professeur EICHHORST, sont indiquées par des *astérisques*. Toutes celles qui portent des *numéros* sont dues à M. A.-B. MARFAN.

Nous avons intercalé sans numéros quelques figures qui nous ont paru utiles pour la compréhension du texte.

---

(1) *Traité de Pathologie interne et de thérapeutique*, 4 vol. in-8° avec 530 figures. G. Steinheil, éditeur. Paris, 1889.

TABLE DES MATIÈRES

CHAPITRE V

EXAMEN DE L'APPAREIL DE LA CIRCULATION

CHAPITRE VI

EXAMEN DE L'APPAREIL DIGESTIF

CHAPITRE VII

EXAMEN DE LA RATE

CHAPITRE VIII

EXAMEN DE L'APPAREIL URINAIRE

CHAPITRE IX

EXAMEN DE L'APPAREIL GÉNITAL

CHAPITRE X

EXAMEN DU SYSTÈME NERVEUX

L'état de nutrition des malades n'a aucun rapport avec le degré de pâleur, et on rencontre souvent dans la pratique des personnes très pâles, et qui, malgré cela, offrent un pannicule adipeux et une musculature très développés. La durée de la pâleur et notamment ses causes ont seules des connexions, selon le cas particulier, avec l'état de la nutrition.

Quoi qu'il en soit, la pâleur de la peau dépend de la *quantité* et de la *composition* du sang qui circule dans les vaisseaux cutanés. La rougeur normale des téguments diminuera évidemment lorsqu'il se produira un rétrécissement notable des artères de la peau; de même, il se produira de la pâleur lorsque la masse totale du sang aura été réduite, ou que le sang, tout en restant en quantité normale, sera devenu plus pauvre en globules rouges, ou enfin lorsque, malgré le nombre normal des hématies, ces dernières sont pauvres en matière colorante. Il n'est pas toujours possible, au lit du malade, d'établir d'une façon certaine les causes de la pâleur, d'autant plus que généralement ces causes se combinent entre elles.

On peut considérer comme une transition entre les phénomènes physiologiques et les altérations morbides, cette pâleur, passagère le plus souvent, qu'on observe fréquemment comme le résultat de la frayeur, de la syncope ou d'irritations énergiques de la peau, comme celles qui sont causées par le froid ou les agents chimiques. Cette pâleur est en même temps un bel exemple d'une modification produite par le *rétrécissement actif des vaisseaux cutanés*.

C'est également la contraction de ces derniers qui, pendant le frisson fébrile, produit la coloration pâle de la peau.

On doit rapprocher de ce dernier groupe la pâleur des sujets qui sont atteints de *stéatose cardiaque avancée* (1). Il est évident qu'un muscle cardiaque tombé en dégénérescence graisseuse perd plus ou moins de sa tonicité; il peut alors arriver qu'il devienne impuissant à lancer le liquide sanguin dans toutes les régions du corps, et notamment dans les vaisseaux de fin calibre. Dès que la peau participe à ce processus pathologique, la pâleur se produit, et cette pâleur est consécutive *à la faiblesse cardiaque et au défaut de réplétion des vaisseaux cutanés*.

La pâleur survient encore à la suite de *grosses pertes sanguines* ou de *petites hémorrhagies répétées*, et alors elle a toujours une très longue durée. Les causes occasionnelles de ces hémorrhagies sont extrêmement nombreuses. Sans tenir compte de l'intervention chirurgicale et des bles-

---

(1) Le mot *stéatose cardiaque* signifie exactement transformation graisseuse de la fibre musculaire du cœur; le mot *adipose* représente l'infiltration graisseuse du tissu conjonctif qui sépare les faisceaux musculaires sans altération de la fibre contractile. Or les recherches récentes ont montré que si l'adipose est fréquente (comme la polysarcie dont elle n'est qu'un cas particulier), la stéatose est au contraire très rare, beaucoup plus rare qu'on ne le croyait il y a peu de temps. La stéatose ne s'observe guère que dans certains empoisonnements (phosphore, arsenic), ou dans certaines infections (variole, fièvre typhoïde). Il est probable que le tableau clinique que l'on rapportait à la stéatose du cœur doit être attribué à cet ensemble de lésions du myocarde qui semblent sous la dépendance de la sclérose des coronaires (sclérose, dégénérescence granuleuse, amyloïde, infarctus, plaques atrophiques, adipose).

sures accidentelles, nous citerons les hémorrhagies nasales (épistaxis), les hémorrhagies continues des gencives, les crachements de sang (hémoptysies), les vomissements de sang (hématémèses), les hémorrhagies intestinales (entérorrhagies), vésicales (hématuries) ou génitales (pertes utérines ou métrorrhagies). Il faut réserver une importance diagnostique tout à fait spéciale à certaines *hémorrhagies internes ou occultes* dont la pâleur extrême de la peau est parfois le seul signe apparent. Certaines formes de pleurésie et de péricardite, telles qu'on les observe notamment en cas de tuberculose des séreuses ou chez les scorbutiques, sont remarquables par la production d'hémorrhagies abondantes à l'intérieur des cavités séreuses. Par conséquent, s'il se développe rapidement des signes physiques d'un épanchement pleural ou péricardique, et si en même temps il survient une pâleur considérable de la peau, on est autorisé à soupçonner le caractère hémorrhagique de l'épanchement.

La coloration des téguments est d'une pâleur extraordinaire chez les individus dont l'intestin grêle est devenu l'habitat d'un *ankylostome duodénal*. Griesinger le premier a démontré que l'*anémie tropicale* appelée aussi *géophagie*, si répandue en Égypte et dans beaucoup d'autres pays chauds, est l'œuvre de ce parasite intestinal aussi bien que les troubles digestifs qui dominent la scène. Les causes de la pâleur, dans ce cas, sont les hémorrhagies abondantes que produit l'anchylostome en perforant la muqueuse intestinale et en suçant le sang. Du reste, ce ver se rencontre également en Italie; on l'a même trouvé récemment de ce côté-ci des Alpes chez des mineurs (1), des tuiliers et des ouvriers de tunnel, chez ceux par exemple qui travaillaient au percement du Saint-Gothard, dans les tuileries de Bonn, Liège, Aix-la-Chapelle et Cologne.

Il est encore un grand nombre d'états morbides où l'organisme, sans s'appauvrir par des hémorrhagies, subit cependant des pertes indirectes de sang ou simplement une diminution d'un des éléments constitutifs de cette humeur, et présente par cela même les apparences de la pâleur pathologique. Cette pâleur est due ici essentiellement aux *troubles de l'hématopoièse* et s'observe à peu près sans exception chez les individus atteints de néphrite, ou de suppurations prolongées, ou encore d'épanchements purulents dans la plèvre, le péricarde ou le péritoine. Du moment que dans le *mal de Bright* le sang perd par les urines, d'une façon permanente, une plus ou moins grande quantité d'albumine, il est évident qu'il perd par cela même une substance qui, à l'état normal, sert en partie à la régénération des éléments anatomiques. Mais ce n'est pas là la cause unique de la pâleur des brightiques; il faut y ajouter d'autres causes générales (2).

---

(1) L'*anémie des mineurs* est vraisemblablement due en très grande partie aux entérorrhagies causées par l'ankylostome (Perroncito, Arloing). Mais peut-être d'autres causes interviennent-elles pour la produire (Fabre). Dans tous les cas, Trossat a montré que l'ankylostome s'observait dans les selles de presque tous les mineurs malades ou bien portants.

(2) Dans le mal de Brigth, le sang présente, d'après Lécorché et Talamon, les modifications suivantes : 1° diminution de la densité du sérum; 2° augmentation de la pro-

Plus évidente encore et plus compréhensible est la connexion de la pâleur de la peau avec les *suppurations abondantes*. Depuis Waller et Cohnheim, en effet, l'on sait que la plupart des corpuscules de pus doivent être considérés comme des globules blancs du sang en état d'émigration. Il est connu, en outre, que ces derniers jouent un rôle très important dans la régénération du liquide hématique. Par suite, il est clair qu'on peut, dans une certaine mesure, mettre une suppuration prolongée au même rang qu'une perte sanguine au point de vue des effets physiologiques et des conséquences physiques.

Ce que nous venons de dire nous amène forcément à jeter un coup d'œil sur les divers états où l'hématopoïèse est entravée par les troubles de la *digestion et de l'assimilation*. Dans cet ordre d'idées, on saisit parfaitement pourquoi les individus atteints d'affections chroniques de l'estomac ou de l'intestin présentent une teinte pâle spéciale des téguments. Les anciens médecins avaient déjà fait ressortir que notamment les catarrhes du gros intestin donnent en peu de temps à la peau une pâleur extrême; et, dans ces dernières années, on a remarqué également la pâleur très marquée des sujets porteurs de ténias, en particulier de bothriocephalus latus.

A ces formes diverses se rattachent celles qui sont en rapport avec un *état pathologique immédiat de l'appareil hématopoiétique*; telles sont la *chlorose* et la *leucémie* (1). Pour la chlorose on a démontré, dans ces dernières années, que c'est le nombre des globules rouges qui diminue dans de très fortes proportions. Mais avant tout, ces globules s'appauvrissent en hémoglobine; et il ressort des recherches de Leichenstern, que la quantité d'hémoglobine peut diminuer de 70 0/0 (2). Nous trouvons des conditions identiques dans la leucémie, avec, en plus, une augmentation considérable des leucocytes. Il faut encore ranger dans cette série la pseudo-leucémie et certaines formes d'anémie pernicieuse progressive.

Dans d'autres cas, l'état morbide de l'appareil hématopoiétique et la pâleur consécutive ne sont que secondaires, quoique la cause matérielle, c'est-à-dire la diminution du nombre des globules rouges et de leur contenu en hémoglobine, demeure la même. Nous voulons parler de la teinte blême de la peau chez les *phtisiques* (3) et les *cancéreux*, qui constitue un

---

portion d'eau; 3° diminution de la proportion d'albumine; 4° diminution des globules rouges et de l'hémoglobine; 5° tendance à l'augmentation des autres matières organiques (urée, acide urique) et inorganiques.

(1) Dans la leucémie, il n'y a pas seulement augmentation des leucocytes du sang, mais aussi diminution très notable des hématies.

(2) Dans la chlorose, le sang ne renferme que 0 gr. 75 à 1 gr. 50 de fer au lieu de 3 gr., chiffre de l'état normal. L'oxyhémoglobine est aussi très réduite; le sang n'en contient pas plus que 5 0/0 au lieu de 12,50 0/0, chiffre normal. Le teint de la chlorotique est blafard avec des reflets verdâtres, peut-être parce que l'hémoglobine très diluée laisse passer les rayons verts.

(3) Chez les phtisiques, Malassez a démontré que le nombre des globules rouges diminue progressivement, de telle sorte que dans les périodes ultimes, ce nombre peut être diminué de plus de moitié. Quinquaud a constaté que l'hémoglobine diminuait parallèlement. M. Hayem a étudié spécialement l'hématologie du début de la tubercu-

symptôme capital de la cachexie. C'est Malassez principalement qui a fait des recherches sérieuses sur les altérations du sang dans ces affections.

Le poison de la *malaria* produit des effets identiques sur l'hématopoièse, que les individus soient directement atteints ou qu'ils séjournent seulement dans les endroits infectés. Certains poisons minéraux sont accusés d'avoir la même influence, pour peu qu'ils soient en contact un peu permanent avec l'organisme; les altérations de la peau dans les cachexies *saturnine* et *mercurielle* sont les plus connues. Pour la première, Malassez a démontré que le nombre des globules rouges peut diminuer de plus de moitié.

Enfin, il faut ranger dans ce groupe toutes les affections qui ont une longue durée et qui donnent à l'individu atteint, ce qu'en langage profane on appelle habituellement « pâleur maladive » (1).

B. — *Coloration rouge de la peau.*

La rougeur anormale de la peau est surtout appréciable, de même que la pâleur, aux lèvres, aux joues, aux oreilles et aux conjonctives. Il faut cependant se mettre en garde contre certaines erreurs. Il ne faut pas ignorer que les personnes dont le visage est souvent exposé à l'air, présentent ordinairement une teinte rouge vif de la peau. Grâce aux irritations fréquentes que les changements de temps et de température exercent sur les vaisseaux cutanés, il arrive que ces derniers se dilatent parfois de telle façon que l'on peut suivre à l'œil nu leurs méandres et leurs ramifications sous les téguments. Ces caractères se rencontrent fréquemment surtout chez les individus dont la figure est exposée à la chaleur rayonnante, telles que les cuisinières, les forgerons, en général tous ceux qui travaillent le visage au feu. On évitera facilement la confusion avec la teinte rouge pathologique parce que tous ces individus se sentent en excellente santé (2).

Au point de vue théorique, on trouve pour la production de la rougeur cutanée anormale trois facteurs différents. Tantôt, il s'agit, toutes choses égales d'ailleurs, d'une dilatation active des capillaires de la peau; tantôt, d'une augmentation de la masse totale du sang d'où résulte une ectasie plutôt passive des vaisseaux due à l'action dynamique de la colonne sanguine; tantôt enfin d'une augmentation de la richesse colorante du sang, le calibre vasculaire et la masse hématique restant les mêmes, soit que les globules rouges soient devenus plus nombreux ou que, demeurés en nombre

---

lose; c'est là une question très complexe. Nous ne pouvons y insister ici; nous renvoyons le lecteur au livre récent qu'a publié le savant maître (*Du sang et de ses altérations anatomiques*, 1889).

(1) La lecture de ce chapitre doit être complétée par celle du chapitre qui a trait à l'examen du sang (voyez t. II).

(2) La rougeur de la face, avec injection et état variqueux, n'est pas toujours un phénomène normal. Elle est souvent le symptôme d'une *dilatation de l'estomac* (Bouchard, Le Gendre, Barthélemy), ou d'un empoisonnement créé par l'*abus des boissons alcooliques*. A un degré plus élevé cette rougeur se transforme en couperose avec pustules (acné rosacea).

INTRODUCTION

Le devoir du praticien appelé au chevet du malade consiste essentiellement à bien déterminer l'affection dont ce dernier est atteint et à la combattre par des moyens appropriés. Ces deux éléments principaux de l'activité médicale, le diagnostic et le traitement, se trouvent, vis-à-vis l'un de l'autre, dans des rapports très intimes. En effet, chaque état morbide réclamant une thérapeutique spéciale, il va de soi que le traitement fera fausse route si le diagnostic est erroné. Donc, le premier soin du médecin sera d'employer tout son pouvoir et son savoir à poser un diagnostic certain. Rien ne devra être négligé pour établir ce dernier, et lui donner, dans chaque cas particulier, une certitude absolue et complète.

Il est de toute évidence que ce but ne pourra être atteint que par le praticien qui connaîtra à fond toutes les ressources de l'art du diagnostic et qui saura les mettre en œuvre. Aussi le débutant ne devra-t-il reculer devant aucun effort, devant aucune difficulté pour apprendre à manier les différents procédés d'exploration. Ce ne sont pas les diagnostics « fins » qu'il a entendu formuler jusque-là par le professeur qui lui donneront, une fois en face de lui-même, de la sûreté et de la confiance en soi ; mais seulement la conviction de se sentir maître, lui aussi, des méthodes d'investigation jusqu'à ce jour étudiées et apprises à la clinique. Celui qui ne se sera pas assimilé ces méthodes « in succum et sanguinem », ne sera jamais qu'un apprenti, car aujourd'hui plus que jamais il faut proclamer la justesse de cet axiome hippocratique :

Μέγα δὲ μέρος ἡγεῦμαι τῆς τέχνης εἶναι τὸ δύνασθαι σκοπεῖν.

« Pouvoir explorer est, à mon avis, une grande partie de l'art » (1).

Les éléments de diagnostic sur lesquels s'appuie le praticien sont empruntés en partie à la physique, en partie à la chimie, en partie enfin à l'expérience médicale. Les signes physiques sont ceux qu'on utilise le plus fréquemment et qui, aujourd'hui du moins, occupent dans la pratique le rang le plus important. Ce sont eux que nous étudierons spécialement dans ce livre.

Que l'on songe aux actes journaliers du médecin au lit du malade, et l'on verra que chacun de ses actes représente une exploration physique plus ou moins complète, entreprise tantôt avec des instruments spéciaux, tantôt

(1) Cette proposition sert d'épigraphe au *Traité de l'auscultation médiate* de Laënnec.

avec les sens non secourus par un instrument. Lorsque le praticien tient sous son doigt l'artère radiale pour juger des propriétés du pouls, ou qu'il détermine la température du corps à l'aide du thermomètre, il a recours à des procédés purement physiques, aussi bien que quand il pratique la percussion et l'auscultation, deux méthodes d'investigation que nous apprendrons à connaître plus tard comme mode d'exploration physique par excellence.

Ce serait une grosse erreur de croire que le médecin qui se sert d'appareils nombreux et compliqués soit celui qui parvienne le plus rapidement et le plus sûrement au but désiré. Celui qui a à établir un diagnostic, n'a besoin que de deux choses : finesse et dextérité des sens. Et ces deux qualités s'acquièrent facilement, si on s'habitue dès le début à entreprendre la recherche des signes physiques d'une façon *méthodique*. Celui-là seul courra le danger de devenir un pédant ou de rester un manœuvre qui ne saura pas penser et juger par lui-même. D'ailleurs, l'exploration méthodique n'exclut en aucune façon l'individualisation et la spécialisation du cas en litige. Mais un médecin vraiment digne de ce nom, ne doit pas se contenter d'atteindre au cours de ses recherches un résultat quelconque par une méthode quelconque ; il faut qu'il connaisse et qu'il applique la méthode générale et rationnelle qui permet d'établir un bon diagnostic. L'examen d'un sujet pratiqué sans méthode, donne souvent des résultats incomplets, ce qui peut nuire au malade. Au contraire, une exploration systématique a cela de particulier qu'ordinairement d'un procédé antérieur, il en dérive un autre qui se trouve confirmé ou éclairé par le premier.

Parmi les méthodes d'exploration physique qui ne nécessitent pas d'instruments spéciaux, il faut citer en premier lieu l'examen pratiqué avec la vue, l'*inspection*, et avec la main, la *palpation*. Ce sont elles qui ouvrent en général la marche de l'investigation et il importe, pour l'étudiant, d'acquérir, à l'aide d'exercices répétés, la perfection dans l'emploi de ces deux moyens naturels.

Nons reviendrons souvent sur la valeur spéciale des signes physiques. Il faut être bien convaincu que toutes les déviations de l'état normal doivent être rapportées à des altérations physiques, et que la diagnose physique ne fait absolument que déterminer ces dernières.

C'est l'expérience clinique qui permettra d'interpréter les changements physiques dans le sens de telle ou telle lésion anatomique. De sorte qu'un diagnostic complet se compose pour ainsi dire de deux éléments distincts, un élément purement physique et un autre physico-clinique. Évidemment, on comprend — et cela se voit assez fréquemment — que la rectitude du premier n'exclut en aucune façon la fausseté du second. Il s'ensuit que le médecin, pour accomplir toute sa tâche, ne doit pas seulement connaître tous les moyens d'investigation, mais encore posséder l'expérience clinique.

CHAPITRE PREMIER

EXAMEN DE LA PEAU

Bien des maladies des organes internes sont en rapport avec des altérations physiques grossières et facilement reconnaissables de la peau. Ces altérations sont parfois tellement caractéristiques qu'à elles seules et sans autre exploration sérieuse elles permettent d'établir le diagnostic. Ce fait met en lumière l'importance extrême d'un examen minutieux de la peau. En revanche, il ne faut pas s'exposer à accorder à ces altérations plus de valeur diagnostique qu'elles n'en possèdent en réalité. Mais, à vrai dire, ce danger n'existe pas pour le médecin qui est habitué à user, au chevet du malade, de logique tant en pensée qu'en action.

En ne tenant pas compte des altérations propres du tégument externe, comme les cicatrices et les éruptions, nous aurons à considérer spécialement pour la peau :

1. Les changements de coloration ;
2. Les modifications de la transpiration cutanée ;
3. L'œdème ;
4. L'emphysème ;
5. Les changements de la température.

Les changements de température de la peau sont ordinairement en connexion très intime avec les anomalies de la chaleur du corps. Il nous semble donc inutile de traiter ces deux questions séparément. Dès lors, nous renvoyons le lecteur, pour ce qui a trait à ces changements, au chapitre qui est consacré à la valeur diagnostique de la température du corps.

Les méthodes d'exploration destinées à révéler les modifications du tégument externe sont des plus simples et ne nécessitent pas (une fois pour toutes nous excluons de ce chapitre la température de la peau) une instrumentation spéciale. Un œil attentif et la main, c'est-à-dire l'inspection et la palpation, suffisent à cet examen.

Les vieux praticiens avaient coutume d'accorder une grande valeur diagnostique aux *anomalies d'odeur* de la transpiration cutanée. Il y a une dizaine d'années nul n'aurait osé traiter la question des modifications de l'enveloppe externe sans prêter une attention spéciale à l'odeur de la peau. Les anciens allaient même jusqu'à prétendre poser un diagnostic à l'aide de l'odorat. C'est ainsi que l'on compara l'odeur des varioleux à l'odeur dégagée par des oies nouvellement plumées, celle des scarlatineux avec celle de fromages moisis ou encore avec celle des cages de fauves des ménageries, etc. Ces signes ont perdu leur intérêt aujourd'hui. Bien plus, il semble que la finesse de notre odorat se soit tellement émoussée que, la plupart du temps, nous sommes incapables de nous rendre un compte exact des changements survenus dans l'odeur de la perspiration cutanée. Ces changements n'en sont pas moins réels. Ainsi l'on a observé que certaines hystériques dégagent parfois une odeur particulière de violettes ou de musc ; et à plusieurs reprises on a constaté que des malades atteints de leucémie ou d'anémie pernicieuse progressive répandaient plusieurs jours avant de succomber des émanations cadavériques.

1. — Changements de coloration de la peau.

La coloration de la peau, même chez l'homme bien portant, est soumise à maintes variations. L'âge, la profession, le climat, la race sont les facteurs principaux qui influent sur cette coloration. Tous ceux qui sont habitués à saisir d'un coup d'œil les conditions extérieures et les phénomènes physiques possèdent, pour ainsi dire à l'état inné, la compréhension de ce qu'est la coloration de la peau à l'état sain.

Parmi les altérations morbides de cette coloration qui sont caractéristiques de certaines affections internes, nous avons à noter :

a) La coloration pâle ;
b) — rouge ;
c) — cyanotique ;
d) — ictérique ;
e) — bronzée ;
f) — grise ou terreuse.

A. — *Pâleur de la peau.*

Dans les conditions physiologiques, la coloration de la peau est déjà soumise à des variations très remarquables. L'expérience quotidienne nous apprend que les personnes vivant peu à l'air libre offrent de la pâleur de la peau. Les savants et les ouvriers des fabriques qui passent leur journée dans des cabinets étroits ou des ateliers encombrés, présentent ordinairement une pâleur très marquée.

La pâleur de l'enveloppe cutanée se rencontre très fréquemment dans les états pathologiques. On la reconnaîtra aisément dans les régions où à l'état sain, la peau, en raison de sa minceur et de sa richesse en vaisseaux, est habituellement colorée en rouge, par exemple aux joues, aux lèvres, au pavillon de l'oreille et aux conjonctives.

Le degré de pâleur peut varier dans des proportions considérables. Lorsqu'elle est très marquée les téguments prennent la couleur de l'albâtre, ou ils deviennent jaunâtres, d'un jaune cireux ou d'un jaune verdâtre ; les muqueuses de la face présentent à peine une coloration rosée. Le ton général donne parfois l'impression de la coloration cadavérique.

normal, ils soient plus riches en matière colorante. On ne possède point de documents certains sur ce dernier cas. Pour les premiers, il n'est pas rare d'en rencontrer.

Les faits où la rougeur anormale de la peau est en rapport avec la *dilatation vasculaire* ne manquent pas en pathologie. Dans le domaine de la physiologie, il faut signaler le *rouge de la pudeur* que nous observons fréquemment chez les femmes et les adolescents lorsqu'il s'agit de les examiner. En leur découvrant le haut du corps, on voit le visage, le cou et la partie supérieure de la poitrine prendre une teinte rouge vif, qui persiste pendant toute la durée de l'exploration médicale. Cette rougeur est tantôt diffuse, tantôt elle forme des plaques ; ces plaques se constatent surtout sur la périphérie. La limite inférieure de cette rougeur est généralement très distincte. Des recherches de Filehne, il résulte que la rougeur pudique est produite par une paralysie passagère d'origine psychique du segment de l'appareil central vaso-moteur qui commande aux vaisseaux de la région intéressée. Les parties atteintes par cette rougeur correspondent exactement aux régions que l'on voit rougir sous l'influence d'inhalations de nitrite d'amyle.

Parmi les rougeurs vraiment pathologiques de la peau, qui sont dues à la dilatation vasculaire, il faut distinguer les formes localisées et les formes diffuses. Comme exemples des premières, nous pouvons citer certaines migraines que depuis les recherches de Möllendorf on a désignées sous le nom d'*hémicrânies sympathico-paralytiques*. Il s'agit évidemment là d'un état de dépression passagère dans le domaine du sympathique cervical, car l'on y rencontre tous les phénomènes extérieurs que Claude Bernard a étudiés le premier sur les animaux auxquels il sectionnait le sympathique : contraction pupillaire, réplétion plus forte des vaisseaux rétiniens, et par-dessus tout rougeur anormale de la moitié correspondante de la face. La rougeur anormale de la peau la plus étendue qu'on puisse voir s'observe dans la *fièvre*. Si l'on n'avait peur de risquer un paradoxe, on pourrait dire qu'un fébricitant normal doit avoir une teinte rouge de la peau. Si dans le cours d'une affection fébrile, on constate de la pâleur, il faudra soupçonner des complications qui devront toujours être activement recherchées. On a généralement admis que la rougeur fébrile est le résultat d'une paralysie vasculaire, et on a cherché à utiliser cette manière de voir pour la théorie de la fièvre. Toutefois, d'après les observations de Bäumler et Senator, il ne peut être question pour la fièvre d'une dilatation paralytique des capillaires de la peau. Bäumler, en effet, a montré qu'en irritant mécaniquement la peau rougie d'un fébricitant (avec l'ongle par exemple) la région irritée et son voisinage pâlissent, ou, ce qui revient au même, les vaisseaux de cette région se contractent. Quant à Senator, il vit, chez les lapins auxquels il donna de la fièvre par des moyens artificiels, des alternatives de dilatation et de contraction des vaisseaux de l'oreille, telles qu'on les observe chez des animaux sains, quoique à des degrés différents et pendant des durées inégales. Les faits de Bäumler et de Senator ne pourraient subsister, si la dilatation vasculaire dans la fièvre était produite par une paralysie complète de la tunique musculaire des vaisseaux.

La rougeur anormale consécutive à l'*augmentation de la masse totale du sang* se rencontre dans l'*état pléthorique*. Le peuple a trouvé dans les mots « plein de sang » une désignation parfaite de cette altération morbide (1).

C. — *Teinte cyanosée de la peau.*

Par cyanose (ἡ κυάνωσις) on désigne cette coloration anormale des téguments qui fait que la peau et les muqueuses ne paraissent plus ni rosées ni rouge vif, mais prennent une teinte d'un rouge bleu. L'intensité de cette teinte et très variable. Dans les cas légers, elle demeure limitée aux régions de la peau où l'épiderme est mince et particulièrement riche en vaisseaux : lèvres, joues, conjonctives, oreilles, lobule du nez, coudes, dernières phalanges des doigts et des orteils, genoux, etc. Lorsque la cyanose est très prononcée, elle s'étend sur la peau tout entière et donne au malade un aspect tellement caractéristique que le malheureux se voit affubler d'un sobriquet pour peu que la teinte cutanée persiste.

Les causes de production de la cyanose restent les mêmes pour tous les cas, car il s'agit toujours d'une surcharge du sang en acide carbonique, avec une diminution de l'oxygène. Le sang prend ainsi un caractère veineux et ultra-veineux qui se révèle par une coloration plus ou moins foncée. On peut se représenter deux conditions dans lesquelles le sang devient trop riche en acide carbonique et trop pauvre en oxygène : c'est d'abord la difficulté et les obstacles que rencontre dans le parenchyme pulmonaire l'échange gazeux entre le sang et l'air atmosphérique, de telle sorte que le sang ne peut se débarrasser suffisamment de son acide carbonique, et l'échanger contre de l'oxygène ; en second lieu, un ralentissement du courant sanguin dans les petits vaisseaux, tel que le sang dérobe aux tissus environnants plus d'acide carbonique qu'à l'état normal, tout en leur laissant plus d'oxygène.

---

(1) Le mot *pléthore* répond, par son sens étymologique, à un état caractérisé par une surabondance de sang dans le système sanguin ou dans une partie de ce système (pléthore générale, pléthore locale). Existe-t-il une pléthore générale ? La physiologie répond négativement : des expériences ont montré en effet que si on injecte dans le système circulatoire une quantité plus ou moins considérable de sang et si on répète ces injections à intervalles rapprochés, cet excès de sang ne tarde pas à disparaître ; l'organisme a en lui un pouvoir régulateur tel qu'il surmonte facilement cette surcharge. Mais la clinique appelle pléthorique un individu à caractères parfaitement déterminés,

Le pléthorique a le visage coloré et plein, l'impulsion du cœur énergique, le pouls fort, les veines distendues ; il se plaint habituellement de dyspnée ; il a le ventre développé, il est constipé, souvent hémorrhoïdaire. M. G. Sée (*Bulletin médical*, 1889, n° 22), explique ainsi cet état : l'adipose abdominale est le premier terme de la série ; cette adipose abdominale engendre une pléthore locale, abdominale. Mais la pléthore abdominale retentit sur la circulation générale et donne une augmentation plus ou moins durable de la pression artérielle. Cet excès de la pression sanguine favorise le développement de l'artériosclérose.

Le pléthorique meurt en effet habituellement par le fait de complications dépendant d'une lésion artérielle (apoplexie, etc.).

La valeur diagnostique de la cyanose ressort clairement de ce qui précède. Dans tout cas de cyanose, il s'agira ou de *troubles respiratoires*, ou de *désordres de la circulation.* Lorsque les deux facteurs coïncideront, la cyanose existera à un très haut degré.

Si nous avions dit que dans tous les cas la cyanose était le résultat d'une lésion des appareils respiratoire ou circulatoire, nous aurions commis une erreur. Car cœur et poumons peuvent ne présenter aucune altération de substance et malgré cela l'on peut constater des troubles de la respiration et de la circulation, unis à une cyanose très développée et peut-être très menaçante. Le diaphragme, par exemple, est-il entravé dans ses mouvements par l'accumulation excessive des gaz dans l'estomac ou l'intestin (*météorisme*), il est évident que la respiration et la circulation rencontreront des obstacles très notables. C'est là le cas encore dans la *paralysie essentielle du diaphragme* ; et dans ces deux circonstances, on observera une cyanose extrême.

Dans les *maladies des organes respiratoires* qui sont accompagnées de cyanose, les causes des obstacles à l'hématose sont variées. Dans une série de cas, il s'agit d'une oblitération directe des voies aériennes qui fait que l'air ne peut pénétrer qu'en très petite quantité dans les alvéoles pulmonaires. Cette oblitération peut siéger à partir du larynx jusque dans les fines bronches et être provoquée par de la tuméfaction catarrhale, des dépôts de mucus, des exsudats fibrineux, des rétrécissements cicatriciels de la muqueuse, des contractures musculaires, des corps étrangers, la compression exercée par des tumeurs (tumeurs laryngées, anévrysmatiques, ganglionnaires). La paralysie des cordes vocales, en particulier celle des muscles crico-aryténoïdiens postérieurs, produit les mêmes accidents.

D'autres fois, l'obstacle à la respiration est situé plus profondément encore : l'air atmosphérique a bien libre accès dans les alvéoles pulmonaires, mais la surface respiratoire, c'est-à-dire l'espace dans lequel se fait l'échange gazeux entre le sang et l'air est diminué d'étendue. C'est ici qu'il faut ranger tous les états pathologiques des alvéoles pulmonaires et les processus morbides qui sont alliés à des pertes de substance considérables du parenchyme du poumon (formation de cavernes). La cyanose est tellement prononcée dans la tuberculose miliaire qu'il est permis dans certaines circonstances d'utiliser ce signe pour l'établissement du diagnostic. La diminution de la surface respiratoire est souvent le résultat de la compression du poumon par des agents extérieurs. C'est ainsi que les épanchements abondants de gaz ou de liquides dans les cavités pleurale ou péricardique s'accompagnent de cyanose plus ou moins considérable. La cyanose due à la compression des poumons par des affections abdominales est un peu plus rare. Nous avons déjà parlé précédemment du météorisme comme cause efficiente de cet accident ; il faut y ajouter les tumeurs des organes abdominaux et les collections liquides abondantes de la cavité péritonéale.

Dans les *affections de l'appareil circulatoire* qui développent la cyanose, il faut chercher les causes de cette dernière tantôt au centre de la circulation, au cœur, tantôt à la périphérie. Comme tous les petits vaisseaux, excepté les capillaires, possèdent une tunique musculaire propre et sont aptes à une contraction active et indépendante du cœur, il est évident qu'il y aura cyanose cutanée lorsque ces petits vaisseaux se contracteront et ralentiront ainsi le courant sanguin à leur intérieur.

Comme exemple de cyanose circulatoire périphérique, si j'ose m'exprimer ainsi, rappelons-nous l'influence du froid sur la coloration de la peau.

Tout le monde s'est aperçu sur sa propre personne que le froid donne à la peau une teinte rouge bleu ; et le vulgaire à l'habitude de parler de visage et de membres « bleuis ». Le plus ou moins d'étendue de la cyanose dépend de la manière dont on s'est exposé à l'influence du froid. En tous cas, le phénomène s'explique facilement. Il s'agit sans doute d'une contracture vasculaire provoquée par le froid, contracture amenant le ralentissement circulatoire et la surcharge du sang en acide carbonique.

En rapport intime avec les conditions ci-dessus se trouve la forme de cyanose que l'on observe, de concert avec la pâleur de la peau, pendant le frisson fébrile. Là, également, la cyanose est le résultat d'une contracture des vaisseaux cutanés de petit calibre.

On rencontre un état cyanotique très marqué chez les individus qui s'empoisonnent avec du nitrobenzol. Celui qui a eu occasion de voir un cas d'intoxication de ce genre, assez rare du reste, se rappellera à tout jamais l'impression ressentie. Certes, dans ces cas, les conditions pathogéniques sont plus complexes. Car si, d'après Filehne, le sang perd, sous l'influence du nitrobenzol, la faculté d'absorber de l'oxygène, une bonne part de la cyanose doit être rapportée à la coloration chocolat foncé que prend le liquide hématique, coloration que l'on retrouve chez tous les individus et animaux empoisonnés par cet agent chimique.

Quant à la cyanose circulatoire centrale, nous en trouvons de bons et de fréquents exemples dans les lésions des valvules cardiaques. La cyanose est d'autant plus prononcée que la compensation est moins énergique : il se produit en effet des stases sanguines immédiates et des obstacles au cours du sang veineux.

La teinte cyanotique est extrême dans les cas de sténose de l'orifice de l'artère pulmonaire, sténose ordinairement congénitale, et en général dans tous les cas de lésions valvulaires congénitales (1). Cela tient à ce que dans ces conditions les troubles respiratoires et circulatoires s'unissent presque toujours.

En dehors des lésions valvulaires, la cyanose est produite encore par toutes les affections du muscle cardiaque qui paralysent son activité et l'empêchent de produire l'effort nécessité par le lancement de la colonne

(1) Le mot *cyanose* sert parfois à désigner spécialement une maladie congénitale caractérisée cliniquement par une coloration bleue de la peau et des muqueuses, des troubles cardiaques, et anatomiquement par un ensemble de malformations du cœur dont la plus essentielle est le rétrécissement de l'artère pulmonaire, et dont les autres sont, par ordre de fréquence et d'importance : la communication des deux ventricules, la déviation de l'origine de l'aorte, l'hypertrophie presque toujours concentrique du ventricule droit, la persistance du trou de Botal, la persistance du canal artériel.

sanguine, que ces affections tiennent à des désordres nerveux ou à des inflammations et des dégénérescences de la substance musculaire. Quelquefois le muscle cardiaque rencontre des obstacles à ses mouvements et au développement de sa force dans des compressions anormales extérieures. C'est ainsi que des épanchements abondants de liquides ou de gaz dans le sac péricardique s'accompagnent de cyanose.

Dans beaucoup de circonstances, la cyanose circulatoire périphérique est provoquée par des obstacles mécaniques grossiers au cours du sang. Les ligatures des extrémités, ainsi que cela a lieu pour la saignée, sont suivies rapidement de cyanose du segment situé au-dessous de la ligature, parce que le mouvement du sang est en partie ralenti, en partie entravé dans des veines si faciles à comprimer. Les mêmes effets résultent du rétrécissement ou de l'oblitération de gros troncs veineux, que ces accidents soient dus à la thrombose ou à la compression par des tumeurs de voisinage.

D. — *Teinte ictérique de la peau.*

A l'état normal, la matière colorante de la bile et les acides biliaires ne peuvent être décelés dans le sang. Lorsque, sous l'influence de facteurs pathologiques, la matière colorante vient à s'accumuler dans le sang, on s'en aperçoit à la coloration ictérique ou jaune de la peau. Cette coloration ictérique est facile à diagnostiquer. Dans les cas légers, les téguments prennent une teinte soufrée, claire ; mais lorsque l'ictère est intense, la teinte devient d'un jaune citron, et pour peu qu'il se prolonge, elle passe successivement au safran, à l'orangé, à l'olivâtre ou au bronzé (ictère noir).

Les muqueuses jaunissent également. On le reconnaît surtout à la région scléroticale de la conjonctive. C'est là que l'ictère, qu'on appelle faussement ictère sclérotique, est le plus précoce ; dans les cas les plus légers, il existe même seul sans que la peau prenne une coloration ictérique. Aux lèvres et sur la muqueuse buccale on ne reconnaît l'ictère qu'en exerçant une légère pression avec le doigt ou un plessimètre en verre. Dès que, par cette pression, les vaisseaux de la muqueuse se sont vidés, la teinte rouge de cette dernière se transforme en une teinte ictérique. Au palais seul on observe, la bouche étant largement béante, la coloration jaune de la muqueuse d'une façon immédiate, parce que dans ces conditions la muqueuse et ses vaisseaux se trouvent fortement distendus.

Au début de l'ictère, la teinte jaune des téguments ne se montre pas partout en même temps et d'une façon régulière. Elle apparaît tout d'abord aux régions qui se distinguent par un épiderme mince, par conséquent dans le voisinage des commissures labiales et des ailes du nez (1). Elle gagne

(1) La teinte jaune de l'ictère se voit aussi très bien aux tempes et sur le front. Le menton et les joues sont les dernières parties de la face qui jaunissent. Presque dès le début, on constate un cercle jaunâtre autour des ongles. Règle générale, les parties supérieures du corps sont jaunes avant les inférieures.

Toute la muqueuse buccale jaunit, surtout au niveau du plancher. Le voile du palais

ensuite le front et le cou, plus tard la poitrine, l'abdomen et le dos, et enfin la peau des extrémités, dont le côté de la flexion est pris plus tôt et plus fort que le côté de l'extension. L'ictère n'atteint que très tard les avant-bras, du moins dans la classe ouvrière, parce que cette région présente un épiderme excessivement épais.

D'anciens auteurs ont décrit des cas où la coloration ictérique était restée limitée à une moitié du corps ou même à des portions de peau bien circonscrites. Les cliniciens actuels n'ont rien observé de pareil jusqu'à présent, de sorte qu'il est bien probable que les anciens ont commis des erreurs de diagnostic.

Au début d'un ictère cutané, la teinte jaune de la peau est produite principalement par le plasma sanguin qui a pris une coloration anormale par suite de l'accumulation dans le sang de la matière colorante de la bile. Plus tard le pigment biliaire vient imbiber les cellules du réseau de Malpighi, et si l'ictère dure assez longtemps et a été quelque peu intense, ce pigment peut se déposer sous forme de granulations dans les couches inférieures de ce réseau, ce qui explique pourquoi la teinte jaune de la peau persiste plus longtemps que les autres manifestations de l'ictère : dans ces cas on ne peut s'attendre à un retour de la teinte normale de la peau que lorsque les cellules épithéliales infiltrées de pigment sont arrivées au moment de la desquamation par le fait de la rénovation en hauteur de l'épiderme.

---

présente parfois une teinte jaune qui s'arrête brusquement au niveau de la voûte (DELONGEON, Thèse de Paris, 1845).

Dans les ictères chroniques, la *peau* subit diverses modifications; elle est le siège de prurit et d'éruptions consécutives au grattage. Parfois on constate du *xanthélasma*, c'est-à-dire de petites macules blanc jaunâtre, chamois, à consistance élastique, presque cartilagineuse, siégeant aux paupières, au cou, aux gencives, aux petites jointures des doigts (x. planum). Ces macules peuvent faire une saillie très appréciable (x. tuberosum); elles siègent alors de préférence à la face, aux oreilles, aux coudes, aux genoux. Histologiquement le xanthélasma est constitué par une masse fibreuse infiltrée de graisse. Sa genèse est encore inconnue.

Les *sécrétions* de l'ictérique peuvent être colorées en jaune (lait, sécrétions bronchiques, pus) : la salive, les sueurs, les larmes ne seraient jamais jaunes, d'après Frerichs, contrairement à ce qui avait été admis naguère.

L'ictère s'accompagne toujours de *troubles digestifs :* soif, inappétence, bouche pâteuse et amère ; constipation ou diarrhée.

Cela tient à ce que la bile est nécessaire à la digestion des albuminoïdes (Cl. Bernard) et des graisses (Dastre).

On constate souvent des *troubles circulatoires ;* le pouls est ralenti ; la tension artérielle augmentée ; le rythme du cœur est troublé et le malade éprouve des palpitations. L'auscultation du cœur permet parfois d'entendre un souffle systolique mitral (Gangolphe et Fabre) ou tricuspidien avec exagération du 2e bruit pulmonaire (Potain). Des hémorrhagies accompagnent ordinairement l'ictère ; l'épistaxis est assez commune ; elle aurait lieu de préférence par la narine droite (Galien). Ces troubles tiendraient à la présence de la bile dans le sang.

L'ictérique est enfin sujet à des *troubles nerveux ;* on a noté la tristesse, la courbature, la céphalalgie, l'impuissance génitale, la vision jaune ou xanthopsie, qui n'est pas due, comme le croyait Morgagni, à la coloration de l'humeur aqueuse, la nyctalopie et l'héméralopie.

Un fait diagnostique important est l'impossibilité de reconnaître l'ictère cutané à la lumière artificielle ; en effet, la lumière jaune de la lampe est capable de dissimuler même les formes les plus intenses de cet état pathologique. Le débutant, ignorant cette particularité, se reprochera — sans le mériter — d'avoir méconnu dans une exploration nocturne un ictère qui ne peut échapper de jour à l'examen le plus superficiel.

On aura rarement l'occasion d'établir le diagnostic différentiel entre la teinte ictérique et une autre coloration jaune de la peau. On sait que les bruns, les méridionaux en particulier, ont habituellement le teint jaune ou brun jaunâtre ; mais on ne pourra confondre ce teint avec la couleur de l'ictère, parce que toujours dans ces cas, les sclérotiques conserveront leur blancheur. Chez les individus qui possèdent un riche pannicule adipeux sous-conjonctival, il faudra se garder de considérer comme un signe d'ictère conjonctival la coloration jaunâtre due aux globules graisseux vus par transparence. La confusion est surtout facile chez les anémiques.

Le diagnostic devient plus difficile déjà lorsqu'il s'agit de différencier l'ictère cutané avec la coloration jaune de la peau et des muqueuses consécutive à l'emploi à l'intérieur de l'acide picrique et des sels (1) ; parfois l'examen de l'urine seul peut donner des éclaircissements, en ce sens qu'elle ne contiendra pas de matière colorante de la bile dans le cas où la teinte jaune sera due à l'administration interne de l'acide picrique. Il est vrai que ce moyen n'est pas à l'abri de toute contestation, parce que même dans l'ictère l'urine ne renferme pas toujours de matière colorante de la bile (2).

La cause immédiate de tout ictère cutané est, nous le répétons, toujours la même, l'accumulation anormale de matière colorante de la bile dans le liquide sanguin. Dans le plus grand nombre des cas, le développement de cet état pathologique est créé par des obstacles à l'écoulement de la bile dans l'intestin. Il est clair que dans ces conditions, la bile est absorbée par les vaisseaux lymphatiques et sanguins et produit l'ictère des téguments. On a distingué cette forme d'ictère sous le nom de *mécanique*, *hépatogène* ou *ictère de résorption*, *ictère par rétention*.

Lorsque l'obstruction des voies d'excrétion biliaire est brusque et complète, on doit s'attendre à l'apparition de la teinte ictérique en moyenne vers la fin du troisième jour. Il est évident qu'il faut un certain degré de concentration de matière colorante de la bile dans le sang pour que la peau prenne la coloration jaune. Frerichs a déterminé expérimentalement cet intervalle de temps ; en liant chez les animaux le canal cholédoque, il vit appa-

---

(1) Les ouvriers qui fabriquent la mélinite présentent la teinte jaune dont parle l'auteur.

(2) Il suffira d'apporter un peu d'attention à l'examen pour ne pas confondre l'ictère avec la teinte jaune paille des cancéreux, la teinte terreuse des saturnins et des palustres, la teinte verte des chlorotiques, la teinte brune de la maladie d'Addison et de l'intoxication argentique.

On a parfois simulé l'ictère à l'aide des étamines de l'is, de la teinture de rhubarbe, de la décoction de curcuma.

raître l'ictère conjonctival soixante à soixante-dix heures, quelquefois même plus tard, après la ligature.

En approfondissant davantage les *causes de l'ictère de résorption*, nous trouvons toute une série de cas où l'état morbide est dû à une *oblitération* plus ou moins complète *des grandes voies biliaires*. Les recherches de Heidenhain nous ont appris que la bile est sécrétée sous une pression extrêmement basse. Aussi suffit-il parfois de petits dépôts de mucus ou de tuméfactions de la muqueuse, provoqués par des affections catarrhales (ictère catarrhal), pour entraver l'excrétion de la bile. Les calculs qui passent de la vésicule biliaire dans le canal cholédoque et s'y enclavent, la compression de ce canal par des tumeurs voisines, des brides cicatricielles péritonéales, quelquefois des lombrics qui ont émigré de l'intestin dans les voies biliaires peuvent produire les mêmes accidents.

Dans d'autres cas, l'oblitération des voies d'excrétion n'a lieu que dans leurs ramifications plus fines, au niveau même du parenchyme hépatique. De là ce fait que l'ictère est le *symptôme le plus fréquent et le plus constant de presque toutes les maladies du foie*. A part les dégénérescences graisseuse et amyloïde, il est à peine une affection hépatique qui ne puisse être à un moment accompagnée d'ictère. Assurément, cette complication n'est pas absolument nécessaire ; cela dépend du nombre de canalicules hépatiques obstrués et oblitérés par la maladie.

La forme d'ictère par résorption qui résulte de l'entrave plus ou moins considérable apportée aux mouvements du *diaphragme*, mérite une mention spéciale. L'excursion de ce muscle exerce en effet une influence très grande sur l'élimination de la bile ; car sa descente comprime le foie et par cela même chasse la bile hors des canalicules vers les canaux excréteurs de fort calibre. Mais si les mouvements du diaphragme se font mal, il est clair qu'il peut survenir de la stase biliaire et de l'ictère par résorption. C'est pour cela que l'on observe souvent ce genre d'ictère dans les cas de *pleurésie diaphragmatique droite et de périhépatite*. Dans les deux cas, les malades apprennent très vite et par instinct à limiter les mouvements du diaphragme qui augmentent déjà par eux-mêmes l'intensité de la douleur.

Enfin Frerichs a fait connaître une dernière forme d'ictère par résorption, dans laquelle le rôle important est joué par *les conditions de la pression sanguine dans le système porte*. Dans les conditions normales, la pression dans les branches intra-hépatiques de la veine porte est plus forte que celle des voies biliaires avoisinantes. On comprend donc que jamais, dans ce cas, le sang ne renferme d'éléments biliaires. Mais dès que cette pression se trouve notablement diminuée, la résorption anormale de la bile par les ramifications de la veine porte devient un fait possible et une occasion de production d'ictère.

Ces conditions se réalisent en première ligne dans les cas d'oblitération de la veine porte par des thrombus. Cependant toutes les thromboses de la veine porte ne sont pas accompagnées d'ictère.

La rapidité du développement, l'étendue, le siège de la thrombose et la formation d'une circulation collatérale empêchent parfois la production de l'ictère.

Les vieux auteurs admettaient encore deux autres formes d'ictère par résorption, qu'ils appelaient ictère spasmodique et ictère paralytique.

Pour eux l'*ictère spasmodique* provenait de la contracture pathologique des muscles lisses des voies biliaires, du rétrécissement consécutif du calibre de ces dernières, de la stase biliaire et de l'entrée de la bile dans le sang. Au point de vue théorique, cette filiation paraît possible ; mais cette manière de voir a contre elle des objections pratiques de beaucoup de valeur. Frerichs a fait remarquer à juste titre qu'il faudrait admettre que la contracture cause de l'occlusion ait une durée d'au moins trois jours pour amener l'ictère cutané : or, cette hypothèse ne se réalise pas en pathologie.

Sous le nom d'*ictère paralytique* on a voulu désigner une forme d'ictère qui serait le résultat d'une paralysie et d'une dilatation permanente des voies biliaires, suivie d'une stase du liquide hépatique. C'est encore Frerichs qui s'est élevé contre cette supposition, en basant sa réfutation non seulement sur des idées théoriques, mais encore sur des expériences. En sectionnant chez le chat les deux nerfs splanchniques et en extirpant la plus grande partie du ganglion cœliaque, ou bien en coupant chez d'autres animaux la moelle au-dessus et au-dessous du plexus cervical, cet expérimentateur ne réussit jamais à produire l'ictère, quoique les sujets vécussent plus de trois jours et que les conditions de production de l'ictère paralytique fussent des plus favorables (1).

---

(1) Si l'on met de côté l'ictère hémaphéique ou hématogène, dont il est question ci-après, il est aisé de démontrer, comme l'a fait M. Chauffard dans son cours (1888-1889), que tout ictère vrai, hépatogène, est un ictère par rétention, et que deux conditions sont nécessaires et suffisantes pour le produire : 1° la persistance de la fonction biligénique ; 2° l'issue insuffisante de la bile.

Cela est évident pour l'ictère de la lithiase biliaire où il y a un calcul oblitérant le canal cholédoque, pour l'ictère catarrhal où il y a soit un bouchon de mucus dans les grosses voies, soit de petites mucosités dans les petites voies, pour l'ictère causé par la compression du cholédoque par une tumeur, pour l'ictère dans les maladies du parenchyme hépatique (cirrhose hypertrophique, congestion cardiaque) où il y a lésion ou compression des fines ramifications biliaires.

Quand il n'y a pas obstruction mécanique des voies biliaires, on peut supposer que la bile est plus abondante (polycholie), auquel cas les canaux d'excrétion sont insuffisants pour l'éliminer ; il y a stase biliaire et résorption. Il n'est pas prouvé en effet, comme Naunyn l'a soutenu, que la bile en excès soit résorbée par l'intestin. On peut supposer encore que la bile a subi des modifications qualitatives, qui la rendent plus visqueuse et partant plus difficile à excréter. Cette dernière supposition est appuyée par les expériences d'Afanassiew sur l'empoisonnement par le toluidène-diamine, par l'ictère qui survient dans l'hémoglobinurie (le foie est encombré de matériaux pigmentaires). On ne peut guère expliquer autrement les faits de Poncet (de Lyon), qui a vu l'ictère vrai survenir à la suite de la résorption de vastes épanchements sanguins. L'ictère qui survient dans la plupart des maladies infectieuses (pneumonie, fièvre typhoïde, fièvres éruptives, etc.), est peut-être lié à des phénomènes du même ordre.

Du reste l'obstruction des voies biliaires et les modifications de la bile peuvent se combiner ; c'est ce qui a lieu dans certaines intoxications, le phosphorisme par exemple, où il y a angiocholite d'une part, et modifications qualitatives et quantitatives de la bile d'autre part.

L'ictère causé par le thrombus de la veine porte (pyléphlébite) que Frerichs attribue

Il nous reste enfin à parler de cette forme d'ictère qu'en opposition avec l'ictère pathogène on a appelé l'ictère *hématogène, ou chimique, ou encore paradoxal* (Bamberger). On désignait sous ce nom un ictère dont la production, absolument indépendante des maladies du foie et des voies biliaires, était le résultat de la décomposition intra-vasculaire des globes rouges du sang et de la transformation consécutive de l'hémoglobine en matière colorante de la bile. La physiologie aussi bien que la pathologie ont fait ressortir la parenté intime de ces deux matières colorantes, et il est certain aujourd'hui que la matière colorante de la bile est un produit de transformation de celle du sang. Cette question a été bien étudiée sur les extravasations sanguines anciennes et Jaffé, entre autres, a prouvé que dans les épanchements intra-cérébraux anciens, l'hémoglobine se transforme peu à peu en matière colorante de la bile.

Au premier abord, il semble que le simple examen de l'urine suffise pour établir nettement la nature de l'ictère; en effet, comme dans l'ictère hépatogène, le sang contient non seulement les matières colorantes de la bile. mais encore des acides biliaires, la constatation de ces acides dans l'urine deviendrait la preuve que l'on a affaire à ce genre d'ictère et leur absence au contraire prouverait l'ictère hématogène. Malheureusement l'expérience est en contradiction formelle avec ces données théoriques. Des recherches de Naunyn, de Fudakowski et de Höne, absolument indépendantes les unes des autres, il résulte que l'urine des individus bien portants renferme dans de certaines circonstances des acides biliaires; d'autre part, on ne réussit pas toujours à démontrer la présence de ces acides dans l'urine des ictériques, alors même qu'il n'existe aucun doute sur la nature hépatogène de l'ictère. Du reste, Frerichs a fait remarquer que les acides biliaires sont des substances qui s'altèrent très rapidement une fois introduites dans le sang (1).

---

aux conditions de pression sanguine, n'est peut-être dû qu'à la compression du cholédoque par la veine enflammée et thrombosée.

Quant à l'ictère spasmodique dont l'existence nous paraît indéniable, sa pathogénie est encore très obscure. Dans une variété de l'ictère spasmodique, les selles sont décolorées; dans ce cas, il semble bien difficile de ne pas admettre une sorte d'occlusion spasmodique des voies biliaires. Dans une autre variété, les selles restent colorées; on peut alors supposer comme M. Potain, que la vaso-dilatation des vaisseaux du foie qui résulte de l'émotion, diminue la pression vasculaire dans la veine porte et permet le passage de la bile dans les capillaires sanguins.

(1) Il n'en reste pas moins acquis que dans l'ictère vrai, hépatogène, la constatation du pigment biliaire dans les urines est un fait pour ainsi dire constant et d'une haute valeur pour le diagnostic dans les cas douteux. Rappelons ici que c'est à l'aide de la réaction dite de Gmelin que l'on décèle le pigment biliaire dans l'urine; cette réaction s'obtient en faisant couler sur la paroi d'un verre à pied contenant l'urine de l'acide nitrique comme pour la recherche de l'albumine. L'acide va au fond; à la ligne de contact de l'acide et de l'urine, on observe une coloration verte plus intense qui va en augmentant rapidement d'intensité, tandis qu'il se produit de bas en haut une série d'anneaux bleus, violets, rouges, indices des différents degrés d'oxydation du pigment.

Quant aux acides biliaires qui manquent presque toujours dans l'urine ictérique, comme le fait remarquer l'auteur, on les décèle par la réaction de Pettenkofer qui consiste à mettre dans l'urine du sucre et de l'acide sulfurique; on obtient une couleur rouge pourpre.

Si dans le cours d'un ictère hématogène l'écoulement de la bile dans l'intestin est complètement supprimé, les fèces perdent leur coloration jaune, bilieuse, et prennent une teinte grisâtre. Dans l'ictère hématogène, il ne faudra jamais s'attendre à ce changement de couleur, parce que la bile aura toujours libre accès dans l'intestin. Malgré cela, l'aspect des matières fécales ne permettra pas de différencier les deux genres d'ictère, car dans beaucoup de cas d'ictère de résorption, les fèces conserveront leur coloration bilieuse, parce qu'une portion de bile pourra s'échapper dans le tube intestinal (1).

D'après ce qui précède, on comprendra que l'existence de l'ictère hématogène ait été le sujet de bien des controverses. Il est du moins certain qu'on a souvent été enclin à exagérer la fréquence de l'ictère hématogène. Comme preuve, nous citerons la façon dont on a expliqué l'ictère consécutif à l'empoisonnement par le phosphore. Les recherches de Virchow, aussi bien que celles de Wyss, Ebstein et Buth, nous apprennent qu'il ne s'agit pas là d'un ictère hématogène, mais d'un ictère de résorption provoqué par l'état catarrhal des voies biliaires de gros et de petit calibre.

On a cru également que tout ictère hépatogène se combinait avec un ictère hématogène. Car, comme dans le premier le sang reçoit, outre la matière colorante, les différents acides biliaires, comme en outre ces derniers sont capables de dissoudre les globules sanguins et que cette altération a justement pour résultat la transformation de l'hémoglobine en matière colorante biliaire, on pourrait au premier abord croire à l'existence des conditions susceptibles de produire la complication d'ictère hématogène. Mais en réalité, cette hypothèse est à peine admissible. Pour la dissolution des hématies, il faut une quantité de sels biliaires telle qu'elle ne peut être résorbée d'un seul coup dans l'ictère par stase biliaire. Ajoutez à cela la rapidité avec laquelle ces sels sont détruits dans le sang ou éliminés par les reins, et l'hypothèse tombera d'elle-même.

Beaucoup d'auteurs rattachent à l'ictère hématogène celui des nouveau-nés, celui qui est consécutif à la transfusion, l'ictère qui suit la morsure des serpents, l'empoisonnement par le chloroforme et l'éther, l'intoxication par le chlorure de potassium, les acides pyrogallique et phénique et les morilles, l'ictère qui complique le typhus abdominal, la pyohémie, la fièvre puerpérale, la pneumonie fibrineuse et les empoisonnements métalliques (2).

---

(1) Dans l'ictère, les selles sont souvent décolorées ; elles ont un aspect argileux ; il est certain alors qu'il y a occlusion complète des voies biliaires. Cette décoloration des selles ne tient pas uniquement à l'absence de la bile ; elle serait due aussi, d'après Strümpell, au défaut de digestion des matières grasses. Les selles acholiques seraient donc en même temps des selles graisseuses.

(2) En France, à l'époque de Gubler, voici comment on comprenait l'ictère hématogène ou hémaphéique. Gubler disait : il existe des ictériques (?) dont la peau n'est pas jaune, mais terreuse, dont les urines, colorées comme de la bière forte, ne prennent pas avec l'acide nitrique une teinte verte, mais une teinte rouge acajou. Ces individus ont de l'ictère hémaphéique. Cette variété d'ictère s'observe dans les états fébriles, les abcès du foie, l'intoxication saturnine, etc. L'hémaphéine, disait Gubler, identique au pigment sanguin, peut apparaître dans les urines dans deux conditions : soit parce qu'il

Dans ces derniers temps, la question de l'ictère hématogène a subi des attaques expérimentales tellement violentes, qu'on se demande après tout si cette forme d'ictère existe dans les conditions autrefois établies. On a de fortes tendances à admettre, même dans ces cas, une origine hépatogène. Ainsi, dans le cas où il n'existe pas de catarrhe des canalicules hépatiques, on aurait affaire, par suite de l'apport au foie de l'hémoglobine par le liquide sanguin et grâce à l'activité des cellules hépatiques, à une production de bile (polycholie) telle que les conduits biliaires ne suffiraient pas à éliminer dans l'intestin toute cette bile, dont une partie entrerait dans la circulation. Par conséquent, on ne compterait qu'une forme unique d'ictère, l'ictère par résorption, et on n'aurait à distinguer que l'ictère par résorption, avec ou sans polycholie. Tout récemment, Stadelmann a fait ressortir à juste titre qu'en réalité il ne s'agit pas de polycholie ; car ce ne sont pas tous les éléments constitutifs de la bile et surtout pas les acides biliaires qui augmentent en quantité, pas toujours même la masse de la bile excrétée, mais principalement la matière colorante. Donc on devrait remplacer le mot polycholie par l'expression pléiochromie (1).

E. — *Coloration bronzée de la peau.*

En 1855, Addison a attiré l'attention sur une coloration particulière de la peau qui, d'après ses observations, serait toujours en rapport avec une affection chronique des capsules surrénales. Cet état morbide a été appelé maladie d'Addison ou maladie bronzée. Dans la plupart des cas on trouve,

---

y a destruction exagérée des globules rouges dans le sang (fièvre, intoxication saturnine) : c'est l'hémaphéisme absolu ; soit parce que le foie malade, plus ou moins détruit par une cirrhose, un abcès, ne transforme plus l'hémoglobine en bilirubine ; c'est l'hémaphéisme relatif. Tout cela est exact ; mais il ne s'agit pas là d'ictère. L'hémaphéine de Gubler n'est autre chose que le pigment normal de l'urine, pigment dérivé, comme la bilirubine, de l'hémoglobine (uro-hématine, urochrome, urobiline). Dans les cas visés par Gubler, l'urine est simplement plus riche en uro-hématine qu'à l'état normal.

(1) Au lit du malade, quand on se trouve en présence d'un ictère, on éprouve parfois de grandes difficultés à établir le diagnostic étiologique et pathogénique. Pour y arriver, il faut avoir, à son usage personnel, une classification clinique des causes de l'ictère. On pourra adopter la suivante :

A. — Ictère aigu ou passager. — Ce groupe comprend des ictères bénins et des ictères graves : a) *Ictères bénins :* ictère catarrhal, ictère à rechutes de Weil, ictère de la colique hépatique, ictère spasmodique, ictère de la syphilis secondaire, ictère de la congestion des pays chauds ; b) *Ictères graves :* ictère grave essentiel (atrophie jaune aiguë du foie) ; ictère grave symptomatique de la destruction du parenchyme hépatique, des fièvres graves, de la pneumonie ; de l'érysipèle de la face, de la pyohémie, de la fièvre jaune, de la fièvre bilieuse hématurique, des brûlures, des intoxications par le phosphore, l'arsenic, l'éther, le chloroforme.

B. — Ictère chronique. — Il y a deux grandes causes d'ictère chronique : a) l'obstruction du cholédoque par un calcul, un cancer du pancréas, un corps étranger, une cicatrice duodénale ou péritonéale ou sa compression par une tumeur ; b) la cirrhose hypertrophique avec ictère et sans ascite décrite par M. Hanot.

On observe aussi l'ictère chronique dans la congestion cardiaque. L'ictère est exceptionnel dans le cancer du foie et la cirrhose atrophique de Laënnec.

dans les capsules surrénales, des altérations tuberculo-caséeuses, plus rarement cancéreuses, plus rarement encore amyloïdes. On ne sait cependant si les manifestations symptomatiques, au lieu de tenir à une affection de la substance surrénale, ne sont pas plutôt le résultat d'une participation des plexus voisins du grand sympathique à l'état morbide.

L'explication du tableau pathologique est rendue d'autant plus difficile que certaines observations d'authenticité non douteuse affirment l'intégrité des capsules surrénales et du grand sympathique, malgré l'existence incontestable pendant la vie de la maladie bronzée. D'un autre côté, on a décrit des cas où des affections des capsules surrénales ne s'accompagnaient pas des symptômes du mal d'Addison ; mais cela ne veut pas dire grand'chose, parce qu'on en observe tout autant dans les maladies des autres appareils organiques et qu'on accuse dans ce cas l'influence d'appareils en parenté physiologique avec les premiers. Ce qui rend difficile la compréhension de l'essence même de la maladie, c'est l'ignorance où l'on est des fonctions des capsules surrénales et de la façon dont s'opère la pigmentation de la peau.

Quelles que soient ces difficultés, les symptômes de l'affection et notamment les modifications de la peau sont très faciles à reconnaître. La mélanodermie commence à la face, puis elle prend les mains et les avant-bras, quelquefois aussi les pieds et les jambes ; la peau prend une teinte jaune brun, gris ou couleur fumée, qui devient tellement intense au cours de l'affection, que les individus prennent l'aspect des mulâtres ou des nègres. L'observateur superficiel pourrait confondre cette teinte avec celle de la cyanose, mais, contrairement à ce qui a lieu dans cette dernière, la pression du doigt sur la peau ne provoque aucun changement de coloration. Plus tard la coloration anormale atteint également les régions qui sont déjà fortement pigmentées par elles-mêmes (région pubienne, mamelons, aisselles), ou celles qui, de par les vêtements et les occupations, sont exposées à de l'irritation mécanique ou à des pressions réitérées, telles que la face interne des cuisses (frottements pendant la marche), la région poplitée (pression des jarretières), la taille (pression des ceintures), etc. (1). Enfin la totalité des téguments participe aux changements de coloration. Au début de la maladie il ne se forme que de grosses taches de pigment, qui vont se confondre avec la peau normale sans limites bien précises.

Les sclérotiques et les ongles conservent toujours leur coloration blanche ; il en est de même la plupart du temps de la paume des mains et de la plante des pieds. En revanche, il se développe fréquemment sur la muqueuse des lèvres et sur les joues des taches de pigment grises ou noirâtres (2). Gerhardt, Eichhorst et Huber ont décrit chacun un cas où il se produisit de ces taches sur la conjonctive. J'ai même le droit de supposer que, contrairement à ce qu'on a rapporté jusqu'ici, ce phénomène n'est pas très rare; car deux individus atteints de maladie d'Addison, que j'ai eus à soigner à la

---

(1) La teinte noire atteint son maximum sur la cicatrice des vésicatoires.

(2) Les taches pigmentées qu'on observe sur la muqueuse buccale rappellent la bouche de certains chiens de race (Trousseau).

clinique de Zurich, étaient porteurs tous deux de taches pigmentaires gris noirâtre de la conjonctive (1).

La cause de la modification de coloration de la peau, ainsi que l'a démon tré Buhl, consiste, comme pour les individus de couleur, en une production de granulations pigmentaires qui se déposent dans et entre les cellules du réseau de Malpighi, et qui présentent au microscope une coloration rouge brunâtre.

L'observation jusqu'ici unique de Marowsky, dans laquelle la coloration bronzée serait résultée du développement de champignons sur la peau (cryptococcus Addisonii), n'est évidemment due qu'à une confusion (2).

F. — *Coloration grise de la peau.*

Les personnes qui pendant un certain temps ont pris à l'intérieur de l'azotate d'argent, présentent une coloration grise de la peau absolument caractéristique. Cette coloration s'étend sur tout le tégument, mais est surtout marquée à la face et aux mains, à cause de l'action directe de la lumière. Au début, la teinte est gris clair, analogue à celle du graphite; plus tard, elle passe au noir. Plus tard aussi, les sclérotiques se colorent en gris noir et la muqueuse buccale, le bord des gencives offrent des taches noirâtres. A l'autopsie, les organes internes eux-mêmes paraissent d'une couleur sombre. Tous ces phénomènes sont désignés sous le nom d'argyrie.

L'argyrie en elle-même ne provoque pas de troubles morbides ; on ne peut donc la confondre facilement avec la maladie d'Addison ou la cyanose. Elle se distingue de cette dernière par l'absence de changement de coloration sous la pression du doigt. Du reste, les commémoratifs mettraient immédiatement sur la voie du diagnostic (3).

Tout récemment, Riemer, Neumann et de Fragstein ont fait des recherches sur le mécanisme des altérations cutanées dans l'argyrie. Il s'agirait de dépôts de granulations noirâtres qui, cependant, laisseraient intacts la totalité des éléments épithéliaux. Par conséquent, le véritable épiderme resterait absolument indemne dans l'argyrie. Les granulations argentiques sont surtout très nombreuses, immédiatement au-dessous du réseau de Malpighi et de la membrane hyaloïde mince et homogène qui sépare le derme de l'épiderme. Elles sont rares dans les couches profondes et notamment dans

(1) Dans un cas les dents, dans un autre les ongles, ont présenté une teinte noire. Chez un malade de Sturges, les cheveux châtains sont devenus noirs (Jaccoud).

(2) En dehors de la maladie d'Addison, on peut observer de la mélanodermie : 1° dans des circonstances physiologiques ; elle dépend alors de la race (mulâtre), ou de la vie en plein soleil (hâle); 2° dans des circonstances pathologiques qui sont réalisées par diverses cachexies : phtisie chronique, cancer, impaludisme, entérite chronique, phthiriase, cachexie famélique ou de misère ; on l'observe aussi dans l'hémaphéisme (voy. plus haut, p. 19). La teinte de l'intoxication argentique étudiée par l'auteur dans le chapitre suivant pourrait sans difficulté être classée parmi les mélanodermies.

(3) La teinte argentique s'observait naguère sur les individus traités pour une myélite par le nitrate d'argent à l'intérieur.

le pannicule adipeux. Au contraire, elles sont abondantes dans la tunique propre des glandes sudoripares et dans les membranes hyaloïdes des follicules pileux. Quant aux glandes sébacées, elles sont peu pigmentées.

Les opinions varient quant à la nature et à l'origine des particules noirâtres. D'après une idée primitivement émise par Frommann, il s'agit de combinaisons d'albuminate d'argent; au contraire, Virchow et tout récemment Riemer, les considèrent comme des granulations argentiques réduites dans l'intestin et transportées plus loin par les vaisseaux lymphatiques.

D'après des documents français, des modifications analogues de la peau surviendraient chez les individus qui ont pendant longtemps pratiqué le *polissage de l'argent.* Les parties découvertes, face et avant-bras, prennent petit à petit un aspect gris ou bleuâtre, qui est dû à la pénétration dans l'épiderme de poussière d'argent, et qui, à un examen plus attentif, se révèle par des taches petites et nombreuses, très rapprochées les unes des autres (Ollivier). Lewin et Blaschko également ont décrit dans ces derniers temps l'existence, chez les ouvriers en argent, de taches bleues, de la grosseur d'une lentille, aux mains, et surtout à la face dorsale des doigts, produites par la pénétration de poussières d'argent dans la peau. L'examen microscopique montra le dépôt de fines granulations spécialement sur les fibres élastiques de la peau qui, en raison de ce fait, devenaient extrêmement distinctes.

2. — Modifications de la transpiration cutanée (1).

A l'état normal, la surface de la peau est le siège d'une évaporation incessante. Tant qu'il ne se produit rien d'extraordinaire, cette évaporation se fait d'une façon insensible, de sorte qu'on ne voit pas sur la peau d'accumulation de gouttelettes liquides. Les glandes sudoripares jouent le rôle capital dans ce processus ; ce sont elles qui fournissent incontestablement la plus grande partie de l'eau d'évaporation. Il faut bien se convaincre que l'importance de cette évaporation est sous la dépendance de l'activité des glandes sudoripares et de la constitution physique de l'air extérieur, spécialement de la température, de l'état hygrométrique et des courants de l'atmosphère.

Au lit du malade, les seules modifications intéressantes sont celles qui sont en rapport avec une augmentation ou une diminution d'activité des glandes sudoripares ; dans le premier cas, la peau sera le siège d'une transpiration intense, et dans le dernier, elle sera d'une sécheresse tout à fait anormale. Comme bien des affections internes se trouvent en connexion avec des modifications des fonctions des glandes sudoripares, on comprend

(1) Lire sur ce sujet : Bouveret, *Des sueurs morbides*, Paris, Thèse d'agrégation, 1881 ; Strauss, article Sueur du *Dictionnaire de Jaccoud ;* François Franck et Ducazal, article Sueur du *Dictionnaire encyclopédique.*

aisément l'importance diagnostique des changements dans l'état hygrométrique de la peau.

Il est très regrettable que pour la plupart des cas, on soit à court d'explication pour les relations réciproques de ces phénomènes. Cela tient à ce qu'on n'a eu des éclaircissements sur les lois physiologiques qui président aux fonctions sécrétoires des glandes sudoripares que dans ces dernières années, et cela grâce aux expériences de Goltz, de Luchsinger, de Nawrocki, de Vulpian et d'Adamkiewicz. Les anciens physiologistes étaient habitués à rapporter la sécrétion sudorale à la réplétion seule des vaisseaux sanguins, et expliquaient par la paralysie des filets nerveux vaso-moteurs l'expérience connue de Dupuy et Marey, qui en sectionnant le grand sympathique chez le cheval provoquaient une violente transpiration du côté correspondant. Au contraire, les auteurs cités ci-dessus sont arrivés tous à cette conclusion que la sécrétion des glandes sudoripares était sous la dépendance directe du système nerveux. Luchsinger le premier a montré que même après l'obturation vasculaire, ou sur une jambe amputée, l'irritation du nerf sciatique déterminait de la transpiration aux extrémités correspondantes. D'après les documents actuels, il faut admettre que le centre principal de la sécrétion des glandes sudoripares réside dans la moelle allongée (Adamkiewicz, Nawrocki), mais qu'il existe aussi une série de centres secondaires dans les cornes antérieures de la substance grise médullaire (Adamkiewicz), et que, de là, les filets sécrétoires périphériques rayonnent en partie directement par l'intermédiaire des nerfs rachidiens, en partie indirectement par l'intermédiaire du grand sympathique. Toutefois, il est clair que le cerveau exerce également une influence sur la sécrétion de la sueur, témoin la sueur provoquée par certaines sensations, telles que la peur.

Toutes les données précédentes, quelle que soit leur valeur pour le physiologiste, seraient de peu de profit pour le pathologiste, si les auteurs n'avaient encore attiré l'attention sur une série de phénomènes qui sont du plus grand intérêt cette fois pour le praticien. Ainsi Adamkiewicz a trouvé que toute augmentation dans la production des sueurs est un effet constant du mouvement musculaire, sans que pour cela les modifications du courant sanguin ainsi créées entrent en ligne de compte. Le même expérimentateur a montré qu'on pouvait exciter la sécrétion sudorale par voie réflexe à l'aide de la chaleur et d'irritations électriques de la peau. Enfin l'on doit à Luchsinger la connaissance de ce fait que le sang fortement veineux (dyspnée), ou surchauffé, augmente l'activité des centres sudorigènes.

Si nous considérons tout d'abord les états pathologiques où la sécrétion des glandes sudoripares est augmentée, c'est-à-dire où il y a éphidrose ou hyperhidrose, nous avons à distinguer deux formes, suivant qu'il y a exagération d'activité de la généralité des glandes, ou de celles d'une région limitée. Dans le premier cas, l'on a affaire à de l'hyperhidrose universelle ou générale, dans le second à de l'hyperhidrose localisée, ou encore, s'il n'y a qu'une moitié du corps d'atteinte, à l'hyperhidrose unilatérale ou hémhidrose.

En raison des recherches physiologiques récentes, l'intérêt doit se porter tout spécialement sur l'*hyperhidrose localisée*, qui représente l'expérimentation entreprise sur l'homme par la nature, expérimentation qui démontre on ne peut mieux les rapports du système nerveux avec la production des sueurs. Il n'est pas rare d'observer dans les maladies mentales et nerveuses des transpirations unilatérales : tout récemment Mickle en a communiqué des exemples, les uns personnels, les autres rassemblés dans la littérature médicale. Kaposi a observé une hyperhidrose unilatérale alterne (cruciata) : les sueurs siégeaient aux membres du côté opposé à celui de la face. Malheureusement les renseignements anatomiques à ce sujet sont des plus pauvres. Chez un homme de soixante ans, sujet à de violents accès de dyspnée, accès en rapport avec de l'hyperhidrose de tout le côté gauche, Ebstein trouva à l'autopsie des altérations prononcées des ganglions cervicaux du grand sympathique. Celles-ci renfermaient de nombreuses cavités kystiques tapissées d'endothélium et remplies de sang ; en même temps, les cellules ganglionnaires étaient pigmentées d'une façon extraordinaire.

Dans beaucoup de cas, l'hyperhidrose n'atteint pas un côté tout entier, mais se borne à des régions cutanées plus ou moins limitées. Et dans ce cas, c'est une des moitiés de la face qui est le plus fréquemment atteinte, généralement chez des individus qui présentent des troubles nerveux. J'ai observé également ce genre de sueurs chez des tuberculeux à la période cavitaire et cela du côté de la face correspondant aux lésions pulmonaires. Donders dans sa physiologie relate un exemple frappant d'hyperhidrose unilatérale. Il s'agit d'un jeune homme dont la joue droite se couvrait de sueur pendant les repas pour revenir ensuite à l'état normal. Il en est de même dans l'observation de Grobowski où les altérations sudorales étaient consécutives à une plaie de tête. Pikroffsky a constaté chez un homme, à l'heure des repas, des sueurs unilatérales du visage et des extrémités. En fait d'altérations anatomiques, Riehl et Ebstein ont trouvé tous deux une tuméfaction et une forte rougeur du ganglion cervical supérieur. Au microscope, ils constatèrent la disparition de cellules ganglionnaires, et de fibres nerveuses, des exsudats sanguins punctiformes, une accumulation de cellules rondes et des vaisseaux fortement distendus (1).

L'*hyperhidrose généralisée* est, au point de vue du diagnostic, d'importance plus considérable que l'hyperhidrose localisée. Malgré l'obscurité qui, en dépit des recherches physiologiques récentes, enveloppe encore l'enchaînement des phénomènes pour un grand nombre de cas, des obser-

(1) Citons, comme faits d'hyperhidrose localisée démontrant l'influence nerveuse sur la sueur, les cas de névralgies faciales, sciatiques, de douleurs fulgurantes tabétiques, s'accompagnant de transpiration dans les régions douloureuses au moment des crises. Les femmes nerveuses ont souvent la paume des mains moite. Dans l'hémiplégie, il existe souvent de l'hémhidrose. Cela ne prouve pas qu'il existe dans l'encéphale des centres sudorigènes ; mais il faut voir dans ce fait une conséquence de l'influence modératrice que le cerveau exerce sur toutes les fonctions de la moelle (Vulpian). Les cas d'hyperhidrose généralisée dans les grands traumatismes de l'encéphale, dans la méningite, l'apoplexie, sont justiciables de la même explication.

vations bien probantes permettent de rapporter cet état morbide à l'influence directe du système nerveux. Une preuve de ce fait nous est fournie, entre autres, par les sueurs provoquées par certaines émotions, la peur par exemple. D'ailleurs Griesinger a fait remarquer qu'on observait des sueurs brusques chez des individus à prédispositions *épileptiques*. Tout récemment, Emminghaus a publié deux cas de sueurs épileptoïdes. L'exagération de la sécrétion sudorale due à une haute température extérieure ou à une augmentation du travail musculaire doit être rapportée également, d'après les recherches expérimentales que nous avons mentionnées ci-dessus, à l'influence directe du système nerveux.

Chez les individus en proie à une violente *dyspnée*, on observe fréquemment des sueurs, notamment à la tête, au cou et à la poitrine. Traube déjà avait rapporté ces dernières à la stase sanguine intra-veineuse. Toutefois c'est Luchsinger qui paraît avoir donné la véritable explication du fait, en accusant le sang chargé d'acide carbonique d'avoir une action irritante sur les centres sécrétoires des glandes sudoripares.

Une importance extrême doit être accordée à la production de l'hyperhidrose dans les maladies fébriles aiguës, tant que celles-ci évoluent sans complications particulières. Dans ces conditions, elle est un signe physique certain et facilement reconnaissable de l'apparition de la crise : c'est pour cela qu'on a appelé ces sueurs *sueurs critiques*. On n'a pas encore trouvé une explication suffisante du développement des sueurs critiques.

Le *rhumatisme articulaire* se distingue entre toutes les maladies fébriles subaiguës par des transpirations abondantes ; dans cette affection également, on ignore si une cause nocive spéciale à la maladie provoque l'excitation des nerfs qui président à l'activité des glandes sudoripares. Dans d'autres affections fébriles subaiguës, l'hyperhidrose ne se montre que dans certaines périodes. Ainsi dans la *fièvre typhoïde*, les sueurs n'apparaissent souvent que quand la fièvre a dépassé son point culminant pour entrer dans son stade de diminution, stade hectique ou rémittent (1).

Il faut rappeler ici encore cette affection épidémique spéciale, connue sous le nom de *suette* ou d'hydroa épidémique, *sudor anglicus*. La première épidémie se produisit dans le pays de Galles, pendant l'automne de l'année 1485. De là, le mal se répandit d'abord sur l'Angleterre, puis sur l'Europe entière, exerçant de temps en temps de très grands ravages. Quoique, depuis des années, cette maladie dangereuse soit rentrée quelque peu dans l'ombre, on a signalé jusqu'à aujourd'hui encore des épidémies partielles, notamment en France. Cette affection fébrile donne lieu à d'abondantes sueurs qui persistent pendant toute la durée de l'état pathologique (2).

(1) Il existe une forme *sudorale* de la fièvre typhoïde que M. le professeur Jaccoud a magistralement décrite (*Clinique de la Pitié*, t. I). Dès le début, on observe de véritables paroxysmes sudoraux pouvant se reproduire plusieurs fois dans la journée. Cette diaphorèse paroxystique se montre jusqu'à la fin de la maladie, souvent même dans la convalescence.

(2) La suette miliaire a sévi récemment dans le Poitou. On trouvera sur cette épidémie de 1887, des renseignements intéressants dans le mémoire de Brouardel et Thoinot (*Bull. de l'Académie de médecine*, 1887) et dans la thèse de Hontang (Steinheil, 1888).

Parmi les maladies chroniques, l'on connaît et l'on craint surtout les *sueurs hectiques profuses des phtisiques* (1). Il n'est pas rare de les voir apparaître à un stade très précoce, de sorte que dans des cas douteux, elles peuvent parfois servir au diagnostic. En général, elles se montrent vers minuit ou aux premières heures du jour, et peuvent devenir tellement copieuses que les malades baignent littéralement dans leur sueur. A ces malheureux dejà affaiblis, elles causent une perte de forces considérable ; et elles ne font qu'augmenter ainsi leur état de débilité.

Un fait caractéristique, c'est que toute maladie aiguë ou chronique conduit à l'hyperhidrose, dès qu'elle est en rapport avec des conditions de dépression vitale, *sueurs de collapsus*. Dans ces cas, la peau couverte de sueur est fraîche au toucher et possède une viscosité particulière. Dans le cours du choléra asiatique, de même que pendant la période agonique, on observe fréquemment des sueurs froides, visqueuses, au front et aux mains, *sueurs agoniques* (2).

C'est presque un accident physiologique que l'apparition, chez les femmes, quelques heures après l'accouchement, d'abondantes sueurs, *sueurs puerpérales*, et la persistance pendant une huitaine de jours d'une hyperhidrose extrêmement considérable. Ces sueurs ne peuvent être interprétées dans le sens d'une dépression des forces produite par l'accouchement, parce que les femmes se sentent plutôt restaurées qu'affaiblies par elles.

Ajoutons enfin que l'administration de certains médicaments, dont le type est la *pilocarpine*, excite violemment la sécrétion sudorale, tandis que l'ingestion d'autres substances, telles que l'*atropine*, l'arrête complètement (3).

---

(1) Les sueurs des phtisiques sont appelées sueurs nocturnes ; suivant la remarque de M. Peter, cette dénomination n'est pas parfaitement exacte ; car il suffit que le malade se laisse aller au sommeil pour qu'elles se produisent au réveil. Il est même possible que le réveil soit provoqué par la sensation pénible que produit la sueur.

Bien des explications ont été données de la sueur des phtisiques. On ne peut la rapporter à l'asphyxie, à l'excès d'acide carbonique dans le sang ; car elle survient chez des individus qui ont des lésions peu considérables du poumon. Certaines raisons nous portent à croire qu'elles sont le fait d'une auto-intoxication ayant son origine dans le foyer tuberculeux du poumon.

(2) Le collapsus algide dans lequel s'observent les sueurs visqueuses est le seul état morbide où la sueur ne soit pas le fait d'une élévation de température ; le collapsus algide s'observe dans le choléra, l'étranglement intestinal, dans les empoisonnements par l'arsenic et le tartre stibié, dans les affections douloureuses de l'abdomen (PETER, *Clinique médicale*, II, p. 146). Les sueurs de l'algidité ont comme caractère d'être *visqueuses*. On a comparé la sécrétion sudorale à la sécrétion de la glande sous-maxillaire, et on s'est demandé si les glandes sudoripares ne sont pas comme la glande salivaire soumises à deux ordres de nerfs dont les uns amènent la sécrétion de la *sueur fluide*, les autres celle de la *sueur visqueuse*. Certaines substances, l'émétique, l'arsenic, les sels de cuivre provoquent le collapsus algide avec sueurs visqueuses, tandis que d'autres, la pilocarpine, le gaïac, l'opium donnent naissance à des sueurs fluides (HALLOPEAU. *Path. générale*, p. 607 et 608, 2e édition).

(3) Les sueurs abondantes s'accompagnent parfois d'éruptions vésiculeuses désignées sous le nom de *sudamina*, de *miliaire*. La sueur localisée aux mains entraînerait une affection vésiculeuse appelée *dyshydrosis*.

La *diminution de la sécrétion sudorale*, l'hyphidrose, est due tantôt à des causes locales, tantôt à des causes constitutionnelles. Parmi les premières il faut ranger ce fait, établi par les dermatologistes, qu'il existe un groupe d'affections cutanées amenant l'hyphidrose, à savoir les eczémas chroniques étendus, le psoriasis, l'ichtyose et le prurigo.

Parmi les affections générales, le diabète, sucré ou insipide, diminue la transpiration, probablement parce que l'organisme subit des déperditions d'eau considérables par la voie rénale. Les conditions, et peut-être les causes de l'hyphidrose, sont les mêmes chez les individus atteints d'atrophie des reins (1). Les carcinomateux aussi se distinguent, dit-on, par une peau sèche et ayant peu de tendance à la transpiration. Parfois il semble que l'hyphidrose soit le résultat d'influences nerveuses; Straus rapporte du moins avoir rencontré cet état pathologique dans la paralysie périphérique du facial (2).

Il nous reste à mentionner en quelques mots les modifications physiques de la sueur, les *parhidroses*.

A plusieurs reprises, on a publié des observations de sueurs colorées, de *chromhidrose*. Dans le cours de l'ictère, il est hors de doute que la sueur se teinte en jaune, parce qu'elle est imprégnée de matière colorante biliaire ou de cellules imbibéees de cette matière colorante (3). En outre, on a rencontré assez souvent des sueurs colorées en bleu ; ces sueurs sont généralement circonscrites et apparaissent surtout aux paupières. Dans un cas où Scherer fit l'examen chimique de ce liquide, il s'agissait, paraît-il, de l'élimination d'un composé martial (phosphore ferrique). Bizio et tout récemment Foot, rangent cette matière colorante bleue dans le groupe indican et la font dériver d'une transformation de l'hémoglobine. Cependant Bergmann a trouvé, dans un cas, comme cause de la teinte bleue de la sueur, des champignons possédant cette couleur. Disons encore qu'on a décrit aussi des sueurs vertes et noires, mais les documents relatifs à ces faits semblent au moins douteux (4). Les cas de sueurs sanglantes, l'*hémathidrose*, ne doivent pas être traités ici, parce qu'il ne s'agit plus du tout de sécrétions sudorales, mais d'extravasations sanguines, provenant des vaisseaux cutanés.

---

(1) Au lieu de cette sécheresse de la peau qu'on observe communément dans le diabète et le mal de Bright, on observe quelquefois d'abondantes sueurs. Cette transpiration constitue un danger, car elle entraîne une diminution de la sécrétion urinaire, diminution qu'elle ne peut compenser que très incomplètement au point de vue de l'élimination des principes nuisibles (Bouchard).

(2) Les recherches de Straus, auxquelles l'auteur fait allusion, présentent un grand intérêt. Dans la paralysie faciale *périphérique* grave, des injections de pilocarpine, pratiquées du côté sain et du côté paralysé, donnent un retard de une à trois minutes dans l'apparition de la sueur du côté paralysé. Le phénomène n'existe pas dans la paralysie faciale d'origine cérébrale ; dans ce dernier cas, la réaction sudorale à l'aide de la pilocarpine est égale des deux côtés.

(3) Voy. plus haut, p. 14.

(4) D'après les auteurs français qui, depuis Leroy de Méricourt, se sont occupés de cette question, d'après Parrot entre autres, la sueur bleue ou chromhidrose proprement dite, s'observerait le plus souvent chez des hystériques, et surviendrait à l'occasion d'émotions. La sueur de sang ou hémathidrose se produirait dans les mêmes conditions.

Chez les individus où la sécrétion rénale est en souffrance, il peut arriver que l'urée s'élimine en partie par la sueur et se dépose sur la peau, sous forme de petites écailles blanches, luisantes : ce fait constitue l'*urhidrose* que Drasche a observée chez les cholériques. Dans ces dernières années, Kaup et Jürgensen ont fait des remarques du même genre, à la clinique de Bartels, sur des néphritiques, et Deininger a publié l'histoire d'un petit garçon de cinq ans qui fut atteint d'une anurie de huit jours à la suite de néphrite scarlatineuse, et dont la peau se couvrit d'abondantes masses cristallines constituées par de l'urée. J'ai observé le même phénomène chez une femme dont les uretères se trouvaient obstrués par des calculs, obstruction qui avait amené une anurie complète; et en second lieu, chez un jeune homme qui succomba à de l'urémie consécutive à de l'atrophie rénale.

L'odeur elle-même de la sueur peut présenter des altérations pathologiques, *osmhidrose*. Dans l'urémie, cette odeur est urineuse. Frigerio a vu deux idiots dont la sueur sentait le musc, et Szokalski rapporte qu'une de ses clientes eut des sueurs dégageant une odeur comparable absolument à celle de la violette (1).

3. — Œdème des téguments.

A l'état normal, il se produit, au niveau des capillaires et des veinules de la peau et du tissu cellulaire sous-cutané, un travail de transsudation constant. Les vaisseaux sanguins laissent échapper un liquide qui, dans sa composition chimique, ne diffère que médiocrement du plasma sanguin (2) ; ce liquide s'insinue dans les espaces lymphatiques du tissu conjonctif et, après avoir servi à la nutrition, est recueilli par les vaisseaux lymphatiques et ramené dans la circulation. Que pour une cause ou une autre, ce liquide de nutrition vienne à s'accumuler en quantité anormale dans le tissu cellulaire sous-cutané, on voit se réaliser l'état pathologique désigné sous les noms d'œdème cutané, d'hydropisie ou d'anasarque. Au point de vue théorique, on pourrait se demander à quel moment précis il faut considérer comme augmenté d'une façon anormale le courant de liquide nutritif; mais au point de vue clinique, des scrupules de ce genre n'ont pas de raison d'être; car jamais on ne parle d'œdème des téguments que quand ceux-ci sont devenus le siège de changements visibles et pour ainsi dire palpables.

Les régions œdématiées se gonflent et *augmentent de volume*. Cette augmentation du volume des membrss atteints peut devenir telle que la circonférence normale peut en être doublée.

---

(1) Dans la rétention d'urine, l'odeur de la sueur est urineuse ; elle est fécaloïde dans la rétention fécale, musquée dans l'infection purulente.

La sueur fétide des pieds ou bromhidrose est un accident purement local dont la cause est encore inconnue.

(2) On trouve dans le liquide de l'œdème tous les principes cristalloïdes du plasma (eau et sels) ; parmi les principes colloïdes, on y remarque de l'albumine, mais jamais de fibrine, ce qui distingue la sérosité de l'œdème des exsudats inflammatoires.

Aux endroits où le tissu cellulaire est particulièrement lâche, l'œdème prend ordinairement un développement excessif ; telles sont les parties génitales (scrotum, pénis, vulve) et les paupières. Ces dernières présentent souvent l'aspect de poches fortement distendues ; quant au pénis, il devient le siège de déformations telles qu'on l'a comparé, en se servant d'une image peu en rapport avec la position critique du malade, à un cornet de postillon.

Généralement, la peau œdématiée est remarquable par sa *pâleur ;* cette pâleur est due à la compression des vaisseaux sanguins par le liquide épanché. Sur la peau elle-même, on ne voit pas un pli ; elle est lisse, tendue et luisante ; si l'on met les membres dans une position convenable, on constate à la lumière une certaine transparence analogue à celle de l'albâtre. Çà et là, on rencontre de petites taches colorées en rose ou en rose violacé, souvent groupées par bandes et particulièrement luisantes qui, plus tard, quand l'œdème disparaît, prennent un aspect blanc et rayonné semblable à une cicatrice, et ressemblent absolument à ces altérations cutanées que la grossesse laisse après elle, sur les parois abdominales, et qui sont connues sous le nom de vergetures. Leur développement doit être rapporté à la distension par le liquide des faisceaux conjonctifs du tissu cellulaire sous-cutané, distension qui a pour résultat la formation de cavités plus ou moins considérables, remplies de sérosité, très rapprochées de l'épiderme (1).

Lorsque l'on comprime avec le doigt des portions œdématiées de la peau, il reste à la suite — et c'est là le signe pathognomonique de l'œdème — une *dépression en godet* qui ne disparaît que quelque temps après ; non seulement elle est appréciable à la vue, mais encore au toucher. Elle résulte évidemment de la propulsion de l'exsudat dans les mailles avoisinantes sous l'influence de la pression exercée. La disparition de la dépression est d'autant plus rapide que l'œdème est plus récent ; plus tard, en effet, l'élasticité des tissus aura tellement souffert de la compression et de la distension incessantes, que la sérosité déplacée ne revient que lentement en son siège primitif. Rarement on constatera l'absence de ce signe diagnostique important ; cependant j'ai traité à plusieurs reprises des enfants atteints d'œdème considérable, sur la peau desquels la pression même la plus énergique ne laissait pas de trace. La présence même de l'albumine dans les urines et la diminution des accidents après l'emploi de bains de vapeur ne pouvaient laisser aucun doute sur la nature de l'affection.

Les altérations de l'œdème sous-cutané se rencontrent également dans le myxœdème. Dans ce dernier, les parties malades ont le même aspect tuméfié, couleur albâtre, lisse et luisant et donnent la même sensation fraîche au toucher. Seule la dépression consécutive à la pression manque dans ces cas, parce que la sérosité accumulée dans le tissu cellulaire sous-cutané n'est que semi-liquide et contient de fortes doses de mucus. Ce mal, si on songe à la fréquence extrême de l'œdème, est très rare et s'accompagne d'altération profonde des traits, de modifications des membranes muqueuses

---

(1) Les recherches récentes de Balzer, Troisier et Ménétrier, montrent qu'histologiquement la vergeture est caractérisée par la rupture des fibres élastiques.

et de troubles de l'état mental, ce qui le fera facilement distinguer de l'œdème.

Les *causes de l'œdème* sont tantôt générales, tantôt locales : c'est ainsi qu'on a distingué l'hydropisie circonscrite de l'hydropisie généralisée (1).

Au point de vue théorique, nous trouvons deux conditions qui permettent le développement de l'œdème : 1° une diminution dans le dégorgement à travers les voies lymphatiques, l'afflux de lymphe provenant des vaisseaux sanguins restant le même ; 2° une transsudation telle de la part des vaisseaux que les canaux lymphatiques, malgré toute l'énergie dont ils sont capables, ne peuvent conserver l'équilibre normal entre l'afflux et l'efflux.

La première de ces conditions, si toutefois elle se réalise jamais à la peau, ne s'observe que très rarement. Grâce aux ramifications nombreuses qui relient entre eux les vaisseaux lymphatiques, on comprend facilement que lorsque le courant rencontre un obstacle en un endroit, les canaux avoisinants opèrent une dérivation et éloignent de cette façon tout danger de stase de la lymphe. Ajoutez à cela que les vaisseaux sanguins et notamment les veines se chargent partiellement des fonctions des voies lymphatiques, et la stase deviendra moins imminente encore. Virchow et Oppolzer ont vu l'œdème manquer même en cas d'obstruction du canal lymphatique principal, du canal thoracique. Donc, il faudra de prime abord considérer tout œdème tégumentaire comme venant des vaisseaux sanguins, et le regarder comme le résultat d'une exagération de la transsudation.

Les causes capables d'amener cette exagération doivent être recherchées soit dans des modifications de la pression sanguine, soit dans une composition anormale du sang lui-même, soit enfin dans des altérations des parois vasculaires. Il est un phénomène très digne de remarque et d'une importance clinique considérable: c'est que jadis on n'en appelait pour expliquer l'œdème qu'à des changements de pression et à la pauvreté du sang en albumine, tandis qu'aujourd'hui ces différentes manières de voir ont subi de notables transformations, à la suite des recherches expérimentales entreprises par Cohnheim et Lichteim. Ces recherches démontrèrent que dans le développement de l'œdème c'est précisément aux parois vasculaires qu'il faut accorder une importance considérable, non soupçonnée jusque-là. En effet, dans de certaines conditions, ces parois deviennent plus exosmotiques et favorisent ainsi l'hypertranssudation. Dans le temps on supposait que l'œdème, dans la néphrite, l'anémie et la cachexie, était consécutif à la spoliation du sang en albumine, à l'hypoalbuminose, car on pensait qu'un liquide pauvre en albumine filtrait très rapidement et en abondance à travers des membranes animales. Les auteurs cités ci-dessus ont au contraire cherché à prouver que la pauvreté du sang en albumine n'exerçait pas d'influence directe et que son action s'exerçait indirectement, en donnant à la paroi

(1) On réserve spécialement le nom d'*anasarque* à l'hydropisie généralisée, celui d'*œdème* à l'hydropisie localisée aux téguments ou aux viscères, celui d'*ascite* à l'hydropisie du péritoine, celui d'*hydrothorax* à l'hydropisie de la plèvre, etc. Lorsque l'hydropisie se fait au niveau d'une cavité close, il en résulte un *épanchement séreux*.

vasculaire un état spécial, non encore déterminé anatomiquement, mais qui a pour effet d'amener une porosité anormale du vaisseau.

A côté des changements de pression et des altérations des parois des vaisseaux, Ranvier assigne encore au développement de l'œdème un autre facteur étiologique, l'*influence du système nerveux*. En liant chez le chien la veine cave inférieure, cet expérimentateur n'observa d'œdème des membres postérieurs que dans les cas où il pratiquait simultanément la section du nerf sciatique. La section unilatérale de ce nerf n'amenait également de l'œdème que du côté correspondant. Ranvier en conclut que la stase sanguine, seule et en tant qu'agent purement mécanique, était insuffisante à la genèse de l'œdème; qu'il fallait une paralysie simultanée des fibres vaso-motrices qui vont du grand sympathique au nerf sciatique. Ranvier trouva, en France même, un contradicteur formel en la personne de Bouillaud. Et malgré les expériences de Hehn qui confirma celles de Ranvier et les interpréta dans le même sens, Rott affirma que la ligature veineuse simple, sans lésion nerveuse concomitante, suffit, à elle seule, à produire l'œdème, dès que, en raison des nombreuses anastomoses vasculaires, un nombre suffisant de troncs veineux se sont trouvés liés. Plus tard, Cohnheim, dans ses conférences de pathologie générale, et un de ses élèves, Jankowskie, dans une communication spéciale, ont montré qu'assurément la section nerveuse exerçait une influence favorable sur le développement de l'œdème, mais qu'elle n'agissait elle-même que d'une façon purement mécanique : en effet, après la section des troncs nerveux, la pression artérielle augmente ; il est donc clair que le sang, subissant déjà une pression excessivement considérable dans les veines ligaturées, la transsudation hors des capillaires se trouve singulièrement favorisée. Nous ajouterons encore que Cohnheim, dans le travail de son élève Sotnitschewsky, a démontré d'une façon irréfutable et à l'aide d'un procédé exact et ne donnant pas la moindre prise à l'objection, que chez les chiens auxquels on lie la veine cave inférieure, l'œdème des membres postérieurs manquait parce que, ainsi que l'avait déjà supposé Rott, les anastomoses vasculaires sont trop nombreuses pour que le domaine de la veine liée devienne le siège d'une augmentation continue de pression. Par conséquent, l'influence nerveuse est absolument inutile pour la genèse de l'œdème : il faut rechercher les causes de celui-ci dans de simples processus mécaniques (augmentation de pression) et certaines altérations des parois vasculaires (1).

Le meilleur et le plus fréquent exemple d'œdème dépendant de l'altération des parois vasculaires est fourni par l'*œdème des brightiques*. Il faut ranger encore dans cette catégorie celui de la *chlorose* et des individus qui ont subi des *pertes chroniques en humeurs organiques* (suppurations, diarrhées chroniques, lésions tuberculeuses des poumons, maladies de longue durée). Dans des cas assez rares, il s'agit d'un œdème développé à la suite de *pertes subites de liquides organiques* ; j'ai vu à plusieurs reprises l'œ-

(1) Nous conseillons, à propos de cette discussion, de lire le chapitre *Œdème* de l'*Histoire pathologique* de Cornil et Ranvier, t. I, p. 488, 2e édition.

lème apparaître après des hématémèses ou des entérorrhagies abondantes. l suffit parfois d'un *mauvais mode de nutrition*, sans lésion organique ıucune, pour produire l'œdème; c'est là l'œdema pauperum. On rencontre ;et état pathologique assez souvent chez les individus atteints de *néoplasmes nalins*; cet œdème cachectique est évidemment, dans ces cas, le résultat les altérations de la nutrition générale (1).

Dans bien des circonstances, il y a une altération vasculaire directe ıon causée par l'hypoalbuminose. C'est le cas des œdèmes qui se développent juelquefois à la suite de la *rougeole*, de la *scarlatine* (2) et de la *fièvre yphoïde*, sans qu'il existe pour cela de la néphrite ou que l'on constate ın affaiblissement de l'état général. L'œdème qui se produit immédiatenent après un violent *refroidissement* et qui constitue pour ainsi dire une ›ntité morbide, l'*œdème essentiel*, fait partie également de ce groupe (3).

Les œdèmes mécaniques ou par stase sont, la plupart du temps, la conséquence d'*affections des appareils circulatoire et respiratoire*. Ils surviennent chaque fois qu'il existe une entrave à la circulation en retour et par conséquent une augmentation de pression dans le système veineux. Quoique les veines caves soient toutes deux également en jeu, il faudra cependant s'attendre à une apparition plus rapide et plus prononcée de l'œdème dans le domaine de la veine cave inférieure, parce que le sang y rencontre un obstacle de plus, la pesanteur.

Cela explique pourquoi l'œdème se montre souvent en premier lieu aux nalléoles pour disparaître pendant la nuit, grâce à la disposition horizontale prolongée qui favorise la circulation de retour. En revanche, les œdèmes provenant de la veine cave supérieure, ou ceux qui sont causés par la néphrite, commencent fréquemment par les paupières.

Les œdèmes par stase, se montrant seulement aux membres inférieurs à la suite de causes locales, sont produits fréquemment par *des néoplasmes des*

---

(1) C'est surtout dans le cancer abdominal, dans celui de l'estomac en particulier, que s'observe l'œdème. Parfois même, l'œdème et la cachexie constituent les signes uniques le la lésion. C'est un point que Chesnel dans sa thèse de 1877 (*Cancer latent de l'estomac*) a bien mis en lumière, et dont la connaissance importe beaucoup pour le diagnostic. Nous avons souvent entendu notre maître le Dr Bucquoy insister sur ce fait qu'une ascite non explicable par une altération hépatique, rénale ou cardiaque, survenant chez un sujet ayant passé l'âge moyen de la vie, était habituellement le symptôme d'un cancer abdominal.

Ajoutons que l'œdème cachectique dont parle l'auteur peut s'observer dans la convalescence des maladies graves, dans le scorbut, la chlorose, la cachexie des prisonniers, l'inanition.

(2) L'anasarque scarlatineuse sans albuminurie, et partant sans néphrite, n'est pas admise par tous les auteurs. Entre autres, Cadet de Gassicourt, qui n'a observé qu'une fois l'anasarque sans albuminurie, déclare que, même dans ce cas, il y avait doute, puisque l'anasarque n'avait pas été observée dès le début et pouvait avoir été précédée d'albuminurie.

(3) L'hydropisie essentielle, ascite essentielle, existe parfaitement. La chose a été prouvée par le Dr André (de Toulouse). Cette ascite essentielle présente trois caractères majeurs : 1° elle frappe les sujets jeunes; 2° elle ne s'accompagne ni d'albuminurie ni d'aucune lésion appréciable; 3° elle est curable à bref délai.

organes abdominaux ou par l'*utérus en gestation* quand ils compriment la veine cave inférieure et en rétrécissent suffisamment le calibre (1).

Il n'est pas rare de voir se développer une cause locale de stase veineuse uniquement dans le domaine de certaines veines périphériques. Le plus important et le plus fréquent de ces œdèmes localisés est celui qui survient comme résultat de longues et graves maladies, notamment dans le cours de la fièvre typhoïde, et qui résulte de la formation d'une *thrombose de marasme*. La thrombose bilatérale, et par conséquent l'œdème double, sont rares. En cas de tumeur du médiastin et de tuméfaction des ganglions lymphatiques périphériques, on observe souvent de l'œdème d'un bras ou d'un côté du cou et de la tête.

Parfois, l'on remarque de l'œdème local par stase sur *des membres paralysés*, dont les muscles ne favorisent plus la circulation de la lymphe (2).

Il nous reste à parler d'une forme d'œdème, la plupart du temps localisé, qui a coutume de se développer dans le voisinage de foyers phlegmasiques et qu'on appelle *œdème collatéral* ou *inflammatoire*. Son importance diagnostique vient de ce qu'il met sur la voie de processus inflammatoires situés dans la profondeur et inaccessibles à une exploration directe. Dans la pleurésie purulente, par exemple, on rencontre assez souvent de l'œdème cutané du côté correspondant; dans d'autres cas, l'apparition de la tumeur fluctuante dite *empyème de nécessité* est précédée d'un œdème circonscrit de la paroi thoracique. Parmi les œdèmes inflammatoires, il faut ranger également ceux qui se développent dans le voisinage des articulations et des muscles (myosite) en état de phlegmasie. Et cela aussi bien pour la myosite spontanée que pour la myosite consécutive à l'immigration des trichines. La pathogénie de l'œdème collatéral n'a été expliquée que par les travaux de Cohnheim, qui ont démontré qu'il était le résultat de l'augmentation de pression collatérale développée dans les capillaires par le travail inflammatoire. Et tandis que dans la profondeur, le foyer inflammatoire est le siège d'une diapédèse abondante de leucocytes, on constate à la surface une forte transsudation de liquides provenant des vaisseaux sanguins (3).

(1) Un œdème des membres inférieurs suivi d'ascite au bout d'un certain temps, est généralement le fait d'une affection cardiaque. Précédé d'une ascite qui, pendant longtemps, a rempli à elle seule le tableau clinique, l'œdème des membres inférieurs indique une affection abdominale, particulièrement une cirrhose du foie.

(2) Dans ce cas, il est permis de supposer que ce n'est pas seulement l'inertie musculaire (Vulpian), mais aussi le trouble de l'innervation, qui engendre l'œdème. La production de l'œdème serait favorisée par la paralysie vaso-motrice.

(3) On divisait naguère les hydropisies en *hydropisies mécaniques* et *hydropisies dyscrasiques*. L'auteur a montré que les hydropisies dyscrasiques tenaient à une altération de la paroi vasculaire. D'autre part, les expériences de Gergens sembleraient démontrer qu'en modifiant le tonus vasculaire, on détermine en même temps des altérations de la paroi des petits vaisseaux. En sorte que les hydropisies mécaniques seraient, elles aussi, le fait d'une altération vasculaire. Cette altération vasculaire serait en dernière analyse la cause immédiate de toute hydropisie.

4. — Emphysème cutané.

On désigne sous le nom d'emphysème cutané toute accumulation d'air dans le tissu cellulaire sous-cutané, et selon que cette accumulation est plus ou moins étendue, on lui donne les qualificatifs de circonscrit (localisé) ou de généralisé (total, diffus). Les cas sont rares où les téguments sont dans leur totalité le siège d'altérations emphysémateuses.

L'emphysème de la peau est d'un diagnostic sûr et facile. Les parties atteintes apparaissent le plus souvent avec un volume anormal et sont très saillantes; la pression y détermine une crépitation spéciale, ressemblant à celle que produit la compression du parenchyme pulmonaire. Cela se comprend puisque dans les deux cas, il s'agit de phénomènes d'une parenté physique très proche. Il est évident que, comme dans l'œdème, une pression suffisante peut déterminer une dépression de la peau; mais cette dépression disparaît promptement, parce que dans l'emphysème on a affaire à des symptômes de genèse rapide et essentiellement passagers, l'élasticité du tissu cellulaire sous-cutané ne se trouvant que fort peu en souffrance. La peau elle-même ne présente aucune modification dans son aspect extérieur; même plus tard, l'inflammation cutanée secondaire ne se produit que si les gaz, de par leur origine, possèdent des propriétés irritantes. La percussion de la peau donne de précieux indices pour l'édification du diagnostic, car dans les régions emphysémateuses on entend, non pas le son mat d'organes vides d'air, mais un son clair et la plupart du temps manifestement tympanique.

Au point de vue étiologique, on distingue deux formes d'emphysème, l'emphysème spontané et l'emphysème par aspiration.

Dans l'*emphysème spontané*, on se trouve en présence d'abcès, ou, comme Fischer l'a indiqué, en présence d'épanchements sanguins abondants qui, sans qu'il existe aucune communication avec l'air extérieur, donnent lieu au développement de gaz qui se répandent dans le tissu cellulaire sous-cutané. Ce genre d'emphysème est évidemment du ressort de la chirurgie (1).

Parmi les cas d'*emphysème par aspiration*, il en est un grand nombre également qui tombent dans le domaine chirurgical; je veux parler de ceux où, après une lésion des téguments, l'air atmosphérique a pénétré dans la plaie et s'est répandu dans le tissu cellulaire sous-cutané. Il suffit de lésions parfois insignifiantes pour provoquer de l'emphysème; ainsi, Dupuy a publié une observation où l'avulsion de la dernière grosse molaire inférieure gauche fut suivie d'emphysème du côté gauche du cou. Bien plus, si le fait communiqué par Heslop était à l'abri de toute critique, il

(1) L'emphysème spontané par productions de gaz putrides s'observe surtout dans la maladie désignée en France sous les noms de gangrène foudroyante ou gazeuse, septicémie gangreneuse.

suffirait de fissures des commissures labiales pour permettre à l'air extérieur de pénétrer dans le tissu cellulaire sous-cutané.

La pathologie interne n'a à prendre en considération que les formes d'emphysème qui sont en rapport avec des solutions de continuité des organes internes aérophores, et où l'air atmosphérique tantôt pénètre directement du point d'origine dans le tissu cellulaire sous-cutané, tantôt y arrive après un trajet plus ou moins long. Il ressort de là qu'il ne faut s'attendre au développement d'un emphysème de cette nature que dans les affections des *appareils digestif ou respiratoire.*

Les *processus ulcéreux du larynx et de la trachée* provoquent de l'emphysème, lorsque la paroi des voies aériennes se trouve perforée et permet ainsi l'introduction directe de l'air atmosphérique dans le tissu cellulaire du cou.

Dans les *affections du parenchyme pulmonaire* et *des bronches*, l'emphysème cutané se développe à la suite de déchirures des parois des alvéoles pulmonaires. Dans ces cas, l'air pénètre tout d'abord dans le tissu conjonctif interlobulaire, se rapproche de la racine du poumon, se répand dans le tissu cellulaire du médiastin et apparaît finalement sous la peau de la fosse jugulaire. Les altérations du parenchyme pulmonaire sont alors désignées sous le nom d'emphysème pulmonaire interlobulaire ou interstitiel. Traube est le premier qui ait fait ressortir qu'il est pour ainsi dire impossible de diagnostiquer un emphysème pulmonaire interlobulaire, si ce n'est à l'aide d'un emphysème développé, à son début, dans la région de la fosse jugulaire et pouvant s'y localiser complètement.

Pour produire une déchirure des alvéoles pulmonaires, il suffit parfois de cris poussés d'une façon continue ou d'efforts violents. L'on a vu apparaître de l'emphysème chez de jeunes enfants ne cessant de crier ; d'autre part, les accoucheurs ont constaté que, chez les femmes en couches, il peut se produire de l'emphysème pendant la période d'expulsion, et cela consécutivement à de fortes poussées utérines. Parfois une violente quinte de toux donne naissance à de l'emphysème ; le fait n'est pas rare dans la toux convulsive, la coqueluche. La bronchite capillaire des enfants, qui fait suite si souvent aux exanthèmes aigus et surtout à la rougeole, est une cause fréquente et connue de l'emphysème. Car, lorsqu'une partie des fines bronches est remplie de mucosités et par cela même est devenue imperméable, les ramifications bronchiques voisines et les alvéoles qui en dépendent fonctionnent d'une manière exagérée ; si alors il se produit des accès de toux, les conditions ne sauraient être plus favorables pour la production d'emphysème interlobulaire et consécutivement d'emphysème sous-cutané. Les cavernes pulmonaires peuvent également, en cas de perforation de leurs parois, amener de l'emphysème interstitiel d'abord, sous-cutané après. Dans la plupart des cas cependant, la genèse de ce dernier est plus immédiate. Lorsque, la caverne étant superficielle, les feuillets pleuraux se sont enflammés et réunis l'un à l'autre par des adhérences, la déchirure au niveau de ces adhérences des parois de la caverne permet à l'air d'arriver en droite ligne dans le tissu cellulaire sus-jacent et de s'y répandre sur une étendue plus ou moins considérable. Les corps étrangers des grosses ramifications bronchiques (et parmi eux il faut ranger les dépôts fibrineux du croup), peuvent donner lieu également à de l'emphysème sous-cutané, de par l'exagération extrême des mouvements respiratoires. On a vu à plusieurs reprises des cholériques être atteints d'emphysème sous-cutané (Fræntzel et Traube), occasionné par la respiration haletante consécutive à l'épaississement du sang et à la perte de la faculté respiratoire. Mentionnons enfin, au point de vue étiologique, les blessures du poumon, telles qu'elles se produisent notamment à la suite de fractures de côtes, qui engendrent de l'emphysème sous-cutané tantôt par voie interlobulaire, tantôt directement; dans ce dernier cas il se produira en même temps un pneumothorax, à moins que le siège de la fracture et de la déchirure ne se trouve au niveau d'adhérences pleurales.

En fait d'affections de l'*appareil digestif* qui peuvent donner lieu à la pénétration de l'air dans le médiastin ou dans le tissu cellulaire cervical, et par conséquent à la production d'emphysème, nous avons à citer les perforations de l'œsophage, qu'elles soient le résultat de ruptures traumatiques ou spontanées, d'ulcérations ou de lésions cancéreuses, de la présence de corps étrangers. Les mêmes accidents sont possibles, du côté des parois abdominales, sous l'influence de perforations de l'estomac ou de l'intestin, si toutefois ces perforations ont été précédées de la formation d'adhérences au niveau lésé. Sans ces adhérences, il se produirait naturellement une péritonite par perforation. C'est précisément cette dernière forme d'emphysème qui, en raison des propriétés infectieuses des gaz gastriques et intestinaux, amène habituellement des inflammations secondaires des téguments (1).

---

(1) Révilliod, *Rev. méd. de la Suisse romande*, janvier 1885, et Korack, *Deutsche med. Woch.*, nº 21, 1880, ont rapporté des cas d'emphysème sous-cutané consécutifs à la perforation d'un ulcère de l'estomac. Dans le cas de Korack, les gaz répandus dans le tissu cellulaire sous-cutané étaient inflammables.

CHAPITRE II

EXAMEN DE LA TEMPÉRATURE DU CORPS

L'homme, comme presque tous les animaux à sang chaud, présente cette particularité propre qu'indépendamment de toutes les conditions extérieures, il conserve, à l'état normal, une température constante. Cette température, prise sous l'aisselle, est d'environ 37° C. chez l'homme. Toute variation de plus de 1° au-dessus ou au-dessous de cette normale, à moins qu'elle ne soit passagère, indique, avec la plus grande certitude, un état pathologique. En songeant maintenant qu'il se développe souvent des modifications de la température à un moment où toutes les autres méthodes d'investigation n'ont encore donné aucun résultat, l'on comprendra l'importance très grande qu'il faut accorder, au point de vue diagnostique, à la détermination de la température du corps.

Les troubles morbides qui sont en connexion avec l'élévation de la température sont d'autant plus importants qu'ils sont très fréquents. A ces troubles, on donne le nom de *fièvre*. Ici, les résultats de l'exploration ont d'autant plus de valeur qu'on les exprime mathématiquement, par des chiffres. Comme en outre, il est une série de maladies fébriles qui présentent une marche bien établie et toujours identique de la fièvre, la détermination de la température a dès lors une importance diagnostique non plus générale, mais absolument spéciale, parce qu'on peut établir la nature du mal, et cela d'une façon irréfutable, rien que par la marche de la fièvre et sans avoir vu le malade.

Il ne faut pas négliger de dire que la valeur de la détermination de la température est considérable en dehors et bien au delà du domaine du diagnostic. L'expérimentation et la clinique nous apprennent que la vie animale n'est possible qu'entre certaines limites de température; le pronostic devient donc très défavorable dès que la température du corps atteint ces limites ou s'en rapproche; aussi, tous les efforts du traitement devront-ils, dans ces cas, tendre à ramener la chaleur à son niveau normal. Si dans les temps actuels le traitement des maladies fébriles enregistre de très gros succès, ce n'est qu'à l'examen méthodique de la température du corps qu'il le doit.

La valeur de la détermination de la température dépend, comme dans toute exploration physique, de la fidélité de l'instrument. Les fabricants commettent dans la confection du thermomètre les erreurs les plus grossières ; aussi, tout praticien doit-il être capable d'éprouver l'exactitude de l'instrument qu'il emploie.

Nous aurons donc à parler :

1° Du procédé d'exploration ;

2° De l'état normal de la température ;

3° De la valeur diagnostique de l'élévation de température ;

4° De la valeur diagnostique de l'hypothermie.

L'essor méthodique qu'a pris la thermométrie est dû spécialement à l'importance clinique qui revient au processus fébrile lui-même, en dehors de tout rapport étiologique. Les anciens furent obligés, cela se comprend, de se contenter de l'application de la main pour juger de l'existence de la fièvre. Ce mode d'exploration donnait forcément des résultats inexacts, non seulement parce qu'il est impossible d'apprécier avec la main le degré de température, mais encore parce que fréquemment la peau n'est pas chaude au toucher, alors que la température intérieure dépasse le niveau normal. La fraîcheur de la main de l'explorateur est encore un motif d'erreur dans la détermination par la palpation de la température du corps. A ce point de vue, il ne faut pas accorder grande importance à ce fait que dès l'époque d'Hippocrate, les médecins savaient que le symptôme capital de la fièvre consiste en une augmentation de la chaleur du corps.

Les premières mensurations thermométriques entreprises sur des malades datent de Sanctorius (1561 à 1626). Ce dernier, regardé faussement comme l'inventeur du thermomètre, se servait d'une espèce de thermomètre à air, sans cependant obtenir avec ce nouveau procédé d'investigation des résultats sérieux. Malgré ce premier pas très important, le thermomètre demeura étranger à la pratique médicale pendant plus d'un siècle, probablement parce que la construction de ces sortes d'appareils laissait encore beaucoup à désirer : car les points de repère, les points fondamentaux de l'échelle thermométrique (le 0° et le point d'ébullition) ne furent déterminés que dans la première moitié du siècle dernier. A Leyde, Boerhaave (1668 à 1738) et ses élèves ont appelé le thermomètre bien des fois à leur aide au chevet du malade ; il était même réservé à l'un des plus brillants de ses disciples, Haën, de Vienne, de poser certaines lois fondamentales de la thermonomie. Haën savait déjà que la température au moment du frisson dans la fièvre intermittente était excessivement élevée, et que la marche diurne d'une température fébrile présentait habituellement des rémissions matinales et des exacerbations vespérales.

En dépit de tous ces faits, l'emploi du thermomètre dans les cliniques demeura l'exception ; il n'était pas le moins du monde question d'une méthode d'investigation thermométrique. Et rien ne fut changé à l'état de choses existant même après que J. Currie (1797) eut montré que des mensurations thermométriques continues pouvaient être d'un grand secours à l'intervention thérapeutique.

Les années qui suivent ne sont pas absolument pauvres, il est vrai, en travaux sur la pathologie de la température du corps, mais ce ne sont là après tout que des essais isolés et sans cohésion, auxquels on ne prêta qu'une médiocre attention. Il était réservé à la médecine allemande d'élever à la hauteur d'une méthode d'exploration clinique les mensurations de la température du corps : le fait eut lieu vers 1850.

Les publications préparatoires de Gierse, de Halle (1842), de Hallmann (1844) et de Zimmermann à Hamm (1837) furent suivies de l'apparition presque simultanée des relations expérimentales de Traube et de Bärensprung (1850 et 1851), auxquelles vinrent se joindre bientôt après les travaux de Wunderlich (1).

Tandis que le mérite de Bärensprung et de Traube consiste essentiellement à avoir établi les lois auxquelles est soumise la température du corps chez l'homme sain ou malade, il faut accorder à Wunderlich la gloire d'avoir démontré la valeur pratique de la thermométrie par une longue série de recherches qui sont vraiment des modèles, et d'avoir ainsi contribué pour la plus grosse part à l'introduction en clinique de cette méthode d'exploration.

Aujourd'hui ce n'est pas seulement le médecin, mais aussi le malade qui a conscience de l'importance extrême des mensurations thermométriques ; aussi le praticien perdrait-il en considération, s'il ne suivait pas méthodiquement avec le thermomètre la marche d'une maladie fébrile.

1. — Procédés d'exploration.

Pour déterminer la température du corps on se sert, en pratique médicale, d'un *thermomètre à mercure portant la division centigrade de Celsius* (thermomètre centigrade). Il peut se faire que pour la solution de certaines questions théoriques on soit obligé de recourir à des appareils thermo-électriques ; en tous cas, pour un but pratique, on pourra toujours se passer de ce genre d'instruments.

Il est très regrettable que toutes les nations n'aient pas adopté les procédés des médecins allemands ; tandis que les Anglais et en partie aussi les Américains du Nord se servent de thermomètres Fahrenheit, en France on fait encore usage par-ci par-là de celui de Réaumur (2). De cette façon, on est exposé pendant la lecture d'ouvrages étrangers, à entreprendre des cal-

(1) En France, dès 1844-1845, M. H. Roger publiait dans les *Archives de médecine* un mémoire intitulé : De la température chez les enfants à l'état physiologique et pathologique. Citons ensuite M. Jaccoud, qui a beaucoup contribué aux progrès de la pyrétologie par l'emploi du thermomètre, et Lorain, dont le livre a été publié en 1877 par les soins de M. Brouardel : *De la température du corps humain et de ses variations dans les diverses maladies.*

En 1878 M. Peter a montré le parti qu'on pouvait tirer, dans certains cas, de la recherche des températures locales.

Enfin deux monographies récentes ont paru en France. Redard, *Traité de thermométrie clinique*, 1885 ; A. Mossé, *Thermométrie médicale*, in *Dict. encyclopédique des sciences médicales.*

(2) Nous ne croyons pas que ce reproche soit juste. A l'heure actuelle, le thermomètre centigrade est le seul qui, en France, serve aux observations médicales.

culs assez fastidieux. D'après les principes qui servent de base à la graduation des différents thermomètres, on pourra faire la transposition d'après la formule suivante :

n° centigrade $= \frac{\ }{5})$ n° Réaumur $= (\frac{9}{5}$ n° $+ 32°)$ Fahrenheit.

Un thermomètre médical doit être muni d'une graduation par dixièmes facile à lire ; autant que possible même on doit pouvoir évaluer de petites distances encore entre les dixièmes. Mais pour que les traits de graduation partielle se suivent à des intervalles suffisamment distants l'un de l'autre, et que malgré cela le thermomètre ne soit pas trop long et par conséquent incommode, on se sert d'instruments à *échelle fractionnée* où se trouvent indiqués seulement les degrés qui sont en rapport ordinairement avec la température chez l'homme. Les extrémités de cette échelle varient suivant les fabricants ; en général on commence avec 30° C. pour cesser à 45° C. Cela ne veut pas dire que la température chez l'homme ne peut descendre au-dessous de 30° C ; aussi le praticien pourra-t-il tirer quelque utilité d'un second thermomètre possédant une graduation de 15° à 30° C.

Pour la lecture des degrés, il faut être prévenu que grâce aux phénomènes de parallaxe, la colonne mercurielle paraît pour ainsi dire brisée dans le tube capillaire qui la renferme. L'œil devra donc monter et descendre le long de l'instrument jusqu'à ce qu'il aperçoive la graduation qui se trouve le plus près au niveau de la colonne mercurique : c'est ce degré qui servira de point de mensuration.

Le plus commode des thermomètres médicaux est celui qui possède un *réservoir à mercure*, non pas sphérique, mais *cylindrique*, parce qu'il peut être introduit dans n'importe quelle cavité du corps. Jadis on s'imaginait qu'en construisant les thermomètres avec du verre très mince, ces instruments se mettaient plus promptement au niveau de la température du corps. On est revenu aujourd'hui de cette manière de voir. Car sans compter la fragilité extrême et dangereuse d'appareils ainsi construits, ils présentent encore un autre inconvénient ; c'est qu'on peut par une pression continue artificielle faire monter la colonne de mercure jusqu'à 2°,0, ce qui n'augmente pas présisément la certitude des données fournies par l'instrument.

Dans ces derniers temps, l'emploi en médecine des *thermomètres à maxima* s'est répandu un peu partout. Ces instruments sont construits d'après deux principes différents. Ou bien l'on sépare de la colonne mercurique, à l'aide d'une bulle d'air, une goutte de mercure qui subit le mouvement d'ascension de toute la colonne mais qui, la mensuration terminée, demeure en son lieu et place alors que le reste du mercure revient dans le réservoir ; ou bien, par une disposition spéciale, la colonne de mercure élevée pendant la mensuration se sépare, celle-ci terminée, au point situé immédiatement au-dessus du réservoir, de sorte que le tube capillaire demeure rempli d'une façon durable jusqu'au degré de chaleur de chaque cas particulier. Que l'on fasse usage de l'un ou de l'autre de ces systèmes, il faut avoir soin, avant de ranger l'instrument, de faire redescendre le mercure par des secousses courtes mais vigoureuses, de façon à le mettre à un niveau tel que toute mensuration ultérieure demeure exempte d'erreur. Disons en passant que la colonne mercurielle des thermomètres à *maxima* indique, tant que l'instrument est dans une cavité naturelle, une température un peu supérieure à celle que l'on constate après sa sortie; cela tient évidemment à la dilatation que subit le métal lui-même sous l'influence de la chaleur. Mais cette erreur, qui atteint à peine un demi-dixième de degré, peut être négligée en pratique.

Les thermomètres à *maxima* sont d'un emploi très commode, cela est incontestable; toutefois leur usage demande des précautions. Ce sont eux surtout qui présentent les vices de construction les plus considérables, car leur fabrication et leur vente sont soumis plus encore que pour les instruments ordinaires à cette devise : pas chers et mauvais.

D'ailleurs, le thermomètre à *maxima* ne convient que lorsqu'il s'agit de déterminer le maximum de chaleur pendant un espace de temps bien limité. S'agit-il au contraire de suivre d'une façon continue les variations ou la marche de la température, il ne faut pas choisir dans ce but un appareil qui est fait précisément pour des états de stabilité.

Que l'on emploie un thermomètre à *maxima* ou un thermomètre ordinaire, il faut que le praticien sache que son instrument ne présente pas *d'erreur grossière de graduation.* Les constructeurs vendent parfaitement des thermomètres où la division présente des erreurs de un à deux degrés. Cela tient fréquemment aux différences de calibre du tube capillaire. Pour les thermomètres à *maxima*, ce vice est facile à constater en faisant subir à la petite molécule de mercure des mouvements d'ascension et de descente et en regardant, sur l'échelle graduée, si la hauteur de la molécule est partout la même. Pour tous, il faudrait répudier *à priori* un instrument qui, placé sous l'aisselle d'un individu bien portant, indiquerait une température s'éloignant de plusieurs dixièmes de la moyenne de 37° à 37°,5 C.

Pour vérifier exactement la graduation d'un thermomètre, il faut le comparer avec un thermomètre étalon, c'est-à-dire avec un instrument dont la justesse soit certaine. On trouve ces sortes de thermomètres dans les cabinets de physique et dans les instituts météorologiques. La comparaison se fait en suspendant les deux instruments à hauteur égale dans un vase rempli d'eau, en ajoutant de l'eau chaude et en remuant soigneusement le liquide jusqu'à ce que les deux colonnes mercuriques restent fixes. En ajoutant alternativement de l'eau chaude et de l'eau froide, on vérifie les différentes divisions de l'échelle et on note les différences sur une petite languette de papier que l'on colle sur le thermomètre à essayer. Les instruments où l'erreur ne se répartit pas également sur toute la longueur du tube, mais n'existe encore qu'en certains endroits, sont d'un usage fort incommode. Il faudrait dans ces cas rédiger tout un tableau donnant la valeur réelle de chaque degré, ce qui nuirait évidemment à la facilité de l'emploi. Dans ces derniers temps, on a proposé de soumettre les thermomètres médicaux au contrôle d'une commission spéciale, ce qui ne serait pas à dédaigner.

Les physiciens savent depuis longtemps que des thermomètres justes, au début, donnent au bout de quelque temps une température trop élevée et sont soumis à ce que l'on appelle l'*erreur de Bellani*. Cela tient probablement à certaines altérations moléculaires du tube en verre qui amènent progressivement un rétrécissement du calibre. Pour ce motif, les thermomètres devront être revisés tous les ans ou tous les deux ans. Traube a montré qu'on pouvait reculer le développement de cet inconvénient en plongeant de temps en temps les thermomètres dans l'eau chaude.

Prendre une seule fois la température n'apprend évidemment qu'une chose : la chaleur du corps est normale, élevée ou basse. La connaissance de ce fait peut devenir, il est vrai, fort importante pour le pronostic et le traitement ; mais pour le diagnostic, elle n'est que d'un intérêt général. On ne pourra poser de conclusions diagnostiques spéciales que quand la température aura été prise d'une façon méthodique et répétée.

La *fréquence des mensurations thermométriques* devrait être en rapport avec la nature de la maladie. Dans les cas ordinaires, on y procédera au moins tous les matins et tous les soirs, le matin de préférence entre 7 et 9 heures, et le soir de 4 à 6 heures. Dans les affections à température très élevée (au-dessus de 39°,5 C.) on placera le thermomètre toutes les deux heures, quelquefois toutes les heures.

On a cru jusque dans ces dernières années que le médecin devait prendre la température lui-même. Cela est à peu près inutile aujourd'hui, car les profanes sont tellement pénétrés de l'importance de la thermométrie qu'ils se mettent très vite au courant du maniement de l'instrument. Dans bien des familles, le thermomètre est devenu un ustensile de ménage, que l'on consulte souvent avant d'envoyer quérir le médecin. Il est évident que ce dernier devra donner des indications claires et précises sur l'emploi de l'instrument et contrôler par une mensuration personnelle les températures qui lui semblent douteuses.

Le résultat fourni par le thermomètre introduit dans certaines cavités du corps répond à ce que l'on appelle en langage médical la température du corps. En réalité, ce que l'on désigne sous ce nom est une chose éminemment mobile et variable, parce que la chaleur n'est pas la même dans tous les points et dans toutes les cavités de l'organisme. Le point qui, chez l'animal, donne la température la plus élevée est, d'après les recherches de Claude Bernard, le domaine des veines hépatiques. Malgré les différences suivant les diverses régions, on obtient cependant, dans toutes les cavités accessibles au thermomètre, une température s'approchant beaucoup de la température moyenne du liquide sanguin.

L'*aisselle est l'endroit le plus commode pour prendre la température*. On place le thermomètre dans le creux axillaire immédiatement derrière le grand pectoral, on fait rapprocher le bras du thorax, l'avant-bras étant en flexion et formant un angle aigu avec le bras. Chez les malades débilités, on soutiendra le bras par un coussin résistant que l'on glisse sous le coude. Lorsque le creux axillaire est couvert de sueur, il faut avoir soin de l'essuyer et de le sécher avant de placer l'instrument.

Il n'y a pas de règle pour la durée pendant laquelle le thermomètre doit demeurer en place. En général, quinze minutes suffisent. Traube a recommandé de ne pas s'occuper de l'instrument pendant les dix premières minutes, mais de ne pas le quitter de l'œil pendant les cinq suivantes ; si pendant ces cinq minutes, la colonne thermométrique reste stationnaire, on peut, celles-ci une fois écoulées, considérer la mensuration comme terminée. Chez les individus plongés dans le collapsus, notamment chez les cholériques, le thermomètre exige parfois une demi-heure pour arriver au summum de la température. Les recherches de Liebermeister ont montré qu'en tenant le creux axillaire fermé cinq minutes avant la mise en place du thermomètre, le thermomètre indique la température maximum au bout de quatre à six minutes, dans les conditions ordinaires, bien entendu. Il sera sage de se servir toujours du même instrument pour le même malade, car dans ce cas, un vice de construction deviendra absolument indifférent. On recommande encore de placer le thermomètre toujours du même côté, parce qu'il arrive fréquemment que la température n'est pas la même dans les deux aisselles et varie dans des proportions allant jusqu'à 0°,5 C.

Tout récemment, on a mis en vente des *thermomètres à la minute*, construits avec du verre spécial et remplis d'un amalgame particulier, qui, grâce à ces propriétés, se mettent rapidement en équilibre de température. Je m'en sers depuis plusieurs mois ; 1 à 2 minutes suffisent pour atteindre la température maxima. Ces thermomètres sont des thermomètres *à maxima*.

En dehors du creux axillaire, nous n'avons à mentionner comme régions destinées en pratique aux mensurations thermométriques que le vagin et le rectum. Tous deux seraient préférables à l'aisselle, parce que cinq minutes y suffisent pour obtenir la température maxima avec un thermomètre ordinaire (1) et que la chaleur s'y rapproche le plus de la chaleur moyenne du corps. Malheureusement on se heurte à des difficultés dues en partie à des questions de convenance. Chez les individus très déprimés et très émaciés le placement du thermomètre dans le creux axillaire peut devenir complètement impossible, ce qui oblige à l'introduire dans le rectum. Dans ce cas, il ne faut pas oublier de nettoyer soigneusement le thermomètre en le plongeant, chaque fois qu'on s'en est servi, dans de l'eau phéniquée à 5 0/0 ; l'omission de cette précaution pourrait devenir une cause de propagation virulente dans le cours des maladies infectieuses. Après avoir enduit d'un corps gras le segment inférieur du thermomètre, on l'introduit dans la cavité naturelle à une profondeur d'environ cinq centimètres. Les chiffres fournis seront un peu trop faibles, si la partie inférieure du rectum est remplie de matières fécales dans lesquelles pénètre le réservoir de l'instrument. En ces cas, il faudra chercher à faire pénétrer le thermomètre sur le côté, en suivant de près la muqueuse.

---

(1) Ceci n'est pas absolument exact; nous avons eu l'occasion de prendre la température rectale dans un certain nombre de cas de fièvre typhoïde ; or en laissant le thermomètre 10 minutes, et en examinant pendant ce laps de temps l'ascension de la colonne mercurielle, il était aisé de constater que cette ascension continuait pendant les cinq dernières minutes.

Les *mensurations thermométriques intra-buccales* pour l'exécution desquelles on place l'instrument sous la langue, immédiatement à côté du frein ou encore entre la joue et la gencive, sont extrêmement incommodes pour les malades, surtout lorsqu'on a affaire à des affections des voies aériennes. Il faut nécessairement que les voies naso-pharyngiennes soient intactes. Il arrive en outre qu'en cas de mouvements respiratoires profonds et difficiles, l'air inspiré refroidit la cavité buccale et entache d'erreur les données thermométriques.

Mendel, dans ses mensurations thermométriques de la cavité crânienne chez l'homme bien portant et chez le malade, introduisait son instrument dans le *conduit auditif externe.* Tout récemment, Galezowski s'est fait construire des thermomètres tellement minces qu'il peut les introduire dans le sac conjonctival entre la paupière et le globe oculaire. Quelle que soit l'importance de ces essais pour la solution de questions scientifiques, ils n'offrent aucun intérêt pour la pratique journalière. Il en est de même des expériences plus anciennes de Hunter (1778) qui plaçait des thermomètres dans le *canal de l'urèthre.* Enfin Fr. Nasse a pris la température de l'*estomac* sur le cadavre à l'aide d'appareils thermométriques.

Dans ces derniers temps, on a proposé — et Mantegazza est le premier qui ait mis cette proposition en pratique — de déterminer la température du corps à l'aide de l'*urine* fraîchement émise. Il n'est pas nécessaire de montrer que cette idée est peu pratique, rien que parce que sa mise à exécution est sous l'entière dépendance du malade, sans compter les obstacles qu'on rencontrerait chez les malades affaiblis ou plongés dans la stupeur.

On a démontré que la température varie de quelques dixièmes de degré selon la région où elle a été prise. En partant de la température axillaire considérée comme mensuration habituelle, on trouve quelle est inférieure de 0°,1 0°,4 C. à celles du vagin et du rectum (1). La différence varie selon les individus et se trouve être, d'après Ziemssen, plus considérable chez les enfants que chez les adultes. Dans certains cas très rares, il peut arriver que la température axillaire dépasse de 1° C. celle du rectum. Celle de la cavité buccale tient le milieu entre celle de l'aisselle et celles du vagin et du rectum. Dans le conduit auditif externe au contraire, le thermomètre marque en moyenne 0°,2 de moins que dans le creux axillaire (Mendel) ; il en est de même pour la température sous-palpébrale (Galezowski). Enfin la température de l'urine sortant de la vessie diffère habituellement de 0°,1 à 0°,2 C. de celle du rectum.

Dans ce qui suit, les données thermométriques sont toutes le résultat de mensurations axillaires. Dans les cas d'observations non personnelles et indiquant des températures rectales, ces dernières ont été transformées en températures axillaires en diminuant de 0°,2 C. les désignations indiquées.

N'oublions pas surtout de nous mettre en garde, dans les mensurations

---

(1) Nos observations personnelles fournissent une différence plus grande entre la température rectale et la température axillaire sur un même sujet. Nous avons observé assez souvent des différences de 5 et 6 dixièmes de degré.

de ce genre, contre les *fraudes* que commettent très souvent et sciemment certains malades, surtout les hystériques. Une température très élevée, sans fréquence correspondante du pouls et de la respiration et sans autres altérations objectives, devra toujours éveiller les soupçons. Sellerbeck a publié une très intéressante observation à ce sujet; sa malade pouvait même augmenter à volonté la fréquence du pouls en accélérant les mouvements respiratoires. Quant à l'hyperthermie, elle la produisait artificiellement en frottant en cachette, avec un pli de sa chemise, le thermomètre placé dans l'aisselle. Sellerbeck constata que ce procédé permettait de faire monter le thermomètre en l'espace de deux minutes jusque 46° C. On a publié plus tard une observation analogue en Angleterre. Tacke a décrit également un cas remarquable de simulation fébrile, où la malade provoquait l'ascension artificielle de la colonne mercurique par le renversement de l'instrument et la remise en place, par un relèvement habile, de l'extrémité renversée. La fraude fut découverte grâce à la fréquence normale du pouls.

La marche de la température est d'autant plus facile à saisir que l'on se sert de la méthode graphique pour les inscriptions. Dans ces conditions, on fait, d'un coup d'œil et avec la plus grande certitude, une vérification qui exigerait autrement du travail et une perte de temps. On se sert, dans ce but, de tableaux où les lignes horizontales correspondent aux différents degrés de l'échelle thermométrique et les verticales aux jours et aux segments de jours de la maladie. En marquant les différentes données thermométriques sur les lignes horizontales par des points, et en réunissant chaque point à son voisin par une ligne droite, la marche de la température prend la forme d'une ligne brisée, que l'on désigne sous le nom de *courbe thermométrique ou de la température.*

2. — De la température normale du corps.

La température axillaire, chez l'homme bien portant, est en moyenne de 37° C. et ne varie que dans les limites très étroites, car des recherches aussi nombreuses qu'exactes de Wunderlich il ressort que toute température au-dessus de 37° 1/2 C. ou au-dessous de 36°,25 C. doit paraître suspecte. Les variations possibles pendant l'état de santé ne dépassent donc que de bien peu 1° C.

Les écarts de la normale dépendent de circonstances très diverses, parmi lesquelles l'influence de l'âge et du moment de la journée sont d'une importance considérable.

Les expériences faites par Bärensprung sur *les rapports de l'âge avec la température du corps* ont montré que le maximum est atteint par le nouveau-né, immédiatement après la naissance. Ce niveau dépasse même un peu la température vaginale et utérine de la mère, d'où l'on peut conclure que le fœtus possède des sources de calorique propres. Aussitôt après le bain où l'on plonge l'enfant dès sa naissance, la température descend presque d'un degré. Mais bientôt elle remonte, et environ vers le dixième jour, elle atteint un niveau qu'elle conservera d'une façon constante pendant toute l'enfance jusqu'à l'époque de la puberté. A ce moment, elle diminue de 0°,2 C. pour augmenter de nouveau pendant la vieillesse et se rapprocher de celle de l'enfant. Voici le tableau de Bärensprung (après réduction de la température rectale en température axillaire).

A la naissance.......................... 37°,6 37°,7 C.
Immédiatement après la naissance........ 36°,75 C.
Dans les dix premiers jours de la vie.... 37°,75 C.
Jusqu'à la puberté...................... 37°,43 C.
De 15-20 ans............................ 37°,19 C.
De 21-30 ans............................ 36°,88 C.
De 31-40 ans............................ 36°,91 C.
De 41-50 ans............................ 36°,74 C.
De 60-70 ans............................ 35°,09 C.
A partir de 80 ans...................... 37°,26 C.

Graphiquement, la courbe de la température serait la suivante :

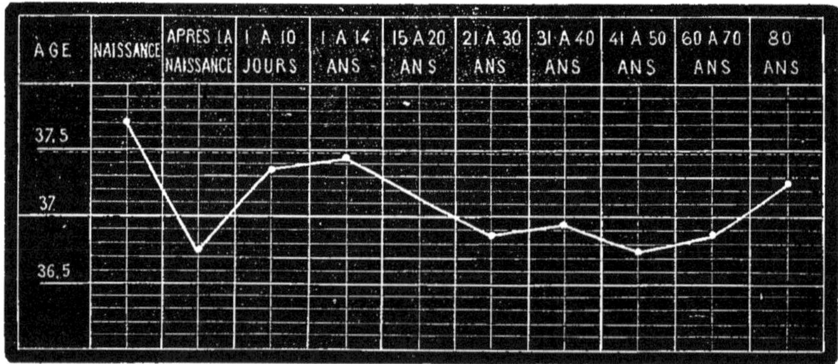

FIG. 1. — *Courbe de la température d'après l'âge.*

L'influence du moment de la journée sur la température du corps se révèle par les variations ou fluctuations régulières qui se produisent pendant les 24 heures ; le maximum est atteint deux fois : dans les premières heures du jour et tard dans la soirée. Pendant la nuit (de 6-8 heures du soir jusqu'à 6 heures du matin) la température est plus base que dans la journée ; elle est au degré minimum dans les premières heures après minuit. Avant même le déjeuner du matin, la température a commencé à monter de quelques dixièmes, pour atteindre dans la matinée, entre 9-11 heures, son premier maximum ; elle redescend un peu quelque temps avant le repas de midi, mais subit un mouvement ascensionnel continu dans l'après-midi pour atteindre son second maximum diurne vers 4-6 heures, ou plus rarement entre 6 et 8 heures. A partir de ce moment elle baisse progressivement jusqu'à minuit. Les recherches de Jürgensen ont d'ailleurs montré que le léger abaissement d'avant midi peut manquer, de sorte que la courbe thermométrique présente une ligne ascensionnelle interrompue depuis le matin jusqu'au soir. La différence entre le maximum et le minimum des variations quotidiennes dépasse à peine 1° C ; elle peut cependant aller jusqu'à 2° C. même chez les individus bien portants. Le degré de la température aux diverses heures du jour varie avec les individus ; mais les différences sont minimes. Comme exemple, nous citerons la courbe que Liebermeister a construite d'après les mensurations faites sur lui-même (fig. 2).

Les conditions qui régissent les fluctuations quotidiennes de la température de l'homme sain sont inconnues. Dans tous les cas, celles-ci ne dépendent pas seulement de l'exercice et de l'alimentation, puisqu'elles existent

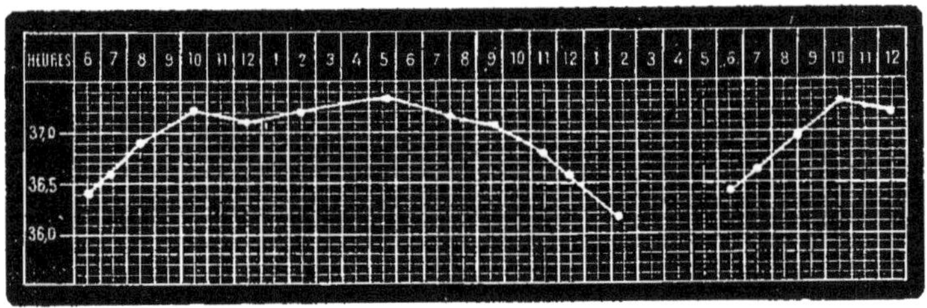

FIG. 2. — *Courbe de la température aux diverses heures de la journée,* d'après LIEBERMEISTER (*Pathologie et traitement des fièvres,* page 78).

également chez des individus qui gardent un repos absolu et une abstinence complète. Si l'opinion de Krieger est juste, c'est-à-dire si l'on peut renverser la marche des fluctuations de la température en dormant le jour, et au contraire en veillant, en mangeant et en travaillant la nuit, ce serait là un premier pas dans la voie des explications.

Tous les autres facteurs exerçant quelque influence sur la température de l'homme bien portant comparés à ceux dont nous venons de parler, ne présentent qu'un médiocre intérêt. Disons en passant que l'*effort physique* peut faire monter la température passagèrement de plus de 2° C. Obernier a trouvé une température rectale de 39°,6 C. chez un coureur qui fit deux lieues et demie en l'espace d'une heure. Chez d'autres individus, au bout de marches accélérées ayant duré une demi-heure, il trouva une augmentation de 0,4 à 0,5° C. de la température rectale, et après des marches d'une heure et demie une augmentation de 1°,2 C.

3. — Valeur diagnostique de l'hyperthermie.

L'élévation permanente de la température est désignée sous le nom de fièvre. Les anciens avaient déjà vu dans l'augmentation de la chaleur du corps le symptôme cardinal de la fièvre. Quoique sous l'influence de Boerhaave et de son école, on fut d'avis, au siècle passé, que l'existence de la fièvre reposait surtout sur l'accélération du pouls d'après laquelle elle devait être évaluée; on est revenu dans les temps modernes, et à juste titre, à l'interprétation des anciens. Au lit du malade, on est habitué à identifier l'hyperthermie avec la fièvre.

En revanche, il faut se garder de chercher la fièvre uniquement dans l'élévation de la température. La fièvre répond à un ensemble de symptômes parmi lesquels l'hyperthermie est, il est vrai, le plus constant et en même temps le plus dangereux, mais dont la réunion seule constitue l'état fébrile. Ce sont l'accélération des mouvements respiratoires, l'augmentation de fréquence du pouls, les modifications de la composition chimique des urines (et notamment l'augmentation considérable de l'urée, de l'acide urique, de la créatinine et des sels de potassium, en opposition avec la disparition de toute trace de chlorure), l'anorexie et les troubles digestifs produits en partie par les altérations des sucs gastrique et intestinal, la polydipsie, la lassitude et la faiblesse musculaire générales, parfois des troubles dans les fonctions cérébrales. Quoique l'hyperthermie favorise le développement des autres phénomènes fébriles, ceux-ci conservent cependant une certaine autonomie qui se révèle soit par l'absence de l'un ou l'autre de ces symptômes, soit par le défaut de proportions entre leur acuité et la hauteur de la température.

Le degré qu'atteint la température dans son mouvement d'ascension est ce que l'on appelle la *hauteur de la température*. Wunderlich a établi le tableau suivant qui contient une échelle fébrile éprouvée par la pratique et adoptée presque partout :

I. Température normale : 37° à 37°,5 C.
II. Température subfébrile : 37° à 38° C.
III. Température fébrile :
  a) Fièvre légère 38° à 38°,4 C.
  b) Fièvre modérée : 38°,5 à 39° C. le matin.
  — — — à 39°,5 C. le soir.
  c) Fièvre notable : 39°,5 C. le matin.
  — — 40°,5 C. le soir.
  d) Forte fièvre : plus de 39°,5 C. le matin.
  — — plus de 40°,5 C. le soir.

L'hyperthermie constitue un grand danger, car l'observation clinique et les expérimentations faites sur les animaux apprennent que la vie n'est possible que jusqu'à une certaine limite de température (1). Le danger se révèle surtout, mais non exclusivement, par certaines altérations moléculaires que l'élévation exagérée de la température provoque dans les diffé-

(1) Cette idée que dans une maladie fébrile, ce qui fait le danger, c'est l'élévation excessive de la température, est très discutable. Quand la température devient très élevée, cela est évidemment un mauvais signe, mais n'est qu'un mauvais signe. Il n'en résulte pas que le meilleur moyen de guérir le malade, c'est de le refroidir. Du reste, les médicaments dits antipyrétiques ne font peut-être tomber la fièvre que parce qu'ils s'adressent à la cause même qui la produit.

rents tissus. Ces altérations consistent en une dégénéressence granulo-graisseuse qui atteint très rapidement les organes essentiels de la vie. Certes, à côté de cela, on trouve encore en jeu certaines substances nocives qui sont le produit, soit de l'affection fondamentale elle-même, soit des modifications intra-organiques anormales créées par l'état fébrile. Le pronostic d'une maladie devient fâcheux lorsque, pendant plusieurs jours, la température dépasse 41°,75 C.; enfin, l'on ne peut plus conserver d'espoir lorsque le thermomètre se maintient d'une façon continue à 42°,5 C. Ces températures excessives portent le nom de *températures hyperpyrétiques*.

Ce n'est que dans les cas où l'exagération de la température est de très peu de durée que la vie est compatible avec une augmentation plus considérable encore de la chaleur du corps. Tels sont les phénomènes qu'on observe notamment dans la fièvre intermittente et la fièvre récurrente, dans cette dernière presque toujours peu de temps avant la production de la crise. Hirtz (de Strasbourg) a publié une observation de fièvre intermittente tierce où la température atteignait passagèrement au moment de l'accès 44° centigrades. Dans une observation de J. W. Teale (*Lancet*, 1875) qui a trait à une jeune femme qui fut atteinte, à la suite d'une chute de cheval, de fracture des 5e et 6e côtes gauches avec contusions de la 6e vertèbre cervicale, et qui présenta durant cinq mois des élévations considérables de la température, on nota à plusieurs reprises des exacerbations vespérales allant jusqu'à 50° C. (122° F.). C'est là la température la plus forte que l'on vit jamais observée d'une façon certaine chez l'homme. Malgré cela, la malade guérit.

Eu égard à l'importance pronostique considérable qui revient aux températures dépassant 40° C., on comprend la valeur de chaque dixième de degré, tandis que dans les températures inférieures à ce niveau un dixième de plus ou de moins ne signifie pas grand'chose.

Lorsque l'on suit la *marche de la fièvre* pendant une journée, on trouve dans le plus grand nombre des cas la température matinale plus basse que la température du soir. Comme à l'état normal, il se produit une ascension graduelle vers le soir. On désigne sous le nom de *rémission* le moment de la journée où la température fébrile est relativement peu élevée et sous le nom d'*exacerbation* le moment où la température monte.

Le point le plus bas qu'atteint, au moment de la rémission, une température observée d'une façon continue, se nomme minimum diurne; le maximum diurne correspond au niveau le plus élevé de l'exacerbation fébrile. La différence des deux constitue la différence thermométrique de la journée. Ordinairement la rémission cesse vers 9 h. du matin. Elle est suivie du stade d'exacerbation, qui atteint la plupart du temps son summum entre 3 et 6 heures du soir. Du reste, l'ascension et la chute de la fièvre peuvent se produire soit d'une façon ininterrompue, continue, soit par poussées et élévations et descentes secondaires.

La marche de la fièvre présente rarement des exacerbations matinales et des rémissions vespérales. Traube a proposé de donner à ce genre de processus fébrile le nom bien choisi de *type inverse*. Il l'a observé spécialement dans la phtisie pulmonaire; d'autres auteurs ont confirmé plus tard ses observations (Brunniche, Debcynski) (1). J'ai rencontré fréquemment la fièvre à type renversé dans le stade de guérison de la fièvre typhoïde, le processus fébrile ayant présenté dans les septénaires précédents sa marche quotidienne ordinaire, cette particularité ne pouvait être imputée à des complications particulières de la maladie.

Un fait important à connaître en pratique, c'est que l'exacerbation survient dans quelques rares cas, à midi ou vers minuit, la fièvre étant peu prononcée ou même nulle le matin et le soir. En ne procédant, en ce cas, qu'à des mensurations biquotidiennes, on s'expose naturellement à considérer comme apyrétique un état pathologique qui ne l'est pas en réalité. Il y a déjà longtemps que Griesinger a décrit un cas de typhus abdominal où le maximum de la température se produisait à midi. Moi-même j'ai fait des remarques semblables chez des typhoïdiques de la clinique de Zurich, dont on prenait quotidiennement la température toutes les heures ou toutes les deux heures. Alvarenga a publié le fait intéressant d'une femme atteinte de faiblesse générale et d'anorexie, qui paraissait absolument apyrétique et ne présentait aucune altération organique. Le cas ne fut éclairci qu'à l'aide de la recherche continue et même nocturne de la température; tous les quatre jours, à 11 h. du soir, il se produisait une violente fièvre qui cependant n'empêchait pas la malade de dormir. Celle-ci n'avait aucune conscience de son état; cependant le thermomètre monta jusqu'à 40°,2 C. Il s'agissait donc là d'un cas de fièvre quarte où les accès se produisaient, contre la règle, pendant la nuit. J'ai traité, il y a quelque temps, une dame atteinte de pleurésie séreuse gauche, qui ne présentait des températures fébriles allant jusqu'à 39° C. que de 11 h. du matin à 2 h. du soir.

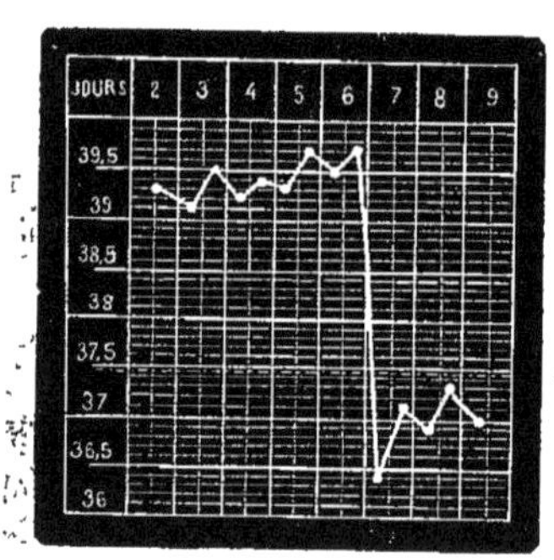

FIG. 3. — *Fièvre continue dans la pneumonie fibrineuse.* (Obs. personnelle.)

La variation diurne d'une fièvre constitue ce que l'on appelle le *type fébrile.* On distingue quatre types de fièvre : la fièvre continue, la fièvre rémittente, la fièvre intermittente et la fièvre récurrente.

La *fièvre continue* existe lorsque la variation diurne ne dépasse pas 1° C. En général, les fièvres ne possèdent le type continu que lorsque le thermomètre indique au minimum 39° C. (fig. 3).

---

(1) D'après Brunniche (de Copenhague), la constatation du type inverse aurait une grande importance au point de vue du diagnostic. On ne l'observerait guère que dans la phtisie aiguë à forme typhoïde et dans la pyohémie. La pyohémie est généralement facile à diagnostiquer. Mais il n'en est pas de même de la phtisie aiguë qu'on confond souvent avec la fièvre typhoïde. Dans les cas douteux la constatation du type inverse devrait faire pencher le diagnostic vers la phtisie aiguë. Mais la plupart des auteurs, et Eichhorst lui-même dans le passage qui suit, ont apporté des faits qui diminuent beaucoup la valeur de ce signe. M. Jaccoud (*Clinique de la Pitié*, t. III), a rapporté un cas de fièvre à type inverse dans la dothiénentérie.

Certains auteurs divisent la fièvre continue en fièvre continue vraie, alors que la variation diurne n'atteint que 5 dixièmes de degré, et en fièvre subcontinue, lorsque la variation oscille entre 0,5 et 1° C. La fièvre continue dure-t-elle plusieurs jours, on la désigne sous le nom de fièvre continue synoque ou continente (1).

Dans la *fièvre rémittente*, il se produit des différences diurnes qui dépassent 1° C. Les oscillations de cette fièvre ont lieu ordinairement entre 1° et 3° C.

Certains auteurs désignent sous le nom de *fièvre hectique* une forme de fièvre rémittente où l'exacerbation est exagérée, alors que pendant le stade de rémission la température tombe quelquefois au-dessous de la normale (2). On observe la fièvre hectique principalement dans les suppurations et les processus septicémiques et pyohémiques. Dans certains cas, l'existence d'un état fébrile de ce genre peut appeler l'attention sur le développement d'un abcès profond ou d'une infection septique ou pyohémique. On observe encore très souvent le type hectique dans le stade de convalescence de la fièvre typhoïde, de sorte que Traube a proposé pour cette période de la maladie le nom très significatif de stade hectique (fig. 4).

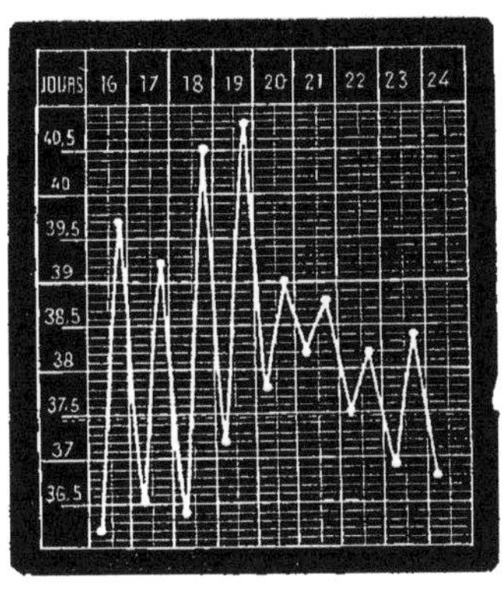

Fig. 4. — *Fièvre rémittente hectique. 3e septénaire d'une fièvre typhoïde.* (Obs. personnelle.)

La fièvre intermittente et la fièvre rémittente sont des affections *sui generis*, ce qui veut dire que le type de ces fièvres ne se développe pas dans tous les états pathologiques possibles : il ne naît qu'à la suite d'infection préalable par des micro-organismes.

La *fièvre intermittente* est caractérisée par de violents accès de fièvre durant plusieurs heures, débutant le plus souvent par un frisson et se terminant par d'abondantes sueurs (3). L'intervalle apyrétique a été nommé période d'apyrexie ; le temps de l'accès porte le nom de période de pyrexie ou de paroxysme fébrile. Ce paroxysme se produit-il tous les jours, la fièvre est dite quotidienne (fig. 5) ; les deux accès sont-ils séparés par un repos de 48 heures, on a affaire à une fièvre tierce (fig. 6). Une apyrexie de 72 heures crée la fièvre quarte (fig. 7), etc. (4)

(1) M. Jaccoud fait observer avec raison que cette forme serait mieux dénommée subcontinue ; car la fièvre continue devrait avoir pour tracé idéal une ligne horizontale que l'on ne constate jamais en clinique. La fièvre est continue quant à sa persistance ; elle ne l'est pas quant à son degré.

(2) Ainsi qu'on le verra plus loin, la fièvre hectique serait mieux dénommée *fièvre intermittente symptomatique*, dénomination qui prévaut actuellement en France.

(3) Chaque accès de fièvre intermittente se partage en trois temps que l'on nomme *stades* ou *périodes*, qui se succèdent dans le même ordre : d'abord le stade du frisson, du froid, puis le stade de chaleur, enfin le stade de sueur.

(4) Les types indiqués par Eichhorst offrent quelques variétés qu'il importe de con-

Dans la plupart des cas, les paroxysmes fébriles surviennent toujours à la même heure. Si au contraire l'accès consécutif se produit d'une façon permanente un peu plus tôt que le précédent, il s'agit d'une fièvre intermittente anténonente ; le contraire a-t-il lieu, la fièvre est dite postponente (1).

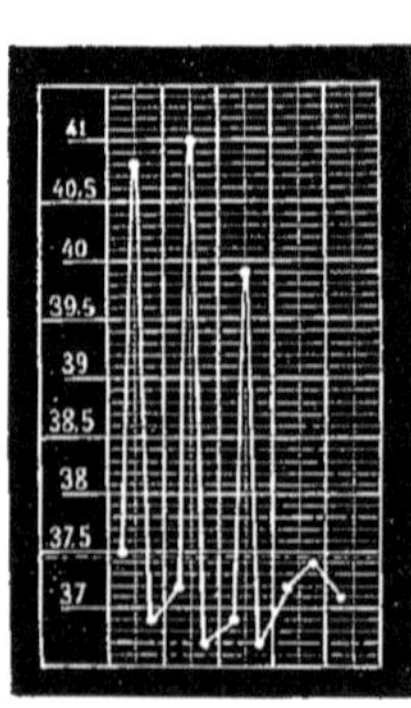

Fig. 5. — *Fièvre intermittente quotidienne.* (Obs. personnelle.)

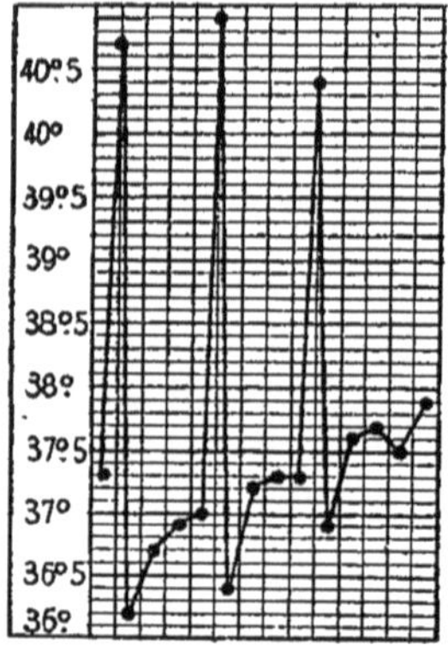

Fig. 6. — *Fièvre intermittente tierce.* (Obs. personnelle.)

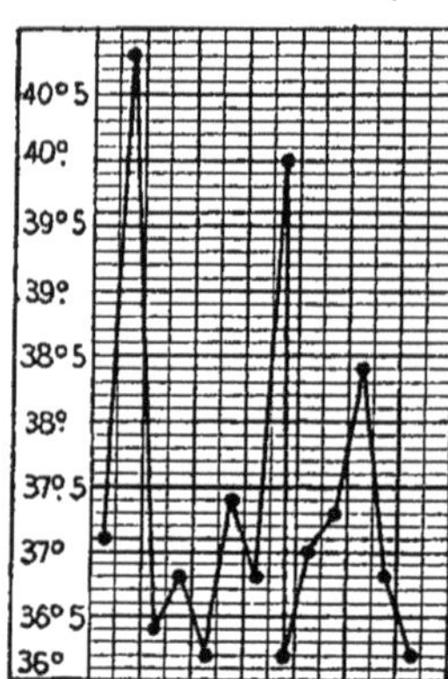

Fig. 7. — *Fièvre intermittente quarte.* D'après Wunderlich.

Le type de la *fièvre récurrente* consiste dans l'apparition, après un frisson, d'une fièvre violente et généralement continue, durant cinq à sept jours, fièvre qui cesse très rapidement pour faire place à l'état normal en s'accompagnant de phénomènes critiques qui nous restent encore à décrire. Cet état normal, apyrétique, dure de cinq à huit jours. Puis la fièvre reparaît avec le même cortège de symptômes pour s'évanouir encore au bout de

---

naître. On appelle *double quotidienne* la fièvre qui présente deux accès par jour, *double tierce*, celle qui a un accès tous les jours, mais un jour l'accès est violent, et le lendemain l'accès est atténué. Les autres types (double quarte, etc...) sont de rares exceptions.

(1) Ce qui précède a trait à la fièvre intermittente causée par la malaria. A côté de ce type, qu'on peut appeler *fièvre intermittente simple* ou *vraie*, il faut placer le groupe des *fièvres symptomatiques intermittentes*. Toutes les suppurations, surtout les suppurations profondes, les suppurations viscérales, peuvent donner lieu à des accès intermittents, qui diffèrent des accès impaludiques en ce qu'ils sont vespéraux et surviennent vers quatre heures de l'après-midi. Cette fièvre intermittente symptomatique s'observe dans les suppurations tuberculeuses, la dilatation bronchique, la pyélo-néphrite, l'endocardite ulcéreuse, l'angiocholite suppurative. C'est surtout la fièvre intermittente hépatique causée par l'angiocholite suppurative qui a été bien étudiée (Frerichs, Monneret, Charcot, Magnin, Regnard). Elle est le propre des vieux calculeux, s'accompagne ordinairement d'ictère chronique, et diffère de l'intermittente vraie par l'horaire (l'accès vient le soir), par l'absence de tuméfaction de la rate, l'inefficacité du sulfate de quinine, et surtout par le caractère des urines. Au lieu que dans l'accès impaludique l'urée est augmentée, dans l'accès hépatique elle diminue énormément (Regnard). Enfin la fièvre intermittente hépatique peut ne revenir qu'à de longs intervalles. D'après Charcot, la plupart des fièvres septanes, octanes, décrites par les vieux auteurs, pourraient bien n'être que des fièvres intermittentes hépatiques. Charcot a aussi insisté sur ce fait que la migration vulgaire d'un calcul peut être accompagnée par un accès de fièvre (fièvre hépatalgique) qui remplace en quelque sorte la colique hépatique.

cinq à sept jours en donnant lieu à des phénomènes critiques. Il arrive que ces alternatives de fièvre et d'apyrexie se renouvellent encore plusieurs fois, en perdant cependant de plus en plus le type initial grâce à la diminution de durée et de netteté des symptômes (fig. 8).

On a divisé les maladies fébriles, selon la *durée de la fièvre*, en maladies fébriles aiguës, subaiguës et chroniques. Cette division nous vient des anciens. Une affection fébrile qui a des tendances à guérir avant la fin du second septénaire, est une pyrexie aiguë. La fièvre traîne-t-elle plus longtemps, jusqu'à la fin de la sixième semaine environ; l'on a affaire à une pyrexie subaiguë ; la durée de l'état fébrile est-elle plus longue encore, on se trouve en présence d'une pyrexie chronique. Toutefois, comme pour tout phénomène clinique, il ne faut pas oublier qu'alors même que la plupart des cas obéissent aux règles données, la nature offre des variations extrêmement nombreuses et s'écarte très fréquemment des schémas construits à grand renfort de soins et de patience.

La fièvre *éphémère* est une pyrexie — le plus souvent violente — qui dure de un à trois jours, la plupart du temps sans cause objective connue. On la rencontre surtout chez les enfants, probablement parce que leur

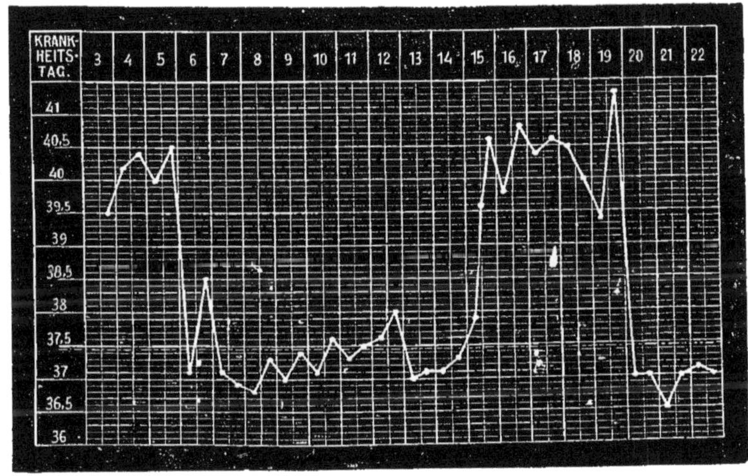

FIG. 8. — *Fièvre récurrente. — Crise incomplète après le premier accès, perturbation critique après le second* (Obs. personnelle.)

organisme délicat répond, par des troubles graves de la régulation thermique, à des influences même légères.

Dans le développement d'une affection fébrile il ne faut évidemment pas supposer que les modifications de la température se produisent tout à coup pour disparaître avec la même soudaineté : il faudra donc distinguer dans la durée totale de la maladie des *stades* ou *périodes fébriles* (cycle thermique).

Le stade pendant lequel les phénomènes fébriles se développent d'une façon plus ou moins rapide est appelé *stade pyrétogène ou période ini-*

tiale ou période d'augment (1). Le *temps pendant lequel la fièvre reste à sa hauteur* maxima constitue la *période d'état, l'acmé ou le fastigium* de la fièvre (2). Dans beaucoup de pyrexies, on trouve à la fin de cette période un espace de temps précédant la crise finale, pendant lequel se produisent de fortes fluctuations de la température et que l'on nomme *stade amphibole*. Lorsqu'une maladie fébrile approche de son terme, son issue même donnera lieu à la distinction d'une période de guérison ou d'un stade à tournure fatale. En cas de terminaison favorable, l'hyperthermie prend fin d'une façon tantôt rapide, tantôt progressive. La température fébrile tombe-t-elle dans l'espace de 12 à 36 heures, on désigne cette chute du nom de *crise (défervescence rapide)* (3); ne tombe-t-elle que graduellement, pendant plusieurs jours, la chute prend le nom de *lysis* (*défervescence lente*) (4). Le dernier stade de la maladie se rattachant à la défervescence est celui de la *convalescence*, où, au début, la température s'abaisse de quelques dixièmes au-dessous de la normale. Cela n'empêche pas qu'au commencement de cette période la moindre influence peut provoquer une nouvelle ascension de la température, le plus souvent passagère. Les excitations psychiques, la première sortie du lit, les premiers aliments solides, surtout la viande (febris carnis), la constipation, peuvent donner lieu à l'élévation de la température. Si cette élévation persiste, il faudra songer à une rechute de la maladie; d'où la nécessité de continuer les mensurations thermométriques pendant un certain temps encore après l'entrée en convalescence.

Lorsque la marche de la pyrexie prend une tournure fatale, il se produit des irrégularités de la température tout à fait insolites et n'obéissant à aucune règle (stade préagonique) dans certains cas, la température prend le caractère hyperpyrétique si justement redouté (*issue fatale à type ascendant*); dans d'autres, elle baisse subitement et d'une façon anormale, elle devient hyponormale, tandis qu'au contraire le pouls devient extrêmement fréquent et mou (*issue fatale à type descendant* ou *collapsus*); dans d'autres enfin, l'on voit survenir des variations thermométriques s'écartant complètement de la marche typique de la fièvre (*issue fatale à type irrégulier*). Ces modifications de la courbe de chaleur se réalisent même pendant l'agonie.

La température *post mortem* n'est pas la même pour tons les cas; elle

---

(1) L'augment est brusque ou lent. Il est *brusque* dans l'accès de fièvre intermittente, l'érysipèle, le typhus pétéchial, la variole, la scarlatine, la pneumonie franche, la méningite. Il est *lent et régulier* dans la fièvre typhoïde, la pneumonie lobulaire, la rougeole. Il est *lent et irrégulier* dans les affections dites catarrhales, le rhumatisme articulaire aigu, certaines pleurésies, certaines péricardites.

(2) Le fastigium est *court* dans la fièvre intermittente, l'éphémère, l'érysipèle simple, parfois dans la pneumonie (de quelques heures à deux ou trois jours). Il est *long et à oscillations régulières ou irrégulières* dans la fièvre typhoïde, le typhus exanthématique, la variole, la scarlatine.

(3) La défervescence est brusque ou critique dans la pneumonie, la varioloïde, la rougeole régulière, l'accès de fièvre intermittente, le typhus exanthématique, l'érysipèle.

(4) La défervescence est lente (lysis) dans la fièvre typhoïde, la scarlatine, le rhumatisme articulaire aigu.

est en rapport partiel avec la température préagonique et agonique. Si la mort a été précédée d'un fort abaissement de la chaleur, cet abaissement persiste ordinairement sans interruption après la cessation de la vie. De même dans les maladies hyperpyrétiques, la température peut encore augmenter durant les premières heures qui suivent la mort : le cadavre ne se refroidit que lentement et peut présenter douze heures après une température plus élevée encore que celle de l'homme bien portant. Ce fait se produit surtout dans les affections du système nerveux central, et notamment dans le tétanos. Enfin l'on a fait la même observation sur des cadavres de cholériques.

A propos du stade initial des pyrexies, il faut ajouter que beaucoup d'entre elles débutent par un *frisson*. Les malades frissonnent, claquent des dents et deviennent la proie de mouvements musculaires convulsifs tellement violents que le corps se trouve plus ou moins fortement ébranlé. La peau prend une teinte pâle, bleuâtre ; elle est fraîche au toucher ; la figure est décomposée. Contrairement aux sensations subjectives des malades et à l'abaissement objectif de la température cutanée, la température interne du corps, comme de Haen l'a montré le premier, est considérablement augmentée. Habituellement le frisson cesse lorsque les températures interne et cutanée sont arrivées au même degré. En général, on peut s'attendre d'autant plus à un frisson initial dans une maladie fébrile, que la température du corps monte plus haut et plus rapidement, ce qui est surtout le cas des affections aiguës. On n'a pas encore éclairci la question de la relation causale existant entre le frisson et le développement de la fièvre ; quoi qu'il en soit, la fièvre n'est pas la condition unique, sous l'influence de laquelle on observe la production du frisson. Le cathétérisme de l'urèthre est fréquemment suivi de frisson, sans qu'il existe une élévation de température ; cet exemple chirurgical a du reste été étudié avec beaucoup de soin par Roser, de Marburg.

Plus le début d'une pyrexie est aigu et plus sa durée est courte, plus il y a de chances pour qu'elle se termine par des *phénomènes critiques*. Comme prototype d'une affection débutant par un frisson, ne durant que rarement plus d'un septénaire et se terminant par une crise, il convient de citer la *pneumonie fibrineuse* qui offre en même temps les occasions les plus nombreuses d'étudier la crise dans toutes ses modalités (1).

La rapidité avec laquelle survient la crise, c'est-à-dire avec laquelle la température descend au niveau de la normale, varie considérablement suivant la nature de la maladie et suivant le cas spécial pour une même affection. Pour la fièvre récurrente. Fraentzel a prouvé que la crise est terminée au bout de six à huit heures ; la durée est moindre encore pour un accès isolé de fièvre intermittente. Dans le plus grand nombre de cas, la crise commence dans la soirée et suit sa marche pendant la nuit. Il n'est pas rare de voir la température, dans les premiers jours qui succèdent à la crise, tomber au-dessous de la normale (fig. 9).

(1) On trouvera dans la thèse d'agrégation de M. A. Chauffard (*Des crises dans les maladies*, Paris, 1886) un excellent tableau de la crise pneumonique.

Dans beaucoup de cas, la chute critique de la température se produit dans l'espace non pas de 12, mais seulement de 24 à 36 heures. La crise est alors dite traînante (fig. 10).

Parfois il se produit, peu avant l'apparition de la crise, une ascension subite et extrêmement considérable de la température, accompagnée de symptômes qui paraissent fort graves. Les malades se mettent fréquemment à délirer, tombent facilement dans la stupeur ou sont pris de frisson, comme je l'ai observé souvent dans la fièvre récurrente. Mais quelques heures après déjà, la température baisse et la crise a lieu. Ces phénomènes

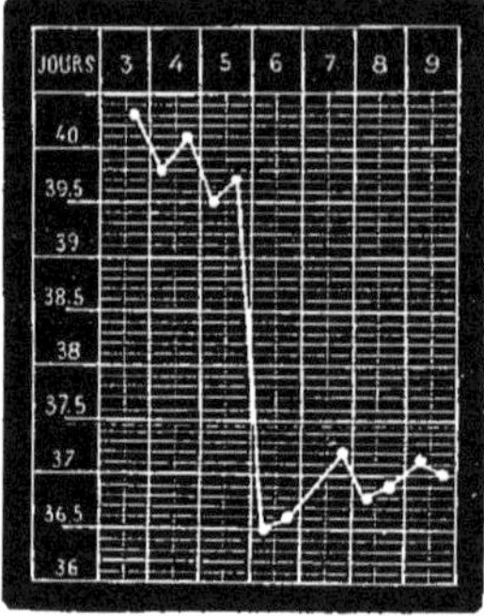

FIG. 9. — *Crise parfaite dans la pneumonie fibrineuse d'un garçon de sept ans.* (Obs. personnelle.)

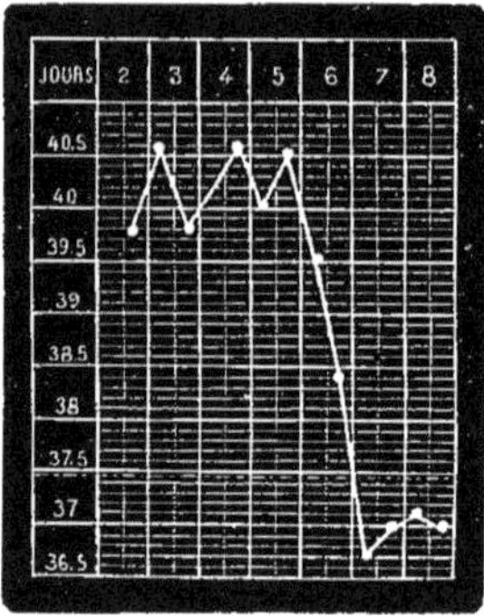

FIG. 10. — *Crise traînante dans la pneumonie fibrineuse.* (Obs. personnelle.)

étaient connus des anciens qui les désignaient sous le nom de *perturbation critique* (fig. 11). La crise est dite interrompue, lorsque la chute de la température n'est pas régulière, lorsqu'un premier abaissement est suivi d'une légère élévation, antérieure encore à la terminaison de la crise (fig. 11).

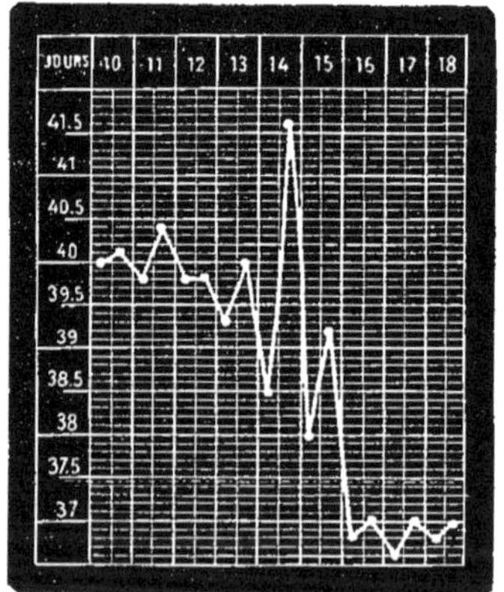

FIG. 11. — *Perturbation critique et crise interrompue dans un cas de typhus exanthématique.*

Si après une chute critique de la température, on observe une ascension nouvelle et durable du thermomètre, la crise est désignée sous le nom de crise incomplète ; si la température atteint le niveau qu'elle occupait précédemment, il ne s'agit que d'une pseudo-crise.

L'apparition de la crise parfaite et vraie se reconnaît fréquemment par les fortes *sueurs* qui prennent les malades. Ceux-ci tombent le plus souvent dans un profond sommeil pour en sortir avec une sensation de soulagement marqué. En même temps que la température tombe, le pouls devient plus lent et plus fort. Très souvent les *urines* laissent déposer un sédiment abondant d'urates qui forment au fond du vase une couche pulvérulente rougeâtre appelée *sedimentum lateritium*. Si l'on a suivi l'élimination de l'urée pendant la fièvre, l'on trouve souvent qu'un jour avant la genèse de la crise le chiffre de l'urée augmente ; que le jour même de la crise et la plupart du temps encore le lendemain, il est minime, puisqu'il revient de nouveau temporairement à une hauteur très anormale. Ce sont ces phénomènes qui portent le nom d'élimination post-épicritique de l'urée, et que Fraenkel, d'après des observations recueillies à la clinique de Leyden, a essayé d'expliquer par un processus anormal d'excrétion, accompagné de rétention passagère de l'urée.

Dans les ouvrages d'Hippocrate, il est dit que la crise ne se produisait que les jours impairs. De nos jours, Traube a maintenu cette opinion par des mensurations thermométriques exactes et continues ; mais des observations plus minutieuses ont prouvé qu'il n'existe pas de lois certaines et décisives à ce sujet.

Dans ce qui précède, nous avons répété à plusieurs reprises que la détermination de la température était d'une importance diagnostique non seulement générale, mais aussi absolument spéciale. Cela est vrai en ce sens que pour un grand nombre de maladies la marche seule de la fièvre suffit pour poser le diagnostic ; de sorte que, dans les cas douteux, il peut arriver que le diagnostic différentiel puisse être édifié par la marche du cycle thermique. Toutes les affections, caractérisées par une marche déterminée et toujours identique de la fièvre, portent le nom de pyrexies typiques ; telles sont la pneumonie fibrineuse, le typhus exanthématique, le relapsing fever, les fièvres intermittente et typhoïde, la rougeole, la scarlatine et la variole. Les affections fébriles atypiques sont celles où les conditions thermométriques sont tellement variées et irrégulières qu'elles ne peuvent servir pour l'établissement d'un diagnostic spécial. Entre ces deux catégories de maladies, sont rangées celles qui, ainsi que le montrent une foule de documents, présentent un type fébrile déterminé, mais qui dans certains cas ont une marche entrecoupée d'irrégularités et d'anomalies ; nous voulons parler de l'érysipèle, de l'angine, du rhumatisme articulaire aigu, etc. Wunderlich les a appelés pyrexies presque typiques.

Parfois certaines formes de maladies offrent plusieurs types pyrétiques, de sorte qu'on parle de pyrexies monotypiques ou pléotypiques. Ce qui a une importance pratique capitale, c'est que dans les maladies typiques toute anomalie, toute complication de l'affection, se manifeste aussi par de l'irrégularité dans le cycle fébrile (1).

(1) Pour citer un exemple de l'importance séméiologique de la fièvre, nous ne prendrons pas la fièvre typhoïde dont la pyrétologie est exposée partout, mais bien la tuberculose pulmonaire vulgaire.

Les modalités de la fièvre dans la phtisie chronique ont été étudiées par M. JACCOUD (*Curabilité et traitement de la phtisie pulmonaire*) : 1° Il existe une *fièvre de tuberculisation*, liée aux formations granuleuses ; elle se reconnaît aux caractères suivants : elle est intermittente, quotidienne, à accès vespéral. Par exception elle peut présenter le type inverse ; 2° Il existe une *fièvre d'inflammation*, liée aux poussées pneumoniques ou broncho-pneumoniques qui peuvent survenir au cours de l'évolution tuberculeuse ; cette fièvre est subcontinue à maximum vespéral ; 3° Une

L'élévation locale de la température est un fait plus rare et de moindre valeur pratique que celle de la température générale. Celle qui intéresse le plus le praticien est l'augmentation de chaleur qui se produit au niveau des *foyers inflammatoires*. Les anciens avaient compté déjà l'augmentation de chaleur au nombre des symptômes cardinaux de l'inflammation. Certaines recherches, notamment celles de O. Weber, ont fait croire qu'il s'agissait d'une hypercalorification due à la phlogose ; mais cette opinion a été combattue par Henri Jacobson et ses élèves, qui ont montré que l'augmentation de chaleur doit être rapportée uniquement à une exagération de l'afflux sanguin, à l'hyperhémie (1).

On a voulu appliquer ce dernier fait, emprunté à la chirurgie, à l'inflammation des organes internes. Il existe plusieurs documents au sujet de l'élévation plus grande de la température axillaire du côté malade dans la pleurésie, la pneumonie et la phtisie pulmonaire unilatérale ; bien des auteurs ont même essayé d'utiliser cette particularité en vue de l'édification du diagnostic. Cependant on s'est élevé de divers côtés, et assez fréquemment, contre ces affirmations, et il est arrivé qu'un seul et même auteur a trouvé tantôt une différence en faveur du côté malade, tantôt une égalité de température des deux côtés, tantôt enfin une hypothermie du côté atteint. Quoi qu'il en soit, il faut déduire de tout cela qu'il y a des circonstances capables de compenser, et au delà, la différence entre la température locale du côté malade et celle du côté sain (2).

---

fièvre *d'excavation ou d'ulcération* qui a le même caractère que la précédente ; on la distingue par l'auscultation ; 4° *Une fièvre de résorption* qui est parfois intermittente à accès vespéral ou intermittente à type double quotidien, le premier accès ayant lieu vers onze heure ou midi. Mais elle est le plus communément rémittente avec une chute matinale qui ne ramène pas le chiffre thermométrique normal, mais qui est souvent assez marquée pour qu'il y ait un écart d'un degré et demie à deux degrés entre la température du matin et celle du soir. Dans l'une et l'autre variété, intermittente et rémittente, il peut y avoir un frisson ou quelques frissonnements au début de l'ascension vespérale, et la fin du paroxysme est ordinairement accompagnée de sueurs abondantes. C'est la fièvre hectique des anciens auteurs.

(1) M. Peter admet aussi que c'est l'*hyperhémie* qui est la cause de l'élévation de la température locale.

(2) Cette question des *températures locales* a été surtout élucidée en France. Le 10 septembre 1878, M. Peter annonça à l'Académie de médecine, qu'il existait une surélévation locale de la température au niveau des lésions pulmonaires tuberculeuses. Huit jours après, M. Vidal (d'Hyères) écrivit qu'il avait observé des faits analogues.

Pour prendre les températures locales, M. Peter se sert d'un thermomètre à cuvette sphérique ou conoïde (la cuvette conoïde est surtout utile pour les espaces intercostaux).

La cuvette du thermomètre est fortement appliquée sur les téguments, recouverte de ouate et maintenue avec la main ou avec un bandage assez serré.

M. Constantin Paul a imaginé un dispositif plus commode (voyez la figure ci-contre) : L'instrument se compose d'un thermomètre, qui peut être *à maxima*, dont la tige se recourbe à angle droit pour aller après une nouvelle courbure former une spirale qui s'applique sur la peau. Ce thermomètre passe au travers d'une ventouse en caoutchouc qui a la forme d'un petit chapeau. Un tube de caoutchouc terminé par une poire permet de faire le vide dans la ventouse et de fixer ainsi le thermomètre. Quand on retire l'instrument, on est assuré de l'application exacte du thermomètre par la

Il est évident que la répartition du liquide sanguin joue le rôle capital dans

légère empreinte de la spirale qui persiste après qu'on a retiré l'instrument. (*Société de thérapeutique*, 1884).

Dans la recherche des températures locales, il faut avoir soin de prendre la température non seulement au point supposé malade, mais encore au point symétrique, de façon à pouvoir établir la comparaison.

La recherche de la température locale est surtout utile dans le *diagnostic de la tuberculose commençante*, surtout lorsque celle-ci prend le masque de la chlorose ou de la dyspepsie. Il résulte en effet des recherches de M. Peter que dès qu'il existe des

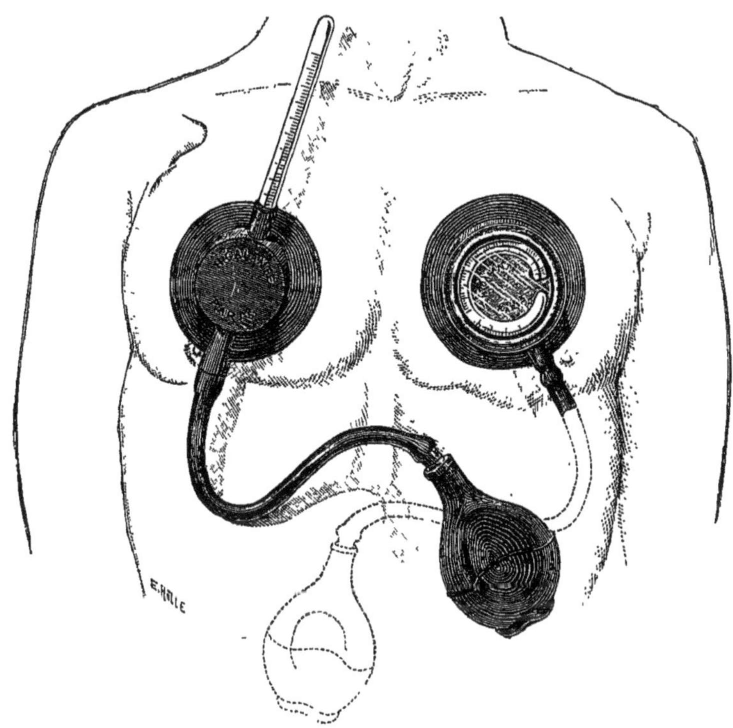

Thermomètre de M. Constantin Paul pour les températures locales.

tubercules en un point, la température locale s'y élève. Par exemple, lorsqu'on ne perçoit, à l'aide de l'investigation la plus minutieuse et la plus persistante, qu'une légère différence dans la tonalité et l'élasticité de la région, que de la sécheresse du murmure vésiculaire avec saccade respiratoire, le thermomètre révèle déjà une élévation de température qui peut aller de 3 dixièmes de degré à 1 degré. M. Peter a remarqué aussi que la température locale s'élève pendant les hémoptysies, reste plus élevée pendant leur durée, puis s'abaisse après leur terminaison.

Dans la *pleurésie avec épanchement*, la température locale s'élève à la suite de la ponction ; mais elle ne tarde pas à revenir au chiffre normal au cas où la phlegmasie est éteinte ou amoindrie et où, par suite, la reproduction du liquide n'a pas lieu. (Peter.)

Parmi les affections du cœur, seules la *myocardite aiguë et la péricardite aiguë* donnent lieu à une élévation locale de la température.

Après l'*accouchement*, la température de la région hypogastrique ne dépasse pas 34°,5, s'il n'y a pas de complications. Elle dépasse sûrement ce chiffre s'il y a infection. (C. Paul.)

toute modification locale de la température. Or cette répartition dépend de l'activité vaso-motrice. D'où les changements de calorification dans les *membres paralysés* dans la plupart des paralysies. Ces changements ont été soigneusement étudiés par Folet. Naturellement il ne faudra pas s'attendre toujours aux mêmes modifications, car tout dépend du sens de la participation des vaso-moteurs à la paralysie. Le plus souvent, l'on trouve la température augmentée du côté paralysé. L'absence de différence entre les deux côtés est rare, et plus rare encore la diminution thermique du côté malade. La parálysie marche-t-elle vers la guérison, les variations de température disparaissent peu à peu ; si elle persiste et s'il survient de l'atrophie musculaire, l'élévation thermique initiale fait place à un abaissement de la température.

L'élévation unilatérale de la température sans paralysie concomitante s'observe parfois chez les *hystériques*. Chez ces dernières, le côté atteint présente habituellement de la rougeur et une grande tendance à la transpiration. L'élévation unilatérale de la température est permanente ou passagère ; dans ce dernier cas, ainsi que l'a récemment démontré Lombard à l'aide d'une excellente observation, elle peut se produire par accès et à des heures déterminées.

Mentionnons encore pour terminer, les affections unilatérales du sympathique cervical qui, en rapport avec l'étendue dudit nerf et en concordance parfaite avec ce qui se passe chez l'animal après la section du grand sympathique, amènent de la rougeur, de la transpiration et de l'augmentation de température à la face, au cou et à la moitié supérieure de la poitrine (1).

---

(1) La température dans les *maladies du système nerveux* a été étudiée en France par M. Charcot et ses élèves, particulièrement par M. Bourneville. M. Bourneville a déterminé les variations de la *température centrale* dans les principales affections nerveuses.

Dans l'*hémorrhagie cérébrale*, il y a abaissement initial de la température centrale ; si l'hémorrhagie est foudroyante, la mort survient sans que la température se soit relevée.

Si le malade ne meurt qu'au bout de 10 à 20 heures, l'abaissement initial est suivi d'une élévation rapide et considérable de la température, et le malade meurt en hyperthermie. Quand le malade doit guérir, la température oscille quelques jours entre 37°,5 et 38°, puis revient au chiffre normal.

Dans le *ramollissement cérébral*, il n'y a pas d'abaissement initial ; après l'ictus, la température peut s'élever à 39° ; puis elle baisse et revient au chiffre normal.

Dans l'*éclampsie urémique*, la température serait, d'après M. Bourneville, constamment abaissée. Cette loi n'est pas absolue ; dans quelques cas on observe, en effet, de l'hyperthermie. Dans l'*éclampsie puerpérale*, la température est toujours surélevée.

Dans l'*accès épileptique* et *dans l'état de mal épileptique* la température est plus élevée qu'à l'état normal ; elle ne serait pas modifiée au contraire dans l'hystérie.

Divers auteurs, parmi lesquels il faut citer Broca, et MM. Grasset et Blaise (voy. GRASSET, *Traité des maladies du système nerveux*), ont étudié les températures locales péri-crâniennes ou céphaliques à l'état normal et à l'état morbide. Ces études n'ont pas abouti encore à des résultats utilisables pour le médecin.

4. — Valeur diagnostique de l'abaissement anormal de la température du corps.

La température de l'homme bien portant, la moyenne étant de 37°, ne peut s'abaisser de plus de 1°. D'après les recherches de Wunderlich, confirmées depuis, une température au-dessous de 36°,25 C. doit paraître suspecte et pathologique. Les températures les plus basses ont été observées dans le sclérème des nouveau-nés, car, si l'affirmation de Hardy est exacte, on y constate des hypothermies allant jusqu'à 22° C.

L'abaissement thermique coïncide le plus fréquemment avec des symptômes de dépression des forces; c'est pour cela qu'on a coutume de désigner une température extrêmement basse sous le nom de *température de collapsus*.

Cette hypopyrexie de collapsus est d'autant plus apparente qu'elle se produit en même temps qu'une exagération de fréquence du pouls. Si on a adopté pour le pouls aussi la méthode graphique, les deux courbes n'ont plus la marche parallèle ordinaire, mais elles se croisent et s'éloignent l'une de l'autre (fig. 12). La genèse d'une température hyponormale varie selon la nature de la maladie et selon le cas pathologique en particulier. Le phénomène est surtout frappant, lorsque cette hypothermie interrompt, brusquement et d'une façon le plus souvent imprévue, la marche de la fièvre jusque-là typique.

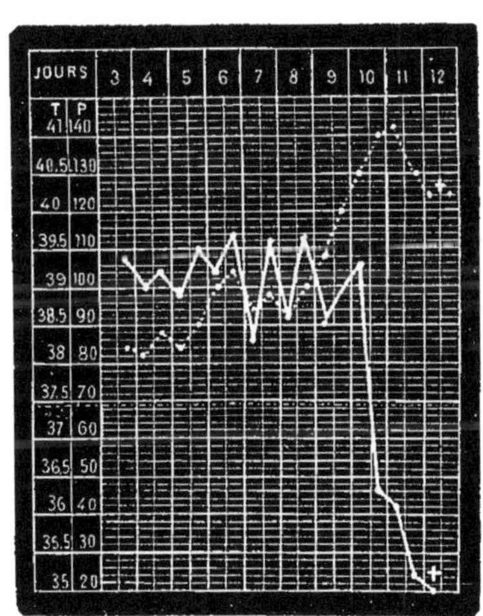

FIG. 12. — *Température de collapsus dans un cas de typhus exanthématique.* — La ligne ponctuée figure le pouls. (Obs. personnelle.)

De l'hypothermie à *collapsus* se rapprochent les *températures d'inanition* qui se développent chez les individus mourant de faim, comme ceux qui sont atteints de rétrécissements cicatriciels ou de tumeurs de l'œsophage.

On a observé de très basses températures chez des *sujets en état d'ébriété*, qui sont demeurés exposés, pendant quelque temps, sans connaissance, au froid du dehors. Magnan déjà avait relaté une observation de ce genre; d'autres ont été publiées depuis, notamment par Reincke, Peter, Fraentzel et Lemeck et Thierfelder. On a trouvé dans ces cas des températures rectales de 23° C. Les deux derniers auteurs trouvèrent chez leur sujet des hémorrhagies récentes dans la région du pont de Varole et dans la moelle allongée, ce qui leur fait supposer que, dans tous les cas de ce genre, il s'agit de troubles fonctionnels des centres de calorification.

Chez les *aliénés*, Reinhard prétend avoir observé quelquefois des températures rectales plus basses encore et allant jusqu'à 22°,5. Avant lui, Lowenhardt publia des faits du même genre; des aliénés qui, il est vrai, avaient été presque déshabillés ou qui avaient pris un bain froid, présentèrent une température de 23°,75.

La température baisse également à la suite de grosses *pertes de sang*, alors même que les autres symptômes de collapsus font défaut. Il arrive fréquemment aussi qu'on rencontre de l'hypothermie chez les cardiaques, aussitôt que la circulation subit un ralentissement. Inutile d'ajouter qu'hypothermie et cyanose sont ici des phénomènes corrélatifs. Les mêmes effets résultent souvent d'*affections respiratoires chroniques*, notamment lorsqu'au ralentissement de la circulation vient s'associer un rétrécissement du champ de la respiration. L'*urémie* s'accompagne fréquemment d'hypothermie excessive ; il en est de même pour d'autres états pathologiques qui s'opposent à l'élimination de l'urée par les urines et provoquent ainsi sa rétention et son accumulation dans le sang. Il ne faut pas oublier que bien souvent le développement de ces phénomènes est le résultat d'un concours de causes diverses, et que leur genèse intime est encore enveloppée d'obscurité.

Parmi les *abaissements hypothermiques locaux*, les plus importants sont ceux où la température cutanée et la température interne forment un contraste absolu. Nous avons déjà appelé l'attention sur les dangers auxquels on s'expose en voulant juger toujours de la température du corps par la simple application de la main sur les téguments. Dans les explorations faites à la polictinique ou dans le cabinet, on aura assez souvent l'occasion de constater que la peau, par suite de son contact avec l'air, offre une température normale ou hyponormale, alors que la température interne est très élevée. Cela est même vrai quelquefois pour des malades qui ne quittent pas le lit, particulièrement pour les cholériques.

La circulation cutanée exerce une grande influence sur la température de la peau, parce qu'ici comme ailleurs les vaisseaux sanguins sont considérés comme des voies de répartition aussi régulières que possible de la chaleur animale. C'est ce qui explique pourquoi tous les états pathologiques où il existe du ralentissement de la circulation dans les vaisseaux cutanés, s'accompagnent d'abaissement de la température.

Telle est la réfrigération considérable de la peau, que l'on observe pendant le *frisson fébrile*, en opposition avec l'augmentation de la température interne ; en effet, pendant le frisson, ainsi que l'a fait ressortir Traube, il se produit une contracture de la tunique musculaire des petits vaisseaux cutanés. Tout récemment, Schülein et un autre de mes élèves et assistants, E. Schwarz, ont poursuivi l'étude de ces phénomènes sous ma surveillance directe.

Chez les individus dont la circulation sanguine est ralentie d'une façon purement mécanique, par exemple les *cardiaques* et les personnes présentant des désordres graves de la respiration, on rencontre, pour ainsi dire indépendamment de la température du corps, un abaissement de la chaleur cutanée, et cela en même temps souvent que la cyanose. Dans les troubles de la circulation locale, tels que les engendre, dans le domaine d'une veine isolée, la *thrombose marastique* ou la *compression par des tumeurs*, l'hypothermie n'est également que locale.

Lorsque la circulation est supprimée d'une manière absolue dans un segment du corps, la température de ce segment s'abaisse aussi : c'est ce que l'on observe parfois sur des *membres atteints de gangrène* (1).

---

(1) On complètera avec fruit ce chapitre en lisant la thèse d'agrégation de M. Hutinel, *Des températures basses centrales*, 1880, Paris.

CHAPITRE III

EXAMEN DU POULS

Chaque contraction du muscle cardiaque chasse une certaine quantité de sang dans l'aorte et de là dans les artères périphériques. Cette propulsion a pour effet une modification de volume des artères qui se révèle de deux façons, par la dilatation transversale et par l'augmentation de longueur de ces vaisseaux. Mais comme l'artère ne peut se mouvoir librement dans aucun sens, fixée qu'elle est aux couches sus et sous-jacentes par du tissu cellulaire plus ou moins lâche, l'élongation se manifeste par une augmentation de la flexuosité, que l'on peut voir facilement aux artères situées superficiellement comme la temporale, et même, chez les gens maigres, aux artères radiale et cubitale.

Lorsqu'on applique l'indicateur et le médius de la main droite sur une artère superficielle, on sent la propulsion systolique intra-vasculaire sous forme d'un léger soulèvement, d'un battement, que l'on désigne sous la nom de *pouls*. Il y a autant de pouls que d'artères accessibles au doigt; pour la plupart des cas cependant l'examen du pouls radial est suffisant ; c'est seulement du pouls radial qu'il sera question dans ce qui suit. Pourquoi a-t-on choisi l'artère radiale pour l'exploration du pouls ? parce que sa situation est commode, que l'examen n'en est pas pénible au malade et que même pour une exploration instrumentale cette artère est celle qui offre le plus de facilités.

Les qualités du pouls sont soumises à des lois très complexes et relativement peu connues encore. La simple réflexion indique que ces qualités dépendent de trois facteurs, l'énergie cardiaque, la quantité de sang et la structure du tube artériel. Quelle que soit la simplicité apparente de ces conditions physiques, elles présentent réellement une complexité telle qu'une exploration exacte du pouls n'est pas une tâche facile, car il est bien souvent impossible de faire la part de tel ou tel facteur.

D'après ce qui précède, il va de soi que l'examen du pouls présente un intérêt tantôt local, tantôt général, et que pour le premier cas les causes résident dans un état pathologique du canal artériel lui-même.

La littérature fournit des exemples de modifications locales du pouls. Knecht a prouvé que dans une inflammation apyrétique de la main les propriétés du pouls changent notablement dans l'artère radiale correspondante. Cet auteur a essayé de prouver que cela résultait de la diminution d'élasticité de la paroi artérielle consécutive à l'œdème, et des entraves apportées à l'efférence du sang artériel. Dans l'hémiplégie, on a observé bien des fois des altérations du pouls du côté malade.

Dans l'énorme majorité des cas, il faut considérer la signification du pouls au point de vue général ; cette signification a une importance extrême ; elle nous occupera exclusivement dans ce qui va suivre.

Les *méthodes d'exploration du pouls* se résument en pratique médicale dans les deux suivantes : la palpation et la représentation graphique, appelée aussi *sphygmographie*. L'inspection du pouls, qu'il ne faut pas confondre avec l'inspection des artères, présente à peine un intérêt pratique ; il en est de même pour l'auscultation du pouls.

Tout récemment, Stein a cherché à utiliser le téléphone pour l'auscultation du pouls, et a établi ce principe, assurément très important au point de vue théorique, qu'en dehors du battement principal, on entend des pulsations secondaires plus faibles, dont nous parlerons plus tard à propos de la sphygmographie sous le nom d'élévations secondaires de la courbe sphygmique. Waldenburg a décrit sous le nom de « Pulsuhr » un instrument destiné à établir la tension, la plénitude et la hauteur du pouls. Les essais entrepris ne sont pas encore assez probants pour nous permettre d'en parler ici d'une façon détaillée.

Le *sphygmomanomètre* de Basch a été plus étudié ; mais on ne peut pas davantage le citer comme un instrument destiné à être employé d'une façon générale dans la pratique médicale. En principe, tous ces appareils tendent à déterminer la pression nécessaire pour écraser le pouls radial. Comme cette pression dépend naturellement aussi de la constitution des parties molles recouvrant l'artère, on comprend que l'appareil est moins propre à obtenir en une seule exploration, et chez des personnes différentes, une valeur absolue, qu'à rechercher des chiffres de comparaison sur un même individu dans des conditions diverses (1). Aux expériences de Waldenburg et de Basch viennent s'ajouter les résultats des mensurations faites avec l'instrument de ce dernier par Christeller, Zadek et Oertel. Zadek trouve chez l'homme sain pour la pression sanguine des chiffres variant entre 73 et 150, le plus souvent entre 100 et 130 millim. ; ses chiffres se rapprochent de ceux d'Albert (100-160 millim. Hg), quoique celui-ci ait déterminé directement cette pression dans l'artère poplitée avant l'amputation, au moyen du manomètre à mercure.

La pression offre des variations diurnes ; elle augmente dans le courant de l'après-midi pour retomber vers le soir ; elle augmente également sous l'influence des mouvements musculaires, de la fièvre et du séjour dans l'air comprimé, pendant les repas, et baisse pendant le repos. Christeller l'a trouvée extrêmement forte dans l'hypertrophie du cœur.

---

(1) Les critiques adressées par Eichhorst aux instruments destinés à mesurer sur le vivant la pression sanguine sont très justes. Nous nous sommes servi, avec notre maître M. Bucquoy, du sphygmomanomètre de M. Potain. Les résultats sont encore imparfaits. Aussi M. Potain lui-même se montre-t-il très réservé à l'endroit de son instrument.

1. — Palpation du pouls.

J'ai déjà décrit la façon dont on pratique la palpation du pouls. On place les second et troisième doigts de la main droite, légèrement, sur l'artère radiale que l'on sent avec facilité immédiatement au-dessus de l'apophyse styloïde. Il faut éviter toute pression qui entacherait l'examen d'erreurs considérables. On comprend que ce procédé ne soit pas des plus délicats ; aussi trouve-t-il un important auxiliaire dans la représentation graphique du pouls, représentation qui ne doit pas être omise dans une investigation clinique un peu exacte.

Dans la palpation du pouls, il faut rechercher trois choses : la fréquence, le rythme et la qualité.

A. — *De la fréquence du pouls.*

Le nombre des pulsations varie chez un adulte bien portant — Albert de Haller le professait déjà — entre 60 et 80 à la minute. D'après les nombreuses statistiques de Volkmann, la moyenne serait d'environ 70 par minute.

On détermine le nombre des pulsations à l'aide d'une montre à secondes. On se rapprochera le plus du chiffre exact en comptant les pulsations pendant une minute entière. En tous cas, on doit éviter de se contenter de compter pendant un quart de minute, parce que la simple réflexion montre que de cette façon on peut commettre de notables erreurs. On remarquera fréquemment aussi qu'au début de l'exploration, les malades, émus ou embarrassés, présentent de l'accélération et souvent de l'irrégularité du pouls ; on fera donc bien d'attendre un peu avant de procéder à cet examen.

A l'état normal, le chiffre des pulsations dépend tout d'abord de l'*âge*.

Ce chiffre atteint son maximum dans les premières semaines qui suivent la naissance ; puis il tombe d'une façon progressive jusqu'à l'âge de 25 ans, se maintient à un niveau à peu près égal de 25 à 50 ans, pour augmenter de quelques unités pendant la vieillesse. Les tableaux numériques que l'on a établis suivant les différents âges ne sont malheureusement pas exempts de toute erreur · en particulier, et sans compter que l'on ne s'est pas toujours mis à l'abri de toutes les sources d'inexactitude, le nombre des observations est souvent trop minime. Nous pouvons accepter les chiffres suivants comme des moyennes :

A la fin de la vie fœtale.............	135 à 140	pulsations.
0- 1 an..............................	134	—
1- 2 ans.............................	110	—
2- 3 —	108	—
3- 4 —	108	—
4- 5 —	103	—
5- 6 —	98	—

6- 7 ans	92		pulsations.
7- 8 —	94	(?)	—
8- 9 —	89		—
9-10 —	92	(?)	—
10-11 —	88		—
11-12 —	90	(?)	—
12-13 —	88		—
13-14 —	87		—
14-15 —	83		—
15-20 —	72		—
20-25 —	71		—
25-50 —	70		—
60 —	74		—
80 —	79		—

L'influence du *sexe* sur la fréquence du pouls se reconnaît à ce que, toutes choses égales d'ailleurs, le nombre des pulsations est un peu plus considérable chez la femme que chez l'homme. Et cette différence existe dès la naissance, ce qui a fait faire à Frankenhäuser une tentative assez risquée, je veux parler du diagnostic anticipé du sexe du fœtus en se fondant sur la plus grande fréquence du pouls dans le sexe féminin. En consultant les divers tableaux statistiques, on peut donner comme moyennes les chiffres suivants :

	POULS	
AGE	SEXE MASCULIN	SEXE FÉMININ
1	100	110
6	84	90
13	76	84
15-20	70	78
20-25	70	77
25-30	71	72
30-35	70	75

La *taille* n'est pas indifférente pour la fréquence du pouls. L'anglais Bryan Robinson a fait remarquer le premier que, dans des conditions identiques, le chiffre des pulsations est d'autant moins considérable que la taille est plus élevée. Cette assertion a été confirmée depuis. Volkmann, Rameaux ont cherché à traduire ces proportions par des formules mathématiques.

De même que la température, le pouls offre des *variations dans la même journée*; les écarts peuvent aller jusqu'à 20 pulsations par minute. La première augmentation diurne commence dès les premières heures du jour entre 3-6 heures du matin et atteint son maximum vers 11 heures. De 11 heures à 2 heures, la fréquence diminue pour augmenter à nouveau et atteindre entre 6-8 heures du soir son second maximum, moins élevé que le premier. De 8 heures du soir à minuit, le nombre des pulsations baisse, remonte jusque vers 2 heures du matin, et à partir de ce moment, diminue jusqu'à l'heure où le pouls s'achemine de nouveau vers son premier maximum diurne.

Le pouls s'accélère après le *repas* et se ralentit pendant le jeûne. La nature elle-même des aliments a une certaine influence. Une nourriture difficilement digestible, des aliments chauds et notamment les boissons échauffantes, excitantes, sont tout particulièrement propres à amener une augmentation de fréquence du pouls.

De violents *mouvements musculaires* élèvent très notablement le chiffre des pulsations qui peut monter à 140 par minute après une course un peu longue. Le simple changement de position du corps produit des modifications dans la fréquence du pouls; on constate le chiffre minimum dans la position horizontale; dans la station assise, le pouls s'accélère, il atteint le chiffre maximum dans la station debout. Et ces différences selon les positions sont surtout sensibles chez les malades et les convalescents, de sorte que, pour éviter des erreurs, il faut toujours tâter le pouls, le malade étant couché. D'ailleurs, Salisbury a trouvé que les mouvements musculaires passifs peuvent augmenter la fréquence du pouls comme les mouvements actifs.

D'après Graves et Mantegazza, ces variations de fréquence du pouls suivant les diverses positions du corps, n'existent pas, ou, si elles existent, se produisent en sens inverse chez les individus atteints de lésions valvulaires du cœur.

On a voulu expliquer l'influence de la position sur la fréquence du pouls par les changements de résistance que rencontre le courant sanguin dans les diverses attitudes. Mais Landois et Mantegazza ont prouvé récemment que l'accélération du pouls pendant la station verticale était sous la dépendance du centre vaso-moteur de la moelle allongée, centre dont la richesse vasculaire pourrait, dans les changements d'attitude, subir des modifications menaçant la vie, si certaines dispositions régulatrices ne venaient à l'encontre du danger.

On sait que le système nerveux vaso-moteur se trouve en partie sous la dépendance du cerveau; on n'a qu'à se rappeler que certaines émotions amènent de la rougeur ou de la pâleur de la peau. Comme les modifications du calibre des vaisseaux ne sont pas sans influence sur le nombre des battements cardiaques, il est clair que les *excitations psychiques* changeront la fréquence du pouls et le plus souvent l'augmenteront.

L'accélération du pouls peut être produite à volonté par de *profondes inspirations* (Knoll).

On peut encore modifier à dessein la fréquence du pouls par l'*administration de certains poisons*. De fortes doses de digitale et d'extrait de fève de Calabar ralentissent le pouls, ainsi que la vératrine et la nicotine à petites doses; de fortes doses de ces deux derniers alcaloïdes augmentent au contraire le nombre des pulsations. Parmi les poisons qui accélèrent le pouls, il faut citer l'atropine au premier rang.

Pour que la *température extérieure* exerce quelque influence sur la fréquence du pouls, il faut ordinairement des variations considérables de cette température. Si celle-ci est élevée, le pouls s'accélère; il se ralentit si elle est basse. On peut se convaincre de la justesse de cette loi en comparant les modifications de fréquence du pouls chez une seule et même personne pendant un bain froid et un bain chaud.

D'après les expériences de Vivenot, l'augmentation de la *pression atmosphérique* dans les cabinets pneumatiques diminue la fréquence du pouls; le séjour dans l'air raréfié au contraire élève le chiffre des pulsations.

Parmi les nerfs qui règlent les mouvements du cœur et avec eux la fréquence du pouls, le pneumogastrique joue un rôle important. Depuis les recherches de Lower, d'Edouard Weber et de Budge, on sait que l'*irritation du nerf vague* chez les animaux, ralentit le pouls, tandis que sa section et sa paralysie l'accélèrent considérablement. La loi est la même pour l'homme bien portant, comme l'on a pu s'en convaincre. Les premiers essais datent de 1865 et ont été faits par Czermak. Ils furent confirmés par Concato, de la Harpe et de Cérenville, mais considérés par tous comme un phénomène pathologique, jusqu'à ce que Quincke (1875) en eût démontré le caractère physiologique.

Lorsque, chez un individu en bonne santé, on comprime de dedans en dehors la carotide ou un point situé immédiatement contre elle, on provoque la plupart du temps le ralentissement ou la suppression complète du travail cardiaque et du pouls. La suppression peut durer jusqu'à sept secondes. En continuant la compression, les contractions du cœur reprennent progressivement. Le ralentissement des mouvements cardiaques ne se produit du reste pas immédiatement après le début de la compression, mais il s'écoule entre les deux phénomènes une sorte de stade latent qui atteint environ la durée d'une ou de deux pulsations. Les individus qu'on soumet à ces expériences ont de la photopsie et éprouvent des vertiges; on constate même quelquefois des syncopes fort dangereuses. Czermak observa sur lui-même une anxiété intrathoracique spéciale, associée à un ralentissement et à une augmentation de profondeur des mouvements respiratoires.

Quincke a démontré nettement que le phénomène n'est pas produit par la compression de la carotide ou des jugulaires et une modification consécutive de la distribution du sang dans le cerveau, mais par l'irritation du pneumogastrique engendrée par la compression. L'expérience réussit surtout avec les individus maigres, à long cou, chez qui l'on atteint le nerf plus sûrement et plus commodément. Tantôt il faut, pour que le phénomène se produise, une compression des deux nerfs vagues, tantôt de l'un seulement des troncs nerveux; dans ce cas, celui du côté droit l'emporte sur son congénère. Wasylewsky a fait ressortir un fait sur lequel Quincke avait déjà insisté, c'est l'irritabilité plus grande du nerf vague chez les malades et les convalescents : les tentatives réussiront donc encore mieux chez ces derniers. Récemment, Tarchanoff a appelé l'attention sur la particularité suivante : certains individus peuvent varier *à volonté* le nombre de leurs contractions cardiaques et par conséquent de leurs pulsations. Il vit un étudiant capable de faire monter son pouls, en l'espace d'une minute, de 70 à 105. Les individus de cette catégorie peuvent ordinairement contracter volontairement les muscles auriculaires et selon toute probabilité la volonté a chez eux une certaine influence sur les centres accélérateurs du cœur situés sur la moelle cervicale.

Les *variations pathologiques de la fréquence du pouls* se manifestent dans deux sens différents : dans le sens du ralentissement (pouls rare), dans le sens de l'accélération (pouls fréquent).

Le *ralentissement du pouls* ou *pouls rare* s'observe dans les circonstances suivantes (1) :

1. — Dans l'*ictère*. Dans le cours de l'ictère, le ralentissement du pouls n'est pas constant, mais il est très fréquent. Le chiffre des pulsations tombe jusque 50-40 par minute ; Frerichs a même publié des observations dans l'une desquelles il était tombé à 28 et dans une autre à 21. Feltz et Ritter, plus récemment encore Wickham Legg, ont montré que le ralentissement était dû à l'action sur le muscle cardiaque des acides biliaires contenus dans le sang, et en particulier à une action directe sur les ganglions du cœur.

2. — Dans les *dégénérescences du muscle cardiaque*. La surcharge graisseuse du cœur — Stokes l'avait déjà fait ressortir — la sclérose artérielle des coronaires, les lésions myocardiques, s'accompagnent de ralentissement du pouls. Il existe à ce sujet des documents de date ancienne, d'après lesquels le chiffre des pulsations serait tombé à 8 par minute après une syncope. Russel a fait ressortir récemment que les causes dernières de la plupart des ralentissements du pouls devaient être recherchées dans le muscle cardiaque lui-même ; peut-être en se plaçant à ce point de vue, peut-on expliquer pourquoi, à un âge avancé, on observe, contrairement à la règle, un ralentissement frappant du pouls. A l'occasion d'une discussion qui eut lieu à la Clinical Society de Londres, le Dr Hewan a rapporté que son pouls était tombé petit à petit de 72 à 24, niveau qu'il conservait depuis quatre ans, sans qu'il fût survenu aucun incident inquiétant. Des faits analogues ne manquent pas (2).

3. — Dans la *sténose de l'orifice aortique*, le pouls est généralement ralenti. Traube prétend que c'est là le résultat de l'anémie des artères coronaires et par conséquent du muscle cardiaque.

4. — Le nombre des pulsations diminue souvent d'une manière frappante dans les *affections du système nerveux central*. L'augmentation de pression intra-cérébrale qui résulte de tumeurs, d'épanchements sanguins et d'accumulations de liquide hydrocéphalique, est une cause fréquente de ralentissement du pouls. Dans la période initiale de la méningite basilaire le pouls est rare également, mais s'accélère énormément dans la période finale (3). Traube a expliqué ce phénomène par l'irritation du début,

---

(1) Le pouls peut être rare chez des sujets jouissant d'une bonne santé. On en a cité beaucoup d'exemples. Napoléon Ier n'avait que 40 pulsations à la minute. Les individus qui ont le pouls lent permanent présentent parfois des accidents nerveux que M. Debove a rattachés à l'urémie (*Soc. méd. des hôpitaux*, 1888).

(2) M. Cornil a rapporté à la *Société de biologie* l'observation d'un malade atteint de dégénérescence graisseuse du cœur, chez lequel le pouls ne donnait que 15 battements à la minute.

(3) Le ralentissement du pouls est un des phénomenes les plus caractéristiques de la

provoquée par l'inflammation, et la paralysie terminale du pneumogastrique.

5. — Les *diminutions brusques de la pression intra-artérielle*, les fortes saignées et les pertes sanguines soudaines et abondantes diminuent la fréquence du pouls. L'évacuation brusque des liquides pleural et péritonéal produit absolument le même effet. Citons, comme exemple, deux observations de Traube. Dans l'une, il s'agit d'une pleurésie avec 108 pulsations par minute. On vida la plèvre et instantanément le pouls tomba à 80. Dans l'autre, le chiffre des pulsations tomba, immédiatement après l'opération, de 160 à 80.

6. — Après la *crise des pyrexies aiguës*, on observe fréquemment, ainsi que Traube l'a montré en premier lieu, un ralentissement évident du pouls pendant plusieurs jours ; on a sans doute affaire dans ces cas à l'influence sur le muscle cardiaque de substances toxiques créées pendant l'état fébrile.

7. — Dans l'*inanition*, telle qu'on l'observe par exemple dans les cas de sténose ou d'oblitération œsophagienne, le pouls est souvent diminué de fréquence. Le même fait se rencontre dans les affections chroniques de l'estomac et de l'intestin.

8. — Parfois il se produit du ralentissement du pouls pendant le cours d'un *rhumatisme articulaire*, sans que le cœur paraisse malade.

9. — On observe fréquemment le pouls rare dans l'*état puerpéral*. Quelques auteurs en accusent l'irritation réflexe née sur la surface interne de la matrice en involution, tandis qu'Olshausen a des tendances à expliquer le fait par la lipémie à laquelle sont soumises les femmes enceintes.

L'*accélération du pouls*, le *pouls fréquent*, s'observe dans les conditions pathologiques suivantes :

1. — Dans la *fièvre*. L'augmentation de fréquence du pouls est un des symptômes les plus constants de la fièvre ; aussi devra-t-on s'attendre à quelque complication lorsque dans une pyrexie ce symptôme fait défaut. Dans la plupart des cas, la fréquence du pouls est en rapport avec la violence de la fièvre, ce qui permet d'apprécier approximativement l'importance de cette dernière à l'aide de la première. D'après une statistique exacte de M. Liebermeister, qui comprend 280 pyrexies et 4,205 mensurations isolées, le pouls augmente de 8 pulsations par minute pour chaque degré au-dessus de 37°. Cependant les exceptions à cette règle ne sont pas rares, et cela se comprend, car outre la fièvre il existe généralement encore d'autres facteurs qui influencent la fréquence du pouls.

En tous cas, le pronostic d'une affection fébrile devient très fâcheux quand le chiffre des pulsations dépasse 160 à la minute.

Lorsqu'une affection pyrétique se développe chez des individus déjà affaiblis antérieurement, le pouls est généralement plus fréquent et n'est plus en rapport avec la température.

Il en est de même pour les enfants et pour les cardiaques qui sont atteints de maladies fébriles. Au contraire, dans la fièvre typhoïde, il n'est pas rare

---

méningite tuberculeuse, disent Rilliet et Barthez : l'artère vibre sous le doigt comme une corde de basse et détache une série de coups parfaitement isolés les uns des autres.

de constater un chiffre de pulsations au-dessous de celui qui correspond à la fièvre.

Les causes de l'accélération pyrétique du pouls sont vraisemblablement à chercher du côté du cœur. Déjà, Alexandre de Humboldt savait qu'un cœur mis à nu et plongé dans du lait tiède, se met à battre plus vite, de façon à se contracter dans le même intervalle de temps quarante fois au lieu de douze. Cette remarque a été confirmée depuis par d'autres auteurs, et Landois a montré que c'est notamment l'endocarde qui est accessible à l'irritation thermique. De là à appliquer ces résultats aux phénomènes fébriles, il n'y a qu'un pas.

2. — Dans le *collapsus*. Lorsque dans le cours d'une maladie, la température tombe au-dessous de 37°, et devient par conséquent hyponormale, tandis qu'au contraire le pouls augmente de fréquence et atteint un chiffre excessif, il faut y voir un symptôme certain de dépression des forces. Le pronostic est très grave dans ces cas-là ; quant au traitement, il ne doit poursuivre qu'un but unique, relever l'état des forces avec des moyens excitants et toniques. Le pouls peut devenir tellement fréquent qu'il dépasse 200 et qu'il ne peut plus être compté. Quelquefois encore, il est si peu plein, que certaines pulsations ou toute une série sont supprimées ou ne sont pas appréciées. Dans ces cas, on fait bien de déterminer le nombre des contractions cardiaques par l'auscultation. Pour pouvoir mieux suivre les pulsations très rapides, on les comptera de cinq en cinq et on additionnera le tout, le temps de l'observation écoulé.

3. — Dans la *paralysie du pneumogastrique*. La paralysie du pneumogastrique peut être engendrée par des altérations du système nerveux central ayant envahi le point d'origine du nerf ou par des lésions périphériques du tronc lui-même. Dans le premier cas, le tableau symptomatique est voilé parce que la paralysie atteint, outre le pneumogastrique, d'autres nerfs cérébraux encore qui attirent toute l'attention. La paralysie du pneumogastrique d'origine périphérique est produite le plus souvent par des ganglions lymphatiques hypertrophiés, qui compriment le tronc nerveux et le paralysent. Riegel et Teschenmacher ont publié récemment des observations de ce genre. Le malade de celui-ci était atteint de pseudo-leucémie ; de gros ganglions lymphatiques comprimaient le nerf vague et provoquèrent une accélération du pouls qui monta jusque 165 et 167. Ajoutons que le phénomène se produit alors même qu'un seul des pneumogastriques a perdu ses propriétés fonctionnelles (1).

4. — Dans *certaines névroses du cœur*, notamment dans les palpitations nerveuses, dans la sténocardie (angine de poitrine) et dans la maladie de Basedow. Dans toutes ces affections, la fréquence du pouls survient par accès. Les causes ne sont probablement pas les mêmes pour tous ces états pathologiques. Friedreich a expliqué l'accélération du pouls dans la maladie de Basedow par la paralysie des nerfs vasculaires provenant du

(1) M. Merklen a cité récemment à la *Société médicale des hôpitaux*, un cas de tachycardie due à l'adénopathie trachéo-bronchique.

sympathique cervical, paralysie qui crée une dilatation des artères coronaires et par conséquent un apport de sang plus considérable au muscle cardiaque qui engendre une irritabilité plus forte des ganglions du cœur. Quant à Traube, il donne comme cause de l'accélération du pouls dans la sténocardie, une excitabilité exagérée du centre nerveux vaso-moteur dans la moelle allongée.

On rencontre du reste l'augmentation de fréquence du pouls dans presque toutes les lésions valvulaires à la période d'asystolie, peut-être parce que les troubles circulatoires accumulent l'acide carbonique dans le sang, ce qui augmente l'irritabilité du centre vaso-moteur.

5.—*Dans le cas d'obstacles, trop considérables à la circulation dans les voies artérielles.* C'est ainsi que l'on voit le pouls augmenter de fréquence dans les épanchements pleurétiques et dans les collections liquides de la cavité péritonéale. Les affections pulmonaires qui entravent le dégorgement des artères pulmonaires s'accompagnent presque sans exception d'accélération du pouls.

6. — La *douleur* peut augmenter la fréquence du pouls, par excitation réflexe des vaso-moteurs et contraction consécutive des vaisseaux. Martin et Mauer ont démontré que le chiffre des pulsations s'élevait sous l'influence des douleurs de l'accouchement. Le phénomène n'est pas constant, parce qu'il faut que la douleur, pour agir sur le pouls, ait une intensité déterminée et variable suivant l'individu.

B. — *Du rythme du pouls.*

Au point de vue du rythme, on distingue trois sortes de pouls : le pouls rythmique, le pouls allorythmique et le pouls arythmique ou irrégulier.

Le rythme régulier du pouls est plus facile à constater avec la représentation graphique que par la palpation ; nous reviendrons donc sur la valeur de ce phénomène lorsque nous traiterons de la sphygmographie. Il suffira ici de mentionner successivement ses différents caractères.

Chez l'homme bien portant, les pulsations se suivent à des intervalles réguliers et constituent le *pouls rythmique*. Celui qui est quelque peu habile à palper le pouls reconnaîtra facilement que, chez la plupart des individus, on sent le pouls, non pas comme un battement unique, mais comme un battement double. Le dicrotisme du pouls est apparent surtout chez les fébricitants, les convalescents et les anémiques ; chez eux il n'est pas rare de constater entre le premier battement fort et le second beaucoup plus faible une pause parfois assez notable. Dans certains cas même, on observe avec un peu d'attention, non pas un, mais plusieurs battements secondaires.

Tandis que la plupart du temps, le pouls donne la sensation d'un choc principal suivi d'un choc secondaire, il peut arriver chez les fébricitants, qu'au contraire le pouls semble constitué par un premier battement faible suivi d'un second battement plus fort. Les anciens appelaient ce genre de pouls *pulsus capricans*. Nous le rencontrerons plus tard en traitant de la courbe du pouls dans la fièvre et nous apprendrons à le connaître plus exactement sous le nom de pouls hyperdicrote.

La désignation d'*allorythmie du pouls* a été introduite dans le langage médical par Sommerbrodt. On désigne ainsi le pouls qui, tout en ne possédant pas le rythme normal, présente cependant une certaine périodicité dans ses battements. C'est dans ce groupe qu'il faut ranger le pouls paradoxal, le pouls bigéminé et le pouls alternant. Pour que l'allorythmie devienne perceptible au doigt, il faut qu'elle soit extrêmement nette ; aussi peut-il arriver au plus adroit et plus habile observateur de ne pas reconnaître ces caractères du pouls qui sont au contraire très faciles à constater par la méthode graphique.

Le *pouls paradoxal* est celui qui diminue ou disparaît quelquefois complètement à chaque inspiration. C'est pour cela qu'on lui a donné aussi le nom de *pulsus inspiratione intermittens*.

Le *pouls bigéminé* présente ceci de caractéristique que deux pulsations consécutives constituent une entité séparée de la précédente et de la suivante par une pause plus ou moins longue.

Dans le *pouls alternant*, on remarque une alternance régulière entre un battement fort et un battement faible. Pour de plus amples détails, nous renvoyons au chapitre de la sphygmographie.

Le *pouls myure* (en queue de rat) est celui qui débute par une pulsation normale suivie de pulsations progressivement plus faibles jusqu'à ce qu'un nouveau battement normal recommence une série nouvelle. Le *pouls myure récurrent* est celui qui augmente successivement d'intensité, après avoir été en diminuant de façon à produire la sensation d'une ascension et d'une descente continues du pouls.

En opposition avec le pouls myure, nous observons le *pouls incident* où le battement sphygmique normal est suivi d'une série de pulsations de plus en plus fortes.

Lorsque de temps en temps deux pulsations égales se trouvent séparées par une pulsation plus faible, le pouls est dit *intercurrent* ou *intercident*.

Enfin on parle de *pouls coturnisant* (pouls analogue au cri de la caille) lorsque les pulsations se suivent rapidement par série de trois.

Le *pouls arythmique* ou *irrégulier* est celui dont les pulsations ne présentent aucune succession régulière. Les pauses plus ou moins considérables qui séparent ces dernières peuvent être engendrées de deux façons, soit par un défaut d'énergie de certaines contractions cardiaques qui ne peuvent plus chasser à chaque systole le sang jusque dans les artères radiales (*pouls intermittent*), soit par une suppression réelle de certaines de ces contractions (*pouls déficient*). En auscultant le cœur pendant la palpation du pouls, on reconnaît facilement si l'on a affaire à l'un ou l'autre de ces facteurs étiologiques (1).

---

(1) Le pouls intermittent vrai, ou pouls déficient, serait presque toujours le symptôme d'une affection gastrique (Lasègue).

C. — *De la qualité du pouls.*

Ce que jadis on appelait qualité du pouls répond à trois propriétés différentes, l'expansion, la force ou la tension, enfin l'ampleur du pouls.

Au point de vue de l'*expansion* de la paroi artérielle, on distingue le pouls rapide ou bondissant du pouls tardif ou à expansion lente et progressive, *pulsus celer, pulsus tardus*. Le premier est caractérisé par la promptitude avec laquelle le tube artériel atteint son maximum d'expansion pour revenir aussi vite à l'état de contraction. A la palpation, cette propriété se manifeste par un battement extrêmement rapide et bondissant. Au contraire, dans le pouls tardif, la dilatation et la contraction du vaisseau s'exécutent avec une certaine lenteur. Entre ces deux sortes de pouls, on observe naturellement des groupes de transition multiples.

C'est dans les lésions de l'orifice aortique qu'on observe le plus nettement ces deux caractères du pouls, le caractère bondissant dans l'insuffisance, dans le rétrécissement au contraire la lenteur de l'expansion. Dans la plupart des cas, le pouls bondissant est en même temps un pouls fréquent.

Le caractère bondissant du pouls est d'autant plus prononcé que les contractions cardiaques sont plus brèves, que la sortie du sang des capillaires et des veines rencontre moins d'obstacles et que l'artère opère plus rapidement sa contraction active, c'est-à-dire la contraction due à sa tunique musculaire. En appliquant ces principes à la pathologie, l'on devra s'attendre à rencontrer un pouls à expansion lente dans l'emphysème pulmonaire, la sclérose artérielle, la colique de plomb et dans beaucoup d'affections douloureuses.

Au point de vue de la *force*, de la *tension* du pouls, on distingue un pouls dur et un pouls mou, *pulsus durus* et *pulsus mollis*. La dureté du pouls se mesure d'après le degré de pression nécessaire à la suppression du battement artériel. La violence de la pression dépend évidemment de la structure et des qualités de résistance des tissus sus et sous-jacents à l'artère, de la structure de la paroi vasculaire et de la pression sanguine. Or, comme les deux premiers facteurs sont d'une variabilité individuelle considérable et d'une valeur difficile à déterminer, il en résulte que la dureté du pouls n'acquiert de signification diagnostique que lorsqu'elle offre des différences chez un même individu, chez lequel on peut considérer comme généralement inaltérable la résistance des tissus et des parois vasculaires. Toute augmentation de dureté dans ce cas équivaut à une augmentation de la pression sanguine, et inversement.

Le pouls est particulièrement dur, lorsque le ventricule gauche est hypertrophié et par conséquent travaille plus énergiquement. Aussi rencontre-t-on souvent la dureté du pouls dans l'insuffisance des valvules aortiques et dans l'atrophie rénale. Il en est de même dans les accès de colique saturnine et les affections fébriles douloureuses, telles que la péritonite. Chez les individus amaigris, dont l'artère radiale est accessible à la palpation sur une grande étendue, il semble, en tâtant le pouls, qu'on touche une corde tendue en vibration; c'est pourquoi dans ces cas l'on a qualifié le pouls de *tendu, pulsus tensus.*

Le pouls dur engendré par les modifications de la pression sanguine, doit être séparé complètement de celui dont la dureté est le résultat de la *rigidité du canal artériel.* Cette dernière s'observe presque exclusivement chez les vieillards, et est produite par la calcification par places de la paroi des vaisseaux. Ordinairement, dans ces cas, les battements coïncidant avec l'expansion et la contraction qui révèlent la systole et la diastole artérielles sont peu prononcés, parce que les régions des parois artérielles atteintes par la calcification circulaire demeurent dans un certain état de rigidité et d'immobilité. Cette espèce de pouls dur se reconnaît facilement en suivant l'artère du doigt ; les régions calcifiées donnent la sensation de proéminences dures. Lorsque les anneaux de calcification sont peu distants les uns des autres, il semble qu'on passe le doigt sur la trachée-artère d'un animal de petite taille.

Par rapport *au volume de l'onde vasculaire*, on distingue :

a) Le *pouls égal* du *pouls inégal.* Dans le pouls inégal, le volume des différentes ondes sanguines est variable ; si, en ce cas, il existe une certaine périodicité, de façon à ce qu'un battement fort alterne régulièrement avec un battement faible, le pouls inégal devient pouls alternant. Très souvent un pouls inégal est en même temps irrégulier (1).

b) Le *pouls plein* du *pouls vide, pulsus plenus* et *pulsus vacuus.* La plénitude du pouls se juge d'après le diamètre, ou, ce qui revient au même, d'après la dimension du calibre vasculaire. Naturellement, la plénitude du pouls est régie par les agents qui président à l'afflux et à l'efflux (2) du sang artériel, car plus l'afflux l'emportera sur l'efflux, plus le pouls sera plein. En ne tenant pas compte de certains états complexes, trois facteurs peuvent produire le pouls plein.

Augmentation de la force d'impulsion du cœur, l'élasticité et la contractilité de la paroi artérielle, les résistances au cours du sang au delà de l'artère radiale restant les mêmes ;

Diminution de la contractilité et de l'élasticité de l'artère, la résistance à l'efflux du sang artériel et la force d'impulsion du cœur restant les mêmes ; enfin :

Obstacles à l'efflux du sang artériel, la force d'impulsion du cœur, l'élasticité et la contractilité des parois artérielles demeurant les mêmes.

Ces différentes éventualités devront être dans chaque cas particulier pesées et étudiées soigneusement, afin que la plénitude du pouls puisse être utilisée pour le diagnostic. Dans le premier cas, on devra s'attendre à ce que le pouls plein soit en même temps un pouls dur.

Même chez l'homme bien portant, la plénitude du pouls offre certaines variations. Le matin, le pouls est ordinairement moins plein qu'au moment

(1) Un pouls irrégulier, inégal et intermittent est caractéristique de l'asystolie.

(2) L'afflux, c'est le cours du sang du cœur à l'artère radiale ; l'efflux, c'est le cours du sang de la radiale aux capillaires.

de la digestion du repas principal ; la plénitude du pouls est augmentée par les efforts musculaires.

c) Le *pouls ample* du *pouls petit*, *pulsus magnus*, *pulsus parvus*. L'ampleur du pouls est tout d'abord sous la dépendance de la masse sanguine chassée dans le système artériel ; on l'évalue d'après les flexuosités et les développements latéraux que présente l'artère par suite de sa réplétion. Mais la masse du sang n'est pas l'unique facteur qui règle l'amplitude du pouls ; celle-ci varie encore suivant la rapidité et l'intégrité des contractions cardiaques, suivant l'élasticité, la contractilité et l'intégrité anatomique des parois artérielles, suivant la fixité plus ou moins considérable de l'artère elle-même, suivant les résistances plus ou moins fortes enfin que rencontre l'écoulement du sang artériel. Dans un cas donné, il peut être très difficile de rapporter à chacun de ces facteurs la part qui lui revient.

A l'état normal, le pouls est plus ample dans l'âge adulte que dans l'enfance et la vieillesse, chez l'homme que chez la femme. Enfin, l'amplitude du pouls augmente après les repas.

Dans l'état pathologique, on observe généralement que le pouls rare est plus ample que le pouls fréquent ; cela explique la diminution d'amplitude du pouls fébrile. De même le pouls tardif est habituellement plus ample aussi que le pouls rapide. Si dans l'insuffisance aortique, le pouls, malgré son caractère bondissant, est presque sans exception un pouls ample, cela tient à ce que l'hypertrophie du ventricule gauche augmente la force d'impulsion du cœur, qu'à chaque systole de ce ventricule, l'aorte reçoit une quantité de sang plus considérable qu'à l'état normal, à savoir la quantité normale plus celle qui a reflué à la précédente diastole.

L'importance de l'examen du pouls n'avait pas échappé à nos pères, et dans les documents anciens nous trouvons un grand nombre d'observations et de remarques diagnostiques à ce sujet. Comme jadis tout se bornait exclusivement à la palpation du pouls, il n'est pas étonnant que les explications soient parsemées d'erreurs, d'exagérations et de subtilités sans aucune valeur. Dans le langage moderne on peut conserver et utiliser encore des expressions anciennes destinées à résumer dans un mot unique plusieurs des qualités du pouls citées ci-dessus. Telles sont les suivantes :

a) *Pouls fort et pouls faible*, *pulsus fortis*, *pulsus debilis*. Le pouls fort est dur, plein et ample, le pouls faible est mou, vide, petit.

b) *Pouls contracté*, *pulsus contractus*. Ce pouls est dur, vide, petit.

c) *Pouls filiforme*, *pulsus filiformis*. Ce pouls est mou et vide.

Il existe encore un grand nombre d'autres expressions techniques dans la sphygmologie des anciens ; toutefois, on doit éviter de s'en servir parce qu'elles sont en partie représentatives et par cela même difficiles à analyser au point de vue étiologique. Ainsi l'on a parlé d'un *pouls onduleux*, lorsque les pulsations donnaient au doigt la sensation de vagues douces et légères. Lorsque l'ondée sanguine ne provoquait qu'une légère trépidation des parois artérielles, le pouls était appelé *pulsus tremulus* (vermiculaire, formicant). Enfin lorsque le pouls, la plupart du temps petit et dur, donnait l'impression d'ondes se frayant chacune un passage vers l'artère après avoir vaincu une certaine résistance, on lui donnait le nom de *pouls oppressé* (pulsus oppressus), etc. (1).

2. — Représentation graphique du pouls. Sphygmographie.

L'idée de donner une représentation graphique de la circulation artérielle normale de l'homme vivant a été réalisée avec succès pour la première fois par Vierordt. Au début, la nouvelle méthode d'exploration offrait plutôt un intérêt physiologique, mais elle obtint bientôt une importance réellement pratique grâce à Marey. La construction de son sphygmographe, et son ouvrage daté de 1863, fournissent de nombreux exemples convaincants de l'utilité de la nouvelle découverte. La sphygmographie fit de notables progrès avec les expériences minutieuses et persévérantes de O. J. B. Wolff, quoique cet auteur ne se fût pas mis à l'abri de toute erreur. Enfin mentionnons les essais de Landois qui sont de grande valeur et appuyés sur l'expérimentation.

Malgré son importance, la sphygmographie n'a pas acquis partout droit de cité dans la pratique médicale allemande. Cela tient sans doute principalement à la cherté des instruments, sans compter que leur maniement exige du temps et une grande adresse. De là aussi le petit nombre des observations sphygmographiques concernant la pathologie humaine, dont le plus grand nombre sortent des cliniques ou des grands hôpitaux qui disposent d'un arsenal et d'un personnel suffisants.

Parmi les divers *instruments* qui ont été recommandés pour les tracés sphygmographiques, le sphygmographe de Marey est celui que l'on emploie le plus souvent. Cela tient essentiellement à son petit volume et à sa manipulation commode. Cet appareil a gagné en délicatesse par les améliorations qu'y ont apportées Mach et Béhier. On sait que le principe de l'appareil consiste dans la transmission du mouvement sanguin intra-artériel à un levier, qui l'inscrit sur une bande de papier noirci mise en mouvement, à l'autre extrémité de l'instrument, par un mécanisme d'horlogerie. Au début, l'appareil est destiné à l'exploration exclusive de l'artère radiale ; cependant avec un peu d'adresse on peut l'appliquer à d'autres artères superficielles, telles que la cubitale et la brachiale.

On a cherché récemment à remplacer le sphygmographe de Marey par un certain nombre d'autres appareils. Parmi les appareils allemands, citons l'angiographe de Landois et le sphygmographe de Sommerbrodt, auxquels est venu se joindre dernièrement un appareil anglais très commode, le sphygmographe de Dudgeon.

(1) On ne doit pas oublier en explorant le pouls de faire la palpation comparative des deux radiales ; on constatera parfois que l'un des deux pouls est en retard ou plus faible ; ce qui prouve l'existence d'athérome aortique avec ou sans anévrysme. Le siège de ces modifications à droite ou à gauche, la recherche de modifications analogues sur la carotide, permettront souvent de préciser le siège de la lésion.

N'omettons pas les essais entrepris par la reproduction photographique du pouls radial. Ce genre de sphygmoscopie s'appelle *sphygmophotographie.* La première idée en est due à Czermak (1864) et son exécution a été poursuivie depuis par Ozanam, Landois, et plus récemment encore, par Stein (de Francfort-sur-Mein). Il est évident que cette méthode d'investigation a trouvé moins d'accès encore dans la pratique médicale que sa congénère. Par l'identité des tracés photographiques et sphygmographiques, elle a du reste montré que le sphygmographe est un instrument aussi commode que sûr.

Dans ce qui va suivre, nous utiliserons exclusivement des tracés sphygmographiques obtenus avec l'appareil de Marey appliqué sur l'artère radiale. Car, comme tous les instruments sont sujets à quelques erreurs, erreurs exagérées jadis, on ne se met à l'abri de ces dernières qu'en utilisant un seul et même instrument pour tous les cas ; comme, en outre, les tracés artériels diffèrent entre eux, quoiqu'à des points de vue absolument secondaires, il est bon également de se servir toujours de tracés pris sur le même vaisseau.

Le pouls radial de l'homme sain présente au sphygmographe une série d'ascensions et de descentes, que l'on désigne sous le nom de *tracé sphygmographique*, courbe du pouls. Chaque ascension correspond évidemment à l'arrivée du sang dans l'artère, chaque descente au repos de cette même artère (fig. 13). Toute pulsation isolée présente donc une ligne d'ascension et une ligne de descente (fig. 13, al,dl). Le point de transition

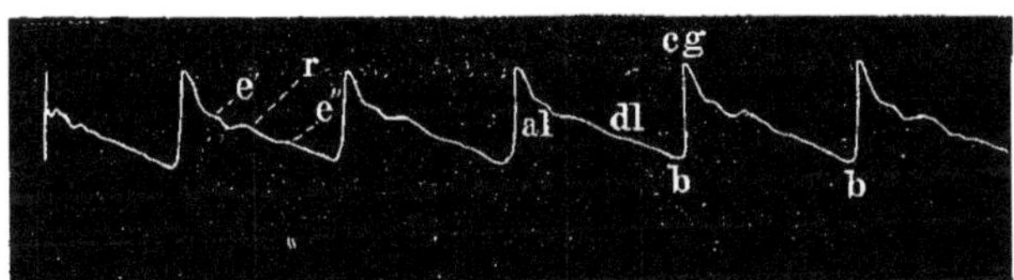

FIG. 13. — *Sphygmogramme normal.* Homme de 25 ans. (Obs. personnelle.)

entre les deux porte le nom de sommet (cg)de la courbe; le point terminal celui de base (b).

Les deux lignes de la courbe offrent de notables différences, car tandis que la ligne d'ascension est presque verticale, la ligne de descente tombe d'une façon oblique et progressive. En outre, la première est représentée par un trait continu, tandis que l'autre présente plusieurs interruptions, des élévations ou ascensions secondaires.

Les expériences précédemment citées de Landois ont montré qu'il fallait distinguer deux formes d'ascensions secondaires, qu'on désigne, suivant leur mode de production, l'une sous le nom d'élévation de recul (r), l'autre sous celui d'élévations par élasticité (e, e').

L'élévation de recul (r) est remarquable par ses dimensions et se trouve à peu près vers le milieu de la ligne de descente. Elle est produite par une onde sanguine positive qui provient de l'occlusion des valvules semi-lunaires. Les élévations d'élasticité (e,e') sont plus petites et sont le résultat d'ondulations secondaires du canal artériel distendu par la colonne sanguine. La pulsation normale a généralement deux élévations d'élasticité très apparente, la première située au-dessus de l'ascension de recul, la seconde au-dessous. Cette dernière est parfois peu prononcée. Dans certains cas pathologiques, il peut exister au-dessous de l'ascension de recul plus d'une de ces élévations d'élasticité. La figure 14 en donne un exemple où l'on

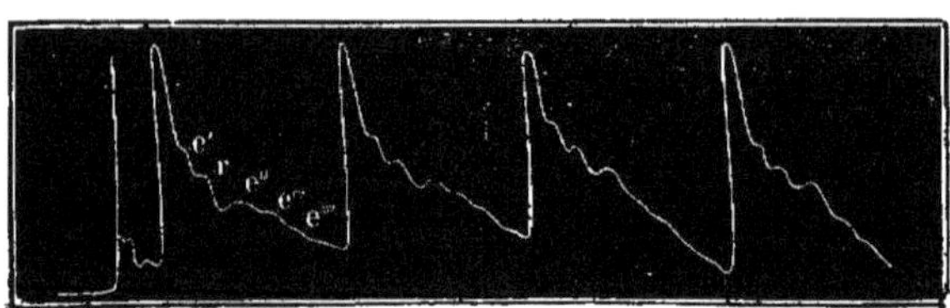

FIG. 14. — *Courbe du pouls d'un jeune homme de 17 ans, atteint d'insuffisance aortique.* (Obs. personnelle).

peut distinguer facilement cinq de ces élévations. L'interprétation donnée par Landois de ces élévations de la ligne de descente, a été combattue par les expériences de Moens, Mosse, Grashey et Liebig. Toutefois nous éviterons de nous apesantir sur ce sujet.

Le caractère d'interruption multiple de la ligne de descente porte le nom de catacrotisme. Existe-t-il sur la ligne de descente une seule élévation qui la divise en deux segments, le pouls est dit catadicrote ; en existe-t-il deux, et la ligne est-elle par conséquent divisée en trois segments, il est dit catatricrote ; il y a de même un pouls cataquadricrote, etc. On résumera la caractéristique du pouls normal en disant qu'il est toujours catapolycrote ; et à ce propos nous insisterons sur le désaccord complet avec la réalité de l'opinion ancienne qui n'admettait que le dicrotisme pour le pouls normal.

En opposition avec le catacrotisme, l'anacrotisme du pouls existe lorsque la ligne d'ascension présente des élévations secondaires (fig. 15). Ce

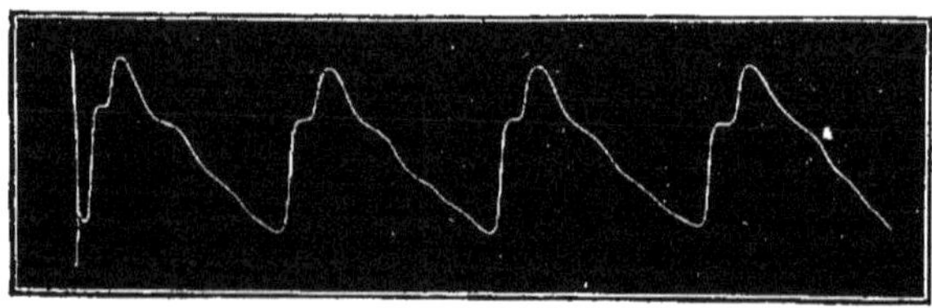

FIG. 15. — *Pouls anacrote chez un homme atteint d'anévrysme de l'aorte.* (Obs. personnelle.)

phénomène indique toujours des troubles morbides du côté de la circulation. Les recherches de Landois ont prouvé que dans ces cas il ne s'agissait jamais que d'une seule forme d'élévations, d'élévations d'élasticité. On observe le pouls anacrote surtout dans la maladie de Bright, la sclérose artérielle, sur les membres paralysés s'il y a en même temps paralysie des vaso-moteurs, et en cas de compression des artères, en prenant le pouls au-dessous du niveau de la compression. Le développement de ce genre de pouls est favorisé par la prolongation de l'afflux intra-aortique du sang et par la diminution de l'élasticité du canal artériel.

Les lois auxquelles obéit le catacrotisme du pouls, ont été établies expérimentalement d'après Landois. On a vu que le développement de l'élévation du recul était dans une certaine mesure opposé à celui des élévations d'élasticité, puisque tous les facteurs aptes à favoriser la première diminuent l'intensité des secondes, et vice versâ.

Il y a deux de ces lois surtout qui ont une certaine valeur pratique :

1. — L'élévation de recul est d'autant plus marquée que la tension des parois artérielles est moins considérable, et dans ce cas les élévations d'élasticité disparaissent parfois complètement ; au contraire, en cas d'augmentation de cette tension, non seulement les élévations d'élasticité sont plus apparentes, mais la première d'entre elles se trouve plus rapprochée du sommet de la courbe.

2. — Dans les affections vasculaires qui compromettent l'élasticité des parois artérielles, les élévations d'élasticité peuvent manquer complètement.

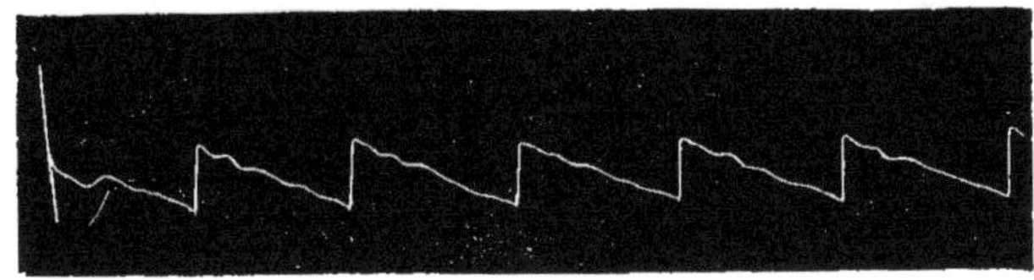

FIG. 16. — *Courbe du pouls d'un homme de 25 ans bien portant.*

Au lit du malade, on peut facilement se convaincre de la vérité de ces deux propositions. Ainsi l'on sait que les inhalations de nitrite d'amyle dilatent les artères et diminuent par conséquent la tension vasculaire. Aussi voit-on l'élévation de recul augmenter notablement sous leur influence, alors que les élévations d'élasticité disparaissent (fig. 16 et 17). L'action du

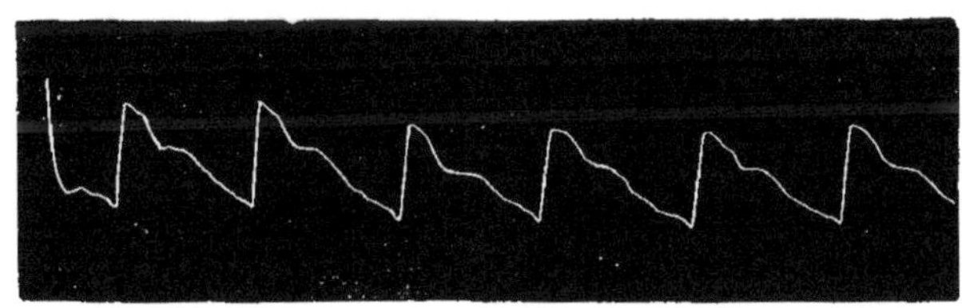

FIG. 17. — *Le même après cinq inspirations de nitrite d'amyle.* (Obs. personnelle.)

chlorhydrate de pilocarpine est la même, comme l'a d'ailleurs montré Leyden avec d'excellents tracés sphygmographiques.

Dans la colique saturnine, il se produit une élévation de tension vasculaire ; les anciens connaissaient déjà la dureté extrême du pouls pendant un accès douloureux de coliques de plomb. Frank et Riegel ont étudié avec soin les modifications de la courbe du pouls pendant les accès. Ils concluent que la tension vasculaire augmente avec l'intensité de la douleur et que la courbe du pouls subit des modifications correspondantes. Au summum de l'accès, l'élévation de recul diminue tandis que les élévations d'élasticité se prononcent davantage et que la première d'entre elles se rapproche du sommet de la courbe. En même temps, le pouls devient lent. Les modifications du tracé sphygmographique sont, en ce cas, tellement caractéristiques qu'à première vue l'on peut diagnostiquer et suivre la marche de l'accès de colique saturnine (fig. 18, 19, 20).

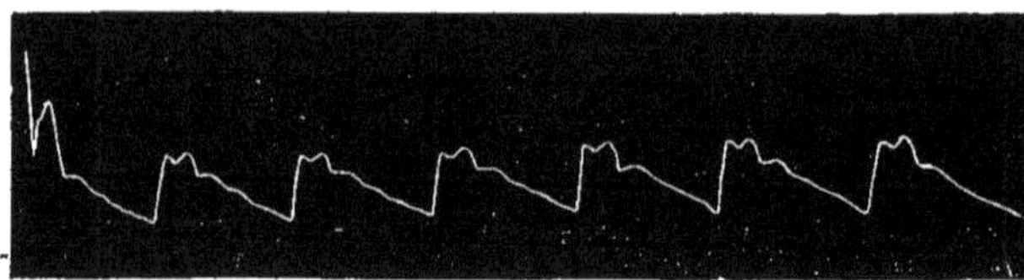

FIG. 18. — *Courbe du pouls d'un peintre de 45 ans au summum d'un accès de colique de plomb.* (Obs. personnelle.)

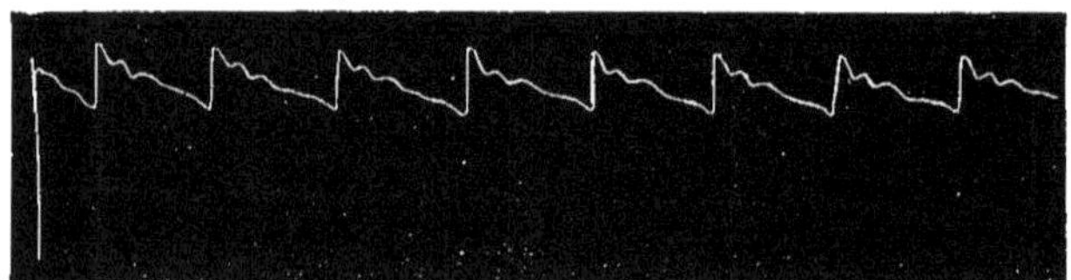

FIG. 19. — *La même, le lendemain, les douleurs ayant notablement diminué.*

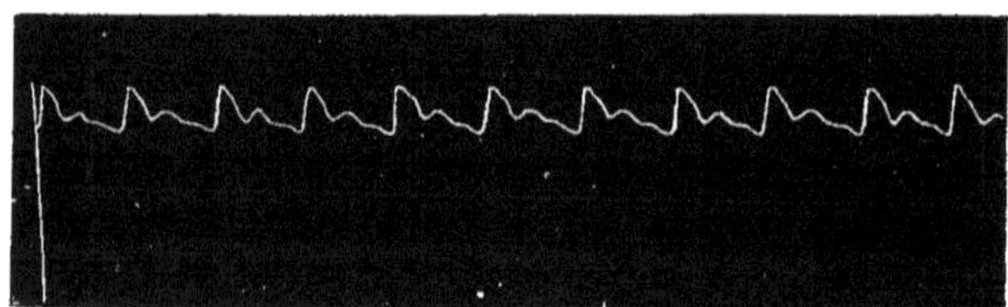

FIG. 20. — *La même, deux jours après, la guérison étant complète.*

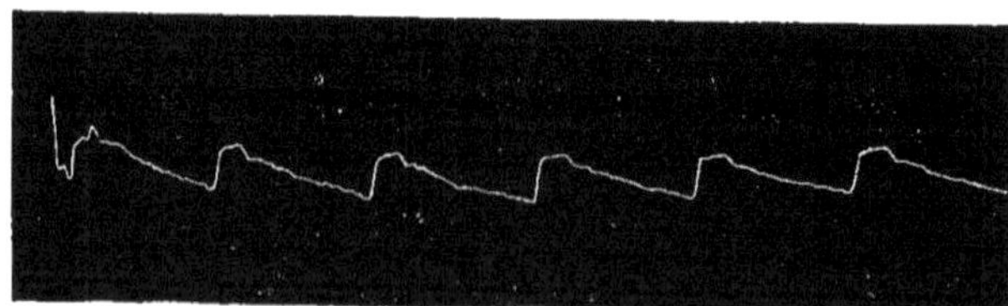

FIG. 21. — *Pouls dans l'athérome artériel.* (Obs. personnelle.)

Pour montrer l'influence de la paroi vasculaire sur la genèse des élévations d'élasticité, on peut citer, comme exemple, la courbe du pouls des vieillards porteurs d'altérations artérioscléreuses (fig. 21). Lorsque ces altérations sont prononcées, les élévations d'élasticité peuvent disparaître complètement et la transition entre la ligne d'ascension et la ligne de descente est figurée par un *plateau;* le pouls est donc nettement lent, phénomène dont il faut accuser la perte de l'élasticité et de la contractilité du canal artériel. Lorsque les altérations de la paroi vasculaire sont extrêmes, le pouls devient fréquemment anacrote.

Parmi les altérations morbides du catacrotisme du pouls, il en est qui ont depuis longtemps attiré l'attention : ce sont celles que l'on observe dans les *pyrexies.* Dans ces dernières affections, l'élévation de recul se prononce davantage, tandis que les élévations d'élasticité disparaissent. De cette façon, l'on a un pouls dicrote, qui est précisément caractéristique de la

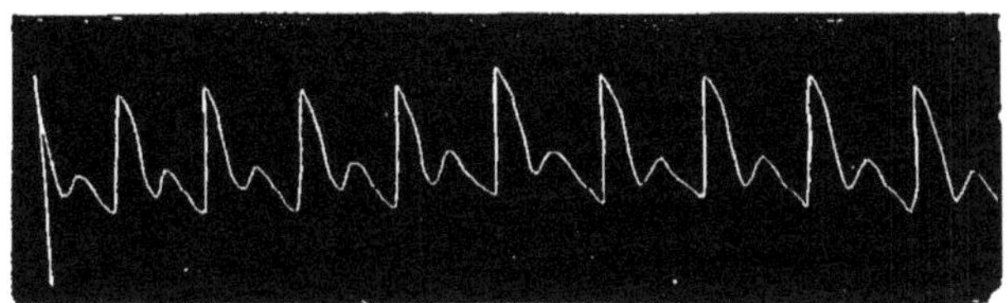

FIG. 22. — *Pouls hypodicrote.* Température 37°,2.

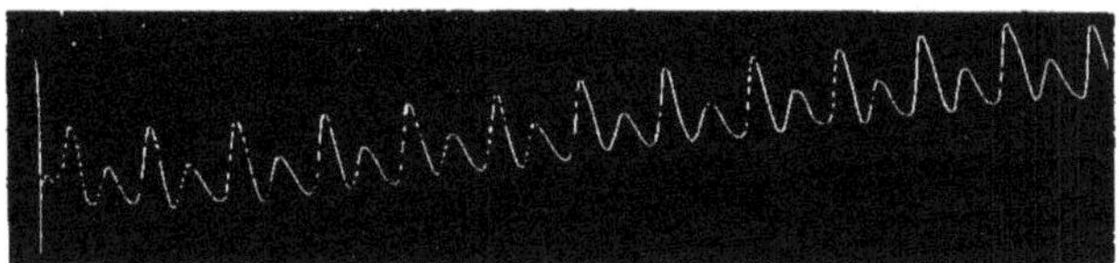

FIG. 23. — *Pouls dicrote complet.* Température 39°,5.

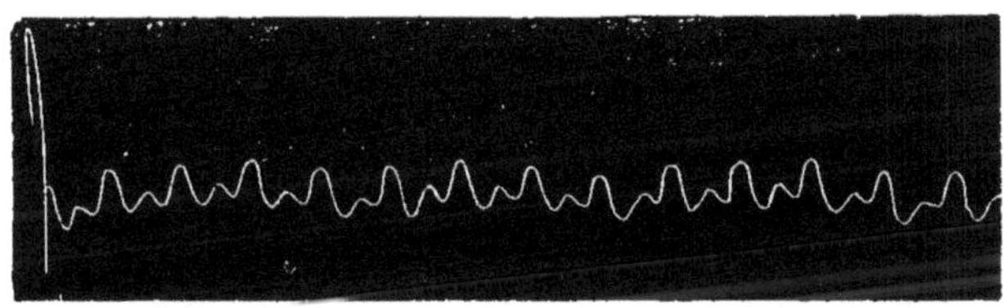

FIG. 24. — *Pouls hyperdicrote.* Température 38°,5. (Obs. personnelle.)

fièvre. On a distingué plusieurs formes de pouls dicrote. Quand l'élévation de recul se produit avant que la ligne de descente ait atteint la base de la courbe, le pouls est dit hypodicrote (fig. 22) ; au contraire, l'élévation de recul apparaît-elle seulement quand la ligne de descente est arrivée à la base de façon à s'insinuer en quelque sorte entre deux pulsations consécutives, le pouls est dit dicrote complet (fig. 23). Si enfin cette élévation est tellement tardive qu'elle tombe au début de la ligne d'ascension de la pulsation suivante, elle donne lieu à ce que l'on appelle le pouls hyperdicrote ou pouls capricant (fig. 24). Le pouls est monocrote, lorsque l'élévation de recul et les élévations d'élasticité manquent également.

On a prétendu jadis qu'il était possible d'évaluer l'intensité de la fièvre d'après l'état de dicrotisme du pouls. D'après les recherches de Wolff, le pouls hypodicrote correspondrait à une température de 38°,7 C., le pouls dicrote complet à une température dont le minimum serait 39°,7 et le maximum 40°,5 ; quant aux pouls monocrote et hyperdicrote, on ne les observerait qu'en cas de température extrêmement élevées. C'est à Riegel que revient le mérite d'avoir prouvé à l'aide de nombreux exemples, que cette loi est sujette à tant d'exceptions qu'il n'est pas permis, dans chaque cas particulier, de déterminer la hauteur de la température d'après la courbe du pouls. Et cela se comprend aisément si l'on réfléchit que dans la fièvre le pouls est soumis à bien des influences, qui agissent parfois à l'encontre l'une de l'autre. Quoi qu'il en soit, le dicrotisme accentué du pouls indique que, dans la fièvre, il y a, dans l'immense majorité des cas, une diminution de la tension vasculaire. Le pouls monocrote a été interprété par Riegel comme un symptôme de fatigue, qui survient notamment lorsque la fièvre a duré un certain temps.

L'élévation de la température, envisagée comme le signe le plus constant de la fièvre, s'accompagne ordinairement d'une série d'autres phénomènes, comme l'accélération du pouls, dont quelques-uns sont propres à favoriser la genèse du dicrotisme. Il importe donc de se rendre compte si cette élévation thermique est à elle seule suffisante pour engendrer le pouls dicrote dans ses diverses manifestations. Les observations de Riegel, et celles publiées plus tard sous ses auspices par Bardenheuer, se prononcent en faveur de cette dernière hypothèse. Ainsi Riegel a pu suivre le développement du dicrotisme bien nettement accentué chez un individu atteint de fièvre intermittente, chez lequel l'ensemble symptomatique se produisait en l'espace de quelques heures, moins l'accélération du pouls. Quant à Bardenheuer, il a essayé de démontrer que le dicrotisme dans la pneumonie fibrineuse dépendait de l'élévation de la température et non pas des phénomènes issus de la fièvre ou du processus pneumonique.

Il est certain que ce n'est pas seulement dans la fièvre qu'on observe le dicrotisme fortement accusé du pouls. Cela ne serait possible que si la fièvre était l'unique cause de production d'une diminution de la tension vasculaire. L'expérimentation aussi bien que la clinique démentent cette supposition. Le pouls dicrote peut se développer, ainsi que Marey l'avait montré, à la suite d'une abondante *saignée;* les effets des *hémorrhagies* subites, considérables ou répétées, des *pertes d'humeurs* en général et des *maladies de longue durée* sont identiquement les mêmes.

Parmi les états pathologiques où la tension vasculaire est augmentée et où il ne faut s'attendre qu'à une élévation de recul peu prononcée, nous citerons ici la colique saturnine et la maladie de Bright. Pour cette dernière, Riegel a montré que la modification sphygmique ne se produisait pas seulement dans l'atrophie rénale, où l'on pouvait s'y attendre *à priori* en raison de l'hypertrophie concomitante du ventricule gauche, mais encore dans la néphrite parenchymateuse aiguë. Témoins les tracés sphygmographiques représentés par les figures 25, 26 et 27 dont le premier est celui d'un homme atteint de néphrite parenchymateuse aiguë et les deux autres ceux d'individus atteints d'atrophie rénale.

En parlant de la palpation du pouls, nous avons dit à plusieurs reprises que le tracé graphique l'emportait de beaucoup en délicatesse, en netteté et par conséquent en importance sur cette palpation. Cela résulte déjà suffisamment de ce qui précède ; mais à plus forte raison cela devient-il évident lorsqu'il s'agit d'apprécier la célérité (1) du pouls et les phénomènes de l'allorythmie sphygmique.

La courbe normale du pouls présente les qualités du pouls bondissant ou rapide (célérité du pouls) en ce sens que la transition entre les deux

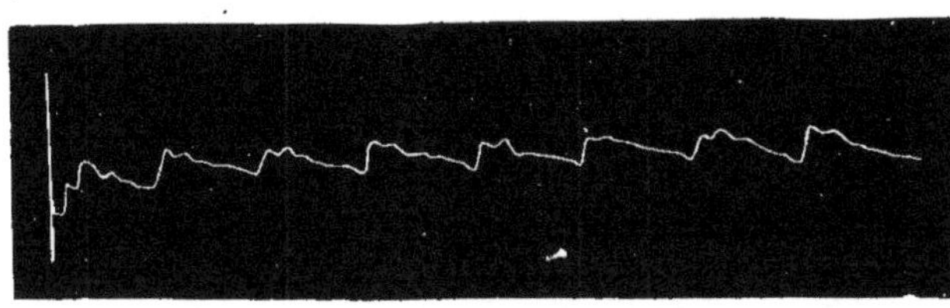

FIG. 25. — *Courbe du pouls d'un homme de 37 ans atteint de néphrite hémorrhagique aiguë.* (Obs. personnelle.)

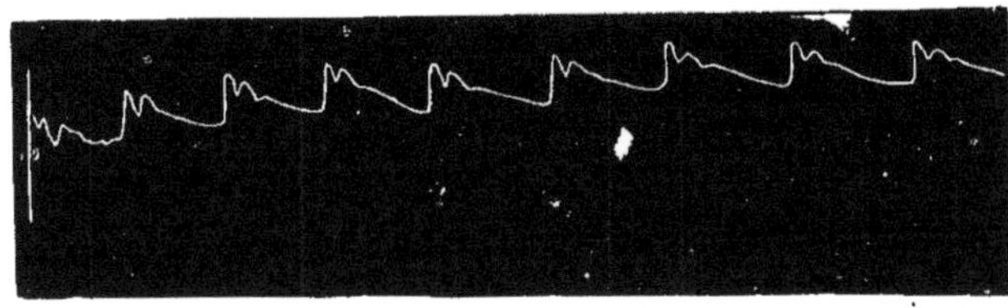

FIG. 26. — *Courbe du pouls d'un homme de 27 ans atteint d'atrophie rénale primitive.* (Obs. personnelle.)

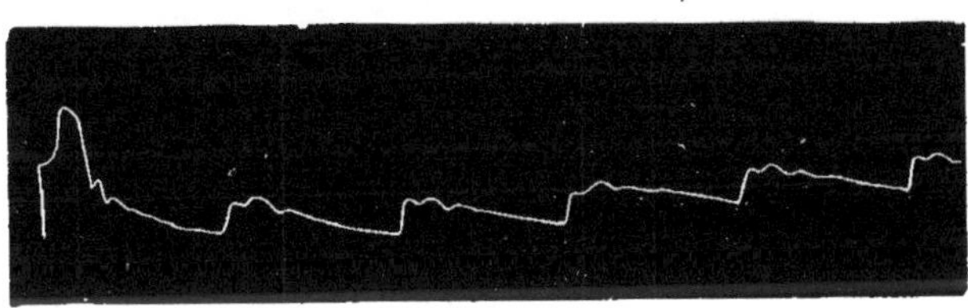

FIG. 27. — *Courbe du pouls d'un homme de 35 ans atteint d'atrophie rénale primitive.* (Obs. personnelle.)

lignes d'ascension et de descente est constituée par un sommet très aigu. Lorsque ce sommet est large et a l'aspect d'un plateau, le pouls est dit tardif ; dans ce cas aussi, la ligne de descente s'abaisse progressivement vers la base.

La représentation graphique offre en plus l'avantage de pouvoir mesurer mathématiquement la célérité du pouls, c'est-à-dire l'intervalle de temps compris entre l'ascension et la descente, par la mensuration de la courbe sphygmique. La fig. 28 donne un exemple de pouls bondissant ; la fig. 29 un pouls tardif obtenu chez un homme atteint d'athérome artériel. La patho-

(1) Le mot célérité s'applique surtout à ce qu'en France nous appelons le caractère *bondissant*.

génie de la célérité et de la lenteur du pouls a été étudiée à propos de la palpation du pouls ; il est donc inutile d'y revenir (voir p. 76).

Parmi les différentes sortes de pouls allorythmique nous mentionnerons le *pouls poradoxal*, observé en premier lieu par Griesinger, rendu graphi-

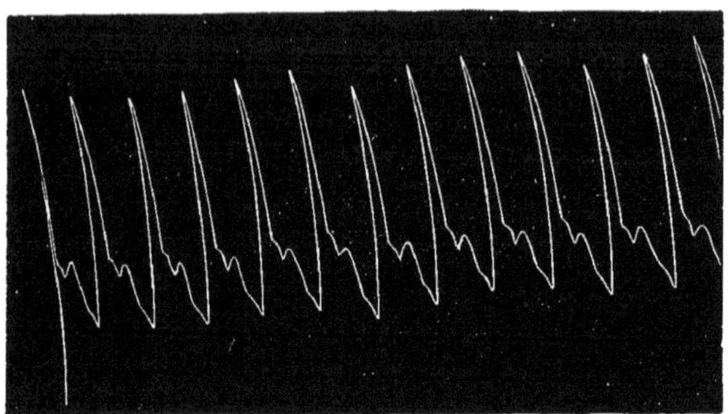

Fig. 28. — *Pouls bondissant chez un homme de 24 ans atteint de maladie de Basedow.* (Obs. personnelle.)

quement au moyen du sphygmographe de Vicrordt et décrit par Widenmann (1856) dans sa dissertation inaugurale. L'existence de cette variété de pouls serait probablement tombée dans l'oubli, si Kussmaul n'en avait démontré (1873) l'importance diagnostique à l'aide de trois excellents exem-

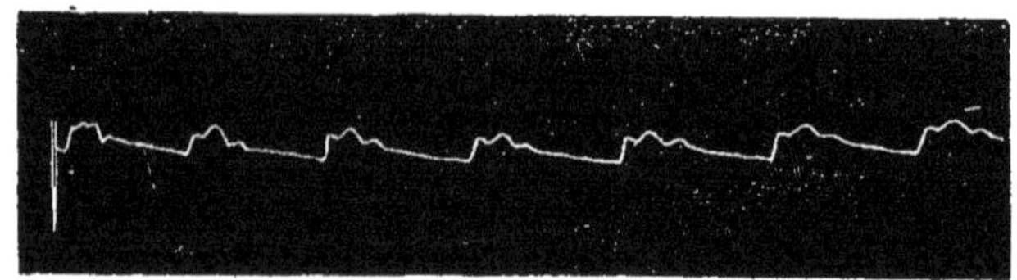

Fig. 29. — *Pouls tardif dans l'athérome artériel.* (Obs. personnelle.)

ples, et ne l'eût pour ainsi dire découvert une seconde fois. En même temps il enrichit le cortège symptomatique du pouls paradoxal d'un signe de beaucoup de valeur. Ce pouls est caractérisé par ce fait qu'à chaque inspiration la pulsation diminue d'ampleur pour se supprimer parfois complètement

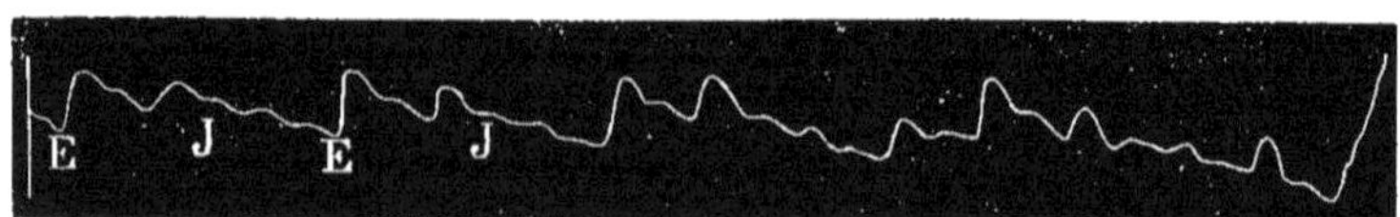

Fig. 30. — *Pouls paradoxal, d'après Kussmaul* (*Berl. Klin. Wochenschrift*, 1879, p. 462, fig. 1.)

(fig. 31), ce qui lui a fait donner, nous l'avons dit, le nom de *pulsus inspiratione intermittens*. Mais cette expression, nous insistons là-dessus, ne dit pas tout ce qu'est le pouls paradoxal. Les observations de Griesinger et ses documents personnels donnèrent à Kussmaul le droit de considérer l'existence du pouls paradoxal comme la preuve du développement d'une médiastino-péricardite fibreuse. En effet, lorsqu'à la suite de phlegmasies chroniques, le péricarde s'épaissit et s'oblitère partiellement, lorsqu'en même temps il se crée des brides fibreuses qui, partant de la face externe du péricarde, traversent le médiastin et soudent les gros troncs vasculaires, notamment la crosse de l'aorte et les veines innominées, au sternum, on a un ensemble de conditions qui obligent l'aorte à s'allonger et à se rétrécir à chaque inspiration, ce qui se manifeste par la diminution et la suppression du pouls. Mais il faut être bien convaincu, et c'est ce qu'on a oublié trop souvent de nos jours, que la modification inspiratoire du pouls ne constitue pas à elle seule le pouls paradoxal de Kussmaul. Il faut qu'elle soit associée à un autre symptôme encore, à la congestion inspiratoire des veines du cou. La tuméfaction de ces veines résulte évidemment de ce que les veines innominées, entourées de brides dues à la néoformation fibreuse, sont tiraillées et rétrécies par l'inspiration, et de ce que, par conséquent, il se produit une stase du sang veineux au-dessus de la portion sténosée. La valeur du pouls paradoxal au point de vue du diagnostic de la médiastino-péricardite fibreuse, n'a pas, quoi qu'on en ait dit, été annulée le moins du monde par les observations récentes.

Si, dans le pouls paradoxal, il s'agissait uniquement de modifications dues à la respiration, il est évident qu'il ne faudrait pas accorder à ce phénomène l'importance et la signification diagnostique que lui attribue Kussmaul. Riegel, et plus tard Sommerbrodt, ont démontré que l'on observe également chez l'homme bien portant des altérations sphygmiques très nettes d'origine respiratoire, altérations qui sont d'autant plus prononcées que l'on fait faire à dessein au sujet des inspirations très profondes. L'influence de la respiration sur le tracé sphygmographique se manifeste tout d'abord par ce fait que la courbe descend pendant l'inspiration et s'élève pendant l'expiration (fig. 31). Chacune des pulsations présente elle aussi des modifications de

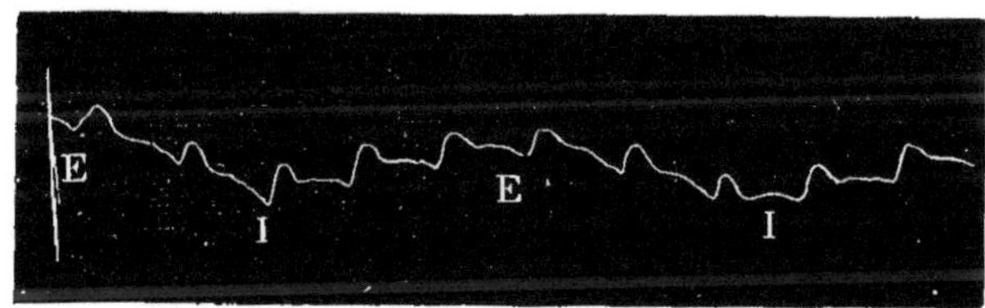

Fig. 31. — *Influence de la respiration sur la courbe du pouls.* (Obs. personnelle.)

même nature : à l'inspiration la hauteur du pouls diminue d'une façon assez notable, les élévations d'élasticité deviennent moins apparentes ; l'élévation de recul au contraire se prononce davantage. L'expiration agit dans un sens absolument opposé. Les modifications des élévations dépendent évidemment de variations de la pression sanguine, qui se produisent à chaque inspiration et à chaque expiration. Sommerbrodt, à l'aide de son sphygmographe, a trouvé que chez beaucoup de gens bien portants de profondes inspirations peuvent amener la suppression du pouls. Dans ces cas, il est vrai, il faut se mettre en garde, comme l'a fait voir Knoll, contre une erreur. En effet, si le sujet à examiner se penche, pendant l'exploration sphygmographique, du côté correspondant à la radiale qui supporte l'instrument, il se produit une suppression du pouls, d'origine inspiratoire, que l'on n'observe pas dans le décubitus dorsal. Knoll est d'avis qu'il s'agit là d'une compression de l'artère axillaire par le thorax en ampliation.

Les modifications respiratoires du pouls paraissent se produire d'autant plus facilement et plus nettement que le cœur se trouve soumis à une compression anormale de la part d'un épanchement péricardique. C'est Bäumler qui, le premier, observa ce fait dans la péricardite exsudative; puis, d'autres cas de ce genre furent publiés par Traube, Græffner, Halpern, Hindelang et Bock. Ce dernier prétend même avoir constaté, à côté du pouls *inspiratione intermittens*, du gonflement des veines du cou. Ce genre de pouls a encore été vu dans la pneumonie, la pleurésie et l'anévrysme de l'aorte (Leichtenstern, Franck). On l'a observé d'un côté du corps seulement dans un cas de soudure de l'artère sous-clavière avec le sommet du poumon.

Les pouls *bigéminé* et *alternant* ont été observés et étudiés avec soin d'abord par Traube qui définit ainsi le pouls bigéminé : « un pouls qui présente, après deux pulsations à peu près normales, une pause plus ou moins longue ». Il ne faut pas oublier cependant qu'il est deux formes de pouls bigéminé qui peuvent être appelées : pouls bigéminé à sommets égaux et pouls bigéminé à sommets inégaux (fig. 32 et 33). Des observa-

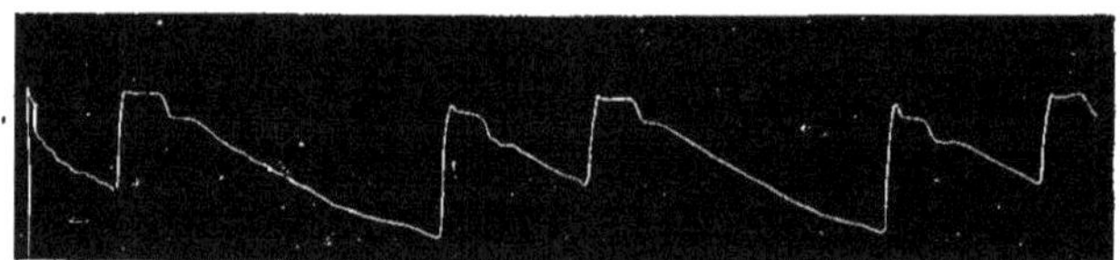

FIG. 32. — *Pouls bigéminé à sommets égaux chez une hystérique.* (Obs. personnelle.)

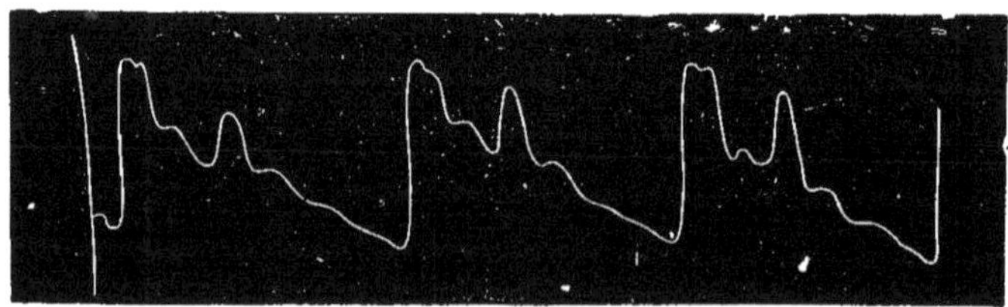

FIG. 33. — *Pouls bigéminé à sommets inégaux* (Obs. personnelle.)

teurs plus récents ont constaté que la pause se produisait plus fréquemment, non pas toutes les deux, mais toutes les trois ou quatre pulsations. Sommerbrodt l'a même vue intercalée entre chaque série de neuf pulsations, de sorte qu'on a un pouls non plus seulement trigéminé, mais même novigéminé (fig. 34, 35 et 36).

La fig. 36 représente une forme rare de pouls trigéminé où la pulsation du milieu est moins élevée que celle qui la précède et celle qui la suit.

Sous le nom de *pouls alternant,* Traube a décrit un sous-genre du pouls bigéminé, qui, selon lui, est caractérisé par la succession régulière de pulsations fortes et faibles, chaque pulsation forte étant suivie d'une pause plus considérable. Le pouls alternant de Traube est donc en quelque sorte l'inverse du pouls bigéminé à sommets inégaux.

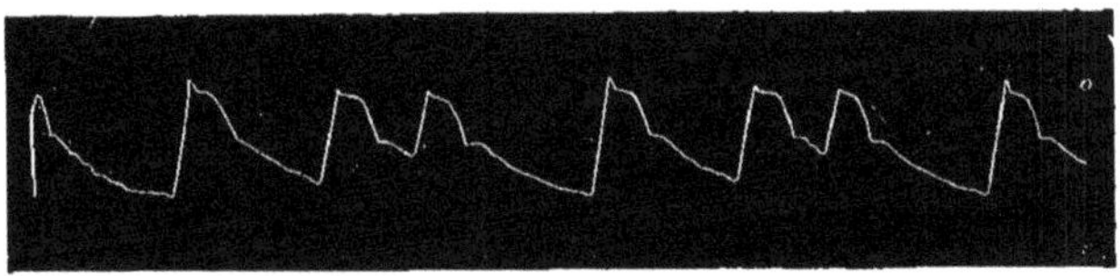

Fig 34. — *Pouls trigéminé à sommets égaux, chez un homme de 61 ans, atteint d'artériosclérose généralisée.* (Obs. personnelle.)

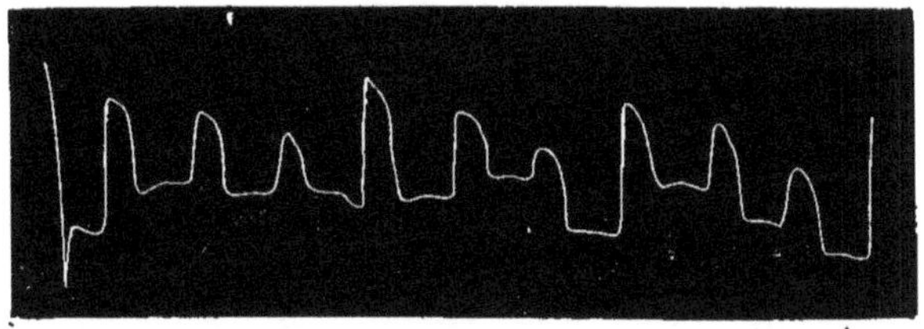

Fig. 35. — *Pouls trigéminé à sommets inégaux chez un ictérique.* (Obs. personnelle.)

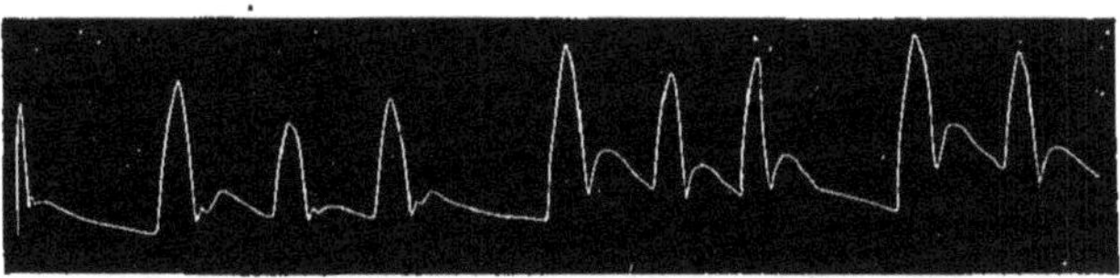

Fig. 36. — *Pouls trigéminé chez un homme de 44 ans, atteint d'insuffisance mitrale et de pleuro-pneumonie fibrineuse.* Température 38°,4 C. (Obs. personnelle.)

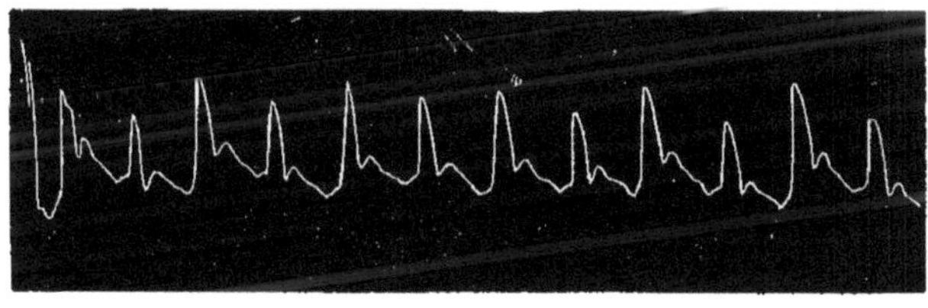

Fig. 37. — *Pouls alternant.* (Obs. personnelle.)

Dans ces derniers temps, Sommerbrodt et Riegel ont essayé de définir le pouls alternant d'une façon plus précise. Ils laissent de côté la pause, et considèrent comme pouls alternant celui où chaque pulsation forte alterne avec une pulsation faible et où cependant chaque élément sphygmique a pour point de départ la même base (fig. 37).

Sous le nom de *pouls alternant double*, Riegel a décrit une variété du pouls alternant qui présente des séries de quatre pulsations, séries formant deux groupes distincts par rapport à l'élévation des pulsations (38)

Traube a cru devoir considérer le pouls bigéminé comme un phénomène de mauvais augure. Cependant de nombreuses observations plus récentes ont montré que, ni le pouls bigéminé, ni le pouls alternant, n'impliquent un pronostic particulièrement défavorable, et que, somme toute, ils ne doivent être considérés que comme de simples irrégularités du pouls. Cela se comprend lorsqu'on voit à de très courts intervalles, et même dans une seule expérience sphygmographique, les pouls bigéminé, trigéminé, alternant et irrégulier, alterner entre eux, et cela chez des personnes se trouvant relativement en bonne santé. Ainsi que l'a montré Knoll par voie expérimentale, la condition pathogénique du pouls bigéminé est l'augmentation de la

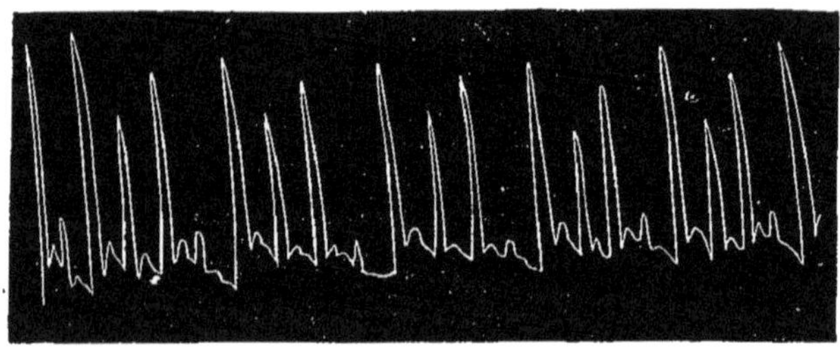

FIG. 38 — *Pouls alternant double d'après* RIEGEL. (*Deutsch Arch. f. klin. Med.*, t. 18. p. 508.)

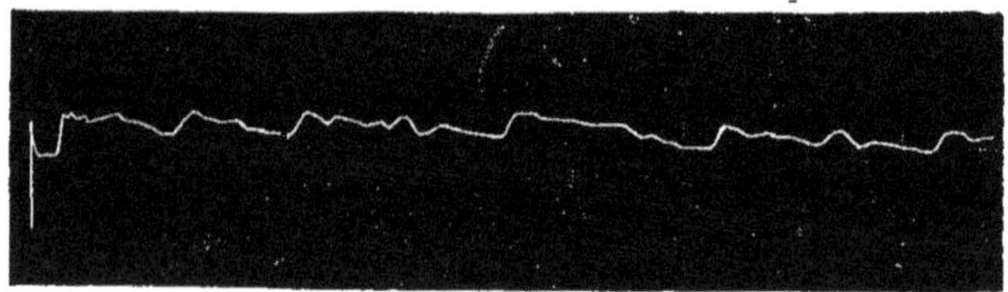

FIG. 39. — *Pouls irrégulier et inégal.*

pression sanguine intra-cardiaque. Dans tous les cas où il y a disproportion entre la force du muscle cardiaque et le travail qui lui incombe, que les causes premières consistent en altérations valvulaires, myocardites ou irritations du centre vaso-moteur, on peut constater le pouls bigéminé. De cette façon, on devra considérer ce dernier comme un signe d'insuffisance de travail du cœur, les résistances étant augmentées.

Autant le pouls allorythmique se rapproche au point de vue étiologique du pouls arythmique ou irrégulier, autant ils diffèrent l'un de l'autre lorsqu'ils sont représentés graphiquement. Et cela se comprend, car dans le *pouls irrégulier*, tout caractère périodique du courant sanguin fait défaut. Fréquemment, le pouls irrégulier possède en même temps les propriétés du pouls inégal, exemple la fig. 39.

Les affections, où il faut s'attendre à l'apparition d'un pouls irrégulier et fréquemment aussi, d'après ce qui vient d'être dit, d'un pouls allorythmique, sont évidemment de nature très variable. L'émotion seule, telle que la provoque un examen médical, suffit dans bien des cas pour déranger le rythme du pouls. L'irrégularité et l'allorythmie du pouls sont fréquentes dans les lésions cardiaques de tous genres, notamment dans les lésions vasculaires lorsqu'il y a asystolie. Parfois, il s'agit également de maladies du système nerveux central ou d'altérations du pneumogastrique. On observe encore ces caractères du pouls dans les pyrexies, et plus spécialement un peu avant ou un peu après la crise, chez les anémiques et pendant la convalescence. Une irritation intense de la peau, telle que celle produite par les bains froids, peut rendre le pouls irrégulier, de même que certains poisons, le café, le thé ou le tabac par exemple. Enfin, l'irrégularité du pouls peut encore être engendrée par de la gêne de la respiration, le simple arrêt des mouvements respiratoires et les phénomènes d'involution propres à la sénilité.

Il est évident que tous ces cas ne reconnaissent pas la même pathogénie ; il s'agit tantôt de troubles de l'innervation centrale, tantôt de désordres de l'innervation périphérique.

CHAPITRE IV

EXAMEN DES ORGANES DE LA RESPIRATION

Remarques anatomiques.

Dans l'examen des organes respiratoires, on a recours à l'inspection, à la palpation, à la percussion et à l'auscultation. Tout examen de malade qui omet l'une de ces diverses méthodes d'investigation, est incomplet et par cela même sujet aux plus grossières erreurs de diagnoctic. On fera bien également d'employer ces divers moyens d'exploration dans l'ordre où nous venons de les énumérer. Cette recommandation a sa valeur, parce que chacun d'eux peut fournir des indices très importants pour l'examen qui vient après, et qu'on peut arriver ainsi plus rapidement et plus sûrement à établir le diagnostic.

Pour obtenir des résultats certains dans l'exploration, non seulement des organes respiratoires, mais de tous les organes thoraciques et abdominaux, il faut que celui qui explore possède un certain nombre de connaissances d'*anatomie clinique*. Le praticien dépourvu de ces notions est plus embarrassé encore que le chirurgien qui entreprend une opération dans la profondeur sans avoir le moindre soupçon du trajet des vaisseaux et des nerfs les plus importants. Car tandis que ce dernier ne peut, avec un peu d'attention, laisser échapper l'artère mise à nu et animée de battements, ainsi que le tronc nerveux facilement reconnu à sa brillante couleur nacrée, le médecin n'a à sa disposition aucun de ces points de repère.

Tout d'abord, il faut bien se convaincre que l'anatomie du chirurgien et celle du médecin sont essentiellement différentes l'une de l'autre, et cette différence peut s'exprimer mathématiquement d'une manière aussi facile que précise. Au chirurgien, l'anatomie réelle, stéréométrique ; au médecin au contraire l'anatomie superficielle, géométrique. Tout organe sous sa forme naturelle présente de l'intérêt pour le premier ; le second s'occupe spécialement des figures de projection que fournissent à la superficie du thorax et de la cavité abdominale les divers organes qui y sont contenus. Cela tient à ce qu'avec les procédés d'exploration dont dispose le médecin, il ne peut pénétrer qu'à une médiocre profondeur, et que les parties seules des organes deviennent accessibles à l'investigation qui sont situées immédiatement au-dessous des parois thoraciques et abdominales, ou qui n'en sont séparées que par une très mince couche de tissu.

Pour ne pas se perdre dans l'étendue de surface qu'occupe la périphérie extérieure des poumons, on fera bien de prendre pour point de repère certaines cavités ou saillies naturelles, ou encore certaines lignes bien déterminées. Les surfaces pulmonaires ne sont évidemment pas liées aux limites anatomiques du thorax, car tandis que le poumon se termine en bas à de notables distances au-dessus du bord inférieur du thorax, son sommet dépasse l'ouverture supérieure de la cage thoracique et atteint la région inférieure du cou.

La région qui correspond à la surface antérieure des poumons présente comme départements naturels la fosse ou creux sus-claviculaire, la région sous-claviculaire et les espaces intercostaux.

La *fosse ou creux sus-claviculaire* est importante parce qu'elle représente l'espace où est logée la face antérieure du sommet du poumon. Elle a la forme d'un triangle limité en bas par la clavicule, en dedans par le bord externe du sterno-cléido-mastoïdien et en dehors par le bord externe du trapèze. E. Seitz a montré qu'en cet endroit on peut déterminer par la percussion la présence du point le plus élevé du sommet du poumon à 3-5 cent. au-dessus de la clavicule.

Le *creux sous-claviculaire* est borné en haut par la clavicule, en dehors par le bord antérieur du deltoïde et en bas par le bord inférieur du grand pectoral. Sa partie supéro-externe présente une dépression tout à fait particulière que l'on désigne sous le nom de *dépression de Mohrenheim*. Cette dépression, d'une forme à peu près triangulaire, est limitée en bas par la réunion des bords correspondants des muscles deltoïde et grand pectoral, et en haut par le tiers moyen de la clavicule, qui, en ce point, est absolument dépourvue de muscles. Chez beaucoup d'individus le bord inférieur du grand pectoral forme une saillie très appréciable sous la peau, de sorte qu'immédiatement au-dessous, et en rapport exact avec sa direction, l'on constate un sillon plus ou moins prononcé. Ce sillon porte le nom de *sillon de Sibson* et est surtout très marqué chez les hommes fortement musclés, dont la peau est pauvre en tissu adipeux. Un pannicule graisseux extrêmement développé peut le masquer complètement. Ce fait et la proéminence marquée des seins expliquent pourquoi on ne rencontre pas ce sillon chez les femmes.

Pour la détermination des *espaces intercostaux*, on s'en tiendra à ce que Fr. Conradi appelle, d'après le clinicien français Louis, l'*arête de Louis*. Cet angle correspond au point de réunion du manubrium et du corps du sternum : ce point offre, chez l'individu maigre, l'aspect d'un bourrelet passant transversalement sur le sternum, visible sous la peau, et qui, chez tous les sujets, se présente sous l'aspect d'une barre transversale à voussure antérieure, que l'on sent facilement et nettement à travers les téguments. Lorsqu'on embrasse l'arête de Louis avec l'indicateur et le médius et qu'on la suit de dedans en dehors, ces doigts circonscrivent, des deux côtés, la deuxième côte au-dessus et au-dessous de laquelle se trouve naturellement le premier et le deuxième espace intercostal. La manière la plus facile de compter de haut en bas les côtes, et par conséquent les espaces intercostaux, consiste à prendre chaque côte entre le pouce et l'index, en suivant une ligne verticale que l'on suppose passer par le mamelon (ligne mammaire). Les débutants sont enclins à compter les côtes en suivant le sternum. Un coup d'œil rapide sur le squelette montre l'insuffisance de ce procédé, parce qu'à cet endroit les cartilages costaux, surtout les inférieurs, se succèdent à si peu de distance et sont reliés entre eux d'une façon si intime par des ligaments, que la délimitation exacte en devient difficile et incertaine.

En prenant comme point de départ la première côte, on ferait preuve de peu d'expérience ; car la plupart du temps cet os est situé profondément et caché par la clavicule, de telle façon qu'il est à peine possible de l'atteindre avec les doigts.

Les *lignes thoraciques* destinées à la localisation des foyers morbides et tirées artificiellement le long de chacune des moitiés antérieures de la cage thoracique, ont pour point de départ la ligne médiane. Cette ligne médiane est censée passer verticalement par le milieu de l'os sternal. A côté d'elle, on trouve la ligne sternale qui longe les bords droit et gauche du sternum. Plus en dehors, on rencontre la ligne parasternale droite et gauche, qui est perpendiculaire au milieu d'une ligne reliant le bord sternal au mamelon. A son extrémité supérieure, cette ligne divise la clavicule à la limite du tiers interne avec le tiers moyen. La ligne mammaire est celle qui, partant de la clavicule, se dirige verticalement en bas en passant par le mamelon. Elle correspond, au niveau de la clavicule, à la réunion du tiers moyen avec le tiers externe. La limite extrême de la moitié antérieure du thorax est constituée par la ligne axillaire antérieure. Cette ligne est figurée par une verticale tracée à partir du bord inférieur du grand pectoral, à l'endroit où commence la paroi latérale de la cage thoracique (fig. 40).

La ligne mammaire exige une remarque spéciale. On sait que le sein offre chez les femmes, et notamment chez les femmes d'un certain âge qui ont eu des enfants, une facilité considérable de déplacement et de déviation. Ce fait aurait pour conséquence des variations de position très prononcées de la ligne mammaire et partant de la ligne parasternale. Aussi est-il nécessaire de bien déterminer la situation normale du mamelon. D'après les recherches de Luschka, qui concordent d'ailleurs avec les mensurations de Momberger, le mamelon, chez l'homme, se trouve le plus souvent entre la 4e et la 5e côte, à environ 10 centim. de la ligne sternale. Quelquefois il est situé sur la 5e ou la 4e côte ; très rarement dans le 5e espace intercostal. Chez la femme au contraire, la distance moyenne entre la ligne sternale et la ligne mammaire est un peu plus forte, 11 centim. et, de plus, le mamelon est situé le plus souvent au-devant de la 5e côte. Cette distance, il est vrai, n'est pas toujours la même des deux côtés et le mamelon droit notamment se trouve rejeté fréquemment d'un centimètre en dehors. Assez souvent, le mamelon de ce côté est également plus élevé de 0,5 à 1 centim. que celui du côté gauche. Dans les cas doutenx, on peut prendre pour guide le point de réunion du tiers externe avec le tiers moyen de la clavicule ; la verticale partant de ce point sera la ligne mammaire vraie.

Les *surfaces latérales du poumon* s'identifient avec les parois latérales du thorax, et sont situées entre les lignes axillaires antérieure et postérieure. La ligne axillaire antérieure descend du bord inférieur du grand pectoral, verticalement, le long de la paroi latérale du thorax, tandis que la postérieure prend naissance au bord inférieur du grand dorsal et suit une direction parallèle à sa congénère. L'espace compris entre ces deux lignes est divisé en deux moitiés, l'une antérieure et l'autre postérieure, par une ligne parallèle aux deux premières et appelée ligne axillaire moyenne. Pour la mensuration des hauteurs, on a recours aux espaces intercostaux, dont la numération se fait en recherchant les côtes à leur face antérieure et en

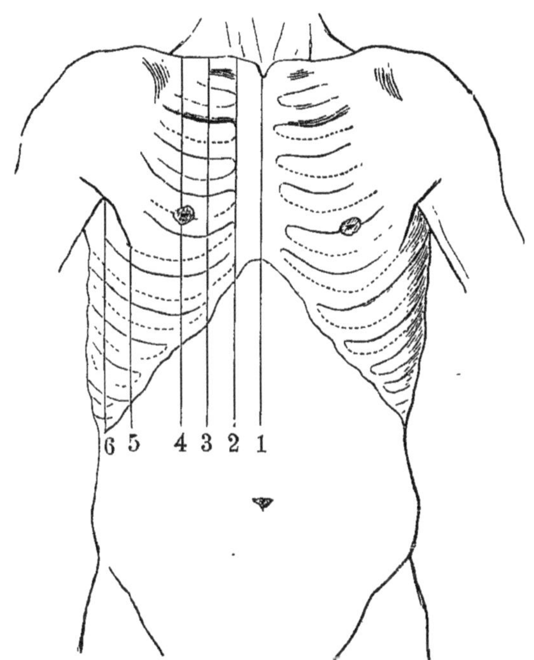

FIG. 40. — *Partie antérieure du thorax avec les lignes thoraciques.*

1. Ligne médiane. — 2. Ligne sternale. — 3. Ligne parasternale. — 4. Ligne mammaire. — 5. Ligne axillaire antérieure. — 6. Ligne axillaire médiane.

suivant leur direction, avec le pouce et l'index, jusque dans la région latérale de la cage thoracique.

Pour se retrouver à la *face postérieure pneumo-thoracique*, on prend pour point de repère l'omoplate. En raison de sa grande mobilité, il est nécessaire de lui assigner une position déterminée et cette position est celle qu'elle occupe lorsque les bras pendent verticalement le long du corps. En ce cas, l'espace recouvert par le scapulum est limité en haut par le premier espace intercostal et descend en bas jusqu'au niveau de la septième, quelquefois de la huitième côte.

Comme points de repère naturels et excellents pour la localisation, nous avons, à la face postérieure du thorax, les fosses sus et sous-épineuses, les espaces sus, inter et sous-scapulaires.

Les limites des *fosses sus et sous-épineuses* n'ont pas besoin d'une description détaillée, car elles coïncident avec les limites anatomiques bien connues de ces parties.

L'*espace sus-scapulaire* mérite une considération spéciale parce qu'il loge la surface postérieure des sommets pulmonaires. Il est peu étendu et comprend à peu près la portion du premier espace intercostal situé immédiatement à côté du rachis. Son point le plus élevé atteint le niveau de l'apophyse épineuse de la 9e vertèbre cervicale qui, en raison de sa saillie prononcée, se sent facilement si elle ne se voit pas et qui porte pour ce motif le nom de vertèbre proéminente. En bas, l'espace sus-scapulaire est limité par le bord supérieur de l'omoplate et son prolongement vers le rachis ; en dedans, par la colonne vertébrale et, en dehors, par le bord externe du trapèze.

L'*espace interscapulaire* est constitué par la région qui s'étend entre les bords internes de chaque omoplate. La largeur varie suivant le niveau ; sa plus grande étroitesse correspond à la partie supérieure, sa plus grande largeur à la partie inférieure. A ce dernier endroit, au niveau de l'angle du scapulum, la distance entre la ligne vertébrale et le bord interne de l'omoplate est d'environ 9 cent. chez l'adulte.

L'*espace sous-scapulaire* comprend toute la surface du thorax située au-dessous de l'omoplate. En haut, une ligne horizontale passant par l'angle de l'omoplate, en bas le bord inférieur du thorax, le rachis en dedans et la ligne axillaire postérieure en dehors, constituent ses limites. La ligne scapulaire, qui est représentée par une verticale passant par l'angle du scapulum, partage cet espace en deux moitiés interne et externe.

Pour la détermination de la hauteur, on se sert, à la partie postérieure de la poitrine, des apophyses épineuses des vertèbres. Le point de départ de la numération est formé par la septième cervicale. Parfois ce n'est pas une seule, mais trois apophyses épineuses qui proéminent ; dans ces cas ce sera toujours celle du milieu qui correspondra à la septième cervicale ou vertèbre proéminente.

Si l'on s'est donné la peine de dessiner sur le vivant les espaces et lignes dont nous venons de parler, on se convaincra aisément que grâce à eux on peut arriver à une localisation des plus exactes, et que l'intelligence des descriptions s'en trouve considérablement facilitée.

1. — Inspection des organes respiratoires.

Les organes respiratoires étant renfermés dans la poitrine, l'inspection ne peut évidemment fournir à leur égard que des résultats indirects. L'expérience nous apprend que telle ou telle affection du parenchyme pulmonaire, des bronches ou de la plèvre, se manifeste par des signes extérieurs déterminés, ce qui permet de conclure de l'apparition de ces derniers à l'existence des premières. Pour la poitrine, l'inspection permet d'étudier : la forme du thorax, les mouvements respiratoires, et la fréquence de la respiration (1).

A. — *Valeur diagnostique de la forme du thorax.*

Les expériences physiologiques prouvent déjà à elles seules qu'il existe un certain rapport entre la forme du thorax et l'*état du parenchyme pulmonaire*. On sait, en effet, que les poumons occupent les deux moitiés de la cage thoracique sans interposition d'air et que par conséquent ils suivent toute modification respiratoire de cette cage elle-même. Lorsqu'on incise un espace intercostal, l'air atmosphérique pénètre dans la cavité pleurale ; im-

(1) Nous croyons, avec Barth et Roger, que l'*inspection de la poitrine* doit comprendre aussi l'*inspection des téguments* thoraciques. L'examen de la peau peut donner en effet des résultats qui ne sont pas à négliger.

La peau de la région sternale, mate et lisse chez les individus sains, est luisante, grasse, et souvent couverte de pustules d'acné chez les *arthritiques ;* elle est flasque, mince, et d'une teinte jaune paille, chez les *cancéreux;* dans la *phtisie* avancée, elle est sèche, squameuse et pulvérulente, et parfois elle présente les taches irrégulières, couleur café au lait, du pityriasis versicolor, d'où l'ongle détache facilement une mince pellicule épidermique. La partie latérale du thorax, gauche ou droite, est le siège de prédilection du *zona*, et c'est par l'inspection que l'on reconnaît aussitôt la cause d'un point de côté simulant une pleurodynie ou une pleurésie. Un léger œdème de la peau, limité à un seul côté, est presque toujours l'indice d'une suppuration profonde; quand il se manifeste chez un pleurétique, il doit faire supposer que l'épanchement a subi la transformation purulente (Barth et Roger).

On devra aussi rechercher les *vergetures du thorax* sur lesquelles Thaon, Gimbert, Gilbert, Troisier et Ménétrier ont récemment appelé l'attention. Elles siègent d'ordinaire à la partie postéro-inférieure du thorax, et sont parallèles aux espaces intercostaux. Elles s'observent chez les adolescents, au cours de la pneumonie franche, de la pneumonie tuberculeuse, de la phtisie vulgaire, du pneumothorax. Elles sont situées sur le thorax du *côté opposé à la lésion*, et sont l'effet d'une distension exagérée de la peau et de l'éraillure mécanique de ses parties profondes, particulièrement de la rupture des fibres élastiques (Troisier et Ménétrier). Gilbert explique leur production comme il suit : « L'on peut supposer que l'âge jeune prédispose aux vergetures parce qu'il comporte une vulnérabilité très grande de la peau et une dilatabilité extrême de la cage thoracique. L'on doit admettre que les affections pulmonaires et pleuro-pulmonaires les occasionnent et les localisent sur le côté sain du thorax, parce qu'elles immobilisent le côté qu'elles frappent, parce qu'elles entraînent une diminution du champ respiratoire, et conséquemment un jeu compensateur du côté sain » (*Archives générales de médecine*, 1887).

Enfin, on ne devra jamais négliger l'inspection et la palpation combinées de la région sus-claviculaire, en vue de rechercher l'*adénopathie sus-claviculaire*. Celle-ci est parfois d'un précieux secours pour le diagnostic. Elle est surtout un signe de cancer thoracique (poumon, œsophage) ou abdominal (estomac, duodénum, pancréas, foie, rein, capsules surrénales, utérus, ovaire). L'adénopathie sus-claviculaire, signe d'un cancer latent de l'abdomen, particulièrement de l'estomac, a été signalée par Henoch, Charcot, et récemment étudiée par Jaccoud, Troisier et Belin. Dans ces cas l'adénopathie est formée par des ganglions mobiles, durs, bosselés, indolores, sans réaction inflammatoire, et elle siège surtout à *gauche*. En dehors du cancer, on peut observer l'adénopathie sus-claviculaire dans la phtisie, la lymphadénie, la syphilis. Mais en général, ces causes d'adénopathie sont facilement reconnues au lit du malade.

médiatement le poumon s'affaisse. Ce fait montre que les poumons se trouvent distendus dans le thorax au delà de leur état d'équilibre et que partout ils exercent, sur la face externe du thorax, une aspiration continue de dehors en dedans, aspiration dont la valeur a été déterminée récemment par Donders et Perls à l'aide du manomètre. Donc les changements d'élasticité du tissu pulmonaire ou, ce qui revient au même, les changements dans la force de traction qui agit incessamment sur la face interne du thorax, s'accompagnent de changements dans la forme de la poitrine. Citons comme exemple l'*emphysème pulmonaire*, où la diminution d'élasticité du poumon amène nécessairement une dilatation du thorax. Au contraire, toute diminution de volume du poumon provoquera une diminution d'amplitude du thorax aux points correspondants, parce qu'autrement il existerait entre la surface pulmonaire et la paroi interne du thorax un espace vide d'air.

Dans d'autres cas, ce sont des *affections de la plèvre* qui donnent naissance à des modifications de forme du thorax. Il est clair qne l'accumulation de liquide dans la cavité pleurale ne peut se réaliser que par le refoulement du poumon en dedans et du thorax en dehors. L'épanchement gazeux intrapleural produira les mêmes effets, parce qu'alors la force de traction du poumon est amoindrie sinon supprimée.

Il est enfin un troisième groupe de déformations thoraciques qui sont engendrées par *altérations primitives du squelette*. Il s'agit tantôt d'anomalies congénitales, tantôt de difformités acquises à la suite de maladies constitutionnelles. Comme les poumons s'adaptent à toutes les déviations de forme de la cage thoracique, on comprend facilement que ces dernières ne demeurent pas sans réaction sur l'intégrité et l'aptitude fonctionnelle du tissu pulmonaire. W. A. Freund a assigné à ces déviations une importance tout à fait exceptionnelle, en essayant de démontrer par une série d'observations fort minutieuses que, pour beaucoup de cas, et notamment pour les cas héréditaires de tuberculose et d'emphysème pulmonaire, c'était la déformation du squelette thoracique qui était le fait primitif, et la lésion pulmonaire seulement le fait secondaire.

Au point de vue étiologique, on pourrait d'une façon superficielle diviser les diverses formes du thorax en forme pulmonaire, pleurale et constitutionnelle. Mais en pratique cette division n'est pas possible pour tous les cas; pour les influences constitutionnelles notamment, les opinions sont tellement divergentes que la première chose à faire, c'est d'abandonner le principe d'une division étiologique. En outre, dans certains cas d'anomalie de forme du thorax, il faut, ainsi que nous le verrons dans les chapitres qui vont suivre, faire entrer en ligne de compte le cœur, les organes logés dans le médiastin, et enfin le foie ou la rate.

Dans l'examen de la forme de la poitrine, il importe de veiller à une bonne position et à un bon éclairage du malade. S'agit-il d'explorer la partie antérieure, le malade se couchera dans le décubitus dorsal ; quant à l'exploration des parties latérales et postérieure, elle exige la position assise sinon la station debout. Il faudra éviter à tout prix le moindre déplacement artificiel engendré soit par une mauvaise position, soit par une négligence dans la tenue du corps. La lumière devra être vive et tomber directement sur la poitrine. Tout éclairage maladroitement disposé, toute ombre inégalement répartie sur la surface à examiner, expose à des erreurs et à de fausses conclusions. L'explorateur lui-même devra toujours se placer bien en face de la poitrine à explorer, parce qu'avec un éclairage latéral et oblique, l'un des côtés du thorax peut paraître facilement de dimensions moindres que son congénère.

L'inspection doit toujours porter également sur des régions symétriques, parce qu'ainsi l'œil apercevra nettement les difformités les moins apparentes. Celui qui, à force d'examiner avec beaucoup de soin, possède une grande habileté dans l'inspection de la poitrine, trouvera dans son regard exercé un instrument que rien ne peut remplacer, pas même les appareils de mensuration les plus fins et les plus exacts.

Le squelette thoracique présente l'aspect d'un cône aplati devant et derrière, à sommet tronqué, et à large base. Cet aspect est modifié par l'adjonction des parties molles de telle façon que c'est précisément la partie supérieure du cône thoracique qui, grâce aux nombreux muscles qui la garnissent, acquiert le plus grand développement. L'aplatissement des faces antérieure et postérieure persiste quand même, il est vrai, de sorte qu'à la section transversale le thorax ressemble à un haricot, dont le hile regarde en arrière, la colonne vertébrale correspondant à la portion la plus concave de ce hile. Immédiatement au-dessous des clavicules la face antérieure de la poitrine commence à présenter une voussure, et cette voussure atteint son maximum à peu près au niveau du mamelon. En arrière, on ne sera pas étonné de trouver une légère déviation de la colonne vertébrale vers la droite, déviation qui atteint la partie supérieure de la colonne dorsale et est en rapport avec l'usage prédominant de la main droite ; chez les droitiers en effet la musculature du côté droit l'emporte sur celle du côté gauche.

Toute anomalie de forme du thorax se manifeste par des dilatations, des rétrécissements ou des combinaisons irrégulières de ces deux modifications. Nous avons donc à distinguer la forme ectasique, la forme rétractée et la forme irrégulière du thorax. Il s'y rattache une série de subdivisions selon que les difformités atteignent les deux, ou l'un des côtés, ou encore certaines régions circonscrites de la poitrine.

Thorax ectasique ou dilaté.

L'*emphysème pulmonaire* est l'affection où l'on observe le plus fréquemment l'*ectasie bilatérale du thorax*. Un thorax ainsi dilaté porte encore le nom de thorax inspiratoire permanent ou en tonneau (fig. 41). Il est caractérisé par l'augmentation de dimensions de tous ces diamètres, mais surtout du diamètre sterno-vertébral. En même temps, toutes ses faces paraissent plus arrondies, et sa coupe transversale se rapproche de la forme circulaire. Cette déformation est due à une plus forte voussure du sternum en avant, à une augmentation de courbure d'avant en arrière de la colonne vertébrale et à un arrondissement plus prononcé des côtes sur la totalité de leur trajet. Les modifications sont surtout apparentes aux parties supérieure et moyenne de la poitrine, d'où cette conformation du thorax en fût ou en tonneau. Il est plus rare de voir la dilatation répartie également sur toute la hauteur.

L'aspect des creux sus-claviculaires est variable; la dépression est parfois à peine diminuée de profondeur ; parfois elle a disparu complètement ; parfois enfin elle est transformée en voussure. Généralement le sterno-mastoïdien est très développé et très saillant, tandis que le cou paraît raccourci et élargi. Les espaces intercostaux semblent élargis aussi ; la dépression qui leur correspond a disparu dans la partie supérieure de la poitrine ; elle est très peu profonde à la partie inférieure. Pendant les mouvements respiratoires, on n'observe qu'une excursion limitée de la cage thoracique ; au plus fort de l'expiration elle-même, le thorax semble encore être en état d'inspiration, d'où son nom de thorax inspiratoire permanent.

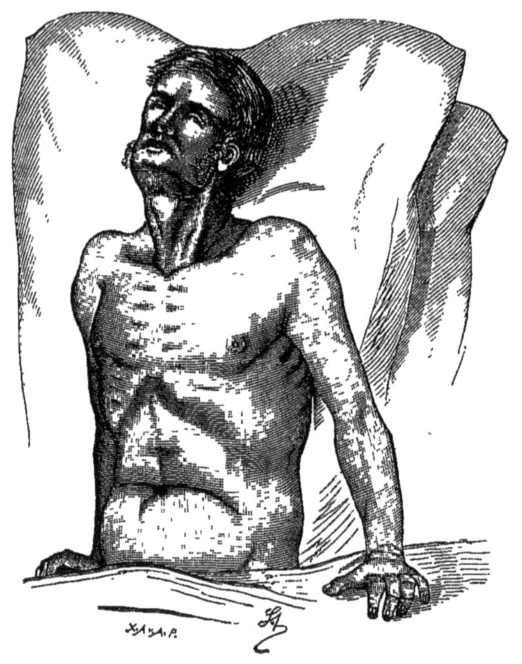

FIG. 41. — *Thorax en tonneau de l'emphysème pulmonaire.* (Obs. personnelle.)

La forme de thorax que nous venons de décrire est tellement caractéristique qu'à elle seule elle suffit parfois à l'édification du diagnostic probable d'emphysème pulmonaire. Il ne faut pas croire pourtant que tout emphysème pulmonaire engendre de l'ectasie thoracique. Ce n'est pas seulement l'intensité de la maladie qui exerce son influence sur le développement de la difformité en question, mais encore le plus ou moins de résistance du squelette ; en cas de cartilages costaux ossifiés et rigides il peut parfaitement arriver que l'emphysème se produise très intense bien que le thorax ne soit pas dilaté.

L'*ectasie thoracique unilatérale* ne s'observe que rarement à la suite d'affection du poumon. On la rencontre dans l'emphysème pulmonaire unilatéral, qui se développe le plus souvent dans le cas où l'autre poumon est gêné dans ses fonctions et a besoin de secours. Dans la *pneumonie fibrineuse*, ce genre de dilatation peut survenir lorsque la phlegmasie a envahi tout un poumon. Traube en a publié un magnifique exemple. Dans les cas de ce genre, la genèse de la déformation est facile à saisir ; en effet, on comprend très bien que le poumon, dans ces conditions, cherche à occuper un espace plus considérable et qu'il ne peut y parvenir qu'aux dépens

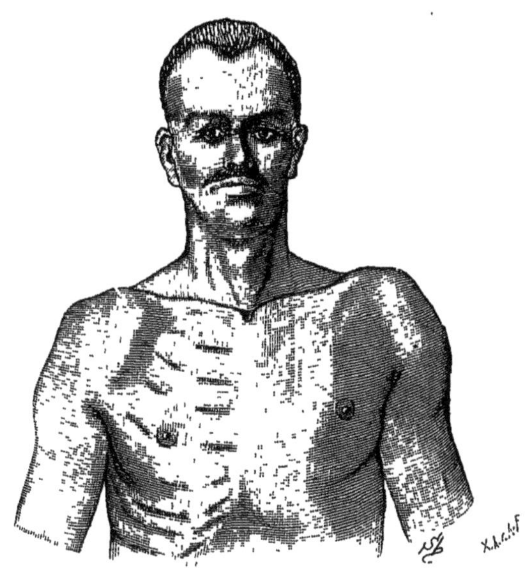

FIG. 42. — *Dilatation unilatérale du thorax dans une pleurésie avec épanchement du côté gauche.* (Obs. personnelle.)

d'une dilatation du côté correspondant de la poitrine. J'ai vu plusieurs fois des ectasies unilatérales dans des cas de *tumeurs du poumon*, alors que la plus grande partie du parenchyme s'était transformée en tissu néoplasique.

Les *maladies de la plèvre* sont une cause fréquente d'ectasie unilatérale du thorax, aussi bien le *pneumothorax* que l'*épanchement liquide* intrapleural. Dans les deux cas évidemment, le degré de dilatation dépend de l'intensité de l'affection primitive. S'il s'agit d'un exsudat pleurétique abondant, le thorax présente les signes caractéristiques suivants (fig. 42) : le côté où siège l'épanchement est augmenté suivant tous ses diamètres. Les espaces intercostaux semblent élargis, aplanis, ils peuvent même devenir saillants, si la musculature est peu développée.

Ces modifications sont prononcées surtout dans les segments postérieurs des derniers espaces intercostaux, parce qu'en ce point l'exsudat est plus abondant et la pression exercée par lui plus considérable. Du côté malade, la distance entre les lignes mammaire et médiane est plus grande que du côté sain; le mamelon est presque toujours situé un peu plus haut aussi que du côté sain. Enfin la colonne vertébrale présente une convexité plus ou moins fortement accentuée du côté de l'épanchement. Ces symptômes sont d'autant plus marqués que la pression du liquide retentit, non plus seulement sur les poumons et le thorax, mais encore sur des organes voisins et déplace ceux-ci de leur situation normale. Lorsque l'exsudat siège du côté droit, le cœur est refoulé à gauche et le foie de haut en bas; lorsqu'il occupe le côté gauche, le cœur est dévié à droite et la rate repoussée de haut en bas (1).

On observe l'*ectasie circonscrite* du thorax lorsqu'une partie des facteurs étiologiques indiqués jusqu'à présent, exercent leur influence non pas sur toute la surface pulmonaire, mais seulement sur un segment plus ou moins étendu de cette surface.

C'est le cas, du reste relativement rare, de l'emphysème pulmonaire circonscrit. Il s'agit alors le plus souvent d'une dilatation des portions du thorax antérieures et supérieures, et au voisinage de la ligne médiane, parce que c'est précisément dans les parties du poumon correspondant à ces régions que l'emphysème partiel se développe habituellement. L'ectasie partielle du thorax peut encore être le résultat d'épanchements pleurétiques peu abondants ou enkystés, de pneumothorax enkystés également, ou encore de tumeurs de la plèvre lorsqu'elles végètent vers l'extérieur.

Une mention spéciale doit être accordée à ces voussures circonscrites qui se développent quelquefois dans le cours d'une *pleurésie purulente* et qui sont les avant-coureurs menaçants d'une perforation et d'une irruption au dehors (empyème de nécessité). Dans ces cas le mode et le lieu de développement ne sont pas sans importance. Tout d'abord on est frappé de l'aspect de la peau qui, sur un espace circonscrit, est pâle, lisse et brillante. A-t-on recours à la palpation, on voit que le doigt laisse derrière lui des dépressions cutanées qui sont le signe d'un œdème partiel des téguments. Bientôt la peau œdématiée commence à rougir et en même temps elle fait saillie. Si la nature de la lésion n'a pas été reconnue encore, et si on s'en tient à l'expectation, la saillie s'ouvre à son sommet et le pus apparaît au dehors. Le point perforé se trouve le plus souvent dans le cinquième espace

(1) Il existe une maladie que M. Grancher désigne sous le nom de *spléno-pneumonie*, dans laquelle on constate tous les signes stéthoscopiques d'un vaste épanchement pleural, bien que cet épanchement fasse défaut. Il s'agit là probablement d'une congestion pulmonaire à forme de pleurésie (Queyrat). Or dans la spléno-pneumonie, le thorax ne sera pas dilaté. On peut s'en assurer à l'aide du *procédé du cordeau* de Pitres. A l'état normal, une ligne, menée au milieu de la fourchette sternale au pubis, coupe le sternum en deux moitiés symétriques. Dans l'épanchement pleural le thorax subit une rotation autour du rachis du côté sain (thorax oblique ovalaire de Peyrot) et le sternum se déplace vers le côté malade. Dans la spléno-pneumonie, le procédé du cordeau montrerait qu'il n'y a pas de déplacement du sternum.

intercostal, entre la ligne mammaire et la ligne axillaire moyenne (1). N'oublions pas de dire que les abcès péripleuraux, d'ailleurs très rares, engendrent eux aussi des voussures partielles analogues de la cage thoracique. Wunderlich, Billroth, Bartels et tout récemment Riegel en ont publié des observations. Il s'agissait d'une collection purulente qui siégeait en dehors de la cavité pleurale entre le feuillet costal et la paroi thoracique elle-même. La plupart du temps, l'œil constate certains signes extérieurs qui différencient l'abcès pleurétique de l'abcès péripleural. Tandis que dans la pleurésie purulente, on observe une dilatation plus régulière des espaces intercostaux, dans l'abcès péripleural l'espace intercostal seul est dilaté qui correspond à la tumeur; ceux situés au-dessus de lui sont au contraire rétractés par suite du refoulement des côtes. D'après Walshe, les cavernes pulmonaires, lorsqu'elles atteignent la périphérie du poumon, peuvent amener la dilatation partielle de la paroi thoracique avoisinante.

Dans les ectasies thoraciques circonscrites fréquemment observées, il faut ranger celles qu'on rencontre en cas de *péricardite*, en cas d'*augmentation de volume du cœur*, des organes contenus dans le *médiastin* (anévrysme de l'aorte), du *foie* ou de la *rate* (2). Nous ne leur consacrerons pas ici d'étude spéciale. Nous abandonnerons de même à la chirurgie les dilatations consécutives au phlegmasies, aux extravasations ou aux néoplasmes des os, des cartilages, des muscles ou des téguments du thorax.

Thorax rétracté.

La *rétraction bilatérale du thorax* fait partie du cortège des signes caractéristiques de cette forme de thorax qu'on appelle ausssi forme phtisique, paralytique ou expiratoire permanente. Elle est toujours, à quelques exceptions près, de nature congénitale et s'observe notamment chez les membres des familles où la phtisie pulmonaire est un héritage transmis de père en fils. Eu égard à l'aptitude restreinte d'excursion que possède cette forme de thorax, on comprend facilement que la ventilation pulmonaire est gênée et que de ce fait le développement de la phtisie pulmonaire se trouve considérablement favorisé. Aussi doit-on surveiller même les personnes dont le thorax phtisique n'est pas un héritage congénital. Dans ces cas, plus que partout ailleurs, on constaterait la justesse de l'opinion de Freund qui admet que la prédisposition à la phtisie ne réside pas primitivement dans le tissu pulmonaire, mais dans certaines déformations du thorax, notamment

(1) Dans ce cas, on dit qu'il y a empyème de nécessité parce que la pleurotomie s'impose immédiate.

(2) Dans le cas d'ascite, de tympanite, de tumeur abdominale, d'hépatomégalie, de splénomégalie et en général toutes les fois que le diaphragme est refoulé en haut, la cage thoracique est encore symétriquement dilatée, mais l'ampliation porte exclusivement sur les parties inférieures; les hypochondres sont évasés et les espaces intercostaux rétrécis, les excursions respiratoires, presque abolies en bas, sont très amples dans la région costale supérieure (Barth et Roger).

le raccourcissement et l'ossification précoce des cartilages costaux supérieurs.

Le *thorax paralytique* est remarquable surtout par son peu d'épaisseur; il semble aplati outre mesure sur sa face antérieure. Les espaces intercostaux sont élargis; on peut les suivre dans la totalité de leur trajet, grâce à la minceur de la peau et à sa pauvreté en tissu adipeux (fig. 43). Les dépressions thoraciques antérieures et supérieures sont plus profondes qu'à l'état normal; on réussit très facilement à reconnaître, sous la peau délicate, au niveau du creux sus-claviculaire, le trajet de certains muscles. Les extrémités acromiales des clavicules, ainsi que les épaules, proéminent plus avant que les extrémités sternales. A la partie postérieure du thorax, on voit très souvent le bord interne des omoplates soulevé et éloigné de la face dorsale, de sorte qu'on peut introduire les doigts plus ou moins avant

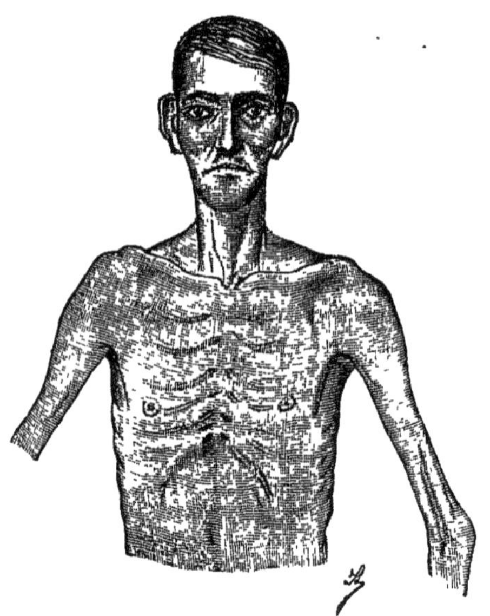

Fig. 43.— *Thorax de phtisique.* (Obs. personnelle.)

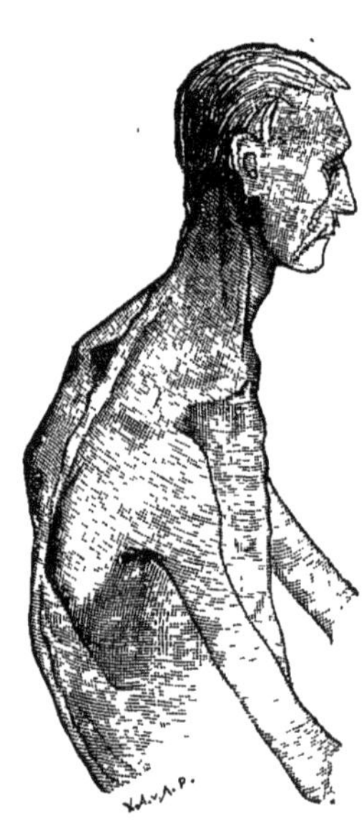

Fig. 44. — *Le même vu de profil.*

sous la face profonde de l'os. On a désigné cette particularité sous le nom de *scapulæ alatæ* (fig. 44). Engel en accuse un état de faiblesse du muscle grand dentelé; il rapporte également l'élargissement des espaces intercostaux à la paralysie des muscles intercostaux, ce qui a fait donner à la forme de thorax dont il est question le nom de thorax paralytique. Le thorax paralytique est incapable de mouvements respiratoires étendus; au plus fort de l'inspiration même, ses diamètres augmentent si peu qu'il semble toujours être en état d'expiration, d'où le nom de thorax expiratoire permanent qui lui a été donné.

La *rétraction unilatérale du thorax* s'observe après la résorption d'*épanchements pleurétiques* ayant duré longtemps et dans l'atrophie pulmonaire, telle qu'elle se développe quelquefois à la suite de phlegmasies chroniques du poumon. Le premier de ces deux facteurs étiologiques est le plus fréquent.

Lorsqu'un exsudat pleurétique arrive à être résorbé, le thorax ne pourra naturellement reprendre sa forme primitive que si la résorption marche de pair avec le retour à l'état normal du poumon jusque-là comprimé par l'épanchement, c'est-à-dire avec la substitution à ce dernier de tissu pulmonaire normal. Lorsque l'exsudat intrapleural a persisté longtemps, il peut se faire que le poumon ait perdu sa faculté d'expansion. Cela arrive surtout dans les cas où il s'est développé sur le feuillet pulmonaire de la plèvre de nombreuses adhérences et fausses membranes, qui entravent mécaniquement les mouvements du poumon. Dans ces conditions, la résorption de l'épanchement ne peut pas se réaliser autrement que par une rétraction graduelle de la paroi thoracique, rétraction qui suit les progrès du processus de résorption et qui rend possible le contact absolument indispensable de la face interne du thorax avec la superficie du poumon. Les mêmes modifications se produisent, lorsque l'exsudat au lieu de se résorber spontanément fait irruption vers l'extérieur ou se fraie une voie à travers le tissu pulmonaire et les bronches.

Les déformations de ce genre sont très accentuées surtout chez les enfants dont le thorax est très flexible et cède facilement. Chez eux, il y a plus d'espoir d'une guérison progressive que chez les adultes, et souvent des exercices respiratoires bien compris amènent un retour de la cage thoracique à sa configuration normale.

Dans la forme plus rare de thorax rétracté qui est la manifestation de l'atrophie du poumon, les mêmes facteurs mécaniques se trouvent en jeu. Là aussi, la diminution de l'espace thoraco-pulmonaire n'est possible que par le refoulement de dehors en dedans de la paroi thoracique par la pression atmosphérique ; autrement il faudrait qu'il se développât entre la plèvre costale et la plèvre pulmonaire un espace vide d'air.

Pour la description détaillée du thorax rétracté unilatéral (1), nous nous tiendrons à la forme qui se réalise habituellement après la résorption d'un épanchement pleurétique (fig. 45 et 46). Comparé au côté opposé, le côté malade paraît diminué dans tous ses diamètres ; les espaces intercostaux y sont plus étroits ; quelquefois les bords costaux sont juxtaposés et pour les côtes inférieures, il peut arriver qu'elles se trouvent imbriquées à la façon de tuiles, de telle sorte que la côte supérieure recouvre une portion de celle qui est située immédiatement au-dessous d'elle. Nous avons déjà dit que le mamelon du côté malade se trouvait plus rapproché de la ligne moyenne que celui du côté sain. La face postérieure de la poitrine présente également des changements frappants dans sa configuration. Le rachis est plus ou moins dévié et présente une courbure dont la concavité regarde le côté malade ; en même temps l'épaule est abaissée du côté malade et plus rapprochée de la colonne vertébrale que du côté sain. Souvent l'angle et la

(1) Voyez l'unique figure du *Traité de l'auscultatian médiate* de Laënnec.

moitié inférieure du bord interne de l'omoplate sont un peu soulevés au-dessus de la surface du dos (1).

La rétraction du thorax exerce une certaine influence sur la situation des organes voisins. Tandis que pendant la durée de l'épanchement ils s'étaient vus refoulés du côté sain, il peut arriver, après guérison, qu'ils se trouvent attirés d'une façon exagérée dans la portion rétractée du thorax pour combler, le cas échéant, le trop de place restant. Lorsque l'altération frappe le côté droit, on trouve le foie remonté et le cœur repoussé à droite. Lorsque

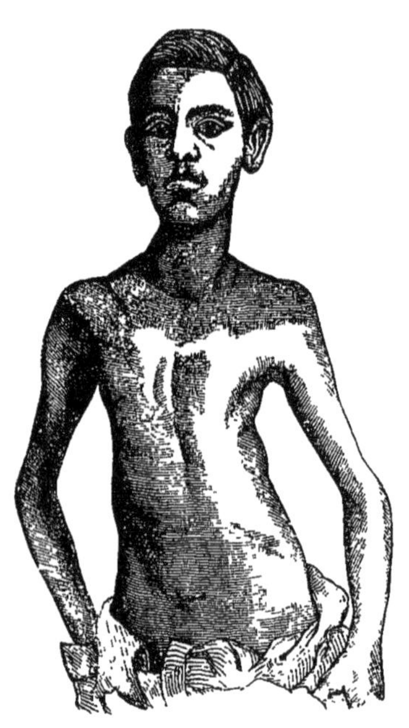

Fig. 45. — *Rétraction unilatérale du thorax après résorption d'un épanchement pleurétique.* Vu de face. (Obs. personnelle.)

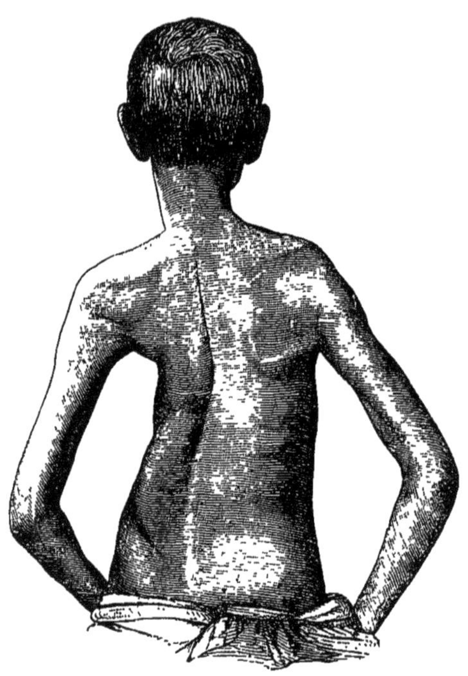

Fig. 46. — *Le même vu de dos.*

c'est le côté gauche qui a été malade, le cœur est dévié énormément vers la région axillaire gauche et sa pointe peut être fortement portée en haut en raison de l'ascension du diaphragme. Ces divers déplacements supposent évidemment une mobilité absolue de ces organes. Or cette mobilité n'existe pas dans tous les cas, car il peut arriver que les organes refoulés du côté opposé par l'épanchement contractent des adhérences inflammatoires avec leur domicile normal, adhérences qui les y fixent définitivement. Ce phénomène frappe surtout lorsqu'il s'agit du cœur, et notamment après une pleurésie gauche ; dans la rétraction du côté gauche du thorax, on peut voir en effet la pointe du cœur battre non pas à gauche, mais à droite du sternum.

(1) La genèse de cette déformation pleurétique ne doit pas être exclusivement attribuée à la pression atmosphérique. D'après Desplats (de Lille), il faut tenir compte de l'atrophie musculaire qu'on observe toujours du côté de l'épanchement. Cette atrophie est comparable à celle qui accompagne la plupart des arthropathies.

Les *rétractions thoraciques partielles* ont une importance diagnostique extrême, surtout quand elles frappent les portions supérieures du thorax. A cet endroit, on les observe presque exclusivement dans la *tuberculose*. Elles ont d'autant plus de valeur qu'elles sont unilatérales. Unilatérales, elles sont également plus apparentes. Lorsque la rétraction atteint les deux côtés, le manubrium sternal est fortement attiré en dedans et son point de réunion avec le corps, l'arête de Louis, est très nettement accentuée. Les rétractions des portions thoraciques inférieures sont plus rares. Elles peuvent être le résultat de ces atrophies pulmonaires qui s'accompagnent de dilatation des bronches ; parfois aussi elles sont produites par des processus pleurétiques, non seulement par des épanchements circonscrits résorbés après une longue durée, mais encore par des pleurésies sèches, ayant duré longtemps, et s'étant accompagnées d'adhérences circonscrites avec la superficie du poumon (fig. 47).

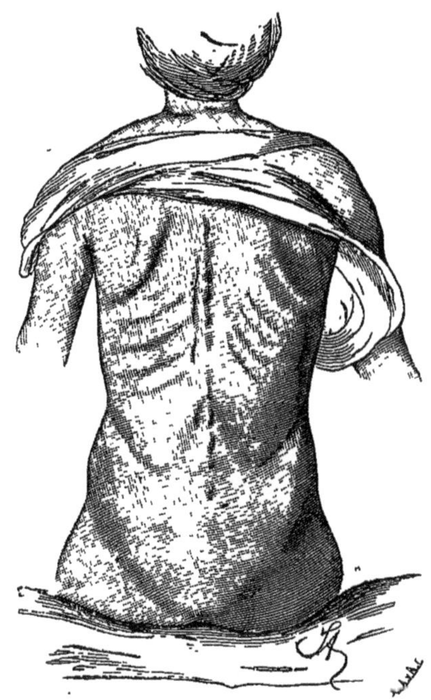

Fig. 47. — *Rétraction partielle de la portion postéro inférieure droite du thorax dans un cas de bronchectasie avec atrophie du poumon.* (Obs. personnelle.)

Il ne faut pas confondre la rétraction thoracique d'origine tuberculeuse avec les dépressions sous-claviculaires, ordinairement très prononcées, qui sont le résultat de l'absence congénitale, le plus souvent du côté droit, d'un segment plus ou moins considérable du grand pectoral. Hyrtl, de Ziemssen, Bäumler, Ebstein, Eulenburg ont publié des observations de ce genre. Moi-même j'ai traité un homme, fortement musclé d'ailleurs, auquel il manquait les deux pectoraux (grand et petit) du côté droit. Cette anomalie n'avait occasionné aucun trouble fonctionnel ni diminué la force musculaire, puisque cet individu, d'ailleurs droitier, appartenait à la profession de portefaix, c'est-à-dire chargeait et déchargeait des bateaux frétés de grains. De Norden et Riegel ont observé un cas identique ; chez leur malade, l'absence de pectoraux était même bilatérale. Quelquefois on rencontre un creux très prononcé localisé au niveau de l'appendice xiphoïde. Il est le plus souvent acquis et se développe notamment chez les ouvriers dont le métier exige qu'ils appuient fréquemment leur ouvrage contre le cartilage ensiforme. Il se rencontre surtout chez les cordonniers, ce qui a fait donner à cette anomalie le nom de *thorax du cordonnier* (fig. 48).

C'est le moment de mentionner une forme particulière de rétraction thoracique qui se manifeste par une dépression marquée du sternum, surtout dans son segment inférieur, et de la région épigastrique avoisinante. Cette dépression peut atteindre une profondeur de 7 cent. (fig. 49). Ebstein a proposé de désigner le thorax ainsi conformé sous le nom de *thorax infundi-*

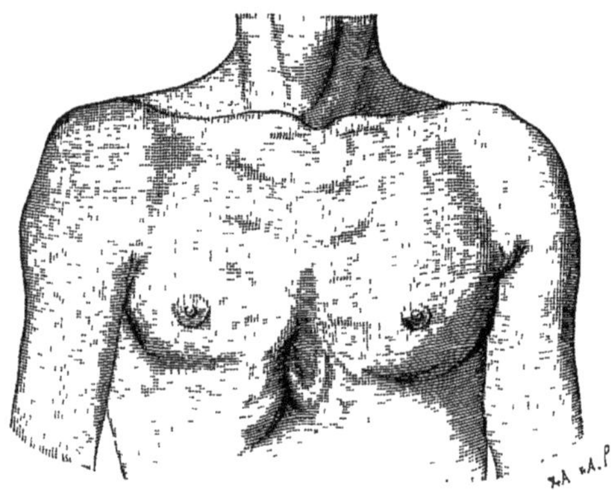

Fig. 48. — *Thorax de cordonnier.* (Obs. personnelle.)

buliforme ou en entonnoir. Les premières observations de cas de ce genre ont été publiées par de Luschka et Flesch. Dans ces six dernières années, j'ai rencontré cette anomalie chez cinq individus du sexe masculin; on l'observe également chez la femme ainsi que le prouve une observation due à Ebstein. Dans tous les cas connus jusqu'à présent, la constatation fut purement fortuite.

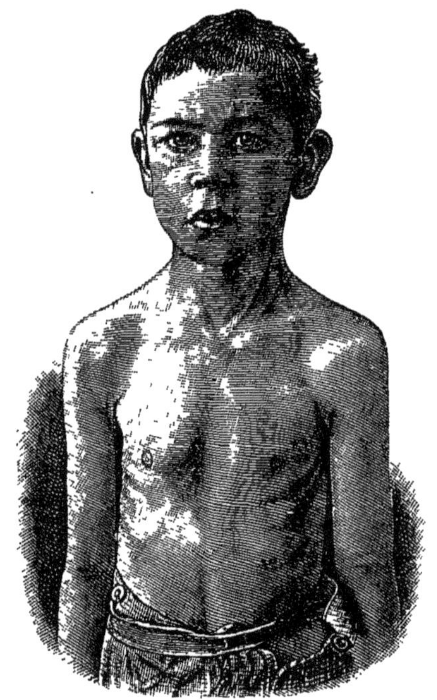

Fig. 49. — *Thorax infundibuliforme chez un garçon de 12 ans.* (Obs. personnelle. Clinique de Zurich.)

Il semble qu'il y ait deux formes de thorax infundibuliforme, une forme congénitale et une forme acquise. Zuckerkandl et récemment Ribbert prétendent que la première est due à ce que le menton du fœtus refoule violemment en dedans le segment inférieur du sternum; Hagman pense même à la possibilité d'une pression analogue de la part des talons. Quant à Ebstein, il en accuse des troubles dans le développement de l'os sternal. Dans certaines familles, le thorax en entonnoir est héréditaire; et dans ces cas on a remarqué à diverses reprises que les autres membres de ces familles, et même les individus atteints de cette anomalie, présentaient des affections psychiques, de l'épilepsie ou d'autres difformités. Le garçon que représente la fig. 49

est issu d'une famille où les névroses sont héréditaires et est lui-même microcéphale et idiot.

Thorax irrégulier.

Ces irrégularités de forme du thorax existent généralement en cas de *déformation de la colonne vertébrale et du squelette thoracique*. Dans la courbure anomale du rachis en arrière (cyphose) il est clair que le diamètre antéro-postérieur de la poitrine est considérablement augmenté, tandis que dans la courbure anomale en avant (lordose), le contraire a lieu. Géné ralement les deux courbures se combinent en ce sens qu'une cyphose vient pour ainsi dire compenser une lordose et réciproquement. Des incurvations latérales de la colonne vertébrale (scoliose) exercent, elles aussi, une certaine influence sur la conformation de la poitrine; et dans ces cas, ce sont moins les diamètres antéro-postérieurs que les diamètres transversaux du thorax qui sont modifiés. Du côté vers lequel est tourné la convexité de la scoliose, les dimensions de la cage seront diminuées. La plupart du temps, la scoliose s'accompagne de déformations irrégulières des deux moitiés du thorax; souvent le sternum lui-même a une direction oblique et présente son extrémité inférieure dirigée du côté que regarde la convexité de la scoliose.

Quoi qu'il en soit, il faut que le parenchyme pulmonaire s'adapte toujours aux difformités du thorax. Pour ce motif, et à cause des entraves apportées à l'excursion des côtes, les individus frappés de ces lésions sont exposés à des dangers sérieux. Et dans ces conditions, les maladies du poumon réclament un traitement très prudent et un pronostic très réservé (1).

On observe des déformations considérables du thorax dans la maladie anglaise, le *rachitisme*. Les premières consistent en saillies anormales à la limite des côtes et de leurs cartilages. Ces saillies sont longues et ovales; elles sont très visibles parfois lorsque la peau est mince et pauvre en pannicule graisseux. En suivant ces saillies de haut en bas, on les voit former de chaque côté du sternum une ligne dirigée de haut en bas et de dedans en dehors. On a comparé ces petites tumeurs, que l'on se représentait unies entre elles par un cordon, à un chapelet, et créé la dénomination particulière de *chapelet rachitique* (fig. 50).

Plus tard, les extrémités antérieures des côtes s'infléchissent d'une façon spéciale; il se produit un creux sur les parties latérales, dans un espace limité par les lignes parasternale et axillaire postérieure. L'incurvation

(1) Chez les bossus, la petitesse des poumons, la difficulté de la dilatation thoracique et l'insuffisance respiratoire qui en résulte amènent une hypertrophie du cœur droit. Aussi la plupart des bossus périssent-ils d'asystolie, quand une affection intercurrente des voies respiratoires, parfois une simple bronchite, ne vient pas causer l'asphyxie. Celle-ci se développe d'autant plus facilement que les conditions de la circulation pulmonaire sont très précaires (MARFAN. Observation pour servir à l'étude du pronostic de la bronchite chez les bossus. *Arch. de médecine*, sept. 1884).

atteint surtout les côtes moyennes, tandis que les cartilages costaux inférieurs présentent une courbure en dehors et en haut extrêmement apparente. Lorsque l'incurvation est très marquée, le sternum proémine fortement en avant, et il en résulte une forme de thorax que l'on a nommée *poitrine en carène ou de poulet, pectus carinatum seu gallinaceum.* Tandis que la section transversale du thorax normal présente dans le premier âge une forme à peu près carrée, le thorax rachitique a la forme d'une poire dont la partie effilée correspond au sternum. On constate fréquemment sur ce sternum des incurvations anormales ; le manubrium est fortement attiré en arrière, tandis que le corps et l'appendice xiphoïde font saillie en avant. De ce qui précède, il résulte que le diamètre antéro-postérieur est raccourci dans le segment supérieur et allongé dans le segment inférieur, tandis que le diamètre transversal et le diamètre vertical n'offrent partout que des dimensions très faibles.

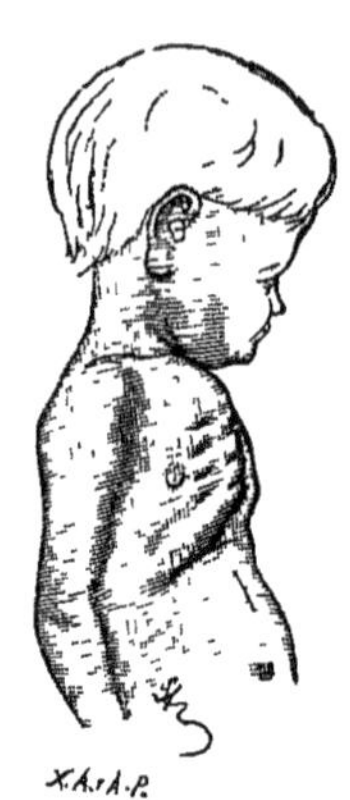

Fig. 50. — *Thorax rachitique avec saillie des têtes des cartilages costaux.* (Obs. personnelle.)

Les saillies et enfoncements des côtes, de la clavicule, et plus rarement du scapulum, ne donnent lieu qu'à des déformations peu importantes. Il en est tout autrement pour les incurvations si fréquentes de la colonne vertébrale qui augmentent considérablement les difformités créées par le rachitisme.

B. — *Valeur diagnostique des mouvements respiratoires.*

Type respiratoire.

La respiration se manifeste à la vue par certains mouvements rythmiques du thorax qu'on appelle mouvements respiratoires. Le poumon sain s'associe absolument à la dilatation inspiratoire du thorax qui rend possible la pénétration de l'air atmosphérique dans les organes de la respiration. Avec la rétraction expiratoire de la cage thoracique, le volume des poumons diminue, de sorte qu'une portion de l'air inspiré surchargé d'acide carbonique est chassé au dehors. Le jeu rythmique continu des mouvements inspiratoire et expiratoire du thorax représente le signe extérieur de la respiration ; lorsque ce jeu cesse et avec lui l'échange gazeux dans les voies aériennes, la continuation de la vie devient impossible.

Dans le chapitre précédent déjà, nous avons montré qu'en raison de leur situation et de leurs rapports avec la paroi thoracique, les poumons sont obligés de suivre exactement tout mouvement du thorax. Cette loi ne souffre d'exceptions que quand l'extensibilité du parenchyme pulmonaire est gênée. Et alors on observe pour ainsi dire le phénomène opposé, c'est-à-dire que le thorax est obligé de s'adapter au degré d'extensibilité de la substance pulmonaire. Cette description sommaire montre par quel moyen on peut utiliser pour le diagnostic les anomalies des mouvements de la respiration.

En laissant de côté la respiration normale, qui servira naturellement de point de départ pour toutes les autres considérations, nous aurons à étudier, au point de vue du diagnostic : le type respiratoire, les rétractions inspiratoires, les voussures expiratoires, l'intensité des mouvements respiratoires, leur rythme, enfin la difficulté de la respiration (dyspnée objective).

La respiration normale n'exige l'entrée en jeu que d'un petit nombre de muscles, eu égard à l'extrême importance physiologique de cette fonction. La force de ces muscles est utilisée essentiellement pour l'inspiration, car la rétraction expiratoire du thorax est un processus plutôt physique qui est obtenu à l'aide des viscères abdominaux comprimés par l'inspiration et par les efforts du squelette thoracique à revenir à l'état de repos.

A l'inspiration normale prennent part notamment les muscles intercostaux internes et externes et le diaphragme. Les deux premiers groupes, de l'avis presque unanime des auteurs modernes, agissent comme élévateurs des côtes et produisent un agrandissement de la cage thoracique suivant les diamètres antéro-postérieur et transversal. Cela est facile à comprendre si l'on se rappelle que les côtes considérées comme partant de la colonne vertébrale, ont une direction de haut en bas et d'arrière en avant. Si l'on se représente maintenant les côtes élevées dans leur segment antérieur et ayant par conséquent un trajet à peu près partout horizontal, on voit que cela n'est possible que si le sternum s'est éloigné de la colonne vertébrale, c'est-à-dire si le diamètre antéro-postérieur est augmenté. Comme en même temps il se produit une légère torsion des côtes autour de leur axe longitudinal, le diamètre transversal du thorax se trouve agrandi également. La contraction du diaphragme et partant l'aplanissement de la convexité de ce muscle qui proémine dans la cage thoracique réalisent l'augmentation de dimension du diamètre vertical. Et cette réalisation provoque naturellement une augmentation dans la pression à laquelle sont soumis les viscères abdominaux : d'où la voussure inspiratoire que présente la paroi abdominale antérieure.

Il est évident que pendant l'exécution des mouvements respiratoires, il se produit des changements de rapport entre la surface pulmonaire et la face interne du thorax. Chez les lapins dont on a mis à nu le feuillet costal mince et transparent de la plèvre, on peut, ainsi que l'a montré Donders, suivre de l'œil ces variations. Et l'on voit alors qu'à l'inspiration le feuillet pleural pulmonaire se meut de haut en bas et d'arrière en avant, tandis que le feuillet costal glisse le long de son congénère en sens absolument inverse. Grâce au revêtement endothélial lisse qui tapisse les surfaces juxtaposées de la plèvre, grâce encore au degré d'humidité de ces dernières, le frottement possible est réduit à un minimum tel qu'il échappe complètement à l'exploration. Il faut ajouter que ces déplacements ne se produisent pas à un égal degré dans tous les points de la périphérie des poumons. Il faut considérer, comme à peu près fixes et immobiles, les sommets des poumons quant aux mouvements de haut en bas, et les bords postérieurs quant aux déplacements d'arrière en avant.

La participation prépondérante soit du diaphragme, soit des muscles intercostaux, à l'acte inspiratoire, constitue ce que l'on a coutume d'appeler le type respiratoire. Suivant que la prépondérance est acquise au premier dans la respiration, ou que ce sont les muscles intercostaux qui provoquent la dilatation thoracique inspiratoire, ou enfin que les deux facteurs y prennent une part égale, on distingue un type abdominal, costal ou costo-abdominal.

Le *type respiratoire chez l'individu bien portant* est en rapport avec le sexe et l'âge. La loi qui se rapporte au sexe est celle-ci : l'homme a une respiration abdominale et la femme une respiration costale. En effet, chez cette dernière, ce sont les segments supérieur et moyen du thorax qui participent le plus activement aux mouvements respiratoires, tandis que chez l'homme on constate surtout la dilatation inspiratoire des parties inférieures de la cage thoracique et notamment la voussure inspiratoire des parois abdominales. On a tenté de traduire ces faits en disant que chez l'homme la respiration progressait de bas en haut, et chez la femme de haut en bas. Il ne faut pas omettre de mentionner que chez la femme, probablement pour aider encore à l'élévation des côtes, les muscles inspirateurs normaux s'augmentent des scalènes antérieur et moyen qui ne prennent pas la moindre part à la respiration chez l'homme sain.

On a longuement discuté au sujet des rapports existant entre le type respiratoire et le sexe. On a cru en trouver la raison exclusivement dans cette considération que le diaphragme est le vrai muscle respirateur, mais que ce muscle se trouve entravé dans sa mobilité par l'action rétrécissante du corset féminin, ce qui exige le concours des muscles intercostaux. On a cité comme preuves les cas où des hommes qui portaient des corsets par coquetterie, avaient acquis d'une façon permanente le type respiratoire costal. Donders cite comme exemple un cavalier qui, par coquetterie, avait l'habitude de porter une ceinture très serrée, et qui acquit ainsi le type respiratoire féminin. Quoique cette observation démontre qu'à l'aide de certains moyens artificiels on peut changer à volonté le type de la respiration, il est d'autres cas qui prouvent que la constriction par le corset ou une ceinture n'est pas l'unique cause de la diversité du type respiratoire suivant les sexes. Déjà Hutchinson et Walshe ont montré que des jeunes filles n'ayant jamais porté de corset présentaient malgré cela la respiration costale, quoique celle-ci soit moins accentuée par exemple chez des paysannes. Boerhaave et Hutchinson en accusent la grossesse qui gêne la mobilité du diaphragme; en tous cas, il faudrait, dans ces conditions, admettre comme cause, chez les nullipares et les femmes n'ayant jamais fait usage de ces objets de toilette, des facteurs héréditaires et d'accommodation. Une explication plausible est celle qui s'appuie sur une augmentation de la flexibilité des côtes, augmentation qui facilite chez la femme et chez l'enfant l'action des muscles intercostaux. Les différences sexuelles du type respiratoire sont, il faut le dire, moins accentuées pendant le sommeil et ne se rencontrent généralement pas chez les animaux. Mosso prétend que le sommeil diminue le mouvement inspiratoire du diaphragme et augmente au contraire la respiration thoracique proprement dite.

Le type respiratoire normal est également en rapport avec l'*âge*. Beau et Maissiat ont insisté les premiers sur le type essentiellement abdominal que présente la respiration chez les garçons et les fillettes jusqu'à l'âge de sept ou huit ans. Ce n'est qu'après cette époque que la différence sexuelle commence à se montrer. On a rapporté ce fait à la faiblesse des muscles intercostaux, trop grande chez la fillette pour pouvoir dès la naissance présider à la respiration qui ne devient costale qu'ultérieurement.

Les *altérations morbides du type respiratoire* se traduisent de deux façons, ou bien par le renversement de ce type ou bien par le développement extraordinaire d'une forme respiratoire normale en elle-même. On comprend aisément que c'est la première de ces altérations qui frappera le plus fortement l'attention. Chez l'homme, elle résultera principalement d'affections du diaphragme est des viscères abdominaux ; chez la femme, le renversement du type respiratoire sera dû, avant tout, à des maladies douloureuses des organes intrathoraciques. Il est à peine nécessaire d'insister sur les causes de ces phénomènes. Si les mouvements du diaphragme se trouvent entravés ou supprimés par une accumulation anormale de gaz dans les anses intestinales (météorisme), par des tumeurs d'organes abdominaux, par des épanchements liquides dans la cavité péritonéale, par des plegmasies douloureuses du péritoine, par la paralysie du nerf phrénique qui préside aux mouvements du diaphragme, il faut l'intervention des muscles intercostaux pour entretenir la ventilation des poumons. La pleurésie diaphragmatique peut également chez l'homme produire le type respiratoire costal, parce que les malades évitent instinctivement et autant que possible les mouvements si douloureux du diaphragme. De même quand le cœur a subi une hypertrophie considérable et notamment lorsqu'il existe un épanchement péricardique abondant, le type respiratoire se trouve renversé, et cela parce que le diaphragme est tellement surchargé que son excursion en est entravée.

Les conditions mécaniques qui engendrent chez la femme le type respiratoire abdominal, à la suite d'affections douloureuses des organes intrathoraciques, sont encore faciles à prévoir. L'on a affaire, dans ces cas, presque exclusivement à des phlegmasies de la plèvre, puisque les maladies du parenchyme pulmonaire et des bronches ne s'accompagnent pas de sensations douloureuses. Dans ces phlegmasies, la femme évite tout mouvement étendu des côtes, parce que ce mouvement exaspérerait les douleurs ; en même temps, pour réduire au minimum les troubles de la respiration, elle fait appel à l'activité anormale du diaphragme.

Dans tous les cas mentionnés ci-dessus, il n'est pas rare de rencontrer un type passager et pour ainsi dire transitoire, le type costo-abdominal.

Quant au type respiratoire qui, tout en étant normal, présente une accentuation extraordinaire, il met en cause les mêmes facteurs étiologiques que nous venons d'énumérer ; seules les relations causales sont renversées.

Ainsi, chez la femme, le développement du type costal sera spécialement favorisé par les affections des viscères abdominaux, du diaphragme et du cœur, en raison de la gêne du diaphragme plus grande encore qu'à l'état normal; chez l'homme, au contraire, ce sont les affections douloureuses des organes thoraciques qui donnent naissance à un type abdominal encore plus marqué, car dans ce cas, les mouvements costaux sont d'instinct évités le plus possible.

Rétractions thoraciques inspiratoires. Tirage.

Si l'on suit du regard les mouvements respiratoires d'un homme sain et pas trop obèse, on reconnaîtra facilement que dans la respiration calme les espaces intercostaux s'aplanissent pendant l'inspiration et viennent se placer au niveau de la surface externe des côtes. Dans l'état normal, elles ne proéminent jamais au delà. Il en est tout autrement dans l'inspiration forcée à dessein. Dans les espaces intercostaux inférieurs, environ à partir de la 4e côte et notamment dans les régions latérales du thorax, on s'aperçoit aisément que le début de l'inspiration est marqué par une rétraction très nette qui ne disparaît et ne se transforme en voussure que pendant les deux derniers tiers de l'acte inspiratoire. Cette forme de *rétraction physiologique inspiratoire* est surtout prononcée chez les individus qui ont des espaces intercostaux larges et qui, à la suite de maladies de quelque durée, sont débilités et émaciés. Dans certains cas assez rares, où le grand pectoral surtout se distinguait par de l'amaigrissement et de l'amincissement, j'ai constaté le même phénomène sur les espaces intercostaux supérieurs. Les meilleurs sujets d'observation sont les individus auxquels il manque des segments plus ou moins considérables du grand pectoral. Ziemssen, Bäumler, Berger et de Norden, et Riegel ont fait des recherches dans ce sens. Bäumler a donné la véritable explication du phénomène en disant que grâce à une contraction rapide du diaphragme la pression thoracique se trouve diminuée transitoirement, avant que les muscles intercostaux aient commencé à se contracter eux-mêmes. Plus l'activité des muscles intercostaux sera affaiblie, plus le phénomène en question apparaîtra facilement et nettement.

Les *rétractions inspiratoires pathologiques* du thorax diffèrent déjà des rétractions physiologiques quant à la forme. La rétraction morbide persiste pendant toute la durée de l'inspiration quoiqu'elle puisse s'accentuer d'une façon tout à fait extraordinaire pendant la première moitié de cet acte respiratoire. Ces sortes de rétractions ont une valeur diagnostique très précieuse. En tous les cas, elles indiquent que l'air atmosphérique ne peut pénétrer jusque dans les alvéoles pulmonaires et que partant le poumon ne peut se développer complètement pendant l'inspiration ; de là le refoulement en dedans par la pression atmosphérique extérieure des parties molles du thorax pendant la dilatation inspiratoire au niveau des surfaces pulmonaires correspondantes. Ce phénomène est dû à des causes purement mécaniques et la nature de l'obstacle importe peu : qu'il s'agisse de mucus, de pus, de dépôt fibrineux, de tumeurs, de corps étrangers proprement dits, de tuméfaction de la muqueuse des voies aériennes ou d'affections des vésicules pulmonaires elles-mêmes, la chose est indifférente. Plus l'obstacle à la pénétration de l'air sera considérable, plus les rétractions inspiratoires seront marquées. On les constate surtout très nettement sur le thorax des enfants, ce qui tient à la grande facilité avec laquelle il cède aux influences extérieures. Les rétractions les plus connues chez eux sont celles si prononcées que l'on observe dans la diphtérie laryngée (croup). En tel cas, on voit même la partie inférieure du sternum, le creux épigastrique et le creux sus-sternal se rétracter fortement et se rapprocher du rachis pour ainsi dire jusqu'au contact (*tirage sus et sous-sternal*).

L'étendue des rétractions dépend du siège de l'obstacle. Lorsqu'elles sont réparties également des deux côtés de la poitrine, il faut chercher l'obstacle dans les parties supérieures des voies aériennes, depuis l'épiglotte et les replis ary-épiglottiques, quelquefois plus haut encore, jusqu'à la bifurcation des bronches. Certes, la rétraction bilatérale se rencontre alors que les premières voies sont libres et que l'obstacle siège dans les deux grosses bronches; seulement, dans ce cas, on constatera la plupart du temps une certaine différence dans l'intensité de la rétraction de chacun des côtés.

Les rétractions réparties uniformément sur un seul côté du thorax sont l'indice d'obstacles qui siègent dans la grosse bronche correspondante. Au point de vue étiologique, nous avons à considérer ici, en dehors d'accumulations de sécrétions, de corps étrangers, de gonflements de la muqueuse et de rétractions cicatricielles, la compression et la sténose d'origine extérieure. Tels sont les accidents provoqués par l'augmentatien de volume des ganglions bronchiques, les tumeurs du médiastin, les anévrysmes de l'aorte, les épanchements péricardiques ou pleurétiques très abondants.

Les rétractions partielles n'ont évidemment que des causes purement locales. La cause ordinaire est l'oblitération de petits rameaux bronchiques ou des alvéoles pulmonaires eux-mêmes. A ce point de vue il faut accorder une importance spéciale aux rétractions que l'on observe aux parties supérieures du thorax et le plus souvent en avant. Elles constituent un phénomène fréquent dans les altérations tuberculeuses du poumon ; il n'est pas rare de les rencontrer des deux côtés, quoiqu'à un degré inégal de développement.

Voussures expiratoires du thorax.

Les voussures expiratoires du thorax sont plus rares que les rétractions inspiratoires. Dans leur étude, il faut encore différencier nettement les faits physiologiques des phénomènes pathologiques. De Ziemssen a attiré le premier l'attention sur la voussure de chaque espace intercostal en particulier, résultant chez l'homme sain de fortes expirations, exécutées la glotte fermée ou rétrécie, par exemple dans le vomissement, la toux et les efforts. Cette voussure est évidemment engendrée par l'augmentation de la pression intrathoracique. Elle apparaît sous forme d'une saillie dépassant jusqu'à 5 millimètres la surface des côtes; elle est à la fois visible et palpable.

Toutes les voussures expiratoires partielles sont du domaine de la pathologie. On en rencontre dans certains cas d'emphysème pulmonaire où les creux sus-claviculaires sont le siège de protrusions pulmonaires que j'ai vues, dans un cas, atteindre les dimensions du poing. Ces protrusions sont constituées par du parenchyme pulmonaire refoulé de dedans en dehors, de telle sorte que l'on se trouve pour ainsi dire en présence d'une hernie transitoire du poumon. Ces espèces de hernies pulmonaires se produisent plus rarement au niveau des espaces intercostaux. Friedreich en a publié un exemple remarquable. Il s'agissait d'un individu emphysémateux qui, au moment d'une violente quinte de toux, vit apparaître au niveau du 5e espace intercostal droit une saillie herniforme du poumon atteignant le volume d'un œuf de poule.

J'ai rencontré moi-même dans certains cas de phtisie pulmonaire de ces voussures expiratoires circonscrites. Elles étaient en rapport avec de grosses cavernes et étaient limitées toujours au 2e espace intercostal. Comparé à la fréquence de la tuberculose ulcéreuse du poumon, ce phénomène est très rare, et il semble qu'il faille une structure anatomique toute spéciale de la caverne pour amener la protrusion. Chez tous mes malades du moins, le syndrome pathologique consistait en dimensions considérables de la caverne, abouchement de cette dernière avec la grosse bronche restée partout perméable, siège de la caverne immédiatement au-dessous du feuillet pulmonaire de la plèvre, étendue notable de la face antérieure de la caverne tapissée par ce feuillet, épaississement peu prononcé de la séreuse pleurale, adhérence avec le segment correspondant de la plèvre costale, enfin espaces intercostaux larges avec musculature disparue. Loin de nous la pensée de prétendre qu'il faille dans tous les cas la simultanéité de toutes ces conditions pour que le phénomène se produise. Mais en tout cas, le raisonnement théorique montre que ces conditions sont essentiellement favorables à son développement. D'ailleurs W. Gruber a décrit deux cas, où il existait des cavernes dans les sommets des poumons, cavernes qui, dans des mouvements saccadés d'expiration, venaient faire saillie au-dessus des clavicules sous forme de tumeurs arrondies. J'ai vu une fois chez une femme atteinte de dilatation des bronches se développer une de ces hernies pulmonaires à la partie postérieure du lobe inférieur droit.

Il faut ajouter à ce qui précède les considérations concernant l'*augmentation de volume* que présentent, *au moment de l'expiration*, les voussures circonscrites du thorax qui sont le résultat de l'irruption sous la peau qui les recouvre encore d'épanchements purulents pleurétiques. Cette augmentation est marquée surtout lorsqu'on force à dessein l'expiration par la toux ou par un effort. Le fait est aisé à comprendre : l'expiration forcée refoule violemment le pus au dehors à travers le trajet fistuleux. Par conséquent, l'augmentation de volume sera d'autant plus considérable que le pus sera moins épais, l'ouverture de la fistule plus grande et l'expiration plus forte. Lorsque la couche tégumentaire est très mince, il peut arriver qu'à l'occasion d'un effort le pus rompe l'obstacle et fasse irruption au dehors. Pour le diagnostic certain d'un exsudat pleurétique en voie d'élimination au dehors, l'augmentation de volume expiratoire est de grande valeur. Ce signe différencie complètement tous les abcès pleurétiques des collections purulentes extra-pleurales, telles que l'abcès péripleurétique déja mentionné plus haut.

Intensité des mouvements respiratoires.

Dans certaines circonstances, les variations d'intensité des mouvements respiratoires dans les deux côtés du thorax sont absolument physiologiques. Sibson avait déjà montré que la dilatation du côté droit était quelque peu supérieure à celle du côté gauche; et quoique ses résultats aient été obtenus à l'aide d'un instrument spécial de mensuration (le thoracomètre), cela ne veut pas dire qu'à l'œil nu on ne perçoive pas très fréquemment ces sortes de différences. Cette dilatation plus grande à droite est le fait de plusieurs causes se combinant réciproquement, telles que développement musculaire plus prononcé à droite, calibre plus considérable et longueur moins grande de la bronche droite, enfin volume plus marqué du poumon du même côté.

D'ailleurs si les conclusions de Ransome, obtenues à l'aide d'une méthode graphique spéciale, étaient justes, il y aurait également, dans la diversité d'intensité des mouvements respiratoires par rapport aux deux côtés du thorax, des *différences tenant au sexe*. Cet observateur prétend avoir trouvé chez les femmes une prédominance du côté gauche sur le droit et le contraire chez l'homme. Ajoutons que pendant le sommeil, l'intensité des mouvements respiratoires se trouve amoindrie chez tous les individus, probablement parce qu'à l'état de repos absolu la nécessité de respirer a diminué. En revanche, l'intensité est augmentée par l'exercice physique et les excitations de nature psychique.

Les altérations pathologiques de l'intensité des mouvements respiratoires se manifestent par de l'affaiblissement ou l'exagération; au point de vue du siège, elles peuvent être, dans les deux conditions, bilatérales, unilatérales ou partielles.

L'*affaiblissement bilatéral des mouvements respiratoires* se rencontre fréquemment dans l'emphysème pulmonaire; en décrivant la forme emphysémateuse du thorax, nous avons dit que les excursions thoraciques présentaient des variations fort peu accentuées. D'ordinaire, la même chose se constate pour le thorax tuberculeux. Dans les deux cas cependant, les conditions changent lorsqu'il se produit des complications, notamment du catarrhe bronchique. Dans la syncope, on constate aussi une forte diminution de l'intensité de la respiration; la plupart du temps, il existe des rapports proportionnels entre le degré de cette diminution et la profondeur de la syncope. Il peut arriver dans ce cas qu'à l'inspection la respiration paraisse complètement suspendue et qu'il faille chercher d'autres preuves de la persistance de la vie.

La *diminution d'intensité respiratoire unilatérale* s'observe dans les affections bronchiques qui mettent obstacle au libre accès de l'air dans les bronches et partant dans les alvéoles pulmonaires ; car tout obstacle au développement inspiratoire du poumon entrave aussi la dilatation du thorax. Le fait est surtout important et prononcé en cas de corps étrangers ayant pénétré dans la grosse bronche qu'ils obstruent. Uni aux rétractions inspiratoires déjà décrites, il constitue un symptôme très caractéristique dont l'interprétation, eu égard notamment aux données anamnestiques, ne rencontre aucune difficulté. Les maladies du poumon lui-même engendrent également de l'affaiblissement de l'intensité de la respiration. Lorsque les alvéoles d'un poumon sont remplis de masses fibrineuses ou caséeuses, ou qu'il s'est développé dans l'un des côtés des granulations miliaires en quantité bien plus considérable que du côté opposé, on observera constamment de la diminution dans l'intensité respiratoire comparée à celle du côté opposé. Les mêmes résultats sont produits par les processus néoplasiques du tissu pulmonaire et les affections de la plèvre. Dans la pleurésie sèche, les malades savent très rapidement et instinctivement ménager le côté malade lorsqu'il s'agit de respirer. Et cela parce que les déplacements respiratoires de la plèvre enflammée sont extrêmement douloureux. Mais, alors même que la cavité pleurale renferme un exsudat phlegmasique, les mouvements respiratoires sont moins prononcés du côte malade que du côté sain. Grâce à la pression que l'épanchement exerce sur le poumon en dedans et en dehors sur la paroi thoracique, les mouvements respiratoires du côté malade rencontrent un obstacle mécanique. Après la disparition de l'épanchement, la différence d'intensité persiste pendant longtemps, et quelquefois pour la vie. Ce phénomène tient tantôt à des adhérences étendues entre les deux feuillets pleuraux, tantôt à des épaississements et à des dépôts néo-membraneux de la plèvre pulmonaire, accidents favorisés encore par les déformations déjà étudiées du squelette thoracique. Ajoutons enfin que l'affaiblissement unilatéral de la respiration peut être dû également à des altérations osseuses unilatérales du thorax, et à une diminution de forces des muscles respirateurs du même côté. On a prétendu que chez les hémiplégiques, la respiration est en souffrance du côté correspondant à la paralysie (1). J'ai moi-même constaté de l'amoindrissement dans l'intensité des mouvements respiratoires, dans l'atrophie unilatérale des muscles thoraciques, consécutive à une fièvre typhoïde.

Pour la *diminution partielle de l'intensité respiratoire*, il faut tenir compte de toutes les causes que nous avons mentionnées déjà dans ce qui

(1) Lasègue insistait beaucoup sur la paralysie ou la parésie de la moitié thoracique qui correspondait au côté de l'hémiplégie, et il faisait jouer un rôle à ce phénomène dans la genèse des congestions pulmonaires unilatérales que l'on peut observer chez les hémiplégiques.

précède. Mais comme dans les cas qui nous occupent, il s'agit purement de conditions mécaniques, il est clair que le siège des lésions causales est renfermé dans des limites plus étroites. On trouvera ici des obturations, non plus de la grosse bronche, mais de certains rameaux bronchiques, des indurations partielles aiguës ou chroniques du tissu pulmonaire, des épanchements pleurétiques peu abondants, etc. L'affaiblissement de la respiration est d'une grande importance diagnostique, surtout lorsqu'il siège dans les parties supérieures et antérieures de la poitrine. Dans cette région, il devient un symptôme du développement insidieux de tubercules et acquiert une utilité diagnostique considérable notamment au début de la maladie et alors que les altérations physiques grossières font défaut. De ce qui a été dit dans les paragraphes précédents, il résulte que l'affaiblissement circonscrit de l'intensité respiratoire s'accompagne quelquefois de rétraction thoracique partielle et de rétrécissement inspiratoire des espaces intercostaux supérieurs.

L'*augmentation d'intensité des mouvements respiratoires* se rencontrera toutes les fois que l'échange gazeux, entre l'air atmosphérique et le sang dans les capillaires du poumon, se trouvera entravé. Le centre respiratoire étant supposé intact et possédant une excitabilité normale, on peut en quelque sorte juger de l'importance de l'obstacle à la respiration d'après le degré visible de l'exagération des mouvements respiratoires. Cette dernière exige parfois une grande activité musculaire, dont nous parlerons dans le chapitre suivant, à propos des signes de la dyspnée objective. L'augmentation d'intensité est tantôt répartie également sur les deux côtés de la poitrine ; tantôt elle est unilatérale; tantôt enfin elle est circonscrite, tout cela dépend du siège de l'obstacle à la respiration.

Tout trouble respiratoire venant du cœur et en connexion avec des stases de la circulation pulmonaire, tout obstacle siégeant dans la partie supérieure des voies aériennes jusqu'à la bifurcation bronchique, les affections des deux grosses bronches ou de leurs ramifications, les maladies frappant les deux poumons à la fois, produisent une exagération de la respiration des deux côtés. Il en est de même lorsque les fonctions du diaphragme se trouvent entravées par suite de la paralysie du nerf phrénique, de l'inflammation de son revêtement pleural ou péritonéal, de la dilatation anomale des intestins par des gaz, de tumeurs ou d'épanchements liquides intra-abdominaux, tous accidents qui nécessitent, en ce cas, une respiration costale énergique.

Les causes qui provoquent une diminution unilatérale de l'intensité des mouvements respiratoires, produisent du côté sain une exagération anormale de ces mouvements. Cela tient à ce que le poumon resté sain cherche à suppléer par une augmentation d'énergie les fonctions entravées de son congénère malade. Pour la même raison, on voit survenir des exagérations partielles d'intensité respiratoire lorsqu'il s'agit de lésions circonscrites du parenchyme pulmonaire. Les parties demeurées saines respirent en quelque sorte pour celles qui sont malades.

Rythme des mouvements respiratoires.

Chez l'homme bien portant on voit la respiration se faire par une alternance régulière de l'inspiration et de l'expiration. On désigne la succession régulière de ces deux mouvements sous le nom de rythme respiratoire. Sous leur influence, il se produit des deux côtés du thorax une dilatation et une rétraction presque simultanées. Cependant, on constate en faisant une extrême attention au processus respiratoire des différences légères et peu importantes ; et on peut voir le côté qui participe ordinairement le plus à la respiration, c'est-à-dire le plus souvent le côté droit, commencer sa dilatation un peu plus tôt.

Les troubles du rythme respiratoire peuvent se manifester de deux manières, soit par des différences de concordance respiratoire des deux côtés de la poitrine, soit par des désordres dans l'alternance normale des diverses phases respiratoires.

Un arrêt temporaire ou un retard de la respiration d'un côté du thorax se combine très fréquemment avec une diminution d'intensité de la respiration. Ce phénomène se produit de la façon la plus nette dans la pleurésie sèche, mais tous les facteurs étiologiques indiqués plus haut peuvent amener le même résultat.

Les *excitations psychiques* exercent une grande influence sur l'alternance régulière de l'inspiration et de l'expiration. L'expérience journalière nous prouve que la joie, aussi bien que la peur, trouble le type respiratoire. L'embarras et la conscience de se voir observé suffisent pour produire ce phénomène. Et ces deux derniers facteurs étiologiques se font sentir surtout dans l'examen médical des enfants.

On rencontre fréquemment l'irrégularité de la respiration dans les *affections douloureuses des organes intrathoraciques*, surtout au début. Tout mouvement respiratoire imprudent exagère les souffrances et trouble par conséquent la fonction. Il arrive souvent que les malades ont besoin d'apprendre à mettre une certaine mesure dans l'expansion thoracique, et à rendre ainsi possible la succession régulière des mouvements respiratoires.

On voit se produire très souvent des mouvements respiratoires irréguliers pendant l'*agonie*, notamment quand le malade n'a plus sa connaissance et que la période agonique traîne pendant quelque temps. Le fait est remarquable surtout chez les individus qui meurent de faim ou d'inanition, comme c'est le cas dans les sténoses de l'œsophage, qu'elles soient cancéreuses ou cicatricielles. Dans ces cas, les mouvements respiratoires cessent pendant de longs espaces de temps ; ils sont irréguliers quant à leur profondeur et acquièrent souvent un caractère particulièrement suspirieux. En même temps, l'on observe de l'expiration prolongée et accompagnée de ronchus perceptibles à distance, tandis que l'inspiration est saccadée, courte et parfois suspirieuse.

On rencontre les mêmes altérations de rythme dans la *syncope* et dans le *coma*.

Il existe une forme absolument spéciale de rythme respiratoire désignée sous le nom de *respiration de Cheyne-Stokes*.

Cette forme fut observée pour la première fois en 1816 par Cheyne (de Dublin), et plus tard rapportée à la stéatose cardiaque par Stokes. Indépendamment de ces deux médecins, Schiff constata ce genre de respiration chez les animaux présentant des hémorrhagies ou de la compression de la moelle allongée. Postérieurement, ce phénomène a été observé par bien des auteurs. Les recherches de Traube et Fräntzel en ont éclairci le côté clinique, et la polémique engagée entre Traube et Filehne le côté étiologique.

La respiration de Cheyne-Stokes consiste dans l'interruption des mouvements respiratoires par des périodes d'apnée complète. Ces pauses peuvent atteindre une durée de plus de trente secondes ; dans une observation de Fräntzel, elles furent de quarante secondes. Murri prétend que l'on peut à volonté mettre fin à ces pauses et ramener la respiration au moyen d'interpellations et d'excitants divers. Au début de la respiration, les mouvements sont très superficiels ; ils augmentent ensuite en profondeur, et arrivés au summum de la période respiratoire, ils prennent un caractère dyspnéique, souvent gémissant et suspirieux. Puis, ils redeviennent de plus en plus superficiels pour faire place enfin au stade apnéique. La caractéristique de la respiration de Cheyne-Stokes est donc la succession des phénomènes suivants : apnée, *apparition* de la respiration qui augmente progressivement pour arriver au fastigium, puis diminution progressive de l'intensité des mouvements respiratoires jusqu'à l'apnée.

Le nombre des mouvements respiratoires et partant la durée totale de la période de respiration est trop variable pour que l'on puisse ériger des règles déterminées à ce sujet ; quoi qu'il en soit, il faut savoir que cette durée est parfois dépassée par celle de la période d'apnée, et que d'autres fois l'apnée est tellement passagère que c'est à peine si l'on s'aperçoit de l'existence du phénomène.

Dans certains cas, on observe la respiration de Cheyne-Stokes chez des individus qui ont leur connaissance plus ou moins parfaite ; dans d'autres, on la rencontre chez des malades plongés dans le coma. Il arrive aussi fréquemment que les périodes de conscience et de coma alternent avec une certaine régularité. Alors, les malades sont pris, pendant les pauses respiratoires, de sommeil dont ils ne sortent qu'au début de la reprise des mouvements de la respiration, et fréquemment même seulement à leur acmé. N'oublions pas d'ajouter que Laycock a vu que chez les cardiaques la respiration de Cheyne-Stokes ne se produisait, somme toute, que pendant le sommeil. Traube a attiré l'attention sur les convulsions de certains groupes musculaires qui se produisent à la fin des pauses respiratoires, surtout des muscles de la face et des extrémités supérieures. L'on constate également des modifications du pouls et des pupilles. Leube a indiqué le premier le rétrécissement pupillaire, qui se produit au moment de la pause. Filehne a observé ce symptôme chez les lapins et les chiens chez lesquels il avait provoqué la respiration de Cheyne-Stokes, à l'aide de doses toxiques de morphine et d'inhalations éthérées consécutives. Quant au pouls, à la fin des pauses exagérées, il augmente de tension et ses battements diminuent de fréquence.

La durée de la respiration de Cheyne-Stokes est variable dans chaque cas particulier. Souvent le phénomène est tellemeut transitoire que sa constatation exige une attention des plus marquées. Dans d'autres cas, il persiste des journées et même des semaines entières. Bien plus, Scheperlen a publié des observations où sa durée fut de sept mois. Sa production est favorisée d'une manière tout à fait spéciale par l'usage des narcotiques. Fräntzel a déjà prouvé que ce type respiratoire était engendré ou exagéré par des injections hypodermiques de morphine, et ses conclusions ont été corroborées par G. Merkel. Filatow a publié une observation où la respiration de Cheyne-Stokes se produisit chez un enfant consécutivement à un empoisonnement par l'opium. Bull la vit apparaître chez un individu atteint de carcinome intestinal, après une injection sous-cutanée de morphine et persister jusqu'au moment de la mort; Oser l'engendrait à volonté chez une femme par la compression des deux carotides.

La respiration de Cheyne-Stokes ne survient que dans des conditions pathologiques; l'opinion de Mosso, qui prétendait qu'on la rencontre chez l'homme sain pendant le sommeil, a été combattue par Knoll, qui affirme que les individus qui dorment ne présentent pas la respiration de Cheyne-Stokes, mais ce que l'on appelle *la respiration de Biot* ou *respiration méningitique*. Dans cette dernière, il existe bien des mouvements respiratoires, d'égale fréquence et d'égale profondeur, séparées par des intervalles de silence plus ou moins grands, mais il n'y a pas l'augmentation et la diminution d'intensité des mouvements respiratoires propres à la respiration de Cheyne-Stokes. Celle-ci implique un pronostic fort grave, parce qu'elle est l'indice d'une lésion de la moelle allongée, dont les fonctions vitales sont connues de tout le monde. Les expériences déjà mentionnées de Schiff montrent bien en effet que le développement de ce phénomène respiratoire est en connexion avec une altération de la moelle allongée. Traube a insisté sur cette étiologie générale du phénomène et a prétendu qu'il s'agissait toujours d'un apport trop minime de sang artériel dans la moelle allongée, ou d'un état pareil à l'anémie, tel qu'on le constate dans les intoxications, de sorte que la diminution dans l'afflux de l'oxygène provoque un amoindrissement de l'excitabilité du centre respiratoire. La respiration de Cheyne-Stokes est-elle, comme le veut Traube, exclusivement le résultat d'une diminution d'excitabilité du centre respiratoire, ou faut-il, pour l'expliquer, mettre en cause encore, comme le pense Filehne, en se fondant sur ses expériences, le centre nerveux vaso-moteur? La chose est douteuse et *adhuc sub judice lis est*. On a pourtant étudié la question d'une façon très active, comme le prouvent les travaux de Luciani, Luchsinger, Rosenbach, Murri Bordoni et Fenoglio.

La respiration de Cheyne-Stokes se rencontre le plus souvent dans les maladies intra-crâniennes. Elle est fréquente dans le cours de la méningite, notamment dans la méningite tuberculeuse, dans l'œdème cérébral, dans les apoplexies et les tumeurs du cerveau, lorsque ces affections ont une action compressive et anémiante sur la moelle allongée. Plus la participation de cette dernière est directe, plus il faut s'attendre au développement rapide de ce type respiratoire spécial. Dans tous ces cas, celui-ci sera accompagné de coma, parce que les compressions cérébrales se manifestent ordinairement par un état comateux.

L'anémie de la moelle allongée, et par conséquent la respiration de Cheyne-Stokes, peut être due encore à l'impuissance du muscle cardiaque à lancer le sang en quantité suffisante dans la moelle allongée. Ce fait se rencontre le plus souvent dans la dégénérescence graisseuse du cœur; seulement Stokes se trompe en disant que ce n'est que dans ce cas que le phénomène se produit. Lorsque des affections cardiaques accompagnent des lésions intra-crâniennes, il est évident que les circonstances étiologiques sont des plus favorables.

Dunin observa la respiration de Cheyne-Stokes chez un typhique extrêmement déprimé ; le malade guérit. Comme formes toxiques de respiration de Cheyne-Stokes, il faut citer celles qui surviennent dans l'*urémie* et dans la *cholémie*.

D'après l'opinion de Stokes, on observerait une *respiration hoquetée* et *suspirieuse* dans la stéatose cardiaque, dans les affections du foie et de l'estomac et dans la goutte latente. « A des intervalles irréguliers, le malade pousse un soupir unique et profond, surtout lorsqu'il est fatigué, qu'il a faim ou qu'il est privé de ses excitants habituels. » Stokes rapporte ce phénomène à un état de dépression passagère du cœur.

Nous traiterons ailleurs, dans ce livre, des irrégularités respiratoires qui accompagnent le hoquet et la toux. Nous rappellerons simplement qu'on a observé parfois le hoquet dans des cas d'inflammation du revêtement pleural du diaphragme (pleurésie diaphragmatique), et qu'il a par conséquent une certaine importance diagnostique.

Respiration difficile. Dyspnée objective.

Eu égard à l'importance physiologique de la respiration, les mouvements respiratoires, chez l'homme bien portant, ne réclament la participation que d'un petit nombre de muscles. Nous avons déjà dit qu'il suffisait pour cela du diaphragme, des muscles intercostaux; chez la femme il faudrait ajouter les scalènes. Lorsque l'hématose se trouve entravée pour une cause ou une autre, les malades éprouvent un « appétit » d'air, un besoin de respirer (*dyspnée subjective*) qu'ils cherchent à satisfaire en partie instinctivement par une ventilation aussi énergique que possible des poumons. Dans ces conditions, l'on voit des muscles dont l'activité n'est pas mise en jeu dans la respiration normale prendre part à la dilatation inspiratoire. Ces muscles portent et méritent bien le nom de muscles respiratoires auxiliaires. Leur participation au processus respiratoire constitue les signes de ce qu'on a coutume d'appeler *dyspnée objective*.

Il ne faut pas omettre de dire ici, que certaines formes de dyspnée nécessitent l'action musculaire même pour l'expiration qui, en temps ordinaire, s'exécute sans le secours d'aucun muscle.

La cause dernière de la dyspnée se résume somme toute en ce que le sang est devenu trop pauvre en oxygène et trop riche en acide carbonique. A ce point de vue particulier, les causes premières qui amènent la dyspnée sont multiples. On saisira la chose plus facilement en distinguant des causes *chimiques* et des causes *mécaniques*. Parmi les causes chimiques, il faut ranger tous les états où les voies aériennes étant libres et les conditions de circulation normales, l'air atmosphérique qui parvient au poumon, ne peut être utilisé, soit que cet air contienne des gaz qui, grâce à de certaines propriétés chimiques, rendent le sang et notamment les globules sanguins impropres à l'hématose, ce qui est le cas pour l'oxyde de carbone, soit qu'il soit trop pauvre en oxygène et serve de véhicule à des gaz qui, tout en n'étant pas toxiques par eux-mêmes, ne peuvent servir au processus respiratoire. A ce point de vue, les physiologistes séparent nettement les uns des autres les gaz toxiques et les gaz irrespirables.

Quant aux causes mécaniques, elles sont constituées par tous les états où l'accès de l'air dans les alvéoles pulmonaires rencontre des obstacles le long des voies aériennes, où les bronches étant libres, la surface respirante et servant à l'échange gazeux est diminuée d'étendue, où enfin la circulation éprouve un ralentissement anormal par suite de stases sanguines. Il ressort de là, que l'apparition de la dyspnée objective est un signe important des affections des organes respiratoires et circulatoires. On comprend aisément qu'en pratique, les causes mécaniques ne se laissent pas différencier avec la même netteté qu'en théorie ; qu'au contraire, dans la majeure partie des cas, les causes possibles mentionnées se combinent entre elles d'une façon multiple et s'ajoutent dans leurs effets.

Les troubles mécaniques de l'hématose sont très nettement accentués dans les affections isolées du larynx, de la trachée et des bronches. Les choses sont plus compliquées lorsqu'il s'agit de maladies du parenchyme pulmonaire et du cœur.

Il faut, en pareil cas, distinguer plusieurs formes de dyspnée objective, selon que les troubles mécaniques de l'hématose dominent dans l'inspiration ou dans l'expiration. Le terme intermédiaire représente la dyspnée mixte.

Dans la *dyspnée inspiratoire*, un grand nombre de muscles inspirateurs auxiliaires peuvent entrer en activité. Dans un travail expérimental de beaucoup de valeur, Traube a démontré que chez le lapin, selon le degré de dyspnée, la participation des muscles respirateurs auxiliaires se faisait dans un ordre déterminé et par intervalles réguliers.

Des constatations analogues ne sont pas possibles chez l'homme. Malgré cela, l'importance de l'obstacle à l'inspiration se manifeste clairement par les signes de la dyspnée objective ; et lorsque cette gêne se prolonge pendant quelque temps, elle amène souvent l'hypertrophie de certains muscles, fait que l'on constate facilement et nettement sur les sterno-mastoïdiens. C'est du reste une loi, à peu près sans exceptions, que la concomitance de la dyspnée objective et de la cyanose; la dyspnée s'accompagne aussi très souvent de rétraction inspiratoire des espaces intercostaux.

Parmi les muscles respirateurs auxiliaires, il faut mentionner en premier lieu les scalènes ; les scalènes antérieur et moyen élèvent la première côte, le scalène postérieur la deuxième côte.

Quant aux sterno-cléido-mastoïdiens, ils facilitent la dilatation respiratoire de la cage thoracique en favorisant, la tête étant fixée, l'élévation du sternum et des clavicules. De même, les bras étant immobiles, les muscles grand et petit pectoral aident à l'ampliation de la poitrine en soulevant toute la portion comprise entre la 2e et la 6e côte. L'élévation de la 1re côte est favorisée par la contraction du muscle sous-clavier. Les longs et les courts élévateurs des côtes méritent leur nom, puisque, par leur contraction ils rapprochent du rachis, de bas en haut, le segment postérieur des côtes. Enfin le muscle petit dentelé supérieur élève la portion comprise entre la 2e et la 6e côte, et le grand dentelé lui-même, lorsque l'omoplate est fixe, facilite la dilatation du thorax en élevant et en attirant en dehors les huit ou neuf premières côtes.

Lorsque la gêne respiratoire est intense, les extenseurs de la colonne vertébrale eux-mêmes entrent en jeu, et l'on voit cette dernière se redresser à chaque inspiration. Enfin, il y a encore d'autres muscles qui entrent en activité, muscles qui n'ont, il est vrai, aucune influence sur l'ampliation de la cage thoracique, mais qui ont pour action de rendre les voies aériennes aussi perméables que possible. Ainsi, avant l'inspiration (phénomène pré-inspiratoire), on voit, grâce aux muscles élévateurs des ailes du nez, ces dernières se dilater, l'élévateur du voile du palais entre en jeu également; à chaque inspiration les muscles sterno-hyoïdien, sterno-thyroïdien, thyro-hyoïdien et omo-hyoïdien tirent sur le larynx et amènent par ce moyen un agrandissement des voies aériennes.

La forme inspiratoire de la dyspnée objective s'observe d'une façon très prononcée dans la *paralysie des muscles crico-aryténoïdiens postérieurs*. Comme ces muscles éloignent l'une de l'autre, pendant l'inspiration, les cordes vocales afin de permettre l'introduction de l'air dans les poumons, leur paralysie a pour résultat le rapprochement des bords libres de la glotte et quelquefois même, lorsque l'inspiration est forcée, l'aspiration de l'un de ces bords vers l'autre. L'inspiration se trouve donc gênée et ralentie; elle s'accompagne fréquemment d'un bruit sifflant sténosique, tandis que l'expiration s'exécute avec facilité et sans entraves; cette dernière est parfois même assez faible. Le gonflement inflammatoire des replis ary-épiglottiques et des ligaments supérieurs de la glotte, qui constitue l'œdème de la glotte, les dépôts fibrineux siégeant sur la muqueuse du larynx, les tumeurs de l'entrée du larynx, ou les corps étrangers qui siègent au-dessus des cordes vocales, peuvent, d'après un mécanisme exactement identique à celui dont je viens de parler, engendrer une obturation des voies aériennes et donner par conséquent lieu au développement de la dyspnée inspiratoire. Il en sera évidemment de même encore pour toutes les contractures des muscles glottiques, telles qu'on les rencontre dans le spasme de la glotte, l'hystérie, l'épilepsie et parfois aussi dans les accès de coliques hépatiques ou néphrétiques.

La *dyspnée expiratoire* se distingue de la forme inspiratoire en ce que l'expiration est entravée et ralentie et que l'accomplissement de cet acte exige le secours de muscles spéciaux, alors que l'inspiration a lieu d'une façon normale. Comme muscles expirateurs auxiliaires, nous trouvons en première ligne les muscles abdominaux; et Luschka a fait remarquer que c'est notamment le transverse qui est l'antagoniste principal du diaphragme. Les autres sont le muscle petit dentelé inférieur, triangulaire du sternum, les carrés des lombes et les fléchisseurs de la colonne vertébrale.

L'expiration dyspnéique peut se produire dans tous les cas où il existe dans le voisinage de la fente glottique, mais au dessous des cordes vocales, des corps étrangers mobiles. La violence du courant inspiratoire refoule sur les côtés ces corps étrangers, qui se trouvent au contraire repris par l'expiration, relevés contre les cordes vocales, et qui obturent ainsi plus ou moins la fente glottique. Les corps étrangers vrais, les polypes de la face inférieure des cordes vocales ou de la trachée, les fausses membranes croupales mobiles peuvent agir suivant ce mécanisme. Biermer a démontré que l'asthme bronchique s'accompagne essentiellement de dyspnée expiratoire ; Riegel a constaté le même fait dans l'emphysème pulmonaire. Les contractures du diaphragme produiraient également de la dyspnée expiratoire.

La *dyspnée mixte* est celle qui se rencontre ordinairement dans les affections des organes de la respiration et de la circulation. De ce qui précède, on déduira facilement ses symptômes objectifs; il est donc inutile d'insister sur ce sujet. Mentionnons seulement que Gerhardt a prouvé à l'aide de son miroir laryngien que, dans ces cas, les muscles propres du larynx peuvent devenir des auxiliaires de l'inspiration, en ce sens qu'à chaque inspiration l'épiglotte se soulève et que les cordes vocales s'écartent l'une de l'autre plus complètement qu'à l'état normal.

C. — *Valeur diagnostique de la fréquence de la respiration.*

Le nombre des mouvements respiratoires est une quantité éminemment variable; il n'est pas toujours facile de le déterminer sans erreur. L'embarras du malade en présence de l'examen dont il est le sujet provoque déjà de très grandes variations dans la fréquence de la respiration; les numérations ne méritent confiance que lorsqu'elles ont pu être exécutées sans que le malade s'en soit douté. Les chiffres les plus certains seront donc évidemment obtenus pendant le sommeil.

Pour compter le nombre de respirations à l'état de veille, le mieux est de suivre de l'œil et autant que possible en se plaçant derrière le malade, les mouvements d'élévation et d'abaissement du thorax, le tout pendant une minute entière. Les numérations par quart de minute ou par demi-minute ne donnent, en raison des troubles fréquents et inconscients de la respiration, que des résultats incertains.

Dans les cas où les mouvements respiratoires sont trop superficiels pour pouvoir être suivis de l'œil, on comptera tout d'abord les pulsations radiales; puis le praticien appliquera la main du malade sur l'épigastre et la sienne par-dessus, comme s'il voulait continuer à prendre le pouls à cet endroit. De cette façon, il sera facile de déterminer, à l'aide de la montre, le nombre de soulèvements inspiratoires qu'éprouvera la main.

Chez les malades dyspnéiques, Traube a conseillé de rechercher les contractions inspiratoires des scalènes. Pour cela, on pose le doigt dans cet espace latéral du cou, limité en arrière par le trapèze, et en avant par le bord postérieur du sterno-cléido-mastoïdien.

A chaque inspiration, la contraction du scalène écartera le doigt de la colonne cervicale contre laquelle il est appliqué.

Le nombre des respirations par minute est ordinairement, chez l'adulte, de 16 à 24. Hutchinson a publié des statistiques très exactes embrassant un chiffre de 1,897 individus du sexe masculin.

Sur ces 1,897 individus, les respirations furent, dans l'espace d'une minute, du nombre de :

9 à 16	chez	79	sujets.
16	—	239	
17	—	145	
18	—	195	
19	—	74	
20	—	521	
21	—	129	
22	—	113	
23	—	42	
24	—	243	
24 à 40	—	87	
Total.....		1,897	sujets.

De cette quantité considérable d'observations il résulte que plus des 9/10 des individus examinés respiraient 16 à 24 fois par minute. Hutchinson a du reste fait remarquer qu'une respiration correspond en moyenne à quatre pulsations cardiaques.

L'*âge* exerce une certaine influence sur la fréquence de la respiration.

Le chiffre maximum est atteint par les nouveau-nés. A partir de la naissance, ce chiffre diminue jusqu'à l'âge de trente ans, pour se relever un peu à partir de cette époque, sans cependant jamais arriver de nouveau à l'importance des premiers mois de la vie. Voici les résultats des recherches faites par Quetelet sur un total de 300 personnes.

	MAXIMUM	MINIMUM	MOYENNE
Nouveau-nés................	70	23	44
5 ans................	32	—	26
15 à 20 »	24	16	20
20 à 25 »	24	14	18,7
25 à 30 »	21	15	16
30 à 50 »	23	11	18,7

Chez la *femme*, la fréquence de la respiration est en moyenne un peu plus élévée que chez l'homme. Si les documents publiés jusqu'ici à ce sujet étaient incontestables, il n'y aurait pas pendant l'enfance de variations dues aux différences de sexe.

Tout *exercice physique* s'accompagne d'une augmentation de fréquence de la respiration. Chacun sait, par expérience personnelle, qu'une course longtemps soutenue, par exemple, produit une très forte accélération de cette fonction. En même temps, il y a augmentation de fréquence du pouls.

Cependant van Ghert a constaté que c'était la respiration qui était accélérée la première et avant les battements cardiaques.

Un effort musculaire même peu considérable augmente déjà la fréquence de la respiration; dès qu'on change de position, quelle qu'elle soit, couchée, assise ou debout, il se produit une modification de cette fréquence. Guy trouva chez l'adulte et par minute :

13 respirations dans la position couchée.			
19	»	»	assise,
22	»	»	debout.

D'après Gorham, l'influence de la position serait sans aucune importance chez l'enfant; dans la position assise, on trouverait chez eux un nombre de respirations plus élevé que dans la station debout, en raison de la gêne de la respiration diaphragmatique.

Pendant le *sommeil*, les mouvements respiratoires sont moins fréquents qu'à l'état de veille. Allix a trouvé chez les enfants les chiffres suivants :

Nouveau-nés	jusqu'à	l'âge de 10 jours........	37	46
—	—	5 à 10 mois...	37	44,3
—	—	14 à 22 — ...	29,9	38,4
—	—	2 à 4 ans ...	29,3	37,6

Immédiatement après le *repas*, la fréquence de la respiration augmente, et cela d'autant plus que le repas a été plus copieux.

Les *irritations cutanées*, telles qu'excitations douloureuses, accélèrent généralement la respiration. Les affusions froides subites de la peau rendent les mouvements respiratoires irréguliers, les ralentissent et peuvent, chez les animaux, amener la mort. Ainsi Falk a montré qu'on pouvait tuer des lapins en les plongeant brusquement dans l'eau.

D'après Vierordt, l'augmentation de la *pression atmosphérique* élèverait le chiffre des respirations.

Afin d'éviter toute conclusion erronée au lit du malade, il faudra tenir compte des lois physiologiques qui viennent d'être énoncées.

Les modifications pathologiques de la fréquence de la respiration se manifestent, soit par une augmentation, soit par une diminution du chiffre des respirations; l'on rencontrera bien plus souvent la première que la dernière.

Le *ralentissement de la fréquence respiratoire* se produira la plupart du temps dans deux cas, dans les sténoses du larynx ou de la trachée et dans les affections intra-crâniennes, lorsque celles-ci ont des effets compressifs et s'accompagnent de lésions du centre respiratoire situé dans la moelle allongée. Dans les sténoses des grosses voies aériennes, les causes sont de nature plutôt mécanique. Les malades se voient souvent obligés de respirer lentement et avec précaution, parce que toute inspiration trop rapide pourrait augmenter l'obstacle à la respiration; il en résulte nécessairement une diminution du chiffre total des respirations. Le ralentissement de la respiration est prononcé surtout lorsque le rétrécissement est tel qu'une expiration un peu trop forte peut l'aggraver.

Gerhardt a fait remarquer que bien souvent l'inspection seule suffit pour décider du siège laryngé ou trachéal de l'obtacle; en effet, tandis que dans les sténoses du larynx, cet organe s'abaisse à chaque inspiration pour remonter à l'expiration, dans les rétrécissements de la trachée, ou il demeure complètement immobile ou il ne se déplace que d'une façon presque imperceptible.

Dans les maladies intra-crâniennes, nous trouvons nécessairement en jeu des influences nerveuses s'exerçant par l'intermédiaire du pneumogastrique. Les phlegmasies méningées, les hémorrhagies et les tumeurs cérébrales s'accompagnent de ralentissement de la respiration. Lorsqu'il existe des états morbides qui réclament une accélération de la respiration et qui sont accompagnés contre toutes les règles d'un ralentissement des mouvements respiratoires, il faudra toujours soupçonner une complication du côté du système nerveux central.

Les causes de l'*accélération de la respiration* résident dans des altérations tantôt mécaniques, tantôt chimiques de la fonction, tantôt enfin dans un trouble d'innervation.

L'augmentation purement mécanique de la fréquence respiratoire s'observe dans toutes les affections douloureuses des appareils qui concourent directement ou indirectement aux mouvements respiratoires. En ce cas, les malades sont forcés de respirer d'une façon superficielle et de compenser par l'augmentation de la fréquence des mouvements, ce qu'ils perdent par le peu de profondeur de l'inspiration. Ce qui fait qu'en règle générale, la respiration accélérée est en même temps superficielle. C'est le cas dans la pleurésie sèche. On l'observe encore dans la péritonite, dans le rhumatisme prononcé des muscles de la poitrine, ou dans les affections douloureuses du squelette thoracique.

Parmi les causes chimiques de l'accélération de la respiration, il faut ranger toutes les maladies où il y a troubles de l'échange gazeux entre le sang et l'air atmosphérique. Instinctivement les malades s'efforcent d'améliorer autant que possible la ventilation pulmonaire, pour créer ainsi des conditions favorables à l'absorption de l'oxygène et l'élimination de l'acide carbonique au niveau des capillaires du poumon. On a affaire tantôt à des altérations chimiques primitives du liquide sanguin ; tantôt à des altérations mécaniques qui ont précédé les altérations chimiques. On observe les premières chaque fois que le nombre des hématies a diminué ou que les globules rouges sont devenus incapables d'absorber l'oxygène.

L'accélération de la respiration se rencontre fréquemment après des pertes sanguines abondantes, dans la chlorose, la leucémie et le marasme. Il en est de même dans les intoxications par l'oxyde de carbone et dans toutes les circonstances où l'air est surchargé de gaz irrespirables ou toxiques.

D'autres fois, les troubles de l'hématose ne font que suivre des altérations mécaniques. Il en est ainsi dans tous les cas où l'air atmosphérique rencontre des obstacles dans les voies aériennes, ou bien encore lorsque la surface respiratoire est diminuée d'étendue. Les affections du larynx, de la trachée et des bronches qui s'accompagnent de diminution de calibre agissent toutes dans le premier sens.

Les conditions se rapportant à la seconde éventualité sont plus nombreuses. Il s'agit alors tantôt d'affections des alvéoles pulmonaires (accumulation de masses fibrineuses comme dans la pneumonie franche, de masses caséeuses comme dans la tuberculose, disparition partielle des alvéoles comme dans la formation de cavernes et dans l'emphysème alvéolaire du poumon, réplétion des alvéoles par du liquide transsudé ou du sang comme dans l'œdème et l'infarctus hémorrhagique, développement d'abcès plus ou moins nombreux, tumeurs du poumon, kystes hydatiques volumineux, etc.), tantôt de compression des poumons par un épanchement pleurétique ou péricardique, par un pneumothorax, du météorisme, des néoplasmes ou des accumulations de liquide dans la cavité abdominale.

Dans le cours de la tuberculose miliaire, on voit également la fréquence de la respiration augmenter par suite des désordres mécaniques et de la gêne consécutive de l'hématose. Il en est de même pour les embolies des branches plus volumineuses de l'artère pulmonaire. Il faut encore ranger dans ce groupe les accélérations de la respiration que l'on observe dans les troubles de la circulation, le plus souvent en cas de lésions de la valvule mitrale. Les affections des autres valvules du cœur, du muscle cardiaque et du péricarde peuvent agir dans le même sens.

L'augmentation de fréquence de la respiration que l'on constate dans les états fébriles est sous la dépendance d'influences nerveuses. Par une série d'expériences très bien faites, Ackermann a montré que l'on pouvait chez le chien, en élevant artificiellement la température, accélérer la respiration et faire monter en certains cas le chiffre des respirations jusqu'à 150 par minute. Il a émis une opinion fort juste en assignant comme cause à cette accélération l'augmentation de la chaleur du corps. Goldstein a étudié cette question avec plus de soin encore dans le laboratoire de Fick. Chaque fois qu'il chauffait artificiellement le courant sanguin à son passage à travers les carotides, il vit se produire chez les animaux en expérience une augmentation des mouvements respiratoires. Le rafraîchissement du sang, au contraire, diminuait cette fréquence. Comme du reste la section des nerfs vagues n'exerce aucune influence sur ces phénomènes, Goldstein nie, à bon droit, qu'il s'agisse là d'une action directe du sang chauffé sur le centre respiratoire. N'oublions pas de mentionner que Ackermann a vu, dans l'accélération par la fièvre des mouvements respiratoires, un acte important pour la régulation de la chaleur animale.

Déjà en traitant de l'accélération fébrile du pouls nous avons fait ressortir qu'il n'y avait pas toujours une corrélation étroite entre l'augmentation de la température et de la fréquence du pouls. Cela est bien plus vrai encore pour la fréquence de la respiration, et on ne saurait déterminer le degré de fièvre d'après le chiffre des respirations. Le calcul serait faux d'autant plus souvent que les influences fébriles n'agissent seules qu'exceptionnellement et qu'ordinairement, il y a encore des altérations mécaniques et chimiques qui entrent en jeu. La combinaison de ces divers facteurs s'observe surtout dans la pleuro-pneumonie fibrineuse double, où la douleur, la diminution du champ respiratoire et l'augmentation de température s'associent pour accélérer la respiration et donner ainsi un chiffre de respiration extrêmement élevé.

Il arrive parfois que des hystériques présentent des crises d'accélération des mouvements respiratoires qui paraissent dues également à des processus anormaux d'innervation. Les affections douloureuses d'organes absolument étrangers à la respiration, les coliques hépatiques et néphrétiques par exemple, agissent dans le même sens. Enfin l'on voit la fréquence respiratoire augmenter pendant les douleurs de l'accouchement.

Le chiffre des respirations par minute dépasse quelquefois 100. Ordinairement, il est vrai, on ne trouvera pas plus de 40 à 50 respirations. Dans ces cas, le rapport avec le chiffre du pouls = 1 : 4 disparaît ; il peut même arriver que le nombre des respirations par minute atteigne presque le chiffre du pouls.

2. — Palpation des organes de la respiration.

La palpation des organes respiratoires ne peut généralement avoir lieu que par voie indirecte. La palpation directe n'est possible que pour les portions du tractus aérien situées immédiatement à la surface, c'est-à-dire pour le larynx et le commencement de la trachée.

La palpation des organes respiratoires revient donc en fin de compte à la palpation du thorax. Là encore, ce que nous avons dit à propos de l'inspection trouve sa pleine application, à savoir qu'en raison du retentissement qu'exercent sur le thorax les maladies des viscères pectoraux, les lésions se produisant dans la profondeur se manifestent en partie à la surface extérieure du thorax par des signes accessibles au toucher.

Les résultats de la palpation confirment en partie ceux de l'inspection ; mais ils fournissent souvent des renseignements diagnostiques plus étendus.

Dans l'exploration manuelle simple, il faut se rendre compte des points suivants : des mouvements du thorax, de sa résistance, de sa sensibilité, de l'existence de fluctuation, des vibrations vocales, des frottements pleuraux, des ronchus, des bruits de clapotement, des crépitations, des pulsations thoraciques palpables.

Le domaine de la palpation s'étend plus loin encore ; à lui se rattachent certaines formes d'exploration du thorax et partant des organes respiratoires au moyen d'instruments spéciaux : il s'agit de la mensuration du thorax, de la stéthographie, de la spirométrie et de la pneumatométrie.

A. — *Palpation des mouvements thoraciques.*

Pour pouvoir suivre avec la main l'étendue des mouvements respiratoires et par conséquent les apprécier, on appliquera la face palmaire de chacune d'elles, d'abord sur les côtés du thorax aux extrémités du diamètre transverse, et puis aux extrémités du diamètre antéro-postérieur, en avant et en arrière de la poitrine. Plus les excursions thoraciques seront étendues, plus les mains se trouveront soulevées et écartées l'une de l'autre par la dilatation inspiratoire de la cage thoracique. Pour juger si le thorax respire partout d'une façon égale, on fera bien de promener les mains, toujours suivant chaque diamètre, à des hauteurs différentes.

Ce mode d'exploration ne fait du reste que confirmer les résultats de l'inspection ; aussi tout ce que nous avons dit à propos de l'inspection au point de vue diagnostique s'applique-t-il ici.

Disons encore que toute participation irrégulière ou non simultanée d'un côté du thorax aux mouvements respiratoires se trahit facilement et nettement à la main qui palpe. Pour l'absence de simultanéité notamment, il faudra comparer des points symétriques des surfaces antérieures et supérieures de la poitrine.

B. — *Résistance du thorax.*

Le thorax d'un individu bien portant est compressible dans de certaines limites. En exerçant avec la paume de la main une pression d'avant en arrière sur le sternum, on verra facilement que cet os se rapproche du rachis pour revenir à sa situation normale lorsque la pression cesse. La compressibilité est bien moindre sur les parties latérales, où il existe encore cependant des différences entre les régions inférieures faciles à comprimer et les régions supérieures plus résistantes. Le phénomène n'est évidemment possible que grâce à l'élasticité et à la flexibilité des cartilages costaux.

Certaines modifications de la résistance du thorax à la pression sont du domaine physiologique. L'expérience apprend que la résistance change avec l'âge. C'est le thorax de l'enfant qui offre le plus haut degré de compressibilité. Au contraire, chez le vieillard, on rencontre une résistance considérablement accrue ; chez lui, le thorax oppose à la pression manuelle un obstacle qui ne cède pas ; c'est une résistance pareille à celle du roc. Cela s'explique par la calcification sénile des cartilages costaux ; cette espèce d'ossification augmente la résistance du thorax à la pression.

Il faut considérer comme un fait pathologique l'augmentation de résistance prématurée de la cage thoracique, ou, ce qui revient au même, l'ossification précoce des cartilages costaux. Cette altération se développe fréquemment chez les *phtisiques* et peut, dans certains cas douteux, être utile pour le diagnostic. Dans ce cas, elle est le résultat des irritations phlegmasiques dont les cartilages costaux sont le siège. Elle constitue évidemment une complication digne d'attention, parce qu'elle restreint et entrave la mobilité de la cage thoracique, et par conséquent la ventilation du poumon.

Le *thorax emphysémateux* offre souvent aussi un très grand degré de résistance. Les causes sont les mêmes que les précédentes. Dans ce cas également, il ne faut pas traiter ces lésions comme une quantité négligeable ; en effet, comme, par suite des altérations emphysémateuses du poumon, le besoin de respirer est augmenté, on comprend facilement que ce besoin ne pourra être satisfait que difficilement par un thorax à peine mobile.

Enfin on rencontre encore un degré anormal de résistance du thorax dans le *thorax rachitique* irrégulier, après la guérison. Il faut en accuser les ossifications précoces, étendues et irrégulières des cartilages costaux.

C. — *Sensibilité de la poitrine.*

Dans le diagnostic des maladies de l'appareil respiratoire, il ne faut pas perdre de vue ce fait important que la *douleur indique en général une participation inflammatoire de la plèvre.* Les bronches et le parenchyme pulmonaire proprement dit peuvent être le siège des altérations les plus prononcées et des destructions les plus étendues, sans que les malades éprouvent la moindre souffrance. Au contraire, des *phlegmasies pleurales*, même circonscrites et insignifiantes, provoquent souvent les douleurs les plus violentes. Tout mouvement respiratoire imprudent, toute pression si minime qu'elle soit, rend les souffrances intolérables, et généralement leur intensité est d'autant plus considérable que l'inflammation revêt un caractère plus aigu (1).

---

(1) *Le point de côté des inflammations pleurales ou pleuro-pulmonaires* est dû à une névrite intercostale (Bouillaud, Beau, Piorry, Peter). Cette névrite se produit dans la pleurésie ou la pleuro-pneumonie au contact de la plèvre enflammée. En effet, les nerfs intercostaux sont immédiatement en rapport avec la plèvre *dans le tiers postérieur de leur trajet.* On ne peut guère admettre que, dans ce tiers postérieur, ces nerfs restent sains quand la plèvre est enflammée. Beau a montré effectivement que l'observation nécroscopique décelait cette névrite.

Comme toute irritation d'un tronc nerveux retentit à ses expansions terminales, on s'explique aisément que la douleur soit habituellement latérale et antérieure. D'ailleurs,

Dans l'exploration, *la délimitation exacte par la palpation de la zone douloureuse doit être une règle.* Et l'on n'y arrive ni par les commémoratifs, ni par une pression exercée sans méthode sur la paroi thoracique. Il faut presser d'une façon uniforme, et le cas échéant assez fortement, sur toute l'étendue de chaque espace intercostal, à des intervalles peu espacés, et marquer à l'encre ou au crayon de couleur les limites de la région douloureuse. En répétant quotidiennement cet examen méthodique, on pourra se permettre de juger de l'augmentation ou de la diminution d'intensité du processus phlegmasique douloureux. Il faut cependant ne pas oublier qu'une exploration opérée sans précautions peut agir comme irritant inflammatoire et accroître la phlogose. Par les différences d'intensité de la douleur, on pourra déterminer facilement la zone où la phlegmasie est la plus violente.

Ce serait évidemment une grosse erreur de diagnostic que de rapporter à des lésions pleurales toute affection thoracique douloureuse. L'ostéite, la névralgie intercostale, la pleurodynie, les abcès de la paroi thoracique en voie de formation peuvent, eux aussi, provoquer des souffrances. Il faudra, par conséquent, toujours établir le diagnostic différentiel.

Dans l'inflammation et la carie des côtes, la sensibilité est ordinairement limitée à une seule côte et à une portion restreinte de cet os. Dans ces cas, c'est la pression sur la côte qui est douloureuse, tandis que la palpation de l'espace intercostal demeure à peu près, sinon tout à fait indifférente. Du reste, on constate, la plupart du temps, du gonflement local et de la rougeur de la peau au niveau du point douloureux (1).

Dans la névralgie intercostale, la douleur est, en règle générale, limitée à un espace intercostal unique, mais elle s'étend souvent du sternum à la colonne vertébrale. Mais il existe fréquemment des points douloureux déterminés ; ce sont là les *points douloureux* ou *de pression de Valleix.* Il en existe un ordinairement immédiatement contre le rachis, à l'endroit d'émergence du nerf malade hors du canal vertébral (point vertébral ou apophysaire), un autre vers le milieu de l'espace, à l'endroit où le rameau perforant latéral s'irradie sous les téguments (point latéral) et un troisième à côté du sternum où le perforant antérieur traverse les muscles (point sternal). Le diagnostic différentiel sera facilité par l'apparition des douleurs par accès et paroxysmes intermittents (2).

---

c'est la partie la plus mobile qui souffrira le plus : et comme c'est la septième côte qui exécute les plus grands mouvements, c'est à la partie latérale ou antéro-latérale du 6ᵉ ou du 7ᵉ espace intercostal que s'observe le plus souvent la plus vive douleur (point de côté sous-mammaire). (PETER, *Clinique médicale*, P. I, p. 432, 3ᵉ édition.)

Cependant cette localisation n'est pas absolue, ainsi que le prouve la *douleur des sommets dans la tuberculose pulmonaire.* Cette douleur correspond à une pleurésie des sommets qui engendre la névrite intercostale. Ces points de côté des sommets suivent une marche descendante, sont souvent asymétriques, et ordinairement plus intenses au début de la maladie qu'à une période plus avancée.

(1) Chez un malade qui se plaint d'un point de côté persistant et limité, il ne faut pas oublier de chercher la *fracture des côtes.*

(2) Chez les névropathes anémiques et dyspeptiques, M. Peter signale comme habi-

Le rhumatisme musculaire thoracique se distingue par la rapidité et la fréquence avec lesquelles la douleur change de place (1). Lorsqu'il frappe les gros muscles pectoraux, les souffrances sont très vives si on saisit la substance musculaire entre les doigts et si on la comprime.

Quant aux abcès, on les reconnaîtra facilement au gonflement, à la rougeur et plus tard à la fluctuation (2).

---

tuelle, une *névralgie du 5e espace intercostal à gauche.* MM. Chantemesse et Lenoir ont noté dans la dilatation de l'estomac des névralgies bilatérales et rebelles.

En cas de névralgie intercostale, il ne faut pas oublier de rechercher l'existence d'un zona.

La *névralgie diaphragmatique* ne doit pas être oubliée comme forme de douleur thoracique. *Spontanément*, elle se manifeste par des douleurs à la base de la poitrine et dans l'*épaule correspondante. A la pression*, on trouve les foyers douloureux suivants : 1° les insertions inférieures du diaphragme, aux septième, huitième, neuvième et dixième côtes ; 2° les insertions postérieures, surtout celles de la dernière côte ; 3° la base du cou, en avant du scalène antérieur, point où le phrénique est superficiel; le deuxièmes et troisième espaces intercostaux sont parfois douloureux; 4° les apophyses épineuses des troisième et quatrième vertèbres cervicales (origine du plexus cervical).

La névralgie diaphragmatique peut être idiopathique (alors elle siège ordinairement à gauche) ; le plus ordinairement elle est le symptôme d'une pleurésie diaphragmatique, d'une péricardite, d'une affection du foie ou de la rate (périhépatite, périsplénite); souvent la névralgie du phrénique accompagne la névralgie cardiaque (angine de poitrine).

(1) Le rhumatisme musculaire thoracique, autrement dit *pleurodynie*, se distingue encore de la névralgie par la diffusion de la douleur. Cruveilhier et Peter admettent que, dans la généralité des cas, la fluxion dépasse les muscles et atteint la plèvre. La pleurodynie est une pleurésie sèche (Peter). D'après Cruveilhier, ces pleurodynies expliquent l'excessive fréquence des adhérences pleurales constatées à l'autopsie.

(2) Si on jette un coup d'œil d'ensemble sur les *points de côté*, on peut avec M. Peter les classer ainsi. *Spontanées*, les douleurs thoraciques sont :

1° Latérales : *nerfs intercostaux* supérieurs, moyens et inférieurs.

2° A la base : *nerf phrénique*, avec irradiation à l'épaule gauche ou droite, et au cou ;

3° A la région rétro-sternale : *plexus cardiaque*, angine de poitrine, avec irradiations possibles à l'épaule et au diaphragme, si le phrénique est intéressé.

Provoquées par la pression, il importe surtout de relever les douleurs des apophyses épineuses. Ces points apophysaires comprennent :

1° Pour les névralgies *intercostales*, autant d'apophyses épineuses dorsales plus une qu'il y a de nerfs intéressés ; c'est-à-dire pour un nerf malade deux apophyses, pour deux nerfs trois apophyses ;

2° Pour la névralgie du *phrénique*, les 1re, 2e, 3e, 4e, 5e apophyses cervicales, avec prédominance pour la 2e et la 3e ;

3° Pour la névralgie du plexus *cardiaque*, à peu près les mêmes apophyses épineuses que pour les phréniques.

En règle générale, en présence d'un malade qui se plaint de la poitrine, il faut d'abord écarter toute cause de douleur siégeant sur les os (fracture de côtes, carie costale, etc.), déterminer ensuite le siège de cette douleur, et si la douleur s'accompagne de fièvre, chercher la phlegmasie causale (pneumonie, pleurésie, péricardite, tuberculose, périhépatite, périsplénite).

D. — *Fluctuation thoracique.*

On observe, il est vrai, des collections de pus circonscrites dans le parenchyme pulmonaire (abcès du poumon) ; mais même lorsqu'elles sont situées à la surface du poumon, immédiatement au-dessous des parois thoraciques, elles ne peuvent être senties à travers le thorax trop résistant.

Si l'on rencontre fréquemment des épanchements liquides de la cavité pleurale, ce n'est que rarement que l'on perçoit une sensation nette de fluctuation, la rigidité des parois thoraciques empêchant, dans la majorité des cas, la perception de cette fluctuation. Pour qu'on puisse percevoir ce signe, il faut un épanchement très abondant et des espaces intercostaux fortement élargis et saillants; et encore, il faut user de certaines précautions. Les doigts qui palpent ne devront pas être trop écartés l'un de l'autre, autrement la sensation est nulle.

La fluctuation au contraire s'observe très nettement dans les cas de saillies circonscrites du thorax engendrées par l'irruption sous la peau de l'empyème, *empyema necessitatis*. Ces sortes d'abcès diffèrent de toutes les collections purulentes extra-pleurales par un signe de palpation très important. En effet, une pression progressive et circonspecte peut faire disparaître ces saillies, précisément par le refoulement du pus dans la cavité pleurale à travers le trajet de la perforation. Par la cessation de la pression, et surtout par les quintes de toux et les efforts, le pus revient à sa place primitive et la saillie reparaît.

Pour les *abcès extra-pleuraux*, ils sont causés le plus souvent par de la péripleurite, des abcès des muscles thoraciques ou des côtes, et des abcès par congestion d'origine rachidienne. Jamais les caractères de la fluctuation ne pourront décider de laquelle de ces lésions il s'agit; la conclusion ne pourra découler que des symptômes concomitants.

E. — *Frémissement vocal* (*Vibrations vocales*).

Lorsqu'on applique la main sur le thorax d'un individu qu'on fait parler à haute voix, on sent à chaque mot un frémissement, une vibration particulièrement rapide, qui naît presque immédiatement avec l'émission du mot pour cesser presque en même temps que lui. Ce phénomène porte le nom de frémissement vocal ou pectoral.

La main perçoit une sensation identique à celle qu'elle éprouverait, appliquée sur une caisse de résonance sur laquelle on ferait vibrer une corde tendue ou un diapason.

Le développement de ce frémissement est aisé à comprendre. La voix n'est que le résultat de l'entrée en vibration des cordes vocales membraneuses; ces vibrations sont transmises à la colonne d'air située au-dessus d'elles; elles sont transmises également à la colonne d'air située au-dessous de la glotte, qui occupe toute la trachée, se continue dans les bronches et les bronchioles et se termine dans les alvéoles pulmonaires. De là, les vibrations se communiquent aux parois alvéolaires, et finalement aux parois thoraciques où la main les perçoit.

Comme les bronches constituent un système cylindrique fermé, elles sont essentiellement aptes à la transmission des ondulations du son, dont l'émission latérale se trouve empêchée. C'est le cas de citer ici les fameux essais entrepris par Biot avec les tuyaux vides des conduites d'eau parisiennes. Il réussit à soutenir une conversation à voix basse à travers un tuyau d'une longueur de 3,120 pieds.

Quoiqu'il faille rapporter à la propagation des vibrations vocales par l'air la plus grande part dans le développement du frémissement vocal, il ne faut pas oublier que, d'après des lois de physique, il faut admettre également une transmission des vibrations de la glotte à travers les parois solides des voies aériennes. Assurément, cette transmission rencontre de très grandes difficultés créées par les changements de structure des voies aériennes dans leurs ramifications terminales, en vertu de cette loi physique qui dit que la propagation du son est d'autant plus faible que la structure des milieux est plus variable.

S'il est vrai que les vibrations des cordes vocales donnent l'impulsion première au développement du frémissement vocal, il en résulte pour l'*intensité de ce frémissement chez l'individu bien portant les lois suivantes :*

1. — Le frémissement est d'autant plus prononcé qu'on parle plus haut. L'acoustique nous apprend que le son est d'autant plus fort que l'amplitude de chaque vibration en particulier est plus considérable. On comprendra que de même qu'on entend mieux les vibrations à amplitude considérable, de même avec la main, on les percevra également avec plus de force. Qu'on fasse prononcer à une personne en bonne santé un mot en plein son, par exemple quatre-vingt-dix ou quatre-vingt-dix-neuf, successivement *crescendo* et *decrescendo*, on constatera un rapport exact entre l'augmentation du frémissement vocal et le *crescendo*, entre le *decrescendo* et sa diminution. Au moment exact où la voix sera tellement faible qu'elle sera devenue un chuchotement, le frémissement vocal cessera d'être perceptible.

Cette loi a une certaine importance pratique. Dans la majorité des cas, il s'agit au lit d'un malade de comparer au point de vue de l'intensité du frémissement vocal des zones symétriques du thorax. La comparaison, et partant la conclusion diagnostique, seront erronées si l'observateur n'a soin de faire conserver au sujet une voix toujours égale. Des écarts, minimes au point de vue acoustique, produisent de très grandes différences. On se gardera de cette erreur, en palpant chaque région à plusieurs reprises, de façon à compenser les légères différences isolées par l'impression totale.

De ce qui précède, il ressort clairement que le frémissement vocal est plus prononcé chez l'homme que chez la femme. Chez l'enfant, notamment chez l'enfant au-dessous de sept ans, il n'est souvent pas perceptible même lorsque l'individu parle à haute voix. Ce n'est que quand les enfants pleurent et crient à tue-tête, qu'on le perçoit en palpant le thorax avec soin. On voit par là que les pleurs peuvent parfois être utilisés dans l'examen physique des organes intrathoraciques.

2. — L'intensité de la voix restant la même, le frémissement vocal est d'autant plus net que le timbre de la voix est plus grave. Faites parcourir à la voix, avec une intensité égale, les différentes notes de la gamme et vous verrez qu'à une certaine hauteur, le frémissement vocal disparaît. S'agit-il de notes séparées par des tons entiers, le terme de perception du frémissement peut se produire subitement et sans transition préalable.

Le phénomène se comprend aisément. La hauteur d'un son dépend, comme on sait, du nombre de vibrations développées par seconde; le son est d'autant plus grave que le nombre de ces vibrations est moins élevé. D'autre part, il est clair que les vibrations sont perçues d'une manière d'autant plus discontinue, ou, ce qui revient au même, le frémissement vocal sera d'autant plus net, qu'elles se suivront à des intervalles plus éloignés. Donc, si la succession de ces vibrations est trop rapide, la discontinuité est supprimée, du moins pour la main qui palpe.

La hauteur et l'intensité de la voix se trouvent donc, eu égard au frémissement vocal, dans une certaine relation d'antagonisme. Ce que le frémissement vocal perd en netteté par la hauteur de la voix peut, dans une certaine mesure, être compensé par l'intensité de la voix. Cette compensation n'est en quelque sorte qu'un phénomène physiologique, car plus la tonalité de la voix est élevée, plus on est porté à augmenter son intensité.

La subordination du frémissement vocal à la hauteur de la voix mérite dans l'exploration physique des organes thoraciques une certaine considération. Pour percevoir les vibrations vocales le plus nettement possible, on engagera le sujet à parler d'une voix grave. Ce qui précède nous explique également pourquoi le frémissement vocal est moins accentué dans les voix de soprano que dans les voix de contralto et de basse. Il faut tenir compte de ce fait, notamment pour les voix de femme et d'enfant, que, l'intensité mise à part, la tonalité de la voix est particulièrement propre à rendre le frémissement vocal moins net chez les enfants et les femmes que chez les adultes du sexe masculin.

3. — Le frémissement vocal est presque sans exception plus accentué du côté droit que du côté gauche. J'examine une centaine de personnes ayant des viscères thoraciques sains, et cela comme le hasard me les amène; je trouve le frémissement vocal

Plus marqué du côté droit.....	chez 97	d'entre elles.
Égal des deux côtés.............	chez 1	
Un peu plus fort du côté gauche..	chez 2	

D'après mes documents personnels, l'âge et le sexe n'ont aucune influence sur cette règle.

Le phénomène s'explique par le calibre de la bronche droite qui est plus considérable que celui de la bronche gauche. Henle donne comme diamètre de la bronche droite 2,3 cent. et 2 cent. seulement pour celle du côté opposé.

Donc, pendant l'émission de la parole, les vibrations glottiques mettent en mouvement dans la bronche droite et ses ramifications une masse d'air plus considérable que dans la bronche gauche, ce qui se manifeste à la palpation par une accentuation plus forte du frémissement vocal du côté correspondant.

On admettait jadis que la *direction des bronches* exerçait quelque influence sur l'énergie du frémissement vocal. Au point de vue physique, cela est juste : car, pour les mouvements des ondes sonores, les lois sont exactement celles qui régissent la réflexion et la réfraction de la lumière. On professait que, par rapport à la direction de la trachée, la bronche gauche avait un trajet sensiblement plus horizontal que la droite, que partant cette dernière se bifurquait plus en ligne droite et était moins infléchie. Grâce à cela, les conditions de propagation des ondes aériennes seraient plus favorables dans la bronche droite, tandis que l'angle formé par la bronche gauche provoquerait leur réflexion et leur affaiblissement.

Henle avait déjà fait remarquer qu'il n'y avait aucune différence de direction dans la bifurcation des deux grosses bronches. « Toutes deux, dit-il, vont rejoindre obliquement de dedans en dehors et de haut en bas le poumon correspondant ; la droite paraît seulement avoir une inflexion moindre que la gauche, parce qu'elle est plus courte. » J'ai examiné une série de préparations fraîches et desséchées et étudié avant tout, ce qui doit permettre de conclure, la bifurcation de la trachée sur le cadavre *in situ*. Eh bien ! je suis obligé de convenir avec Henle que je n'ai pas remarqué la moindre différence dans les deux directions. On fera donc bien de ne pas tenir compte de ce facteur dans l'explication de l'énergie plus grande à droite du frémissement vocal.

Les vibrations engendrées par les cordes vocales seront évidemment bien affaiblies lorsqu'elles auront pénétré dans les ramifications terminales des voies aériennes et qu'elles se transmettront de l'air à la paroi alvéolaire et finalement à la paroi thoracique. Nous avons déjà fait remarquer que le passage à travers les milieux de densité inégale entravait d'une façon toute spéciale la propagation des ondes sonores. Et ce phénomène se manifeste par des différences dans l'intensité du frémissement vocal sur les divers segments du thorax. Une poitrine fortement musclée et garnie d'un épais pannicule adipeux peut faire disparaître complètement le frémissement vocal, qui est au contraire très nettement perceptible lorsque le thorax est peu musclé et pauvre en tissu graisseux.

Sur toute la paroi thoracique, on trouve le frémissement vocal plus intense, et cela d'une façon marquée, dans les espaces intercostaux que sur les côtes. La substance musculaire est sans doute, en raison de sa mollesse, plus apte à participer aux vibrations que le tissu rigide du squelette.

Walshe fait remarquer que le frémissement vocal est plus énergique dans la position horizontale que dans la position assise.

Par rapport aux diverses régions du thorax, l'intensité du frémissement vocal se distribue de la façon suivante : c'est sur la paroi antérieure qu'il est le plus net; un peu moins prononcé sur les parois latérales, c'est sur la paroi postérieure qu'il est en général le plus faible. Les parois elles-mêmes peuvent se diviser en zones plus restreintes, de sorte qu'on obtient pour l'intensité du frémissement vocal chez l'homme bien portant la topographie suivante.

Dans le creux sus-claviculaire, c'est-à-dire au niveau de la face antérieure du sommet du poumon, le frémissement est notablement plus faible que dans toute la portion située au-dessous de la clavicule. Une erreur devient possible lorsqu'on abandonne la surface pulmonaire proprement dite et qu'on se rapproche trop de la ligne médiane, par conséquent de la paroi latérale de la trachée. Car, dans ce cas, on perçoit un frémissement vocal très énergique, frémissement transmis à la main par les parois de la trachée.

Sur la clavicule, le frémissement vocal est plus faible encore que dans le creux sus-claviculaire; son intensité est plus forte dans le tiers interne, contigu au sternum. Dans le tiers moyen, il est moins fort, et au fur et à mesure qu'on s'approche de l'extrémité acromiale, il diminue de netteté.

Au-dessous de la clavicule, le frémissement est perceptible partout où il existe du tissu pulmonaire. Là où la paroi thoracique est en contact avec des viscères solides (foie, cœur et rate), il est supprimé. Si pour pratiquer la palpation on se sert, non de toute la main, mais de son bord cubital seulement, on peut avoir recours au frémissement vocal pour préciser avec quelque certitude les limites entre le poumon rempli d'air et les organes solides déjà nommés. Cette *palpation linéaire* destinée à la délimitation des différents viscères thoraciques devient plus délicate en devenant pour ainsi dire médiate, c'est-à-dire en s'aidant d'instruments auxiliaires. Si l'on applique sur le thorax un bâtonnet très mince, un crayon par exemple, dont on tient l'extrémité libre entre les doigts, le frémissement se transmet, pendant l'émission de la parole, des parois thoraciques au bâtonnet par l'intermédiaire duquel on le perçoit très nettement. Dans le voisinage des organes solides, à la limite supérieure du foie, par exemple, l'intensité du frémissement diminue notablement à un certain point qui correspond à la zone de matité hépatique grande ou relative dont nous parlerons à propos de la percussion. Un peu plus bas encore, le frémissement cesse d'une façon tout à fait brusque. A cet endroit, le foie est directement appliqué contre le thorax; et cette limite se confond très exactement avec la zone de matité petite ou absolue obtenue par la percussion.

B. Fraenkel recommande de pratiquer la palpation médiate du thorax avec un matras en verre cubant environ 50 centim.; par ce moyen, on perçoit encore le frémissement dans des régions où la main ne peut plus le sentir (renforcement par résonance).

Au-devant du sternum, le frémissement vocal est faible au niveau du manubrium. Il est un peu plus fort sur l'appendice xiphoïde et possède sa plus grande netteté au niveau du corps de l'os.

Les parois postérieures du thorax réclament encore une étude détaillée. Là, l'intérêt réside surtout dans les changements d'intensité du frémissement vocal au niveau des différentes apophyses épineuses des vertèbres. En palpant successivement ces apophyses de haut en bas, on rencontre le maximum d'intensité au niveau de la 5e, de la 6e, de la 7e vertèbre cervicale; cette intensité est surtout très nette et très remarquable au niveau de la 7e cervicale. Elle diminue dans la région cervicale supérieure, mais surtout au-dessous de la 7e cervicale dans la colonne dorsale. En haut, je ne perçois plus rien, quant à moi, à partir de l'écaille de l'occiput; je retrouve le frémissement au niveau des autres os crâniens, mais là il provient évidemment du larynx et de la paroi antérieure. Il est net surtout pour moi au niveau de l'angle du maxillaire inférieur du frontal, des pariétaux et à la région la plus élevée du temporal. On le sent facilement aussi au niveau du maxillaire supérieur et de l'os zygomatique.

Au niveau de la première vertèbre dorsale, le frémissement vocal est généralement bien plus faible qu'au niveau de la dernière cervicale. A partir de là, son intensité augmente jusqu'à la quatrième dorsale. Au-dessous de cette dernière, le frémissement ne peut ordinairement être perçu que lorsque la voix est très haute.

Sur la paroi postérieure de la poitrine proprement dite, le frémissement vocal est perçu avec le plus de netteté dans l'espace interscapulaire; puis viennent les régions sus et sous-scapulaires. Au niveau des omoplates, surtout dans la zone acromiale, il est plus faible que dans n'importe quelle autre région de la cage thoracique.

Nous avons dit à plusieurs reprises dans les pages qui précèdent, qu'on sentait également le frémissement vocal sur les parois du larynx et de la trachée. Ici, il est bien plus fort que partout ailleurs, tout en présentant divers degrés dans son intensité. C'est au niveau du bord inférieur du cartilage thyroïde qu'il a le plus de netteté. A partir de là, il s'affaiblit, aussi bien en haut qu'en bas, et cet affaiblissement est favorisé surtout par le plancher de la cavité buccale.

Dans l'utilisation pratique du frémissement vocal, les variations d'intensité détaillées, telles que nous venons de les décrire, ne sont que de médiocre importance. Il s'agit presque toujours de modifications grossières et il suffit le plus souvent au lit du malade de se rappeler que ce frémissement est plus fort du côté droit que du côté gauche du thorax.

Les altérations pathologiques du frémissement vocal se manifestent, ou par un renforcement ou par un affaiblissement de ce frémissement. Ces altérations sont-elles peu prononcées, il faudra tenir compte, si l'on veut éviter des conclusions diagnostiques erronées, des différences physiologiques dans l'intensité du frémissement.

Les variations morbides de l'intensité du frémissement vocal peuvent être engendrées par des affections des bronches, du parenchyme pulmonaire proprement dit, de la plèvre et même des parois thoraciques. Au point de vue pratique, il est surtout intéressant de connaître le rapport inverse qui existe entre les maladies du poumon et celles de la cavité pleurale; les premières en effet ont de la tendance à renforcer le frémissement vocal, tandis que les épanchements gazeux ou liquides ou les tumeurs de la cavité pleurale aménent un affaiblissement ou une suppression complète de ce frémissement. Il est vrai que dans ce dernier cas, il faudra s'assurer que l'affaiblissement et, le cas échéant, la suppression, ne dépendent ni d'une affection des bronches ni d'une lésion des parois thoraciques.

Les *affections bronchiques* peuvent produire, selon le cas, de l'affaiblissement ou du renforcement du frémissement vocal. Toute sténose un peu prononcée de ces conduits l'affaïblit, parce que la propagation des ondes sonores se trouve gênée ou même quelquefois complètement arrêtée. Tantôt il s'agit d'obstacles temporaires, tels que des accumulations de mucus, de pus ou de sang qui rétrécissent ou obturent les voies bronchiques. Les traités de pathologie conseillent, dans ces cas, de faire tousser fortement le malade, afin de faire disparaître l'obstacle et de permettre au frémissement vocal de se révéler sans altération. Celui qui a souvent eu l'occasion d'employer ce moyen doit être convaincu que, dans un très grand nombre de cas, il ne donne aucun résultat. Quelque juste que soit l'idée, la pratique montre que les masses qui obstruent les bronches sont souvent trop visqueuses, ou se reproduisent avec une telle rapidité et une telle abondance, qu'un observateur non prévenu n'obtiendra pas grand'chose par l'effort de toux du malade. Les exsudats fibrineux de la muqueuse bronchique (bronchite fibrineuse, pseudo-membraneuse, ou croupale), les corps étrangers qui ont pénétré dans une bronche (le plus souvent dans la bronche droite en raison de son plus grand calibre et du courant aérien plus énergique), les coarctations cicatricielles, les anévrysmes comprimant les bronches, les tumeurs du médiastin ou les épanchements péricardiques abondants, peuvent s'accompagner également d'affaiblissement ou de suppression du frémissement vocal. Ces diverses altérations sont-elles permanentes, elles s'associent, comme nous l'avons vu dans un précédent chapitre, à de la rétraction thoracique et à une diminution dans la participation aux mouvements respiratoires au niveau des parois thoraciques correspondantes.

Il est des cas rares, et souvent d'un diagnostic extrêmement difficile, qui méritent une mention spéciale. Ce sont les affections du parenchyme pulmonaire qui devraient être accompagnées d'un renforcement du frémissement vocal et qui produisent au contraire un affaiblissement de ce frémissement par l'oblitération du calibre de grosses bronches. Cet affaiblissement, nous l'appellerons *paradoxal*. On le rencontre le plus fréquemment dans les productions néoplasiques volumineuses du parenchyme pulmonaire. Ces productions végètent en effet dans l'intérieur des bronches et provoquent souvent ainsi une occlusion de ces canaux et partant la disparition du frémissement vocal. Les mêmes conditions se retrouvent en cas d'infiltrations pneumoniques aiguës très considérables. Traube a fait remarquer qu'en ces cas le poumon augmente de volume et que cette augmentation engendre quelquefois une sténose de bronches d'assez gros calibre ; de sorte que le frémissement, au lieu d'être renforcé comme dans l'immense majorité des pneumonies, se trouve au contraire affaibli. Il peut même arriver que le processus phlegmasique fibrineux se propage des alvéoles non seulement aux bronchioles, mais aussi aux bronches plus grosses qu'il va obturer (*pneumonie massive*) (1).

La bronchectasie est la seule affection des bronches qui produise une augmentation d'intensité du frémissement vocal. Et encore n'exerce-t-elle son influence, que lorsqu'elle siège à la superficie du poumon, immédiatement au-dessous des parois thoraciques. Lorsque la lésion est située dans la profondeur, la couche pulmonaire aérée sus-jacente est capable de paralyser complètement les effets de renforcement. Si, lorsque la dilatation est superficielle, on a recours à la palpation linéaire par les bâtonnets, on réussit facilement, par l'appréciation exacte de l'intensité du frémissement vocal sur la paroi pectorale, à obtenir les limites de la portion bronchique dilatée située derrière cette paroi. Les causes physiques du renforcement sont aisées à comprendre ; les ondes sonores se transmettent directement à la paroi thoracique et sans interposition de tissu pulmonaire entravant la transmission. Mais encore faut-il pour cela que la cavité soit en libre communication avec la bronche qui y aboutit, et que cette cavité ne contienne pas de liquide. Que l'une ou l'autre de ces conditions fasse défaut, le renforcement du frémissement vocal n'existe plus.

Parmi les *affections du parenchyme pulmonaire* qui augmentent l'intensité du frémissement vocal, il faut ranger toutes les formations de cavités et tous les états morbides qui s'accompagnent d'une anaération d'un grand nombre d'alvéoles pulmonaires, anaération qui donne à ce segment du poumon les propriétés d'un corps solide.

Ici deux conditions sont également nécessaires. Les foyers pathologiques doivent être situés à la périphérie du poumon, sinon le phénomène se trouve masqué par la portion sus-jacente et aérée du tissu pulmonaire. De plus, il faut une intégrité complète du calibre des bronches qui aboutissent à ces foyers.

Lorsque les alvéoles sont remplis de masses fibrineuses comme dans la pneumonie croupale aiguë, ou de produits caséeux comme dans la phtisie, lorsqu'ils deviennent le siège de néoplasmes solides ou d'un travail d'atrophie conjonctive, on observe un renforcement du frémissement vocal. Il en est de même lorsqu'une portion plus ou moins considérable de tissu alvéolaire est privée d'air par une compression provenant du dehors. Quand cette compression est due à une accumulation de gaz ou de liquide dans la cavité pleurale, le renforcement se trouve ordinairement supprimé, parce que les lésions pleurales agissent en sens contraire des lésions pulmonaires, c'est-à-dire affaiblissent le frémissement vocal et qu'elles ont ordinairement le dessus. Il en est tout autrement lorsque le poumon est comprimé par un épanchement abondant du péricarde. La compression, dans ce cas, intéresse les portions latérales et postérieures du lobe inférieur et se révèle à la per-

(1) M. Grancher décrit sous le nom de *pneumonie massive* une pneumonie avec oblitération totale des bronches par des bouchons fibrineux. On y constate, avec la disparition des vibrations vocales, de la matité absolue, l'absence du murmure vésiculaire et du souffle, l'absence de bronchophonie. Il n'y aurait pas non plus d'expectoration. Le signe dominant serait la dyspnée.

cussion par de la matité et à la palpation par le renforcement du frémissement vocal. Ce renforcement consécutif à la compression des segments inférieurs du poumon, s'observe encore dans la dilatation considérable de l'abdomen par des tumeurs, par des collections liquides ou par du météorisme.

Les causes de renforcement du frémissement pectoral, au niveau du parenchyme pulmonaire privé d'air et de cavités superficielles à parois denses, sont à chercher dans la transmission des ondes sonores à travers un milieu uniformément solide. Il y a donc là absence complète des conditions d'affaiblissement, telles qu'elles existent dans le poumon sain en raison de la transmission des vibrations à la paroi par de l'air contenu dans les alvéoles pulmonaires.

Les *affections de la plèvre* ne s'accompagnent pas toutes d'altérations du frémissement vocal. Les dépôts membraneux inflammatoires n'ont par eux-mêmes aucune influence sur ce phénomène. Wintrich a signalé que ce fait était susceptible d'une démonstration expérimentale. Lorsqu'on prend sur le cadavre un poumon avec la grosse bronche correspondante et qu'on introduit dans cette dernière un tube se terminant en entonnoir dans lequel on lance quelques paroles dites à voix haute et forte, on perçoit sur toute la surface du poumon le frémissement vocal. Si on applique ensuite à cette surface une membrane, une portion de paroi stomacale, intestinale ou vésicale par exemple, on n'aura aucune peine à constater que dans ces conditions il ne se produit pas le moindre affaiblissement du frémissement vocal. On peut même placer des couches de membranes les unes sur les autres jusqu'à atteindre une épaisseur assez forte avant de remarquer quelque diminution dans l'intensité. Il s'agit là évidemment de milieux essentiellement favorables à la réception et à la transmission des vibrations.

Au contraire, les épanchements liquides ou gazeux de la cavité pleurale se manifestent par un affaiblissement du frémissement vocal. Il est facile d'en faire l'expérience. Que l'on prenne un poumon comme Wintrich et qu'au lieu d'y appliquer directement la main, on laisse entre lui et cette dernière une très petite couche d'air, on trouvera que le frémissement est absolument nul. D'où il ressort que la couche d'air intermédiaire, si minime soit-elle, est incapable de transmettre les ondes sonores du poumon à la main.

Le liquide est également un milieu qui entrave la propagation des ondes sonores. Plongez le même poumon progressivement et avec précaution dans l'eau, pendant qu'on laisse surnager à la surface une petite planchette. Les ondes sonores cessent d'être perçues, dès que la couche de liquide intercalée entre la superficie du poumon et la planchette atteint à peine un centimètre d'épaisseur.

Nous répétons ici que l'importance pratique du frémissement vocal consiste notamment en ce qu'il permet, dans les cas difficiles, de poser le diagnostic différentiel entre la pneumonie et la pleurésie avec épanchement. C'est encore lui qui le plus souvent décide du diagnostic, lorsqu'il s'agit de reconnaître une pleurésie exsudative compliquant la pneumonie.

Si dans une pleurésie de ce genre, on a recours à la palpation par les bâtonnets, on peut déterminer la limite supérieure de l'épanchement avec une précision que ne donne aucun autre mode d'exploration. Il est certains cas où la zone initiale de l'affaiblissement ou de la suppression du frémissement vocal se constate nettement, surtout lorsque, immédiatement au-dessus de la limite supérieure de l'épanchement, il se trouve des portions comprimées du poumon qui sont refoulées contre la paroi pectorale, portions qui donnent, au-dessus de la zone initiale de l'affaiblissement, une bande plus ou moins large de frémissement local renforcé.

Il convient de faire ressortir particulièrement ce fait qu'au niveau de la zone d'affaiblissement ou de suppression du frémissement vocal, en cas de pleurésie exsudative, il existe quelquefois des zones circonscrites où le frémissement est conservé, ou même, comme l'a constaté Lépine, augmenté d'intensité. Cela arrive lorsqu'il s'est établi des adhérences entre les deux feuillets pleuraux. Ces adhérences sont en effet capables de transmettre les ondes sonores du poumon à la paroi thoracique à travers l'épanchement, et l'endroit où le frémissement est conservé ou même renforcé correspond à leur point de fixation au feuillet pariétal de la séreuse.

A l'aide de la palpation linéaire, on peut poser les limites périphériques exactes de ces adhérences. Dans l'épanchement gazeux intra-pleural, les adhérences peuvent engendrer, ainsi que l'a fait remarquer Ferber, des phénomènes identiques.

Il faut bien se convaincre que le liquide pleurétique situé entre le poumon et la paroi thoracique n'est pas, dans bien des cas, la seule cause de l'affaiblissement du frémissement vocal. Si la pression de l'exsudat sur le poumon est assez forte pour comprimer des bronches de gros calibre, il en résulte un facteur étiologique aidant très puissamment à cet affaiblissement. Il ne faut pas oublier non plus que l'épanchement exerce, sur la paroi pectorale elle-même, une pression anormale, et crée ainsi des conditions défectueuses pour les vibrations de cette paroi.

Les caractères du frémissement vocal ont aussi une très grande valeur pour juger de la marche des épanchements pleurétiques (augmentation ou diminution de la quantité du liquide). L'affaiblissement augmente-t-il ou remonte-t-il plus haut, la quantité du liquide s'est accrue. Pour bien comprendre le processus morbide, l'augmentation des vibrations vocales est, au début, plus précieuse que la diminution de hauteur de la zone d'affaiblissement. Le liquide intra-pleural peut baisser de niveau et on peut croire à une résorption, lorsque, sous l'influence d'une pression permanente, la paroi thoracique et le diaphragme se relâchent, cèdent et que le niveau du liquide s'abaisse. Pour différencier cette pseudo-résorption de la résorption vraie, il faudra recourir à la palpation; la hauteur du liquide aura beau diminuer, si la résorption est fausse, le frémissement vocal restera plus faible.

Le frémissement vocal donne des indications très précieuses pour le diagnostic dans les épanchements pleurétiques enkystés, notamment dans les cas où ces enkystements sont multiples. Avec la palpation par les bâtonnets, on obtient la délimitation de l'épanchement, ce qui n'est pas à dédaigner dans les cas où il est question d'une intervention opératoire (1).

Lorsque l'épanchement pleurétique a été résorbé, il peut rester pour la vie un affaiblissement sensible du frémissement vocal. Cela est dû à des causes diverses. L'existence sur la plèvre de néo-membranes très épaisses peut à elle seule engendrer un certain degré d'affaiblissement. Plus importantes encore sont les occlusions bronchiques résultant de la rétraction de néo-productions conjonctives. Mais ce qu'il faut faire remarquer surtout, c'est qu'un thorax rétracté offre des conditions absolument défavorables pour la transmission des ondes sonores.

En effet, il faut tenir grand compte de l'*influence de la paroi thoracique* sur l'intensité du frémissement vocal. Des irrégularités de structure impriment à ce frémissement des modifications telles que, dans ces conditions, il devient impossible de s'en servir pour le diagnostic. Les variations de volume des parties molles exercent déjà une influence incontestable sur ses caractères. L'atrophie ou l'absence unilatérale du grand pectoral augmente l'intensité du frémissement du côté correspondant. Il est affaibli également dans la région mammaire chez la femme, au niveau de toutes les tumeurs existant à la surface du thorax, qu'il s'agisse de néoplasmes ou d'abcès, enfin dans l'œdème des téguments de la poitrine. Pour terminer, faisons remarquer qu'en cas de cypho-scoliose, les déformations du thorax sont telles qu'il ne peut plus être question de faire servir le frémissement vocal au diagnostic.

F. — *Frémissement pleural.*

Frottement pleural palpable, affrictus pleuralis.

Nous avons déjà eu l'occasion de faire ressortir qu'à chaque mouvement respiratoire, il se produisait des déplacements déterminés des feuillets viscéral et pariétal de la plèvre. En mettant à nu chez le lapin le feuillet costal transparent, Donders a montré qu'à chaque inspiration la plèvre pulmonaire se meut de haut en bas et d'avant en arrière, avec points fixes correspondant au sommet du poumon pour le premier de ces mouvements, et au bord inférieur pour le second. La plèvre costale exécute des mouvements exactement opposés. A l'expiration, les conditions sont naturellement renversées. A l'état normal, ces mouvements sont silencieux et imperceptibles.

Il en est autrement lorsque les feuillets pleuraux ont perdu leur poli par suite de dépôts inflammatoires et sont devenus rugueux. Il se produit alors

---

(1) M. Jaccoud, qui a étudié spécialement les pleurésies multiloculaires, ne croit pas que l'étude des vibrations vocales suffise à établir le diagnostic de cette forme morbide. Pour les reconnaître, il faut un ensemble de signes tous également nécessaires, aucun d'eux n'étant suffisant à lui seul. (Voy. *Path. int.*, T. II, p. 615.)

des bruits qui seront décrits en détail plus tard sous le nom de frottements pleurétiques, et qui, s'ils sont suffisamment intenses, peuvent également être perçus par la main qui palpe; Guttmann a proposé de désigner le phénomène sous le nom de frémissement pleural.

Les caractères de ce frémissement sont très variables. Tantôt on n'a affaire qu'à un frottement léger échappant à un examen superficiel, tantôt le bruit ressemble à celui que l'on produit en serrant progressivement une boule de neige, tantôt enfin il semble qu'on tienne entre les doigts du cuir neuf auquel on imprime des mouvements de flexion. En raison de ce dernier fait, on a donné au frémissement pleural très prononcé, à ce bruit si frappant par sa sécheresse, le nom de frottement, de craquement de cuir ou de bruit de cuir neuf. Un signe caractéristique et très important pour le diagnostic du frémissement pleural, consiste dans ce fait qu'il n'est jamais régulier et continu, mais qu'il apparaît à certains intervalles. Dans la majeure partie des cas, le frottement conserve une direction déterminée. Le plus souvent, il se produit dans une direction verticale (affrictus ascendens et descendens); il est plus rarement horizontal ou oblique. On ne l'observe souvent que pendant l'inspiration, rarement pendant les deux mouvements respiratoires, plus rarement encore pendant l'expiration seule. Il arrive fréquemment aussi qu'on ne le perçoit que pendant les inspirations profondes et qu'il n'est pas assez intense pour être senti dans la respiration superficielle. Parfois, au bout d'un certain nombre d'inspirations profondes, il disparaît subitement; cela tient probablement à ce que les rugosités ont fait place de nouveau à une surface lisse; puis, après un certain temps, il reparaît avec une intensité égale ou augmentée. Lorsqu'on comprime fortement les muscles intercostaux, on peut renforcer artificiellement le frémissement pleural; on comprend facilement, en effet, qu'en refoulant la plèvre costale contre le feuillet viscéral, on favorise le frottement d'une manière toute spéciale.

Pour le diagnostic différentiel du frémissement pleural et du frémissement bronchique, nous l'établissons dans le chapitre suivant.

G. — *Frémissement bronchique. (Ronchus palpable.)*

La présence de sécrétions dans les voies aériennes se manifeste à l'auscultation par des ronchus. Lorsque ces sécrétions sont très visqueuses et siègent dans les bronches de gros calibre, le ronchus devient un ronflement, ronchus sonore, qui, s'il est assez intense, se perçoit à la main sur une grande étendue. La sensation perçue ressemble exactement à ce que l'on éprouverait en appliquant la main sur le thorax d'un chat ronronnant. Son énergie dépend de l'intensité des mouvements respiratoires, de la quantité et de la viscosité des sécrétions. La structure de la paroi thoracique a également une certaine influence; le ronchus se perçoit nettement surtout sur un thorax maigre et notamment sur le thorax flexible et à parois minces de l'enfant. D'ailleurs, les conditions de transmission du frémissement bronchique à la paroi thoracique semblent être des plus favorables, car on l'observe fréquemment sur de grandes étendues de cette paroi, alors même que d'autres symptômes indiquent que son point d'origine véritable est dans les premières voies bronchiques. Guttmann a proposé pour ce signe le nom de *frémissement bronchique*.

Au point de vue diagnostique, il faut soigneusement éviter de confondre le frémissement bronchique avec le frémissement pleural ; généralement, avec le frémissement pleural, il existera en même temps des douleurs thoraciques qui s'exaspèrent par la pression ; en outre, le frémissement pleural, contrairement au ronchus, augmente lorsqu'on comprime les muscles intercostaux ; enfin les quintes de toux auront une influence marquée sur le frémissement bronchique et non sur le frémissement pleural, en ce sens qu'elles détachent les mucosités bronchiques pour les rejeter au dehors.

Lorsque les voies aériennes sont remplies de mucosités peu épaisses et plutôt fluides, il se produit pendant la respiration des ronchus qui sont appelés ronchus humides ou bulleux et qui, eux aussi, sont parfois perçus à la palpation. Cela a lieu lorsqu'ils sont très nombreux ou très intenses. En général cependant il s'agit de masses de sécrétion qui se sont accumulées dans des espaces et des cavités pathologiques remplis d'air. Le phénomène se révèle par une sensation, nettement détachée, de production et d'éclatement des bulles d'un liquide en ébullition. On observe le frémissement bronchique bulleux surtout à la paroi antérieure et supérieure de la poitrine. Il s'agit presque exclusivement dans ces cas de cavernes pulmonaires créées par le processus tuberculeux. Plus le thorax sera amaigri, plus la perception en deviendra nette.

Il faut du reste se mettre en garde contre une erreur d'exploration. Chez les individus dont la respiration est forcée et qui contractent fortement, à dessein ou non, le muscle grand pectoral, la main perçoit souvent, au niveau de ce dernier, un bruit tout particulier de crépitation détachée, qui présente une grande analogie avec le frémissement bronchique. Cela se voit chez les individus bien portants et fortement musclés. L'erreur est facile à éviter. Que l'on veille à ce que le muscle reste au repos, et le bruit musculaire disparaîtra.

H. — *Bruit de clapotement palpable.*

Si, dans une cavité assez profonde, il existe concurremment de l'air et du liquide susceptible de se déplacer, si en même temps il se produit des ébranlements violents et brusques du corps, il peut arriver que l'on perçoive le choc du liquide contre les parois de la cavité sous forme d'une sensation spéciale du clapotement. On observe ce phénomène presque exclusivement dans le pyopneumothorax ; mais là même, il n'est pas fréquent, en tous cas pas aussi fréquent que le bruit du clapotement que l'on a désigné sous le nom de bruit de succussion.

Les grandes cavernes pulmonaires remplies de sécrétions fluides remplissent, il est vrai, toutes les conditions pour le développement du clapotement ;

seulement il existe dans ces ca. de tels obstacles à la transmission du bruit qu'il est très rare de l'observer dans de pareilles circonstances.

J. — *Crépitation palpable.*

La crépitation se perçoit sur le thorax dans deux conditions, dans l'*emphysème cutané* et dans la *hernie du poumon.*

La pathogénie et le diagnostic de l'emphysème sous-cutané ont été traités précédemment.

Quant au prolapsus du poumon, il appartient plutôt au domaine de la chirurgie. La crépitation spéciale du parenchyme pulmonaire palpé par la main est ordinairement tellement caractéristique, que le diagnostic de hernie du poumon est presque toujours facile.

K. — *Pulsations thoraciques.*

Quand les portions de poumon voisines du cœur sont transformées en une masse solide et privée d'air, elles participent aux battements cardiaques, et l'on sent à leur niveau des mouvements rythmiques, pulsatiles, coïncidant avec la systole cardiaque. C'est Graves qui a décrit le premier ce phénomène ; il le rencontra dans l'*hépatisation du parenchyme pulmonaire*, c'est-à-dire dans les cas d'accumulation dans les alvéoles du poumon de masses fibrineuses. Le même phénomène peut également être produit par la *dégénérescence carcinomateuse du poumon.*

Cette sorte de pouls thoracique se rencontre surtout dans la *pleurésie purulente, l'empyème et notamment l'empyema necessitatis.* Balonius, en 1640, et Le Roy au siècle dernier, ont publié des observations de ce genre. Plus tard, Walshe en décrivit deux cas auxquels il donna le nom d'*empyema pulsans.* En vérité, la chose est rare, car un de mes élèves, Keppler, ne put en réunir que 37 cas, auxquels il faut ajouter une observations à moi personnelle. La plupart du temps, il s'agissait d'un empyème gauche, très abondant et existant depuis longtemps. Les pulsations peuvent acquérir une très grande intensité et devenir même visibles, quoiqu'elles soient plus faciles à percevoir par la palpation.

Tout récemment, je fus appelé en consultation à Uster pour un garçon de 12 ans qui souffrait d'une pleurésie exsudative totale du côté droit s'étant développée très rapidement. Je constatai des pulsations nettement visibles et encore plus sensibles au toucher sur toute l'étendue du côté droit, pulsations perceptibles jusque dans la région de l'aisselle. La ponction ne donna issue qu'à du liquide purement séreux. Traube et Fräntzel ont constaté des pulsations également dans quelques cas de pleurésie séreuse.

Lorsqu'il s'agit d'un empyème en voie de se frayer une issue au dehors, empyema necessitatis, la pulsation peut être limitée à la saillie de la peau, saillie fluctuante à la palpation. Ces pulsations ont été étudiées avec beaucoup de soin tout dernièrement par Müller à propos d'une observation recueillie à la clinique de Kussmaul. Souvent la pulsation ne se manifeste pas par un simple soulèvement de bas en haut, mais il se produit, comme dans l'anévrysme, une dilatation systolique de la tumeur dans tous les sens. Si l'on applique les doigts en cercle sur la saillie, ils sont à chaque systole non seulement soulevés, mais encore écartés les uns des autres. Pour le diagnostic différentiel de l'anévrysme et de l'empyème pulsatif, Müller a donné les points de repère suivants :

a) Le siège d'un empyème de nécessité pulsatile est presque toujours en bas et à gauche, tandis que l'anévrysme s'observe le plus souvent en haut et à droite.

b) Dans l'anévrysme, il n'est pas possible, comme dans l'empyème, de faire disparaître par la *pression* la saillie sous-cutanée et de la faire augmenter de volume par le renforcement des mouvements expiratoires.

c) Contrairement à ce qui se passe dans l'anévrysme, l'*étendue de la matité* dépasse de beaucoup dans l'empyème les limites de la tumeur proprement dite.

d) Dans l'anévrysme, on entendra la plupart du temps des *bruits sanguins* (1).

Müller a fait ressortir avec raison qu'il ne faut s'attendre à des pulsations que lorsque les parois de la poche purulente possèdent une résistance suffisante pour que les mouvements communiqués par le cœur ne se perdent pas dans le tissu pulmonaire compressible.

Dans *les abcès péripleurétiques* qui sont voisins du cœur, la production de pulsations est également possible. Toutefois, comme il s'agit ici d'un liquide renfermé dans une cavité close de toutes parts, on n'aura plus affaire qu'à un simple soulèvement ou affaissement de la tumeur et non plus à une expansion totale de la saillie (2).

---

(1) A ces signes différentiels avec l'anévrysme, M. Comby ajoute l'absence ordinaire d'expansion anévrysmatique, l'absence de souffle, de thrill, la coïncidence d'un épanchement très abondant qui n'est pulsatile que dans une faible étendue de sa vaste surface. (*Archives génér. de médecine*, 1889, p. 406.)

(2) M. Comby a étudié à diverses reprises cette intéressante question de *l'empyème pulsatile* (Thèse de 1882. *Archives génér. de médecine*, 1883, novembre et décembre, et 1889, avril). Une pleurésie est pulsatile lorsqu'elle est le siège de battements synchrones au pouls, perceptibles à la vue, au palper, à l'auscultation de la paroi thoracique. Les pleurésies pulsatiles sont toujours situées à gauche et ce sont toujours ou presque toujours des pleurésies purulentes. Lorsqu'on ponctionne ces pleurésies, il se fait presque toujours un pneumothorax, car le poumon rétracté ne peut revenir sur lui-même et se perfore en un point moins résistant que les autres. Les pleurésies pulsatiles sont des pleurésies essentiellement chroniques ; quatre théories ont été émises pour expliquer la genèse des pulsations.

1° Traube fait jouer un rôle à l'épanchement péricardique concomitant qu'il a constaté quelquefois.

2° M. Comby ayant trouvé le poumon gauche complètement aplati et lié au péricarde par des adhérences intimes, avait pensé que cette disposition pouvait jouer un rôle dans la transmission et l'amplification des battements du cœur.

3° M. Féréol pense que la présence d'un pneumothorax de petite étendue, coïncidant

3. — Mensuration des organes de la respiration.

A. — *Mensuration du thorax.*

La mensuration des divers diamètres de la circonférence et de la dilatabilité du thorax a été pratiquée avec un soin particulier, notamment par les anciens médecins. Aux premières recherches méthodiques de Laënnec en 1819, succédèrent une série de travaux d'auteurs français, dont les plus remarquables sont ceux de Hirtz, Corbin, Woillez, Piorry, Briquet et Fournet. Les expériences de l'allemand Wintrich sont d'une importance toute spéciale pour l'étude de la mensuration thoracique. Leur valeur, il est vrai, est plutôt de nature négative, car elles ont eu pour résultat, malgré l'impression

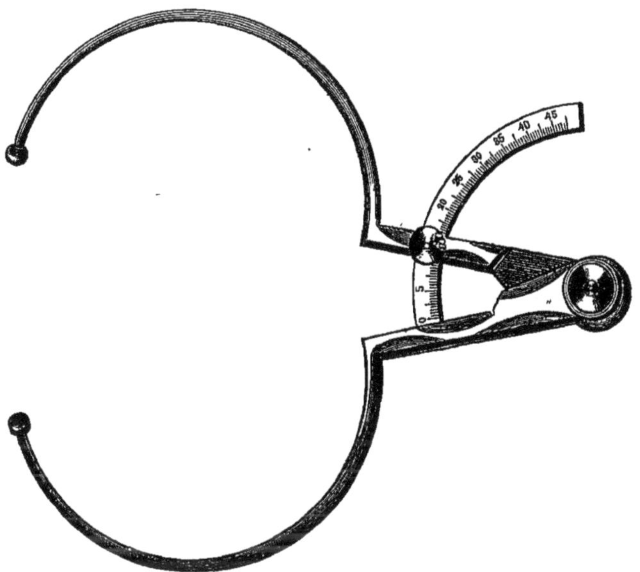

FIG. 51. — *Compas d'épaisseur.*

d'exactitude qui est propre à toute statistique, d'être d'une utilité pratique contestable. Pour reconnaître l'existence d'une modification pathologique, un œil exercé suffit dans tous les cas ; les chiffres n'ont d'ailleurs pas grande signification, parce que les variations individuelles sont très considérables.

Dans ces derniers temps, beaucoup de médecins militaires se sont occupés de la mensuration du thorax, en partant de ce principe que la mensuration

---

avec un épanchement liquide très abondant, est la condition *sine quâ non* de l'empyème pulsatile.

4° Keppler et Rumno invoquent plusieurs conditions pathogéniques : le refoulement extrême du cœur, la tension positive de l'épanchement, la parésie des muscles intercostaux.

Dans son récent mémoire, M. Comby a fait la critique de ces théories, même de la sienne, et a montré qu'aucune ne rendait un compte exact de l'ensemble des faits connus.

pouvait servir à fixer l'aptitude physique du conscrit. Les résultats obtenus sont loin d'être concordants.

Il faut distinguer trois *diamètres thoraciques :* le diamètre vertical, le diamètre antéro-postérieur ou sterno-vertébral, et le diamètre transversal ou costal. On a essayé bien des fois de créer, à l'aide de points fixes déterminés, d'autres diamètres encore; mais leur utilité pratique a été reconnue presque nulle.

Comme le thorax possède une forme conique, il est clair que ses voussures et par conséquent ses diamètres antéro-postérieur et transverse, changent de dimensions aux différentes hauteurs. Il est évident aussi que chacun des diamètres augmentera à chaque inspiration et diminuera à chaque expiration. Comme points de repère fixes pour la mensuration des divers diamètres thoraciques, on a choisi le plus haut point accessible des deux cavités axillaires, le niveau des mamelons et le point d'union de l'appendice xiphoïde avec le corps du sternum. Pour mesurer, on se sert d'un compas d'épaisseur ordinaire, dont on applique les extrémités boutonnées sur les points de repère, tandis qu'on lit le chiffre de l'écartement en centimètres sur une règle située près de l'articulation de l'instrument (fig. 51). Les explorations très nombreuses et soigneuses de Wintrich ont donné le tableau suivant :

AGE MOYEN (Les hommes et les femmes sont mêlés.)	DIAMÈTRE STERNO-VERTÉBRAL EN CENTIMÈTRES	DIAMÈTRE COSTAL EN CENTIMÈTRES	LONGUEUR DU STERNUM EN CENTIMÈTRES	NOMBRE DES SUJETS EXAMINÉS
9,94 mêlés	en haut.... 11,9 au milieu.. 14,24 en bas..... 14,3	18,4 19,1 19,0	10,7	50
11,12 mêlés	en haut.... 12,32 au milieu.. 15,12 en bas..... 15,04	18,37 19,62 19,62	12,62	50
12,5 mêlés	en haut.... 12,5 au milieu.. 14,15 en bas 14,8	18,2 19,3 18,6	11,25	50
12,97 mêlés	en haut.... 11,72 au milieu.. 14,25 en bas..... 14,5	18,3 19,37 18,9	12,02	50
14,37 mêlés	en haut.... 11,75 au milieu.. 14,18 en bas..... 14,68	18,43 19,62 19,25	11,42	50
24,8 femmes	en haut.... 15,6 au milieu.. 18,5 en bas..... 18,9	23,6 24,8 24,9	16,2	50
24,64 hommes	en haut.... 16,58 au milieu.. 19,23 en bas..... 19,23	25,82 26,17 25,82	17,41	50
63,0 mêlés	en haut.... 16,2 au milieu.. 19,03 en bas..... 19,5	24,1 24,8 24,03	16,6	50
82,2 mêlés	en haut.... 16,40 au milieu.. 17,87 en bas..... 19,20	19,5 23,2 24,5	15,6	25
86,5 mêlés	en haut.... 17,2 au milieu.. 19,5 en bas..... 19,2	24,5 25,2 25,7	15,8	10

Pour obtenir la *circonférence du thorax*, il suffit d'un ruban divisé en centimètres, quoiqu'on se soit donné beaucoup de peine pour inventer des appareils compliqués. Les mesures varient suivant les différentes hauteur et les diverses phases de la respiration. La position du corps a, elle aussi, d'après Rollet, une certaine influence. Pour rendre possible une comparaison des résultats obtenus par les différents auteurs, on fera bien de conserver les points de repère indiqués précédemment, c'est-à-dire le point le plus élevé du creux axillaire, le niveau du mamelon et le point où l'appendice xiphoïde se réunit au corps du sternum. Voici le tableau que Wintrich a établi d'après ses nombreuses observations :

MOYENNE D'AGE	MOYENNES DE LA CIRCONFÉRENCE DU THORAX PRISE AVEC LE RUBAN CENTIMÉTRIQUE	NOMBRE DES EXAMINÉS	MOYENNE D'AGE	MOYENNES DE LA CIRCONFÉRENCE DU THORAX PRISE AVEC LE RUBAN CENTIMÉTRIQUE	NOMBRE DES EXAMINÉS
9,94 hommes et femmes mêlés	en haut... 59 au milieu.. 58,80 en bas..... 58,40	50	24,8 femmes	en haut... 81,90 au milieu.. 81,00 en bas 78,00	50
11,12 mêlés	en haut... 63 au milieu.. 61,75 en bas..... 60,02	50	24,64 hommes	en haut... 89,52 au milieu.. 86,64 en bas..... 81,88	50
12,5 mêlés	en haut... 60,40 au milieu.. 59,60 en bas.. . 57,90	50	63,00 mêlés	en haut... 78,30 au milieu . 77,20 en bas.... 78,40	50
12,97 mêlés	en haut. .. 61,70 au milieu.. 60,70 en bas.... 60,30	50	82,20 mêlés	en haut... 74,50 au milieu . 78,50 en bas..... 76,30	25
14,37 mêlés	en haut... 61,05 au milieu.. 60,37 en bas..... 59,50	50	86,50 mêlés	en haut... 79,50 au milieu . 82,00 en bas.... 84,20	10

Il ressort du tableau ci-dessus que la circonférence thoracique inférieure est moindre que la supérieure jusqu'à 60 ans inclusivement. A partir de cet âge seulement, la réciproque devient vraie et augmente avec les années. Hirtz a prétendu que ce renversement de dimensions se produisait dans la phtisie pulmonaire à un âge plus précoce, c'est-à-dire pendant la jeunesse; mais cette opinion a été combattue à juste titre par Wintrich. Toutes les affections des organes respiratoires en connexion avec une dilatation bilatérale visible du thorax, donneront évidemment des chiffres considérables pour la circonférence de la poitrine. Malgré cela, la mensuration ne fait pas faire au diagnostic un pas de plus que l'inspection seule quand elle est faite avec soin, parce que les variations individuelles des chiffres normaux sont trop considérables.

Il en est de même lorsqu'on détermine la circonférence de chaque côté du thorax en particulier et qu'on établit la comparaison. Pour ce, point n'est besoin d'autre chose que d'un ruban centimétrique. Dans le cas même où il ne s'agit que de se convaincre d'une différence entre les côtés, on entourera, comme le conseille Watson, la poitrine d'un simple fil et l'on comparera les longueurs des deux moitiés.

Avec ses nombreuses mensurations, Woillez avait déjà constaté que chez les droitiers la circonférence du côté droit de la poitrine l'emportait sur celle du côté gauche. Sur 197 individus, 41 seulement (20,8 0/0) présentaient une circonférence égale des deux côtés. La différence varie entre 0,5 et 2,0 centim. Le contraire se produit chez les gauchers et la différence en faveur du côté gauche est ordinairement de 0,5 à 1,25 centim.

Dans le diagnostic des dilatations ou des rétractions thoraciques unilatérales, c'est à peine si les instruments donnent des renseignements plus utiles que l'œil suffisamment exercé. La mesure de la dilatation ou de la rétraction est en rapport avec chaque cas particulier et le développement du processus pathologique. C'est dans le pneumothorax et le pyopneumothorax que l'on rencontre habituellement le plus haut degré de dilatation : dans un cas de Corbin, cette dernière atteignait 12 centim. Il convient naturellement de tenir compte dans les résultats des différences qui existent normalement entre les deux côtés de la poitrine.

Woillez a encore recommandé de suivre la marche d'un épanchement pleurétique par des mensurations quotidiennes, car il prétendait que d'après l'augmentation ou la diminution des chiffres obtenus, on pouvait se rendre un compte très exact des variations dans l'abondance de l'épanchement.

Si l'on veut mesurer la *dilatabilité du thorax*, on entourera la poitrine avec le ruban métrique à la fin de l'expiration et l'on notera la circonférence indiquée à ce moment; puis l'on fait faire une profonde inspiration et l'on mesurera la circonférence à nouveau; la différence entre les deux valeurs obtenues donnera la mesure de l'excursion thoracique. Chez les individus bien portants, elle varie entre 5 et 7 centim. Wintrich, Waldenburg et récemment Burg ont cherché à rendre l'emploi du ruban métrique plus commode par des arrangements un peu plus compliqués; il est inutile toutefois d'entreprendre ici leur description détaillée.

Pour mesurer la dilatabilité du thorax à un endroit circonscrit donné, on se sert du *Chest-Measure* de Sibson (1840) et du *stéthomètre* de Quain (1858). Ni l'un ni l'autre de ces instruments n'ont pû acquérir droit de cité dans la pratique médicale. Leur exactitude n'est en quelque sorte qu'apparente, et les résultats obtenus n'ont procuré aucune utilité pratique.

Récemment, Haenisch a indiqué un appareil pour mesurer la dilatabilité des sommets des poumons. La moyenne obtenue chez les individus en bonne santé à l'aide de cet appareil est de 12 millim. Lorsque les sommets sont malades, la dilatabilité reste au-dessous de ce chiffre; lorsqu'un seul d'entre eux est atteint, il existe une notable différence entre les chiffres correspondant aux deux côtés (1).

(1) Dans la pratique, Lasègue conseillait de faire la mensuration du thorax par l'*amplexation comparative des deux côtés de la poitrine.* On embrasse le thorax dans une de ses moitiés avec les deux mains, la face palmaire de l'une étant sur la région antérieure, la face palmaire de l'autre sur la région postérieure. On fait la même manœuvre sur l'autre moitié du thorax.

Avec un peu d'habitude, on arrive à apprécier l'écart qui existe entre les deux mains et à déterminer, mieux qu'avec les instruments, si les deux côtés sont égaux ou

B. — *Cyrtométrie.*

La cyrtométrie a pour but de reproduire l'image de la configuration du thorax suivant le diamètre transversal par l'application d'agents flexibles

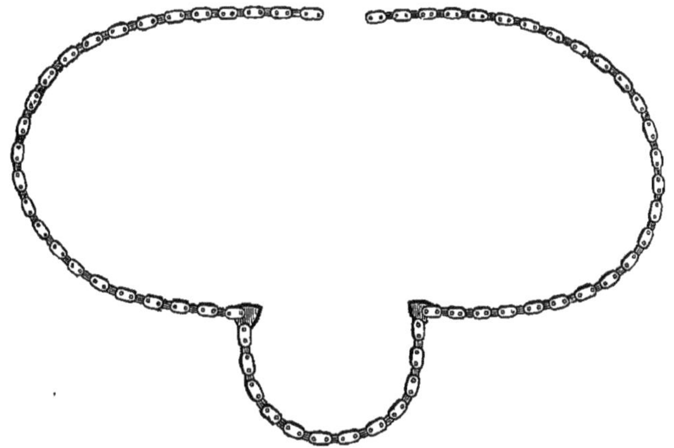

FIG. 52. — *Cyrtomètre de Woillez.*

dont la forme acquise est ensuite reportée sur du papier à l'aide d'un crayon. Woillez a fait construire, à cet usage, un cyrtomètre spécial. L'ins-

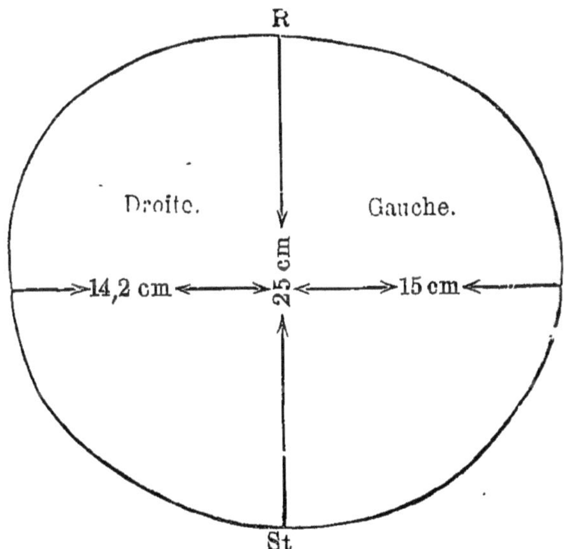

FIG. 53. — *Courbe cyrtométrique d'un gaucher*. 1/4 de grandeur naturelle. R. Rachis. St. Sternum. Le côté gauche est plus volumineux. — Niveau mammaire. (Obs. personnelle.)

trument consiste en une chaînette, longue de 60 centim., à chaînons de corne

---

négaux, et dans ce dernier cas, si l'inégalité tient à la rétraction d'un des côtés ou à la dilatation de l'autre.

d'environ 2 centim. de longueur, articulés entre eux par des rivets et mobiles les uns par rapport aux autres. On embrasse le thorax avec cette chaîne qui se moule parfaitement sur tout le contour (fig. 52). La mobilité des articles ne doit pas être trop grande, excepté à deux endroits bien détermi-

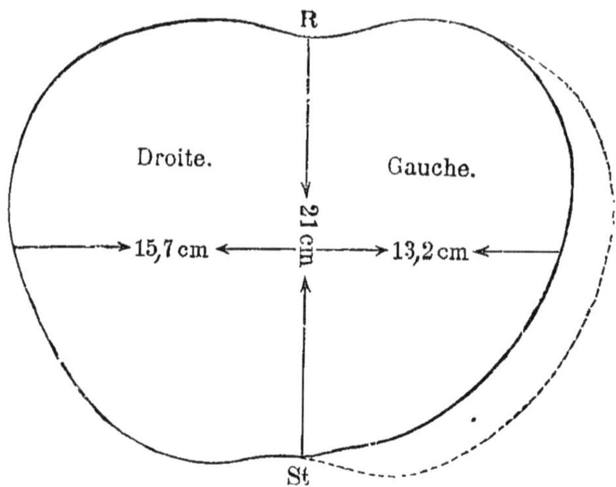

Fig. 54. — *Courbe cyrtométrique d'une femme de 43 ans atteinte d'atrophie pulmonaire gauche.* 1/4 de grandeur naturelle. (Obs. personnelle.)

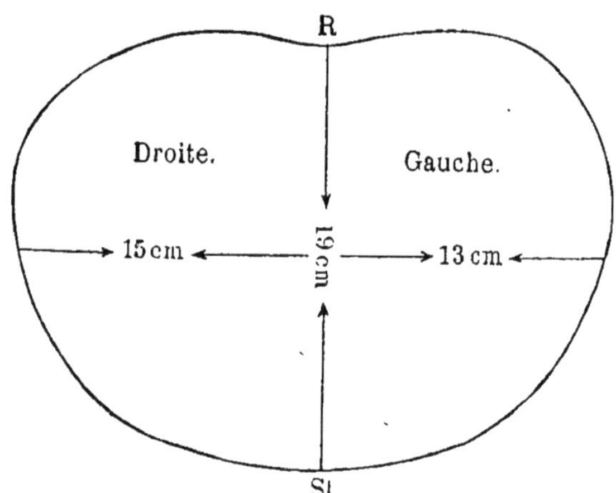

Fig. 55. — *Courbe cyrtométrique d'un boucher de 20 ans.* 1/4 grandeur naturelle. Niveau mammaire. (Obs. personnelle.)

nés. C'est à leur niveau qu'on ouvre l'instrument adapté au thorax et qu'on le referme pour reporter la figure obtenue sur le papier et la mesurer commodément dans tous les sens, en suivant le bord interne de la chaîne. Le cyrtomètre peut du reste être remplacé par un agent de mensuration plus économique et plus pratique, par un simple fil de plomb un peu moins gros que le petit doigt, que l'on adapte d'abord très exactement à l'un des côtés de la poitrine et, après avoir tracé sur le papier le contour obtenu, au côté opposé. Pour tracer la figure sur le papier, il est très commode d'utiliser la limite commune des deux moitiés de la feuille comme diamètre sterno-vertébral. Björnström a recommandé un fil de zinc long de 60 cent.

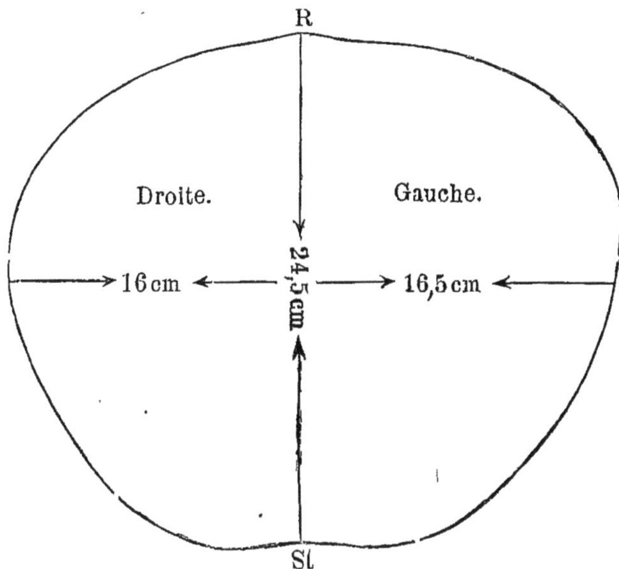

FIG. 56. — *Courbe cyrtométrique d'un homme de 64 ans atteint d'emphysème pulmonaire très prononcé.* 1/4 grandeur naturelle. Niveau mammaire. (Obs personnelle.)

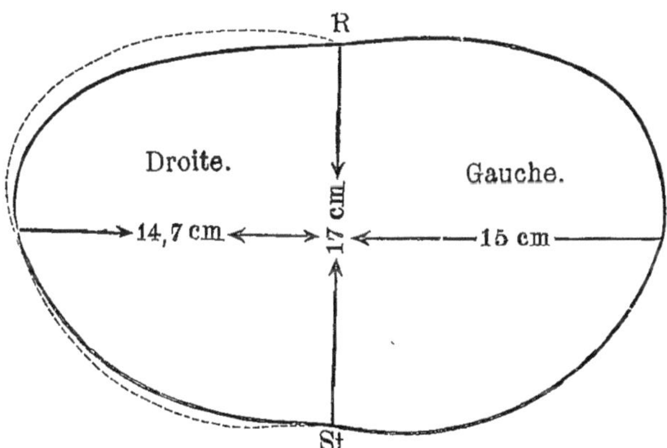

FIG. 57. — *Courbe cyrtométrique d'un jeune homme de 16 ans avec lésions tuberculeuses très étendues des deux poumons.* 1/4 grandeur naturelle. Niveau mammaire. (Obs. personnelle.)

épais de 1,5 à 2 millim., recouvert de caoutchouc et muni d'une division en centimètres. L'instrument se distinguerait par sa grande malléabilité, par la perfection avec laquelle il conserve les diverses inflexions et par la commodité de son emploi dans la mensuration du contour de la poitrine elle-même.

Ma propre expérience me permet d'attribuer une grande valeur à la cyrtométrie ; en tous cas, elle m'a conduit à la découverte de certaines anomalies qui peut-être m'auraient échappé sans elle. Il y a quelques années, je donnai mes soins à un prêtre de la campagne des environs de Göttingue, atteint de catarrhe chronique du larynx et des bronches, et d'emphysème

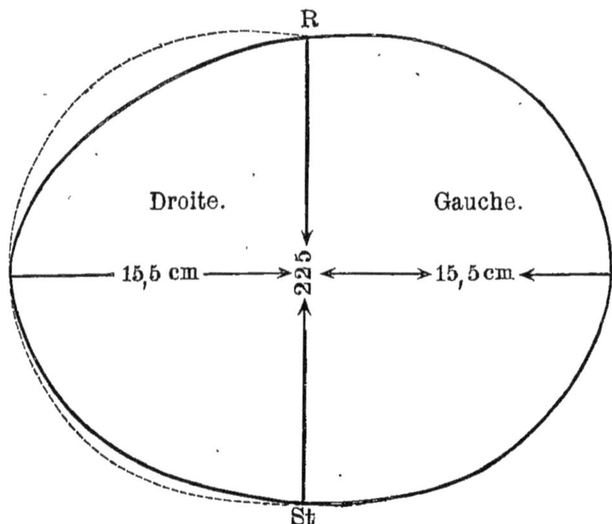

FIG. 58. — *Courbe cyrtométrique d'un homme de 41 ans atteint d'épanchement abondant dans la plèvre gauche.* 1/4 grandeur naturelle. Niveau mammaire. (Obs. personnelle.)

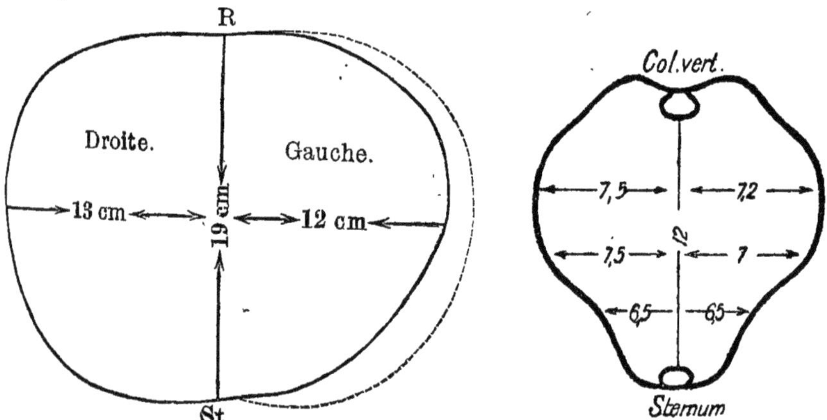

FIG. 59. — *Courbe cyrtométrique d'un jeune homme de 18 ans avec rétraction du côté gauche de la poitrine consécutive à une pleurésie avec épanchement.* 1/4 grandeur naturelle. Niveau mammaire. (Obs. personnelle.)

FIG. 60. — *Courbe cyrtométrique d'un thorax rachitique en forme de carène.*

alvéolaire du poumon. Lorsque je pris la courbe cyrtométrique de cet homme, je fus tout étonné de trouver contre toutes les règles le côté gauche de la poitrine plus volumineux que le côté droit (fig. 53). Je demandai au prêtre s'il était gaucher ; il me répondit par l'affirmative.

Dans un autre cas, ayant trait à une femme de 43 ans, j'avais trouvé au sommet du poumon gauche des foyers d'induration. A l'œil nu, les deux côtés de la poitrine paraissent égaux ; mais la courbe cyrtométrique me donna une rétraction très apparente du côté gauche (fig. 54).

Nous nous contenterons de citer un petit nombre d'exemples. La figure 55 représente la courbe cyrtométrique d'un boucher âgé de 20 ans possédant comme conformation un thorax modèle ; la figure 56 celle d'un homme de

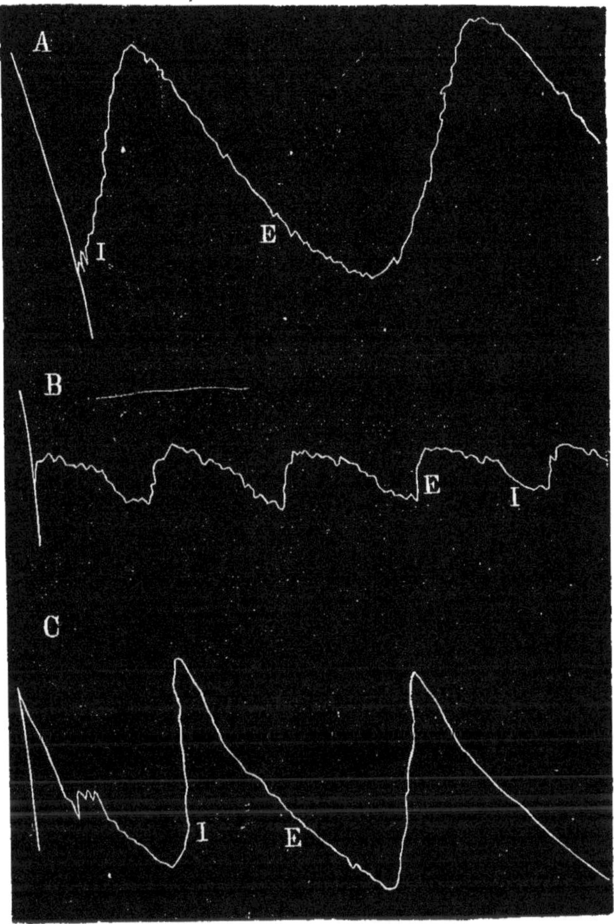

Fig. 61. — *Courbes respiratoires d'après Riegel*. — A. Courbe normale d'un homme bien portant. — B. Courbe d'un garçon atteint de sténose laryngée. — C. Courbe d'un emphysémateux. — I. Inspiration. — E. Expiration.

64 ans, porteur d'un emphysème pulmonaire très prononcé, le même qui fait le sujet de la fig. 41, p. 101. Enfin la figure 57 donne le diamètre transverse du thorax d'un jeune homme tuberculeux, âgé de 16 ans, atteint de lésions étendues des deux poumons. La figure 58 représente la courbe cyrtométrique d'un homme de 41 ans, traité pour un épanchement pleurétique abondant du côté gauche ; la figure 59 indique la rétraction considérable du côté gauche du thorax d'un jeune homme de 18 ans, ayant eu six mois au-

paravant une pleurésie exsudative. Enfin la figure 60 donne les contours d'un thorax rachitique, d'un thorax en forme de bateau.

C. — *Stéthographie.*

On a essayé bien des fois de représenter graphiquement les mouvements respiratoires. Parmi les travaux des auteurs allemands sur ce sujet, il convient de citer ceux de Vierordt, Ludwig, Ackermann, Rosenthal, Gerhardt, Fick et ceux plus récents de Riegel. Parmi les médecins français, il faut distinguer Marey, Bergeon, Kestus et Ransome. Il ne faut pas oublier non plus les expériences de Terné van der Heul. On s'est servi d'instruments portant les noms les plus divers, pneumographe, anapnographe, phrénographe et stéthographe. La méthode d'exploration elle-même porte le nom de stéthographie.

La description détaillée des différents appareils ne nous serait d'aucune utilité pratique. Les recherches stéthographiques ont fait avancer surtout la compréhension théorique de beaucoup d'entre les processus physiologiques ou pathologiques des mouvements de la respiration.

Comme exemples, nous citerons quelques courbes respiratoires empruntées au travail de Riegel. A représente la courbe diaphragmatique d'un homme bien portant ; B la même courbe chez un garçon atteint de sténose laryngée, et C celle d'un emphysémateux.

On voit en A un allongement anormal du jambage inspiratoire, en C au contraire du jambage expiratoire.

D. — *Spirométrie.*

Les tentatives entreprises pour déterminer la quantité d'air utilisée pour la respiration remontent au commencement de ce siècle. Les recherches de Kentisch, qui datent de 1814, ont une certaine importance. L'idée elle-même a été très heureusement mise en pratique en 1846 par John Hutchinson que l'on regarde ordinairement comme l'inventeur de la spirométrie moderne. En Allemagne, les conclusions de Hutchinson ont été soumises à des épreuves multiples ; elles ont été étendues et modifiées, et en ce sens les travaux de Vogel et Simon et de Wintrich et Arnold possèdent une très grande valeur.

L'appareil indiqué par Hutchinson est facile à manier et porte le nom de *spiromètre* (fig. 62). Sa forme extérieure a été plus ou moins modifiée plus tard par différents auteurs, mais le principe en a été conservé. Il a l'aspect d'un gazomètre. Une cloche graduée par centimètres cubes plonge dans un cylindre en tôle rempli d'eau, dans lequel elle se meut à l'aide d'un contrepoids bien équilibré qui glisse le long d'une poulie. Dans le bas de la cloche vient s'aboucher un tuyau qui, en dehors du cylindre, est en communication avec un tube de caoutchouc avec embouchure, de sorte que l'air expiré pénètre directement dans la cloche, la soulève et permet ainsi l'évaluation de la quantité d'air par l'intermédiaire de l'échelle graduée. Si les mesures avaient besoin d'être rigoureuses, il faudrait à chaque mensuration tenir compte

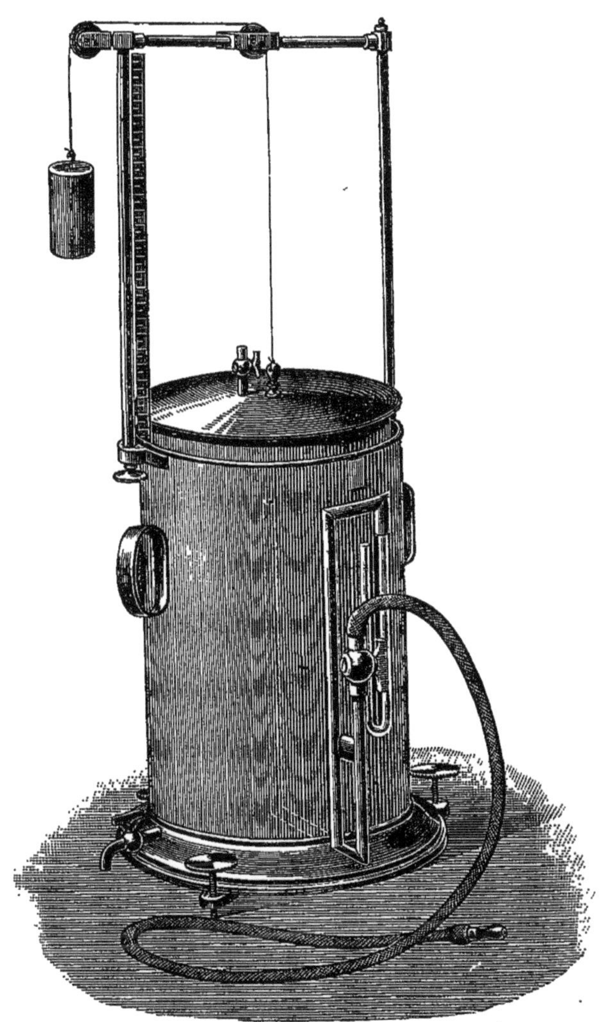

FIG. 62. — *Spiromètre de Hutchinson.*

de la hauteur barométrique et de la température ; mais en pratique, on peut en somme passer outre.

Pour faciliter la recherche, Hutchinson a proposé quelques désignations brèves pour les quantités d'air utilisées dans chacune des phases respiratoires. On appelle *capacité pulmonaire vitale*, la quantité d'air qui, après une profonde inspiration préalable, est éliminée par l'expiration profonde suivante. L'*air complémentaire* constitue la quantité d'air que l'on peut emmagasiner encore après une inspiration ordinaire au moyen d'une exagération du mouvement respiratoire. Quant à la quantité qui peut être éliminée encore après une expiration ordinaire, elle porte le nom de *réserve*; l'air qui après cette expiration forcée demeure encore dans le poumon constitue le *résidu*; enfin on distingue sous le nom d'*air respiratoire ou courant* la somme d'air qui est mise en circulation pendant une respiration tranquille.

J'usqu'ici on n'a voulu reconnaître de valeur pratique qu'à la capacité pulmonaire vitale. Or, il a été démontré qu'on s'était laissé induire en erreur par l'impression d'exactitude des chiffres et qu'on avait considéré cette méthode d'investigation comme bien plus délicate qu'elle ne l'est en réalité. En voyant que dans les données normales, les résultats des auteurs les plus dignes de confiance diffèrent déjà de plusieurs centaines de centimètres cubes, on hésitera à admettre que de petits foyers d'induration pulmonaire se trahissent par une diminution de la capacité vitale, avant d'avoir été reconnus par les autres méthodes d'exploration. Quelle que soit la justesse des principes généraux de l'appareil et de son emploi, dans le cas particulier la tentative échoue le plus souvent parce que les variations individuelles se meuvent dans des limitent trop élastiques.

La moyenne de la capacité pulmonaire vitale pour un homme adulte est d'environ 3,000 à 4,000 cent. cubes et pour une femme de 2,000 à 3,000 cent. cubes.

Tout bien considéré, la capacité pulmonaire vitale dépend de la *taille*. Tout les auteurs sont d'accord sur ce point, quoiqu'ils varient entre eux quant aux chiffres. Arnold, en réunissant à ses propres observations celles de Hutchinson et de Vogel et Simon, a trouvé les chiffres suivants :

TAILLE	CAPACITÉ PULMONAIRE VITALE
154,5 à 157 centimètres	2700 cent. cubes.
157 à 159,5 —	2850 —
159,5 à 162 —	3000 —
162 à 164,5 —	3150 —
164,5 à 167 —	3300 —
167 à 169,5 —	3450 —
169,5 à 172 —	3600 —
172 à 174,5 —	3750 —
174,5 à 177 —	3900 —
177 à 179,5 —	4050 —
179,5 à 182,0 —	4200 —
182,0 à 184,5 —	4350 —

On voit donc qu'à chaque augmentation de 2,5 cent. des chiffres compris entre 154,5 et 157, la capacité pulmonaire vitale s'accroît de 150 centim. cubes.

L'influence de l'*âge* se manifeste par la diminution de la capacité pulmonaire chez les enfants, ce qui, eu égard au volume du poumon, ne doit pas provoquer le moindre étonnement. Schnepf a trouvé pour l'enfant les chiffres suivants :

3 à 4 ans	400 à 500 cent. cubes
5 à 7 »	900 —
8 à 9 »	1383 —
10 »	1350 —
11 »	1845 —
12 »	1863 —
13 »	2131 —
14 »	2489 —

De certaines recherches, notamment de celles de Wintrich, il résulte que la capacité pulmonaire vitale augmente progressivement de quatorze à quarante ans pour s'affaiblir ensuite.

Le sexe *masculin* possède une capacité pulmonaire plus considérable que le sexe féminin. La différence apparaît à partir de l'âge de 14 ans. Toutes choses égales d'ailleurs, on peut admettre que la capacité pulmonaire de la femme est environ les 2/3 aux 3/4 de celle de l'homme.

Malgré les opinions de Wintrich et de Hutchinson, Vogel et Simon, Fabius et Arnold accordent encore une influence *au volume* et *à la mobilité thoraciques*.

La capacité pulmonaire vitale atteint son chiffre le plus bas dans la position couchée ; elle est plus forte dans la position assise et elle atteint son maximum dans la station debout. D'après les travaux de M. Wintrich, ces variations sont d'autant moins prononcées que l'individu est plus musclé ; elles peuvent cependant aller jusqu'à 600 cent. cubes.

La *position sociale* et la *profession* ne sont pas sans importance, en ce sens que la capacité pulmonaire est d'autant plus faible que la vie est plus sédentaire et l'exercice musculaire moins fréquent.

Certaines causes accessoires, telles que la surcharge de l'estomac et de l'intestin, la grossesse ou l'accélération de la respiration après des efforts musculaires diminuent la capacité pulmonaire.

Théoriquement on comprend facilement quels sont les états pathologiques qui diminuent la capacité pulmonaire. Ce seront évidemment les obstacles siégeant dans les voies aériennes, les foyers morbides intra-pulmonaires, la compression du poumon par des agents extérieurs, la gêne apportée à leurs mouvements par des adhérences pleurétiques, les affections thoraciques et abdominales douloureuses, etc.

Si la capacité pulmonaire vitale était uniforme pour tout le monde, on serait en état de reconnaître à l'aide de la spirométrie, et cela avec une grande certitude, les altérations et notamment les lésions latentes des organes respiratoires. Cela serait même encore possible si l'on connaissait la capacité pulmonaire de l'individu avant sa maladie. Dans la réalité, ces deux conditions ne sont pas remplies, et c'est là ce qui fait que la spirométrie ne peut rendre que de médiocres services au diagnostic général.

Le champ d'activité de la spirométrie doit être cherché dans une autre direction ; car elle met évidemment sous la main un moyen d'apprécier la marche d'une maladie. On a objecté qu'à force de se servir du spiromètre on augmentait artificiellement cette capacité. Il faut répondre à cela qu'un pareil résultat de l'emploi prolongé de l'appareil se produit très rapidement ; qu'alors la capacité pulmonaire devient, pour chaque individu en particulier, une quantité constante et qu'à partir de ce moment toute modification apportée à cette quantité devient réelle et utilisable (1).

E. — *Pneumatométrie.*

La pneumatométrie est une méthode d'exploration qui a pour but de déterminer la pression sous laquelle l'air atmosphérique se précipite dans les poumons et celle qui préside à son expulsion par l'expiration. Les premiers travaux relatifs à cette question sont de Valentin. Ils ont été repris plus tard par Mendelsohn, Hutchinson et Donders, et c'est ce dernier notamment qui a attiré l'attention sur l'importance diagnostique considérable de ce genre de mensurations. Ce n'est que Waldenburg qui a récemment sut profiter de l'avertissement et qui démontra d'une façon pratique la valeur de la méthode d'investigation à laquelle il donna le nom de pneumatométrie. A ses recherches se joignirent celles d'Eichhorst, Lassar, Bieder, Neupauer, Rychlicki, Krause, Stolnikow, Mordhorst, Grœdel et Lolemp.

L'appareil consiste essentiellement en un manomètre à mercure ordinaire (fig. 63). L'une des branches présente une inflexion horizontale qui communique avec un tube de caoutchouc portant à son extrémité antérieure une sorte d'embouchure en corne (fig. 63). Cette dernière peut être introduite, au moment de la respiration, soit dans la bouche, soit dans la narine. Il est clair que la pression expiratrice se révèle par une quantité positive, c'est-à-dire fait monter la colonne de mercure dans la branche verticale et ouverte du manomètre ; pendant l'inspiration au contraire, il se produit une ascension du mercure dans la branche opposée.

L'appareil devient d'un emploi plus commode, si, comme je l'ai proposé, on intercale entre la branche horizontale du tube en verre et le tuyau de caoutchouc un robinet métallique que l'on ferme à la fin de la phase respiratoire, enfermant ainsi hermétiquement la colonne d'air dans le manomètre et facilitant par la conservation du niveau du mercure, la lecture exacte de la hauteur de la colonne hydrargyrique. La valeur réelle de la pression sera fournie par le nombre de millimètres dont s'est élevé le mercure dans l'une des branches, plus le nombre de millimètres dont il est descendu dans l'autre.

Les erreurs sont fréquentes. Il arrive souvent que les malades sucent l'embouchure du tube pendant l'inspiration, ce qui leur permet de faire monter la colonne de mercure à volonté. Si l'attention est portée de ce côté avant l'examen, on atteindra presque toujours le but désiré.

On fera bien également de faire faire aux malades, pour les habituer, quel-

(1) Lire dans la *Phtisie pulmonaire* de Hérard, Cornil et Hanot, l'excellent chapitre *Spirométrie,* page 551, 2e édition.

ques inspirations pneumatométriques préalables avant d'utiliser pour le diagnostic les résultats obtenus. Pour éviter les erreurs, Biedert a recommandé l'usage, à la place de l'embouchure simple, d'un masque buccal infundibuliforme et hermétique (fig. 63 *b*). Quant à Waldenburg, il se sert du masque nasal adapté à son appareil pneumatique transportable. Enfin Krause a apporté aussi des améliorations à la construction du pneumatomètre.

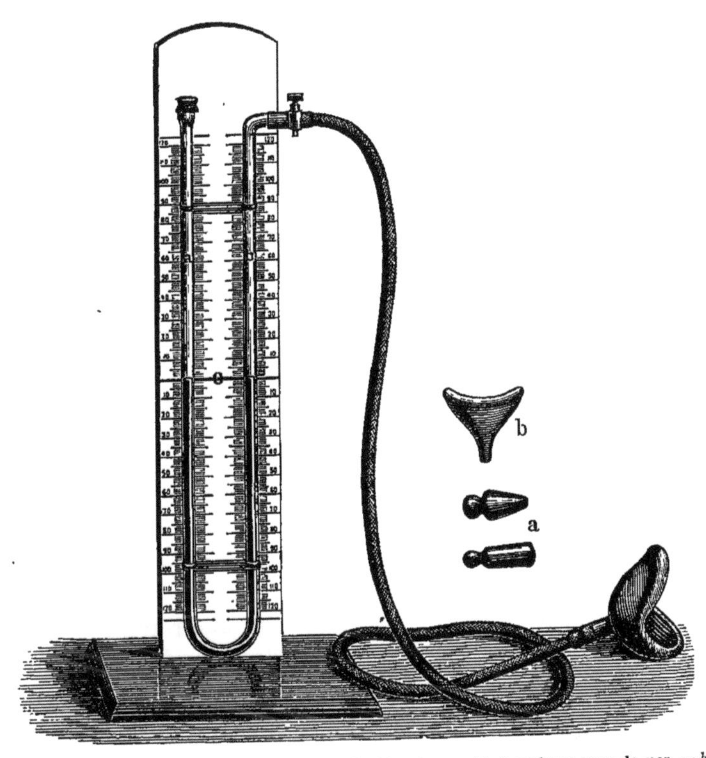

FIG. 63. — *Pneumatomètre de Waldenburg, modifié par Eichhorst.* — *a*, Embouchure pour le nez. — *b*, Masque de Biedert.

Je considère que, pour une bonne recherche, il faut faire faire au malade une inspiration profonde suivie d'une expiration tranquille, lente et complète, suivie elle-même d'une nouvelle inspiration profonde en ayant soin d'éviter toute aspiration intercalaire Certains auteurs ont donné la préférence à la respiration accélérée et forcée, qui donne d'ailleurs des chiffres plus élevés; mais beaucoup d'entre eux, et notamment Waldenburg, en sont revenus.

A l'état normal, la valeur de l'expiration est toujours plus forte que celle de l'inspiration; celle-ci est en moyenne de 1/3 à 1/2 plus faible. Quelques essais m'ont donné comme moyennes chez les hommes :

Inspiration = 44 millim. Hg.
Expiration = 60 millim. Ag.

chez les femmes :

Inspiration = 26 millim. Hg.
Expiration = 36 millim. Hg.

L'influence du sexe se manifeste donc par une diminution pour les femmes de la puissance pneumatométrique ; elle dépasse un peu la moitié de celle des hommes.

D'après mes documents personnels, l'âge et la constitution seraient sans influence. En ce qui concerne la constitution, j'ai trouvé un contradicteur dans Krause.

Lorsque la respiration est forcée, les valeurs pneumatométriques sont plus fortes ; la moyenne en est de :

60 à 70 millim. Hg. = inspiration
80 millim. Hg. = expiration

Dans les affections des organes qui sont en rapport avec l'acte de la respiration, il existe fréquemment des modifications de la capacité pneumatométrique, frappant tantôt le chiffre de l'inspiration, tantôt celui de l'expiration, tantôt les deux à la fois. L'importance de l'exploration pneumatométrique réside précisément dans ce fait qu'elle trahit l'existence de certaines maladies pulmonaires à une époque où toutes les autres méthodes d'investigation demeurent sans résultat. Cela est vrai surtout pour l'emphysème. Elle a de plus l'avantage de permettre de suivre pas à pas l'amélioration ou l'aggravation des affections qui sont justiciables de la méthode en question. Les principales conclusions auxquelles on est arrivé jusqu'à présent avec l'aide de la pneumatométrie peuvent se résumer dans les propositions suivantes :

Dans l'*emphysème pulmonaire*, le chiffre expiratoire diminue et est souvent dépassé par celui de l'inspiration, de façon à réaliser une proportion inverse de la normale. Il en est de même dans le catarrhe et l'asthme bronchique.

Dans la *phtisie pulmonaire*, le chiffre inspiratoire diminue seul au début ; celui de l'expiration ne s'abaisse qu'à une période ultérieure de la maladie.

Dans la *pleurésie avec épanchement*, la diminution atteint l'un et l'autre des actes respiratoires ; elle est cependant plus accusée dans l'inspiration. La *pneumonie fibrineuse* est soumise à la même loi.

Dans la *sténose laryngée ou trachéale*, il s'agit avant tout ou exclusivement d'abaissement de la pression inspiratoire.

Les *tumeurs abdominales* et *l'état de grossesse* diminuent principalement l'expiration.

La *fièvre*, ainsi que les bains chauds, amoindrissent l'intensité de l'inspiration et de l'expiration. Le contraire est vrai pour les bains froids.

4. — Percussion des organes de la respiration.

A. — *Historique.*

La découverte de la percussion occupe une place importante dans l'histoire du diagnostic physique. C'est elle qui marque l'ère de la médecine moderne. Elle est le chaînon initial auquel sont venus s'ajouter, suivant une série ininterrompue, les diverses méthodes d'exploration physique usitées aujourd'hui. C'est grâce à elle que la médecine s'est départie des procédés d'investigation purement spéculatifs, procédés stériles autant que présomptueux, et qu'elle s'est efforcée de suivre pour l'exploration la voie des sciences exactes. Il en est résulté qu'aujourd'hui on envisage les divers processus pathologique aux points de vue de leur localisation et que partant on leur oppose un traitement local.

La percussion du thorax a été découverte et décrite en 1761 par un médecin des hôpitaux de Vienne, Léopold Auenbrugger (né le 10 novembre 1722, mort le 18 mai 1809). Son opuscule, dont le peu d'apparence et d'étendue est en opposition complète avec son extrême importance et où cet homme de génie expose le fruit de sept années d'étude, est ordinairement cité sous le nom d'*Inventum novum*. Le titre complet du livre, que ne possèdent qu'un très petit nombre de bibliothèques, est celui-ci : *Inventum novum* ex percussione thoracis humani ut signo abstrusos interni pectoris morbos detegendi. Vindabonæ MDCCLXI. Typis Joanni Thomæ Trattner.

Il est incompréhensible que la découverte nouvelle n'ait aucunement attiré l'attention en Allemagne. Au contraire, elle y rencontra des adversaires et des railleurs. Quelques voix seulement, voix trop peu autorisées, s'élevèrent pour célébrer la valeur pratique considérable de la nouvelle méthode d'exploration et pour en recommander chaleureusement l'usage. Ce qui lui fit un mal énorme, c'est que van Swieten, le clinicien viennois contemporain si fameux, et de Haën avec lui, méconnurent l'utilité pratique incontestable de la percussion. Van Swieten voulut bien, il est vrai, lui reconnaître quelques avantages, mais il la considéra toujours uniquement comme un moyen de diagnostic accessoire.

Ce n'est que Stoll, le successeur de de Haën et professeur de clinique à l'Université de Vienne (1776-1784) qui adopta la nouvelle méthode ; dans son service, la percussion fut pratiquée sur une vaste échelle. Mais malgré cela le nombre des partisans de la découverte d'Auenbrugger demeura restreint. C'est encore à Stoll que revient le mérite un peu secondaire d'avoir, par ses écrits sur la percussion, attiré l'attention de Corvisart sur ce sujet, et d'avoir été le promoteur inconscient des travaux du clinicien français.

Au dehors, la découverte d'Auenbrugger eut d'abord un retentissement relativement considérable ; puis l'enthousiasme tomba et en fin de compte on ne la considéra plus que comme une méthode d'investigation tout au moins superflue. En 1770, un médecin de Montpellier, Rozière de la Chassagne, traduisit le petit livre d'Auenbrugger et l'ajouta en guise d'appendice à son *Manuel des Pulmoniques* ou Traité complet des maladies de poitrine. La traduction obtint d'autant moins d'attention que le travail principal fut jugé défectueux lui-même. Il faut encore mentionner que le traducteur n'était que peu pénétré de l'esprit de la découverte nouvelle. La preuve, c'est qu'il tenta d'en enlever l'honneur à Auenbrugger pour en gratifier Hippocrate, en s'appuyant sur le caractère auscultatoire de la succussion hippocratique.

Parmi les auteurs anglais, c'est Cullen qui cita, en passant, la découverte d'Auenbrugger (*First lines of the practice of physic.*, 1777), en disant qu'il n'a pas encore eu l'occasion jusqu'ici de pratiquer la percussion lui-même.

Malgré les quelques pathologistes isolés, qui, ayant employé la nouvelle méthode, en prônèrent l'excellence et l'utilité, elle fût peut être tombée dans l'oubli, si l'illustre Corvisart (*), médecin de Napoléon Ier, n'eût traduit en français, lui aussi, l'Inventum novum d'Auenbrugger (1808) et à l'aide de notes pleines d'érudition, n'eût mis en pleine lumière la valeur réelle de la nouvelle méthode. Non content de cela, il démontra à ses nombreux élèves, sur le vivant aussi bien que sur le cadavre, les avantages pratiques de la percussion, en s'appuyant pour cela sur une expérience de plus de vingt ans. La traduction française est supérieure à l'original allemand, en ce sens, qu'elle émet des considérations très nettes sur l'anatomie pathologique des viscères. En effet, il ne faut pas oublier que le diagnostic physique et principalement la percussion ne sont possibles qu'en prenant pour base l'anatomie pathologique. L'anatomie seule peut rendre compte des altérations physiques des tissus et par conséquent des anomalies du son obtenu par la percussion. C'est pourquoi la voix de Corvisart fut si persuasive et trouva un écho pour ainsi dire partout. Malgré les blâmes isolés qui s'élevèrent encore de temps en temps et de divers côtés, la méthode nouvelle ne rencontra bientôt plus de résistance sérieuse.

L'histoire de la percussion comprend donc une période de découverte et une période de renaissance. La première comprend l'année 1761 et le mérite en revient à Auenbrugger ; l'année 1808 vit la renaissance et tout l'honneur en appartient à Corvisart. La découverte d'Auenbrugger était si peu connue que Corvisart aurait pu s'en approprier facilement la priorité et se poser comme l'inventeur de la percussion. Mais, comme tous les hommes de grand mérite qui dédaignent d'acquérir une gloire facile aux dépens d'autrui, il se contenta du rôle modeste et secondaire de traducteur et d'interprète.

Auenbrugger put encore, quelque temps avant de mourir, assister au triomphe de son idée nouvelle, triomphe auquel seul il n'avait pu atteindre et dont il ne devait goûter les douceurs que grâce au concours d'un homme admirablement doué et noblement désintéressé.

Le droit de cité de la percussion reconnu, la marche de la nouvelle mé-

(*) CORVISART, né le 15 février 1755, mort le 18 août 1821.

thode traversa une phase d'évolution que l'on peut diviser en trois périodes principales. Suivant le but poursuivi aux différentes époques, nous distinguerons une période de perfectionnement des procédés d'exploration, une période de détermination de la valeur séméiotique des phénomènes de percussion, et une période d'interprétation physique de ces mêmes phénomènes.

La *période de perfectionnement des procédés d'exploration* est intimement liée au nom de Piorry (*) et commence à l'époque de l'invention du plessimètre. En 1826, Piorry proposa d'appliquer, sur la région à percuter, une lamelle d'ivoire et de percuter sur cette lamelle, d'employer par conséquent la percussion médiate ou indirecte. Il enrichit également les méthodes d'investigation de la percussion palpatoire, en montrant qu'on pouvait utiliser pour le diagnostic non seulement les différences dans le son, mais encore le degré de résistance que rencontre le doigt qui percute des parties aérées, en opposition avec la sensation tactile éveillée par la percussion des régions vides d'air. Il est regrettable que, plus tard, Piorry ait poussé les choses trop loin et qu'il ait cherché à raffiner par trop les résultats de la méthode. Cet habile clinicien aurait échappé à bien des erreurs, si, dans son temps, la cause physique des signes de percussion eût été mieux connue.

La découverte du percuteur vint apporter un nouveau perfectionnement à la percussion. Autant que je puis en juger, les premiers essais avec cet instrument remontent à Laënnec (**); du moins j'ai lu dans les ouvrages de Piorry, que Laënnec se servait fréquemment de son stéthoscope en guise de marteau à percuter. D'après le même auteur, le premier marteau construit spécialement en vue de la percussion est dû à Barry. Il consiste en une tige mince d'ébène munie à son extrémité d'une olive qui porte un premier revêtement de baudruche et un second de cuir. « En frappant, dit Piorry, avec ce petit marteau sur le plessimètre, il se produit un son intense. Mais c'est là un instrument superflu, qui peut être parfaitement remplacé par le doigt. »

C'est Wintrich (***) d'Erlangen qui a le plus contribué à la vulgarisation de la percussion armée. Son marteau percuteur était, de tous les instruments analogues, celui qui était le plus répandu.

La *période de détermination de la valeur séméiotique des phénomènes de percussion* commence avec Corvisart. Ce sont également les auteurs français qui, plus tard, ont fait beaucoup pour cette seconde période de développement de la méthode. Les découvertes de Piorry et de Laënnec méritent une mention toute spéciale. Pourtant dans cette phase, une cause d'erreur fut la prétention de vouloir assigner à une maladie déterminée certains phénomènes de percussion propres à elle seule. Cela tenait à ce qu'on négligeait ou interprétait faussement les rapports existant entre le processus morbide et les altérations physiques des tissus. En outre, on

(*) Piorry, né en 1794, mort le 30 mai 1879.
(**) Laennec, né le 7 février 1781, mort le 13 août 1826.
(***) Wintrich, né le 5 mars 1823, mort le 10 mars 1882.

croyait que le perfectionnement de la percussion ne pouvait s'obtenir que par la différenciation extrême des phénomènes sonores. On ne trouva naturellement de correctif à ces erreurs que lorsqu'on eut réussi à établir la théorie de la genèse physique des signes de la percussion.

Tandis que le mérite du perfectionnement des deux premières périodes de développement de la percussion revient surtout aux médecins français, nous voyons, pendant la troisième période, le premier rang occupé par les pathologistes allemands. Cette troisième période est celle de l'*interprétation physique des phénomènes de percussion.* Elle commence à l'époque de la publication de l'ouvrage du médecin viennois, Joseph Skoda (*), ayant pour titre « *Traité de la percussion et de l'auscultation* » et daté de 1839. Depuis, de nombreux et excellents travaux sont venus s'ajouter à ce livre. Les plus importants sont ceux de Traube (**), qui sut être à la fois simple et clair dans l'exposition de sa théorie. Ce sont les efforts de Skoda et de Traube qui nous ont débarrassés des observations de détail nombreuses et embrouillées, et nous ont permis de rapporter les signes de percussion à leurs causes physiques et de créer un tout bien constitué et de compréhension facile. Les considérations qui vont suivre indiqueront suffisamment la part qu'ont prise à ces recherches d'autres médecins encore, pour la plupart vivants, et le mérite qui revient à chacun d'eux.

B. — *Méthodes de percussion.*

La percussion des organes de la respiration a pour but de déterminer, à l'aide de chocs exercés sur la paroi thoracique, la constitution physique du parenchyme pulmonaire, et l'existence, le cas échéant, d'altérations morbides dans la cavité pleurale.

La percussion du thorax peut se pratiquer de deux manières. Ou bien l'on frappe, comme l'ont fait Auenbrugger et Corvisart, directement la paroi thoracique avec les doigts de la main droite légèrement fléchis ; ou bien l'on se sert d'instruments spécialement destinés à cet usage. Dans le premier cas, la percussion est dite immédiate ou directe ; dans le second, elle est dite médiate, indirecte ou instrumentale.

La *percussion directe* ne sert aujourd'hui que dans des cas extrêmement rares. Avec elle, on n'obtient de son intense que lorsqu'on percute les parties osseuses de la cage thoracique. Si l'on percute les espaces intercostaux, le son obtenu, comparé à celui fourni par la percussion des os, est très léger (sourd). Il faut que le choc soit très énergique pour qu'il puisse être perçu par un cercle d'auditeurs un peu étendu. Cela est vrai surtout pour la femme, chez laquelle la glande mammaire et le riche pannicule adipeux qui garnit le thorax, amortissent le son. Mais cette énergie même de la percus-

(*) Joseph Skoda, né le 10 décembre 1805, mort le 13 juin 1881.
(**) Ludwig Traube, né le 12 janvier 1818, mort le 11 avril 1876.

sion devient pénible et douloureuse pour le malade. Quand jadis les adversaires de la découverte nouvelle ont présenté la percussion comme un moyen de martyriser les patients, ils n'avaient pas tout à fait tort. D'ailleurs, une percussion directe énergique de la paroi pectorale doit être considérée comme une sorte de traumatisme qui, par sa répétition fréquente, est capable d'exaspérer des processus inflammatoires évoluant dans les organes de la respiration.

Aujourd'hui lorsqu'on a recours à la percussion immédiate, c'est exclusivement pour percuter la clavicule ou le sternum, ou pour éprouver la résistance au doigt des tissus (percussion palpatoire). Dans ces régions, où la peau est pauvre en tissu graisseux et en muscles, on obtient avec un choc faible et indolore pour le malade un son intense et perceptible assez loin.

La percussion immédiate devra toujours porter sur le thorax mis à nu. Il est étonnant qu'Auenbrugger ait recommandé la percussion opérée sur la chemise. Corvisart a attiré l'attention sur la diminution d'intensité et l'augmentation de la matité des bruits obtenus par la percussion ainsi pratiquée. Auenbrugger prétendait « qu'en frappant le thorax nu directement avec la main, le contact de ces deux surfaces lisses produit un bruit qui altère la constitution vraie du son à produire ». Aussi voulait-il qu'on recouvrît la main qui percutait d'un gant de peau rugueuse. Il devint ainsi le fondateur de la percussion médiate.

De toutes les *méthodes de percussion médiate*, la *percussion digitalo-digitale* est la plus simple. Pour l'exécuter, l'on applique énergiquement sur la paroi thoracique le second ou le troisième doigt de la main gauche et l'on percute cet intermédiaire avec l'index ou le médius recourbé en crochet de la main droite. Pour que le bruit de percussion acquière une bonne résonance, le choc doit être court, léger et intermittent. Pour ce mode de percussion, comme pour tous ceux qui nous restent encore à étudier, les mouvements de la main qui explore doivent être exécutés exclusivement par l'articulation du poignet, le coude et l'épaule demeurant immobiles. On ne saurait assez inviter le débutant à acquérir l'élasticité du poignet à force d'exercices qui consisteront à rapprocher le bras du thorax, à fléchir le coude à angle droit, et à faire exécuter avec la main gauche à l'articulation radio-carpienne droite des mouvements de flexion et de latéralité le plus étendus possible. Les pianistes, les violonistes et les bons tireurs d'épée ont, à ce point de vue, un grand avantage sur les autres débutants.

La découverte de la percussion digitale ne peut être attribuée à personne en particulier. Piorry rapporte que cette méthode a pris naissance et s'est développée petit à petit dans son service parmi des auditeurs anglais et américains. De là, elle alla s'acclimater ailleurs, dans des cercles plus étendus.

La méthode qui se rapproche le plus de la précédente par sa simplicité est la *dactyloplessimétrie*. Elle a été découverte par Piorry (1826) qui la préférait à toutes les autres méthodes de percussion. Pour la pratique, on recouvre la surface à explorer avec un plessimètre et l'on percute celui-ci avec l'index ou mieux le médius de la main droite recourbé en crochet. Il faut avoir soin que ce soit l'extrémité unguéale du doigt percuteur qui choque la surface du plessimètre, et pour éviter tout bruit accessoire, l'ongle devra être coupé court. Le plessimètre doit être appliqué énergiquement contre la paroi du thorax et la toucher intimement, de façon à empêcher toute interposition d'air.

Lorsqu'on ne s'est pas conformé à cette règle, que ce soit à dessein ou non, la percussion donne un bruit accessoire spécial qui sera décrit plus tard sous le nom de bruit de pot fêlé. Chez les individus dont la poitrine est très velue, il peut arriver que malgré toutes les précautions, il reste une couche d'air entre le thorax et le plessimètre et que le bruit en question se produise. On peut éviter parfois cette cause d'erreur en mouillant la paroi thoracique et ses poils, en collant ceux-ci fortement contre la surface sous-jacente et en ne percutant qu'après avoir bien appliqué l'instrument par-dessus. Le degré de pression qui sert à maintenir le plessimètre contre la poitrine n'est pas sans influence sur l'intensité du son de percussion. Il est facile de s'en assurer. Appliquez le plessimètre sous une pression modérée et percutez ; puis augmentez la pression et percutez à nouveau avec la même énergie que précédemment. Dans le second cas, la résonance perçue sera bien plus forte que dans le premier.

Le son de percussion le plus pur et le plus intense s'obtient en appliquant, ce qui est la règle, le plessimètre dans les espaces intercostaux. Il en est de même pour la percussion digitalo-digitale. En comparant le son fourni par la percussion des espaces intercostaux avec celui que donne la percussion des côtes adjacentes, on se convaincra aisément de la moindre intensité et du plus de matité de ce dernier. Cela ne peut s'expliquer autrement que par la plus grande facilité avec laquelle, une surface étrangère étant interposée entre eux et le doigt percuteur, les muscles intercostaux moins résistants transmettent les chocs au parenchyme pulmonaire ; les parties osseuses rigides constituent en effet une sorte de sourdine. Les résultats de la percussion médiate sont donc en opposition avec ceux de la percussion directe, car dans cette dernière le son acquiert son maximum d'intensité lorsqu'on fait entrer en vibration le squelette du thorax.

La méthode de percussion la plus répandue est la *plessimétrie avec le marteau* ou *percussion armée*. On saisit le manche du marteau à pleine main et on le maintient entre le pouce d'une part, d'autre part avec l'index et les autres doigts de la main droite. Le centre des mouvements imprimés à l'instrument doit être exclusivement dans le poignet. Il faut veiller en outre à ce que l'axe vertical du marteau vienne tomber perpendiculairement sur le plessimètre. Pour se convaincre de l'importance de cette précaution, on fera l'expérience suivante : Après avoir appliqué le plessimètre fortement contre la paroi thoracique, on percutera de telle façon qu'à chaque coup, le marteau frappe de plus en plus obliquement la surface plessimétrique. A chaque coup aussi, le son de percussion deviendra plus faible et plus mat. Cela s'explique, en ce sens que dans la percussion oblique, on n'emploie pas le maximum d'énergie pour la production du son ; une partie de cette énergie va se perdre latéralement dans la masse plessimétrique elle-même.

Il nous reste à citer encore la *percussion avec le marteau et le doigt.* Elle consiste dans la substitution au plessimètre de l'un des doigts, que l'on percute avec le marteau. Les indications de son emploi sont extrêmement restreintes ; on s'adresse à cette méthode dans les cas où les espaces intercostaux sont très étroits, comme cela arrive sur le thorax des enfants, alors que le plessimètre est trop large pour y trouver sa place.

Les avis sont partagés sur la *valeur respective des différentes méthodes de percussion*; l'habitude et l'habileté qu'on a acquise avec telle ou telle méthode sont probablement les causes des divergences qui existent à ce sujet. Il est des médecins qui préfèrent la percussion digitalo-digitale à tous les autres procédés et notamment à l'emploi du marteau. Elle a, en tout cas, l'avantage de ne pas nécessiter d'instruments spéciaux. Mais la pratique en est difficile ; c'est elle qui exige le plus d'habileté de la part du praticien, de sorte qu'il est permis d'affirmer que celui qui percute bien avec les doigts ne rencontrera aucune difficulté dans l'emploi du marteau. Il faut donc que les débutants s'exercent avant tout à la percussion digitalo-digitale. Dans la clientèle d'ailleurs, cela produit mauvais effet de voir un praticien esclave de ses instruments et incapable de pratiquer une exploration pulmonaire non armée.

La percussion digitalo-digitale est surtout utile à l'examen du thorax infantile et de celui d'individus ayant des espaces intercostaux très étroits.

Lorsque dans la plessimétrie avec le marteau on veut obtenir un son de percussion pur et net, il faut une largeur des espaces intercostaux suffisante pour que le plessimètre puisse y trouver place. Si celui-ci touche les côtes si peu que ce soit, il se produit des bruits accessoires et la pureté du son pulmonaire est perdue. Il est bien évident que le doigt s'introduira bien mieux dans un espace intercostal étroit que le plessimètre qui a toujours une certaine largeur. D'après quelques auteurs, l'avantage principal de la percussion digitalo-digitale, est la possibilité de s'assurer des différents degrés de résistance que révèle la percussion des régions aérées ou indurées. A mon avis, cet avantage existe également quand on percute avec le marteau, si on percute avec les précautions que nous indiquerons plus loin.

La supériorité de la percussion avec le marteau sur la percussion digitalo-digitale réside avant tout dans la facilité de son exécution. De plus, la première donne un son d'une intensité et d'une pureté impossible à atteindre, la force de percussion restant la même, avec la méthode digitalo-digitale. Cela a son importance principalement pour les démonstrations dans les cliniques, quand il s'agit de rendre le son de percussion nettement perceptible à des auditeurs quelquefois assez éloignés.

Autrefois, on accordait une importance tout à fait exagérée à la *construction des instruments de percussion.*

On a souvent discuté très sérieusement et avec beaucoup d'aigreur sur la forme, les dimensions et la matière première du *plessimètre.* Il est vrai que l'un et l'autre de ces trois facteurs exercent leur influence sur la qualité du son de percussion ; on peut s'en assurer très facilement.

Je possède deux plessimètres en ivoire, l'un carré, l'autre rond de *forme.*

surface des deux est identique ; leur poids est le même ; donc l'épaisseur lames est nécessairement la même aussi. Toutes choses égales d'ailleurs lessimètre rond donne un son un peu plus intense que le plessimètre é. Pour me mettre à l'abri de toute erreur, je tourne le dos au malade et is percuter par un élève. Jamais je ne me trompe dans la désignation plessimètre employé. Il en est exactement de même pour les instruments ls ou carrés en bois, en carton, en cuir ou en liège, lorsque les dimens en sont les mêmes. Il s'ensuit que pour obtenir un son aussi intense possible, il faudrait se servir d'un plessimètre de forme ronde. Piorry it préconisé au début le plessimètre circulaire, mais celui-ci a dû céder lace au plessimètre quadrangulaire. Cela tient évidemment à ce que le mier exige trop de place, qu'on ne peut l'adapter que difficilement aux aces intercostaux et que son transport est gênant même pour le médin.

a dimension du plessimètre a aussi une influence sur le son de percussion. r s'en assurer, on peut se servir de petits carrés de bois provenant d'un de construction. On en prend trois d'épaisseur et de largeur identiques onstruits avec la même substance, mais de longeurs différentes telles les numéros 2 et 3 soient l'un de longueur double, l'autre de longueur le de celle du premier. La percussion du marteau étant la même, le son duit avec le numéro 1 est le moins intense des trois ; le son le plus fort fourni par le numéro 3. Bien entendu, la région explorée est la même r les trois plessimètres. Admettons que le numéro 1 ait une longueur de ent. ; la différence d'intensité du son entre le numéro 1 et le numéro 2 est s considérable que celle qui existe entre le numéro 2 et le numéro 3. te loi est vraie également pour les plessimètres de forme ronde. Ainsi nez comme plessimètres une pièce de un thaler et une pièce de cinq rcs, ou encore une série de disques de liège autant que possible de struce et d'épaisseur analogues ; chaque fois vous vous convaincrez de la indre intensité du son de percussion produit avec le disque de moindre iension.

De tout cela, il résulte que pour obtenir le son de percussion le plus inse, il faut recourir à des plessimètres de dimensions considérables. Mais pratique, ces plessimètres ne peuvent pas excéder certaines limites afin de pas devenir incommodes et de pouvoir être appliqués facilement dans les aces intercostaux étroits, dans les creux sus-claviculaires et les espaces erscapulaires. Le plessimètre de forme circulaire, pour être facile à mar, ne doit pas avoir plus de 2 centimètres de rayon. Le plessimètre recgulaire devient incommode, lorsque sa longueur dépasse 5 centimètres sa largeur 3 centimètres.

Piorry lui-même avait montré que l'épaisseur de la plaque plessimétrique devait pas être trop faible. Lorsque cette plaque est trop mince et trop ible, la percussion produit un bruit de frémissement qui s'oppose à l'appréciation exacte du son pulmonaire. La qualité contraire, c'est-à-dire une isseur notable du plessimètre, expose rarement à des erreurs, il faut 'elle soit bien considérable pour produire un affaiblissement de la résonance. Pour le démontrer, je me sers de petits blocs de sapin de forme carrée, dont chacun est épais de 1 cent. La superposition de ces blocs ne me donne une diminution appréciable dans l'intensité du son de percussion qu'arrivé au septième, c'est-à-dire après la réalisation d'une épaisseur plessimétrique de 7 centimètres. La substance des petits blocs a évidemment une certaine influence sur le phénomène. Lorsqu'il s'agit de liège, il n'en faut que trois; avec le caoutchouc, il n'en faut que deux pour produire l'affaiblissement du son de percussion.

Piorry savait parfaitement que la *substance* même qui servait à la construction du plessimètre, n'était pas indifférente au point de vue de la qualité du son de percussion. Il essaya des plessimètres en bois, en métal, en corne, en ivoire et arriva finalement à cette conclusion que l'ivoire, en raison de « sa dureté et de sa sonorité », était le corps qui convenait le mieux. Je possède des plessimètres rectangulaires de dimensions égales en verre, en métal blanc, en caoutchouc durci, en ivoire, en liège et en bois. Chacun de ces plessimètres, appliqué au même endroit et percuté avec une énergie égale, donne un son d'une intensité différente. Par ordre d'intensité décroissante, nous obtiendrons l'échelle suivante : ivoire et métal blanc ex-æquo, le verre donne un son un peu moins fort; la différence d'intensité est notable avec le caoutchouc durci et très considérable avec le liège.

Le son de percussion le plus intense, et j'ajouterai le plus pur, s'obtient avec un simple petit bloc de sapin blanc sec, de 4,5 cent. de long sur 2,5 cent. de large et 1 cent. d'épaisseur. En raison de son épaisseur, les doigts le manient facilement ; de plus, en le posant de champ, il peut servir également à la percussion linéaire. Depuis des années, je me sers exclusivement de ce genre de plessimètre.

La préférence dans l'emploi de tel ou tel plessimètre est une question d'éducation et d'habitude. L'un se sert du plessimètre en ivoire de Piorry, l'autre du plessimètre métallique de Traube, d'autres encore des plessimètres en verre. Parmi ces derniers, il en est un très recommandable : c'est celui de M. Hesse ; il a une longueur de 4 cent., une largeur de 2 cent., une épaisseur de 0,5 cent. Sa face inférieure est légèrement convexe et est graduée par centimètres. Il possède l'avantage de laisser voir par sa transparence la surface à percuter. Les plessimètres de Seitz et de Baas en gutta-percha et en caoutchouc durci sont d'excellents instruments. Stern et Bufalini ont préconisé, pour certains cas spéciaux, des plessimètres en bois.

Quoique la surface du plessimètre participe tout entière à la production du son de percussion, il n'est pas indifférent du tout que le marteau frappe l'instrument en tel ou tel point de sa surface; c'est en effet le point de contact du marteau avec la lame plessimétrique qui prend la plus grande part à la genèse du son. Pour le démontrer, on applique le plessimètre sur la paroi thoracique, de telle sorte que l'une de ses moitiés se trouve placée au-dessus des parties aérées, l'autre sur un organe qui ne renferme pas d'air.

La région la plus appropriée à l'expérience est la limite entre le bord inférieur du poumon droit et le foie, limite qui correspond à peu près à la partie antérieure des cinquième et sixième espaces intercostaux droits. Si l'on frappe à dessein tantôt la partie supérieure, tantôt la partie inférieure du plessimètre, le son de percussion obtenu indiquera clairement l'état d'aération des deux zones sous-jacentes. Si le plessimètre était assez long pour recouvrir encore le quatrième espace intercostal, la percussion donnerait à ce niveau un son très clair, dans le tiers moyen un son légèrement mat et dans le tiers inférieur une matité complète et absolue. Nous reviendrons plus tard sur ces phénomènes qui constituent la sonorité pulmonaire, la matité et la submatité hépatiques.

Autant que possible, on devra toujours appliquer le plessimètre sur la paroi thoracique mise à nu. L'exploration par-dessus la chemise ne doit être pratiquée qu'en cas de force majeure, alors que par un sentiment de pudeur mal comprise les malades refusent de se découvrir. Dans ce dernier cas, il faut veiller à ce que la chemise s'adapte bien au thorax, sans faire de plis. Si l'on percute sur des plis, on peut ne pas reconnaître de zones de matité très prononcées. Dans aucun cas, il ne faudra tolérer d'autres vêtements que la chemise; la percussion faite dans d'autres conditions est sans valeur.

Les tentatives en vue d'améliorer le *marteau à percussion de Wintrich*, généralement adopté, n'ont pas manqué. Nous ne parlerons ni de celles qui furent mauvaises, ni de celles qui avaient réellement de la valeur. Une question qui est toujours en suspens est celle de savoir si le marteau doit être léger ou lourd. Les réponses varient. Le percuteur primitif de Wintrich était léger; celui de Seitz est plus léger encore, parce que le frappeur est en corne.

Traube et ses élèves se servent au contraire de marteaux très lourds et à manche très long. Mes recherches sur la supériorité de tel ou tel instrument percuteur m'ont amené à donner la préférence aux percuteurs légers et à manche court. Avec ceux-ci, je me rends compte, avec des chocs énergiques, de la résistance des tisssus, chose qui m'échappe presque complètement avec les instruments recommandés par Traube. Dans la main du débutant et du praticien un peu brusque, un percuteur lourd est pénible et douloureux pour les malades. Ces derniers prétendent pour la plupart qu'une percussion énergique avec un marteau léger est bien moins sensible que la percussion légère avec un marteau lourd.

Nous nous abstiendrons de décrire les instruments où, à l'aide de ressorts, l'agent percuteur est combiné au plessimètre, leur utilité pratique étant contestable.

Tout praticien doit arriver à pouvoir percuter et à apprécier justement le son obtenu, *quelle que soit la position du malade*. On ne peut pas toujours exiger des malades gravement atteints ou très faibles, qu'ils prennent l'attitude la plus commode et la plus convenable pour l'exploration. Chez les malades qui peuvent se lever, il faut percuter, le corps étant dans la station debout ou assise. Pour la station assise, le siège doit être une chaise sans dossier, qui permet l'accès du thorax en tout sens; si on n'a à sa disposition qu'un siège à dossier, il faut asseoir le malade de façon à ce que ce dernier corresponde à l'un des côtés de la poitrine et que l'autre côté et les parois thoraciques antérieure et postérieure soient accessibles à la percussion. Lorsque le malade est au lit, on explorera les parois antérieure et latérales dans le décubitus dorsal, la paroi postérieure dans la position assise. Dans le premier cas, les bras seront pla‑és dans le relâchement le long du tronc, parce que toute contraction des muscles pectoraux et surtout du grand pectoral doit être évitée. Les malades se figurent souvent qu'ils doivent serrer les bras fortement contre la cage thoracique. Mais dans ces conditions, chacun des différents muscles agit, au moment de la percussion, comme un amortisseur du son. On peut s'assurer facilement chez les individus bien portants, que le son de percussion au niveau des espaces intercostaux supérieurs est tantôt mat, tantôt clair, suivant que les muscles pectoraux sont contractés ou relâchés. Il ne faut donc pas permettre aux malades, au moment de la percussion du creux sus-claviculaire, de tourner la tête du côté opposé, comme ils le font volontiers, parce que la tension des muscles du cou affaiblit l'intensité de la résonance.

Dans l'exploration des parties latérales de la poitrine, il faut évidemment éloigner les bras du corps suffisamment pour que le maniement du plessimètre et du marteau soit aisé. Pour l'examen de la paroi postérieure, le malade fléchit un peu la tête en avant et place la paume des mains sur ses genoux. Il faut éviter que le malade ne prenne ses bras comme point d'appui, afin que la contraction des muscles du dos n'enlève rien aux qualités du son de percussion.

Williams a attiré le premier l'attention sur la netteté et la sûreté des résultats de la percussion qui accompagnent l'exploration de régions symétriques de la cage thoracique. Sur le devant de la poitrine cependant, on n'a recours ordinairement à ce procédé de comparaisen que jusqu'au deuxième espace intercostal ; car le cœur étant partiellement en proximité immédiate avec la paroi antérieure gauche de la poitrine, les rapports anatomiques, et avec eux les résultats de la percussion ne sont plus les mêmes à gauche et à droite, au-dessous du deuxième espace intercostal. La percussion comparative ne serait donc d'aucune utilité.

Ce sont tantôt les conditions extérieures, tantôt le but actuel de la percussion qui servent de guide pour l'énergie à employer dans le coup de marteau. La percussion se divise naturellement en percussion forte, moyenne et faible. La percussion forte est dite également profonde ou intense, la percussion faible est désignée encore sous le nom de percussion superficielle ou légère.

L'*énergie de la percussion* doit être réglée d'après l'élasticité du squelette thoracique et le volume des parties molles. C'est pourquoi pour la percussion du thorax infantile il convient d'employer une force moins considérable que pour celle d'une poitrine d'adulte. Dans chaque cas particulier, on frappera avec d'autant plus d'énergie que la région qu'on explore est recouverte d'épaisses couches musculaires. En avant, la percussion devra être plus forte dans les espaces intercostaux supérieurs que dans les inférieurs. En arrière c'est la percussion de l'omoplate qui exige le plus d'énergie. En haut et en arrière, le choc percuteur devra, du reste, toujours être plus vigoureux qu'en arrière et en bas. Les parois latérales du thorax réclament presque toujours la percussion moyenne.

Un pannicule adipeux très développé, l'œdème de la paroi thoracique sont des causes capables de diminuer considérablement la résonance et exigent par conséquent la percussion profonde.

L'énergie de la percussion sera réglée aussi par le but que l'on se propose. Les anciens auteurs, tels que Piorry, Skoda, Wintrich et E. Seitz, avaient déjà insisté expressément sur cette recommandation. Tout récemment, P. Niemeyer, Weil et Hein ont attiré à nouveau l'attention sur ce point.

La percussion faible (*douce*, *superficielle*) servira principalement à séparer aussi exactement que possible les tissus aérés du parenchyme qui ne l'est pas. La différence dans la qualité du son obtenu par ce procédé est extrêmement nette et distincte. Aussi y aura-t-on recours quand on voudra percuter les bords antérieurs ou inférieurs des poumons et les délimiter par rapport au cœur ou au foie. La percussion douce sera encore indiquée dans la recherche d'épanchements pleurétiques peu abondants ou d'infiltrations pulmonaires périphériques peu étendues. Enfin, c'est à elle que l'on s'adressera pour la détermination du niveau d'exsudats pleurétiques très abondants, et pour la détermination, dans le pneumothorax, des portions du poumon qui respirent encore et se dilatent.

Dans l'exploration des organes abdominaux, la distinction entre la percussion forte et la percussion légère est à établir également Cette dernière conviendra très bien pour la détermination du rebord inférieur du foie et pour la délimitation d'épanchements ascitiques ou d'accumulations gazeuses dans la cavité abdominale.

Quant à la *percussion forte ou profonde*, elle sera mise en œuvre dans les cas où la paroi thoracique touche directement des tissus non aérés qui recouvrent eux-mêmes des parties pleines d'air, et où il s'agit de reconnaître l'existence de ces dernières au moyen de la percussion. Ce genre de percussion diminue l'influence amortissante du tissu vide d'air et permet la transmission partielle de l'ébranlement aux parties aérées. C'est grâce à lui qu'on peut diagnostiquer à travers des portions infiltrées du poumon la présence dans la profondeur de parenchyme aéré ou de cavernes.

Réciproquement, la percussion profonde révèle, le cas échéant, l'existence dans la profondeur de tissus vides d'air entourés de toutes parts par des parties aérées. Car, tandis que dans la percussion légère ou moyenne le tissu aéré suffit encore à la production d'un son clair, avec la percussion forte il n'en est plus de même ; car le tissu aéré a des limites trop restreintes pour engendrer un son de même qualité. Grâce à ce procédé, on réussit à diagnostiquer des infiltrations pulmonaires situées à une grande profondeur. Avec la percussion forte, on délimite également la partie du cœur et du foie recouverte par le poumon (matité cardiaque et hépatique).

Pour l'établissement des limites des portions de la rate sous-jacentes au parenchyme pulmonaire, J. Meyer a recommandé la percussion profonde avec le marteau.

Comme méthode de percussion de très grande importance, il faut citer ici la *percussion palpatoire*. Elle a pour but d'utiliser pour le diagnostic, en plus du son de percussion, la sensation de résistance perçue au niveau de la surface percutée, résistance qui est plus ou moins forte suivant que cette dernière est située au niveau de tissus aérés ou non. Si, pour la pratiquer, on se sert du plessimètre et du marteau, il faut saisir l'extrémité du manche du marteau à pleine main, placer l'index sur la tête du frappeur et ne pas percuter par chocs, mais sous forme de pression exercée sur la surface du plessimètre. Wintrich a montré que la percussion immédiate était le procédé le plus propre à la pratique de la percussion palpatoire.

On a dit aussi qu'en raison du peu de largeur des doigts, la percussion digitalo-digitale permettait une délimitation plus exacte que ne le fait la plessimétrie avec le marteau ; cette différence disparaît, si l'on se sert de ce que Wintrich a décrit sous le nom de *percussion linéaire*. Pour celle-ci, on applique le plessimètre sur la région à explorer, non pas par sa grande surface, mais par une de ses arêtes, et c'est suivant cette arête que l'on percute. En usant de certaines precautions, on obtient des résultats très exacts. On atteint le même but en employant pour la percussion linéaire des plessimètres de très peu de largeur. Cette idée a été mise pour la première fois en pratique par Wunderlich. Plus récemment, Stern et Bufalini ont conseillé pour la percussion linéaire des plessimètres à surface inférieure convexe. Dans *la percussion linéaire et la percussion palpatoire*, le son obtenu n'est pas également clair. Toutes choses égales d'ailleurs, il est plus clair dans la percussion palpatoire que dans l'autre. Cela n'enlève cependant rien à la délicatesse de la percussion linéaire.

Pour terminer, nous dirons que le son de percussion peut être modifié par des influences extérieures, telles que la situation du malade dans la salle de visite, la nature du lit, la position du médecin et même la façon dont celui-ci est habillé. Le voisinage des murs influe beaucoup sur la qualité du son de percussion. Lorsque l'on percute le malade dans un coin, ce son sera sensiblement moins clair que quand il est placé au milieu de la pièce. De même, en plaçant l'individu immédiatement contre un mur, le son sera moins clair du côté du thorax tourné vers le mur. La hauteur et la forme de la salle peuvent aider à augmenter la sonorité obtenue par la percussion.

En ce qui concerne la nature du lit, on s'assurera facilement que le son est d'autant plus clair et plus pur que le lit est plus résistant. Des matelas mous et des lits de plume diminuent la résonance.

Seitz avait déjà fait remarquer que le son de percussion paraissait plus clair à l'explorateur quand son oreille était en regard de la surface percutée. Il faudra donc suivre le plessimètre de l'oreille au moyen de flexions appropriées de la tête et du haut du corps.

Wintrich a signalé l'influence qu'exerce sur le son de percussion la nature des vêtements du médecin. Il montra qu'une redingote en laine grossière pouvait amortir le son.

On se demandera à bon droit si toutes les règles qui viennent d'être énumérées ne sont que des raffinements théoriques ou si elles ont réellement une valeur pratique. Assurément, s'il s'agit d'altérations physiques très grossières, l'omission de l'un ou l'autre de ces préceptes n'aura pas grand inconvénient. Mais il en est tout autrement lorsqu'on veut reconnaître des lésions peu prononcées et à leur début. Là il faut reconnaître à fond toutes les sources d'erreur et posséder non moins à fond la technique de la percussion. Sinon, on trouvera des différences là où il n'en existe point en réalité et on risque de ne pas remarquer des processus morbides commençants, dont le diagnostic certain n'est plus qu'un jeu pour le praticien expérimenté.

On ne peut recommander assez aux débutants d'avoir recours à la dermographie organopathique du thorax ; car elle facilite grandement l'édification du diagnostic. Et en cela elle sert même au médecin déjà familiarisé avec la percussion, lorsqu'il s'agit de délimitations étendues et minutieuses, en cas de zones de matité en apparence irrégulières et difficiles à embrasser d'un seul coup d'œil, ou encore s'il s'agit de poursuivre exactement la diminution ou l'augmentation des zones de matité ou de sonorité. Piorry s'est particulièrement appliqué à cette *dermographie* (*organographisme*).

Pour fixer les contours des organes, on peut faire usage de n'importe quel crayon qui marque bien sur la peau lisse et généralement grasse. Piorry conseillait l'emploi du crayon noir lithographique; de Ziemssen avait recours aux crayons de couleur. Un morceau de charbon ou d'encre de Chine suffit. Aujourd'hui on se sert volontiers de stylographes (crayons violets à copier) qui sont d'un transport commode, mais qui ont l'inconvénient de tacher le linge des malades. Lorsqu'il s'agit de conserver les limites tracées pendant un certain temps, il faut s'adresser de préférence au crayon de nitrate d'argent.

Il faut s'habituer à marquer d'un trait assez court le point précis que l'on a percuté. Plus les traits sont nombreux et rapprochés, plus le tracé sera exact ; car en les espaçant trop, on laisse trop de jeu à l'imagination subjective. En percutant de haut en bas, c'est évidemment le bord inférieur du plessimètre qui indiquera la limite de la différence de son ; si l'on percute de droite à gauche, ce sera le bord gauche de l'instrument, et ainsi de suite.

Pour transporter le dessin sur le papier, on se sert de papier à calquer qu'on applique directement sur la poitrine. Les figures qu'on rapporte sur des schémas du commerce sont toujours moins exactes que celles obtenues avec le procédé susdit.

Le médecin ne doit pas oublier que la percussion ne doit pas être pratiquée sur tous les malades et dans toutes circonstances. Ce serait une grosse maladresse de percuter des individus crachant du sang au moment de l'examen, ou venant d'avoir une hémoptysie. Le traitement, d'ailleurs, n'y trouverait aucun profit, puisqu'au point de vue thérapeutique les diverses formes d'hémoptysie se valent ; on ne pourrait au contraire que nuire au malade, car l'ébranlement provoqué par la percussion peut exagérer l'hémoptysie ou la rappeler. On sera encore tenu de prendre des précautions dans les affections douloureuses des poumons et les inflammations à leur acmé (1).

(1) L'intéressant exposé qu'on vient de lire appelle quelques remarques.
En France, la supériorité de la percussion digitalo-digitale sur la percussion instru-

C. — *Lois physiques fondamentales de la percussion.*

Les phénomènes acoustiques engendrés par la percussion portent le nom de sons de percussion. D'après la définition de Newton, ils résultent, comme tout phénomène sonore, de ce que les vibrations du corps résonnant se transmettent à l'air ambiant, et que les vibrations de l'air se transmettent elles-mêmes à l'oreille.

Dans la plupart des cas, on a affaire à ce que l'acoustique appelle des *bruits*. Les bruits, on le sait, sont produits par des vibrations irrégulières et arythmiques de l'air. Avec la percussion, on n'obtient pas de tons purs, musicaux, c'est-à-dire qui soient produits par des vibrations régulières et rythmiques, si ce n'est dans les cas de son tympanique, amphorique ou métallique, qui, lui, est soumis à certaines lois des sons musicaux. D'après ces considérations, l'expression générale de *son de percussion* ne doit donc pas être remplacée, comme cela est arrivé souvent, par l'expression plus spéciale et de sens plus restreint de *ton de percussion.*

On a discuté longuement sur la question de savoir quel était, dans le son de percussion, le véritable milieu générateur des vibrations. En admettant un milieu générateur *unique*, les éventualités possibles sont au nombre de trois ; il faut rechercher la cause du son de percussion dans les vibrations soit des *parois thoraciques*, soit du *parenchyme pulmonaire*, soit enfin de l'*air enfermé dans les poumons*. Ces théories ont eu chacune leurs défenseurs.

Williams, qui le premier a insisté sur ce sujet, opinait en faveur des vibrations des parois thoraciques. Suivant lui, ces vibrations s'opèrent sans entraves au niveau d'un poumon aéré, tandis qu'un parenchyme sous-jacent condensé et vide d'air ou un épanchement pleurétique voisin les gêne, les trouble, d'où la *matité*. Cette théorie règne encore aujourd'hui en Angleterre ; en Allemagne, elle a trouvé des partisans en Mazonn et Hope-Seyler. Les démons-

---

mentale est tellement reconnue qu'elle n'est même pas discutée. (Voy. BARTH et ROGER, *Traité pratique d'auscultation*, page 701, 11e édition. — GRANCHER, *Technique de la percussion*, page 59.) On pourrait même, avec le professeur Grancher, critiquer l'abandon trop absolu du plessimètre qui rend quelquefois des services.

Deux plessimètres nous paraissent devoir être préférés :

1° Un marteau garni de caoutchouc percutant sur une lame de caoutchouc comme une gomme à effacer ; il donne des sons clairs et retentissants que l'élève et le médecin saisissent facilement.

2° *Le plessigraphe* de M. Peter. Celui-ci a l'avantage d'avoir la forme d'un crayon (il porte en effet un crayon dermographique) et de permettre la percussion linéaire. C'est une tige cylindrique d'ébène de la grosseur d'un porte-plume, de 10 centimètres de long, terminée à son extrémité percutante par un cône tronqué garni de caoutchouc et à son extrémité percutée par un disque plat plus large où le doigt percuteur frappe facilement. Le plessigraphe est gradué en centimètres, ce qui permet de faire des mensurations. En poussant un petit bouton latéral on fait sortir le crayon par l'extrémité inférieure, ce qui permet de marquer exactement le point où le son change de nature.

trations expérimentales de ces deux derniers auteurs sont des plus contestables. Les médecins qui ont répété l'expérience de Mazonn ne l'ont pas trouvée concluante. Cette expérience consiste à comprimer la paroi thoracique, tout autour du point que l'on percute, soit à l'aide de la main, soit avec des poids, afin d'empêcher les vibrations du thorax. Mazonn prétend à tort pouvoir transformer par ce procédé le son de percussion clair en un son mat. Tout récemment, son opinion a encore été combattue par Friedreich. Moi-même je puis affirmer que je n'ai rien pu obtenir de semblable, si ce n'est au niveau du sternum où les conditions sont toutes spéciales. Chez les enfants dont le thorax est très élastique, j'ai même rencontré une intensité plus grande du son de percussion, lorsque la poitrine était chargée de poids, comme dans l'expérience de Mazonn.

Pour Skoda, ce sont les vibrations de l'air contenu dans les poumons qui engendrent le son de percussion. Son explication est, il est vrai, un peu spécieuse. « Tout son, dit-il, que l'on obtient par la percussion du thorax ou du ventre et qui ne ressemble pas au son produit par la percussion de la cuisse ou d'un os, provient d'une accumulation d'air ou de gaz dans la poitrine ou dans la cavité abdominale. » Il n'y a pas encore longtemps que Talma a tenté de réfuter cette théorie par la voie expérimentale.

En opposition avec les deux auteurs que nous venons de citer, Wintrich fait jouer le rôle capital dans la genèse du son de percussion aux vibrations du parenchyme pulmonaire.

Mais on a prouvé à diverses reprises que le son de percussion ne résultait pas exclusivement de la vibration de tel ou tel milieu de résonance.

Les ébranlements déterminés par le doigt ou le marteau percuteur se propagent évidemment assez loin en profondeur et en surface. Friedreich croit pouvoir admettre que cette propagation se fait en profondeur, à 5 centim., et en surface dans une étendue d'environ 4 à 6 centim. Il est donc difficile de croire que l'ébranlement produit par la percussion se limite à un milieu unique et d'admettre que les parties voisines ne résonnent pas. Aussi, aujourd'hui, a-t-on une tendance de plus en plus marquée à admettre la participation, quoique à des degrés différents, des trois milieux susdits à la genèse du son de percussion.

C'est Friedreich qui a rompu le plus de lances en faveur de cette dernière théorie. Pour lui le parenchyme pulmonaire joue le rôle le plus important dans la production du son de percussion. Il ne faut pas le moins du monde se représenter le poumon comme un organe simple et peu variable. Le stroma élastique, les vaisseaux sanguins, les nerfs et l'enveloppe pleurale constituent déjà des éléments de structure très compliqués ; la complexité s'augmente encore par les changements qui frappent certains d'entre eux, par les modifications du volume des vaisseaux, de la tension et du volume du parenchyme pulmonaire lui-même à chaque phase de la respiration.

L'influence de la paroi thoracique vient au second rang ; l'élasticité, la souplesse, l'épaisseur et la conformation de cette paroi, impriment certaines qualités au son de percussion. Cette influence est toutefois quelque peu secondaire. Il s'agit surtout de savoir si les susdits facteurs favorisent ou entravent la propagation du choc de percussion au tissu pulmonaire.

Quant à l'air contenu dans les poumons, il renforce le son de percussion par voie de résonance. Cela ressort avec beaucoup de netteté de certaines expériences phonométriques sur lesquelles nous reviendrons plus loin et qui ont été l'objet d'études très sérieuses de la part de H. Baas. Lorsqu'on place sur le thorax un diapason en vibration, le son produit est renforcé par résonance si la portion sous-jacente du poumon est perméable à l'air, tandis qu'il s'éteint pour ainsi dire s'il se trouve au niveau de parties non aérées ou au niveau du foie.

L'opinion de Friedreich est partagée par Feletti qui appuie sa manière de voir sur l'expérience. Toutefois, d'après ce dernier, la part la plus considérable dans la genèse du son de percussion appartiendrait aux vibrations des côtes; mais ce son est renforcé par la résonance de l'air contenu dans les poumons; quant au parenchyme pulmonaire lui-même, il trouble la régularité des vibrations de telle façon que le son initial se transforme en bruit. On comprend fort bien que la nature complexe des causes du son de percussion oppose des difficultés extrêmes à l'analyse de ce phénomène.

Tant que l'explication physique des phénomènes de percussion faisait défaut, on croyait qu'à chaque organe correspondait un son de percussion particulier et nettement caractérisé. Cette théorie avait trouvé en Piorry un ardent défenseur. Pour lui, il existait un son pulmonal, cardiaque, splénique, hépatique, gastrique, intestinal, etc. Il est bien évident que cette manière de voir assez compliquée ne pourrait être juste que si la qualité du son de percussion était sous la dépendance de la structure microscopique et de la constitution chimique des unités morphologiques des divers organes.

Skoda a opposé à cette théorie des objections convaincantes, et il a montré le premier que les variations du son de percussion dans les différents organes n'étaient subordonnées qu'à l'aération ou l'imperméabilité à l'air de ces mêmes organes. C'est pour cette raison que le foie ne sonne pas autrement que la rate ou les reins et que le poumon fournit lui aussi le son de percussion des milieux non aérés, lorsque ses alvéoles sont remplis de masses solides, telles que certains produits inflammatoires fibrineux ou caséeux.

La classification des sons de percussion a subi de fréquentes modifications. De ces essais divers, il est résulté souvent des confusions et une nomenclature superflue. Nous adopterons la classification de Traube, car elle est conforme aux lois de l'acoustique et en même temps elle est aussi simple que claire.

Tout phénomène sonore a trois qualités ; l'intensité, la hauteur et le timbre. L'*intensité ou clarté* dépend de l'amplitude des vibrations ; la *hauteur* dépend du nombre des vibrations dans l'unité de temps ; le *timbre* dépend de la nature du corps vibrant, et de propriétés spéciales de la vibration. Au point de vue du timbre, il faut distinguer le son du bruit. Le son est produit par des vibrations régulières et rythmées ; le bruit par des vibrations irrégulières et arythmiques.

En se fondant sur ce qui précède, on peut distinguer dans le son de percussion :

1. — L'*intensité*. Le son de percussion est ou *clair* ou *mat*. La matité très prononcée porte encore le nom d'obscurité. Comme le son obtenu par la percussion de la cuisse est très faible, un son très mat est appelé aussi son fémoral (tanquam percussi femoris).

2. — La *hauteur ou la profondeur* (tonalité) qui dépendent du nombre des vibrations du son de percussion.

3. — Les *sons de percussion tympanique* (*amphorique*), ou *non tympanique*, suivant que le phénomène obtenu en percutant est un son ou un bruit.

4. — Enfin l'on peut décrire un *son de percussion avec consonnance*. Le phénomène de la consonnance est dû aux vibrations sonores d'un corps voisin du corps percuté et vibrant à l'unisson avec lui. Parmi les sons de percussion avec consonnance, il faut signaler le *son à consonnance métallique* et *le bruit de pot fêlé*.

Pous les besoins de la pratique, la classification que nous venons d'indiquer suffit amplement; il est absolument inutile de la surcharger d'autres divisions.

On a essayé à diverses reprises d'étudier la *durée du son de percussion* et de l'utiliser pour le diagnostic. C'est là chose inutile, car, à très peu d'exceptions près, plus ou moins de durée coïncide avec le plus ou moins d'intensité du son.

Certains auteurs conservent encore aujourd'hui la classification de Skoda; aussi sommes-nous obligé de résumer ici sa théorie.

« Les différences, dit Skoda, dans les sons de percussion du thorax et de la cavité abdominale ne sauraient se grouper toutes dans la même série avec le caractère du plus au moins; on est forcé d'admettre quatre séries, qui sont :

1. — Celle qui va du son plein au son vide.
2 — — clair au son mat.
3 — — tympanique au son non tympanique.
4 — — aigu au son grave.

Un son de percussion plein peut être clair ou mat, tympanique ou non tympanique, aigu ou grave; il en est de même du son vide. »

« 1re *série*: son plein à son vide. — Ce n'est pas d'après l'intensité du son que notre oreille juge du *volume* du corps résonnant...

Il n'y a pas d'expression qui ait cours pour désigner les différences de son que nous rapportons au volume du corps résonnant. Je crois que pour la voix et les instruments de musique on se sert ordinairement, dans ce but, du mot sonore; c'est aussi celui que j'emploie dans le même sens pour le son de percussion. Lorsqu'on percute avec une énergie égale divers points du thorax ou du bas-ventre, on trouve qu'en certains endroits le son a plus de durée et semble être disséminé en quelque sorte sur un espace plus vaste qu'en d'autres. La première forme de son constitue ce que j'appelle le son plein, la seconde ce que je nomme le son moins plein ou vide ..

Cependant, on n'obtient pas, chez des individus différents, un son thoracique également plein, alors même que la dilatation des poumons et la quantité d'air qu'ils renferment sont identiques. Cela tient à la structure des parois thoraciques. Plus celles-ci sont flexibles, plus le choc percuteur a d'influence sur l'air intra-pulmonaire qui vibre sur une plus grande étendue. Au contraire, si les parois sont rigides, c'est à peine si la couche d'air la plus proche est mise en vibration...

Un son thoracique plein indique la présence au niveau de la partie percutée d'un espace, de plusieurs pouces de diamètre au moins, rempli d'air; un son vide par contre, qui ressemble au son fémoral, démontre l'absence de fluide aérien ou gazeux sous la région percutée et l'existence à ce niveau de liquides, de parties molles non aérées, etc... »

« 2e *série :* du son clair au son mat. — Les expressions de clair et de mat ou obscur sont employées avec leur sens habituel...

Lorsqu'au niveau d'une portion mince et flexible de la paroi thoracique, il y a un espace aéré d'un pouce de long et d'autant de large avec quelques lignes seulement de profondeur et que le reste de la cage thoracique est occupé par du liquide ou du parenchyme pulmonaire infiltré et privé d'air, le son, au niveau de cet espace, est parfaitement clair, mais il n'est pas plein. Lorsque l'on se trouve en présence de la réciproque, ce son est au contraire plein, mais il est mat en même temps... »

« 3e *série :* du son tympanique au son non tympanique. — Le son de percussion est non tympanique dans les régions thoraciques auxquelles correspond une portion de poumon dilatée et aérée dans des proportions normales...

Ces proportions sont-elles moindres qu'à l'état normal, la percussion donne un son qui se rapproche du son tympanique ou qui est même nettement tympanique...

Le poumon réduit par la compression à un petit volume, mais contenant encore de l'air, fournit toujours un son tympanique...

Lorsqu'on enlève un poumon normal à un cadavre, qu'on l'insuffle complètement et qu'on le percute avec l'aide d'un plessimètre, on obtient un son clair, plein, non tympanique. Si on pratique la même opération sur un poumon normal non insufflé, par conséquent moins aéré et revenu sur lui-même, le son est clair, plein et assez nettement tympanique... »

« 4o *série :* du son aigu au son grave. — Les différences de hauteur du son sont les caractères qui ont le moins d'importance pratique. On peut s'en assurer facilement au moyen d'expériences sur le cadavre. Une portion d'intestin étroite peut fournir un son plus bas qu'une portion plus large, la hauteur du son peut se modifier à chaque changement de position de l'intestin. Le même phénomène s'observe dans la percussion des poumons. »

On a fait de nombreuses objections à la classification de Skoda. On lui a reproché d'être trop compliquée inutilement; j'ajouterai qu'elle est incomplète, parce qu'elle ne tient aucun compte de la consonance du son de percussion.

La polémique entreprise par Philippe était dirigée surtout contre les désignations de son plein et de son vide (Skoda). On a dit que ces expressions équivalaient à celles de clair et de mat. En tous cas, il est un fait certain, c'est que les explications de Skoda à ce sujet laissent beaucoup à désirer et que les exemples physiques cités par lui sont très mal choisis. D'ailleurs, beaucoup d'admirateurs du médecin allemand ont avoué les uns franchement, les autres avec toutes sortes de fleurs de rhétorique, que les désignations de son plein et de son vide étaient au moins superflues au point de vue pratique (1).

D. — *Genèse physique et signification diagnostique des sons de percussion clair et mat.*

Le son clair est celui que l'on obtient en percutant un thorax qui renferme un poumon sain, respirant normalement, c'est à-dire bien perméable à l'air. Les expressions : son clair, son plein, son intense, son sonore, sont synonymes. Lorsque la paroi thoracique est située au niveau d'un milieu privé d'air et d'une certaine épaisseur, le son de percussion devient mat et, à un degré plus élevé, obscur ou fémoral. Le son mat se développe donc dans les cas où les alvéoles pulmonaires sont remplis de masses solides (exsudats fibrineux ou caséeux), de productions néoplasiques ou de liquide ne renfermant pas la moindre bulle d'air, ou dans ceux encore où ces alvéoles sont devenus imperméables à l'air par l'effet de la compression exercée sur eux par un épanchement pleural, péricardique, ou un abdomen distendu.

Lorsque la plèvre est distendue par des gaz, il peut arriver que la percussion donne de la matité; cela arrive quand ces gaz sont soumis à une très forte pression, pour des raisons que nous expliquerons plus loin.

Les affections des bronches, tant qu'elles demeurent exemptes de complications, n'influent en rien sur l'intensité du son de percussion. Pour décider si la matité est imputable à des maladies de la plèvre ou à des lésions du parenchyme pulmonaire, on s'appuiera sur les caractères des vibrations vocales affaiblies dans les premières, renforcées dans les secondes.

L'échelle qui s'étend entre le son clair et le son entièrement mat est remplie par des degrés intermédiaires très nombreux. On appréciera aisément ces variations, si on pratique la percussion comparative des régions symétriques du thorax. L'explication physique de la multiplicité des degrés de matité est fournie par ce fait que les altérations morbides sont susceptibles d'entraver les vibrations des milieux résonnants à des degrés divers, suivant chaque cas particulier.

A l'état physiologique, l'intensité du son de percussion dépend tout d'abord de la *force du choc* percuteur. Plus l'énergie de la percussion est

---

(1) M. Grancher, dans la *Technique de la percussion*, apprécie ainsi la classification de Skoda : « La première série est négligeable; et les autres correspondent : la 2e à l'intensité du son, la 3e au timbre, et la 4e à la tonalité. On rentre ainsi, par un autre chemin, dans le classement indiqué plus haut et généralement adopté aujourd'hui. »

considérable, plus l'amplitude des vibrations des milieux sera grande, ou. ce qui revient au même, plus le son sera clair. Aussi faut-il se poser cette règle de conduite de toujours percuter chacun des deux côtés avec une force égale; sinon, le côté frappé avec moins d'énergie donnerait moins de sonorité.

La *structure du thorax* n'est pas sans influence sur l'intensité du son de percussion. Celui-ci sera d'autant plus intense que la musculature et le pannicule adipeux du thorax seront moins épais et que les parties osseuses et cartilagineuses seront plus élastiques. Toutes ces conditions sont éminemment favorables à la transmission sans affaiblissement notable du choc de percussion aux poumons et à la production au niveau de ceux-ci de vibrations étendues. L'influence défavorable de la musculature se manifeste, spécialement chez les ouvriers, par l'affaiblissement du son de percussion dans la région du grand pectoral du côté droit, affaiblissement qui fait défaut du côté opposé où le muscle homologue est moins développé. La contraction du grand pectoral, en augmentant l'épaisseur de la couche musculaire peut rendre le son de percussion tout à fait mat.

Lorsque l'on percute des sujets chez lesquels il y a absence ou atrophie unilatérales de ce muscle, on percevra une différence très marquée entre les deux côtés.

L'action amortissante d'un pannicule adipeux épais est aussi réelle.

Dans les cas où il existe de l'œdème des téguments de la poitrine et où il s'est développé des épaississements circonscrits des parois thoraciques, comme cela a lieu dans les abcès, les tumeurs, le son de percussion fourni par ces zones est moins intense.

En ce qui concerne le squelette osseux et cartilagineux du thorax, ce n'est pas seulement son élasticité, mais encore sa courbure qui agit sur l'intensité du son de percussion. Plus cette courbure aura de convexité, plus elle sera capable d'empêcher la propagation du choc au parenchyme pulmonaire et plus elle diminuera l'intensité du son qui en résulte. Cela est si vrai qu'au niveau de la plus grande courbure des côtes, le son est moins clair que partout ailleurs. Ces phénomènes sont d'ailleurs très faciles à étudier sur les individus atteints de cypho-scoliose.

La sonorité du son de percussion dépend en outre du *volume de la masse mise en vibration*. Nous avons dit plus haut déjà que les ébranlements suscités par la percussion se propageaient dans la profondeur et dans le voisinage jusqu'à une distance déterminée, qui est d'environ 5 centim. en profondeur et de 4 à 6 centim. pour la dissémination en surface. Il ressort de là que le son de percussion est moins intense et relativement mat dans les régions thoraciques, auxquelles correspond un parenchyme pulmonaire tellement aminci et réduit que la propagation de l'ébranlement aux distances indiquées n'est plus possible. Cette manière de voir se trouve confirmée par ce qui passe au niveau des sommets et des bords des poumons. Le son gagne en intensité au fur et à mesure qu'on s'éloigne de ces régions. Si, comme Weil l'a proposé, on résèque des portions plus ou moins volumineuses de poumon aéré pour les appliquer sur un cadre tendu de gaze apprêtée et qu'on les percute, on verra qu'avec une force de percussion égale, le son de percussion (qui sera en même temps tympanique) sera d'autant plus intense que le morceau percuté sera plus gros.

La *tension des parois thoraciques et du parenchyme pulmonaire* exerce également une certaine influence sur l'intensité du son de percussion. Sur la plus grande étendue du thorax, le son, ainsi que l'a très bien démontré Friedreich, diminue d'intensité au fastigium de l'inspiration; il en est de même en cas d'efforts et d'accès de toux. Ce phénomène et surtout accentué chez les enfants jusqu'à l'âge de trois ans. A. Vogel a insisté sur ce point. Si, pendant l'examen, les enfants deviennent remuants et poussent des cris, le son auparavant clair se transforme séance tenante en matité à la paroi postérieure de la poitrine. A chaque inspiration venant interrompre les cris de longue haleine, le son reprend passagèrement sa qualité primitive. Vogel a fait remarquer et avec raison que la diminution d'intensité est plus accusée à droite qu'à gauche à cause de la compression du poumon par la glande hépatique. C'est là une observation extrêmement importante pour celui qui a à examiner des enfants malades, et dont l'ignorance peut devenir une source d'erreurs de diagnostic parfois fatales.

Il importe enfin, pour l'intensité du son de percussion, que les conditions de la *transmission du son à l'oreille de l'observateur* soient aussi favorables que possible. Le son, nous le répétons, sera perçu clairement si l'oreille de l'observateur est bien en regard de la région percutée. Le lit du malade, sa position dans la salle, sont des facteurs capables de modifier la sonorité.

Le son tympanique, que l'on obtient par la percussion du larynx, de la trachée, ou d'une cavité communiquant librement avec une bronche, semble non seulement plus élevé, mais encore plus clair, lorsque l'on fait ouvrir la bouche du patient.

Au point de vue pratique, il faut se demander jusqu'à quel point la percussion peut être utilisée pour le diagnostic des maladies des voies respiratoires. Il est aisé de voir que certaines de ces affections peuvent échapper entièrement à la percussion. Le choc qui frappe la paroi thoracique n'atteint sûrement que les parties qui ne sont pas situées à une profondeur de plus de 5 centim. Les foyers centraux imperméables à l'air et entourés de toutes parts par des couches épaisses de parenchyme pulmonaire aéré ne peuvent être reconnus par la percussion. Dans ces cas, il faut chercher d'autres moyens de diagnostic, dont le plus important est encore l'examen des crachats.

Ce serait une grosse erreur de croire que la percussion permet de diagnostiquer toute lésion pulmonaire siégeant à la superficie. Pour que des parties privées d'air et en contact avec la paroi thoracique donnent de la matité, il faut que leurs dimensions en surface et en profondeur atteignent certaines proportions. L'étendue du foyer en *surface* doit être équivalente environ à celle du plessimètre et avoir de 4 à 6 centim. En ce qui concerne la profondeur, on peut réussir à diagnostiquer par la diminution d'intensité du son de percussion des portions imperméables de la périphérie du poumon dont l'épaisseur ne dépasse pas 2 centim. Il est vrai que le diagnostic de ces foyers pathologiques si peu étendus réclame certaines précautions pendant la percussion. Si la percussion est forte, elles échappent à l'observation; on ne les constate qu'avec la percussion assez légère, pour que les vibrations restent limitées et ne se propagent que fort peu au parenchyme voisin qui contient de l'air.

On ne constate la matité absolue, le son dit fémoral, que lorsque la masse privée d'air, sous-jacente à la paroi thoracique, a une épaisseur d'au moins 5 centim. Sinon, le choc percuteur peut encore se transmettre à travers la zone solide au tissu aéré, qui alors participe encore quelque peu à la genèse du son de percussion et en modifie le caractère.

Bien des auteurs donnent même comme minimum une épaisseur un peu plus forte. On a voulu déterminer ce minimum par la voie expérimentale. Piorry avait commencé des recherches à ce sujet. Tantôt il plongeait un poumon petit à petit dans un vase rempli d'eau, pendant qu'on percutait la surface du vase avec le secours d'un plessimètre, cherchant ainsi à établir l'épaisseur de liquide nécessaire pour l'anéantissement du son pulmonal. Tantôt il recouvrait la surface d'un poumon avec des morceaux de chair plus ou moins épais et on mesurait l'épaisseur qu'il fallait pour que le son pulmonal ne fût plus perçu. Tantôt enfin il s'en tenait directement aux résultats de la nécropsie d'individus qu'on avait percutés de leur vivant avec le plus grand soin. Cette dernière voie me semble la plus sûre. La plupart des auteurs, qui ont recouru aux deux premiers procédés, ont naturellement obtenu des chiffres trop forts, car, opérant sur des poumons mis à nu, ils n'ont tenu aucun compte de l'influence des parois thoraciques.

Piorry liait la trachée et pratiquait une petite ouverture dans la cavité pleurale à travers laquelle il interposait entre le poumon et le thorax des couches musculaires de différentes épaisseurs. Il trouva que cette interposition affaiblissait l'intensité du son de percussion d'une façon apparente, au moment où l'épaisseur de la couche musculaire atteignait environ 15 millimètres.

Quoi qu'il en soit, il faut se rappeler qu'aucun des chiffres indiqués n'est d'une absolue exactitude; seules, les variations de structure de la cage thoracique influent déjà considérablement sur l'intensité du son de percussion.

Dans le cas où l'on désire déterminer nettement les limites qui séparent les portions périphériques du poumon qui renferment de l'air de celles qui en sont privées, il faut recourir simultanément à la percussion légère et à la percussion linéaire. Il faut éviter la percussion forte, parce que les parties aérées qui entourent les parties imperméables entreraient en consonance et élargiraient le domaine du tissu renfermant de l'air aux dépens de celui qui n'en contient point. A l'état physiologique, il faut se soumettre à cette règle, lorsqu'on détermine les limites qui séparent le foie du bord inférieur du poumon et le cœur des bords antérieurs du poumon, en d'autres termes lorsqu'on veut délimiter les matités absolues hépatique et cardiaque. Bien souvent, il est bon de contrôler les résultats de la percussion par la palpation, notamment par la recherche linéaire des vibrations vocales.

Dans la délimitation des exsudats pleurétiques, Wintrich avait déjà fait remarquer que la matité commençait toujours à environ 15 millim. à 2 cent. au-dessus du niveau du liquide. Il s'en était assuré sur le cadavre, en remplissant artificiellement le thorax avec de l'eau, puis en déterminant la hauteur du liquide au moyen de la percussion et en contrôlant directement, par la mise à nu de la plèvre costale, les résultats obtenus par la percussion.

Les expériences plus récentes de Ferber montrent le rapport de la quantité de liquide épanché avec le degré de matité. Sur le cadavre d'un enfant de douze ans, il lui fallut injecter dans le thorax plus de 120 centim. cubes d'eau pour obtenir une submatité d'un travers de doigt au-dessus de la limite postéro-inférieure du poumon. Chez l'adulte, la quantité nécessaire pour obtenir de la matité sur une largeur de deux travers de doigt fut de 400 centim. cubes. Plus la couche de liquide est épaisse, plus le son est mat; le degré le plus élevé est le son fémoral : on ne constate ce dernier, ainsi que l'a montré E. Seitz, que lorsque l'épanchement atteint au moins un demi-litre (1).

Lorsqu'il s'agit du diagnostic de zones pulmonaires imperméables à l'air, entourées de toutes parts par du parenchyme aéré, on ne réussit à les découvrir que si ce dernier n'a pas une épaisseur de plus de 5 centim. Et la diminution d'intensité, en ce cas, ne se réalise qu'avec l'emploi de la percussion forte; elle ne se produit pas, si on a recours à la percussion superficielle. P. Niemeyer et Wiel ont particulièrement insisté sur ce fait que la moindre intensité du son de percussion n'était pas due à l'influence amortissante bien connue des tissus privés d'air, mais à l'entrée en vibration, sous l'influence d'une percussion énergique, de la masse pulmonaire de petit volume qui recouvre la portion non aérée.

Cela est important surtout pour la délimitation des matités relatives cardiaque et hépatique. La matité relative de chacun de ces organes est plus étendue que la matité absolue et la dépasse d'une certaine portion recouverte par du tissu pulmonaire. Ces deux sortes de matité sont donc, au point de vue de la percussion, en opposition l'une avec l'autre, la matité absolue réclamant la percussion superficielle et la matité relative la percussion profonde.

Lorsque les alvéoles pulmonaires contiennent du liquide, comme dans l'œdème du poumon, ou du sang, comme dans l'infarctus hémorrhagique, on ne constate généralement pas d'affaiblissement notable du son de percussion. Dans l'œdème du poumon, le liquide séreux renferme ordinairement de nombreuses bulles d'air, fait qui semble être la cause de la conservation

---

(1) Damoiseau a montré que souvent la limite supérieure de la matité due à un épanchement pleural affectait la forme d'une ligne parabolique. M. Peter a établi que cette forme parabolique de la ligne de niveau était le propre des épanchements nettement fibrineux. Dans les épanchements peu inflammatoires, la ligne de niveau se modifie au contraire avec les diverses attitudes du malade.

de l'intensité du son de percussion. Si contre toutes les règles le transsudat alvéolaire chasse totalement le fluide aérien, le son de percussion devient mat, ainsi que l'a montré Traube dans une observation des mieux choisies.

En cas d'épanchements sanguins intra-alvéolaires, c'est l'exiguïté du foyer hémorrhagique qui s'oppose à l'amortissement du son de percussion. Si l'infarctus cependant atteint certaines dimensions et expulse totalement l'air des alvéoles pulmonaires, la matité ne fera évidemment pas défaut. L'importance de l'anaération complète et d'une certaine étendue se constate d'après l'influence à peu près nulle qu'exercent sur le son de percussion les tubercules même en nombre considérable, lorsqu'ils sont disséminés dans le poumon et à la fréquence avec laquelle échappent au diagnostic des foyers broncho-pneumoniques nombreux et de petit volume.

E. — *Genèse physique et signification diagnostique des sons de percussion aigu et grave.*

La hauteur du son de percussion dépend toujours du nombre de vibrations exécutées dans l'unité de temps. Plus ce nombre est élevé, plus le son est aigu.

Une oreille même peu exercée saisira facilement et appréciera sûrement la hauteur du son de percussion tympanique. Mais la difficulté augmente lorsqu'il s'agit de déterminer avec certitude la tonalité du son non tympanique, que celui-ci soit clair ou mat. Cela tient à ce que la fixation de cette tonalité est beaucoup moins aisée pour les bruits que pour les sons. Les auteurs cependant qui prétendent qu'il est impossible de discerner la hauteur des bruits (E. Seitz est du nombre), commettent une erreur des plus grossières.

Pour le démontrer, nous citerons une expérience que signale Wüllner dans son traité de physique expérimentale. « On prend sept bâtons de bois dur, d'épaisseur et de largeur égales, mais de longueur différente, de façon à ce qu'à la percussion, on en obtienne la gamme. En laissant tomber à terre un de ces bâtons, en entend un *bruit* qui n'a pas de caractère musical précis; mais en laissant tomber les bâtons l'un après l'autre, en commençant par les plus longs, on constate dans les bruits produits une certaine tonalité. »

La hauteur du son de percussion dépend de facteurs qui sont : la *tension* des organes participant à la production du son de percussion, et le *volume* du milieu aéré mis en vibration.

En ce qui concerne la tension, dont l'importance a été signalée d'abord par Wintrich, le phénomène est soumis à la loi qui régit les membranes et les cordes tendues et qui veut que la hauteur du son soit d'autant plus considérable que les tissus sont plus tendus. La tension du parenchyme pulmonaire joue ici le rôle le plus important. L'augmentation de tension des parois du thorax et surtout des muscles pectoraux (Rosenbach), crée également une tonalité plus élevée du son de percussion. Mais, disons-le en passant, Rosenbach a exagéré l'influence de ce dernier facteur. Le relâchement du tissu pulmonaire produisant, comme nous l'apprendrons plus loin, un son tympanique, le son de percussion est fréquemment à la fois tympanique et grave.

L'influence du volume de la masse vibrante est démontrée par ce fait que les portions excisées du poumon donnent toujours un son plus aigu que le poumon entier, et qu'au niveau de certains lobes pulmonaires, le son de percussion est d'autant plus élevé que le volume de ces lobes est moindre.

A l'état normal, la tension et le volume des poumons sont dans un rapport généralement inverse. Dans l'inspiration, la tension de la paroi thoracique et du poumon augmente et crée les conditions nécessaires à la production d'un son aigu inspiratoire. Comme en même temps les poumons, c'est-à-dire le tissu vibrant par excellence, augmentent de volume, il se produit des conditions qui rendent le son de percussion plus grave. Donc le résultat final dépend, en somme, de la prépondérance de l'un ou de l'autre des deux facteurs, et ce résultat se complique encore de modifications dans l'intensité du son. D'après toutes ces considérations, on voit que la recherche des *changements de tonalité à l'inspiration et à l'expiration* est chose très complexe. Sa valeur diagnostique est encore un sujet de grandes discussions. Da Costa, qui la désigne sous le nom de *percussion respiratoire*, lui en accorde une considérable, et son opinion concorde, du moins en partie, avec celle de Friedreich ; Rosenbach, au contraire, lui refuse toute importance, parce qu'il rapporte les modifications de tonalité exclusivement aux changements de tension des parois thoraciques.

Friedreich a étudié très en détail ces modifications respiratoires de la tonalité.

Sur la plus grande partie du thorax, le son de percussion, pendant une inspiration profonde, augmente de hauteur et diminue d'intensité. L'élévation de tension inspiratoire du poumon et de la paroi pectorale triomphe donc, en général, de l'augmentation du volume du poumon agissant en sens opposé. Friedreich désigne ce phénomène sous le nom de modification inspiratoire régressive du son.

La modification respiratoire du son est tout autre, lorsqu'on se rapproche des bords du poumon, et qu'on percute la zone qui fournit la matité que nous décrirons plus tard sous le nom de matité relative du cœur et du foie. Contrairement à ce qui avait lieu tout à l'heure, le son, en cet endroit, devient, sous l'influence d'une inspiration profonde, plus grave et plus intense. Ici, la prépondérance est acquise à l'accroissement de volume de la masse vibrante et à l'augmentation de l'air qu'elle contient et non plus à l'élévation de tension des milieux résonnants. C'est ce qui constitue la modification inspiratoire progressive de Friedreich.

Il faut remarquer que le son ne passe pas subitement de l'une de ces tonalités à l'autre ; il existe une zone neutre intermédiaire où toute modification respiratoire du son fait défaut, où il y a équilibre entre l'augmentation de tension et l'accroissement de volume des organes participant à la production du son de percussion. Mais dans cette zone, l'expiration profonde rend le son de percussion plus grave, ce qui n'a pas lieu dans les zones des modifications inspiratoires régressive et progressive. Il se produit, à ce niveau, ce que Friedreich appelle une modification régressive expiratoire.

A l'état pathologique, Friedreich a observé les changements suivants dans la modification respiratoire du son :

1. — Dans l'*emphysème pulmonaire* léger, cette modification respiratoire est peu marquée; mais on la perçoit encore. Si l'emphysème est très marqué, elle fait entièrement défaut.

Friedreich est ici du même avis que Da Costa, mais en opposition complète avec Rosenbach qui combat sa manière de voir. Pour Friedreich, la cause de ce phénomène réside dans l'impuissance du thorax, qui, dans l'emphysème, est en état de dilatation inspiratoire permanent, à acquérir une plus grande tension inspiratoire. Ce caractère sera donc utile pour reconnaître la maladie, pour en apprécier le degré de développement et pour éprouver l'action des moyens thérapeutiques dirigés contre elle.

2. — Dans la *pneumonie fibrineuse*, la modification respiratoire du son manque dans les points hépatisés ; elle n'apparaît qu'à la période de résolution en même temps que le son tympanique.

3. — Elle manque également dans la *pleurésie avec épanchement* au niveau des zones de matité.

4. — Dans le *pneumothorax*, on observe toujours la modification inspiratoire régressive.

5. — Il en est de même dans les cas de *foyers multiples d'induration* au sommet des poumons.

Lorsqu'on veut comparer, au point de vue de la tonalité, les sons de percussion fournis par des régions symétriques de la poitrine, il faut, d'après ce qui précède, pratiquer l'examen toujours pendant la même phase respiratoire. Très souvent, le son de percussion est un peu plus grave à droite qu'à gauche ; la réciproque est bien moins fréquente.

Dans les *épanchements pleurétiques* d'abondance moyenne, le son de percussion devient très souvent, dans la région sous-claviculaire, extrêmement clair et grave. Cela arrive habituellement à l'époque où ce son est dépourvu encore de tout caractère tympanique et où existe ce que les Français appelle le « son skodique ». Mais le son de percussion devient aigu et mat (Traube insiste sur ce point) dès que le niveau supérieur du liquide dépasse la hauteur du mamelon. Dans le premier cas, le son devient plus grave à cause du relâchement du tissu pulmonaire ; dans le second son acuité plus considérable est due à la diminution de volume du parenchyme encore aéré et capable de vibrer.

Traube a fait remarquer également que dans la *pneumonie fibrineuse* du lobe inférieur, le son de percussion fourni par les portions antérieures remplies d'air devient très sonore et très grave et appelle souvent l'attention sur l'existence du processus d'hépatisation. Quant au phénomène lui-même, il l'explique par l'abaissement de tension des parties aérées du poumon. Friedreich est venu réfuter récemment cette théorie, sous le prétexte qu'au niveau d'un tissu pulmonaire en état de relâchement, il n'a jamais constaté de son tympanique. Il admet que l'exagération de la ventilation amène une distension pulmonaire aiguë supplémentaire, ce qui produit un son plus grave.

Lorsque la pneumonie gagne du terrain, le son grave initial se transforme en son aigu, parce qu'à ce moment la masse du poumon aéré et susceptible de vibrer se trouve très réduite et que la diminution de volume l'emporte alors sur la diminution de tension.

Skoda avait déjà remarqué que l'*infiltration des sommets* se manifestait, avant l'apparition de toute autre modification du son de percussion, par une hauteur inégale de ce son en des régions homologues. Cela tient à la diminution dans l'aération des tissus percutés, diminution qui amène à sa suite l'augmentation d'acuité du son de percussion.

Enfin, l'on rencontre encore un son de percussion grave dans les *affections des bronches*, toutes les fois que le calibre de celles-ci est demeuré oblitéré pendant un certain temps et qu'après résorption partielle de l'air du poumon, le tissu de celui-ci a diminué de tension.

Il faut rappeler ici que la tonalité du son de percussion ne dépend pas seulement des maladies des voies respiratoires, mais qu'elle subit aussi l'influence des affections des organes voisins. Dans la *péricardite exsudative*, j'ai rencontré très souvent une modification de la tonalité dans la région sous-claviculaire gauche. On se trouve en présence, dans ce cas, des conditions énumérées à propos de la pleurésie avec épanchement : la genèse du phénomène est exactement la même. Dans la péricardite d'intensité moyenne, le son de percussion est extraordinairement grave et cela souvent avant qu'il ait pris le caractère tympanique. Si au contraire l'épanchement péricardique est très abondant, le son est légèrement mat et plus aigu que dans la région correspondante du côté opposé.

Les mêmes modifications peuvent être créées par la *distension de la cavité abdominale*, lorsque celle-ci provoque un refoulement prononcé du diaphragme vers la cavité thoracique. La modification de tonalité s'observe là encore au niveau des régions thoraciques antéro-supérieures et est ordinairement bilatérale. La nature même de la maladie causale n'a rien à y voir et il importe peu qu'il s'agisse ou de collections liquides, ou d'accumulations gazeuses, ou de tumeurs de la cavité abdominale (1).

F. — *Genèse physique et signification diagnostique des sons de percussion tympanique et non tympanique.*

Quelle que soit la région où l'on observe le son de percussion tympanique, celui-ci est toujours dû à la présence de *cavités qui contiennent de l'air* ou de *tissu pulmonaire en état de relâchement.*

---

(1) Une remarque de M. Grancher montre que cette question de la tonalité du son de percussion n'a vraiment pas une grande importance. La hauteur du son de percussion a des rapports étroits avec son intensité ; la première s'élève à mesure que la seconde diminue, de sorte qu'un son mat est généralement aigu, un son clair est généralement grave.

On a étudié avec une minutie toute spéciale les lois acoustiques qui régissent le son tympanique, obtenu au niveau de *cavités* sous-jacentes. C'est dans ces conditions surtout que l'on constate la relation incontestable qui existe entre le son de percussion tympanique et un ton musical ; et, si, au lieu d'une cavité close de toutes parts, il s'agit d'un espace communiquant librement avec l'extérieur, la hauteur du son de percussion est dès lors soumise aux principes admis pour des tuyaux fermés à l'une de leurs extrémités.

Wintrich a admirablement étudié le *son caverneux tympanique ;* ses recherches resteront toujours un modèle du genre.

Lorsqu'on percute un plessimètre tenu à la main, on obtient un son mat, ressemblant à un bruit. Il en est tout autrement, lorsqu'on place l'instrument un peu au-dessus de l'ouverture d'un vase ou d'une cavité, à parois à peu près lisses et susceptibles de réfléchir le son. Que l'on prenne un vase en verre, un gobelet en fer-blanc, en bois ou en cuir, etc., et que l'on procède à la percussion dans les conditions indiquées, le son mat primitif fourni par le plessimètre tenu en l'air se transforme en un son tympanique très net. Et ce son tympanique sera d'autant plus intense que l'on percutera à une distance plus rapprochée de l'ouverture. On obtient encore ce son en engageant une personne à ouvrir la bouche et en percutant un plessimètre placé devant l'ouverture buccale béante, ou encore en procédant à la percussion au-dessus de la cavité formée par la juxtaposition des mains.

Si l'on place un verre dans de la neige non serrée et que l'on percute au-dessus de lui, le son de percussion est tympanique. En enlevant le verre et en procédant à la percussion au-dessus de la cavité créée ainsi, le tympanisme fait défaut, parce que les parois de la cavité sont devenues inégales par le déplacement des cristaux. La percussion de poches en feutre grossier ne produit pas non plus de son tympanique.

La tonalité du son caverneux tympanique est facile à déterminer et à saisir par l'oreille ; ce caractère seul le rapproche déjà du ton musical et le sépare du bruit. Mais ce rapprochement se reconnaît encore mieux par le fait de la subordination de la hauteur du son tympanique à certaines lois empruntées à la musique. Dans les cavités closes, cette hauteur dépend de la longueur de la colonne d'air mise en vibration, c'est-à-dire la longueur de la cavité elle-même ; dans les cavités ouvertes, il faut en outre tenir compte d'un autre facteur qui est le diamètre de l'ouverture.

La *tonalité du son tympanique* est en raison inverse de la longueur de la colonne d'air et en raison directe du diamètre de l'ouverture. En d'autres termes, le son de la percussion tympanique est d'autant plus aigu que la colonne d'air est plus courte ; il est en outre d'autant moins élevé, pour la même cavité ouverte, que l'ouverture de celle-ci est moins large. Ces deux lois sont faciles à vérifier et sans le secours d'une instrumentation spéciale.

Prenez un verre autant que possible en forme de cylindre allongé et percutez au-dessus de son ouverture, pendant qu'un assistant le remplit graduellement de liquide en versant celui-ci le long des parois, vous observerez que le son de percussion deviendra de plus en plus aigu, au fur et à mesure que le verre se remplit ou, ce qui revient au même, au fur et à mesure que la hauteur de la colonne d'air mise en vibration diminue. Le même phénomène se constate si, au lieu d'un verre à boire, on emploie un verre de lampe qu'on plonge dans l'eau à des profondeurs de plus en plus considérables ; plus l'eau montera dans le cylindre de verre, plus, par conséquent, la colonne d'air vibrante diminuera de hauteur, plus aussi l'acuité du son de percussion augmentera. On peut modifier cette expérience à l'infini, mais toujours on vérifie la même loi : uue le son tympanique est d'autant plus élevé que la colonne d'air ébranlée est plus courte.

Dans ces expériences, le son tympanique n'éprouve pas seulement des variations de tonalité, c'est-à-dire des variations dans le nombre de vibrations se produisant en une unité de temps donné, mais encore d'intensité, c'est-à-dire dans l'amplitude de chaque vibration en particulier. Le son tympanique grave engendré par des vibrations d'une masse d'air plus longue et plus large est en même temps plus intense que le son tympanique aigu. Cela tient à ce que, suivant une loi déjà signalée, la masse mise en vibration influe sur l'intensité d'un phénomène sonore. On peut s'assurer de la vérité de ce principe en engageant quelqu'un à percuter des vases de même contenance, mais de hauteur différente et en évaluant les différentes distances auxquelles on perçoit le son tympanique.

L'expérience suivante révèle avec beaucoup de netteté l'identité d'un son tympanique et d'un son musical. On prend quatre verres cylindriques de hauteur et de calibre égaux ; tandis que le premier d'entre eux reste vide, on remplit les autres avec de l'eau, le n° 2 au quart, le n° 3 à moitié et le n° 4 aux trois quarts, de façon à ce que les différentes colonnes d'air superposées à l'eau soient entre elles comme 4 : 3 : 2 : 1. En percutant au-dessus de l'ouverture des verres, on perçoit un accord musical très pur. Le verre vide donne le ton fondamental, le verre rempli aux trois quarts d'eau donne l'octave. On constate même que les sons de percussion fournis par les quatre verres constituent ce qu'on appelle en musique un accord parfait, ton fondamental (n° 1), tierce (n° 2), quinte (n° 2), octave (n° 4).

Les lois qui président à l'influence qu'exerce le diamètre de l'ouverture de la cavité sur la hauteur du son de percussion tympanique, sont également très faciles à prouver. On fixe solidement sur une table un entonnoir un peu vaste et on pratique la percussion successivement au-dessus de sa petite et de sa grande ouverture. La longueur de la colonne d'air est la même dans les deux cas. Malgré cela, le son obtenu au-dessus de la large ouverture est notablement plus élevé que celui obtenu au-dessus de l'orifice étroit. Plus l'orifice est large, plus le son de percussion est aigu ; la hauteur du son est directement proportionnelle au diamètre de l'orifice.

L'expérience suivante est très instructive. Prenez un verre et percutez au-dessus de son orifice ; puis couvrez ce dernier successivement avec des carrés de papier dans le milieu desquels on a laissé des ouvertures de diamètre variable. La hauteur du son tympanique de percussion variera à chaque changement de couvercle, quoique la colonne d'air contenue dans le verre demeure intacte. Le son tympanique aura son maximum d'acuité au-dessus du vase non couvert; il sera d'autant plus élevé que l'ouverture pratiquée aux feuillets en papier sera plus large.

On n'a que l'embarras du choix pour les expériences nécessaires à démontrer la subordination de la tonalité tympanique à la largeur de l'orifice d'une cavité. Citons-en une dernière. Lorsque l'on pratique la percussion au-devant de la cavité buccale béante et que l'on engage le sujet de l'expérience à rapprocher progressivement et avec précaution les lèvres sans bouger les maxillaires, à rétrécir par conséquent la fente labiale en conservant à la cavité buccale ses dimensions premières, on entend, au fur et à mesure du rapprochement, le son tympanique devenir de plus en plus grave.

La largeur de l'orifice devient-elle trop grande ou les dimensions de la cavité trop petites, le caractère tympanique du son de percussion se perd. Wintrich ne percevait plus le son tympanique dans les cas où le diamètre de l'espace sonore descendait environ à un centimètre.

Des considérations qui précèdent il résulte que la longueur d'une cavité et le diamètre de son orifice se trouvent dans un certain antagonisme par rapport à la hauteur du son de percussion tympanique. D'où la possibilité d'obtenir par la percussion, au niveau d'une vaste cavité, un son tympanique plus aigu qu'au niveau d'une cavité de petites dimensions, à la condition que l'orifice de cette dernière soit suffisamment étroit. Cette dernière condition a une certaine importance pratique, en ce sens qu'il faut bien se garder de conclure, sans plus ample informé, à l'existence d'une cavité plus ou moins vaste d'après la tonalité du son tympanique.

La genèse du son tympanique au niveau de cavités a été étudiée jusqu'à présent dans des conditions qui ne se présentent guère dans la percussion des organes respiratoires. Dans la percussion seule de la cavité buccale ou d'un pneumothorax communiquant largement avec l'extérieur, on obtiendrait, en percutant au-dessus de l'orifice dans les mêmes conditions que précédemment, un son tympanique. Dans la pratique, on ne réussit à mettre en mouvement l'air renfermé dans une cavité située dans l'appareil respiratoire qu'en percutant la paroi de la cavité elle-même. Cependant l'expérience nous apprend que ce fait ne modifie en rien les lois précédemment énoncées et que ces lois peuvent, par conséquent, être appliquées directement à la pathologie. Pour s'en assurer, il faut évidemment employer autre chose que des vases en verre ou en métal. La paroi de ces derniers serait, sans doute, tellement sonore que pendant la percussion, le son produit par la vibration de la paroi masquerait plus ou moins le son produit par la colonne d'air. Mais si l'on a soin de choisir des vases en cuir ou en terre glaise, ou encore des cavités confectionnées artificiellement avec les parois vésicales ou intestinales d'un animal, on se convaincra facilement du caractère inébranlable des lois physiques qui régissent la genèse du son tympanique, que l'on percute au niveau de l'orifice ou sur la paroi de la cavité. Recourons encore pour le démontrer à la cavité buccale; qu'on percute au-devant de l'orifice ou qu'on percute les joues, le son tympanique est le même dans les deux cas. Et cette similitude persiste alors même que, par des changements dans la position respective des maxillaires ou par des alternatives de rétrécissement et de dilatation de l'ouverture buccale, la tonalité du son tympanique subit des variations.

Il convient de mentionner ici une autre loi, très importante pour la pathologie. Il est facile de démontrer expérimentalement que la hauteur du son tympanique est sous la dépendance du plus grand diamètre de la cavité et que cette hauteur demeure toujours la même, que l'on percute une cavité ellipsoïde ou de conformation irrégulière suivant son plus grand ou son plus court diamètre. La percussion de cavités ellipsoïdes suivant ses différents diamètres ne crée pas d'autre différence qu'une diminution de netteté du son tympanique lors de la percussion suivant le plus petit diamètre.

Cette opinion a été combattue dernièrement par Weil qui s'appuie sur le fait suivant. Une fiole de pharmacie, à moitié pleine d'eau, donne des sons tympaniques de même hauteur, qu'on la percute en position verticale ou horizontale ; pourtant dans ce dernier cas le grand diamètre est sensiblement plus long que dans le premier. Mais cette expérience n'est guère probante, car les conditions diffèrent essentiellement suivant qu'on percute des cavités à parois rigides ou élastiques.

Lorsqu'on procède à l'expérience indiquée d'abord par Gerhardt et Lüsberg, c'est-à-dire lorsqu'on emplit d'un peu d'eau une poire de caoutchouc avec un embout en os et qu'on la percute successivement dans les positions horizontale et verticale, la loi d'acoustique se confirme, car là on se trouve en présence de parois élastiques comme celles qui circonscrivent les cavités que l'on observe chez l'homme. La hauteur du son de percussion tympanique obtenu au niveau de cavités dépend donc uniquement de la longueur du plus grand diamètre.

Grâce à la démonstration de ces diverses lois, on comprendra aisément les phénomènes du tympanisme, en tant que son engendré au niveau de cavités situées sur le trajet des voies respiratoires. On rencontre le son de percussion tympanique :

I. — Dans la percussion du *larynx* et de la *trachée*, parce que ces deux organes représentent des cavités entourées de parois solides, lisses et aptes à la réflexion des ondes sonores.

Dans ces derniers temps, Friedreich s'est beaucoup occupé du son tympanique laryngo-trachéal.

Au point de vue de son intensité, il faut tenir compte de certaines conditions extérieures. Si les parties molles du cou sont épaisses et si les parois du tube laryngo-trachéal sont peu élastiques, le son de percussion est peu intense. Les conditions de transmission des vibrations influent considérablement sur l'intensité du son obtenu. La bouche étant béante, ce son est bien plus clair ; l'intensité est encore plus grande si on fait tirer la langue, car on réalise ainsi des conditions extrêmement favorables à la propagation du son par l'élévation du larynx, le redressement de l'épiglotte et l'élargissement de la cavité pharyngienne.

Il ne faut d'ailleurs pas oublier que le son tympanique laryngé ou trachéal n'est pas dû uniquement à la vibration de l'air contenu dans ces organes. L'ébranlement se communique évidemment en bas à l'air remplissant l'arbre bronchique, et en haut à celui qui renferment les cavités pharyngiennes, buccale et nasale, de sorte que les colonnes d'air sus et sous-jacentes influent sur le son tympanique trachéal et laryngé proprement dit et le modifient. La démonstration de ce fait est surtout facile en ce qui concerne la colonne d'air supérieure ; on verra en effet par la suite que cette influence persiste, alors même que l'orifice supérieur du larynx a été fermé à dessein.

Chez les femmes et les enfants, le son tympanique laryngo-trachéal est plus aigu que chez les hommes. Cela tient aux différences de dimensions : le larynx de la femme et celui de l'enfant sont plus petits que celui de l'homme ; c'est là le facteur principal de la variation du son de percussion. Cependant il faut également tenir compte des différences de longueur de ces organes. Parmi les hommes eux-mêmes, ceux qui ont le cou court donnent un son de percussion tympanique plus aigu que ceux qui ont ce que l'on appelle un cou de cygne.

C'est précisément dans la percussion du larynx et de la trachée que l'on peut produire, par une multitude de procédés, les phénomènes de la *modification de tonalité de Wintrich*, qui lui-même a donné des explications de beaucoup de valeur à ce sujet. Le son tympanique change de hauteur, suivant que la bouche est ouverte ou fermée. La bouche ouverte, il est plus aigu ; la bouche close, il est plus grave. La profondeur peut encore être augmentée en obturant d'abord l'une, puis l'autre des narines ; si cette modification fait défaut, cela indique, d'après Wintrich, une obstruction du conduit nasal correspondant, qui peut être amenée par des tumeurs, des corps étrangers ou une tuméfaction de la muqueuse. Dans cette expérience comme dans les suivantes, il faut tenir compte d'une indication pratique due à Bäumler ; si l'on percute dans la position horizontale, il arrive chez certaines personnes, que la racine de la langue glisse d'avant en arrière, et fermant ainsi plus ou moins complètement l'orifice du larynx, empêche la modification de tonalité de se produire. Dans ce cas, on se voit contraint de recommencer l'opération, la langue étant tirée.

Il faut d'ailleurs remarquer que, la bouche étant béante, la protrusion de la langue suffit à elle seule pour augmenter l'acuité du son tympanique. Théoriquement, on aurait pu attendre le contraire ; car, comme le prolapsus de la langue diminue le diamètre de la cavité buccale, le son devrait être plus bas. Mais dans ce cas, il est une condition qui augmente la hauteur du son et qui est capable de compenser et au delà l'influence antagoniste précitée : cette condition c'est l'accroissement d'étendue, grâce au prolapsus lingual, de la cavité pharyngienne.

Le son tympanique du larynx et de la trachée devient plus grave pendant le mouvement de déglutition. Cela vient de ce que pendant l'acte de la déglutition l'épiglotte va recouvrir et rétrécir l'orifice du larynx. Même en cas d'absence de l'épiglotte, l'influence de la déglutition persiste, grâce au rapprochement des fausses cordes vocales, à la réclinaison de la langue et à l'occlusion consécutive du larynx.

La rétroflexion énergique de la tête produit les mêmes effets. La colonne vertébrale augmentant ainsi sa courbure antérieure, il se produit un rétrécissement du pharynx et conséquemment une diminution de la hauteur du son tympanique. On pourraît être tenté de s'adresser encore, pour expliquer le phénomène, à l'élongation et à la tension des organes cervicaux. Mais ce facteur agirait au contraire dans un sens tout à fait opposé. Une trachée enlevée sur le cadavre et allongée par traction donne à la percussion précisément un son tympanique plus élevé; car, quoique l'allongement artificiel doive à la vérité rendre le son plus grave, la chose ne se produit pas en raison de l'hypercompensation due à la tension plus considérable des parois de la trachée. La réclinaison de la langue ou du voile du palais n'entre aucunement en ligne de compte, car le phénomène persiste, alors même qu'on fait tirer la langue et qu'on la maintient ou que le voile du palais a été détruit par l'ulcération.

Pendant l'inspiration profonde, le son de percussion tympanique augmente d'acuité. Cela tient, ainsi que l'a démontré Friedreich, à un élargissement de la fente glottique. Dans la respiration calme ordinaire, les modifications sont trop légères pour provoquer des changements perceptibles pour l'oreille. Mais si on fait faire des inspirations profondes et si on fait ouvrir la bouche, on percevra les différences de tonalité. La béance de la bouche doit évidemment rester la même pour qu'il n'y ait pas de cause d'erreur. Les mouvements respiratoires de l'épiglotte sont trop peu étendus pour qu'on puisse leur accorder un rôle important dans le phénomène; d'ailleurs, les différences respiratoires de la tonalité se réalisent encore, alors même qu'on opère sur des individus qui n'ont pas d'épiglotte.

L'influence de la dilatation de la glotte sur la hauteur du son tympanique laryngo-trachéal est surtout démontrée par les modifications que l'on observe pendant l'émission des sons. Lorsque le sujet émet un son le tympanisme devient grave, parce que les cordes vocales se rapprochent et rétrécissent l'orifice supérieur du larynx. Il faut toutefois remarquer que la tension des cordes vocales influe, elle aussi, sur la gravité du son, et je ne puis approuver Friedreich qui n'accorde aucune valeur à ce facteur. Avec un peu d'exercice, on arrive facilement à tendre les cordes vocales, la cavité buccale conservant son étendue, de façon à produire alternativement des notes aiguës et graves, sans que celles-ci soient très intenses. Dans ces expériences, on constate que toujours le son tympanique diminue de hauteur dans l'émission des sons, mais cette diminution est notablement plus prononcée pour les notes aiguës que pour les notes graves.

Wintrich avait déjà signalé la suppression du tympanisme au cours d'efforts énergiques. Le son devient alors mat et aigu. Même, dans ces conditions, l'influence de l'ouverture et de l'occlusion de la bouche sur la hauteur du son demeure entière, quoique la juxtaposition des fausses cordes vocales et la fermeture par l'épiglotte de l'orifice laryngé coupe toute communication avec la cavité buccale. De tout cela, il résulte que le son de percussion trachéo-laryngé n'est pas dû seulement aux vibrations de l'air contenu dans les voies respiratoires, mais qu'il est de nature complexe et qu'il faut tenir compte, en ce qui concerne sa genèse, de la résonance qui a lieu dans les cavités buccale, pharyngienne et nasale.

II. — Dans la percussion des *bronches* de gros calibre, que l'on isole sur le cadavre, on obtient exactement et pour les mêmes raisons le son tympanique que donne la percussion du larynx et de la trachée. Chez l'homme bien portant, ce son tympanique bronchique ne peut être réalisé par la percussion du thorax, parce que les bronches de gros calibre sont enveloppées de toutes parts par des couches épaisses de parenchyme pulmonaire aéré, qui interceptent le choc percuteur et l'empêchent d'arriver aux bronches.

Ce n'est que chez des individus très maigres, à parois thoraciques minces et flexibles, que j'ai pu observer très rarement, en une zone circonscrite de la poitrine, le son tympanique bronchique, et cela sans qu'il y eût trace de lésions des voies respiratoires. Cette zone avait environ 3 centim. de diamètre et était située dans l'espace interscapulaire droit, immédiatement contre le rachis, au niveau de la 4e vertèbre dorsale.

J'obtins là un son nettement tympanique qui présentait toutes les modifications de tonalité que nous venons d'étudier à propos du son de percussion trachéo-laryngien. Il est clair que je mettais en mouvement l'air contenu dans la bronche droite qui, à ce niveau, est très rapprochée de la paroi thoracique et de la colonne vertébrale, et comme cet air est en relation directe avec celui que renferment la trachée, le larynx, la cavité buccale, etc., il ne faut pas s'étonner de la confirmation, en cette circonstance aussi, des lois de Wintrich sur les modifications de tonalité.

Le phénomène que je viens de signaler est rare et se trouve toujours limité (d'après mes documents personnels du moins) à la zone étroite et très circonscrite que j'ai indiquée, de sorte que l'apparition d'un son tympanique bronchique peut, à quelques exceptions près, être considérée comme un symptôme pathologique.

Ce symptôme se rencontre le plus fréquemment sous les formes du *son trachéal de Williams*. Cette forme de son tympanique, toute spéciale quant à son mode de développement, existe le plus souvent en avant, plus fréquemment à gauche qu'à droite; elle est habituellement limitée aux 1er et 2e espaces intercostaux et a son maximum de netteté au niveau de ce dernier. Les conditions nécessaires à sa production se réalisent lorsque le parenchyme pulmonaire a été privé d'une façon ou d'une autre de l'air qu'il renfermait, de sorte que l'ébranlement suscité par la percussion se propage à travers le parenchyme solide jusqu'à la grosse bronche et provoque la vibration de l'air qu'il y rencontre.

On observe le plus souvent ce phénomène en cas d'épanchements pleurétiques abondants, alors que le lobe supérieur du poumon est atélectasié. Cette atélectasie peut encore être amenée par des tumeurs de la plèvre ou du médiastin, par des anévrysmes. J'ai même rencontré à plusieurs reprises le son trachéal de Williams dans la péricardite exsudative très intense. A l'autopsie on trouva une forte compression du poumon gauche, et non seulement du lobe inférieur, ainsi que cela a lieu ordinairement, mais encore du lobe supérieur.

C'est exactement pour le même motif qu'on rencontre le son trachéal de

Williams dans les cas où les alvéoles pulmonaires sont remplis d'exsudats fibrineux ou caséeux ou de productions néoplasiques solides.

On l'observe plus rarement en arrière entre les omoplates, où il se produirait, d'après Petrolini et Walshe, en cas de tuméfaction des ganglions bronchiques ou de tumeurs intrathoraciques.

Le son tympanique n'est évidemment pas toujours intense; souvent il est léger ou éteint.

En ce qui concerne le son trachéal de Williams, qu'on pourrait appeler plus justement son bronchique, les modifications de la tonalité obéissent aux lois qui ont été signalées à propos du son de percussion trachéo-laryngien.

Il existe encore une autre forme de son tympanique bronchique que l'on constate au niveau des bronches dilatées, de *bronchectasies*. La bronchectasie ne peut être reconnue par le son de percussion tympanique, que lorsqu'elle est superficielle et assez considérable. Si elle est recouverte de couches de tissu pulmonaire de plus de 5 centimètres d'épaisseur, la percussion des parois thoraciques ne peut plus mettre en mouvement l'air qui y est renfermé. D'ailleurs, il faut toujours recourir à la percussion profonde pour que le son tympanique puisse arriver à l'oreille à travers les tissus aérés sus-jacents. Même lorsque la dilatation bronchique est entourée à la périphérie de parenchyme pulmonaire privé d'air, il ne faut pas que l'épaisseur de celui-ci dépasse de beaucoup 5 centim. pour que le son tympanique obtenu par la percussion forte puisse le traverser; autrement, le son de percussion est absolument mat. Comme les bronches dilatées sont le plus souvent le siège d'une abondante sécrétion, il arrive fréquemment que le son tympanique disparaît pour un certain temps et est remplacé par de la matité; il reparaît dès qu'une expectoration abondante a réussi à débarrasser la cavité.

La cause même du développement des dilatations bronchiques (stase des produits de sécrétion) fait qu'elles siègent ordinairement dans les portions postéro-inférieures du poumon. Lorsqu'elles ne sont pas enkystées, mais qu'elles communiquent avec une grosse bronche et par l'intermédiaire de celle-ci avec les voies aériennes supérieures, on observe les modifications de tonalité dans leur ensemble. L'oblitération temporaire de la bronche supprime, d'une façon transitoire aussi, les changements dans la tonalité. Pour ce qui a rapport aux autres phénomènes caverneux, nous renvoyons le lecteur au paragraphe suivant.

III. — La percussion de *cavités situées dans le parenchyme pulmonaire proprement dit* fournit également un son tympanique qui possède des propriétés analogues à celui de la bronchectasie. Nous entrons seulement maintenant dans les détails au sujet des signes caverneux à la percussion, parce que ce sont les cavernes pulmonaires proprement dites qui donnent lieu avec le plus de fréquence au son tympanique caverneux. La percussion cependant n'indique pas le moins du monde si l'on a affaire à une caverne créée par la tuberculose, la gangrène, un abcès, etc... ; pour un diagnostic certain, il faut s'adresser à d'autres symptômes morbides, tels que le siège de la caverne, la nature des crachats, la marche de la maladie, etc.

Le diagnostic des cavernes pulmonaires n'est pas toujours aussi facile qu'on le croit généralement. Il arrive aux plus habiles de ne pas découvrir même de vastes cavernes superficielles. Il n'est pas possible de déterminer la dimension *minima* que les cavernes doivent posséder pour être accessibles au diagnostic, car il faut tenir compte d'éléments étrangers qui échappent à l'évaluation. Lorsqu'elles sont superficielles, que leurs parois internes sont lisses et résistantes, que la bronche qui communique avec elles est de fort calibre et qu'enfin la paroi thoracique qui les recouvre est mince et élastique, elles peuvent être décelées par le son tympanique et les modifications de tonalité de celui-ci, sitôt qu'elles ont le volume d'une noisette environ.

On admet aujourd'hui encore, avec Skoda, que « les excavations pulmonaires entourées de parenchyme infiltré ou remplies d'air, si elles sont situées à la périphérie et si leurs dimensions équivalent à celles du plessimètre, fournissent toujours à la percussion des portions thoraciques correspondantes un son tympanique ». Et ailleurs Skoda ajoute que pour pouvoir être diagnostiquée, la caverne doit avoir au moins les dimensions d'une grosse noix, « à moins qu'il n'existe un agrégat de plusieurs excavations de petit volume ».

Les signes de percussion qui décèlent une caverne consistent essentiellement en ce que nous allons étudier sous le nom de *changement de son*; si celui-ci fait défaut, le diagnostic ne peut être posé, ou on ne peut l'établir qu'avec les caractères de l'expectoration et des produits expectorés. Or, des causes mêmes du changement de son, il résulte que celui-ci n'est souvent que transitoire, de sorte que le diagnostic des cavernes demeure fréquemment et nécessairement en suspens. Les formes de ce changement sont : a) la forme purement créée par la percussion ; b) la forme respiratoire; c) celle de Wintrich ; d) les interruptions de la forme de Wintrich, et enfin, e) la forme de Gerhardt.

a) La *modification due uniquement à la percussion* consiste dans la disparition intermittente complète ou partielle du son tympanique au niveau des cavernes et sa transformation en un son mat. Ce phénomène ne s'observe qu'au niveau d'excavations contenant à la fois de l'air et du liquide. Plus le liquide est fluide et abondant, plus le phénomène est accusé.

Lorsqu'une caverne est entièrement remplie de sécrétions liquides, le son tympanique manque et est remplacé par de la matité. Il ne reparaît que lorsque l'expectoration a déterminé l'évacuation de la caverne. Au fur et à mesure que les sécrétions se reproduisent, l'étendue du son tympanique devient plus restreinte; et la matité envahit progressivement et de bas en haut le domaine du son tympanique jusqu'à substitution complète. La rapidité et l'intensité des variations du son dépendent de l'activité sécrétoire et de l'abondance de l'expectoration. On constate ce phénomène au maximum en cas d'abcès et de cavernes gangreneuses. C'est dans ces cas que l'on constate cette forme particulière d'expectoration où le malade évacue en une fois le contenu de sa cavité et ne crache presque pas dans l'intervalle. Wintrich a désigné le phénomène sous le nom de « Maulvolle Expectoration » (expectoration à pleine bouche) ; en France on l'appelle vomique.

Parfois il suffit d'un changement de position pour provoquer l'apparition des variations de tonalité dues uniquement à la percussion. On comprend facilement que dans une caverne remplie à moitié seulement de sécrétions liquides, celles-ci s'accumuleront, le malade étant couché, à la partie postérieure de l'excavation, tandis que, le malade étant debout, elles viendront occuper la partie inférieure et même, si elles sont abondantes, la partie antérieure. De cette façon, le segment inférieur de la zone tympanique perçue auparavant ne donnera plus qu'un son mat (1). Dans la position génu-brachiale, où le liquide s'amasse au niveau de la paroi antérieure de la caverne, le domaine tout entier du son tympanique peut être envahi par de la matité.

b) Les *variations respiratoires de tonalité* consistent dans les modifications que subit la hauteur du son tympanique dans les diverses phases de la respiration. Dans les inspirations profondes, cette hauteur augmente ; elle diminue pendant l'expiration Friedreich explique l'augmentation inspiratoire par la dilatation de la fente glottique et l'accroissement en quelque sorte consécutif de l'orifice de l'excavation. Cette explication n'est valable que pour les cas où la bronche qui aboutit à la caverne est perméable et en communication avec le larynx. Cependant les variations de tonalité se produisent également dans les cas où certains signes déterminés, dont il nous reste encore à parler, indiquent qu'il n'y a pas communication avec le larynx ; il faut donc, pour leur production, d'autres facteurs que nous trouverons dans la caverne elle-même. Ces facteurs sont les modifications de tension des parois de l'excavation combinées à des modifications de tension de la paroi thoracique. La tension s'élève-t-elle pendant l'inspiration, le son de percussion augmente de hauteur ; mais en même temps, il devient moins intense et moins nettement tympanique. C'est ce qui fait que les cavernes à parois minces et de tension facile donnent habituellement des modifications de tonalité plus distinctes que les excavations dont les parois sont épaisses.

Wintrich avait déjà fait remarquer qu'avec une inspiration très profonde ou des efforts consécutifs à une forte inspiration, on pouvait supprimer totalement le son caverneux tympanique. Cela tient à ce qu'au niveau de toute excavation, le son tympanique est aboli et remplacé par un son mat, lorsque ses parois sont soumises à une tension excessive. Remplissez d'air à moitié seulement un estomac ou une portion d'intestin, le son obtenu à la percussion sera nettement tympanique. Continuez l'insufflation d'air jusqu'à ce que les parois soient violemment tendues, le son tympanique deviendra de moins en moins distinct et bientôt fera place à de la matité.

On peut encore percuter la cavité buccale au niveau des joues, pendant que, les lèvres étant closes, on augmente graduellement le gonflement des joues, on constatera sans difficulté qu'au fur et à mesure que la joue se gonfle, le son perd de sa netteté tympanique et qu'à un moment donné le caractère tympanique est entièrement aboli.

---

(1) Il est sous-entendu dans ce passage que la percussion se fait en avant, sous les clavicules.

On a beaucoup discuté à propos de la signification de cette expérience. L'explication la plus simple est celle de Skoda, que personne encore n'a combattue victorieusement jusqu'ici. D'après lui, le son tympanique serait créé, dans l'estomac peu tendu, uniquement par les vibrations de l'air contenu dans la poche ; si au contraire celle-ci est tendue plus fortement, les parois, comme toute autre membrane à l'état de tension, exécutent, sous l'influence de la percussion, des vibrations propres. Dans ce cas, les vibrations régulières de la membrane et celles de l'air qui y est renfermé se gênent réciproquement par un phénomène d'interférence ; le caractère musical, c'est-à-dire le caractère tympanique du son de percussion, est annihilé et l'on se trouve en présence d'une sorte de bruit.

La théorie opposée de Wintrich a fait grand bruit parce qu'elle était soutenue par un observateur des plus habiles tant en théorie qu'en pratique. Wintrich soutient que, ni dans l'un ni dans l'autre cas, l'air contenu dans la poche membraneuse ne participe à la genèse du son de percussion et que celui-ci est le résultat exclusif des vibrations pariétales. Tant que la paroi n'est pas tendue, dit-il, elle est en rapport avec deux couches d'air, l'interne et l'externe, qui ont à peu près la même densité et la même tension ; elle vibre régulièrement et engendre le son tympanique musical. Si au contraire l'augmentation du contenu d'air la met en état de tension, sa face interne se trouve en contact avec une couche d'air plus dense et à une pression plus haute que celle qui enveloppe sa face externe ; elle perd donc son aptitude à vibrer régulièrement et ne produit plus, à la percussion, qu'un bruit.

Zamminer s'est élevé contre la théorie de Wintrich en montrant que le principe physique sur lequel elle est basée, est faux. Une membrane entourée de milieux d'inégale densité ne perd pas le moins du monde son aptitude à fournir des vibrations régulières. Voyez l'appareil phonétique de l'homme, dit-il ; quoique dans le chant la couche d'air située au-dessous des cordes vocales soit bien plus dense que celle qui est sus-jacente à la glotte, la production des tons musicaux ne rencontre aucun obstacle.

J'ai soumis les théories de Skoda et de Wintrich à l'appréciation de physiciens très distingués ; tous se sont prononcés contre celle de Wintrich, qui est fausse au point de vue physique, en faveur de celle de Skoda qui ne renferme pas d'erreurs de ce genre.

Signalons encore la possibilité de la substitution de la matité à la sonorité tympanique quand la communication de la cavité avec la bronche est fermée par une sorte de soupape (débris de tissu, produit de sécrétion). Il arrive parfois que cette soupape permet à l'air inspiré de pénétrer dans l'excavation, mais empêche la sortie de l'air chassé par l'expiration. Dans ces conditions, la caverne se remplit d'une quantité d'air telle et ses parois acquièrent une tension tellement forte que la sonorité tympanique est naturellement anéantie.

c) La *variation de tonalité de Wintrich* consiste en ce que le son tympanique s'élève quand la bouche est ouverte et baisse quand elle est fermée.

Nous nous trouvons là en présence de toutes les modifications de tonalité que nous avons passées en revue précédemment, lorsque nous avons traité de la percussion du larynx et de la trachée. Et ces modifications sont d'autant plus nettes que le calibre de la bronche qui aboutit à la caverne est plus gros ; elles se suppriment, au contraire, en cas d'oblitération de la bronche. Une violente quinte de toux, en débouchant celle-ci, peut les faire réapparaître. Il faut, du reste, avoir soin de rechercher le phénomène de Wintrich toujours pendant le même acte de la respiration. En effet, qu'une inspiration profonde coïncide avec l'occlusion buccale, ce phénomène pourrait demeurer latent, parce que l'inspiration tend à augmenter la hauteur du son de percussion, tandis que la fermeture de la bouche le rend plus grave ; d'où action compensatrice et suppression du signe de Wintrich. Et réciproquement, la coïncidence de l'inspiration avec l'ouverture de la bouche ou de l'expiration avec son occlusion donneraient à ce signe plus d'intensité qu'il n'en possède en réalité.

On professait jadis que la genèse des variations de tonalité de Wintrich s'expliquait de la façon suivante : l'air de la caverne est en communication directe par l'intermédiaire d'une bronche avec celui des voies aériennes supérieures et de la cavité buccale ; tout cet air, c'est-à-dire l'air contenu dans le système total ne forme plus qu'une colonne unique et vibre comme telle ; le nombre des vibrations de cette colonne, ou ce qui revient au même, la hauteur du son se trouve dans les mêmes conditions que quand il s'agit d'un cylindre de verre ou un tuyau ouvert à l'une de ses extrémités et *dépend du diamètre de l'orifice*. Weil a fait des objections très justes à cette manière de voir ; et Neukirch, se basant sur l'expérimentation, s'est joint aux adversaires de cette doctrine.

Le premier de ces auteurs fait remarquer, avec beaucoup de raison, que les voies aériennes ont un trajet tellement tortueux qu'il devient au moins douteux que l'air qu'elles renferment puisse former un seul tout et vibrer comme en cas de vases cylindriques. Aussi les auteurs s'accordent-ils généralement à considérer la cavité buccale comme une boîte à résonance pour le son caverneux tympanique proprement dit. Cette boîte renforce surtout les tons qui se rapprochent le plus de sa tonalité propre : or elle est accordée pour des tons divers, suivant que la bouche sera ouverte ou fermée. Par conséquent, la bouche étant ouverte, ce seront les tons aigus qui seront augmentés d'intensité ; la bouche étant close, ce seront les tons graves.

Cette théorie me semble être corroborée par certaines expériences de Friedreich. En supprimant par un effort la communication entre la cavité laryngienne et la cavité buccale, l'influence qu'exerce l'ouverture et l'occlusion de la bouche sur le ton tympanique au niveau du larynx et de la trachée persiste. Ce fait ne peut guère s'expliquer que par des phénomènes de résonance du côté de la cavité buccale.

d) Dans la thèse de son élève Moritz, Gerhardt signale le premier l'existence et la signification diagnostique de l'*interruption de la variation de tonalité de Wintrich sous l'influence de l'attitude* ; il arrive parfois, en effet, que le signe de Wintrich ne se constate que dans une certaine position du corps, soit le décubitus dorsal, soit le décubitus latéral, soit la station verticale. La genèse de ce phénomène exige la présence dans l'excavation d'un liquide mobile, pas trop visqueux; comme signification diagnostique, il indique le point où la bronche s'abouche avec la caverne, si c'est à la base, sur les parois postérieure, antérieure ou latérales de l'excavation. Admettons que la communication siège dans le fond; ce corps étant vertical, le liquide viendra évidemment occuper ce fond, bouchera l'orifice bronchique et empêchera la production du signe de Wintrich. Dans le décubitus dorsal, le liquide sera en contact avec la paroi postérieure, l'orifice bronchique sera ouvert et le phénomène de Wintrich pourra être constaté. Si au contraire l'embouchure de la bronche se trouve à la paroi postérieure, un peu au-dessus du fond de l'excavation, on observera exactement l'opposé. Enfin, si le phénomène de Wintrich existe aussi bien dans la position verticale que dans le décubitus dorsal, s'il manque dans la position génu-brachiale et si l'on peut admettre que par leur fluidité les sécrétions se déplacent facilement, il est à supposer que l'embouchure de la bronche est située à la paroi antérieure. Si au contraire elle persiste, il faut admettre l'existence de la communication bronchique au niveau de la partie supérieure ou des parois latérales de la caverne. Dans ce dernier cas, le phénomène de Wintrich doit faire défaut, quand le malade se couche du côté de la communication.

La variation de tonalité interrompue de Wintrich manque, lorsque les sécrétions sont trop visqueuses et trop peu abondantes pour obéir aux changements de position. Ce genre d'exploration fatigue les malades; aussi faut-il y renoncer lorsqu'on a affaire à des individus débilités. Dès que la bronche se trouve obturée, la hauteur du son tympanique change; d'après les lois déjà citées à diverses reprises, sa tonalité s'abaisse.

e) La production de la *variation de tonalité de Gerhardt* suppose aussi la fluidité du liquide contenu dans la caverne. Pour percevoir ce signe, on percute la zone tympanique dans diverses attitudes du corps (sans tenir compte de l'ouverture ou de la fermeture de la bouche, celle-ci étant toujours ouverte ou toujours fermée). On constate ainsi que parfois la tonalité de son tympanique se modifie suivant la seule attitude.

En ce qui concerne la valeur diagnostique de cette variation, on peut l'utiliser soit pour la simple constatation d'une caverne, soit pour reconnaître la forme d'une excavation. Le phénomène de Gerhardt est déjà de grande importance rien que comme signe cavitaire. Évidemment, il ne donne la certitude absolue de l'existence d'une caverne que si le son de percussion tympanique est plus grave dans la position assise et plus élevé dans le décubitus dorsal. Si le contraire a lieu, on ne peut rien conclure, ainsi que Gerhardt et Hobein l'ont montré, parce que le son tympanique peut augmenter d'acuité, pendant la position assise, par le fait de l'élévation de tension du poumon en état de relâchement, sans qu'il y ait de caverne.

Gerhardt et ses élèves, Moritz et Liisberg, ont fait voir qu'à l'aide de certaines précautions, on pouvait recourir à ce signe pour établir, en cas de cavernes de diamètres différents, si le plus long diamètre de l'excavation est vertical ou horizontal.

Qu'on se figure une caverne ovoïde dont le plus grand diamètre se confondra avec l'axe vertical du corps; dans le décubitus dorsal, les sécrétions s'accumuleront à la paroi postérieure; tandis que, dans la station verticale, elles occupent le fond de l'excavation dont le diamètre vertical se trouvera raccourci de ce fait. Aussi dans une caverne de ce genre, le son tympanique sera plus élevé dans la station verticale que dans le décubitus dorsal. Les choses sont renversées lorsque le plus grand diamètre de l'excavation est horizontal. Dans ce cas, un liquide, assez fluide pour se déplacer facilement et suffisamment abondant, produira le raccourcissement de ce diamètre dans le décubitus dorsal ou le décubitus latéral, suivant que le plus grand diamètre horizontal de l'excavation aura une direction antéro-postérieure ou transversale; dans la position assise au contraire, ce diamètre sera agrandi. Par conséquent, le son tympanique sera plus aigu dans le décubitus dorsal et plus grave dans la position assise.

Il ne faut pas oublier toutefois que le phénomène de Gerhardt ne peut être utilisé directement pour le diagnostic de la forme des cavernes que dans les cas où se trouvent exclus tous les autres facteurs qui pourraient modifier la hauteur du son tympanique, sous l'influence de changements apportés à l'attitude du corps. Ces conditions se reconnaissent à l'aide de la variation de tonalité de Wintrich.

On ne peut recourir directement à la variation de tonalité de Gerhardt qu'alors que le phénomène de Wintrich fait défaut dans n'importe quelle position du malade. Si au contraire on constate l'interruption du phénomène de Wintrich dans une position déterminée du corps, l'aggravation du son de percussion tympanique ne pourra être, le cas échéant, rapportée à l'influence du diamètre vertical d'une excavation, parce qu'elle peut tenir uniquement à l'oblitération de la bronche communicante. Donc, quelles que soient les précautions employées, on ne peut utiliser le phénomène de Gerhardt que dans les cas où le son de percussion est plus grave dans la position assise que dans la position couchée.

Disons en passant que le son tympanique caverneux se distingue du son trachéal de Williams, avec lequel il a de commun le phénomène de Wintrich, par l'apparition des modifications de tonalité consécutivement aux changements d'attitude du corps.

IV. — Dans le *pneumothorax*, la sonorité tympanique constitue l'exception, quoi qu'en disent les traités spéciaux. La présence de l'air dans la cavité pleurale, dont les parois polies sont très aptes à la réflexion des ondes sonores, a beau favoriser la genèse du son tympanique, dans la majeure partie des cas, ce son tympanique est annihilé par l'excessive tension que subit la paroi pectorale sous l'influence de l'air ainsi accumulé. Toutes les conditions, au contraire, existent pour la production de la matité. Il ne faut s'attendre avec certitude à de la sonorité tympanique que dans ces cas de pneumothorax que Weil a appelés très justement *pneumothorax ouvert*. Il s'agit d'une ouverture béante de la plèvre pulmonaire ou de la paroi thoracique, ou encore des deux à la fois, à travers laquelle l'air atmosphérique pénètre librement dans la cavité pleurale et en sort de même, de sorte que la pression intra-pleurale égale la pression atmosphérique. Dans ce cas si l'ouverture existe à la paroi antérieure de la poitrine, le son tympanique devient plus profond, dès qu'on procède à son obturation. Si au contraire l'ouverture est pleurale et communique avec une bronche de fort calibre et par l'intermédiaire de celle-ci avec les premières voies aériennes, on peut observer les signes de la variation de tonalité de Wintrich.

Généralement on ne rencontre point de pneumothorax *pur;* à côté de l'air, il s'est ordinairement accumulé dans la cavité pleurale du sérum, du pus ou du sang (séro-, pyo-, hémato-pneumothorax). La limite qui sépare le liquide de l'air est marquée par le passage de la sonorité tympanique à la matité. Comme le liquide se meut librement dans la plèvre, son niveau change avec les diverses positions du corps, mais toujours de façon à ce que sa surface reste horizontale, quelle que soit l'attitude. En même temps il peut se produire des modifications dans la hauteur du son tympanique. Biermer ayant été le premier à attirer l'attention sur ce phénomène, on lui a donné le nom de *variation de tonalité de Biermer*.

Théoriquement, il me semble que la sonorité tympanique doive être plus aiguë dans la position assise, parce que le plus grand diamètre du pneumothorax se trouve raccourci par suite de l'accumulation du liquide au-dessus du diaphragme. Cela n'est pas toujours exact.

Lorsque le diaphragme est parésié, il peut arriver que le poids du liquide, dans la position assise, le refoule de haut en bas et produise ainsi un allongement du plus grand diamètre et par conséquent rende plus grave le son tympanique. En cas de pneumothorax communiquant avec une bronche, il ne faut pas oublier que l'ouverture peut n'être obturée par le liquide que dans une attitude unique, obturation qui rend également le son tympanique plus grave.

En dehors de la variation de tonalité de Wintrich, il est un autre symptôme encore de la communication pleuro-bronchique, c'est la vomique, c'est-à-dire l'expectoration rare, mais toujours abondante, du liquide contenu dans la cavité pleurale.

Björnström a fait une remarque intéressante, c'est que dans l'inspiration le son de percussion fourni par le pneumothorax est plus aigu, dans l'expiration plus grave ; les différences n'étant cependant pas très tranchées, il faut une oreille exercée pour les percevoir.

Friedreich a observé le même phénomène ; on ne peut d'ailleurs l'expliquer autrement que par une augmentation de tension respiratoire des parois de la poitrine.

Outre le son tympanique caverneux, il faut mentionner encore cette forme spéciale de sonorité tympanique que l'on observe *en percutant du parenchyme pulmonaire affaissé,* ayant perdu son élasticité. On l'engendre très facilement par la voie expérimentale. La percussion d'un poumon enlevé sur le cadavre, affaissé par conséquent et détendu, donne un son nettement tympanique ; dès qu'on insuffle l'organe, ce son tympanique disparaît. On peut encore enlever tout l'appareil broncho-pulmonaire et pratiquer la ligature de l'une des grosses bronches ; le poumon correspondant à la bronche ligaturée, tendu normalement par conséquent, fournit un son de percussion clair ; son congénère relâché, au contraire, un son tympanique. Mais ce son tympanique se distingue du son caverneux par l'absence complète de variation de tonalité consécutive, sur le vivant, à l'ouverture et à la fermeture de la bouche, et sur le cadavre à la dilatation ou au rétrécissement de la communication bronchique. Rosenthal, il est vrai, a fait de nombreuses objections aux expériences entreprises sur le cadavre, mais ces objections n'ont pas de valeur, ainsi que Friedreich l'a montré récemment et comme moi-même j'ai eu de nombreuses occasions de le constater.

Autant il est aisé de produire le son tympanique par la voie expérimentale en provoquant la détente du parenchyme pulmonaire, autant il est difficile d'expliquer sa genèse physique. Il existe sur ce sujet toute une série d'ouvrages qui commence aux travaux de Skoda et se continue par ceux de Wintrich, Körner, Mazonn, Geigel et Schweigger. Les plus récents sont ceux de Iatschenko, Baas et Rosenbach. Mais les explications données ne sont nullement satisfaisantes.

Skoda professait que, dans le poumon relâché, l'air seul renfermé dans les alvéoles pulmonaires était mis en vibration lors de la percussion et engendrait le son tympanique par des oscillations à peu près régulières. Le poumon au contraire est-il tendu, de même que dans l'expérience déjà citée avec un estomac de cadavre, il peut se faire que l'air et les parois alvéolaires vibrent simultanément, se gênent réciproquement dans leurs mouvements et enlèvent au son de percussion le caractère tympanique. Il ne faut pas se figurer toutefois que l'air contenu dans chacun des alvéoles en particulier soit capable de produire un son tympanique, car d'après les expériences de Wintrich indiquées précédemment, la sonorité tympanique est nulle, quand les espaces aérés ont des dimensions inférieures à un centimètre cube. Aussi Schweigger a-t-il justement fait remarquer que le relâchement du parenchyme pulmonaire crée probablement des conditions qui font que l'air contenu dans un département alvéolaire plus ou moins étendu est mis en oscillation en quelque sorte comme un tout unique et que les parois lisses et solides de la plèvre peuvent réaliser une réflexion régulière des ondes sonores. Cette théorie concorde avec le fait expérimental suivant : lors de la percussion de lobes pulmonaires de petites dimensions, le son tympanique est plus élevé que lorsque l'on percute des lobes plus volumineux, quoique dans les deux cas la capacité des différents alvéoles pulmonaires demeure la même. Cela provient de ce que dans le premier cas, le choc met en mouvement, comme un véritable tout sonore, une colonne d'air moins considérable que dans le second.

Il semblait donc qu'on dût admettre, et plusieurs auteurs l'ont admis en effet, que le relâchement du parenchyme pulmonaire réalisait les meilleures conditions pour la transmission du choc percuteur à l'air enfermé entre les parois polies des bronches et par suite pour la production du son tympanique. Mais dans ce cas, le rétrécissement ou l'élargissement de l'orifice bronchique devrait rendre le son de percussion tympanique plus grave ou plus aigu, ce qui jamais n'arrive avec du parenchyme affaissé. Wintrich prétend, il est vrai, tenir d'un physicien qu'une modification de tonalité n'est pas absolument indispensable, parce que les oscillations de l'air ne se propagent pas jusque dans les bronches de gros calibre. Mais l'expérience suivante vient à l'encontre de cette opinion : on sectionne une portion de poumon de façon à ce que la surface de section offre un grand nombre de coupes de bronchioles; on percute et on détermine la hauteur du son tympanique obtenu. Puis on recouvre la surface de section avec une membrane humide, fermant ainsi les orifices des bronchioles : le son fourni par la percussion est exactement le même qu'auparavant. D'où il résulte que le son tympanique au niveau du poumon relâché ne peut pas prendre naissance non plus dans les bronches de petit calibre. Il ne reste donc pour le moment rien autre chose à faire qu'à admettre la théorie de Skoda.

Le relâchement et l'affaissememt du parenchyme pulmonaire, nécessaires à la production du son tympanique, peuvent être engendrés par des affections des bronches, des alvéoles pulmonaires eux-mêmes, ou des organes avoisinant les poumons (plèvre, péricarde et viscères abdominaux). Lorsque les bronches sont oblitérées par des mucosités, du pus, du sang, des exsudats fibrineux ou d'autres corps étrangers, la sonorité tympanique ne tarde pas à se produire au niveau de la zone pulmonaire correspondante. Il y a quelque temps, j'ai eu occasion d'examiner une malade de la clinique de Kœnig, qui portait un noyau de prune dans la bronche gauche. Chez elle, le son de percussion devint de plus en plus tympanique et grave, jusqu'au moment où, 12 heures après, la malade expulsa le corps étranger à la suite d'un vomissement.

Les maladies des alvéoles pulmonaires qui engendrent la sonorité tympanique sont celles qui donnent naissance à l'accumulation simultanée d'air et de liquide dans ces organes. Tels sont l'œdème pulmonaire, les infarctus hémorrhagiques étendus, la pneumonie catarrhale, la pneumonie lobaire à la première et à la troisième période. Baümler cependant a observé également dans la deuxième période de cette maladie un son tympanique très intense, qui, contrairement au son caverneux et au son trachéal de Williams, ne présentait pas la variation de tonalité de Wintrich, quand, au niveau du segment pulmonaire hépatisé, les couches superficielles de l'organe contenaient une quantité d'air réduite au minimum.

Dans l'emphysème alvéolaire, on ne peut s'attendre à de la sonorité tympanique que quand il existe d'autres causes encore, pour la plupart déjà étudiées, de relâchement de parenchyme pulmonaire.

Très souvent l'affaissement du poumon, et par suite le son de percussion tympanique, sont le résultat de la compression de l'organe. Comme l'a signalé tout d'abord Traube, on obtient en cas d'infiltration pneumonique du lobe inférieur au niveau du lobe supérieur perméable à l'air, surtout en avant sous la clavicule, un son tympanique net, qu'il faut attribuer à la compression du lobe supérieur, par le lobe inférieur augmenté de volume par l'inflammation. De même, les petits foyers phlegmasiques lobulaires ou les noyaux néoplasiques peuvent donner lieu par voie de compression au relâchement du tissu aéré intermédiaire et donner naissance, à ce niveau, à de la sonorité tympanique. D'habitude, les épanchements pleurétiques abondants et moyens compriment le poumon aéré et donnent naissance à un son fortement tympanique, notamment en haut et en avant ; les Français lui ont donné le nom de son skodique, parce que Skoda est le premier qui l'ait signalé. Les tumeurs de la cavité pleurale, en comprimant le poumon, donnent également naissance à un son de percussion tympanique (1).

Dans les épanchements péricardiques, il arrive fréquemment que le segment antéro-supérieur du poumon, et notamment dans les premier et deuxième espaces intercostaux gauches, fournit à la percussion un son tympanique très net, alors qu'en arrière et en bas, nous le répétons, on trouve de la matité, parce qu'à ce niveau la compression est telle qu'elle a expulsé la totalité de l'air contenu dans les alvéoles pulmonaires.

L'hypertrophie notable du muscle cardiaque peut réaliser de la sonorité tympanique au niveau des portions de poumon situées dans le voisinage du cœur.

---

(1) M. le professeur Grancher a fait une étude spéciale du skodisme *ou tympanisme sous-claviculaire*. Les résultats qu'il a obtenus sont importants pour la clinique ; nous allons les exposer ici.

Le *skodisme* étant constaté, M. Grancher recherche quel est son rapport, son mode d'association avec la *respiration* et les *vibrations vocales*. Or, on peut trouver trois associations différentes dont la connaissance est d'un grand intérêt au point de vue diagnostique.

a) Quelquefois les trois facteurs : percussion, auscultation et palpation, concordent : la sonorité sous-claviculaire est augmentée, il y a tympanisme ; la respiration est plus forte, supplémentaire ; en même temps, les vibrations thoraciques sont accrues. C'est ce que M. Grancher traduit par le schéma T +; V + ; R +. Ce schéma indique que le tissu pulmonaire n'a subi aucune altération propre, et qu'il fonctionne suractivement. Cette variété de skodisme, qu'on rencontre dans les hydrothorax et dans certaines pleurésies, mérite un nom qui la distingue des autres : c'est le *tympanisme de suppléance.*

M. Grancher a établi en effet (*Technique de la percussion*, p. 97) que *toute respiration supplémentaire s'accompagne de vibrations et de sonorité également supplémentaires*. Ainsi quand il existe un épanchement abondant, ou une pneumonie étendue, le fait de la triple suppléance est évident ; le côté resté sain, sonne mieux, respire plus et vibre davantage.

b) D'autres fois le tympanisme sous-claviculaire s'accompagne d'une augmentation de vibrations vocales et d'une *diminution* du murmure vésiculaire.

Ce qui se traduit par le schéma : T + ; V +; R —. Il existe alors une congestion pulmonaire simple ou *tuberculeuse.*

Cependant, si l'épanchement a été abondant au point de comprimer le sommet du poumon pendant un temps assez long, la compression et la rétraction du poumon donneront les mêmes signes. Le schéma T +; V + ; R — correspond donc au *tympanisme de congestion* ou *de compression pulmonaire.*

c) Enfin dans d'autres cas, la sonorité sous-claviculaire coïncide avec une double diminution des vibrations thoraciques et de la respiration. Ce qui se traduit par le schéma T +; V —; R —. Cette nouvelle association de signes physiques se réalise dans deux circonstances ; ou quand il existe une compression d'un gros rameau bronchique par un épanchement pleural du médiastin, ou quand il y a de l'œdème pulmonaire. D'où la variété *tympanisme de compression bronchique* ou *d'œdème pulmonaire.*

On comprend l'importance de ces associations de signes : elles sont des indices précieux de l'état vrai du poumon, derrière un épanchement pleural. Le schéma de congestion, par exemple, doit faire redouter la nature tuberculeuse de la maladie, lorsqu'on le constate dès le début de la pleurésie.

Enfin, les affections abdominales (tumeurs, ascite, météorisme), en refoulant le diaphragme et en comprimant ainsi les segments inférieurs du poumon, produisent à la percussion, là ou l'anaération est absolue, un son mat, et dans les endroits contenant encore de l'air, au contraire, un son tympanique.

La désignation de son tympanique a été employée pour la première fois par Laënnec, par analogie avec le son qui résulte de la percussion d'un tambour. Williams s'est servi, pour le caractériser, du mot *résonnant, sonore*. Skoda lui-même distinguait au début un son *avec* et *sans résonance*, jusqu'à ce que plus tard il revînt à la désignation exclusive de sonorité tympanique. Traube toutefois a préféré le mot *retentissant* (klingend) à celui de tympanique.

Nous avons assimilé le son tympanique à un son vraiment musical ; mais, en réalité, les physiciens ne voudraient pas lui reconnaître le caractère musical. Gerhardt a prétendu, il est vrai, que le tracé sonométrique du son tympanique était constitué, ainsi qu'un ton musical, par une série de dentelures régulières, contrairement au son non tympanique dont les dentelures sont irrégulières. Mais Eichhorst et H. Jacobson, malgré de nombreuses expériences entreprises à ce sujet, n'ont pu arriver à confirmer le fait pour le son tympanique résultant de la percussion du thorax humain. Klug également ne put observer le phénomène indiqué par Gerhardt qu'en créant le son tympanique artificiellement au-dessus de cylindres de verre.

Il en résulterait que le son tympanique créé artificiellement doit être considéré comme un véritable ton musical et que celui qu'on obtient chez l'homme est encore entaché de caractères appartenant au bruit. Le tympanisme sur le vivant ne fait donc que *ressembler* à un ton. Cette particularité se manifeste en pratique par ce fait que la transition du son tympanique au son non tympanique n'est pas subite, mais graduelle.

G. — *Genèse physique et signification diagnostique de la consonance dans le son de percussion.*

Son de percussion à consonance métallique. Tintement métallique ; retentissement métallique ; résonance amphorique ; son de percussion amphorique.

On peut se faire une idée de la consonance métallique en se rappelant le retentissement spécial que l'on obtient en percutant de gros tonneaux vides ou à moitié pleins, qu'ils soient ouverts ou clos de toutes parts. Le même phénomène s'observe en choquant des cruches vides, en marchant ou en parlant à haute voix dans les ruelles étroites bordées de rangées de maisons très élevées, dans des caves voûtées, des églises ou des grottes. La consonance métallique peut s'obtenir artificiellement en percutant un ballon de caoutchouc un peu gros, avec l'extrémité unguéale du doigt ou avec un petit bâtonnet de bois ou d'ivoire.

On croyait autrefois que le son de percussion avec consonance métallique était une sorte de son tympanique ; on est allé même jusqu'à le considérer comme la forme la plus pure et la plus parfaite du son tympaniqne. Cela est faux. La preuve en est que la consonance métallique n'est pas du tout liée au son tympanique et qu'elle peut accompagner tout aussi bien le son non tympanique. Parfois même les conditions qui créent la consonance métallique sont précisément celles de la suppression du son tympanique. En insufflant fortement la vessie d'un animal, le son tympanique est aboli, tandis que la consonance métallique acquiert une netteté très accentuée. Si l'on percute la cavité buccale, les joues n'étant pas tendues, on obtiendra un beau son tympanique. Qu'on porte ensuite la tension des joues à son maximum, les lèvres étant bien closes, le son tympanique disparaîtra et fera place à une consonance métallique parfaitement nette.

Si l'on essaie de se rendre un compte exact des différences acoustiques existant entre les sons de percussion tympanique et métallique, on constatera les faits suivants :

1. — Le son tympanique a une *durée* plus courte que le son métallique ; il disparaît presque immédiatement avec le choc percuteur, tandis que l'autre lui survit quelque temps. C'est ce qui fait qu'en cas de son tympanique à consonance métallique, celle-ci n'apparaît que lorsque le premier a déjà cessé.

2.— La consonance métallique a toujours une *tonalité* plus élevée que le son tympanique.

3. — Les deux sons diffèrent également de *timbre*; le son tympanique ressemble à celui d'un tambour ; le son métallique à celui d'une plaque de métal.

Les *lois physiques* auxquelles obéit la consonance métallique n'ont guère été étudiées avant Wintrich. En ébranlant la colonne d'air renfermée dans une cruche ou une bouteille par la percussion de l'orifice libre ou du fond, on obtient un son métallique clair. Ce son métallique fait défaut lorsqu'on prend pour faire l'expérience un verre ou un vase quelconque qui s'élargit vers l'orifice ; et il ne se produit que si l'on rétrécit l'orifice de telle sorte qu'il devienne plus étroit que le fond, à l'aide de couvercles de carton perforé ou plus commodément encore avec la main. D'où il résulte que la consonance métallique ne se produit que *dans les excavations dont les parois vont en se rétrécissant.*

Lorsqu'on ferme l'orifice, la consonance métallique persiste. En percutant un verre recouvert par une membrane ou par la main, on entend la consonance métallique. Celle-ci se produit donc aussi au-dessous de cavités complètement closes. En même temps, l'on observe qu'il ne survient pas de différences de tonalité dans le son de percussion métallique, qu'on perfore ou non la membrane qui ferme le vase, qu'on laisse des intervalles ou non entre les doigts de la main qui le recouvre.

On peut encore se servir, pour l'expérience, d'un ballon de caoutchouc sans ouverture. On a beau faire des trous au ballon, la consonance métallique ne subit aucune modification, à moins que le nombre des trous ne soit par trop considérable. Cette propriété distingue le son métallique du son tympanique ; aussi,la variation de tonalité de Wintrich étudiée plus haut n'a-t-elle rien à voir avec la consonance métallique.

Une condition extrêmement importante pour la genèse de la consonance métallique est l'*état lisse de la paroi interne de l'excavation.* La consonance métallique est entièrement détruite si on dépolit cette paroi en y semant des flocons de neige ou en y appliquant des plaques de feutre.

Le son métallique a cela de commun avec le son tympanique que sa hauteur est toujours déterminée par le plus grand diamètre de la cavité percutée; comme lui, il est d'autant plus aigu que ce diamètre est moins long; sa hauteur est donc inversement proportionnelle à celle de la colonne d'air mise en vibration. En percutant une cruche dans laquelle on fait verser de l'eau graduellement, le son métallique devient plus élevé au fur et à mesure que le liquide augmente. En percutant un ballon de caoutchouc, le son métallique est plus grave, si au lieu de lui laisser sa forme sphérique, on l'a aplati sur les côtés, pour augmenter un diamètre. Dans les cavités ellipsoïdes, c'est encore le plus grand diamètre qui régit la hauteur de la consonance métallique. De deux excavations ellipsoïdes à diamètre vertical inégal, ce sera celle où ce diamètre sera le plus long qui donnera le son métallique le plus grave.

Cela ne veut pas dire qu'il soit indifférent pour la hauteur de la consonance métallique que l'on percute une excavation ellipsoïde dans le sens du plus long ou du plus court diamètre. Au contraire, dans le premier cas, le son métallique est plus élevé que dans le second. D'où il résulte qu'alors même que le son métallique ne présente pas, comme le son tympanique, la variation de tonalité de Wintrich, il peut présenter celle de Gerhardt, en supposant bien entendu que l'excavation contienne, en même temps que de l'air, un liquide mobile.

C'est ici le lieu de faire remarquer que la perception par l'oreille de la consonance métallique est liée à un certain minimum du plus grand diamètre de l'excavation. Wintrich a constaté que le son métallique ne se produit plus, dès que ce plus grand diamètre est inférieur à 6 cent. Ce n'est qu'en observant certaines précautions, que l'on peut encore percevoir la consonance métallique au niveau d'excavations moins vastes.

Avec des ballons de caoutchouc, on réussit, ainsi que l'a montré Merbach, à provoquer la consonance métallique alors même que leur diamètre n'est plus que de 3 cent., mais pour cela, il faut les approcher très près de l'oreille, quelquefois même jusqu'au contact. Dans les cavités cylindriques et ellipsoïdes, où le plus grand diamètre possède précisément la dimension minima, le diamètre transversal n'est pas sans influence sur la netteté de la consonance métallique ; de deux vases dont le diamètre vertical atteint 3 cent., celui-là donnera la consonance métallique la plus distincte dont le diamètre transverse sera le plus considérable.

La possibilité pour les ondes sonores nées dans une excavation de pénétrer au dehors influe énormément sur la netteté de la consonance métallique. Celle-ci est plus distincte au niveau des cavités ouvertes qu'au niveau de cavités closes. En percutant la colonne d'air contenue dans un verre, d'abord en le fermant complètement avec la main et puis en laissant de l'espace entre les différents doigts, on constate aisément que dans le premier cas le son a une consonance métallique moins accusée que dans le second. On ne peut compenser la différence qu'en approchant l'oreille le plus près possible du verre.

Sur l'homme, les choses se passent de même; la consonance sera plus distincte, si en cas de cavernes ouvertes, on fait ouvrir la bouche au malade ou si on rapproche l'oreille du thorax. De même, l'épaisseur des parois de l'excavation a une certaine importance au point de vue de la netteté de la consonance métallique; car il est évident que plus les parois seront épaisses, moins le nombre des ondes sonores qui arriveront au dehors sera considérable. Dans ces cas, l'application seule de l'oreille contre les parois de la caverne permet la perception de la consonance métallique.

Wintrich a formulé les conditions dans lesquelles on constate la production de la consonance métallique. La consonance métallique naît quand il y a possibilité pour les parois lisses de l'excavation de réfléchir régulièrement et complètement les ondes sonores; dans ce cas, ces ondes forment, selon Wintrich, un système fermé. Et alors, il se développe à côté du ton fondamental des tons secondaires plus aigus qui ne sont pas en rapport harmonique avec le ton fondamental et avec eux-mêmes, et qui, en comparaison de leur hauteur, s'éteignent avec une certaine lenteur.

Leichtenstern a proposé d'établir une distinction entre le son métallique et la résonance métallique. Dans le son métallique de Leichtenstern, le ton fondamental lui-même est très élevé et s'éteint lentement; au contraire, dans la résonance métallique le ton fondamental est grave et s'évanouit rapidement, tandis que les tons surajoutés dysharmoniques sont très aigus et meurent avec lenteur.

Cette distinction est basée sur une observation minutieuse et exacte; seulement elle est sans grande valeur pratique; en tous cas, il existe des transitions telles qu'on est souvent embarrassé quand il s'agit de ranger tel ou tel son dans le son métallique ou dans la résonance métallique. Le son métallique seul dépend, quant à sa hauteur, de la longueur du plus grand diamètre d'une excavation; la résonance métallique varie suivant qu'on percute dans le sens du plus grand ou du plus court diamètre de la caverne.

Chez l'homme, on rencontre le son métallique dans les cas où l'on a affaire à des *cavernes suffisamment vastes, à parois lisses et assez superficielles* pour être atteintes par le choc percuteur. Cela a lieu notamment en cas de cavernes pulmonaires et de pneumothorax. Dans la bronchectasie, on ne l'observera que rarement en raison de la profondeur de la lésion. On constatera enfin la consonance métallique dans le pneumo-péricarde, dans les fortes distensions gastriques et intestinales, dans le météorisme, dans les accumulations gazeuses intra-péritonéales, toutes affections favorables à sa production.

Pour que des *cavernes pulmonaires* donnent un son de percussion, le plus souvent tympanique, avec consonance métallique, il faut, d'après les recherches de Wintrich, qu'elles aient un diamètre d'au moins 6 cent., ou bien qu'elles possèdent, ainsi que Skoda l'affirmait d'après son expérience, environ le volume du poing. En outre, deux qualités encore sont nécessaires à la production du phénomène : le poli et la fermeté des parois. Lorsque la caverne est recouverte de portions pulmonaires aérées trop épaisses, la consonance métallique disparaît, comme nous l'avons dit à l'occasion de la sonorité tympanique ; l'élasticité prononcée des parois thoraciques, en raison de la transmission plus facile des ébranlements percuteurs, favorise la netteté de la consonance métallique.

Quand nous parlons de la nécessité de l'état lisse de la paroi de la caverne pour que la consonance métallique se produise, il ne faut pas exagérer et croire qu'il s'agit ici du poli d'une séreuse. Un revêtement uniforme et solide de matière caséeuse n'entrave en rien la production de la consonance métallique. Seules des parois à saillies et à dépressions nombreuses empêchent cette consonance de se produire, parce qu'elles s'opposent à la réalisation d'une condition *sine quâ non*, c'est-à-dire à la réflexion régulière des ondes sonores.

La consonance métallique peut disparaître temporairement. Cela arrive lorsque la face interne de l'excavation se couvre passagèrement de masses purulentes, hématiques ou caséeuses, qui engendrent des inégalités, ou bien lorsque la bronche qui communique avec elle s'oblitère et que partant la propagation au dehors des ondes sonores se trouve empêchée. En ce dernier cas, l'on n'observe la consonance métallique qu'en approchant l'oreille de la paroi thoracique ou en l'appliquant immédiatement contre la poitrine pendant la percussion. Cette méthode, qui fut recommandée pour la première fois par Laënnec, s'appelle *percussion auscultatoire*.

Dans quelques cas rares, on a constaté la consonance métallique au niveau de cavités ayant moins de 6 centim. de diamètre ; Kolisko et Wintrich ont publié des faits de ce genre où le diamètre de l'excavation n'était que de 3 centim. 1/2. Dans ces cas, il faut l'intervention de circonstances extrêmement favorables, et parmi ces circonstances, il faut noter, selon Wintrich, le poli et la solidité extrêmes des parois, la situation superficielle de la caverne, le large calibre des bronches communiquant avec la cavité et notamment la communication avec une grosse bronche, de façon à permettre la réflexion du son au niveau des cordes vocales vraies.

Dans le *pneumothorax*, les conditions nécessaires à la genèse de la consonance métallique sont éminemment favorables. Seulement il est ordinairement difficile de le percevoir à quelque distance, parce que la propagation au dehors des vibrations produites dans la cavité presque toujours close de toutes parts est considérablement entravée par l'épaisseur de la paroi thoracique. C'est dans ce cas précisément que se recommande l'emploi de la percussion auscultatoire de Laënnec (1).

Dans ce cas aussi, une certaine considération revient à la méthode de

---

(1) Voyez plus loin pour l'auscultation plessimétrique.

percussion recommandée par Heubner, qui consiste à percuter avec un corps dur un autre corps dur appliqué sur le thorax. Heubner propose de percuter le plessimètre avec le manche ou la partie métallique du marteau; Stern, au contraire, recommande la percussion du plessimètre au moyen des extrémités unguéales, au lieu de la pulpe des doigts. Grâce à ce procédé, on n'entend ni le son tympanique ni le son non tympanique qui précède d'habitude la consonance métallique; on ne perçoit absolument que cette dernière, à une distance même de 4-6 centim., alors que la percussion ordinaire ne révèle plus son existence. Les avantages de cette percussion avec le marteau viennent de ce qu'on favorise par le choc de deux corps durs la production de sons supplémentaires qui créeent le caractère de la consonance métallique. Il convient enfin de faire ressortir que la consonance métallique est prononcée et distante surtout en certains points déterminés du thorax (1).

Dans le pneumothorax, la consonance métallique est annulée par la trop grande tension de l'air enfermé dans la plèvre. Il peut donc arriver, ainsi que l'a professé Traube, que la consonance métallique ne se produise que sur le cadavre, alors que la tension a subi une diminution par suite du refroidissement des gaz. A ce moment cependant, on peut la supprimer à nouveau en refoulant le foie profondément dans la cage thoracique et en ramenant ainsi la tension de l'air à ce qu'elle était sur le vivant.

S'il y a dans la cavité pleurale un mélange de gaz et de liquide, la consonance métallique change de tonalité avec la position du corps. Elle devient plus aiguë, lorsque celle-ci et par conséquent la modification de niveau du liquide, amènent un raccourcissement du plus grand diamètre de la cavité. Cette *variation de tonalité*, décrite pour la première fois par Biermer à propos du pneumothorax, porte le nom de cet auteur, quoiqu'en somme la loi physique qui préside à sa genèse concorde avec celle qui régit la variation de tonalité de Gerhardt.

A priori, on aurait dû s'attendre à ce que le son métallique fût plus grave dans le décubitus dorsal que dans la position assise, parce que dans cette dernière le liquide s'accumule au-dessus du diaphragme, en raccourcissant ainsi le plus long diamètre. Mais Biermer dit que c'est le contraire; il explique le phénomène par le refoulement de haut en bas du diaphragme par le liquide, refoulement qui a pour conséquence l'allongement du diamètre en question. Cependant l'influence des changements de position n'est pas toujours la même; Björnström et Weil, par exemple, ont trouvé une hauteur plus considérable de la consonance métallique dans la position assise. Le rôle principal revient en première ligne à la quantité de liquide;

(1) C'est à Trousseau que revient le mérite d'avoir combiné l'auscultation et la percussion pour la recherche de la consonance métallique dans le pneumothorax. Trousseau conseille de percuter la paroi antérieure de la poitrine du côté malade à l'aide d'un plessimètre métallique et d'une pièce de monnaie, ou à l'aide de deux pièces de monnaie, pendant que l'oreille est appliquée sur la paroi postérieure; on entend alors un bruit semblable à celui que produirait la percussion d'un vase de bronze; c'est le *bruit d'airain*.

l'épanchement est-il très abondant, on ne peut guère s'attendre à un refoulement assez considérable du diaphragme pour permettre l'allongement du diamètre vertical dans la position assise. En cas d'épanchement moyen, il s'agit de savoir si le diaphragme résiste ou non, dans la position verticale, à la pression du liquide. Weil fait encore remarquer avec raison qu'il faut tenir compte aussi de la configuration de l'espace rempli d'air, configuration subordonnée notamment aux diverses adhérences possibles des feuillets pleuraux.

On possède quelques rares observations où l'on a constaté la consonance métallique dans des circonstances autres que celles citées jusqu'à présent. Stern prétend avoir perçu le son de percussion métallique dans quatre cas de *pneumonie fibrineuse*, qui tous eurent une terminaison fatale et dans trois desquels on trouva une hépatisation très étendue. Comme cause, Stern invoque, et Skoda est de son avis, un relâchement excessif et rapide du parenchyme pulmonaire, engendré par progrès de l'hépatisation. Skoda a observé des faits du même genre, mais suivis de guérison.

Enfin Wintrich a entendu la consonance métallique avec le *ton trachéal de Williams* qui s'était produit dans une pleurésie avec épanchement abondant. Cette consonance était surtout prononcée immédiatement contre le sternum au niveau de la deuxième côte. On a encore observé le même phénomène, indépendamment du ton trachéal de Williams, dans certains cas de pleurésie avec épanchement.

H. — *Bruit de pot fêlé.*

Bruit de souffle percuto-auscultatoire de H. Baas.

Le bruit de pot fêlé a été décrit pour la première fois par Laënnec. Il doit son nom à l'analogie qu'il possède avec le bruit spécial à résonance métallique que l'on obtient en percutant un vase fêlé. La comparaison n'est pas précisément très réussie, car il se distingue du véritable bruit de pot fêlé non seulement par sa genèse, mais encore par l'impression acoustique. C'est probablement à ce fait que sont dues les erreurs commises par les auteurs qui ont suivi Laënnec.

On peut produire artificiellement le bruit de pot fêlé en percutant vivement et énergiquement un ballon en caoutchouc muni d'un orifice étroit. On perçoit ainsi un son de percussion métallo-tympanique interrompu par une espèce de claquement qui n'est autre que le bruit de pot fêlé. Il se développe parce qu'on force l'air contenu dans le ballon, à s'échapper brusquement et par saccades à travers l'ouverture étroite de ce dernier. On peut s'en convaincre très facilement à l'aide d'une expérience que pratiquent journellement les physiciens. En percutant un ballon de caoutchouc rempli préalablement de fumée de tabac, on voit à chaque choc de percussion s'échapper des volutes de fumée qui représentent au point de vue acoustique le bruit de pot fêlé. Ce n'est donc pas, ainsi qu'on l'a prétendu à tort, un frottement excessif de l'air expulsé contre les parois de l'orifice qui engendre le bruit;

ce frottement d'ailleurs est impossible et constitue un non sens physique. Nous nous trouvons ici en présence, pour la première fois, de la loi qui veut que, lorsque des gaz ou des liquides passent brusquement d'un point rétréci en un point dilaté ou inversement, il se produise chaque fois dans la substance en mouvement des tourbillons qui sont perçus par l'oreille sous forme de bruit. On peut donc en somme dire du bruit de pot fêlé que c'est un *bruit de sténose*.

Les moyens artificiels ne manquent pas pour le reproduire; mais toujours on constate la nécessité des mêmes conditions physiques, c'est-à-dire qu'il faut que l'air s'échappe brusquement à travers une ouverture étroite, et qu'il se produise des tourbillons d'air atmosphérique. Si on joint les mains d'une façon un peu lâche et si on frappe brusquement la face dorsale de l'une d'elles contre le genou, on obtient un bruit de pot fêlé extrêmement net; en effet, par suite du choc, les paumes des mains sont subitement poussées l'une contre l'autre et l'air enfermé dans cette sorte de cavité est expulsé par les côtés. Si l'expérience réussit, il semble qu'on secoue des pièces de monnaie entre les deux mains; aussi a-t-on employé pour désigner le bruit de pot fêlé très accentué l'expression allemande de *Münzenklirren* (cliquetis de monnaie). Si l'on percute un plessimètre appliqué sur un thorax abondamment pourvu de poils, on perçoit d'ordinaire un bruit de pot fêlé bien distinct, dû à l'expulsion latérale, sous l'influence du choc percuteur, de la mince couche d'air située entre le plessimètre et les poils. En mouillant ceux-ci, et en les collant intimement contre le thorax l'expérience n'est plus possible; car ce procédé permet de placer l'instrument de façon à ce qu'il ne reste plus d'air entre celui-ci et la peau.

Sur les thorax non velus, on réussit également à obtenir le bruit de pot fêlé, si l'on a soin de n'appliquer le plessimètre contre la paroi pectorale que lâchement, c'est-à-dire de manière à ce qu'il demeure une couche d'air entre les deux.

Le bruit de pot fêlé en lui-même n'est jamais un signe pathognomonique d'une affection déterminée. On le rencontre aussi bien chez l'homme bien portant qu'au niveau de poumons relâchés, infiltrés, vides d'air, et d'excavations (cavernes pulmonaires, très rarement bronchectasie ou pneumothorax), lorsque celles-ci sont en communication avec l'extérieur par une ouverture quelconque. Il est bon de se rendre compte avant tout, dans chaque cas particulier, du siège de la sténose. En cas de cavernes, la sténose est presque toujours constituée par l'embouchure de la bronche; dans les autres cas, le rétrécissement est situé très haut et est fourni sans exception par l'orifice glottique.

Chez les individus, enfants ou adultes, à thorax flexible, on entend le bruit de pot fêlé, lorsqu'on pratique la percussion pendant qu'ils chantent, parlent, crient ou font un effort par trop violent; dans ces conditions, on le perçoit même pendant l'expiration lente. L'expérience réussit d'autant mieux que l'on percute plus près de la clavicule, ou, ce qui revient au même, du larynx. De cette façon l'air contenu dans les grosses bronches subit une impulsion plus énergique et s'échappe brusquement sous l'influence de la compression à travers l'orifice glottique. Le bruit augmente de netteté, lorsque la bouche est béante, car alors les conditions de propagation vers l'extérieur sont particulièrement favorables. S'il est très faible, il devient nécessaire de rapprocher l'oreille de la bouche ouverte. En arrière, on l'obtient facilement en percutant les points où les grosses bronches sont voisines de la paroi thoracique, c'est-à-dire dans le voisinage de la colonne vertébrale, à la hauteur de la 4e dorsale. Mais il est rarement assez intense pour être perçu par l'observateur. Il faut ici un aide qui percute, pendant qu'on approche soi-même l'oreille de la bouche ouverte du malade.

L'existence du bruit de pot fêlé chez l'individu bien portant était un fait déjà connu de Laënnec; il fut mis en lumière particulièrement par Bennet.

Il n'est pas rare de percevoir le bruit de pot fêlé au niveau du parenchyme pulmonaire qui a perdu son élasticité par suite d'indurations ou d'infiltrations pathologiques, sans qu'il soit nécessaire d'avoir recours aux moyens artificiels ci-dessus indiqués.

Ainsi, on le rencontre parfois à la limite des *épanchements pleurétiques*, là où le son de percussion, par suite de la compression du tissu pulmonaire, est ordinairement tympanique. Les chocs secs et énergiques ainsi que la béance de la bouche favorisent son développement et sa netteté, tandis que les chocs faibles restent sans effet. On peut l'observer également dans la *pneumonie fibrineuse*, soit dans le voisinage immédiat de la portion hépatisée, ou pendant les périodes d'engorgement et de résolution au niveau des parties malades elles-mêmes. Cockle l'a trouvé dans la *bronchite simple* des enfants; moi-même je l'ai perçu chez des adultes avec thorax élastique après des catarrhes bronchiques très étendus et ayant duré longtemps. Rollet l'a obtenu dans la *pneumonie lobulaire*, probablement par suite du catarrhe bronchique concomitant.

Il faut évidemment que les conditions pour la transmission du choc de percussion jusqu'à la colonne d'air contenu dans les grosses bronches soient éminemment favorables, et que le parenchyme pulmonaire ait perdu une partie de son élasticité; si malgré cela la production du bruit de pot fêlé n'est pas constante, c'est qu'il est d'autres facteurs encore dont il faut tenir compte, notamment la rigidité du thorax, qui, le cas échéant, entravent son développement.

On a prétendu, il est vrai, et Lœb le soutient encore, que le bruit de pot fêlé était le résultat des vibrations irrégulières du parenchyme pulmonaire relâché et privé d'air dans une certaine mesure; mais personne n'a pu, que je sache, démontrer cette théorie physiquement; il s'agit là, tout au plus, d'une interprétation un peu risquée. Les essais sur le vivant prouvent que par la percussion du thorax on peut atteindre l'air contenu dans les bronches et le soumettre à une compression qui provoque l'échappement d'une partie de la colonne à travers la fente glottique. En approchant l'oreille de la bouche ouverte, il ne semble pas du tout que le bruit de pot fêlé soit transmis de la profondeur; au contraire, il paraît naître immédiatement derrière l'orifice buccal, par conséquent au-dessus de la glotte. On est également tenté d'admettre que le parenchyme pulmonaire relâché est spécialement propre à l'évacuation, en cas de compression instantanée, d'une partie de l'air qu'il contient dans les bronches ; tandis que le tissu pulmonaire à l'état de tension est capable de résister, en raison de cette tension même, au choc de la percussion.

Quelquefois, l'on perçoit le bruit de pot fêlé dans les vastes épanchements pleurétiques, dans la pneumonie caséeuse ou fibrineuse et dans toutes les lésions qui s'accompagnent d'imperméabilité du lobe supérieur de l'un des poumons et par conséquent de ton trachéal de Williams. Là il reconnaît encore pour cause l'échappement à travers la fente glottique de l'air renfermé dans les bronches. Mais dans ces divers cas, il faut percuter très énergiquement, si l'on veut atteindre les bronches à travers le parenchyme privé d'air.

En cas de *cavernes pulmonaires*, le bruit de pot fêlé ne se produit que quand elles sont en libre communication avec une bronche. Il peut donc coïncider avec la variation de tonalité de Wintrich. Celle-ci est-elle interrompue par suite d'une oblitération fortuite de la bronche ou d'un changement d'attitude, le bruit de pot fêlé fait défaut également. Bien entendu, il faut que la caverne soit superficielle et recouverte de parois thoraciques suffisamment élastiques, pour permettre la compression de l'air qu'elle contient.

A côté de cela, on perçoit un son tympanique ou métallo-tympanique qu'interrompt précisément l'apparition du bruit de pot fêlé. Celui-ci naît, dans la plupart des cas, immédiatement derrière l'embouchure, dans la portion initiale de la bronche, au moment où l'air sorti de la caverne, a passé l'orifice bronchique sténosé et commence à former des tourbillons.

Il peut encore exister d'autres conditions de genèse du phénomène. La bronche de communication est-elle de gros calibre et de trajet partout régulier, la compression de l'air peut se propager de la caverne jusqu'à la glotte, et c'est là seulement qu'a lieu la réalisation des conditions nécessaires au développement du bruit de sténose. Dans ce cas, du reste, il sera d'une netteté toute spéciale.

Il faut mentionner encore une observation rare entre toutes, de E. Seitz, où il s'agit d'une caverne communiquant avec l'extérieur à travers une fistule thoracique et ayant permis la production à la percussion du bruit de pot fêlé.

Quoi qu'il en soit, lorsqu'on percute à coups secs et énergiques, lorsque la bouche est béante, le bruit de pot fêlé est toujours plus distinct. Ordinairement on ne le perçoit qu'à l'expiration ; il manque dans l'effort et dans l'inspiration forte. Cependant Waetzold (clinique de Frerichs) et plus tard Friedreich ont publié des observations où ce bruit n'existait qu'à l'inspiration. L'un et l'autre de ces auteurs expliquent ainsi ce fait : les bronches en communication avec la caverne ne se dilataient et ne s'ouvraient qu'à l'inspiration, tandis qu'à l'expiration elles demeuraient closes. L'annihilation presque constante du bruit de pot fêlé par l'acte inspiratoire tient, ce nous semble, à ce que l'afflux de l'air rend impossible l'échappement de l'air intracaverneux au moment de la percussion. Dans le cas seulement, où la force du courant inspiratoire est médiocre et incapable de résister à la violence de l'air expulsé de l'excavation par la percussion, on percevra le bruit de pot fêlé aux deux temps de la respiration, d'une façon plus prononcée, naturellement, au moment de l'expiration. Pour entendre le bruit de pot fêlé en percutant la paroi postérieure de la poitrine, il faut recourir à un assistant qui percute pendant que l'on écoute.

Le bruit de pot fêlé se rencontre avec son maximum de fréquence au niveau de cavernes tuberculeuses. Lœb affirme qu'on le rencontre plus souvent à droite qu'à gauche. Au niveau des dilatations bronchiques, on ne le perçoit généralement pas, parce que celles-ci sont d'habitude recouvertes de couches de tissu pulmonaire aéré trop épaisses. Il est net surtout chez les individus amaigris, en raison de la facile transmissibilité des chocs de percussion. Ce n'est que dans ce sens, du reste, qu'il faut interpréter l'opinion des médecins anglais qui lui attribuent une signification pronostique fâcheuse. Cotton a appelé le bruit de pot fêlé « death-knell », ce qui, traduit librement, veut dire « bruit de moribond ».

Lorsque la bronche communiquant avec une caverne contient du mucus, le bruit de pot fêlé peut s'accompagner de ronchus, créés par l'air qui s'échappe de l'excavation. Le bruit ainsi obtenu est semblable à celui que produit l'air traversant la bouche remplie de salive.

On rencontre le bruit de pot fêlé dans le *pneumothorax*, mais uniquement lorsqu'il existe, par l'intermédiaire d'une fistule, une libre communication avec les bronches ou, à travers la paroi thoracique, avec l'extérieur. Le plus souvent, il s'agit d'un pneumothorax avec communication extérieure. Nothnagel en a publié un exemple, concernant un soldat blessé à Kœnigsgrätz. En fermant, chez cet individu, l'orifice extérieur avec le doigt, on annulait, du même coup le bruit de pot fêlé.

Lœb a prétendu que dans un pneumothorax à communication intérieure, le bruit de pot fêlé ne se produisait jamais, parce que dans ce cas il y a fermement en soupape de la fistule, de telle sorte que la sortie de l'air devient impossible. Cette manière de voir est absolument fausse. Rollet a signalé un cas emprunté à la clinique d'Oppolzer, où il survint un pneumothorax à la suite de l'irruption dans les bronches d'un épanchement pleurétique, et ce pneumothorax donnait à la percussion un bruit de pot fêlé fort distinct. Moi-même j'ai vu un cas identique à la clinique de von Frerichs ; et plus tard j'ai observé le bruit de pot fêlé chez un homme qui avait contracté un pneumothorax par rupture d'une caverne.

Si dans le cours d'un pneumothorax, le bruit de pot fêlé disparaît d'une façon durable, cela prouve que l'ouverture fistuleuse est obturée ; cependant pour l'affirmer, il faut avoir examiné le malade dans différentes attitudes, parce que s'il y a épanchement liquide concomitant (séro-, pyo-, hémo-pneumothorax), la fermeture de la fistule peut s'être faite par hasard et l'orifice obturé peut se rouvrir dans telle ou telle position qui déplace le liquide. Il est même possible, de cette façon, de déterminer le siège de la fistule (1).

(1) Quand on cherche à faire entendre le bruit de pot fêlé aux élèves, il arrive quelquefois, dit M. Grancher, que ce bruit s'épuise assez vite et que les derniers chocs d'une percussion un peu prolongée ne le produisent plus jusqu'à ce qu'une nouvelle inspiration ait renouvelé l'air de la caverne. Il faut alors prier le malade de respirer plusieurs fois, et, à la fin de l'expiration, le thorax restant immobile, pratiquer de nouveau la percussion ; alors le cliquetis caractéristique reparaît.

1. — *Sonorité thoracique chez l'homme sain.*

Le son de percussion thoracique chez l'homme sain n'est pas toujours identique à lui-même. Tout individu a pour ainsi dire un son à lui propre. Cela tient à ce que ce son est sous la dépendance d'un grand nombre de facteurs, qui varient dans de certaines limites suivant les individus.

L'*âge* et le *sexe* exercent une influence toute spéciale sur le son de percussion. Celui-ci est généralement plus intense avant l'âge de 14 ans environ et dans la vieillesse qu'à l'époque de l'âge adulte. Cette augmentation d'intensité reconnaît pour causes, chez les enfants, l'élasticité du thorax et le moindre développement musculaire ; chez les vieillards, au contraire, l'atrophie des muscles et probablement la raréfaction du tissu pulmonaire. Si le son de percussion est souvent moins clair chez la femme que chez l'homme, l'âge étant le même, c'est uniquement parce que chez elle le pannicule adipeux est ordinairement plus développé que chez l'homme.

Pour comparer les diverses *régions du thorax* au point de vue de leur sonorité, il faut avant tout choisir un point de repère, un point de comparaison, pour ainsi dire, le même pour tous les cas. Le meilleur de ces points est le second espace intercostal, parce qu'à ce niveau la sonorité est la plus intense et en quelque sorte la plus pure. Quelles que soient les variations individuelles du son, chacune des diverses régions conserve sa sonorité déterminée, comparativement à celle du point de repère, ou, pour employer l'expression d'E. Seitz, sa valeur sonore déterminée. Nous nous occuperons dans la suite de cette valeur sonore.

Le *son de percussion au niveau des 1er et 2e espaces* intercostaux se distingue de celui de toutes les autres régions thoraciques par son intensité et sa pureté spéciales. Presque toujours, il est un peu moins intense dans le premier espace que dans le second. Cela tient à ce qu'à ce niveau les côtes sont très rapprochées les unes des autres, de sorte que le premier espace intercostal est ordinairement tellement étroit que le plessimètre repose en partie sur les rebords costaux. Or, nous avons dit précédemment que la percussion des côtés donnait un son moins clair que celui que l'on obtient en percutant les espaces intercostaux. La vérité de cette assertion est confirmée par la disparition de la différence, dès que l'on a recours à la percussion digitalo-digitale, c'est-à-dire dès qu'on ne percute plus que les muscles, le doigt trouvant une place suffisante même dans le premier espace intercostal.

Aux points ci-dessus désignés, le son est d'habitude un peu moins clair à droite qu'à gauche. Cette différence est surtout marquée chez les ouvriers ; ce qui s'explique par le développement plus accentué des muscles thoraciques du côté droit. Chez les gauchers, j'ai trouvé une sonorité d'intensité égale des deux côtés. Disons encore qu'au niveau même des deux premiers espaces intercostaux, le son n'est pas également intense partout. Son maximum d'intensité correspond à la zone médiane ; elle diminue à mesure qu'on se rapproche de l'épaule, à cause de l'augmentation d'épaisseur de la musculature pectorale; cette diminution est plus marquée à droite qu'à gauche. Le son devient moins clair encore dans le voisinage du bord sternal; ici cela tient à ce que les bords antérieurs du poumon vont en s'amincissant et que par conséquent la masse de parenchyme pulmonaire qui vibre devient moins considérable.

E. Seitz a reconnu et indiqué les véritables causes de l'intensité et de la pureté spéciale du son de percussion au niveau des deux premiers espaces intercostaux, c'est-à-dire : plus grande largeur des espaces intercostaux et moindre épaisseur de la paroi thoracique.

La *sonorité de la fosse sus-claviculaire* tient le milieu, au point de vue de l'intensité, entre les zones moyenne et externe des endroits précités. Si cette sonorité est notablement plus faible que celle de la zone externe des deux premiers espaces intercostaux, il faudra soupçonner l'existence de lésions pulmonaires.

Le *son de percussion* au niveau des clavicules mêmes est le moins intense de ceux que nous avons étudiés jusqu'ici. Ces os solides, en forme d'arc-boutant, sont tout particulièrement propres à entraver le choc de percussion et à affaiblir ainsi ses effets acoustiques. Des épaississements ou des irrégularités légères dans leur courbure amènent des modifications extrêmement apparentes de la qualité du son. Là, plus que partout ailleurs, il faut veiller à ne percuter que des points symétriques, si l'on ne veut pas s'exposer à des erreurs diagnostiques grossières.

Les divers points de la clavicule ne donnent pas un son également intense. Le maximum d'intensité correspond au voisinage du sternum ; de là, cette intensité diminue au fur et à mesure qu'on se dirige vers l'acromion. Cela tient à ce qu'en raison de sa courbure, la clavicule s'éloigne de plus en plus du thorax.

La percussion comparative cesse, en ce qui concerne le devant de la poitrine, au niveau du troisième espace intercostal, parce qu'à gauche le cœur amortit le son. Nous ne ferons donc, dans ce qui suit, qu'étudier les phénomènes de percussion que l'on observe du côté droit de la paroi thoracique antérieure.

Dans le 3e et le 4e espace intercostal droit, le son de percussion est notablement moins clair que dans les deux premiers. Cela tient surtout à ce que la partie inférieure du grand pectoral est la plus développée, et qu'elle affaiblit quelque peu le son. De plus, on est dans le voisinage du mamelon où le pannicule adipeux est habituellement plus abondant, tout en faisant abstraction de la glande mammaire féminine qui amortit considérablement le son. E. Seitz est d'avis que l'augmentation d'étroitesse des espaces intercostaux n'est pas sans influence. Dans la majorité des cas, le son du 4e espace devient en même temps tympanique et plus grave.

Dans le 5e espace intercostal droit, le son de percussion est faible et mat, surtout si l'on a recours à la percussion forte. C'est à ce niveau que commence la matité hépatique grande ou relative. Le bord inférieur du poumon s'amincit en cette région et recouvre le segment supérieur de la face antérieure du foie d'une couche très mince de parenchyme aéré, si bien qu'en cas de percussion énergique, le tissu pulmonaire vibrant a diminué de masse en comparaison de ce qui a lieu dans l'espace intercostal supérieur; d'où la submatité de cette zone.

La *percussion du sixième espace intercostal droit* réclame des chocs très superficiels et doit être, pour donner des résultats exacts, une percussion linéaire. C'est là qu'a lieu la transition de la sonorité pulmonaire à la matité hépatique absolue. Avec les précautions indiquées, la délimitation de la ligne inférieure du poumon est chose facile. On la trouve, dans la direction de la ligne mammaire, tantôt au niveau du bord inférieur de la 6e, tantôt au niveau du bord supérieur de la 7e côte. A la limite du poumon et du foie, commence la matité hépatique absolue ou petite.

Au niveau de la fourchette sternale, on obtient un son de percussion qui équivaut presque, quant à l'intensité, à celui de la partie sternale des deux premiers espaces intercostaux. Au point de vue anatomique, on devrait avoir à ce niveau un son mat ou une sonorité tympanique, parce que là siègent non pas des portions aérées du poumon, mais la trachée, l'œsophage et les gros vaisseaux. Si malgré cela, on perçoit un son pulmonaire intense, cela tient évidemment à ce que le manubrium, véritable plaque solide, est particulièrement apte à transmettre les ébranlements de la percussion au parenchyme pulmonaire avoisinant et à y faire naître des vibrations énergiques concomitantes.

La *sonorité au niveau du corps du sternum* varie suivant que l'on percute sa moitié supérieure ou inférieure. Dans le segment supérieur s'étendant jusqu'au 4e cartilage costal, le son est plus clair qu'au niveau de la fourchette; il est plus faible ordinairement au-dessous de la 4e côte. Cela tient à ce qu'en ce dernier point le cœur n'est recouvert que par des couches minces de tissu pulmonaire appartenant au bord antéro-inférieur du poumon droit. On perçoit ainsi la matité relative ou grande du cœur.

La percussion de l'*appendice xiphoïde* donne une matité complète, car celui-ci est en contact immédiat avec le lobe gauche du foie. L'estomac est-il distendu par des gaz et la percussion est-elle assez énergique, on obtient de la sonorité tympanique.

La *sonorité de la paroi thoracique postérieure* est moins intense qu'en avant, quelle que soit la région percutée. Le son le plus intense s'obtient dans l'espace sous-scapulaire; puis viennent, par ordre d'intensité décroissante, la moitié inférieure, la moitié supérieure de la région interscapulaire, l'espace sus-scapulaire et enfin les fosses sus et sous-épineuses.

Ce sont *les fosses sus et sous-épineuses* qui, de toutes les régions du thorax qui recouvrent d'épaisses couches de tissu pulmonaire aéré, donnent le son de percussion le moins intense. Les muscles qui remplissent les fosses de l'omoplate aussi bien en dedans qu'en dehors, arrêtent le choc percuteur et sont la cause de la faiblesse du son de percussion. Le son est plus faible, la plupart du temps, dans la fosse sous-épineuse que dans la fosse sus-épineuse. Au niveau de l'épine de l'omoplate, on obtient également un son très faible, et qui diminue d'intensité au fur et à mesure qu'on se rapproche de l'acromion. Il est évident qu'il faut percuter fortement, afin d'éliminer autant que possible les influences affaiblissant le son.

Le *son de percussion au niveau de l'espace sus-scapulaire* est également de médiocre intensité, quoiqu'en somme il soit notablement plus clair que sur l'omoplate même. Il est plus intense dans le voisinage du rachis que dans les environs de l'acromion. E. Seitz a fait remarquer avec raison que dans le voisinage de la colonne vertébrale, le son s'accompagnait de tympanisme, qui prend naissance dans la trachée immédiatement située en avant du rachis.

L'intensité du son de percussion est plus considérable *au niveau de l'espace interscapulaire.* En percutant avec attention, on observera que ce son est un peu moins clair dans la moitié supérieure que dans la moitié inférieure de cet espace.

La *sonorité de l'espace sous-scapulaire*, quoique la plus intense de celles des régions postérieures de la poitrine, est cependant plus faible que celle de la partie antérieure du thorax. Dans la moitié inférieure du dos le son devient souvent tympanique, en raison de la participation des viscères abdominaux. A gauche, le son pulmonal peut être poursuivi le plus souvent jusqu'au niveau du bord inférieur de l'apophyse épineuse de la onzième vertèbre dorsale, plus rarement de la douzième; à droite, où il est interrompu par la matité hépatique, il trouve sa limite à la même hauteur.

En pratiquant la percussion comparative, on obtient *sur les parties latérales du thorax* une sonorité un peu moins claire que celle de la paroi antérieure. Cela tient, comme l'a montré E. Seitz, au rétrécissement normal des espaces intercostaux. Il existe également une légère différence entre les deux côtés : à droite, le son est un peu plus faible qu'à gauche. En considérant l'un ou l'autre des côtés, la sonorité de la moitié supérieure, c'est-à-dire de la région avoisinant l'aisselle, est moins intense que celle de la moitié inférieure où généralement elle devient presque tympanique. Au-dessous de la septième côte, le son pulmonal fait place à droite à la matité hépatique; c'est là que débute la matité absolue ou petite du foie. A gauche, le son pulmonal atteint également la septième côte. A partir de là on perçoit, suivant que l'estomac et le côlon sont remplis de gaz ou de matières solides, un son de percussion tympanique, ou de la matité.

K. — *Percussion topographique des poumons.*

Les résultats de la percussion ne peuvent être utilisés sûrement que par le praticien qui possède à fond l'anatomie *clinique* des organes de la respiration. Sans cette connaissance, le plan de l'exploration physique demeure souvent sans but et la localisation des maladies devient impossible. Ce qui est surtout très important dans l'anatomie clnique, ce sont les limites normales des poumons et ce qu'on appelle les espaces pleuraux complémentaires (disponibles).

C'est sur le vivant qu'il faut étudier l'anatomie clinique. Les explorations sur le cadavre seul n'ont qu'une valeur tout à fait contingente parce qu'après la mort les poumons sont invariablement en expiration forcée et se trouvent dans des rapports de situation tout autres que lorsqu'ils vivent et respirent.

Les *méthodes d'exploration* que l'anatomie met au service des exigences de la clinique sont nombreuses. En enlevant la peau et les muscles des espaces intercostaux jusqu'au niveau du feuillet pariétal de la plèvre, on arrive à observer les limites du poumon à travers la plèvre intacte. Il faut évidemment éviter à tout prix d'ouvrir la cavité pleurale, car l'entrée de l'air provoquerait immédiatement la rétraction des poumons.

On a cherché aussi à délimiter les poumons à l'aide de longues aiguilles ou de harpons avec lesquels on perforait la paroi thoracique.

La méthode la plus en faveur aujourd'hui, est celle qui fut recommandée pour la première fois par Edouard Weber et qui consiste à faire des coupes diverses sur des cadavres congelés, avec le secours de la scie.

Les recherches anatomiques sur le vivant ne peuvent être que fort restreintes, malgré l'emploi de la percussion linéaire la plus minutieuse ; on ne peut guère, de cette façon, se renseigner que sur le niveau des sommets, sur les limites inférieures et sur certains segments des régions moyennes des poumons. Pour déterminer sur le vivant le trajet des sillons interlobaires je me suis efforcé, notamment chez des individus atteints de pneumonie fibrineuse, de dessiner le mieux possible les limites de la matité et de les comparer avec les résultats de l'autopsie. Il est bien entendu qu'on ne peut utiliser que les cas où l'infiltration pneumonique n'atteint qu'un seul lobe pulmonaire et va jusqu'au niveau de la scissure interlobaire. Mais même en faisant abstraction de ce fait que les limites d'un poumon hépatisé ne sont pas des limites normales, il est très rare — du moins autant que je puis en juger d'après mon expérience personnelle — de trouver des cas propres à cette étude.

Le poumon présente trois faces. La face externe, convexe, s'adapte presque partout très intimement aux contours de la cage thoracique. La face interne concave regarde le cœur et la surface inférieure, concave également, située au-dessus du diaphragme, constitue la base. La face externe possède seule un intérêt clinique, car les deux autres sont à peine accessibles à l'exploration.

L'intersection des trois faces donne lieu à la formation de quatre bords, un bord antérieur, un bord inféro-externe convexe, un bord inféro-interne concave et un bord postérieur. Au niveau du sommet, le bord antérieur et le bord postérieur se rejoignent et se confondent.

Les poumons ne remplissent pas complètement la cage thoracique, car leur bord inférieur, notamment du côté des surfaces antérieure et latérale du thorax, est situé plus haut que le bord inférieur de la cage pectorale et s'en éloigne considérablement. En revanche, les sommets dépassent en avant et sur les côtés la limite de la cage thoracique et sont compris, en avant, dans un triangle situé au-dessus de la clavicule et limité en dedans par le sterno-cléido-mastoïdien, en dehors par le trapèze et en bas par la clavicule (fig. 64).

Chez l'adulte, le *sommet du poumon* dépasse la clavicule, ainsi qu'on peut s'en convaincre par la percussion, de 3 à 5 cent. ; le niveau est à peu près égal des deux côtés dans presque tous les cas. Ce niveau est généralement plus élevé chez l'homme que chez la femme ; il est plus élevé aussi chez les individus de haute taille, à thorax allongé et à cou long. L'inégalité de hauteur des sommets pulmonaires se rencontre, il est vrai, chez l'homme sain ; Braune en a vu récemment, et décrit des exemples, mais elle

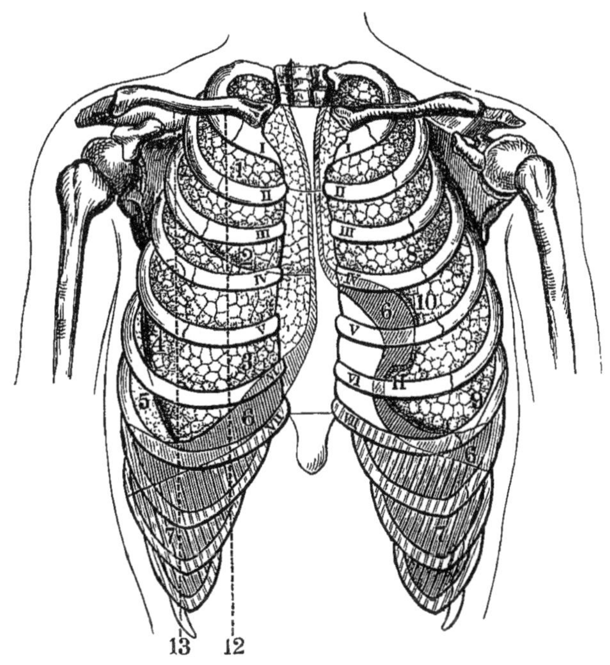

FIG. 64 — *Poumons vus de face.*

1. Lobe supérieur du poumon droit. — 2. Scissure interlobaire droite supérieure. — 3. Lobe moyen du poumon droit. — 4. Scissure interlobaire droite inférieure. — 5. Lobe inférieur du poumon droit. — 6. Plèvre et espace complémentaire. — 7. Diaphragme, portion non en contact avec la plèvre. — 8. Lobe supérieur du poumon gauche. — 9. Scissure interlobaire gauche — 10. Incisure cardiaque. — 11. Processus lingual. — 12. Ligne parasternale — 13. Ligne mamillaire.

est extrêmement rare, et l'asymétrie des sommets reconnaît presque toujours pour cause une affection liée à un certain degré d'atrophie, causée le plus souvent par la *phtisie pulmonaire*. C'est à E. Seitz que revient le mérite d'avoir attiré l'attention sur l'importance de ce phénomène considéré comme symptôme de la tuberculose à son début. La valeur de ce signe est d'autant plus considérable que souvent il est déjà très accusé, alors que la percussion ne révèle encore aucun indice de lésion pathologique.

Weil a trouvé dans l'*emphysème pulmonaire* une élévation considérable des sommets pulmonaires. Je ne puis que confirmer les observations de Weil d'après mes documents personnels. Dans un cas d'emphysème très intense, j'ai rencontré le point le plus élevé de ces sommets à 65 millim. au-dessus de la clavicule.

En arrière, les sommets ne dépassent pas la cage thoracique proprement dite. Des deux côtés, ils arrivent à la hauteur de l'apophyse épineuse de la septième vertèbre cervicale (fig. 65). L'inégalité de niveau des deux sommets acquiert ici la même importance qu'en avant. Au-dessus de l'apophyse épineuse de la septième cervicale, le son de percussion devient absolument mat, mais il a le caractère tympanique dans le voisinage de la colonne vertébrale, en raison de la proximité de la trachée.

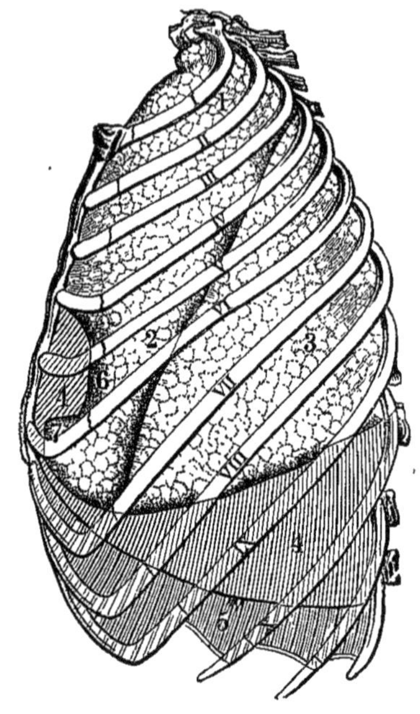

Fig. 65. — *Poumon gauche vu de côté.*

1. Lobe supérieur. — 2. Scissure interlobaire. — 3. Lobe inférieur. — 4. Cavité pleurale et complémentaire. — 5. Portion du diaphragme non en contact avec la plèvre. — 6. Incisure cardiaque. — 7. Processus lingual.

Les *bords antérieurs médians* des poumons sont séparés, au niveau de la fourchette du sternum, par une distance exactement égale à la largeur de cette fourchette, ils sont situés immédiatement derrière l'articulation sterno-claviculaire (fig. 64). De là ils se dirigent l'un vers l'autre et la jonction a lieu à la hauteur du deuxième cartilage costal, vers l'arête de Louis par conséquent. Il faut cependant faire remarquer que le bord pulmonaire droit empiète sur le côté gauche en dépassant la ligne médiane du sternum et peut même s'étendre jusqu'au voisinage du rebord sternal gauche ou jusqu'à une ligne un peu plus rapprochée de la portion moyenne du sternum (1).

Du second au quatrième cartilage costal, les bords antérieurs des deux

(1) Dans sa thèse d'agrégation sur *les Séreuses*, M. Farabeuf a étudié avec soin les rapports des bords antérieurs du poumon avec le sternum. Il a surtout cherché à montrer ces rapports dans l'inspiration et dans l'expiration. 1° Il adapte un robinet fermé à la trachée, il ouvre alors le thorax et s'assure que le sujet est exempt d'adhérences et a le thorax bien constitué. Il constate ainsi que dans *l'expiration*, les bords antérieurs de la plèvre suivent à droite le bord correspondant du sternum, à gauche de même, sauf au niveau du quatrième espace intercostal où ce bord est écarté du sternum par l'incisure cardiaque. 2° Puis il insuffle de l'air dans la trachée et constate que dans l'*inspiration*, on voit ce qui suit : à droite, le bord antérieur de la plèvre est bridé en haut par la veine cave supérieure et au niveau des deux premiers espaces, ce bord n'a presque pas bougé. Plus bas, le bord antérieur droit se rapproche de la ligne médiane et la dépasse même en s'insinuant sous une languette du poumon gauche. A gauche, le bord antérieur du poumon s'avance vers la ligne médiane du sternum, excepté au niveau du quatrième espace où le cœur l'empêche d'atteindre cette ligne médiane.

poumons ont une direction rectiligne et parallèle. Ils ne se séparent qu'à partir de cet endroit, où ils deviennent progressivement bords inférieurs; mais la chose se passe autrement avec le poumon droit qu'avec le gauche. Le bord du poumon droit descend jusqu'au cinquième cartilage avec une légère déviation en dehors ; puis là, il se produit une courbure qui le transforme en bord inférieur externe ; cette courbure est située derrière le sternum. En associant la percussion superficielle à la percussion linéaire, on peut suivre parfaitement sur le vivant les limites du rebord inférieur du poumon, comme nous allons le montrer.

La chose est un peu plus compliquée pour le bord antérieur du poumon gauche. Au niveau du quatrième cartilage costal, ce bord s'incurve très fortement, pour ainsi dire horizontalement et en dehors, et répond à l'union du tiers externe avec le tiers moyen du rebord inférieur de ce 4e cartilage costal. Il coupe les 4e et 5e espaces intercostaux avec une courbure à concavité interne et se continue avec le bord inférieur du poumon gauche, à l'union du tiers externe avec le tiers moyen du sixième cartilage costal, après avoir préalablement envoyé vers la ligne médiane un prolongement en forme de languette qui porte le nom de processus lingual (fig. 64 et 65).

De la configuration particulière du bord antérieur du poumon gauche résulte la formation, à la partie moyenne de la surface pectorale antérieure gauche, d'une zone carrée dont les angles sont arrondis, zone qui possède une importance toute spéciale au point de vue de la percussion du cœur. Là, une portion du muscle cardiaque se trouve en contact immédiat et sans interposition de tissu aéré avec la paroi thoracique. A la percussion toute cette zone fournit un son obscur (matité cardiaque petite ou absolue). On désigne l'échancrure concave du bord antérieur du poumon gauche sous le nom d'incisure cardiaque.

La *situation du bord inféro-externe du poumon droit* pendant la respiration normale est indiquée par les moyennes suivantes. Ce bord inféro-externe est situé :

Au niveau de la ligne	sternale droite,	à la hauteur du bord	supérieur	du 6^e	cartilage.
— — —	parasternale	— — —	inférieur	—	—
— — —	mammaire	— — —	supérieur	7^e	—
— — —	axillaire	— — —	inférieur	—	—
— — —	scapulaire	— —	de la neuvième côte.		
A côté de la colonne	vertébrale	— —	de l'apophyseépineuse de la 11e dorsale.		

D'après ces chiffres, le bord inférieur gauche répond, sur la face externe du thorax, à une ligne à peu près horizontale qui commence au bord sternal droit, contourne le côté droit de la poitrine et se termine à une hauteur égale près de la colonne vertébrale. Tout à fait exactement, on peut dire qu'il répond à une ligne légèrement courbe à convexité inférieure et dont la plus grande incurvation correspond à la zone latérale du thorax. Si cette ligne coupe en avant des côtes plus élevées qu'en arrière, cela tient à ce que ces os ont une direction oblique d'arrière et avant et de haut en bas. Les données topographiques que nous venons de fixer pour ce bord inférieur du poumon concordent parfaitement avec les données de Gerhard, et ont été établies par moi en me basant sur 50 observations des plus minutieuses. Les auteurs qui considèrent cette ligne comme trop élevée sont dans l'erreur. Ils se sont trompés parce qu'ils ont examiné des cadavres ; ainsi que l'a fait justement remarquer Leichtenstern, sur le cadavre le bord inférieur est plus élevé que sur le vivant, pendant l'expiration normale, d'au moins un centimètre.

Mes évaluations concordent également avec celles de Gerhardt pour le *trajet du bord inféro-externe du poumon gauche.* Les conditions sont ici les mêmes que pour le côté droit. Donc ce bord est situé :

Sur la ligne mammaire gauche,	à la hauteur	du bord supérieur du 7ᵉ cartilage costal.
— axillaire —	—	— inférieur — — —
— scapulaire —	—	de la 9ᵉ côte.
A côté de la colonne vertébrale,	—	de l'apophyse épineuse de la 11ᵉ dorsale.

Certains auteurs prétendent que le bord inférieur du poumon droit est plus élevé à côté du rachis que celui du poumon gauche, parce qu'il se trouve refoulé de bas en haut par le foie. Mes nombreuses recherches me permettent de ne pas partager cet avis. Je dois même ajouter que quelquefois j'ai rencontré des poumons dont les bords inférieurs, ayant la même hauteur par rapport au rachis, correspondaient au bord supérieur de la 12ᵉ vertèbre dorsale. Chez les enfants, ce bord est quelquefois plus élevé de toute la hauteur d'un espace intercostal ; chez les vieillards au contraire, il est plus bas de cette même largeur. Sur ce sujet, Sahli a d'ailleurs fait des recherches récentes chez les enfants, et a trouvé les mêmes différences.

Les deux poumons sont divisés en segments ou lobes par des sillons, appelés *scissures* interlobaires. Le poumon gauche ne présente qu'une scissure qui commence à la partie supérieure du bord postérieur de l'organe, contourne sa face externe en se dirigeant de haut en bas et partage ainsi le poumon en deux lobes, l'un supérieur et l'autre inférieur.

Pour le poumon droit, les choses se compliquent en ce sens que la scissure interlobaire d'abord unique se divise en deux branches divergentes (scissures interlobaires supérieure et inférieure droites) qui embrassent le lobe moyen du poumon droit, tandis que le lobe supérieur est situé au-dessus de la scissure interlobaire supérieure et le lobe inférieur au-dessous de la scissure interlobaire inférieure. On ne peut évidemment procéder à la localisation d'une affection du poumon, que si l'on possède bien la direction des diverses scissures. Pour les bien connaître, il faut les étudier sur le cadavre, comme l'a fait V. Luschka avec beaucoup de fruit.

En arrière, les scissures interlobulaires naissent au même niveau (fig. 66). Elles commencent à la hauteur de l'extrémité interne de l'épine de l'omoplate, en supposant que les bras pendent le long du corps, ou, ce qui revient au même, à la hauteur de l'apophyse épineuse de la 3ᵉ vertèbre dorsale. Leur trajet est immédiatement dirigé de haut en bas, de façon à fournir avec la colonne vertébrale un angle d'environ 65°.

Si on se dirige en avant, c'est le trajet de la scissure interlobaire du poumon gauche qui est le plus simple. La scissure coupe la ligne axillaire postérieure entre la 4e et la 5e côte et se termine sur la ligne mammaire au niveau de l'extrémité antérieure de la 7e côte (fig. 64 et 65). D'où il ressort qu'en arrière on peut percuter le lobe supérieur et le lobe inférieur, que toutes les modifications perçues au-dessus de la 3e côte doivent être rapportées au lobe supérieur et que toutes celles qui sont perçues au-dessous doivent être rapportées au lobe inférieur. Dans la région latérale gauche (fig. 65) on atteint également les lobes supérieur et inférieur, et toutes les lésions constatées au-dessus de la 4e côte correspondent au lobe supérieur, tandis que celles qui sont situées au-dessous d'elle appartiennent au lobe inférieur.

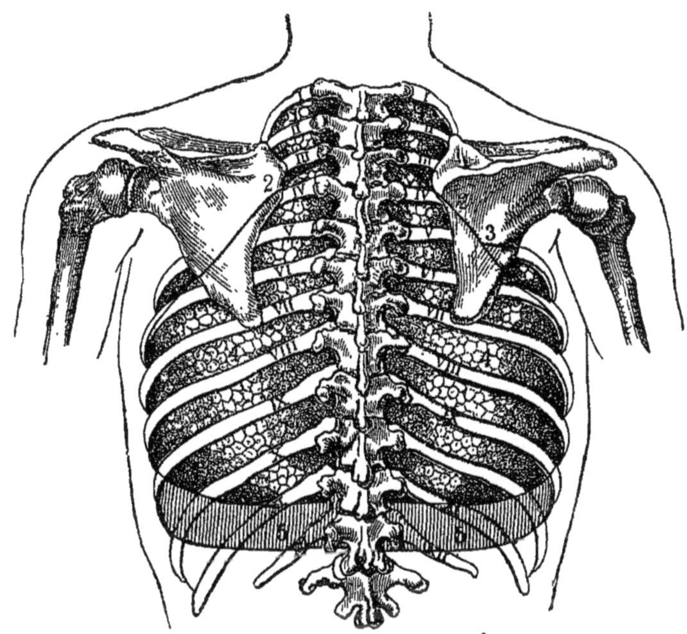

Fig. 66. — *Poumons vus de dos.*

1. Lobe supérieur. — 2. Scissure interlobaire. — 3. Division en scissures interlobaires, supérieure et inférieure droites. — 4. Lobe inférieur. — 5. Espace pleural complémentaire.

En avant et à gauche, la percussion n'intéresse que le lobe supérieur ; aussi tout ce que l'on observe d'anormal revient-il exclusivement à ce dernier.

En ce qui concerne le bord des deux poumons, la comparaison des figures 64 et 65 montre que le bord inféro-externe est uniquement constitué par le lobe inférieur et le bord antérieur uniquement par le lobe supérieur.

La scissure interlobaire droite suit, jusqu'à la ligne axillaire postérieure, un trajet à peu près semblable à celui de la scissure interlobaire gauche. En un point situé sur le bord externe de l'omoplate et à 6 centim. environ de son angle inférieur, s'opère la division en scissures interlobaires supérieure et inférieure. La première se dirige en avant à peu près horizontalement, et aboutit au bord droit du sternum, vers le 4e cartilage costal, quelquefois vers le 5e. La scissure inférieure se dirige de haut en bas et se termine sur la ligne mammaire droite à l'union du tiers externe avec le tiers moyen du 7ᵉ cartilage costal ; là, elle se confond avec le bord inférieur du poumon (fig. 64).

De cette description et de la comparaison des figures 64 et 66, il résulte que, pour le poumon droit, la percussion postérieure ne porte que sur les lobes supérieur et inférieur, séparés par la 3ᵉ côte. Sur les côtés, les lobes sont accessibles tous trois ; toutes les modifications perçues au-dessus de la 4ᵉ côte doivent être rapportées au lobe supérieur, celles qui sont perçues entre la 4ᵉ et la 6ᵉ doivent être rapportées au lobe moyen et celles qui sont perçues entre la 6ᵉ et la 7ᵉ doivent être rapportées au lobe inférieur. Enfin, en avant et à droite, on explore surtout les lobes supérieur et moyen, le premier au-dessus, le second au-dessous de la 4ᵉ côte. On ne trouve un prolongement du lobe inférieur droit qu'un peu en dehors de la ligne mammaire gauche vers la 7ᵉ côte. Les divers lobes participent à la formation des bords du poumon, comme on peut s'en assurer par les figures 64 et 66, de la façon suivante :

Le bord antérieur est constitué par les lobes supérieur et moyen ;
— inféro-externe — — — inférieur et moyen.

Les limites que nous venons d'indiquer et qui sont purement anatomiques nécessitent une correction clinique. Il ne faut pas oublier en effet qu'abstraction faite de la position plus élevée des scissures sur le cadavre que sur le vivant, il est certaines affections des poumons qui amènent une augmentation de volume des lobes pulmonaires, augmentation qui provoque un déplacement notable des scissures interlobaires. C'est ainsi que, chez un malade, j'ai trouvé, en arrière, de la matité à partir de la 6ᵉ vertèbre dorsale, et cependant il ne s'agissait que d'une inflammation fibrineuse du lobe supérieur droit jusqu'au niveau de la scissure interlobaire. Chez un autre, la matité atteignait, en avant et à droite, la partie moyenne de la 5ᵉ côte ; et cependant le lobe moyen était intact ; il y avait uniquement hépatisation du lobe supérieur. Chez un autre encore, atteint de pneumonie du lobe moyen, la matité s'étendait au niveau de l'aisselle jusqu'à la 5ᵉ côte et en avant jusqu'au bord de la 3ᵉ. En un mot, on voit qu'il est impossible d'affirmer avec certitude, sur le vivant, si un foyer morbide ne frappe qu'un seul lobe pulmonaire ou si la lésion s'est déjà propagée à un lobe voisin.

On sait que chacun des poumons est enveloppé d'une séreuse formée de deux feuillets. Le feuillet interne de cette enveloppe, plèvre pulmonaire ou viscérale, adhère intimement à la surface du poumon, tandis que le feuillet externe, plèvre pariétale, forme une espèce de poche où le poumon est renfermé et se meut en toute liberté. Ce n'est qu'au niveau du hile du poumon que les deux feuillets se confondent. Il est très important pour les actes physiologiques et morbides que la poche constituée par la plèvre pariétale soit notablement plus vaste que le volume du poumon. C'est en effet ce qui a lieu, surtout au niveau du bord inférieur des poumons et de l'échancrure cardiaque du bord antérieur du poumon gauche. Là, les parois de la plèvre pariétale ne sont pas séparées par du tissu pulmonaire et sont en contact immédiat, mais elles sont capables de s'éloigner l'une de l'autre et de former des espaces où les poumons en expansion inspiratoire peuvent se loger.

Ces espaces, sur l'importance desquels Gerhardt a le premier attiré l'attention, sont dits *complémentaires;* V. Luschka les désigne sous le nom d'espaces pleuraux *disponibles* ou *de réserve*.

On comprend facilement que l'existence de ces espaces favorise considérablement les variations respiratoires du volume du poumon. Si la plèvre pariétale s'adaptait étroitement, comme la plèvre pulmonaire, à la surface des poumons, ce serait un obstacle à l'expansion de ces organes. Les espaces complémentaires ont une valeur toute particulière pour les cas où il se produit des collections de liquides dans la cavité pleurale : ils constituent en quelque sorte, cela est aisé à saisir, des loges naturelles où le liquide commence à s'accumuler. L'augmentation de volume du poumon, telle qu'elle se réalise dans l'emphysème alvéolaire, par exemple, n'est également possible que grâce à l'envahissement anormal d'une partie de ces espaces complémentaires par le poumon.

La formation d'espaces de réserve s'observe au niveau de tous les bords du poumon, qui, en quelque sorte, ont chacun leur espace disponible propre.

C'est pour le bord inféro-externe, que l'espace complémentaire, appelé encore sinus costo-diaphragmatique, est le plus vaste. On s'explique facilement cette particularité, si l'on se rappelle la situation du bord inférieur du poumon et si on la compare avec la situation du bord inférieur du feuillet costal de la plèvre, ou, ce qui revient au même, avec la situation du bord externe de la plèvre diaphragmatique. La fusion de la plèvre costale et de la plèvre diaphragmatique s'opère, du côté droit, dans les points suivants :

Sur la ligne sternale,	au niveau du bord supérieur	du 7e cartilage costal.	
— parasternale,	à la partie moyenne	—	— —
— mammaire,	au niveau du bord inférieur	—	— —
— axillaire,	—	de la 9e côte.	
A côté du rachis,	—	de la 12e —	

De l'examen des figures 64 et 66, où les limites sont indiquées, il ressort deux faits très importants : 1° la limite inférieure de la plèvre est représentée par une convexité inférieure, dont la plus grande courbure correspond, comme celle du bord inférieur du poumon, à la région latérale du thorax ; 2° le poumon, pendant la respiration normale, ne remplit la cavité pleurale nulle part et les dimensions de l'espace complémentaire atteignent leur maximum dans la région latérale.

Même pendant l'inspiration profonde, l'espace complémentaire n'est pas comblé complètement par les poumons, notamment sur les côtés ; cela n'a lieu, ainsi que l'a montré Gerhardt, que si l'on fait coucher les individus sur le côté opposé et respirer avec de grands efforts.

En mesurant l'espace complémentaire d'après les tables anatomiques de V. Luschka concernant « la position des organes abdominaux », on trouve les chiffres suivants :

Sur la ligne sternale	droite	=	2	centimètres.
— parasternale	—	=	2	—
— mammaire	—	=	2	—
— axillaire	—	=	6	—
A côté du rachis	—	=	2,5	—

Ces chiffres sont inférieurs à ceux qu'indiquent la plupart des auteurs, parce que ceux-ci ont fixé la situation du bord inférieur du poumon, soit à l'état d'expiration, soit sur le cadavre.

Il convient d'attirer encore l'attention sur un point que l'étude des figures 64 et 65 fera facilement comprendre, c'est que la plèvre costale n'atteint pas la limite inférieure de la cage thoracique et ne touche pas par conséquent l'insertion costale du diaphragme. Elle est donc fixée directement à la paroi

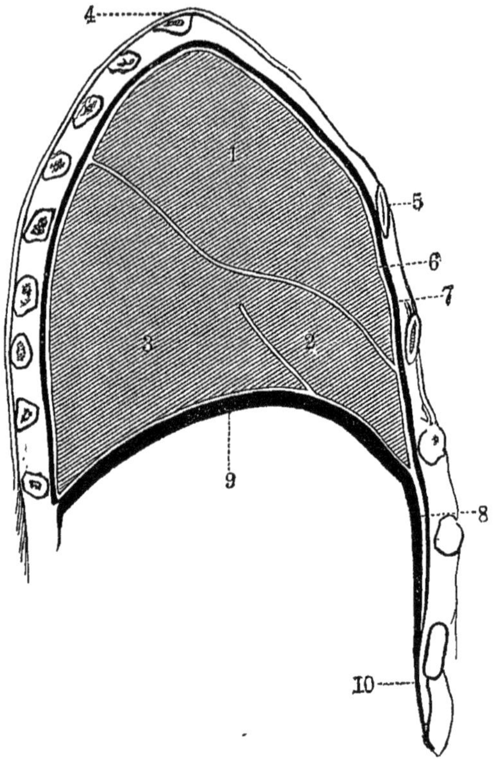

Fig. 67. — *Coupe antéro-postérieure du côté droit du tronc, à côté de la colonne vertébrale.* D'après Rudinger.

1. Lobe supérieur du poumon droit. — 2. Lobe moyen. — 3. Lobe inférieur. — 4. Extrémité postérieure de la 2e côte. — 5. Extrémité antérieure de la 3e côte. — 6. Plèvre viscérale. — 7. Plèvre pariétale. — 8. Espace complémentaire. — 9. Diaphragme. — 10. Portion de diaphragme non recouverte par la plèvre.

interne du thorax, dans le segment inférieur de la cage thoracique, par du tissu fibreux; là seulement où le diaphragme s'éloigne du thorax, la face supérieure prend un revêtement séreux qui se continue avec la plèvre costale. On s'en assure facilement en jetant un coup d'œil sur l'excellente figure de Rudinger, que nous reproduisons ici avec de légers changements (fig. 67). En l'examinant, on voit qu'on peut traverser les espaces intercostaux inférieurs avec une aiguille sans léser aucunement la plèvre et de façon à arriver directement dans la cavité abdominale.

A gauche, le trajet du bord inférieur de la plèvre depuis la ligne mammaire jusqu'à la colonne vertébrale, est presque exactement le même qu'à droite ; parfois cependant il est situé un peu plus bas.

Pour le bord antérieur des poumons, la formation de l'espace complémentaire (sinus médiastino-costal antérieur) s'opère aux points où la plèvre costale s'unit en arrière du sternum avec la plèvre médiastine. A droite, cette union correspond exactement aux limites du bord antérieur du poumon droit;

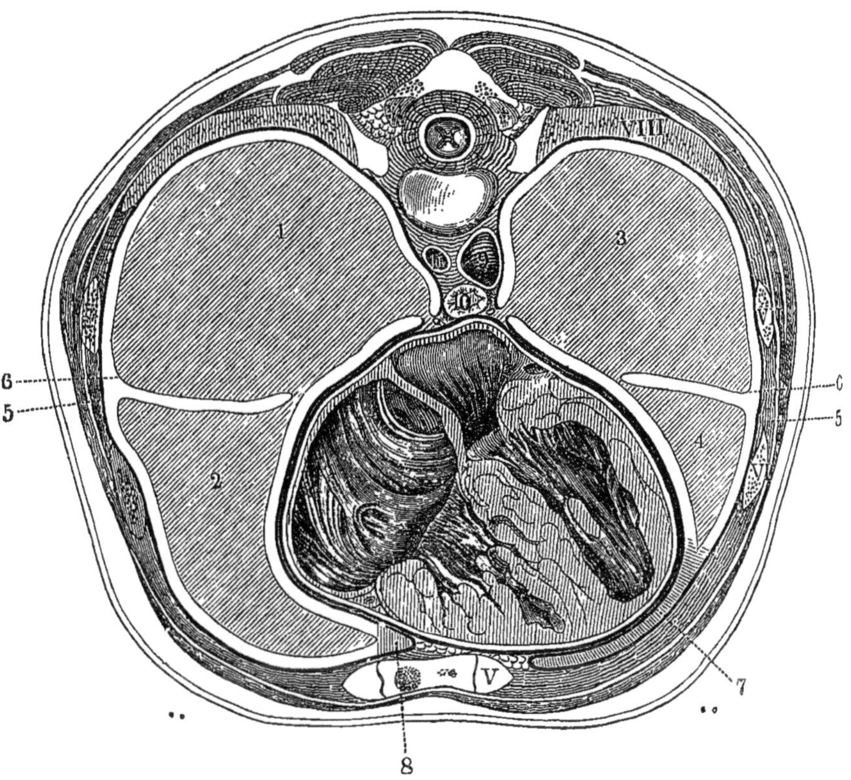

FIG. 68. — *Coupe transversale de la poitrine d'un nouveau-né à la hauteur de la huitième vertèbre dorsale.* D'après V. LUSCHKA.

1 et 2. Lobes du poumon droit. — 3 et 4. Lobes du poumon gauche. — 5. Plèvre costale. — 6. Plèvre viscérale. — 7. Espace complémentaire gauche. — 8. Espace complémentaire droit. — 9. Aorte descendante. — 10. Œsophage. — 11. Veine azygos. — V à VIII. 5ᵉ à 8ᵉ côte.

à gauche au contraire, la plèvre pariétale abandonne le poumon au niveau de l'incisure cardiaque, par conséquent à partir du 4ᵉ cartilage costal. Ainsi du 2ᵉ au 4ᵉ cartilage costal, les bords antérieurs des deux plèvres se touchent pour ainsi dire et ne sont séparés que par une mince couche de tissu cellulaire adipeux et les restes du thymus. Mais à partir du 4ᵉ cartilage costal gauche, le bord antérieur de la plèvre gauche se dévie fortement en dehors (fig. 64). Il forme un arc à convexité externe et se dirige de l'extrémité interne du 4ᵉ cartilage gauche sur l'extrémité externe du tiers moyen du

6e cartilage gauche, de sorte qu'au niveau du 5e espace intercostal gauche, immédiatement à côté du bord sternal, il reste une région où le péricarde est en contact direct avec la paroi thoracique; en dehors de cette région, il existe un espace pleural complémentaire considérable, dans lequel le bord antérieur du poumon gauche peut se dilater librement. On obtient une excellente idée de l'étendue de cet espace de réserve en examinant la coupe représentée par la figure 68, qui est due à V. Luschka.

L'espace complémentaire pour le bord postérieur du poumon n'est que de médiocre importance. On peut le désigner sous le nom de sinus médiastino-costal postérieur, puisqu'il est situé au point d'union de la plèvre costale et de la plèvre médiastine. Ce point lui-même correspond à l'union de la portion antérieure et de la portion latérale du corps de la vertèbre. Entre les deux espaces complémentaires postérieurs se trouve le médiastin postérieur.

Quant au bord inféro-interne du poumon, son espace complémentaire siège vers le bord interne de la plèvre diaphragmatique, au point où celle-ci se continue avec la plèvre péricardique.

En ce qui concerne les *déplacements respiratoires des limites pulmonaires*, on peut se convaincre facilement que, pendant la respiration normale, la différence de niveau des bords inférieurs du poumon pendant l'inspiration est d'environ 1 centim. Si on force l'inspiration et l'expiration, ce chiffre peut augmenter considérablement, et atteindre sur les côtés du thorax jusque 12 et 13 centim. On a dit que dans ces cas le déplacement expiratoire de bas en haut, était un peu moins prenoncé que celui de haut en bas créé par l'inspiration; cependant cette règle n'est pas sans exceptions et Weil en a publié des exemples. Salzer et Leichtenstern ont d'ailleurs soutenu le contraire pour tous les cas.

En moyenne, le déplacement inspiratoire, l'inspiration étant profonde, se mesure des deux côtés par les chiffres suivants :

Sur la ligne	parasternale	jusque	2	centimètres.
—	mammaire	—	3	—
—	axillaire	—	4	—
—	scapulaire	—	2	—
A côté du rachis		—	3	—

Le déplacement respiratoire des sommets pulmonaires est insignifiant, même chez les individus bien portants; dans la plupart des cas, on arrive à peine à en prouver l'existence par la percussion.

Certains auteurs, à l'exemple de P. Niemeyer, ont admis une *mobilité active et une mobilité passive des bords des poumons*. A la première, on attribuait les déplacements respiratoires. Les déplacements réalisés par des attitudes déterminées du corps etaient attribués à la mobilité passive. Gerhardt a donné le premier une description détaillée de ce phénomène. Il montra que dans le décubitus dorsal le bord inférieur du poumon était situé à 1 ou 2 centim. plus bas que dans la position debout. C'est le décubitus latéral surtout qui a une grande influence; dans le décubitus latéral gauche, le bord du poumon droit peut descendre de 3 à 4 centim.

En percutant minutieusement les sommets et en dessinant sur la peau leurs *limites antérieures et postérieures*, on voit sans peine que ces limites sont très différentes en avant et en arrière. En arrière, on obtient une

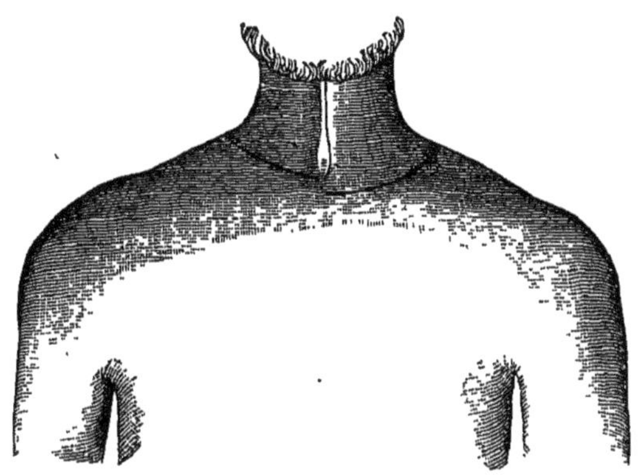

Fig. 69. — *Limites postérieures des sommets pulmonaires déterminées par la percussion.*

courbe à convexité inférieure qui coupe l'apophyse épineuse de la 7e cervicale (fig. 69). En avant, au contraire, la limite est constituée par une ligne légèrement incurvée se dirigeant de haut en bas et d'arrière en avant, qui

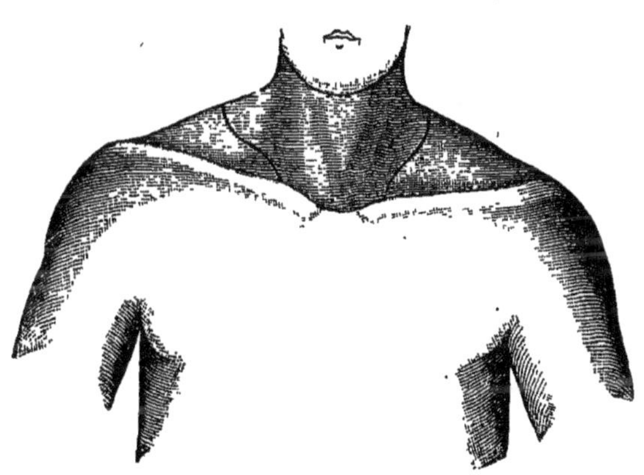

Fig. 70. — *Limites antérieures des sommets pulmonaires déterminées par la percussion.*

part du bord externe du trapèze, envoie un léger prolongement en dedans, au niveau du bord externe du sterno-cléido-mastoïdien et se termine dans le voisinage de l'articulation sterno-claviculaire (fig. 70).

APPENDICE

A. — *Transsonance plessimétrique des organes respiratoires.*

Auscultation plessimétrique. Percussion auscultatoire.

Lorsqu'on percute un point quelconque de la surface thoracique, et qu'on pratique en même temps l'auscultation en un point éloigné du premier, on perçoit un son vibrant avec un timbre métallique, lorsque le tissu pulmonaire contient de l'air et a conservé sa structure normale. Si, au contraire, il existe des indurations pulmonaires, s'il y a interposition d'autres corps solides dans la cavité thoracique, le son perçu par l'oreille est un son mat et élevé. On a tenté d'utiliser l'auscultation du son de percussion pour le diagnostic des affections respiratoires et la détermination des limites pulmonaires. Cardinal a entrepris ces sortes de recherches ; en Allemagne, c'est Zuelzer qui a recommandé cette nouvelle méthode d'exploration qui porte les noms de transsonance plessimétrique ou d'auscultation plessimétrique. Mais Ritter a grandement raison de refuser à cette méthode tout avantage sur la percussion ordinaire (1).

B. — *Phonométrie des organes respiratoires.*

La phonométrie est une méthode d'exploration introduite en médecine par H. Baas ; elle se propose de reconnaître la structure physique des organes pectoraux et abdominaux à l'aide de diapasons mis en vibration. Des essais de ce genre avaient déjà été tentés par Seitz et Zamminer, qui cependant n'avaient pas cherché à les élever à la hauteur d'une méthode d'investigation.

Le principe de la méthode est facile à saisir. En appliquant un diapason vibrant par son extrémité boutonnée, successivement sur la cuisse, sur un estomac peu distendu et sur le thorax au niveau du parenchyme pulmonaire normal, on obtient un son différent quant à la durée et à l'intensité. La résonance aura son maximum de force au niveau de l'estomac et son minimum sur la cuisse ; au niveau du poumon, on entendra une résonance moyenne ou faible. Comparée au son de percussion, la résonance forte correspond à la sonorité tympanique, la résonance faible au son clair et l'absence de résonance au son mat. Il ressort de ce qui précède qu'à l'aide de diapasons on peut déterminer les limites du parenchyme pulmonaire et des organes solides avoisinants et, en cas d'altérations morbides du pou-

(1) L'auscultation et la percussion combinées que Laënnec recommandait pour la recherche du tintement métallique ont donné lieu à divers travaux français et étrangers que l'on trouvera complètement exposés dans le manuel de Barth et Roger. Mais cette percussion auscultatoire (Cammann et Clark), ou auscultation plessimétrique (Noël Gueneau de Mussy) n'a pas donné jusqu'ici de résultats sérieux.

mon, reconnaître son degré de tension et apprécier la quantité d'air qu'il contient. En cas de relâchement du parenchyme pulmonaire et de cavernes on obtiendra une résonance forte, en cas de diminution de l'aération du poumon une résonance affaiblie.

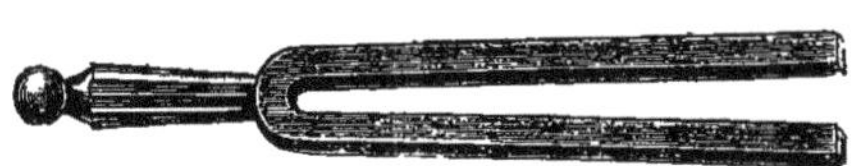

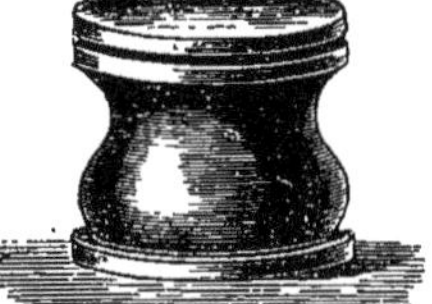

Fig. 71. — *Diapason avec bloc de percussion.* (H. Baas. *Zur Perkussion, Auscultation und Phonometrie*, p. 25.)

H. Baas recommandait un diapason donnant le *la* ; mais Guttmann a montré, un peu plus tard, qu'avec les diapasons à tonalité plus basse le son était plus intense, de sorte que les différences inhérentes aux organes étaient perçues plus nettement. Pour faciliter la mise en vibration du diapason, Baas a fait construire un petit bloc spécial, dont nous reproduisons la forme dans la fig. 71. Comme dans la percussion, on peut avoir recours à la phonométrie médiate ou immédiate, suivant que l'on applique le bouton du diapason directement sur le thorax ou qu'on interpose entre la poitrine et lui le doigt ou le plessimètre.

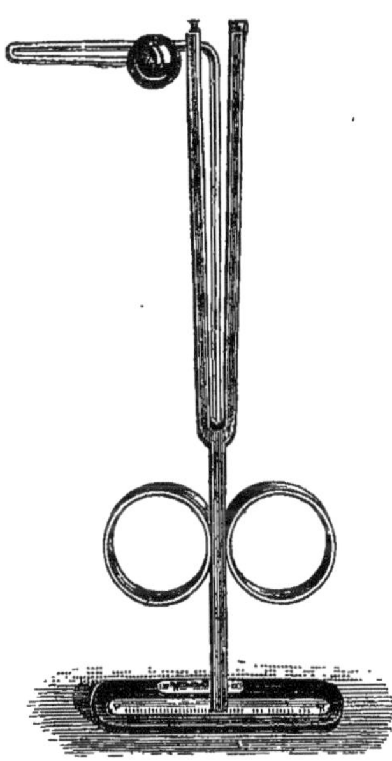

Fig. 72. — Phonomètre de Baas.

Baas a fait construire également un *phonomètre* qui porte son nom (fig. 72). L'appareil est représenté par un diapason dont l'extrémité est soudée à une petite plaque de métal. Celle-ci est assujettie à l'aide de vis sur une plaque d'ébène ayant les dimensions d'un plessimètre. Sur les côtés du pédicule se trouvent deux anneaux destinés au maintien du diapason. En outre, sur la plaque métallique on a appliqué un ressort à branche verticale qui s'incurve et se termine à angle droit par un bouton en caoutchouc durci. En tendant le ressort, ce bouton ce précipite contre le diapason et le met en vibration. L'instrument que je fis venir de Berlin il y a quelques années était d'une construction plus que médiocre ; aussi ai-je donné la préférence au diapason ordinaire.

Le même principe a présidé à la construction du *timbromètre* préconisé par Roy et Forjett. Il consiste en un petit arc en acier, entre les extrémités duquel on a tendu un fil de catgut. En tirant sur le fil, on en provoque la vibration ; à ce moment on pose l'un des bouts de l'arc sur la partie à explorer. Le son obtenu est plus ou moins intense suivant le degré d'aération de l'organe.

Il est peu probable que la phonométrie gagne droit de cité dans la pratique. Tous les auteurs, notamment Baas et Guttmann, s'accordent sur son caractère plutôt confirmatif ou de contrôle; c'est à peine si elle peut revendiquer plus de délicatesse que la percussion elle-même. Au contraire, à bien des points de vue, elle cède le pas à cette dernière, ainsi que l'a fait justement remarquer Guttmann. Toutefois, il faut savoir gré à Baas d'avoir tenté de créer une méthode d'investigation nouvelle qui, comme l'a montré son auteur, peut contribuer à éclairer certaines questions théoriques.

5. — Auscultation des organes respiratoires.

A. — *Historique.*

On peut poursuivre jusque dans la plus haute antiquité les tentatives isolées entreprises dans le but d'apprécier par l'ouïe l'activité spéciale des organes de la respiration. L'idée était naturelle et les observateurs étaient en quelque sorte invités à la réaliser, puisque dans certaines conditions morbides, des phénomènes sonores se font entendre très nettement, et à de grandes distances. Aussi ne faut-il pas s'étonner que déjà Hippocrate (*) ait connu certains phénomènes d'auscultation.

Les malades dont la cavité renferme en même temps des gaz et du liquide font entendre, lorsqu'ils s'agitent, un bruit de succussion spéciale, qui a été parfaitement décrit par Hippocrate et porte encore aujourd'hui son nom (succussion hippocratique).

D'ailleurs son attention semble même avoir été frappée par le frottement pleurétique et les ronchus de la bronchite.

Il est presque incompréhensible que jusqu'au commencement de notre siècle, personne n'ait eu l'idée de se servir de l'auscultation, de la perfectionner et de l'utiliser pratiquement pour le diagnostic. Les principes fondamentaux, indiqués par Hippocrate, étaient même oubliés; et c'est en vain que Robert Hooke (**), un contemporain de Newton, recommandait l'emploi de l'auscultation.

L'auscultation naît véritablement avec le dix-neuvième siècle. Il est vrai que Corvisart y avait eu recours pour le choc de la pointe du cœur, mais c'est à Laënnec (***) qu'il était réservé de devenir le véritable et le seul créateur de l'auscultation.

La découverte de Laënnec se relie en quelque sorte à un hasard, que le plus zélé et le plus infatigable des travailleurs raconte modestement de la façon suivante :

« Je fus consulté, en 1816, pour une jeune personne qui présentait des

(*) Hippocrate, 459-377 av. J.-C.
(**) Robert Hooke, né en 1635, mort le 5 mars 1703.
(***) Laennec, né le 17 février 1781, mort le 13 août 1826.

symptômes généraux de maladie du cœur et chez laquelle l'application de la main et la percussion donnaient peu de résultat en raison de l'embonpoint. L'âge et le sexe de la malade m'interdisant l'espèce d'examen dont je viens de parler (l'application de l'oreille sur la région précordiale), je vins à me rappeler d'un phénomène acoustique fort connu : si l'on applique l'oreille à l'extrémité d'une poutre, on entend très distinctement un coup d'épingle donné à l'autre bout. J'imaginai qu'on pouvait peut-être tirer parti, dans le cas dont il s'agissait, de cette propriété des corps. Je pris un cahier de papier, j'en formai un rouleau fortement serré dont j'appliquai une extrémité sur la région précordiale ; et posant l'oreille à l'autre bout, je fus aussi surpris que satisfait d'entendre les battements du cœur d'une manière beaucoup plus nette et plus distincte que je ne l'avais jamais fait par l'application immédiate de l'oreille.

« Je présumai dès lors que ce moyen pouvait devenir une méthode utile, et applicable non seulement à l'étude des battements du cœur, mais encore à celle de tous les mouvements qui peuvent produire du bruit dans la cavité de la poitrine, et par conséquent à l'exploration de la respiration, de la voix, du râle, et peut-être même de la fluctuation d'un liquide épanché dans les plèvres ou le péricarde. »

Contrairement à ce qui se passe aujourd'hui où l'on a coutume d'être bien trop prompt dans la publication de ses recherches, Laënnec mit trois ans à faire connaître sa découverte, employant ces années à étudier la nouvelle méthode à l'hôpital Necker, dont il était alors médecin. Aussi l'année 1819 vit-elle paraître un ouvrage qui est la perfection même et qui encore aujourd'hui est un modèle du genre. Cet ouvrage porte le titre de « *Traité de l'auscultation médiate des maladies des poumons et du cœur* ».

Comme toute idée nouvelle, l'auscultation rencontra des adversaires ; mais déjà la percussion était connue et appliquée ; elle avait préparé le terrain et ouvert la voie aux méthodes physiques d'exploration. Aussi ne fallut-il que peu de temps à la découverte de Laënnec pour conquérir son droit de cité et entrer rapidement dans la pratique ; Laënnec a, du reste, appuyé sa découverte sur de remarquables recherches anatomo-pathologiques, ce qui laissait peu de place au doute.

Parmi les successeurs de Laënnec, nous retrouvons en première ligne, comme pour la percussion, Skoda, qui devint ici encore l'interprète des processus physiques, quoique ses théories ne soient pas exemptes d'erreurs.

L'auscultation n'a pas encore dit son dernier mot. La preuve en est dans les travaux tant théoriques que pratiques qui sont encore publiés tous les jours sur ce sujet.

B. — *Méthodes d'exploration.*

De même que pour la percussion, on distingue, dans l'auscultation, la *méthode immédiate* et la *méthode médiate*. Dans la première, on applique l'oreille directement sur la paroi thoracique ; tandis que dans la seconde, on interpose entre l'oreille et la poitrine un instrument, auquel on a conservé le nom de *stéthoscope* que Laënnec lui avait donné. Laënnec a toujours donné la préférence à l'auscultation médiate qui, somme toute, avait le mérite d'être d'un emploi facile et qui, grâce à cela, contribua grandement au succès de la nouvelle méthode. Mais il avait le tort de croire qu'en toutes circonstances l'auscultation instrumentale permet de saisir les phénomènes acoustiques plus facilement et plus nettement que l'auscultation directe. On sait aujourd'hui que le contraire est exact; c'est précisément avec l'auscultation immédiate que les phénomènes sonores de la respiration sont les plus distincts. Si, en pratique, il s'agissait de percevoir les bruits avec beaucoup d'intensité, il n'y aurait pas à hésiter sur le choix de l'une ou l'autre des méthodes; il faudrait toujours préférer l'auscultation immédiate. Mais l'expérience nous apprend que les phénomènes acoustiques, recueillis et transmis à l'oreille par le stéthoscope, possèdent une intensité suffisante pour être utilisés pour le diagnostic. D'ailleurs, le stéthoscope procure d'autres avantages encore, ce qui justifie son existence et son emploi si fréquent.

Nous allons peser et comparer les avantages et les inconvénients de chacune des deux méthodes d'auscultation (1).

Tout en fournissant une intensité plus considérable de son, l'*auscultation immédiate* a encore l'avantage de permettre l'auscultation d'une région plus étendue, de toute la zone recouverte par le pavillon de l'oreille. Cela a une grande importance chez les individus débilités ou chez les malades pour lesquels la position assise est difficile à garder, et chez lesquels par conséquent il faut terminer l'exploration le plus rapidement possible. Mais cette particularité peut devenir un inconvénient; l'auscultation directe doit être repoussée dans les cas où il importe de bien localiser les phénomènes sonores. Pour ce motif, elle est à rejeter d'une manière générale, pour l'examen du cœur et des vaisseaux périphériques. Un autre inconvénient consiste dans l'impossibilité d'appliquer directement l'oreille sur certaines régions du thorax, telles que le creux sus-claviculaire, dont l'auscultation est cependant des plus précieuses pour le diagnostic de la tuberculose pulmonaire au début. D'autres désavantages viennent s'ajouter encore aux précédents. Chez les malades malpropres, en sueur, ou porteurs d'exanthèmes, il faut un certain courage pour appliquer l'oreille contre la poitrine. Vu le contact très intime avec le malade, le danger de l'infection n'est pas à négliger; d'ailleurs l'auscultation par-dessus la chemise ne doit être employée que lorsqu'on ne peut faire autrement. Dans ce cas, la chemise ne doit point faire de plis et être en parfait contact avec le thorax; l'oreille elle-

(1) En France, « l'auscultation immédiate est la seule usitée quand elle est possible; l'auscultation mediate, à l'aide du stéthoscope, n'a lieu que dans le cas où la disposition des parties ne permet pas l'application exacte de l'oreille ou quand on a intérêt à limiter la sphère d'extension d'un bruit.

« Les modèles de stéthoscopes sont peu variés et le choix est indifférent, le meilleur est celui dont on a pris l'habitude par un usage prolongé. Il en est de cet instrument comme des outils favoris de tous les ouvriers » (Lasègue).

même devra être appliquée plus intimement contre la paroi de la poitrine. L'examen ne peut être fait par-dessus les vêtements, le déplacement de ceux-ci créant des bruits accessoires qui font que même un clinicien expérimenté se trouve parfois embarrassé lorsqu'il s'agit de rapporter tel bruit à la respiration et tel autre aux vêtements.

Quand on pratique l'auscultation immédiate, il faut prendre une petite précaution, très importante en pratique. Il faut marquer du doigt l'endroit du thorax destiné à être exploré et appliquer l'oreille tout d'abord sur le doigt lui-même. Il arrive, en effet, au plus habile, qu'au moment où il fléchit la tête, il perd la direction voulue et ausculte un endroit autre que celui qu'il voulait examiner. Le pavillon de l'oreille doit être en contact parfait avec la paroi thoracique. S'il y a quelque solution de contact, une partie des ondes sonores s'échappera par là et le son sera naturellement d'autant moins intense.

De ce qui précède, il résulte qu'on ne peut se passer en aucun cas de l'auscultation médiate. Peu de temps après la découverte du stéthoscope de Laënnec, on s'est demandé quel genre d'instrument serait plus avantageux. Nous ne pouvons entrer dans les détails concernant ce sujet, un livre n'y suffirait pas; nous ne toucherons donc dans ce qui suit les questions de principe et nous nous bornerons à signaler quelques formes importantes du stéthoscope.

On a discuté d'abord la question de savoir s'il faut se servir d'un *stéthoscope creux ou plein*. De nos jours P. Niemeyer a pris parti pour le stéthoscope plein dont il a fait ressortir avec beaucoup de conviction les avantages tant au point de vue théorique que pratique, Il recommande un bâton de sapin, long de 15 cent., à base un peu large et à extrémité supérieure se terminant par un embout conique, destiné à être introduit dans l'oreille, jusqu'au niveau du tympan.

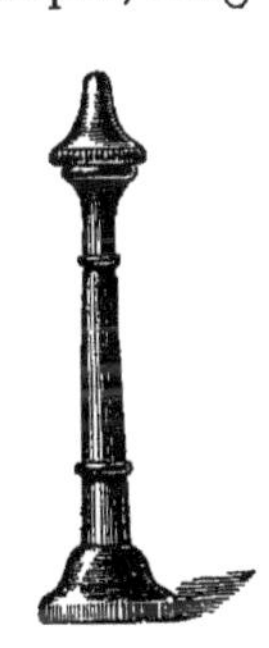

Fig. 73. — *Stéthoscope de* Niemeyer. (Handb. der theor. u. prakt. Perkussion und Auskultation, t. II, p. 10.)

Le bâton doit être sans nœuds et coupé dans le sens des fibres longitudinales (ce que nous démontrerons à l'aide de certaines lois physiques). Niemeyer donne à son instrument le nom de *acouoxylon* (fig. 73).

Pour défendre le principe théorique de la construction de son appareil, Niemeyer s'appuie sur ce que les bâtons solides sont d'excellents conducteurs du son, que le sapin précisément conduit le son 18 fois mieux que l'air et qu'un embout conique pénétrant dans le conduit auditif permet la transmission des ondes sonores à l'appareil auditif plus facilement qu'une plaque appliquée contre le pavillon de l'oreille. Les essais de Chladni et de Savart, cités par Niemeyer, ne prouvent pas qu'il y ait une transmission plus nette, mais une transmission plus rapide du son.

Les deux choses ne se confondent évidemment pas toujours; car on comprend sans difficulté qu'une substance peut transmettre le son très rapidement, tout en abandonnant pendant le trajet une partie des ondes sonores au milieu ambiant, et tout en étant, par conséquent, un mauvais conducteur pour le son.

Mais revenons à la valeur pratique du stéthoscope plein. Tout d'abord, l'embout conique ne peut pénétrer jusqu'au tympan à cause du trajet tortueux du conduit auditif externe. Alors même que la chose serait possible, la membrane du tympan ne supporterait pas longtemps ce contact. Même en n'introduisant l'embout que dans la première partie de l'oreille, l'emploi de l'instrument demeure encore incommode, parce que ce fait exige la fixité et l'immobilité complète de la tête de l'explorateur. Mais ce qui est le plus important, c'est que la prétendue supériorité théorique de l'instrument répond à une réelle infériorité dans la pratique. Si, en dehors de toute prévention, l'on compare les bruits fournis par un stéthoscope creux ordinaire et avec ceux de l'acouoxylon de Niemeyer, on ne peut qu'être de l'avis de Sommerbrodt, Waldenburg et Guttmann, qui affirment qu'avec l'instrument plein on n'obtient *rien de plus!* Comme Sommerbrodt, je trouve même qu'il faut presser l'acouoxylon si fortement contre le thorax, afin de pouvoir entendre distinctement, que cela incommode le malade et peut supprimer les bruits des artères périphériques. Avec cet instrument, on annihile encore presque complètement ce que l'on appelle la consonance des phénomènes d'auscultation; tous les bruits, en un mot, présentent une obscurité anormale.

L'immense majorité des praticiens se servent de stéthoscopes creux; cela existerait-il si les stéthoscopes pleins étaient vraiment de beaucoup supérieurs à ceux-là, qui ont d'ailleurs l'inconvénient d'être d'un prix plus élevé.

Pour démontrer que les stéthoscopes creux sont construits d'après un principe acoustique faux, on s'est basé sur cette proposition de physique que les corps solides sont meilleurs conducteurs du son que l'air. Tout le monde sait que le chuchotement est nettement perçu d'une extrémité à l'autre d'un long tronc l'arbre, tandis que par l'air, la transmission des ondes sonores à une distance équivalente est chose impossible. La propagation du son se trouve anéantie, si l'on scie le tronc à un endroit quelconque de sa longueur et que par conséquent il s'interpose entre les bouts sciés une couche d'air, si minime soit-elle.

On a fait au stéthoscope creux un autre reproche encore. D'après une loi de physique, les ondes sonores se propagent plus facilement dans le milieu où elles sont nées. Si on les oblige à traverser des milieux de densité différente, une bonne partie d'entre elles se perd chaque fois par réflexion; en d'autres termes, le son s'affaiblit. Or, comme les bruits respiratoires se transmettent tout d'abord à la paroi thoracique pour passer ensuite à la colonne d'air renfermée dans le stéthoscope, il devrait se produire, si l'on en croit la théorie, un affaiblissement notable des phénomènes d'auscultation.

Mais en pratique qu'arrive-t-il? La théorie se trouve en contradiction formelle avec la réalité et les stéthoscopes creux donnent aux phénomènes thoraciques une très grande netteté. D'où il faut conclure que, dans ces raisonnements, on a oublié un facteur capable de compenser et au delà les inconvénients indiqués par la théorie.

Il me semble qu'on n'a pas assez remarqué que les stéthoscopes creux n'étaient pas des conducteurs simples du son, mais qu'ils pouvaient encore renforcer le son par résonance. Gerhardt est le seul, à ma connaissance, qui ait indiqué ce point. Qu'on applique l'oreille contre un stéthoscope en contact avec l'air atmosphérique seulement, on entendra ce bourdonnement particulier qu'on perçoit en auscultant de gros coquillages vides. Ce phénomène est la meilleure preuve que le stéthoscope possède les qualités d'un résonateur, car le bourdonnement susdit ne peut se produire que par le renforcement par résonance de certains bruits ambiants, que nous ne percevons pas avec l'oreille non armée. Dans le silence de la nuit, alors que tout est calme aux alentours, ce bourdonnement ne s'entend plus. Une expérience décrite par Gerhardt ne laisse aucun doute sur les effets de résonance du stéthoscope creux. En plaçant l'instrument au niveau de la pointe du cœur, on entendra, chez beaucoup de personnes, les bruits cardiaques à

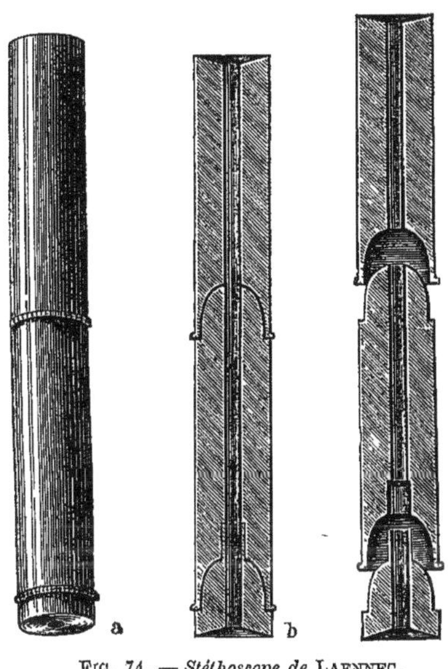

FIG. 74. — *Stéthoscope de* LAENNEC.

a, Aspect extérieur. — b, Coupe. — c, Séparé en ses éléments. — 1/4 gr. nat.

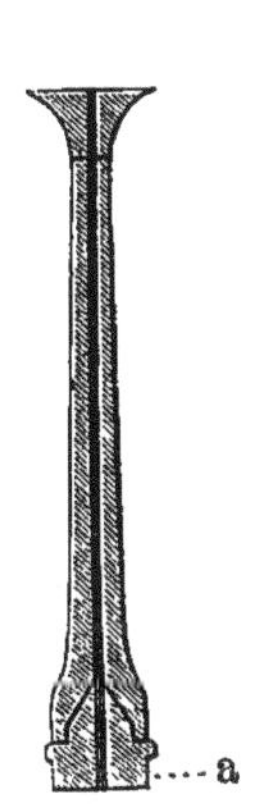

FIG. 75. — *Stéthoscope creux ordinaire avec obturateur*, a. — 1/4 gr. nat.

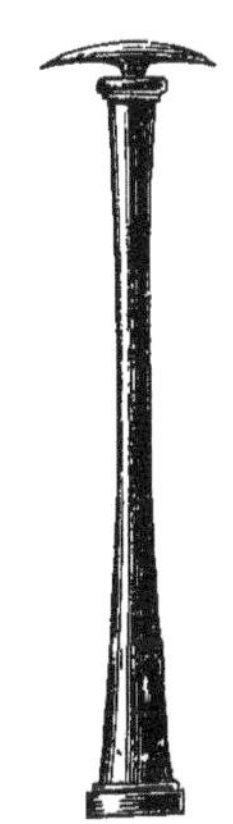

FIG. 76. — *Stéthoscope à plaque auriculaire convexe, mobile et terminée en cône, pouvant être introduite dans l'une ou l'autre des ouvertures de l'instrument*. 1/4 gr. nat.

une certaine distance du pavillon du stéthoscope; celui-ci enlevé, tout disparaît. Ce fait ne peut s'expliquer que par la propriété qu'a le stéthoscope creux de renforcer par résonance les phénomènes sonores.

Le stéthoscope de Laënnec n'est pas très commode en pratique; il est de dimensions trop considérables pour être portatif. Il consiste en un cylindre de bois creux à son centre, d'environ 25 cent. de longueur et 3 cent. de diamètre (fig. 74, a). A son extrémité inférieure se trouve un obturateur mobile, grâce auquel on peut restreindre ou étendre à volonté la zone à explorer (fig. 74, b). On peut raccourcir l'instrument de moitié, en séparant le segment supérieur du cylindre de la pièce inférieure terminée en cône (fig. 74, c).

On modifia le stéthoscope de Laënnec tout d'abord en réduisant ses dimensions et en y adaptant une plaque auriculaire. C'est ainsi qu'est né le stéthoscope qui est aujourd'hui dans presque toutes les mains, et qui possède une plaque auriculaire soit concave, soit plane, soit convexe. La plupart des auteurs postérieurs à Laënnec ont cherché à conserver à l'instrument le moyen de changer à volonté l'étendue de la zone à ausculter. On eut recours à la grande ouverture du stéthoscope pour l'auscultation des poumons, à la petite pour celle du cœur et des vaisseaux. Tantôt on chercha à y arriver par l'emploi d'un obturateur (fig. 75), tantôt on construisit des tubes avec une ouverture large et une ouverture étroite et en fixant à l'une ou à l'autre de ces ouvertures, une plaque auriculaire munie d'un prolongement *ad hoc* (fig. 76). H. Baas proposa d'utiliser des entonnoirs de différentes dimensions que l'on visserait sur le stéthoscope ; cette disposition est inutile et sans avantages spéciaux. Il suffit, pour n'importe quel cas, d'avoir un stéthoscope creux à plaque auriculaire fixe ou fortement vissée à l'une des extrémités, et dont l'autre extrémité a un diamètre d'environ 2 cent.

L'avantage qu'il peut y avoir à ce que la plaque auriculaire soit plutôt concave que plane ou convexe, n'est qu'une question d'habitude. Cependant les plaques concaves l'emportent sur les autres quant à la force de résonance.

On s'est élevé théoriquement contre l'emploi des plaques auriculaires. On cite volontiers une phrase de Fick, extraite de son excellent ouvrage de physique médicale, et où cet auteur parle de « l'emploi incompréhensible, au point de vue physique, de ces plaques ». On a prétendu que ces plaques laissaient nécessairement entre elles et le pavillon de l'oreille un certain espace, à travers lequel peuvent s'échapper une partie des ondes sonores, ce qui produit un affaiblissement du son. Ce reproche est en effet mérité ; il en résulte que, dans le choix d'un stéthoscope, il faut donner la préférence à l'instrument dont la plaque auriculaire est suffisante pour recouvrir le pavillon de l'oreille tout entier et qu'à chaque auscultation, il faut chercher à obtenir un contact aussi intime que possible de l'oreille avec la plaque du stéthoscope.

Ce contact est sans doute plus sûrement obtenu si, d'après la recommandation de L. Fick, on met à l'extrémité auriculaire un tube conique que l'on introduit dans le conduit auditif. Cependant cette modification n'a jamais pu acquérir droit de cité dans la pratique. A propos de l'acouoxylon, nous avons mentionné l'inconvénient inhérent à des instruments de ce genre, sans compter que certaines personnes ne peuvent sans dommage irriter souvent plus ou moins fortement leur conduit auditif externe par la présence de corps solides.

De ces considérations, il résulte que la part principale dans la transmission du son revient à la colonne d'air renfermée dans le tube stéthoscopique. Et en effet, on peut admettre que c'est elle qui est le facteur principal, peut-être même exclusif, de la transmission du son. Quoique la paroi du stéthoscope soit parfaitement apte à recueillir et à conduire les ondes sonores, la plus grande partie de ces ondes est annihilée plus ou moins complètement au moment du passage dans le pavillon et les zones plus profondes de l'oreille. Comme preuve de ce fait, rappelons que les bruits du cœur normaux sont toujours perçus sous forme de phénomènes sonores simples, brefs et strictement limités. Si l'on devait tenir compte de la transmission simultanée par l'air et les parois du stéthoscope, il n'en serait pas ainsi, parce que le son est transmis beaucoup plus rapidement par la paroi solide que par l'air. Tyndall le démontre par des expériences extrêmement simples. En appliquant l'oreille à l'extrémité d'une tige en fer dont on percute l'autre extrémité, on entendra chaque fois deux chocs au lieu d'un seul ; l'un de ces chocs correspond à la transmission plus rapide par le fer, l'autre à la transmission plus lente par l'air. On objectera avec raison, il est vrai, qu'avec le stéthoscope, il ne s'agit pas de grandes distances ; mais, nous le répétons, si la transmission du son par les parois entrait en ligne de compte, les bruits du cœur ne seraient pas si brefs et si distincts. S'il est hors de doute maintenant que la paroi stéthoscopique n'exerce aucune influence sur la propagation du son, il faut en conclure qu'il est complètement indifférent que l'on se serve d'instruments creux en bois, en ivoire, en métal ou en toute autre substance.

Pour l'*emploi du stéthoscope* il faut avoir soin d'appliquer *exactement et hermétiquement* l'extrémité évasée de l'instrument sur la paroi thoracique, sous peine de voir se produire des bruits accessoires gênants. On y arrive en posant d'abord le stéthoscope fortement contre la poitrine et en n'appliquant qu'à ce moment seulement l'oreille contre la plaque auriculaire. Toutefois, il faut éviter toute forte pression de l'instrument. Ce fait mérite d'autant plus l'attention que tout le monde a une tendance instinctive, lorsque les bruits sont peu intenses, à tenter d'augmenter les effets acoustiques du stéthoscope en le pressant plus fortement contre le thorax. Naturellement, on obtient un résultat entièrement opposé, parce que les malades, en raison même de cette pression, respirent plus superficiellement et affaiblissent d'autant les phénomènes d'auscultation. Pendant l'auscultation, la main ne doit pas toucher le stéthoscope, car tout mouvement quelque léger qu'il soit, mouvement dont l'observateur n'a même pas conscience, se traduit par un bruit intense analogue au ronchus et cause ainsi très facilement des erreurs de diagnostic. En un mot, il faut que le stéthoscope soit placé librement entre l'oreille et la paroi thoracique.

Autant que possible, il faut ausculter sur la poitrine nue ; cela importe surtout pour le premier examen. En tous cas, la chemise ne devra point faire de plis et être appliquée exactement contre le thorax ; la pression du stéthoscope sera un peu plus énergique qu'en cas de poitrine découverte, afin d'éviter autant que faire se peut les déplacements de la chemise, entre la paroi pectorale et l'instrument. Il en sera de même chez les individus à poitrine velue ; car les mouvements des poils donnent l'impression de ronchus. Il peut même devenir nécessaire de mouiller les poils, afin de les coller contre le thorax et empêcher ainsi tout déplacement de leur part.

Comme la percussion, l'auscultation exige la comparaison de régions symétriques de la poitrine; on fera bien de suivre les principes donnés à propos de la première de ces méthodes d'investigation.

On ausculte les surfaces thoraciques antérieure et latérales dans le décubitus dorsal, et la surface postérieure dans la position assise.

Il faut que le médecin évite toute attitude incommode pour lui-même, car, sans cela, l'auscultation perd en exactitude.

A côté des stéthoscopes creux solides, il existe des *stéthoscopes creux flexibles*.

Parmi ces derniers, celui de Voltolini mérite une mention spéciale. Il consiste en un entonnoir en sapin, à l'extrémité rétrécie duquel est adapté un tube en caoutchouc de 30 à 50 centim. de longueur qui se termine par un embout en forme de gland. L'embout ne doit pas être trop petit, afin qu'il puisse obturer hermétiquement la partie cartilagineuse du conduit auditif externe. Ce stéthoscope est un excellent conducteur du son. Voltolini prétend même qu'avec lui on perçoit les bruits thoraciques plus distinctement qu'avec l'auscultation immédiate.

Il faut naturellement veiller avec le plus grand soin à ce que l'entonnoir soit appliqué fortement contre la paroi thoracique, car en raison même de la bonne transmission et du renforcement du son, tout bruit accessoire devient plus gênant encore. Le stéthoscope de Voltolini est avantageux surtout, ainsi que l'a montré Gruber, pour les praticiens dont l'ouïe a souffert par suite de maladies de l'appareil de transmission ou de certaines affections du labyrinthe. Dans ces conditions, où le stéthoscope ordinaire ne rend aucun service, l'instrument de Voltolini permet une auscultation sûre et nette.

L'effet acoustique du stéthoscope de Voltolini est notablement accru, lorsqu'on recouvre d'une membrane l'ouverture infundibuliforme de l'instrument. On crée ainsi un nouvel instrument que C. Hüter a décrit sous le nom de *dermatophone*. En l'appliquant solidement et fixement sur la peau on perçoit un susurrement profond et continu qui est renforcé d'une façon rythmique à chaque réplétion artérielle, à chaque systole cardiaque par conséquent. Comme le bruit est d'une intensité toute particulière aux endroits riches en vaisseaux, par exemple aux extrémités digitales, aux lèvres, sur la langue, aux joues, Hüter l'a rapporté non sans raison au mouvement sanguin à l'intérieur des vaisseaux cutanés eux-mêmes. En faveur de cette opinion, il existe un fait démontré par Senator, c'est qu'on entend ce bruit même dans des membres paralysés, où toute occasion de le confondre avec les bruits musculaires fait défaut. Par contre, on ne le perçoit pas sur le cadavre; mais on peut le produire artificiellement en injectant par des mouvements rythmiques dans les artères du bras une solution de chlorure de sodium. Ce bruit est surtout intense dans l'insuffisance des valvules

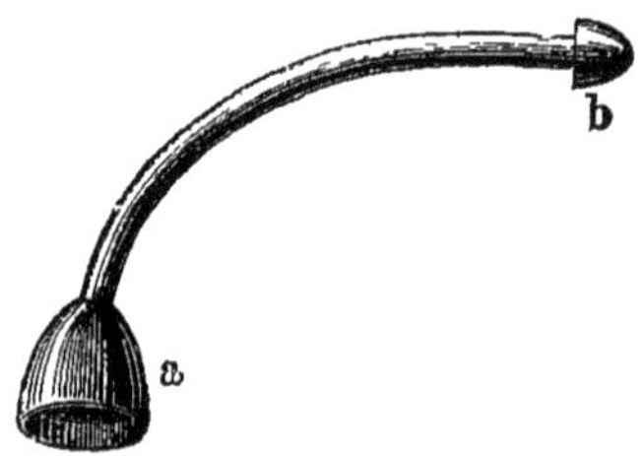

FIG. 77. — *Stéthoscope de* VOLTOLINI.

a. Extrémité infundibuliforme. — *b*. Embout en forme de gland. D'après l'original, in *Berl. klin. Wochenschrift*, 1875, p. 206.

aortiques, parce que dans ces cas le mouvement sanguin dans les petits vaisseaux est très prononcé.

Hering a prétendu que tous les bruits perçus à travers le dermatophone étaient des bruits musculaires. Les expériences de Senator sur des membres paralysés réfutent cette manière de voir. De même, d'après Hüter, on peut supprimer ce bruit par l'application sur le membre de l'appareil d'Esmarch qui n'a aucune influence sur les bruits musculaires. Le renforcement systolique du bruit ne se laisserait du reste expliquer que difficilement dans l'hypothèse de bruits musculaires. Certes, on peut entendre des bruits musculaires à travers le dermatophone qui alors devient un *myophone*. Il suffit pour cela d'appliquer la plaque en caoutchouc sur les paupières closes. Le bruit musculaire se distingue du bruit cutané par sa discontinuité ; plus on ferme énergiquement les paupières, en d'autres termes, plus on contracte fortement le muscle orbiculaire, plus le bruit augmente d'intensité. Grâce au myophone, on peut percevoir les bruits musculaires au niveau de tout muscle qui se contracte.

Les modifications qui surviennent dans l'état des tendons se manifestent également dans certains bruits : le dermatophone est alors un *tendophone*

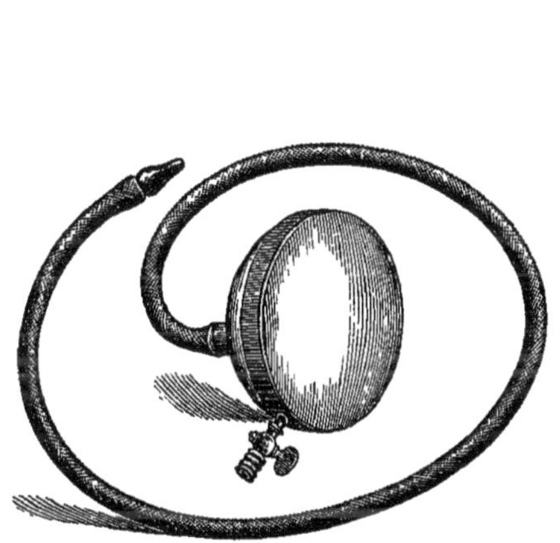

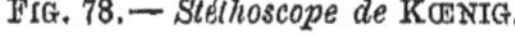

FIG. 78.— *Stéthoscope de* KŒNIG.

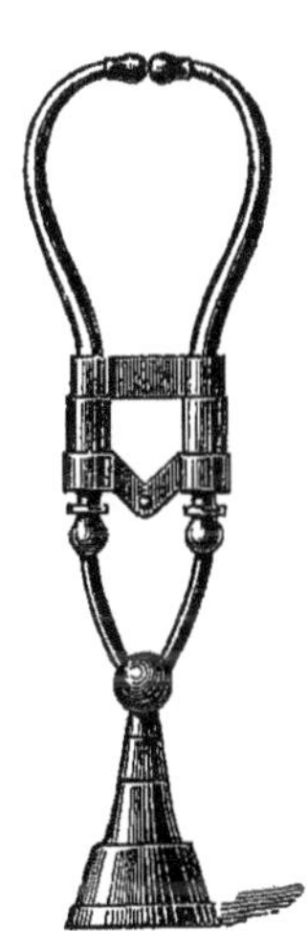

FIG. 79. — *Stéthoscope bi-auriculaire de* CAMMAN.

Senator a observé aussi qu'avec cet instrument on pouvait entendre, chez les individus bien portants, les battements de l'artère radiale ; le dermatophone est alors un *sphygmophone*.

La *stéthoscope de König*, construit à Paris, se rapproche beaucoup, quant à la construction, de celui de Hüter (fig. 78). Il consiste en une coque métallique plan-convexe. La surface plane est fermée par une double lamelle de caoutchouc ; à l'aide d'un tube à insufflation fermé par un robinet on peut séparer l'une de l'autre les deux lamelles, et on crée ainsi entre elles un espace lenticulaire, très propre à renforcer le son. Sur sa face convexe, la coque se termine par une tubulure conique en rapport avec un tube de caoutchouc, dont l'autre extrémité garnie d'un embout en os peut être introduite dans le conduit auditif externe. König construit également des stéthoscopes à tube en caoutchouc multiples, ce qui permet l'auscultation de la même région par plusieurs observateurs à la fois. Ce stéthoscope conduit et renforce très bien le son, mais n'offre pas pour la pratique d'avantages particuliers.

En Angleterre et en Amérique, on se sert beaucoup de stéthoscopes bi-auriculaires ; en Allemagne également on a essayé d'introduire ces instruments dans la pratique journalière, ainsi que le prouve une communication de Meyer-Hüni. Nons donnons comme exemple le stéthoscope de Camman. représenté par la figure 79. Cet instrument est composé d'un entonnoir

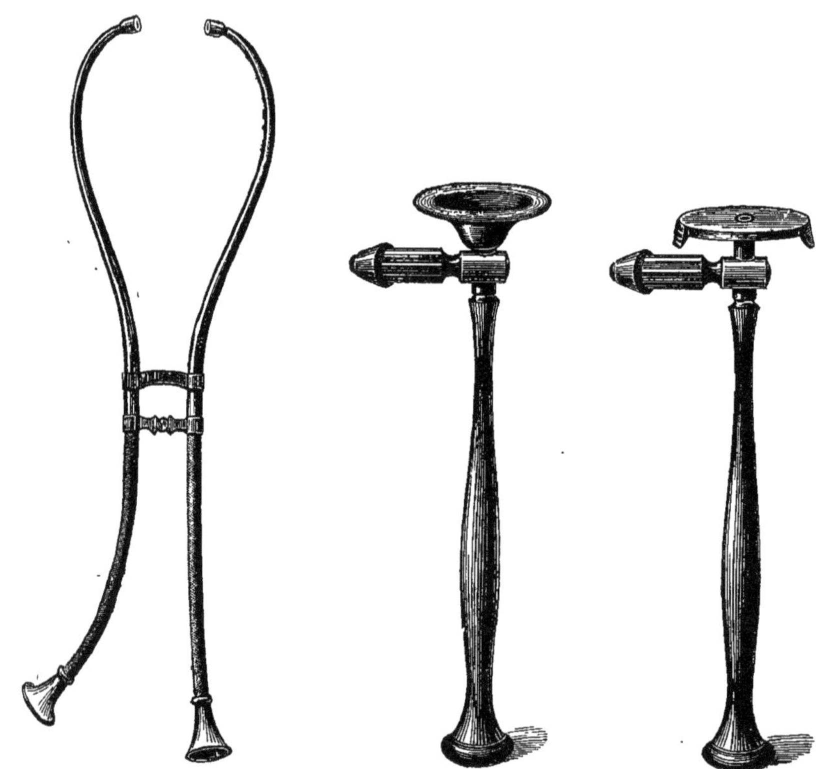

FIG. 80. — *Stéthoscope différentiel d'*ALISON. D'après NIEMEYER, Handb. d. theor. u. prakt. Percussion, etc., page 10.

FIG. 81. — *Somatoscope de* HUTER. D'après le dessin original, in Berl. Klin. Wochenschr., 1887, n° 12.

destiné à être appliqué contre le thorax, et qui se termine par deux branches mobiles dont les extrémités coniques sont destinées à être introduites dans les deux conduits auditifs externes. Ma propre expérience me permet d'affirmer que ces stéthoscopes spéciaux transmettent et renforcent le son d'une façon vraiment extraordinaire, mais que plus que toute autre forme de stéthoscope, ils donnent lieu à des bruits accessoires et exposent très facilement à des erreurs. En outre, il faut bien se convaincre que lorsque les phénomènes sonores ont atteint un certain degré d'intensité, degré que donnent les stéthoscopes creux ordinaires, une intensité plus considérable est inutile pour les besoins du diagnostic (1).

On a encore proposé de se servir de *stéthoscopes différentiels*, c'est-à-dire d'instruments où deux cylindres s'abouchent avec un tube unique, afin de pouvoir ausculter deux régions différentes presque en même temps, et de comparer les résultats. Alison est arrivé au même but en réunissant par des articles latéraux deux stéthoscopes ordinaires (fig. 80).

Il faut mentionner aussi les essais entrepris pour utiliser le microphone dans l'auscultation humaine. Latendorf, Stein, Spillmann et Dumont, Boudet de Paris, ont publié des études sur ce sujet. Leurs recherches se rapportent, il est vrai, particulièrement à l'appareil circulatoire; en tous cas, elles n'ont encore conduit à aucun résultat pratique.

On a tenté également à diverses reprises de réunir en un seul et même

(1) M. Constantin Paul a imaginé un stéthoscope flexible qui est d'un usage très commode : il se compose d'un tube de caoutchouc vulcanisé, long de 45 cent. ; une des extrémités se place à frottement dans le conduit auditif externe; l'autre porte un pavillon évasé qui s'applique sur le point à ausculter. C'est le stéthoscope simple qui

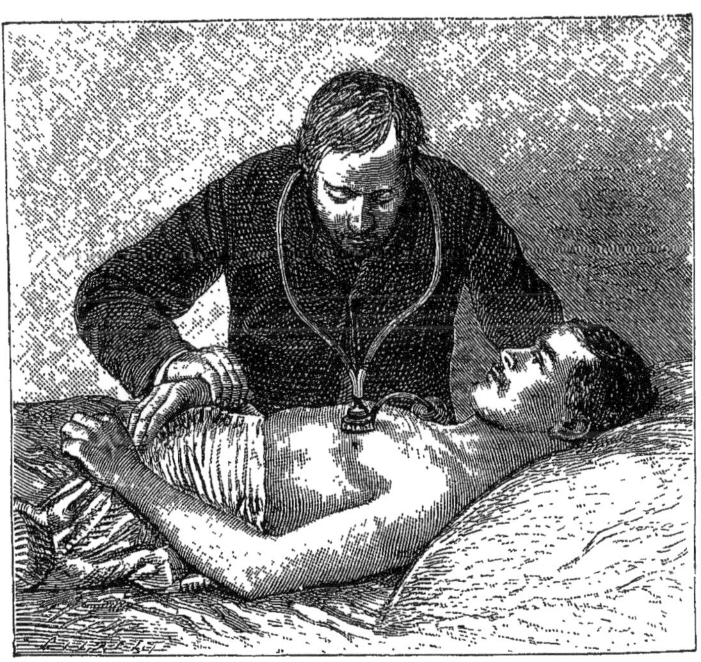

Stéthoscope flexible bi-auriculaire du Dr C. PAUL.

ressemble assez à celui de Voltolini (fig. 77). Mais pour que l'instrument s'adapte plus facilement à la peau, et aussi pour renforcer le son, M. Paul a imaginé d'adapter au pavillon une ventouse annulaire dans laquelle on fait le vide à l'aide d'une petite poire de caoutchouc. Ces stéthoscopes flexibles de M. C. Paul sont mono-auriculaires ou bi-auriculaires. Ils sont très utiles pour l'enseignement clinique, instrument le stéthoscope, le plessimètre et le marteau (fig. 81). Ces sortes d'instruments complexes ont été décrits, notamment, par Waldenburg et par V. Hüter ; ce dernier leur donne le nom de *somatoscopes* (1).

C. — *Caractéristique générale des phénomènes d'auscultation.*

Les phénomènes stéthoscopiques de l'appareil respiratoire sont tellement complexes qu'il est extrêmement difficile de les renfermer complètement en une formule simple et claire. Tant que le poumon respire, l'entrée et la sortie de l'air atmosphérique se révèlent au niveau du thorax, par des phénomènes sonores particuliers, que l'on désigne sous le nom de *bruits respiratoires*. Ceux-ci diffèrent de caractère, suivant qu'on ausculte le larynx et la trachée ou la surface thoracique elle-même. Au niveau des deux premiers de ces organes, ils ont un caractère soufflant ; sur le thorax, au contraire, ils ont un caractère plus doux, plus moelleux et ressemblent à une sorte d'aspiration ; les premiers représentent la *respiration bronchique*, les seconds la *respiration vésiculaire* (murmure vésiculaire). Entre les deux, il y a la *respiration indéterminée* qui est suffisamment définie par son nom même.

En dehors des bruits respiratoires, on peut encore percevoir, à l'auscultation, des bruits surajoutés, râles et ronchus. Ces bruits se produisent lorsque des masses liquides remplissent les bronches, les alvéoles pulmonaires ou des excavations résultant d'altérations morbides. Si l'on a affaire à un liquide très visqueux garnissant la muqueuse bronchique, on observe la forme spéciale de râles qui portent le nom de ronchus secs ; au contraire, le liquide est-il fluide, on perçoit des râles humides ou bulleux, ronchus humides.

Nous n'avons pas, il s'en faut, épuisé les phénomènes d'auscultation. En cas d'affections de la plèvre, il peut s'en produire de très importants.

---

(1) Ajoutons quelques préceptes concernant le *manuel opératoire* de l'auscultation.

Il faut autant que possible ausculter à nu.

Quand on ausculte un malade assis sur son lit, il faut l'empêcher de prendre un point d'appui sur ses membres supérieurs.

On exigera qu'il respire par la bouche et non par le nez.

Enfin, comme le dit Lasègue, il faut le tenir pendant toute la durée de l'opération, pour ainsi dire en haleine, en l'encourageant, en modifiant la fréquence et l'activité de la respiration, en le soumettant à une sorte d'entraînement qui l'associe à la recherche et en fasse un collaborateur. Lorsque les sujets se prêtent mal, soit négligence, soit maladresse, à cette discipline, il convient de les préparer par une gymnastique respiratoire, avant d'appliquer l'oreille. On examine alors, à nu, le mécanisme de la respiration, on rectifie les mouvements et on assure la docilité du malade.

Mais nous avons remarqué que souvent, si le malade respire mal, ce n'est ni par négligence, ni maladresse ; il y a tel malade dont on dit : « il ne sait pas respirer ». Or ces malades qui ne savent pas respirer sont souvent des tuberculeux ou des candidats à la tuberculose.

Lorsque les feuillets pleuraux sont devenus rugueux à la suite de processus inflammatoires, leur déplacement respiratoire se manifeste fréquemment par du *frottement pleurétique*. La cavité pleurale peut encore être le siège de collections liquides ou gazeuses ; dans ces cas, en secouant le malade, on entend un bruit de flot particulier, qui porte le nom de *succussion hippocratique, bruit de succussion*.

Disons enfin que pour bon nombre de maladies du poumon et de la plèvre, l'*auscultation de la voix* est d'une importance majeure.

Si, malgré tout, on voulait une classification, il faudrait s'adresser soit à l'étiologie, soit à la localisation. Nous nous contenterons de quelques indications sur ce sujet.

En choisissant pour point de départ l'étiologie, il faudrait distinguer les divers phénomènes d'auscultation selon qu'il s'agit de bruits engendrés par les vibrations soit de l'air seul, soit d'air et de liquide, soit de surfaces rugueuses. L'on obtiendrait ainsi la division suivante :

Bruits aériens purs : murmure vésiculaire, respiration bronchique, respiration indéterminée, auscultation de la voix.

Bruits hydro-aériques : râles secs, râles humides, bruit de succussion.

Bruits de surfaces : frottement pleurétique.

J'ignore si le lecteur se contentera facilement de cette classification ; quant à moi, je ne vois pas ce qu'elle peut présenter d'avantages didactiques ou diagnostiques.

En ce qui concerne la division suivant la localisation, on aurait à étudier tout d'abord des bruits bronchiques, pulmonaires et pleuraux. La chose toutefois est plus facile en théorie qu'en réalité, car dans bien des cas on est incapable de décider si un bruit a son siège dans les bronches ou dans le parenchyme pulmonaire proprement dit. En outre, les diverses formes sont fréquemment combinées entre elles. Enfin l'auscultation de la voix serait impossible à placer dans un de ces groupes, parce qu'elle est modifiée de façons très diverses, par les processus bronchiques, aussi bien que pulmonaires et pleuraux.

Aussi ne suivrons-nous aucune classification dans l'étude que nous allons entreprendre ; mais nous traiterons de chacun des phénomènes stéthoscopiques successivement et indépendamment les uns des autres.

D. — *Genèse physique et signification diagnostique du murmure vésiculaire.*

En auscultant un poumon bien portant qui respire, on entend sur presque toute la surface thoracique ce bruit respiratoire moelleux, spécial, auquel on a donné le nom de *murmure vésiculaire*. Les noms de respiration vésiculaire ou alvéolaire sont synonymes, mais moins usités.

Le murmure vésiculaire ne s'entend ordinairement que pendant l'inspiration. Le bruit de l'expiration a un caractère indéterminé ou légèrement soufflant, se rapprochant de celui de la respiration bronchique.

Si l'on veut reproduire artificiellement le bruit vésiculaire, il suffit de rétrécir la fente labiale presque jusqu'à occlusion complète et d'aspirer avec quelque force l'air extérieur. On atteint le même but, parce que les conditions mécaniques sont les mêmes, en disposant les lèvres pour la prononciation des consonnes B, V ou F, et en aspirant l'air. Le murmure vésiculaire est donc caractérisé par une sorte d'aspiration ou par ce que nous appellerons *la respiration en F*. Toutefois on reconnaît très aisément que la consonne choisie pour l'expérience n'est pas chose indifférente. Avec le V, le bruit d'aspiration est très doux, avec l'F au contraire il est rude.

Les différences sont plus considérables encore, si l'on tient compte de la hauteur du bruit respiratoire. Artificiellement, on peut produire des tonalités différentes suivant qu'on combine avec la lettre F les voyelles A, E, I, O, U. L'I donne le murmure vésiculaire le plus élevé, l'U le murmure le plus profond. La consonne F représente donc le timbre du murmure vésiculaire, et la voyelle ajoutée crée sa tonalité.

Les variations indiquées par cet artifice se retrouvent très exactement quand on ausculte la poitrine d'un homme qui respire ; quoique le caractère fondamental demeure immuable, on peut cependant affirmer que tout individu possède son murmure vésiculaire propre.

En ce qui concerne la *genèse du bruit vésiculaire*, Laënnec l'attribuait au frottement de l'air inspiré contre les parois des bronches et des alvéoles pulmonaires.

Le nom de murmure vésiculaire indique la source principale du phénomène d'après Laënnec, car on appelait jadis vésicules les alvéoles pulmonaires. Cette hypothèse a joui d'une grande vogue. Skoda, Wintrich et des auteurs contemporains l'ont adoptée. Toutefois certains médecins firent des réserves, en disant qu'il ne s'agissait en somme que d'une hypothèse privée de toute démonstration scientifique.

Les opinions différentes n'ont naturellement pas manqué ; mais c'est à peine si on se les rappelle. Citons-en quelques exemples. Blakiston professait que pendant l'inspiration les fibres lisses des petites bronches se contractaient, rétrécissaient ainsi le calibre bronchique et produisaient aux points sténosés des bruits de frottement, c'est-à-dire créaient le murmure vésiculaire inspiratoire. Ce n'est qu'une hypothèse très risquée.

Leaning a repris tout récemment cette théorie et l'a exposée d'une manière incompréhensible. D'après lui, ce seraient la contraction et le relâchement des fibres lisses elles-mêmes qui produiraient le bruit vésiculaire. Celui-ci ne serait donc plus qu'un bruit purement musculaire.

C. Gerhardt prétend que, ni le frottement de la colonne d'air contre les parois alvéolaires, ni les vibrations de l'air contenu dans les alvéoles, ne peuvent engendrer le murmure vésiculaire, car, alors même que ces cavités seraient plus vastes encore, il ne pourrait s'y produire des bruits perceptibles. Aussi ne reste-t-il d'après lui, comme source de bruit, que les vibrations du parenchyme pulmonaire, vibrations pour lesquelles celui-ci, lorsqu'il est à l'état de tension, présente une aptitude toute spéciale.

Zamminer et E. Seitz considèrent que la respiration vésiculaire est produite à l'orifice des lobules de la même manière que lorsqu'on souffle sur l'orifice libre d'une clef creuse.

Pour établir une théorie physique du murmure vésiculaire, il faut séparer nettement deux choses, le processus physique et son siège.

En ce qui concerne le processus physique, le frottement de l'air contre la paroi interne des voies aériennes est une chose physiquement impossible; on peut donc affirmer en toute certitude qu'à ce point de vue la théorie de Laënnec et de tous ses successeurs est fausse. Lorsque l'air atmosphérique ou un autre gaz traverse les voies aériennes ou d'autres conduits cylindriques, il ne se produit pas le moindre bruit de frottement entre les deux corps. Si l'on se représente l'air en mouvement comme formé d'une série de couches concentriques, c'est précisément la couche la plus externe, celle qui est en contact direct avec la paroi interne du tube, qui reste à l'état de repos complet en raison de l'adhérence qui existe entre elle et le conduit. Les couches plus internes se meuvent les unes le long des autres avec une rapidité d'autant plus grande qu'elles sont plus rapprochées de l'axe du tube.

Lorsqu'un fluide gazeux traverse un conduit, il ne se produit de bruits que dans deux conditions : 1° quand la rapidité du courant est trop considérable ; 2° quand le conduit présente en un point quelconque de son trajet un rétrécissement ou une dilatation. Mais même dans ces circonstances, le bruit perçu n'est jamais un bruit de frottement du gaz contre la paroi du conduit (cela tient à une impossibilité physique); ce sont des *tourbillons de gaz* qui engendrent le bruit. Les conditions susdites sont en effet éminemment propres à rendre le courant du gaz irrégulier et à engendrer des tourbillons, en d'autres termes, à créer des bruits. Un mouvement de rapidité anormale de l'air inspiré, qui pourrait déterminer un bruit, ne s'observant pas dans les voies aériennes, il faut donc admettre que le murmure vésiculaire est un bruit de sténose.

La première des deux propositions qui précèdent a été démontrée par les recherches expérimentales de Halbertsma. En faisant passer à travers des tuyaux en caoutchouc un courant de gaz dont la rapidité était mesurée, le bruit n'était perçu dans les tubes de calibre partout égal que lorsque cette rapidité atteignait 1200 millimètres par seconde. En prenant au contraire un tube de 8 millim. de diamètre rétréci de 2 millim. sur un point de son parcours, une rapidité de 1000 millim. suffit pour produire le bruit. Or, cette rapidité est d'environ 700 millim. par seconde dans les grosses bronches et de beaucoup moindre dans les bronches moyennes et les bronchioles ; il en résulte que la respiration ne peut donner lieu à des bruits déterminés par suite d'une rapidité excessive de l'inspiration.

Si maintenant nous nous demandons quels sont les points où se produisent les bruits de sténose appelés murmure vésiculaire, nous nous trouvons en présence de ce fait que ces points ne peuvent exister sur le trajet des voies bronchiques. Car malgré la ramification de plus en plus prononcée de ces conduits, la sténose n'est que *progressive* ; or, des tubes, dans ces conditions, se comportent absolument comme ceux dont le diamètre est égal partout et ne donnent pas lieu, si le courant d'air n'a pas une rapidité excessive, à la formation de tourbillons et de bruits. Sur tout le parcours des voies aériennes, il n'y a que deux points où il se produise une dilatation ou un rétrécissement brusques ; il se produit une *dilatation* à l'endroit où commencent les infundibula (1) ; il y a un *rétrécissement* dans l'intérieur du larynx, au niveau de la glotte.

Du côté des infundibula, la formation des tourbillons aériens ne peut être perçue au dehors. Ces espaces sont bien trop petits pour donner lieu à des phénomènes sonores perceptibles par l'oreille ; les expériences de H. Baas en sont la preuve. En expérimentant sur des brins d'herbe dont le calibre était encore visible à l'œil nu, par conséquent bien plus gros encore que celui des infundibula, Baas ne réussit jamais à déterminer des bruits en y faisant passer un courant d'air.

Il faut donc nécessairement admettre que le murmure vésiculaire a sa source dans le larynx où il naît sous forme de bruit de sténose.

Lorsque, pendant l'inspiration, l'air atmosphérique pénètre dans le larynx, les cordes vocales vraies proéminent subitement vers l'intérieur du larynx, de sorte que l'air est obligé de passer à travers la fente glottique. Plus bas, les voies s'élargissent. Il se produit donc immédiatement au-dessous des cordes vocales, des tourbillons d'air qui se manifestent par des bruits. Dehio a cherché à démontrer qu'à côté de ce fait, il fallait accorder une grande importance, pour la réalisation des caractères propres de la respiration laryngée, à des phénomènes de résonance ayant leur siège dans l'arbre trachéo-bronchique.

Les conditions de transmission du bruit laryngien vers la superficie du poumon sont des plus favorables. D'abord le courant d'air suit la direction voulue ; de plus, les bronches représentent un système tubulaire fermé qui favorise au plus haut point la propagation du son, puisque Biot, le grand physicien français, put converser à travers les tuyaux des conduites d'eau parisiennes avec une personne placée à un kilomètre.

Cependant, en comparant le bruit laryngé avec le bruit pulmonaire, on s'aperçoit immédiatement que la propagation du larynx au poumon en a modifié profondément le caractère. Au niveau du larynx, ce caractère est nettement soufflant ou bronchique ; au niveau des poumons au contraire, l'aspiration est extrêmement moelleuse et a le caractère vésiculaire. Cette transformation ne peut avoir lieu dans les grosses bronches, car, dans certaines conditions, on perçoit à leur niveau la respiration bronchique non modifiée ; il ne reste donc qu'à admetre que les alvéoles remplis d'air et les extrémités des bronchioles sont capables d'engendrer cette modification.

Penzold a démontré le fait directement par d'ingénieuses expériences. En plaçant sur le larynx d'un homme qui respire un morceau de tissu non aéré (foie ou poumon hépatisé), en pratiquant l'auscultation par-dessus, le

(1) L'infundibulum de l'auteur, répond, dans la nomenclature qu'on a adoptée en France après les leçons de M. Charcot, à l'acinus pulmonaire.

bruit respiratoire est nettement bronchique. Il n'en est plus de même si l'on remplace le tissu non aéré par du parenchyme pulmonaire insufflé. La respiration bronchique, transmise à travers le parenchyme aéré, s'est transformée en murmure vésiculaire. Il semble que ce ne soit pas seulement l'air contenu dans le parenchyme, mais le parenchyme lui-même qui contribue à la transformation, parce que la respiration laryngée, auscultée à distance, c'est-à-dire uniquement propagée à travers l'air, ne se transforme jamais en murmure vésiculaire. Penzoldt est d'avis que les mouvements de l'air se transmettent au parenchyme pulmonaire distendu, de sorte que les vibrations du bruit laryngé propagé et du parenchyme distendu se gênent réciproquement et engendrent le bruit vésiculaire normal. Donc la participation du parenchyme pulmonaire à la genèse du murmure vésiculaire reste très importante, et le nom primitif du murmure vésiculaire, jadis pris dans un autre sens étiologique, peut être conservé, car il exprime bien ce qu'il doit exprimer (1).

Pendant sa propagation à travers le poumon aéré, le bruit broncho-laryngé n'est pas modifié seulement dans son caractère, mais encore dans sa tonalité. En effet, en comparant la tonalité du murmure vésiculaire avec celle de la respiration broncho-laryngée, on s'aperçoit facilement que celle-ci est plus élevée.

Pendant l'expiration, on n'entend point, au niveau du thorax, de bruit vésiculaire. Les processus physiques du courant aérien sont les mêmes, il est vrai, que pour l'inspiration, mais la direction en est renversée et va des alvéoles vers le larynx. D'où il résulte que le courant aérien rencontre la zone sténosée au niveau des cordes vocales et que par conséquent les tourbillons d'air se forment au-dessus d'elles, contrairement à ce qui a lieu dans l'inspiration. Les conditions de transmission des tourbillons expiratoires à la superficie du poumon, sont donc des plus favorables : genèse des bruits au-dessus des cordes vocales, rétrécissement expiratoire de la fente glottique et direction de courant qui s'éloigne de la superficie pulmonaire. Le collapsus expiratoire des alvéoles pulmonaires, lui aussi, est d'une importance extrême. De tout ceci, il résulte qu'à l'expiration, selon l'intensité du bruit expiratoire laryngé, on percevra à l'auscultation du thorax tantôt un silence respiratoire, tantôt une respiration indistincte, tantôt une respiration légèrement bronchique, mais non le murmure vésiculaire pur.

Au point de vue de la tonalité le murmure à l'expiration est presque toujours plus profond qu'à l'inspiration, et son intensité est moindre.

Le bruit respiratoire entendu quand on ausculte un poumon sain pendant l'inspiration correspond donc au murmure vésiculaire.

Le murmure vésiculaire indique que les bronchioles et les alvéoles pulmonaires sont perméables à l'air. Il faut toutefois se garder de croire

(1) Ce sont surtout les travaux de Beau et de Spittal qui ont défendu la théorie du murmure vésiculaire exposée par l'auteur. On trouvera dans le manuel de Barth et Roger l'énumération des objections qu'on peut lui adresser. Ces objections n'ont de portée que si on accorde une influence exclusive au bruit glottique ; elles n'ébranlent pas la théorie physique telle que Eichhorst vient de l'exposer.

que partout où l'on perçoit ce murmure vésiculaire, il existe du parenchyme pulmonaire sain. En cas de foyers morbides petits et disséminés, séparés par des intervalles de parenchyme aéré, on peut ne percevoir aucune modification du murmure vésiculaire. Cela se voit fréquemment dans la tuberculose miliaire, dans la pneumonie lobulaire, dans la sclérose interstitielle du poumon et dans d'autres états morbides analogues.

Wintrich a même observé le murmure vésiculaire au niveau de cavernes ; celles-ci donnent lieu ordinairement à de la respiration bronchique. Cela ne peut s'expliquer, surtout lorsque les cavernes pulmonaires sont superficielles, que par la propriété des extrémités bronchiques (propriété démontrée plus haut) de transformer la respiration bronchique en murmure vésiculaire.

Les *différentes formes du murmure vésiculaire*, telles qu'on les rencontre dans les états physiologiques et pathologiques, dérivent de la tonalité, de l'intensité, des modifications systoliques (murmure vésiculaire systolique), des interruptions (respiration saccadée), de la longueur de l'expiration (murmure vésiculaire avec expiration prolongée).

La *tonalité du murmure vésiculaire* dépend en partie de l'âge et du sexe. Elle est plus élevée chez l'enfant et chez la femme que chez l'homme. Cela tient avant tout à l'étroitesse du larynx, qui élève le bruit laryngo-bronchique. À un âge avancé, la tonalité du murmure vésiculaire devient plus aiguë même chez l'homme ; ce fait est en rapport avec la raréfaction sénile du parenchyme pulmonaire.

Les modifications de tonalité du murmure vésiculaire ne peuvent servir d'indices certains pour le diagnostic des maladies respiratoires ; les anciens médecins fondaient, ce nous semble, trop d'espoir sur ces variations. Cependant, dans la *tuberculose miliaire* étendue et dans l'*œdème pulmonaire*, la tonalité du murmure vésiculaire s'élève habituellement ; malgré cela, dans les cas douteux, un observateur sérieux se gardera d'appuyer un diagnostic sur un pareil symptôme.

L'*intensité du murmure vésiculaire* est due, en première ligne, aux forces mises en œuvre pendant l'inspiration et à la structure anatomique de la cage thoracique. L'inspiration est-elle lente et superficielle à dessein, le bruit respiratoire peut perdre complètement son caractère vésiculaire et se transformer en respiration indéterminée, presque silencieuse. En y mettant certaines précautions, il devient même possible de rendre le bruit inspiratoire absolument imperceptible. On observe ce phénomène chez les personnes tombées en syncope, chez lesquelles la respiration est extrêmement superficielle.

Inversement, l'intensité du murmure vésiculaire peut être augmentée par des mouvements respiratoires accélérés et renforcés à dessein. Comme exemples de ce fait, nous avons les inspirations profondes consécutives aux quintes de toux ou aux cris d'enfants en larmes, inspirations qui sont parfois les bienvenues pour l'observateur. La chose s'observe surtout chez les individus qui présentent la respiration de Cheyne-Stokes. Plus les mouvements respiratoires deviennent superficiels, moins le murmure vésiculaire est intense et plus il perd son caractère aspiré, et réciproquement.

Les processus physiques de ce phénomène sont faciles à saisir ; des lois des courants il résulte que l'intensité des tourbillons et par conséquent des bruits, toutes choses égales d'ailleurs, augmente avec la rapidité du courant. Or, il est inutile de montrer que cette dernière est la plupart du temps dans des rapports très intimes avec la vivacité des mouvements respiratoires.

L'intensité du murmure vésiculaire dépend non seulement de l'énergie de la respiration, mais encore de l'épaisseur de la paroi thoracique, ou, ce qui revient au même, des conditions extérieures de la conductibilité. En cas de parois thoraciques minces, le murmure est plus intense qu'avec des parois épaisses ; chez le même individu il est le plus faible aux régions de la poitrine qui sont recouvertes d'épaisses couches de tissu, au niveau des omoplates, par exemple.

Quelles que soient les modifications physiologiques ou pathologiques de l'intensité du bruit respiratoire, les deux facteurs que nous venons d'indiquer entrent toujours en ligne de compte. Lorsque cette intensité dépasse certaines limites, le murmure vésiculaire prend un caractère d'une rudesse toute spéciale, que l'on peut reproduire artificiellement en agençant les lèvres pour la prononciation de l'F et en aspirant fortement l'air dans la cavité buccale. Au contraire, en aspirant l'air doucement, les lèvres arrangées pour la prononciation du V, on obtient le caractère du murmure vésiculaire doux et moelleux. Si, dans ce dernier cas, on augmente graduellement la force de l'aspiration, le murmure d'abord doux se transforme progressivement en une respiration rude avec le caractère en F. Presque toujours, la respiration rude est de tonalité plus élevée que la respiration vésiculaire moelleuse. La première est de règle chez les enfants ; aussi Laënnec lui a-t-il donné le nom de *respiration puérile*. La minceur plus considérable des parois thoraciques, l'énergie et la rapidité plus prononcées des mouvements respiratoires, l'étroitesse plus accentuée de la fente glottique, tous ces facteurs réunis donnent à la respiration puérile une intensité plus grande.

Chez la femme, la respiration vésiculaire est ordinairement plus forte que chez l'homme adulte. La cause en réside principalement dans l'étroitesse plus grande du larynx et la vivacité plus considérable des mouvements respiratoires.

Il est des conditions de milieu qui peuvent influencer l'intensité du murmure vésiculaire. C'est ainsi qu'elle est plus forte dans la station debout que dans la position horizontale ; il en est de même après les repas et pendant un exercice modéré. Pendant le sommeil, elle semble plus faible qu'à l'état de veille. Enfin Laënnec a déjà fait remarquer que chez les personnes qui portent des corsets étroits, on perçoit au niveau des parties supérieures des poumons de la respiration puérile. Toutes ces causes peuvent en effet augmenter l'énergie et la rapidité des mouvements respiratoires.

Ordinairement, ainsi que le professait Stokes, il existe une différence d'intensité du murmure vésiculaire entre le côté gauche et le côté droit, en faveur du premier (1). Kennedy a repris récemment cette question et a confirmé l'opinion de Stokes. Chez 99 personnes, dont les 2/3 étaient des femmes au-dessous de 25 ans, il trouva le murmure vésiculaire :

Plus fort à gauche...............	79 fois	(80 0/0).
Égal des deux côtés.............	14 »	(14 0/0).
Plus fort à droite................	6 »	(6 0/0).

En ce qui concerne l'intensité du murmure vésiculaire dans les diverses régions du thorax, elle est répartie toujours de façon à ce qu'elle soit plus considérable en avant qu'en arrière et sur les côtés. Elle atteint son maximum au-dessous des clavicules, dans les deux premiers espaces intercostaux. A partir de là elle diminue, que l'on remonte ou que l'on descende. Il faut encore faire remarquer que le murmure vésiculaire est plus intense dans l'espace compris entre les lignes mammaire et parasternale que dans le voisinage du bord sternal ou de la région axillaire.

Au niveau du sternum, on perçoit habituellement du murmure vésiculaire transmis en partie par les segments pulmonaires avoisinants. Ce murmure a sa plus grande intensité au niveau du corps de l'os et dans l'espace compris entre le 2e et le 4e cartilage costal. Plus bas et au niveau de la fourchette, l'intensité diminue, parce que ces régions ne recouvrent point de parenchyme pulmonaire. Un fait digne de remarque, c'est que le murmure vésiculaire ne suit nulle part tout à fait exactement les limites des poumons et que les organes avoisinant ces derniers sont aptes à le recueillir et à le propager. La propagation s'étendra évidemment d'autant plus loin que l'intensité du murmure vésiculaire sera plus prononcée. C'est ce qui explique qu'on le perçoive fréquemment au niveau d'une portion du foie et de la face antérieure du cœur, quelquefois aussi au niveau de l'estomac, mais jamais au delà.

Sur les côtés du thorax, le murmure vésiculaire perçu dans les espaces intercostaux supérieurs, à peu près jusqu'à la 4e côte, est notablement plus intense que dans la région inférieure. En arrière, son maximum d'intensité correspond à l'espace interscapulaire. Au-dessus de l'omoplate, au contraire, il est très faible, ce qui tient à l'épaisseur de la couche musculaire et à l'os lui-même. Il est un peu plus fort dans la région sus-scapulaire, un peu plus fort encore dans l'espace sous-scapulaire.

Chez l'individu sain qui respire tranquillement et régulièrement, le murmure vésiculaire n'a pas une intensité égale pendant toute la durée de l'inspiration. Au début, il est ordinairement faible ; puis il augmente graduellement d'intensité pour diminuer à nouveau vers la fin de l'acte inspiratoire.

Dans les états pathologiques, on observe soit de l'affaiblissement, soit du renforcement du murmure vésiculaire (ce dernier le plus souvent sous forme d'inspiration rude). Il faut distinguer de l'affaiblissement véritable les cas où des bruits respiratoires anormaux, notamment les ronchus secs,

(1) Louis, Barth et Roger professent l'opinion contraire.

deviennent tellement intenses, qu'ils assourdissent et couvrent le murmure vésiculaire.

L'*affaiblissement du murmure vésiculaire* est un symptôme d'observation fréquente dans les maladies des voies aériennes. Nous trouvons tout d'abord les altérations liées à l'*obstruction des bronches*, qui empêchent par conséquent la transmission de la respiration laryngée à la superficie du poumon, que cette obstruction soit due à la tuméfaction de la muqueuse, à des corps étrangers, ou à de la compression venant du dehors (1).

Dans d'autres cas, la propagation du son est entravée par des *masses étrangères intra-pleurales* qui se sont interposées entre la surface pulmonaire et la paroi thoracique. C'est ainsi que l'on constate de l'affaiblissement ou même de l'absence du murmure vésiculaire en cas d'épanchements liquides ou gazeux dans la cavité pleurale et de productions néoplasiques étendues.

Les modifications de volume de la *paroi thoracique* elle-même peuvent, en changeant les conditions de transmission du son, diminuer l'intensité du murmure vésiculaire. Le gonflement œdémateux de l'un des côtés de la poitrine s'accompagne de diminution d'intensité du murmure vésiculaire. Au niveau de tumeurs des parois pectorales et, chez la femme, au niveau du pannicule adipeux épais des mamelles, on observera pour ainsi dire toujours un affaiblissement de la respiration.

D'autres fois, cet affaiblissement est le résultat d'une diminution ou d'un ralentissement morbide des *mouvements respiratoires*, soit d'un côté, soit des deux. C'est ainsi que les malades atteints de pleurite douloureuse, de pleurodynie ou d'autres affections douloureuses du thorax respirent en ménageant le côté malade, et dès lors le murmure vésiculaire est moins intense. Il en est de même en cas d'adhérences pleurales étendues et d'emphysème alvéolaire, parce que dans les deux cas la ventilation pulmonaire subit une diminution (2).

Les affections des voies aériennes elles-mêmes peuvent occasionner le ralentissement de l'inspiration et produire de cette façon l'affaiblissement du murmure respiratoire. Telles sont la *diphtérie laryngée* et la *paralysie des deux muscles crico-aryténoïdiens postérieurs*. Dans certains cas très rares, la paralysie unilatérale des muscles thoraciques proprement dits donne lieu à de la diminution d'intensité du murmure vésiculaire.

Le *renforcement pathologique du murmure vésiculaire* doit être rap-

---

(1) Il y a affaiblissement du murmure vésiculaire quand les bronches sont comprimées par des ganglions malades, un cancer du médiastin, un anévrysme de l'aorte, une hydro-péricarde, etc.

(2) La respiration est parfois affaiblie au sommet du poumon, en cas de phtisie commençante. Barth et Roger se demandent si cette faiblesse respiratoire ne tient pas fréquemment à ce que les ganglions bronchiques tuberculeux sont augmentés de volume et rétrécissent le diamètre des bronches qu'ils entourent. Cela est probablement exceptionnel. Vraisemblablement, l'obscurité de la respiration dans la phtisie tient ou à l'emphysème concomitant, ou à la pleurésie adhésive du sommet qui accompagne souvent l'éclosion des tubercules.

porté presque exclusivement à l'augmentation et à l'accélération des mouvements respiratoires. Un exemple très net nous en est fourni par les accès dyspnéiques des femmes nerveuses et hystériques, ainsi que par l'oppression spéciale aux états fébriles.

Dans toutes les circonstances où l'un des poumons ne peut plus ou presque plus fonctionner, l'autre cherche à le suppléer en augmentant d'activité et d'énergie. Cela s'observe, par exemple, dans la pleurésie, la pneumonie, etc. Au point de vue acoustique, cette suppléance se manifeste par une augmentation d'intensité, par de la rudesse du murmure vésiculaire au niveau du poumon sain. C'est pour cela que certains auteurs désignent la respiration forte ou puérile du nom de respiration supplémentaire, complémentaire, vicariante (1).

Le murmure vésiculaire renforcé ou rude se rencontre surtout dans le catarrhe des bronches. Dans ce cas, il peut y avoir une simple augmentation d'énergie des mouvements respiratoires ; mais il faut parfois tenir compte d'autres facteurs. Lorsque la muqueuse des grosses bronches, en raison même du catarrhe, se trouve tuméfiée et épaissie par places, il en résulte des sténoses qui fournissent au courant aérien l'occasion de développer, de façon tout à fait anormale, dans l'intérieur même des voies bronchiques, des tourbillons et par conséquent des bruits. Presque toujours dans ces cas, l'expiration elle-même devient perceptible, en ce sens qu'à son caractère indéterminé vient se joindre un bruit de sténose aspiré ou rude, appréciable surtout dès qu'elle commence.

On a considéré jadis comme un signe d'une gravité toute spéciale l'existence d'une respiration rude ou d'intensité exagérée exclusivement au niveau des parties supérieures du poumon. Ce signe dénotant un *catarrhe bronchique localisé au sommet*, et celui-ci servant fréquemment d'introduction à la phtisie pulmonaire, on a cru pouvoir le considérer comme une menace de tuberculose ou comme l'expression d'une tuberculose au début. A ce sujet, on n'a pas toujours évité les exagérations. A l'état normal, la respiration est intense dans les régions sous-claviculaires ; c'est là un point qu'il ne faut pas oublier. Il ne faut soupçonner la tuberculose que lorsqu'il y a *inégalité respiratoire* manifeste entre les deux sommets (2).

Il est rare que le renforcement du murmure vésiculaire se produise par le fait de conditions de transmission particulièrement propices. J'en ai observé un cas chez un homme d'ailleurs bien portant, qui n'avait pas de muscle grand pectoral du côté droit. Chez lui, le murmure vésiculaire était en avant bien plus intense à droite qu'à gauche.

Le *murmure vésiculaire systolique* décrit d'abord par Wintrich se ren-

---

(1) Pour Lasègue, la respiration puérile ou complémentaire est caractérisée par ce fait que l'inspiration et l'expiration deviennent presque égales en durée et en intensité.

(2) C'est même pour le diagnostic de la tuberculose au début que la constatation de la respiration rude est le plus utile. La respiration rude, disent Barth et Roger, lorsqu'elle existe depuis un certain temps comme phénomène prédominant, doit faire penser à la phtisie commençante ; et quand elle est bornée au sommet de la poitrine d'un côté seulement, elle est l'indice presque certain de tubercules à l'état de crudité.

contre souvent chez des individus tout à fait bien portants au niveau des bords antéro-médians des poumons, dans le voisinage du cœur. On l'observe plus fréquemment à gauche qu'à droite. Il n'a aucune signification diagnostique.

Au point de vue acoustique, le phénomène se manifeste à chaque systole cardiaque par un renforcement rythmique du murmure vésiculaire qui devient au contraire plus faible ou même imperceptible à chacune des diastoles. Cela tient à ce que le bord mobile et élastique des poumons suit les mouvements rythmiques du cœur, éprouvant ainsi à chaque systole une dilatation, à chaque diastole une compression. Au moment de chaque systole, les conditions sont des plus favorables à la genèse du son, vu qu'on trouve réunis une meilleure transmission du bruit laryngé et un déplissement plus accentué des alvéoles pulmonaires. En cas d'arrêt complet des mouvements respiratoires, le murmure vésiculaire systolique cesse; c'est là une preuve que ce bruit respiratoire ne naît pas dans les alvéoles seuls, mais que la condition sine quâ non de sa réalisation, est la production du bruit laryngo-bronchique.

Le *murmure vésiculaire entrecoupé* a été décrit pour la première fois par Laënnec sous le nom de *respiration saccadée* (1). L'oreille perçoit une respiration non continue qui, durant un seul temps respiratoire (l'inspiration le plus habituellement), augmente ou diminue une ou plusieurs fois. On peut le reproduire artificiellement par l'aspiration rythmique et intermittente vers la cavité buccale de l'air atmosphérique, ou en faisant faire, pendant qu'on ausculte, des inspirations pratiquées chacune en plusieurs temps. Cette dernière forme de respiration saccadée, pour ainsi dire artificielle et de nulle importance, s'observe souvent chez les enfants que la peur du médecin fait respirer de cette façon. On la rencontre encore chez les personnes que l'on ausculte pendant un frisson, chez les asthmatiques et chez tous les malades qui présentent une affection spasmodique des muscles inspirateurs. La respiration est encore entrecoupée dans les affections douloureuses de la plèvre ou des parois thoraciques, notamment quand l'explorateur exerce une compression trop forte avec le stéthoscope. On voit tout de suite que cette forme de respiration saccadée a une certaine parenté pathogénique avec le murmure vésiculaire systolique; seulement, dans ce dernier, il s'agit d'une interruption de la respiration involontaire, soumise aux contractions cardiaques (2).

La respiration saccadée n'a de valeur pour le diagnostic que dans les cas où elle existe malgré la régularité et l'uniformité des mouvements respiratoires. Dans ces cas, elle doit être rapportée à du catarrhe bronchique, le plus souvent des moyennes et des petites bronches. En effet, si par suite de

(1) C'est en vain que nous avons cherché dans Laennec une mention de la respiration saccadée. Barth et Roger attribuent à Raciborski (*Précis de diagnostic.* Paris, 1837) la première description de ce signe.

(2) En effet, le murmure vésiculaire systolique n'est qu'une forme de respiration entrecoupée. M Potain a montré que la respiration saccadée entendue dans la région sous-clavière gauche est due ordinairement aux battements du cœur.

catarrhe, le calibre des bronches est rétréci ou obstrué irrégulièrement et par places, le courant aérien inspiratoire n'arrivera pas dans toutes les zones pulmonaires en même temps; il pénétrera évidemment plus rapidement dans celles où les altérations sont les moins prononcées. De là un bruit à temps séparés, c'est-à-dire un murmure vésiculaire saccadé.

Tout ce que nous venons de dire explique pourquoi la respiration saccadée est souvent rude. L'expiration elle-même peut être saccadée, entrecoupée, puisque le courant aérien expiré traverse les bronches sténosées plus lentement que les bronches dont la lumière est libre.

Le murmure vésiculaire saccadé a une importance diagnostique très considérable, lorsqu'il est limité aux portions supérieures des poumons. Il indique l'existence d'un *catarrhe bronchique, avant-coureur fréquent de la tuberculose.* Ce signe a d'autant plus de valeur qu'il est unilatéral. S'il existe des deux côtés, il faut être très prudent dans ses conclusions, parce que des sujets bien portants peuvent parfois présenter de la respiration saccadée bilatérale, sans qu'on puisse en trouver des causes bien évidentes. Dans tous les cas de catarrhe bronchique, la respiration entrecoupée peut disparaître si l'on fait faire coup sur coup des inspirations rapides et profondes, parce qu'ainsi les bronches obstruées deviennent perméables pour un temps plus ou moins long (1).

Chez l'homme sain, la *durée* du murmure vésiculaire inspiratoire est plus considérable que celle de l'expiration. Mais si le courant aérien rencontre des obstacles dans les bronches sous forme de tuméfaction de la muqueuse, d'accumulation des sécrétions tuberculeuses, il peut arriver que l'expiration devienne plus longue que l'inspiration : on a alors l'*expiration prolongée.* Cela se comprend aisément ; à l'état normal, la sortie de l'air se fait facilement ; ce fluide ne rencontre pas d'obstacles et ne produit qu'un bruit très court ; dans les cas mentionnés, l'air rencontre des obstacles, sort avec plus de force et plus lentement, et on entend l'expiration prolongée. Souvent l'expiration prolongée est en même temps rude et saccadée, ce qui s'explique par les modifications physiques qui en commandent la genèse.

L'expiration prolongée peut s'entendre dans tous les *catarrhes bronchiques* ; mais elle appartient surtout à l'*asthme bronchique pendant l'accès*, à l'*emphysème vésiculaire* et à la *tuberculose pulmonaire.*

Dans l'asthme et l'emphysème, l'expiration s'entend dans toute l'étendue de la poitrine et coïncide ordinairement avec d'autres signes pathologiques. Dans la tuberculose, l'expiration prolongée présente des caractères qui en font un signe précieux pour un diagnostic précoce ; elle est localisée au sommet, souvent unilatérale et s'entend surtout au sommet gauche. Dans ce cas, l'inspiration et l'expiration présentent un caractère particulier de rudesse.

(1) Il faut ajouter aux causes de la respiration saccadée la *pleurésie adhésive* où l'expansion pulmonaire est gênée par les adhérences pleurales.

E. — *Genèse physique et signification diagnostique de la respiration bronchique* (1).

La respiration bronchique est analogue au bruit que l'on entend quand on souffle dans un tube de diamètre variable; d'où le nom de respiration tubaire qu'on lui donne quelquefois. On l'imite en appliquant le dos de la langue contre le palais, la bouche étant mi-ouverte et en l'agençant pour la prononciation de l'H, du Ch ou du G, tandis qu'on aspire fortement l'air dans la cavité buccale pour le chasser ensuite avec la même énergie. Dans cette expérience, on reconnaît aisément qu'il n'est pas indifférent d'agencer la langue pour la prononciation de telle consonne ou de telle autre. La respiration bronchique a son maximum de douceur avec l'H, son maximum de rudesse avec le G. En pratique aussi, on distingue la respiration bronchique rude de la respiration bronchique douce, suivant que c'est le caractère en G ou en H qui prédomine.

De même que le murmure vésiculaire, la respiration bronchique peut présenter des variations de tonalité. Artificiellement, on peut reproduire ces variations en donnant à la cavité buccale les attitudes nécessaires pour la prononciation des voyelles *a*, *e*, *i*, *o*, *u*, concurremment avec l'agencement nécessaire à la prononciation des consonnes H, Ch. et G.

Chez l'homme bien portant, on perçoit la respiration bronchique en auscultant le larynx et la trachée. C'est ce qui explique pourquoi on l'a appelée également respiration laryngée, ou trachéale, ou encore, comme dans tous ces cas il s'agit de conduits à parois solides, respiration tubaire. Au cas où un débutant serait dans l'hésitation à propos de l'assimilation d'un bruit thoracique à la respiration bronchique, il n'aurait qu'à le comparer à celui que lui fournit l'auscultation du larynx.

La respiration bronchique ou trachéale ne s'entend pas quand on ausculte une poitrine normale. En parlant dans le chapitre précédent du murmure vésiculaire, nous avons montré que lorsque le courant aérien pénètre dans un conduit de calibre partout égal, tel que la trachée, ou de diamètre diminuant progressivement comme les bronches, il ne se produit point de tourbillons d'air et par conséquent point de bruits, surtout si le mouvement du courant aérien est lent. Si, malgré tout, on perçoit à ce niveau de la respi-

(1) En France, par suite d'un abus qui nous a écarté de la tradition de Laennec, le mot *souffle* est employé comme synonyme de respiration bronchique. Lasègue s'est élevé contre cet usage abusif; et l'auteur allemand, pénétré de la nomenclature si simple de Laënnec, mentionne à peine le souffle.

Nous rappellerons donc ici que le souffle n'est qu'une modification spéciale et peu importante de la respiration bronchique simple, caverneuse ou amphoro-métallique. La respiration bronchique prend, pour Laënnec, le nom de *souffle*, quand dans l'inspiration l'air paraît être attiré de l'oreille de l'observateur, et que dans l'expiration, il semble à celui-ci qu'on lui souffle violemment dans l'oreille. Lorsque la respiration bronchique devient soufflante, cela veut dire que l'excavation ou la bronche dans laquelle elle se produit avoisine la surface du poumon.

ration bronchique, c'est qu'il y a transmission d'un bruit venant du larynx. Ici, la respiration bronchique se développe parce que la colonne d'air, lorsqu'elle a passé la fente glottique, forme des tourbillons qui se manifestent à l'oreille par des bruits. Ces bruits de sténose sont modifiés par la résonance de l'arbre trachéo-bronchique (Dehio). La genèse des bruits par le frottement du courant aérien contre la paroi interne du conduit (théorie jadis admise par beaucoup), est, ainsi que nous l'avons démontré plus haut, physiquement inadmissible.

Le bruit bronchique expiratoire est presque toujours plus intense que le bruit bronchique inspiratoire. Cela dépend, croyons-nous, des variations de diamètre de la fente glottique à l'inspiration et à l'expiration.

La glotte s'élargit pendant l'inspiration et se rétrécit pendant l'expiration. Or, les lois des courants nous apprennent que la formation des tourbillons et par conséquent des bruits est d'autant plus énergique que la sténose d'un conduit est plus prononcée ; d'où il résulte que le bruit bronchique expiratoire doit être nécessairement plus intense que le bruit inspiratoire.

Les variations respiratoires des dimensions de la glotte influent encore d'une autre manière sur la respiration bronchique ; elles régissent sa tonalité. Il n'est pas difficile de reconnaître que le bruit laryngo-bronchique est plus élevé pendant l'inspiration que pendant l'expiration. Nous trouvons ici l'occasion d'appliquer les lois des tuyaux que nous avons passées en revue à propos de la sonorité tympanique, et d'après lesquelles un son né dans un tuyau est d'autant plus aigu que l'ouverture du tuyau est plus large.

Chez bon nombre d'individus bien portants, la respiration bronchique demeure limitée exclusivement au larynx et à la trachée. La respiration bronchique se propage en partie, il est vrai, vers les bronches ; mais cette propagation est annihilée parce que l'arbre bronchique est presque partout entouré de parenchyme pulmonaire aéré, et qu'ainsi se trouvent réalisées les conditions nécessaires à la transformation de la respiration bronchique en murmure vésiculaire. Si au contraire on accélère et on exagère à dessein les mouvements respiratoires, il peut arriver que le bruit laryngo-bronchique acquière une intensité telle qu'il se transmette intégralement jusqu'à la superficie du poumon et soit perçu sur la paroi thoracique tout entière. Ce phénomène se rencontre à l'état pathologique chez les individus qui souffrent de dyspnée violente et présentent du cornage.

Lorsque les mouvements respiratoires ne sont pas particulièrement vifs, c'est dans la région interscapulaire que la respiration bronchique s'entend avec le plus de fréquence chez l'individu sain. Dans cette région, on ne la trouve tantôt que d'un côté, surtout du côté droit, tantôt des deux, tantôt dans la région tout entière, tantôt dans un espace étroitement circonscrit de cette région, espace qui est situé immédiatement à côté du rachis, à la hauteur de la 4e dorsale. Cela tient à ce qu'à ce niveau la bifurcation bronchique est très rapprochée de la paroi thoracique postérieure. Comme la bronche droite est plus rapprochée de la paroi interne du thorax et possède en même temps un calibre plus fort que la bronche gauche, on s'explique aisément pourquoi on entend la respiration bronchique plus souvent à droite qu'à gauche. De même qu'au niveau du larynx, l'expiration y est plus intense et plus aiguë que l'inspiration ; il peut même arriver que celle-ci prenne un caractère vésiculaire ou indistinct.

Parfois, chez l'homme bien portant, la propagation du bruit laryngo-bronchique se fait à des distances plus considérables encore, de sorte que l'on rencontre des transitions progressives jusqu'au point où la respiration bronchique s'entend sur toute la surface thoracique, malgré l'intégrité des organes respiratoires. Comme régions propices à la production de ce phénomène, il nous faut citer la fosse sus-épineuse, les creux sus et sous-claviculaire, notamment dans la portion avoisinant le larynx, et le manubrium sternal. Il n'est même pas rare d'observer la respiration bronchique, à l'état normal, au niveau du rachis ; dans ce cas, elle est particulièrement intense au niveau des apophyses épineuses de la 7e cervicale et des quatre premières dorsales. En haut, elle peut se propager jusqu'à la hauteur du vertex. On la rencontre parfois également au niveau des vertèbres dorsales inférieures, où, contrairement à ce qui a lieu pour la 7e cervicale, elle est plus intense immédiatement à côté de l'apophyse épineuse que sur l'apophyse elle-même. L'excellente transmission du son par les masses osseuses se reconnaît encore à ce que, à l'état physiologique, on perçoit quelquefois de la respiration bronchique tout le long du sternum et même à la face antérieure du cœur.

Quoique la respiration bronchique reste ordinairement limitée au larynx et à la trachée, les éventualités qui viennent d'être énumérées montrent qu'en cas de respiration bronchique perçue au niveau du thorax, il ne faut pas, sans plus ample informé, conclure à des altérations pathologiques de l'appareil respiratoire. L'existence de la respiration bronchique pendant la respiration calme, sa large extension, et avant tout son intensité très prononcée sont les signes qui caractérisent habituellement la respiration bronchique engendrée par des lésions morbides. Malgré tout, il peut arriver qu'il faille recourir à la percussion pour décider sûrement si le phénomène est physiologique ou non.

Les causes qui, à l'état pathologique, engendrent la respiration bronchique sont faciles à prévoir théoriquement et les prévisions théoriques sont confirmées par la clinique.

La respiration bronchique s'observe soit quand les alvéoles pulmonaires, pour une cause ou une autre, se trouvent privés d'air et ont par conséquent perdu l'aptitude à transformer en murmure vésiculaire la respiration bronchique transmise par le larynx, soit quand les bronches de gros calibre s'abouchent subitement avec des excavations anormales à siège superficiel et à parois solides. Une sténose brusque des bronches serait, il est vrai, une troisième cause morbide théoriquement capable de produire la respiration bronchique ; mais cette éventualité n'a pour ainsi dire aucune valeur praitque, puisque les alvéoles pulmonaires, tant qu'ils reçoivent de l'air, transforment ce bruit en murmure vésiculaire qui la masque absolument.

Disons d'abord que les deux causes de la respiration bronchique, *imperméabilité alvéolaire et excavation*, produisent ce bruit d'une manière absolument différente. Pour que l'on perçoive la respiration bronchique au niveau du parenchyme pulmonaire *privé d'air*, il faut que le département malade ait une étendue telle qu'il embrasse une grosse bronche, dans laquelle le bruit laryngé se transmet sans modification. Dans ces conditions, on entend le bruit bronchique qui s'y produit en temps normal, mais qui n'est pas alors perceptible, parce qu'il est transformé par les alvéoles en murmure vésiculaire qui le masque complètement.

Il en est tout autrement pour la respiration bronchique qu'on entend au niveau de *cavernes*. Là, il s'agit d'une « néoproduction » de respiration bronchique par les cavernes elles-mêmes ; car lorsque le courant aérien pénètre, pendant l'inspiration, de la bronche étroite dans l'excavation, il se développe nécessairement dans celle-ci des tourbillons d'air et par conséquent des bruits.

A l'expiration, au contraire, les tourbillons naissent seulement dans les extrémités bronchiques, et se produisent au moment où l'air sort de la large excavation à travers l'embouchure ordinairement rétrécie de la bronche pour entrer dans la bronche elle-même.

La réalité de cette manière de voir nous semble confirmée par certaines différences qui séparent ordinairement la respiration bronchique perçue au niveau de parenchyme pulmonaire privé d'air de celle que l'on entend au niveau de cavernes. La première forme, plus que la dernière, semble dépendre du bruit bronchique du larynx et être en parenté plus intime avec lui.

Comme la respiration bronchique perçue au niveau du larynx, celle que l'on entend au niveau du parenchyme pulmonaire *privé d'air* est plus forte à l'expiration qu'à l'inspiration. La respiration bronchique peut, dans ce cas, acquérir la même intensité que la respiration laryngée, mais elle ne peut la dépasser.

Comme le parenchyme pulmonaire imperméable est bon conducteur du son, ainsi que l'a montré Chynowsky, meilleur conducteur en tous cas que le poumon aéré qui est composé de milieux divers, comme en outre la transmission par le larynx se fait à travers un système tubulaire fermé qui s'oppose à la dissémination des ondes sonores, on comprend aisément que malgré la diffusion de la respiration bronchique du larynx à la surface thoracique, l'intensité du bruit ne perde presque rien.

La respiration bronchique perçue au niveau des *cavernes* diffère de la précédente à bien des points de vue, car elle dépend exclusivement de la structure de l'excavation. Ici, la respiration bronchique est plus intense pendant l'inspiration que pendant l'expiration. La tonalité elle-même présente de grandes différences avec celle de la respiration bronchique du larynx. Son intensité enfin peut même, quoique le fait soit assez rare, dépasser celle du bruit laryngé.

Tout récemment, Dehio a attiré l'attention sur une respiration bronchique qui serait perçue au niveau de cavernes, mais qui ne serait pas produite par les cavernes elles-mêmes et serait l'effet d'une simple transmission du bruit laryngo-bronchique. Cette respiration, contrairement au bruit bronchique caverneux proprement dit, possède un timbre et une tonalité de hauteur égale à la respiration laryngée.

Pour que la respiration bronchique soit perceptible au niveau du parenchyme pulmonaire privé d'air ou au niveau d'excavations, il faut deux conditions : 1° il faut que les foyers morbides soient superficiels, et 2° que les bronches qui s'y rendent soient libres. Lorsque les foyers pathologiques sont recouverts d'épaisses couches de tissu pulmonaire aéré, ces dernières acquièrent la propriété de convertir en murmure vésiculaire et de masquer ainsi la respiration bronchique venant de la profondeur. Lorsque les couches aérées ne sont pas trop épaisses, la respiration bronchique peut s'entendre, si l'on a soin de faire respirer la malade vite et profondément. Cette respiration peut même, dans ces cas, devenir particulièrement intense, malgré les autres conditions défavorables.

La libre communication des bronches est nécessaire parce que, pour la propagation du son dans du parenchyme vide d'air ainsi que pour la genèse de tourbillons aériens dans les excavations, il faut une ventilation libre de toute entrave.

En ce qui concerne le développement de la respiration bronchique, les diverses causes ayant amené l'imperméabilité du poumon ou la formation de cavernes, importent peu. C'est ce qui explique pourquoi on la rencontre dans des affections fort variées, dont le diagnostic différentiel ne peut être établi que grâce à d'autres signes physiques, ou grâce à l'expérience clinique. La respiration bronchique se rencontre toutes les fois qu'un département un peu considérable d'alvéoles pulmonaires est rempli de masses fibrineuses ou caséeuses, ainsi que cela arrive dans la *pneumonie croupale* et dans la *phtisie pulmonaire*; et, plus rarement, quand dans les alvéoles se sont accumulés du sang ou des produits inflammatoires liquides ne renfermant pas de bulles d'air. Il en est de même en cas de transformation du parenchyme pulmonaire proprement dit en une masse *néoplasique* solide, ou d'oblitération des alvéoles par la *sclérose*. D'autres fois, l'imperméabilité du parenchyme pulmonaire est le résultat d'une compression partant du dehors. Ce fait se rencontre le plus souvent dans les *affections de la plèvre qui s'accompagnent d'épanchements liquides ou gazeux*, ou dans des tumeurs de la cavité pleurale. Dans le premier cas, l'épanchement ne doit évidemment être ni trop, ni trop peu abondant. Si la quantité de liquide est trop petite, la compression du poumon ne va pas jusqu'à créer l'imperméabilité, et le murmure vésiculaire persiste, quoique affaibli. Si la collection est trop abondante, la compression atteint non seulement les alvéoles, mais encore les bronches de gros calibres qui s'y rendent, et alors la production de la respiration bronchique n'est plus possible : il y a silence respiratoire (1).

(1) La respiration bronchique offre des caractères différents dans la *pneumonie* et dans la *pleurésie*. Il est important pour le diagnostic de connaître ces différences. Dans la *pneumonie*, la respiration bronchique est nettement tubaire; elle est intense, facile à percevoir; elle s'entend bien à l'inspiration et à l'expiration; elle a le timbre des voyelles O ou A (Lasègue) ; elle s'accompagne ordinairement de râles crépitants.

Les épanchements liquides ou gazeux du péricarde, l'hypertrophie considérable du muscle cardiaque, peuvent comprimer le poumon jusqu'à le priver d'air et engendrer ainsi de la respiration bronchique.

Enfin, il est des affections abdominales qui, en refoulant fortement le diaphragme dans la cavité thoracique, chassent l'air des portions inférieures du poumon. C'est ce que l'on observe en cas d'ascite, de péritonite, de météorisme et de tumeurs de l'abdomen.

Dans le météorisme, la respiration bronchique peut, par suite d'un phénomène de résonance, s'étendre du thorax à une grande partie de l'abdomen, ainsi que l'ont fait voir Lewitzky et Tschudnowsky; ce dernier explique cependant le fait d'une autre façon. On observe également la propagation de la respiration bronchique du côté malade au côté sain. Ce qu'il y a de curieux, c'est que le bruit ainsi propagé n'est pas, comme l'ont montré Fenger et Budde, perçu avec une intensité égale dans les diverses régions de la surface thoracique. Ainsi, à peu de distance du rachis, on l'entend plus faiblement qu'immédiatement contre le bord interne de l'omoplate. On peut parfois le suivre jusque dans la région axillaire. Budde admet que la propagation se fait par la voie des côtes, qui se diviseraient en plusieurs segments vibrants séparés par des nœuds de vibration; de là l'intensité variable de ces bruits de transmission.

De même que le murmure vésiculaire, la respiration bronchique peut présenter les caractères les plus variés quant *à la tonalité, l'intensité, l'uniformité et à la consonance.*

La *tonalité de la respiration bronchique* est toujours plus facile à saisir pour l'oreille et à déterminer que celle du murmure vésiculaire. Cela tient à ce que ce genre de respiration se rapproche beaucoup plus d'un son musical que le murmure vésiculaire. En général, les rapports entre celui-ci et la respiration bronchique sont à peu près les mêmes que ceux qui existent entre la sonorité tympanique et la sonorité non tympanique. Celle-là se rapproche du son musical et celle-ci du bruit.

Les rapports physiques étroits qui lient la respiration bronchique avec le son de percussion tympanique se manifestent en outre, ainsi que l'ont montré Gerhardt et plus tard, sous ses auspices, Böthlingk, par l'apparition de respiration bronchique là où existent en même temps les conditions physiques de genèse de la sonorité tympanique (larynx, cavernes, son trachéal de Williams). Dans ces cas, la tonalité du bruit respiratoire concorde également avec celle du son tympanique de percussion.

La tonalité de la respiration bronchique née dans le larynx est régulièrement plus élevée à l'inspiration qu'à l'expiration. Nous avons déjà dit que cela tenait aux différences dans la largeur de la fente glottique. De même cette tonalité varie avec l'ouverture et l'occlusion de la bouche, et par l'em-

Dans la *pleurésie*, la respiration bronchique est lointaine, voilée (Laënnec), aigre, chevrotante, égophonique; elle s'entend difficilement; il faut souvent pour la percevoir faire tousser le malade de façon à obtenir une inspiration profonde; elle ne s'entend souvent qu'à l'expiration; elle a le timbre des voyelles E et I (Lasègue); elle est circonscrite ordinairement dans la région postéro-inférieure de la poitrine.

ploi de tous les moyens artificiels que nous avons vus (p. 205) influencer la hauteur de la sonorité tympanique. Les variations se produisent ici dans le même sens et par suite des mêmes principes physiques que celle de la tonalité du son tympanique de percussion.

En outre, l'âge et le sexe influent sur la hauteur de la respiration bronchique. Celle-ci est élevée chez les enfants et les femmes, ce qui s'explique par l'étroitesse de leur larynx.

Au niveau des cavernes, la tonalité de la respiration bronchique obéit aux mêmes lois que la sonorité tympanique ; plus le diamètre de l'excavation est considérable et plus l'orifice de la bronche qui communique avec elle est large, plus la tonalité du bruit respiratoire sera élevée.

L'*intensité de la respiration bronchique* au niveau du larynx est plus forte pendant l'expiration que pendant l'inspiration. Nous avons donné plus haut l'explication de ce phénomène, en disant que pendant l'expiration la fente glottique se rétrécit, ce qui favorise la formation des tourbillons et la production des bruits. Le même fait se reproduit pour la respiration bronchique transmise que l'on perçoit au niveau de parenchyme pulmonaire imperméable.

On peut renforcer artificiellement tout bruit respiratoire bronchique en faisant respirer le malade plus rapidement et plus profondément. Plus la rapidité du courant aérien est grande, plus aussi, toutes choses égales d'ailleurs, la formation des tourbillons et des bruits est énergique.

De même que le murmure vésiculaire, la respiration bronchique subit de l'affaiblissement quand les conditions de transmission à la paroi pectorale sont défavorables ; cela arrive en cas d'œdème des parois thoraciques, de tumeurs, de pleurésie exsudative et de pneumothorax. Lorsque l'affaiblissement est considérable, le phénomène se traduit tout d'abord pour l'oreille par la perte du caractère bronchique de la respiration, qui se transforme en respiration indéterminée et finalement en silence respiratoire.

La disparition de la respiration bronchique peut encore être le résultat d'obstacles au passage de la colonne d'air, comme l'oblitération d'une grosse bronche, ou de compression par une cause extérieure. A l'aide de mouvements respiratoires énergiques et notamment par des quintes de toux, les obstacles peuvent disparaître temporairement et la respiration bronchique devenir perceptible.

Au contraire, s'il y a simple rétrécissement des bronches par l'inflammation catarrhale, la respiration bronchique peut prendre une intensité et une rudesse particulières. Cela tient à ce que les mouvements respiratoires s'accélèrent et deviennent plus profonds.

Rappelons du reste que toujours la respiration bronchique peut être masquée complètement par des râles très intenses et très nombreux.

Parfois l'on constate des *modifications dans l'homogénéité de la respiration bronchique*. Dans bien des cas, la respiration bronchique persiste pendant l'inspiration et l'expiration et conserve le même caractère pendant toute la durée de la respiration ; mais d'autres fois on ne perçoit la respiration bronchique qu'à l'expiration, tandis qu'à l'inspiration il existe de la respiration indistincte ou même vésiculaire. La réciproque est fort rare. Parfois la respiration bronchique est tout à fait passagère; elle peut aussi alterner avec le murmure vésiculaire dans une seule et même région, suivant la profondeur et l'énergie des mouvements respiratoires.

Sous le nom de *respiration à métamorphose*, E. Seitz a décrit une forme toute spéciale de respiration bronchique irrégulière, qui est caractérisée par des modifications qui se produisent uniquement dans l'inspiration. Dans cette forme, l'inspiration débute par un bruit très rude, qui a le caractère de la consonne G et est un peu saccadé. Après le premier tiers environ de la durée de l'inspiration ce bruit disparaît brusquement et fait place, soit à une respiration bronchique douce, soit à des râles. L'expiration qui succède a ordinairement le caractère de la respiration bronchique douce. Parfois la transition de l'un à l'autre des actes respiratoires est constituée par un bruit subit analogue à une explosion.

Il faut bien avouer que la respiration à métamorphose ne se présente pas toujours avec une pareille netteté. Tantôt, on ne constate qu'un peu de respiration bronchique à la fin de l'inspiration; tantôt, la respiration à métamorphose se présente avec des caractères si atténués que l'appréciation en devient très difficile.

Le phénomène respiratoire qui nous occupe aurait évidemment une importance diagnostique considérable, si, comme on l'a prétendu, il ne s'entendait jamais qu'au niveau des cavernes. Malheureusement cela n'est pas exact. Kotowtschikoff a entendu *la respiration à métamorphose* dans un cas de pneumonie fibrineuse. Moi-même j'ai plusieurs fois observé des faits de ce genre.

Seitz est arrivé à reproduire artificiellement cette forme de respiration, en imprimant avec la bouche un mouvement de va-et-vient à de l'air renfermé dans un tube de caoutchouc long de plusieurs pieds. En aplatissant le tube en un point quelconque de sa longueur à l'aide d'une compression brusque, il se produit un bruit sibilant qui, la compression supprimée, se transforme en une respiration tubaire plus douce. Seitz admet que c'est d'une façon analogue que naît la respiration à métamorphose dans le poumon. Le courant inspiratoire rencontre des obstacles qu'il surmonte plus ou moins brusquement pendant l'inspiration, mais qui se reproduisent après l'expiration.

Seitz a rencontré ce genre de respiration exclusivement au niveau des cavernes; il la considère donc comme un signe cavitaire. C'est là une erreur, comme nous l'avons montré plus haut. Seitz insiste sur ce fait qu'on ne rencontre pas la respiration à métamorphose au niveau de toutes les excavations. Quand on la constate, il se peut que ce soit un signe stéthoscopique permanent ou bien qu'elle disparaisse par moments. Dans ce dernier cas, une inspiration forcée, surtout après une quinte de toux, peut la faire reparaître.

Lorsque la respiration bronchique prend naissance dans de vastes excavations à parois lisses ou dans leur voisinage, elle peut prendre un caractère spécial qui est la résonance amphorique avec ou sans tintement métallique;

cette respiration amphorique représente une respiration bronchique avec résonance. La résonance amphorique ajoute à la respiration bronchique ce bruit que l'on peut imiter en soufflant au-dessus de l'orifice libre d'une bouteille ou d'un vase à col allongé. Le tintement métallique consiste dans l'addition à la respiration bronchique d'un ton supplémentaire très aigu, qui dépasse en durée le bruit respiratoire proprement dit.

La signification diagnostique de ces phénomènes, désignés souvent sous la rubrique commune de *phénomènes métalliques*, est exactement la même que celle du son de percussion avec consonance métallique, auxquels ils sont souvent réunis. Donc, pour éviter les répétitions, nous renvoyons le lecteur aux détails donnés à la page 214.

La respiration métallique ne survient donc que dans les excavations qui ont un certain volume, il faut un diamètre d'environ 6 centim. ou la grosseur du poing; il faut aussi une forme régulière, des parois lisses et une situation superficielle. C'est dans ces conditions seulement que se produisent des systèmes réguliers d'ondes sonores qui, d'après l'expression de Wintrich, constituent un tout fermé. Dès qu'une cause quelconque enlève aux cavernes le poli de leurs parois, la résonance métallique disparaît. Il arrive fréquemment que le caractère métallique ne s'entend pas pendant la durée totale de la phase respiratoire; parfois aussi qu'il ne s'entend qu'au moment de certaines inspirations. En ce qui concerne la tonalité des bruits amphoro-métalliques, elle dépend plus du grand diamètre de l'excavation et obéit aux lois établies plus haut pour la tonalité du son métallique de percussion.

On rencontre la résonance amphorique et le tintement métallique au niveau d'*excavations pulmonaires* ou de *dilatations bronchiques*, lorsque les cavités remplissent les conditions physiques énumérées ci-dessus. On les perçoit aussi dans le *pneumothorax* et dans le *pyopneumothorax*, où le phénomène se développe de la façon suivante : la respiration bronchique, née dans le parenchyme pulmonaire rendu imperméable par compression, donne lieu, par résonance, à des vibrations concomitantes dans la cavité pleurale remplie de gaz, vibrations qui réalisent le caractère métallique du bruit. En cas de pneumothorax ouvert, le phénomène métallique peut encore être engendré par l'entrée directe de l'air, à chaque respiration, dans la cavité pleurale.

Dans le pyopneumothorax, on observe que la tonalité de la respiration amphorique varie suivant que le malade est assis ou couché; ces variations ont les mêmes causes que les variations de la tonalité du son de percussion que nous avons décrites plus haut (page 205). Souvent le souffle amphorique, comme Biermer l'a montré, est plus intense et plus élevé pendant l'inspiration. Il peut arriver également qu'il n'existe que dans la position assise et disparaisse complètement dans la position horizontale. D'ailleurs, sa netteté n'est pas égale dans toutes les régions du thorax.

Parfois, la simple respiration bronchique revêt le caractère amphorique, lorsqu'elle naît dans le voisinage de cavités normales à parois lisses. Cela se voit le plus souvent sous l'influence d'un estomac fortement distendu par des gaz. Le phénomène est nécessairement transitoire et disparaît dès que le volume de la poche gastrique se modifie. Dans le météorisme, dans la péritonite par perforation, on a observé des faits analogues et constaté en même temps que le souffle métallique se propageait sur une étendue considérable de l'abdomen.

Dans de rares cas, la respiration métallique se produit malgré l'absence des conditions pathogéniques indiquées. La seule explication qu'on puisse en donner, c'est qu'alors la colonne d'air contenue dans les grosses bronches à parois lisses est capable, en créant des vibrations consonantes, de réaliser le timbre métallique. C'est ainsi que chez les vieillards, Friedreich a trouvé de la résonance métallique dans l'espace interscapulaire, alors même que la respiration était tranquille. Avant lui, Skoda avait observé, dans les états dyspnéiques, du souffle amphorique dont il plaçait l'origine dans le pharynx. Ce souffle s'entendait sur toute la surface thoracique et disparaissait lorsque le malade fermait la bouche.

A plusieurs reprises, on a montré la respiration métallique dans la pleurésie exsudative simple. Tout récemment encore Fearnside, Landouzy et Baetz en ont publié des exemples; avant eux Trousseau, Barthez et Rilliet, Béhier, Wintrich, etc., avaient observé des faits analogues (1).

Ferber a rapporté une observation de la clinique de Marburg où l'on perçut de la respiration amphorique au niveau du lobe inférieur hépatisé du poumon gauche. Dans un cas d'abcès pleurétique, Bartels constata l'existence dans le 2e espace intercostal de tintement métallique. Il y a quelque temps, j'examinai un malade dont les poumons étaient sains. Dans la fosse sus-épineuse gauche existait un lipome dont le diamètre était à peine de 3 cent. A son niveau, je perçus et d'autres confrères avec moi, un souffle métallique d'une intensité et d'une netteté très considérables.

Disons enfin que la respiration bronchique perçue ordinairement dans le domaine du son trachéal de Williams, possède parfois le caractère métallique.

F. — *Genèse physique et signification diagnostique de la respiration indéterminée (respiration nulle, silence respiratoire)* (2).

La respiration est dite indéterminée, indistincte, silencieuse, lorsqu'elle n'est ni vésiculaire, ni bronchique et qu'on n'entend rien ou presque rien.

La respiration indistincte résulte de l'affaiblissement soit de la respiration bronchique, soit du murmure vésiculaire; on pourrait donc décrire une respiration bronchique indéterminée et une respiration vésiculaire indéterminée.

---

(1) Voyez Frémont. *De la pleurésie à signes pseudo-cavitaires* (Thèse de Paris, 1886).

(2) C'est Skoda qui a décrit cette respiration indéterminée. Le nom et la chose n'ont pas fait fortune en France. Au lieu de dire que la respiration est indéterminée, nous disons qu'elle est faible, obscure, ou absente, et cela nous semble préférable.

La respiration vésiculaire devient indéterminée, lorsque les mouvements respiratoires se succèdent tranquillement et sont superficiels, ou bien lorsque les bruits ont à traverser d'épaisses couches liquides ou solides avant d'atteindre la surface thoracique. Pour le démontrer, nous allons avoir recours à certaines expériences.

Engagez une personne à respirer d'abord de plus en plus superficiellement, puis à augmenter progressivement l'énergie des mouvements respiratoires; vous observerez qu'au début le murmure vésiculaire devient de plus en plus faible, perd finalement son caractère pour devenir de la respiration indistincte; puis remonte l'échelle et arrive jusqu'au murmure vésiculaire renforcé et rude. Chez un autre individu, qui respire d'une manière uniforme, que l'on suive le murmure vésiculaire en allant du poumon vers le foie; au fur et à mesure qu'on s'éloigne du bord inférieur du poumon, le murmure vésiculaire s'affaiblit et finalement se transforme en respiration indistincte, lorsqu'on arrive dans les régions hépatiques.

A l'état normal, la respiration est indécise au commencement de l'expiration, tout à fait silencieuse à la fin de cet acte. Pendant l'inspiration, la respiration n'est indistincte que si les mouvements respiratoires sont très lents et très superficiels ou si l'on ausculte des régions du thorax recouvertes d'épaisses couches musculaires, telles que les fosses sus ou sous-épineuses. Que l'on accélère au contraire ces mouvements et qu'on les rende plus profonds, immédiatement la respiration prend un caractère distinct et défini.

Les respirations bronchique et vésiculaire se transforment en silence respiratoire, lorsque le calibre des bronches est rétréci par du mucus, du pus, du sang, des corps étrangers, le cas échéant aussi par une compression venant du dehors, de façon à amener une interruption presque complète de la transmission du son.

Cela arrive lorsque le bruit vésiculaire ou bronchique est obligé de traverser d'épaisses couches solides, liquides ou gazeuses, comme dans la pleurésie exsudative, l'hydrothorax, l'hémothorax, le pneumothorax, les tumeurs de la cavité pleurale, l'œdème considérable des parois thoraciques. Dans toutes ces affections, on peut dans certains cas réussir à rappeler temporairement, à l'aide de quintes de toux et d'inspirations profondes, la respiration bronchique ou le murmure vésiculaire. Dans l'emphysème alvéolaire du poumon aussi, la respiration est souvent indistincte, ce qui est dû à l'intensité médiocre des mouvements respiratoires.

Ce qui est d'une importance majeure pour le diagnostic, c'est la localisation de la respiration indéterminée en des points limités du thorax et son unilatéralité. Le phénomène mérite d'autant plus d'attention qu'il est limité à *l'un des sommets;* alors, il doit éveiller le soupçon d'une tuberculose commençante.

De la respiration indistincte, il faut séparer *les bruits respiratoires indéfinissables*. Un bruit respiratoire peut devenir indéfinissable pour un débutant dans des cas où un praticien expérimenté se prononcera avec toute certitude. Il s'agit alors d'un défaut subjectif, facile à écarter par le travail et l'exercice. Toutefois il existe des bruits indéfinissables même pour l'observateur habile. On les rencontre dans les cas où il y a des râles tellement intenses et nombreux que la respiration proprement dite est couverte par eux. Si, à la suite d'une violente quinte de toux, les râles disparaissent la respiration reprend immédiatement un caractère défini.

N'oublions pas de dire que l'on ne rencontre pas toujours dans leur pureté les trois diverses formes de respiration : vésiculaire, bronchique, indistincte. Souvent deux d'entre elles se combinent et créent ainsi des *bruits respiratoires composés*. En auscultant par exemple à la limite qui sépare un segment pulmonaire infiltré et privé d'air d'un segment sain, on percevra souvent du murmure vésiculaire en même temps que du souffle bronchique. Ce n'est que dans le cas où l'un des bruits respiratoires serait d'une intensité toute particulière que l'autre serait couvert par lui. La même chose se passe lorsque du parenchyme pulmonaire imperméable ou des cavernes sont recouverts de couches aérées peu épaisses, etc. (1).

G. — *Genèse physique et signification diagnostique des ronchus ou râles secs.*

Les râles secs se distinguent des râles humides ou bulleux par un caractère plus continu, une durée plus longue, et portent, suivant l'impression qu'ils produisent à l'oreille, les noms de ronchus *sonores* ou ronflants, de râle *sibilant* ou de sifflement. Il existe d'ailleurs des variétés de transition non seulement entre les deux variétés de râles secs, mais encore entre ceux-ci et les râles humides ; souvent l'interprétation de ces variétés de transition est assez difficile (2).

On a comparé le ronchus *sonore* avec le ronron du chat ou le bruit d'un rouet, avec le ronflement d'un dormeur ou la vibration d'une corde de contrebasse. Dans d'autres cas, il rappelle plutôt la crépitation d'une épaisse

(1) Pour que la *respiration indistincte ou silencieuse* se produise, il faut que les causes qui affaiblissent le murmure vésiculaire et celles qui affaiblissent la respiration bronchique s'unissent et ajoutent leurs effets. Il en résulte que la valeur séméiologique du silence respiratoire est considérable. Si on songe en effet que dans l'emphysème et dans la tuberculose, la respiration est seulement affaiblie, qu'elle est très rarement indistincte ou silencieuse ; que dans les maladies du larynx, il y a des symptômes spéciaux qui attirent l'attention ; que les autres états morbides pathogéniques sont rares (oblitération des bronches et de la trachée, pneumothorax fermé, spléno-pneumonie, tumeurs de la poitrine), on arrive à cette conclusion que le silence respiratoire doit faire penser avant tout à un *épanchement liquide de la plèvre*. Unilatéral, cet épanchement est habituellement le fait d'une pleurésie ; double, il est le fait d'un hydrothorax.

(2) Les râles secs, dit Lasègue, sont moins *parasitaires* pour ainsi dire que les râles humides ; ils semblent plutôt être une modification du bruit respiratoire qu'un bruit adventice. Entre le râle humide et la respiration normale ou pathologique, il n'existe pas d'autre trait d'union que leur simultanéité, tandis qu'on passe de l'inspiration ou de l'expiration normale aux râles secs par une série d'intermédiaires presque insensibles.

semelle de cuir que l'on replie sur elle-même ou de la neige qu'on ramasse en boule. La variété *râle sibilant, sifflement*, est suffisamment définie par son nom même.

Les râles secs indiquent *que la muqueuse des voies aériennes est recouverte de sécrétions visqueuses ou qu'elle est le siège d'une tuméfaction catarrhale*, deux processus qui rétrécissent le calibre des bronches (1).

Les râles secs sont tous, sans distinction, des bruits de sténose ; car tous ils sont dus à ce que le courant aérien est obligé de traverser une portion des bronches rétrécie par suite du gonflement de la muqueuse ou de l'accumulation de mucosités visqueuses. La conséquence physique de cette sténose est la formation de tourbillons et de bruits au delà de la coarctation. C'est le degré de sténose qui détermine le caractère du râle sec.

La sténose est-elle peu prononcée, il se produit des ronchus sonores ; l'est-elle beaucoup, on perçoit du sifflement et des râles sibilants. Or, comme une tuméfaction plus accusée et des dépôts muqueux peu abondants suffisent pour rétrécir notablement les bronches de petit calibre, on s'explique la raison d'être de l'axiome diagnostique qui rapporte le *ronflement aux grosses bronches, le sifflement et les râles sibilants aux bronches plus fines*.

Le moment d'apparition des divers râles secs concorde généralement avec cette manière de voir. A l'inspiration, on rencontre ordinairement le ronflement au début et la sibilance à la fin de cette phase respiratoire, ce qui est en connexion avec la pénétration progressive du courant aérien. Les choses se passent le plus souvent en sens inverse pour l'expiration.

Les râles secs se perçoivent ordinairement pendant l'inspiration seulement ou pendant l'inspiration et l'expiration. L'apparition de râles secs à l'expiration seulement est très rare ; dans ce cas, on entend plutôt des sifflements et des râles sibilants que des ronchus sonores : ces faits s'expliquent aisément ; pour produire des bruits, il est nécessaire que le courant aérien ait un certain degré de rapidité ; or le courant est plus rapide à l'inspiration qu'à l'expiration.

L'importance de la rapidité du courant aérien pour la genèse des bruits est facilement prouvée par la disparition de ceux-ci dans la respiration tranquille et par leur apparition dès que les mouvements respiratoires s'accélèrent et deviennent plus profonds. Aussi pour s'assurer de l'absence de râles, on a coutume d'inviter les malades à tousser.

Parfois, les râles secs présentent un caractère entrecoupé, saccadé, parce que le courant aérien surmonte les obstacles d'une manière intermittente. Suivant que le catarrhe est limité aux grosses ou aux fines bronches, on percevra exclusivement ou des ronchus ou des sibilances. Lorsqu'il s'agit,

(1) C'est la bronchite aiguë ou chronique qui donne lieu presque exclusivement aux râles sonores, en rétrécissant le calibre des bronches par un des deux mécanismes indiqués par l'auteur. Dans des cas très rares, la compression des bronches par une tumeur extérieure peut provoquer l'apparition de râles sonores.

au contraire, d'un catarrhe diffus de la muqueuse bronchique, on entendra simultanément les deux variétés de râles secs.

Il n'est pas rare du tout de rencontrer des associations de râles secs et de râles humides. Cela arrive quand les voies aériennes contiennent en même temps des sécrétions fluides et des sécrétions visqueuses.

Alors, la respiration est presque toujours rude, parce que les causes amenant la production de râles secs, sont les mêmes que celles qui rendent moins moelleux et plus rude le murmure vésiculaire. Si les bronches malades se rendent dans des excavations ou dans une portion de poumon dont les alvéoles sont privés d'air, les râles secs s'accompagnent de respiration bronchique.

La *tonalité des râles secs* n'a pas d'importance diagnostique. Le râle sibilant a une tonalité plus élevée que le râle ronflant.

L'*intensité des ronchus* est extrêmement variable. Elle dépend de l'énergie des mouvements respiratoires, de la quantité et de la viscosité des sécrétions et de leur siège. Lorsque les râles secs ont leur origine dans la profondeur, ils peuvent être masqués entièrement par le parenchyme pulmonaire aéré. Si au contraire les bronches malades sont superficielles, les bruits se transmettent fréquemmunt à la paroi thoracique, et on peut les percevoir souvent avec la main sous forme de courtes vibrations, décrites plus haut sous le nom de frémissement bronchique (page 148). Dans ce cas, il n'est pas rare qu'on les entende à une certaine distance du malade. Lorsque des râles secs très intenses sont unilatéraux, ils se propagent souvent au côté opposé, de sorte qu'il faut une extrême attention pour éviter toute erreur.

Les râles secs subissent un renforcement spécial lorsqu'ils prennent naissance dans des bronches entourées de toutes parts par du parenchyme privé d'air, ou se rendant dans des excavations superficielles à parois solides ; d'une part, en effet, le parenchyme pulmonaire imperméable, comparé au parenchyme aéré, est un excellent conducteur du son, et d'autre part, la présence des cavernes favorise la propagation des ondes sonores. Ces sortes de râles, dont le diagnostic n'est pas toujours facile, portent le nom de *râles consonants*. Ils accompagnent la respiration bronchique simple ou caverneuse et coexistent avec de la matité ou du tympanisme.

Il faut se garder de confondre avec des râles consonants les *râles secs à consonance métallique*. Ceux-ci se développent là où existent les conditions nécessaires à la production du son de percussion métallique et de la respiration bronchique à consonance amphorique. Les causes et les lois physiques qui régissent la tonalité de la consonance métallique sont ici exactement applicables. Cette consonance se traduit par un ton surajouté très aigu, et se rapprochant beaucoup d'un ton musical pur ; elle apparaît avec une netteté particulière après la cessation des râles qu'elle dépasse en quelque sorte par sa durée.

Le diagnostic acoustique des râles secs est ordinairement facile. Cependant les ronchus sonores et les sibilances peuvent en certains cas être confondus avec le frottement pleurétique. Pour le diagnostic différentiel de ces bruits, nous prions le lecteur de se reporter au chapitre des frottements pleurétiques.

II. — *Genèse physique et signification diagnostique des râles humides ou bulleux.*

Les râles humides se distinguent des râles secs par leur discontinuité, et aussi par leur origine, car ils ne prennent pas naissance nécessairement dans les bronches ; ils peuvent aussi se développer dans l'intérieur des alvéoles et dans des excavations anormales. Ils sont constitués par une série plus ou moins nombreuse de bruits isolés, crépitants, qui donnent l'impression de bulles qui éclatent, ce qui les a fait désigner aussi sous le nom de râles bulleux.

On ne manque pas de comparaisons tirées de la vie journalière pour donner une idée des râles humides.

C'est ainsi qu'on les a comparés au bruit produit par l'ébullition de l'eau ou la fusion des corps gras. Les liquides mousseux et en fermentation, tels que le champagne, l'eau de seltz, l'eau de savon, des marcs en fermentation déterminent des bruits analogues. D'autres ont comparé certaines formes de râles humides avec le bruit développé par le frottement des cheveux sous l'oreille ou avec la crépitation du sel sur des charbons ardents.

Les bruits auxquels donne naissance l'insufflation d'une vessie desséchée ou l'agitation d'une vessie remplie de petits pois, peuvent servir aussi à donner une idée de certaines formes de râles humides.

On s'est expliqué la *genèse des râles* humides de la façon suivante : le courant aérien qui pénètre dans les voies respiratoires, développe, en traversant les sécrétions liquides, des bulles qui crèvent et donnent lieu aux râles humides. On peut se représenter le phénomène comme analogue à celui qui se passe quand on souffle à l'extrémité d'un tuyau de plume ou d'un tube en verre dont l'autre extrémité plonge dans un liquide.

De nos jours, Talma s'est élevé contre cette théorie très répandue et a attiré l'attention sur la possibilité d'un autre mode de développement. Lorsqu'on plonge un tube dans un liquide et qu'on y insuffle de l'air lentement, il se produit un gargouillement, qui possède autant d'intermittences qu'il se produit de bulles. Cependant on reconnait aisément que ce gargouillement précède l'éclatement des bulles, et n'a rien de commun avec lui. Si l'insufflation se fait avec beaucoup de lenteur, on s'aperçoit qu'à l'instant même où la bulle se sépare de l'extrémité immergée du tube pour remonter à la surface, une portion de liquide se précipite dans le tube, de sorte que l'air que renferme celui-ci est frappé par le liquide : c'est ce choc qui produit le gargouillement. Donc, ces colonnettes liquides créent des vibrations qui se communiquent à la colonne d'air enfermée dans le tube. Il faut encore faire remarquer que dans les larges tuyaux le bruit est plus grave que dans les tubes étroits et qu'un liquide consistant donnera un bruit plus profond en raison de la plus grande lenteur de ces vibrations. Baas a confirmé les données expérimentales de Talma.

Plus rarement, les râles humides sont dus au déplacement par le courant aérien des sécrétions qui revêtent la muqueuse des bronches (Traube).

Pour les râles humides que nous étudierons plus loin sous le nom de *râles crépitants*, Carr et Wintrich avaient nié déjà la genèse par l'éclatement des bulles. Lorsque les alvéoles pulmonaires sont remplis de sécrétions liquides, il se produit pendant la respiration des râles qui sont des râles crépitants. Il est impossible que ces râles soient déterminés par l'éclatement perceptible de bulles d'air, parce que les espaces alvéolaires sont trop petits pour qu'il s'y puisse former des bulles perceptibles. Carr et Wintrich, pour ces cas, admettent avec raison que le râle crépitant est le résultat de la séparation violente, pendant la dilatation inspiratoire, des parois alvéolaires d'avec les produits visqueux de sécrétion. Si après avoir mouillé et pressé fortement l'une contre l'autre les extrémités du pouce et de l'index, on les sépare vivement à proximité de l'oreille, on entend un bruit analogue au râle crépitant. Lorsqu'on enlève sur le cadavre un poumon et qu'on l'insuffle par la grosse bronche, on entend également pendant la dilatation des râles crépitants : en effet, les parois des alvéoles affaissées *post mortem* se séparent sous l'influence de la pénétration de l'air et produisent le râle crépitant. Souvent le râle crépitant, développé selon le mécanisme indiqué, s'observe transitoirement chez l'individu bien portant. On l'entend le long du bord postéro-inférieur du poumon, alors que l'individu a passé plusieurs heures à respirer tranquillement dans le décubitus dorsal. Aux premières inspirations profondes dans la station debout, le râle crépitant apparaît, mais pour disparaître très vite lorsque les alvéoles pulmonaires de cette région se sont dilatés et participent normalement à la respiration. Souvent une seule inspiration est suffisante pour le supprimer entièrement.

Comme les râles humides sont habituellement liés à la présence de sécrétions fluides dans les voies aériennes, on comprend qu'on les observe avec leur maximum d'abondance dans les parties postérieures et inférieures des poumons. Cela tient à ce que le liquide obéissant à la pesanteur, vient s'accumuler en cet endroit. Aussi n'est-il pas rare de les rencontrer exclusivement dans cette région.

La valeur diagnostique des râles humides est très importante ; ainsi des râles bulleux abondants, siégeant au sommet et d'un seul côté, persistant longtemps, indiquent presque à coup sûr la phtisie pulmonaire. Dans ces conditions des râles même peu nombreux demandent une attention minutieuse.

Comme les râles sont ordinairement produits par des masses liquides, faciles à déplacer et à écarter, il ne faut pas s'étonner qu'ils se présentent avec des caractères différents presque à chaque mouvement respiratoire. Après les inspirations profondes et les quintes de toux, ils disparaissent souvent subitement pour reparaître au bout de quelque temps, lorsque les sécrétions se sont accumulées à nouveau. C'est pourquoi dans les cliniques et dans les consultations, des observateurs différents perçoivent très fréquemment des râles bulleux de caractères variables.

La *classification des râles humides* a passé par bien des phases. Laënnec était dominé par cette idée qu'à des altérations pathologiques déterminées correspondaient des formes définies de râles. Cette idée se retrouve, dans ses définitions, aujourd'hui à peu près délaissées (1).

D'autres auteurs ont choisi le siège des râles comme principe de classification (2). Fournet a tellement abusé de ce principe qu'il a créé un système des plus compliqués où l'on se perd au milieu de la foule de divisions et de subdivisions. Le principe est d'ailleurs faux ; car, sauf le râle crépitant qui ne naît jamais que dans les alvéoles pulmonaires et les extrémités des bronchioles, on n'est que rarement capable d'indiquer avec certitude le point d'origine des râles. Skoda a eu le mérite de chercher à faire valoir une classification purement physique et mécanique ; mais il était réservé à Traube de mener cette œuvre à bonne fin.

Dans l'utilisation pour le diagnostic des râles humides, il faut tenir compte d'une série de détails physiques et distinguer ces bruits suivant *le nombre, la grosseur, l'homogénéité, le moment de l'apparition, l'intensité, le timbre et la consonance.*

Le *nombre des râles bulleux* est sujet à de grandes variations. Tantôt ils sont *rares et discrets*, tantôt ils sont si *nombreux* que l'impression perçue devient pénible et désagréable pour l'oreille. Dans le premier cas, on peut ne les constater qu'au moment des inspirations profondes ou après des efforts de toux. Il faut d'ailleurs se garder des conclusions hâtives en présence de quelques râles isolés, car il peut arriver qu'une distension subite et extraordinaire du poumon donne naissance à quelques râles isolés et sans importance, par le déplissement rapide d'alvéoles pulmonaire ou d'extrémités de bronchioles affaissés. En outre, la confusion n'est pas impossible avec des bruits développés en dehors des voies aériennes. Rosenbach a montré que parfois on percevait des bruits bulloïdes précisément au niveau des sommets, notamment pendant les mouvements respiratoires énergiques ; et ces bruits ne sont autre chose que des bruits musculaires engendrés par la forte contraction des muscles thoraciques.

Le frottement des cheveux est confondu souvent avec les râles humides. C'est tantôt le stéthoscope qui frotte contre les poils du malade, tantôt ce sont les cheveux ou la barbe de l'observateur qui se sont interposés entre l'oreille et la poitrine. Dans le premier cas, on évite la cause d'erreur en humectant les poils et en les appliquant fortement contre la paroi thoracique.

Les pseudo-râles peuvent encore être dus soit au déplacement du stéthoscope, soit au contact de cet instrument avec la main ou le linge, soit à l'attouchement des parois thoraciques. Ce sont là des sources d'erreur pour l'explorateur inexpérimenté ; car, tout contact de la main, quelque léger et quelque circonspect qu'il soit, est immédiatement et très nettement transmis à l'oreille.

Le nombre des râles dépend de causes physiques dont le rôle est facile à saisir. Nous trouvons d'abord la quantité des sécrétions ; plus ces sécrétions

(1) Laënnec admettait cinq espèces différentes de râles : 1° le râle crépitant humide ou crépitation ; 2° le râle muqueux ou gargouillement ; 3° le râle sonore sec ou ronflement ; 4° le rale sibilant sec ou sifflement ; 5° le râle crépitant sec à grosses bulles ou craquement.

(2) Andral admettait des râles vésiculaires, bronchiques et caverneux.

sont abondantes et fluides, plus aussi, toutes choses égales d'ailleurs, la formation des bulles y est facile ; c'est pour ce motif qu'une quinte de toux accompagnée d'expectoration fait souvent disparaître la tonalité des râles. L'énergie des mouvements respiratoires, le siège du foyer morbide, influent également sur le nombre des râles. Lorsque les sécrétions bronchiques sont abondantes surtout dans les régions centrales, le parenchyme pulmonaire aéré peut empêcher la perception des râles qui prennent naissance dans ces régions. C'est ce qui donne l'explication des cas sur lesquels Wintrich a insisté le premier, où les malades expectorent pendant des mois en très grande abondance, sans que jamais l'on perçoive chez eux le moindre râle.

Lorsque les râles sont très nombreux, ils peuvent couvrir entièrement le murmure respiratoire proprement dit (1).

Au point de vue de la *grosseur des bulles*, on distingue les *râles à grosses*, à *moyennes* et à *petites bulles*. Quelques auteurs admettent une quatrième catégorie : ils appellent *râles bulleux fins* des râles à très petites bulles ; nous ne voyons pas, en vérité, qu'il soit utile de conserver cette division.

Les râles à petites bulles, de même que ceux à grosses bulles ne se rencontrent pas très fréquemment, surtout ces derniers qui impliquent l'existence d'excavations énormes.

Pour la grosseur des bulles, la *qualité des sécréttons* et l'*énergie des mouvements respiratoires* ne sont pas sans influence ; mais il faut tenir compte avant tout du *siège de la lésion*. On comprend facilement que dans les extrémités bronchiques et les alvéoles pulmonaires il ne peut se produire que des râles à petites bulles, tandis que les gros râles bulleux se développent dans les grosses bronches ou dans des cavernes pulmonaires extrêmement vastes. Cependant même dans les grosses bronches, et dans les grosses cavernes, il peut se développer des râles à bulles petites et moyennes.

L'*uniformité des bulles* est un caractère très important pour le diagnostic. Les râles formés de bulles régulières, de grosseur égale, sont dits râles à bulles égales en opposition avec les râles à bulles inégales qui sont les plus communs.

Le râle à bulles fines et égales mérite une mention spéciale. Ce râle porte encore les noms de *râle crépitant* ou de râle vésiculaire. Il apparaît toutes les fois que les vésicules pulmonaires et les bronchioles sont remplies de liquide. C'est ce qui arrive dans *la 1re et la 3e période de la pneumonie fibrineuse*, dans l'*œdème pulmonaire*, dans l'*infarctus pulmonaire hémorrhagique* et dans la *bronchite capillaire*.

Laënnec comparaît ce râle avec la crépitation du sel jeté sur des charbons ardents. Pour l'imiter, Williams recommandait de se frotter les cheveux au-

---

(1) Mais l'auscultation n'est complète qu'à la condition de dégager le caractère de la respiration sous-jacente. Quelque difficulté qu'elle présente, cette recherche analytique est toujours possible (Lasègue). Outre que l'oreille s'aiguise, et arrive à discerner les caractères de la respiraton derrière des râles humides nombreux, on peut, en faisant tousser le malade, en le faisant respirer profondément, en auscultant longuement, entendre nettement la respiration et préciser ses modifications, ce qui est souvent plus utile que la perception des râles.

devant de l'oreille. Les deux comparaisons sont défectueuses parce que les bruits ainsi provoqués n'ont pas le caractère assez fin. Ce qui donne la meilleure idée du râle crépitant, c'est le bruit que l'on entend quand on ausculte un poumon enlevé sur le cadavre pendant son insufflation, surtout si on appuie un peu fort avec le stéthoscope ; ou bien encore, le bruit que l'on entend quand on sépare violemment le pouce et l'index qu'on a préalablement mouillés et serrés l'un contre l'autre.

Le *râle crépitant ne se produit que pendant l'inspiration* Ce n'est pas à proprement parler un râle bulleux ; il est dû à la séparation violente des parois des vésicules et des extrémités des bronchioles d'avec leur contenu liquide, au moment de l'inspiration.

Très fréquemment le râle crépitant n'est perçu que pendant la seconde moitié de l'inspiration, parfois même tout à fait à la fin ; cela tient à ce que le courant aérien a besoin d'un certain temps pour atteindre la région des alvéoles pulmonaires. Dans certains cas, il faut des inspirations très profondes pour déterminer le râle crépitant ; cela est dû aux obstacles semés le long des voix aériennes, et qui nécessitent l'emploi d'une certaine énergie pour dilater les alvéoles et les extrémités bronchiques malades, et y faire pénétrer l'air atmosphérique.

Parfois le râle crépitant disparaît subitement après quelques inspirations profondes pour ne reparaître qu'au bout d'un certain temps. Voici l'explication de ce fait : les parois des alvéoles remplis de liquide s'accolent au niveau de leur embouchure et l'acinus pulmonaire est dès lors incapable de recevoir comme de chasser l'air atmosphérique.

Penzoldt a observé trois malades, chez lesquels le râle crépitant existait à l'expiration ; même deux d'entre eux ne présentaient que du râle crépitant expiratoire. Cet auteur en donne l'explication suivante : certaines bronchioles sont obturées par des bouchons fibrineux mobiles, qui, pendant l'expiration, se déplacent jusqu'à la bifurcation bronchique sus-jacente. L'air qui est renfermé dans ce territoire, ne peut en sortir en raison de l'obstruction bronchique ; mais il circule pendant l'expiration et va d'un acinus à l'acinus voisin, suivant en quelque sorte une voie récurrente. Pénétrant pendant l'expiration dans des alvéoles remplis de liquides, l'air engendre des râles crépitants qui, contrairement à la règle, s'entendent pendant le second temps de la respiration.

Il est extrêmement difficile de déduire des caractères du râle crépitant la nature du fluide contenu dans les fines bronches, et de dire s'il s'agit de mucosités, de pus, de sang ou de sérosité. Wintrich prétend, il est vrai, que le râle crépitant de la pneumonie fibrineuse se distingue par un caractère pétillant et une intensité toute spéciale, tandis que dans l'œdème pulmonaire, la crépitation est plus douce, plus éloignée, d'apparition et de disparition moins soudaines et moins brusques. Quant à son extension et à sa durée, c'est le processus morbide fondamental qui en décide.

Lorsque le râle crépitant se développe dans les portions inférieures et postérieures du poumon chez des personnes depuis quelque temps en décubitus dorsal et en respiration superficielle, il ne possède aucune importance. Il n'est que le résultat du collapsus alvéolaire suivi du retour subit de l'air atmosphérique dans les vésicules ; les premières inspirations profondes en amènent la suppression.

Le *moment d'apparition des râles humides* sert de base à leur division en râles inspiratoires, expiratoires et post-expiratoires. Ce sont les premiers que l'on rencontre le plus souvent, ce qui est dû à l'énergie plus grande du courant aérien inspiratoire ; puis viennent par ordre de fréquence les râles existant à la fois à l'expiration et à l'inspiration ; les râles exclusivement expiratoires constituent une rareté. Presque toujours les râles inspiratoires paraissent plus intenses et plus courts que les râles expiratoires. Lorsque les râles persistent à peu près uniformément pendant les deux temps de la respiration, on les appelle râles continus. Ces derniers impliquent une fluidité et une abondance toutes spéciales des sécrétions.

Le moment de son apparition constitue, nous l'avons déjà dit, un caractère spécifique du râle crépitant ; le râle crépitant est un râle inspiratoire ; mais plus le processus qui l'engendre est voisin des alvéoles pulmonaires, plus le moment où on le perçoit est éloigné du début de l'inspiration et plus aussi la crépitation est fine.

Le *râle post-expiratoire* a été décrit pour la première fois par Baas, comme un symptôme indiquant la présence de cavernes. Il est caractérisé par le phénomène suivant : une première série de râles expiratoires s'étant évanouie, il se produit une pause très nette, quoique de peu de durée, au bout de laquelle apparaît une seconde série de râles expiratoires, absolument distincte, elle aussi, des râles inspiratoires qui lui succèdent. Baas, en ces cas, admet l'existence de cavernes multiloculaires, dont une partie se trouve obstruée passagèrement par des sécrétions ; cette obstruction ne cesse que l'expiration une fois terminée par l'effet de l'action rétroactive de ce temps respiratoire. Guttmann a observé souvent le râle post-expiratoire au niveau de vastes cavernes remplies d'abondantes sécrétions ; il l'explique en supposant que le liquide ne revient pas immédiatement au repos et que quelques bulles crèvent encore après l'expiration.

Il faut faire remarquer ici que les râles ne dépendent pas exclusivement des mouvements respiratoires ; ils peuvent, dans certains cas, dépendre des contractions cardiaques. Ces faits, déjà connus de Laënnec, furent signalés plus tard par Richardson et étudiés de nos jours, notamment par Choyau. Landois a proposé de les réunir sous le nom de bruits cardio-pulmonaires (1). Ce sont là des râles en rapport intime avec la systole cardiaque et qui persistent, alors même que l'on cesse de respirer. Le phénomène est relativement fréquent dans les cas où il s'agit de cavernes voisines du cœur. Les adhérences pleuro-péricardiques en favorisent le développement. En dehors des cavernes, on rencontre encore les râles systoliques dans le catarrhe bronchique et l'emphysème pulmonaire. Dans ce dernier, il n'est pas rare d'observer le long du bord antérieur du poumon, notamment dans

(1) Ces bruits cardio-pulmonaires font partie des bruits extra-cardiaques qui seront étudiés plus tard, à propos de l'auscultation du cœur.

le voisinage de l'artère pulmonaire, et quelquefois aussi au niveau du prolongement en languette du poumon gauche, des râles crépitants dont on ne peut expliquer la genèse autrement que par la compression du parenchyme pulmonaire. Schütz a récemment publié une observation d'œdème pulmonaire où il avait constaté des râles crépitants systoliques, se produisant pendant l'inspiration ou pendant une pause post-inspiratoire, et disparaissant complètement à l'expiration. Dans ce cas aussi, il s'agissait d'un bruit de compression.

Les mouvements cardiaques peuvent également être accompagnés de râles secs, plus souvent sibilants que ronflants. Il convient de rapprocher de ces faits un cas décrit par v. Brunn, où l'on entendait au niveau d'une caverne des râles systoliques dus à l'afflux sanguin dans une grosse branche artérielle, voisine de l'excavation.

L'*intensité des râles* se mesure à la facilité avec laquelle ils parviennent à l'oreille. Comme l'intensité d'un son est en rapport avec la distance qui sépare de l'oreille le lieu de son origine, on peut dire aussi que les râles intenses donnent l'impression des bruits superficiels, que les râles faibles au contraire semblent provenir des régions centrales. Du reste, dans la terminologie clinique, on ne parle pas de râles forts ou faibles, on remplace ces désignations par les termes de râles *clairs* ou *obscurs*. Entre ces deux genres de râles, il y a évidemment une série de transitions, sur la description desquelles nous ne pouvons nous attarder.

L'intensité des râles dépend donc en première ligne du lieu d'origine. Plus celui-ci est superficiel et plus on a appliqué le stéthoscope près de lui, plus aussi ils seront distincts pour l'oreille. Si l'on s'éloigne de l'endroit où ils prennent naissance, ils perdent peu à peu de leur intensité. Ils peuvent cependant se transmettre à d'assez grandes distances et être perçus quelquefois du côté sain de la poitrine et sur une partie de la paroi abdominale. Il faut naturellement éviter avec soin de prendre des râles transmis pour des râles nés dans la région que l'on ausculte.

L'intensité des râles dépend encore de leur abondance : on comprend que plus le nombre en sera grand plus la sensation auditive totale sera intense. La grosseur des bulles elle-même n'est pas sans influence ; en effet, les grosses bulles sont généralement plus propres à développer un son clair. C'est ce qui explique pourquoi les râles qui se forment dans les premières voies aériennes ou dans de très vastes cavernes sont ordinairement d'une intensité toute spéciale. Il est vrai qu'ils peuvent, dans ces cas, être renforcés par résonance ; et dans ces conditions, ils peuvent être perçus en n'importe quel point de la pièce habitée par le malade. Gerhardt, par exemple, cite une malade atteinte de dilatation bronchique, chez laquelle, au moment de palpitations cardiaques, on percevait à l'autre extrémité de la chambre des râles cardio-systoliques.

Quelquefois, les râles acquièrent, par leur seul nombre, une intensité telle qu'on les entend à distance. Les râles très nombreux et très intenses se propagent fréquemment aux parois thoraciques, et deviennent même, ainsi que nous l'avons mentionné, accessibles à la palpation.

Souvent chez les phtisiques et même chez les individus atteints de pneumonie ou de bronchite capillaire, on perçoit, à quelque distance de la bouche du malade, des râles qui donnent l'impression d'être nés directement dans la cavité buccale ; en réalité, ce sont des râles nés dans la profondeur et renforcés par résonance dans les premières voies respiratoires. Piorry avait déjà insisté sur ce fait ; de même Galvani parmi les auteurs modernes. Dans le râle trachéo-laryngé de l'agonie, râle qui est presque toujours expiratoire, il y a probablement un effet de résonance.

Lorsque les râles prennent naissance dans du parenchyme pulmonaire imperméable, ou dans des excavations superficielles et à parois solides, ils prennent un timbre particulier qui les rapproche du ton musical et que l'on distingue, d'après Traube, sous le nom de *timbre des râles*. On divise donc les râles humides en râles musicaux qui ont un timbre bien net, et râles non musicaux qui se rapprochent des bruits et n'ont pas de timbre à proprement parler.

Skoda considérait le timbre des râles humides comme un simple phénomène de résonance et l'exprimait par la désignation : *râle clair et élevé*. Or, comme à la place de l'expression résonance, il avait fait choix du terme de consonance, on s'explique pourquoi il appelait ces sortes de râles : *râles consonants*. Aujourd'hui encore, bien des praticiens les désignent ainsi.

C'est Traube qui réussit à prouver que la définition donnée par Skoda n'était pas complète, et qui introduisit dans la pratique le nom de râles humides musicaux.

Les râles musicaux ou consonants, en ce qui concerne leurs propriétés et leur nature physique, ont des rapports intimes avec la sonorité tympanique et la respiration bronchique amphorique. Ces rapports se manifestent par le caractère musical que leur reconnaît une oreille même peu exercée. Ils ont une tonalité facile à définir, qui concorde avec celle du son tympanique et de la respiration bronchique, et qui peut être élevée ou abaissée à volonté à l'aide des moyens artificiels cités plus haut. Partout où il se forme des râles consonants, on entend aussi nécessairement de la respiration bronchique, à moins que le murmure vésiculaire, provenant du parenchyme aéré avoisinant, ne masque le souffle bronchique, sans détruire complètement le timbre des râles humides.

Les râles consonants sont presque toujours clairs. Cela tient à ce que le tissu pulmonaire imperméable, aussi bien que les cavernes superficielles, sont d'excellents intermédiaires pour la transmission du son aux parois du thorax. Lorsque ces foyers pathologiques sont recouverts de parenchyme rempli d'air, les râles perdent plus ou moins leur caractère consonant, suivant l'épaisseur des couches de tissu pulmonaire sain, et se transforment finalement en bulles sourdes et privées de timbre.

La valeur diagnostique des râles musicaux est donc très considérable ; mais il faut beaucoup d'habileté pour interpréter exactement, dans tous les cas, le timbre des râles.

Parfois, on observe aux sommets des râles consonants remarquables par leur extrême clarté, leur grosseur et la régularité des bulles. Il semble, en les entendant que l'on insuffle une vessie desséchée ou qu'on secoue un sac de baudruche rempli de pois. Laënnec les avait décrits comme un signe du ramollissement de la substance tuberculeuse et de la formation caverneuse. En les considérant comme pathognomoniques de ces lésions, il montrait une fois de plus le point de vue spécifique auquel il se plaçait. On les a appelés *craquements* ou même *râles tuberculeux*.

Les râles prennent la *consonance métallique* lorsqu'ils se développent dans des excavations superficielles à parois lisses, ayant au moins le volume du poing, comme cela se passe pour le souffle bronchique et le son de percussion. La genèse de cette consonance et ses caractères obéissent exactement aux mêmes lois que celles qui ont été étudiées à propos du son de percussion métallique (p. 214).

D'ailleurs, il n'y a pas que les râles caverneux qui puissent prendre le caractère métallique. Il suffit souvent que des râles se forment dans le voisinage d'une vaste caverne à parois lisses; l'air contenu dans cette dernière les transmet avec la consonance métallique. C'est pourquoi les râles présentent souvent, dans le pneumothorax, cette consonance métallique. L'estomac lui-même ou l'intestin, lorsqu'ils sont distendus par des gaz, sont capables de donner aux râles le caractère métallique, comme Wintrich nous l'a appris.

La consonance métallique a le caractère d'un son très aigu, tout à fait musical, qui fait son apparition au moment où le râle lui-même s'est déjà évanoui. Les râles ne s'accompagnent pas de consonance métallique d'une manière uniforme ; ce caractère peut ne se produire que pendant certaines respirations ; mais ce sont là des faits qui se constatent pour tous les phénomènes de consonance.

Un bruit respiratoire qui mérite une mention spéciale est celui de la *goutte tombante*, *gutta cadens*, *le tintement métallique*. A chaque phase respiratoire, on entend crever une bulle ou plusieurs bulles tout à fait isolées, qui donnent l'impression de la chute d'une ou plusieurs gouttes de liquide de la paroi supérieure de la caverne dans le fond. Artificiellement on l'imite en laissant tomber des gouttes d'eau ou des grains de sable (Laënnec) dans un grand vase à parois lisses et apte à la résonance métallique, ou encore en laissant tomber une perle dans une coupe de cristal.

Le non de tintement métallique représente l'impression acoustique perçue, mais n'est pas en rapport avec la genèse physique. Baas a fait ressortir avec raison que les gouttelettes de sécrétion qui se forment à la paroi supérieure d'une caverne glissent le plus souvent le long des parois et ne tombent pas brusquement. Il ne s'agit donc pas en général, comme l'ont jadis montré Wintrich et Skoda, de la chute d'une gouttelette, mais de bulles isolées qui éclatent et qui possèdent une consonance métallique très nette. Ce serait évidemment aller trop loin que de nier entièrement la possibilité de la véritable *gutta cadens*. Récemment encore Leichtenstern a rapporté l'histoire d'un homme atteint de pyopneumothorax (clinique de Tubingen) chez lequel on entendait le tintement métallique dans toute sa pureté lorsqu'il passait du décubitus à la position assise. A l'autopsie, on reconnut qu'il existait des villosités pleurales qui, noyées par le liquide pleurétique dans le décubitus dorsal, dégouttaient lorsque le malade se mettait sur son séant.

Unverricht a décrit récemment une forme particulière de râles humides à consonance métallique sous le nom de « *Wasserpfeifengerausch* » que Riegel a proposé de remplacer par la désignation : *bruit de fistule pulmonaire, râle fistulaire*. Unverricht l'avait observé dans l'hydropneumothorax avec fistule à soupape, quand la fistule était superficielle. En pratiquant la ponction et en cherchant à aspirer de l'air ou du liquide, on produisait un bruit spécial de râles à grosses bulles, un gargouillement métallique étroitement en rapport avec l'*inspiration*. Ce bruit résultait de ce que, par suite de l'aspiration, l'air sus-jacent au liquide se raréfiait, laissant ainsi arriver à travers la fistule pulmonaire des bulles d'air qui, en s'élevant à travers le liquide pleural produisaient le bruit en question. Ce bruit ne peut naturellement se produire que lorsque la fistule est ouverte du côté de la cavité pleurale et que cet orifice est au-dessous du niveau du liquide. Aussi, au point de vue du diagnostic, permet-il de préciser le siège de la fistule, et indique-t-il qu'elle est béante.

Riegel a rencontré le bruit de fistule pulmonaire chez un malade atteint d'hydropneumothorax, sans se servir de la pompe aspirante. Chaque fois qu'on dressait l'individu sur son séant, il rejetait de grandes quantités de pus, qui pour s'échapper de la cavité pleurale prenait la voie de la fistule pulmonaire ouverte. Cette expulsion raréfiait évidemment, comme l'aurait fait une aspiration, l'air contenu dans la plèvre, et amenait la pénétration de fluide aériforme du poumon dans la cavité pleurale. Le râle fistulaire fut perçu d'abord pendant les deux temps de la respiration ; plus tard, on ne l'entendit plus qu'à l'inspiration. Il est probable que, pendant l'expiration, il provenait de ce que la fistule se déplaçait, devenait plus haute que le niveau du liquide, et que des parcelles de ce liquide, restées au voisinage de l'orifice fistulaire, permettaient la formation de bulles. Pour percevoir aisément le bruit fistulaire, Jager Meezenbrock fait coucher le patient sur le côté malade, saisit ce côté avec les mains, et évacue par compression le liquide pleural à travers la fistule dans les voies aériennes. En faisant rasseoir le malade et en cessant graduellement la compression, l'air pénètre nécessairement dans la cavité pleurale à travers la fistule et l'épanchement, et produit le bruit de fistule pulmonaire. Cet auteur insiste sur ce que ce bruit n'est pas dû à l'éclatement de bulles ; il admet, d'accord avec la théorie de Talma sur la genèse des râles, que le râle fistulaire prend naissance directement à l'orifice fistuleux avant même que les bulles aient éclaté (1).

---

(1) Il est excessif, à notre sens, de faire rentrer dans les râles bulleux, le râle crépitant, le craquement qui est souvent un bruit sec, le tintement métallique et le bruit fistulaire.

On a donné un grand nombre de classifications des râles en général. En voici une qui nous paraît répondre aux besoins de la clinique et que nous donnons comme une récapitulation générale des deux chapitres qui précèdent.

1° *Râles sonores* : Indiquent une bronchite avec sécrétion très visqueuse, comme

I. — *Genèse physique et signification diagnostique du frottement pleurétique.*

Dans la respiration normale, il se produit un déplacement en sens inverse et continu des deux feuillets pleuraux. Donders a étudié ce déplacement sur des lapins chez lesquels il avait mis à nu le feuillet costal, de façon à pouvoir suivre, à travers la membrane même, les déplacements des viscères thoraciques. Il observa que, dans l'inspiration, le feuillet pulmonaire se mouvait de haut en bas et d'arrière en avant.

L'étendue du déplacement causé par la respiration n'est pas égale en tous les points de la surface pulmonaire. Dans le mouvement de haut en bas, le sommet du poumon constitue un point pour ainsi dire fixe, et ce déplacement de haut en bas est d'autant plus étendu qu'on envisage des portions de poumon situées plus bas. Le bord postérieur du poumon ne participe que peu ou point au mouvement d'arrière en avant, qui est d'autant plus étendu qu'on se rapproche davantage des portions antérieures du poumon.

---

c'est le cas des bronchites aiguës à leur début. La variété *râle ronflant* indique que le processus siège dans les grosses bronches ; la variété *râle sibilant* indique que le processus siège dans les bronches de petit calibre.

2° *Râle crépitant* (caractère majeur : s'entend à la fin de l'inspiration), peut s'entendre dans l'œdème pulmonaire, l'apoplexie et la congestion ; mais ce sont là des exceptions ; en clinique le râle crépitant est presque pathognomonique de la *pneumonie* à la période d'engouement ou à la période de résolution (râle crépitant de retour).

3° *Râles bulleux* : définis par leur nom; indiquent la présence de sécrétions assez fluides en un point quelconque des voies respiratoires accessible à l'aération; s'entendent aux deux temps de la respiration. Il faut en distinguer deux variétés principales : (a) le râle sous-crépitant : (b) le râle caverneux.

(a) Le râle sous-crépitant peut être *à grosses bulles* (bronchites à sécrétions abondantes, dilatation des bronches, congestion cardiaque et en général toutes les congestions passives broncho-pulmonaires) ; *à bulles moyennes* (bronchite des moyens tuyaux bronchiques ; indiquent la tuberculose quand ils sont localisés au sommet) ; *à petites bulles* (bronchite capillaire, œdème du poumon, congestions, pneumonie en résolution ; indiquent aussi la tuberculose quand ils sont localisés au sommet).

(b) *Râles caverneux* : ce sont des râles bulleux qui donnent à l'oreille l'impression qu'ils se produisent dans une cavité ; ils accompagnent presque toujours la respiration bronchique caverneuse et sont le signe d'une caverne pulmonaire. Quand ils sont à grosses bulles, on peut leur réserver le nom de gargouillement.

4° *Craquements* (on n'accepte plus la définition de Laënnec). Les craquements, dit Lasègue, sont un composé de bruits inégaux ou dissemblables ; tantôt pressés, tantôt ralentis ; tantôt forts, tantôt faibles ; tantôt gros, tantôt ténus ; s'entendent aux deux temps de la respiration, mais sont plus spécialement inspiratoires. Ils sont secs ou humides, ne s'entendent guère qu'au sommet du poumon et sont le signe presque pathognomonique d'une tuberculose sèche (craquements secs) ou en voie de ramollissement (craquements humides).

5° *Tintement métallique* : indique une cavité assez grande et à parois lisses (cavernes, pneumothorax).

6° *Bruit fistulaire de Chaussier* : indique un pneumothorax ouvert.

7° *Bruit de drapeau*, indique la présence d'un corps étranger, d'une pseudo-membrane flottante, dans les grosses voies respiratoires.

Ces divers déplacements ne produisent aucun bruit à l'état normal, parce que les feuillets pleuraux se trouvent en contact par des surfaces absolument lisses. Lorsque la surface de l'un ou des deux feuillets, soit par la perte de son épithélium, soit par la formation de dépôts solides, est devenue rugueuse et inégale (et pour cela, des lésions minimes suffisent), on perçoit fréquemment du frottement pleurétique. Les conditions nécessaires à la production de ce frottement sont le plus souvent réalisées par des dépôts ou des végétations fibrineuses de nature inflammatoire.

Beaucoup d'auteurs pensent que le frottement pleurétique pourrait également être déterminé par des inégalités de surface qui ne seraient pas dues à un processus inflammatoire et ils ont créé une distinction entre le *frottement pleurétique* et le *frottement pleural.* A l'appui de ce qu'ils avancent ils rappellent qu'on a observé des bruits de frottement dans des cas de végétations cancéreuses ayant envahi la cavité pleurale, d'excroissances cartilagineuses ou osseuses des côtes et, d'après Laënnec, même dans des cas d'emphysème pulmonaire interlobulaire. Il n'y a pas longtemps encore, Waldenburg publiait la relation d'un cas où on percevait un bruit de frottement très intense sous l'aisselle, et où l'autopsie démontra que ce bruit avait été causé par de nombreux noyaux péribronchiques superficiels. Comme de très légères altérations de la plèvre peuvent suffire pour développer des frottements, il nous paraît probable que, dans tous les cas dont il s'agit, le frottement perçu était de nature inflammatoire et que la distinction du bruit pleural et du bruit pleurétique ne repose sur aucune base certaine. Nous en dirons autant du cas de Jürgensen qui observa, dans un cas de tuberculose miliaire avec tubercules sous-pleuraux, un frottement doux de nature spéciale, qui servit de base à son diagnostic ; nous devons ajouter cependant que l'auteur dit nettement que la surface pleurale était lisse. Il est à remarquer que Läennec a cité des faits de ce genre en les donnant comme des causes très fréquentes de frottement pleurétique ; c'est Reynaud qui montra que ce frottement était presque toujours le résultat de l'inflammation de la plèvre.

Betz a émis l'opinion que dans certaines formes très intenses du frottement pleurétique, dans le *bruit de cuir neuf*, par exemple, le bruit anormal n'avait pas son siège dans la plèvre, mais dans la paroi thoracique ; car on sait que la pleurésie peut donner lieu à des dépôts conjonctifs sur les muscles intercostaux ; mais il n'est pas démontré que ces altérations puissent se traduire par des bruits perceptibles.

L'*impression auditive du frottement pleurétique* est très variable. Dans bien des cas, il s'agit d'un effleurement léger, court et passager que l'on peut comparer au bruit produit par le passage superficiel et rapide de l'extrémité du doigt sur de la soie. Dans d'autres cas le bruit a un caractère plus sec et grésillant, semblable à celui que donne la neige serrée entre les doigts, ou la marche sur la neige, ou encore le frottement de deux semelles de cuir neuf et rugueux. Cette dernière comparaison a valu aux frottements particulièrement rudes et craquants le nom de *bruit de cuir neuf*. Le meilleur moyen d'imiter les divers caractères du frottement pleurétique consiste à appliquer fortement la paume de la main contre l'oreille et à passer sur le dos de cette main, avec de légères intermittences, l'extrémité mouillée d'un doigt de l'autre main. En variant la pression de ce doigt on réussit à reproduire toutes les modifications de rudesse et d'intensité du bruit de frottement. Ces exercices d'*acoustique préalables* ont une grande importance pratique, et facilitent singulièrement l'interprétation exacte des bruits au lit du malade.

Stokes avait déjà signalé que parfois le frottement pleurétique prend une résonance métallique dans le voisinage de l'estomac ou de l'intestin météorisés.

Les bruits de frottement pleurétique possèdent un caractère très remarquable : au lieu d'être continus, ils présentent presque toujours des *interruptions et des intermittences*. Il semble, et il est probable qu'en réalité les choses se passent ainsi, que le déplacement des feuillets pleuraux rencontre brusquement des obstacles qu'il lui faut un certain temps pour surmonter. On peut noter, dans la même phase respiratoire, jusqu'à trois, jusqu'à six interruptions, et même davantage.

L'*intensité des bruits de frottement pleurétique* est sujette à de grandes variations. Dans bon nombre de cas, il faut une oreille habile et très exercée pour percevoir ces bruits ; dans d'autres, ils sont tellement prononcés qu'on les entend à quelque distance du malade, qui alors les sent et les entend lui-même : bien des malades se plaignent de ce que ces bruits les empêchent de s'endormir et troublent leur sommeil. Un frottement pleurétique très intense se perçoit à la palpation ; nous avons décrit ce genre de bruit dans le chapitre précédent sous le nom de frémissement pleural ; mais on entend les bruits de frottement plus longtemps qu'on ne les sent.

En exerçant une forte pression sur les espaces intercostaux, on peut augmenter artificiellement l'intensité du frottement, car on favorise ainsi l'accolement des feuillets pleuraux. Sous l'influence de mouvements respiratoires accélérés et plus profonds, l'intensité des bruits de frottement est ordinairement augmentée, très rarement supprimée. Si ces mouvements sont continués pendant un certain temps, les surfaces pleurales rugueuses se polissent passagèrement et les bruits disparaissent pendant un certain temps. C'est ce que l'on observe fréquemment pendant les leçons pratiques d'auscultation. Si les malades souffrent vivement en respirant ou si l'on provoque de la douleur par une pression intempestive du stéthoscope, il arrive souvent qu'en raison des modifications du champ respiratoire du côté malade, et malgré toutes les autres conditions favorables, le frottement n'est plus perçu. C'est ce qui explique pourquoi dans la pleuropneumonie, il est relativement rare de constater ce frottement. Dans ce cas d'ailleurs, il ne faut pas oublier qu'en dehors de la douleur, il existe des obstacles au jeu du poumon hépatisé.

Le frottement pleurétique a son maximum de fréquence pendant l'inspiration, ou pendant l'inspiration et la première partie de l'expiration. Parfois, il ne s'entend qu'au summum de l'inspiration ; il est très rare dans l'expiration seule. Toutes ces modifications dépendent des rapports de prédominance qui peuvent exister entre la force de l'inspiration et celle de l'expiration; cependant le siège et la forme des rugosités de la plèvre ne sont pas sans influence sur le bruit perçu.

Lorsque les foyers pathologiques de la plèvre sont situés dans le voisinage du cœur, le frottement pleurétique est influencé non seulement par les mouvements respiratoires, mais aussi, dans une certaine mesure, par les contractions cardiaques. Aussi, l'exploration superficielle donne-t-elle en pareil cas l'impression d'un bruit de frottement péricardique. Ce genre de bruit de frottement sera décrit plus tard sous le nom de frottement pleuro-péricardique. Quant au diagnostic différentiel de la pleurésie et de la péricardite, il sera discuté dans le chapitre suivant.

Laënnec avait déjà attiré l'attention sur ce fait que le frottement pleurétique semble se faire dans un sens différent à l'inspiration et à l'expiration. Le déplacement paraît se faire de haut en bas dans l'inspiration et de bas en haut dans l'expiration, *affrictus ascendens et descendens*. Le déplacement dans la direction horizontale est bien plus rare; on ne doit s'attendre à le rencontrer que lorsque par suite d'adhérences, les mouvements physiologiques sont devenus impossibles.

L'*extension et la localisation du frottement pleurétique* dépendent évidemment de la cause pathologique. Tantôt le frottement est limité à une région dont la surface égale à peine celle d'une pièce de 5 francs, tantôt il occupe la plus grande partie d'un des côtés de la poitrine. On le rencontre le plus souvent sur les parois latérales du thorax; il est beaucoup plus rare vers les sommets. Cela tient à ce que les lésions pleurétiques se développent assez rarement à la partie supérieure de la plèvre, et qu'en outre, à ce niveau, le déplacement des feuillets pleuraux est trop peu prononcé pour donner naissance à des bruits de frottement. L'existence de ces bruits aux sommets devra toujours faire soupçonner une tuberculose pulmonaire, ayant provoqué une pleurésie fibrineuse.

La *durée des bruits de frottement pleurétique* ne peut en aucune façon être déterminée d'avance. Ces bruits peuvent tantôt être tout à fait transitoires et ne durer que quelques minutes, tantôt persister des jours, des semaines, des mois, et même des années. Ces conditions de durée sont subordonnées à la nature de la maladie fondamentale. Les bruits qui se prolongent le plus longtemps sont ceux qui sont liés à la tuberculose pulmonaire. Wintrich, par exemple, cite le cas d'un tuberculeux chez lequel on constata pendant quatre années consécutives, sans aucune interruption, un bruit de scie dans la région sous-claviculaire.

Il faut signaler la possibilité d'une *confusion entre les bruits de frottement pleurétique et les ronchus sonores*. Voici comment on les distingue :

1. — Les ronchus sont continus, le frottement est interrompu et intermittent.

2. — Les ronchus sont généralement plus disséminés que les bruits de frottement.

3. — Les ronchus changent de caractère ou disparaissent complètement, à la suite d'efforts de toux, tandis que la toux n'influence point les bruits de frottement.

4. — Quand on exagère la pression du stéthoscope sur les espaces intercostaux, on renforce les bruits pleurétiques ; les râles sonores au contraire n'éprouvent de ce fait aucune modification.

5. — La compression du thorax, en cas de frottement pleurétique, est presque toujours douloureuse ; lorsqu'il n'existe que des ronchus, cette compression ne provoque qu'une douleur insignifiante (1).

S'il existe à la fois des ronchus secs et des bruits de frottement, ces derniers sont très facilement dominés et masqués par les premiers : il faut donc, en pareil cas, se livrer à une auscultation des plus minutieuses.

Les bruits de frottement pleurétiques ne peuvent évidemment se produire que si les feuillets pleuraux malades et rugueux sont en contact ; lorsqu'ils sont séparés par du liquide ou du gaz, le frottement est nécessairement nul. Une pleurésie fibrineuse qui reste sèche pendant toute son évolution, ne se manifeste le plus souvent, au point de vue objectif, que par des bruits de frottement. Quand une pleurésie, sèche d'abord, devient exsudative, on peut observer des bruits de frottement pleurétique en premier lieu avant l'épanchement, et en second lieu, au moment de la résorption de cet épanchement ; dans ce dernier cas, ils constituent un signe favorable.

On a prétendu qu'il fallait quelques jours d'existence à une pleurésie sèche pour que les produits inflammatoires atteignent le degré de dureté et de solidité nécessaire pour que des bruits de frottement puissent se développer pendant le glissement des feuillets pleuraux. Lebert, toutefois, affirme avoir perçu le frottement un ou deux jours après le début de l'affection ; Fraentzel l'a même observé souvent en certains points circonscrits de la poitrine, 12 à 14 heures après l'invasion, et j'ai moi-même eu de fréquentes occasions de corroborer les dires de Fraentzel.

K. — *Genèse physique et signification diagnostique du bruit de succussion hippocratique.*

Hippocrate a décrit pour la première fois le bruit de succussion, ce qui a valu à ce bruit le nom de succussion hippocratique. Il l'avait observé dans l'hydropneumothorax, c'est-à-dire dans les cas d'accumulation simultanée de liquide et de gaz dans la cavité pleurale. Voici le procédé qu'il recommandait pour provoquer ce bruit : « Après avoir assis solidement le malade sur un siège immobile, on lui fera tenir les mains étendues par

(1) Les caractères différentiels établis par l'auteur pour distinguer le frottement pleurétique du râle sonore, peuvent servir aussi pour séparer le frottement des craquements et des râles sous-crépitants un peu secs. Cependant il est un bruit particulier, le *frottement râle* (Damoiseau, Trousseau), qui est difficile à définir et à classer, car il associe les caractères du frottement à ceux du râle. Le frottement-râle donne une sensation analogue à celle que l'on perçoit parfois pendant les premières respirations chez des sujets restés longtemps dans le décubitus dorsal. D'après Trousseau, le frottement-râle est un vrai râle ; on doit le considérer comme une crépitation causée par un état congestif des alvéoles superficiels, immédiatement sous-jacents à une plèvre elle-même malade.

un aide; puis on le secouera par l'épaule pour entendre de quel côté la maladie développera le bruit. » Certains détails plus délicats n'échappèrent point à cet observateur de génie; Hippocrate a parfaitement montré en effet que la succussion est d'autant plus facile à provoquer et d'autant plus nette, que la quantité du liquide intra-pleural est moins considérable.

Pour rendre perceptible le bruit de succussion, il faut le plus souvent que le malade exécute un mouvement brusque, qui ébranle le liquide contenu dans la cavité pleurale. Ordinairement le passage rapide du décubitus dorsal à la position assise suffit. Guttmann rapporte qu'un de ses malades produisait ce bruit en se redressant brusquement et en se laissant retomber sur la pointe des pieds. Mais, dans bien des cas, il est nécessaire de suivre le vieux précepte d'Hippocrate, et de secouer le malade par les épaules, ce qui dans certains cas peut devenir dangereux.

Parfois ce sont les mouvements du cœur qui se communiquent au liquide, et qui donnent lieu, comme dans l'observation de pyopneumothorax de Biermer, au bruit de succussion.

La succussion pent être reproduite artificiellement en secouant sous l'oreille une bouteille partiellement emplie d'eau. Cette expérience reproduit exactement les conditions physiques de l'hydropneumothorax. Dans les deux cas, ce sont les ondulations du liquide frappant contre les parois que l'on perçoit sous forme d'un bruit de flot tout particulier (bruit de glouglou). Ce bruit s'accompagne d'habitude d'une résonance métallique dont la tonalité est subordonnée à celle du son métallique de percussion. Son intensité est souvent telle qu'on entend le bruit de flot dans toute la chambre; d'autres fois, il est tellement léger, que pour le percevoir il faut que l'oreille soit attentive et en contact intime avec le thorax. Quelquefois les malades prétendent entendre et sentir eux-mêmes ce bruit de succussion. L'intensité du bruit est subordonnée d'abord à la fluidité du liquide, ensuite à la hauteur de la colonne d'air sus-jacente. C'est ce qui semble expliquer que dans certains cas d'hydropneumothorax il ne se produise pas de succussion, ou que cette dernière ne survienne que quelque temps après le début de la maladie.

Certains auteurs ont prétendu que le bruit de succussion s'observait uniquement dans l'hydropneumothorax. Cela est faux; il se rencontre évidemment dans tous les cas où les conditions de sa genèse se trouvent réalisées, c'est-à-dire lorsqu'une vaste cavité à parois lisses renferme en même temps de l'air et du liquide, et lorsque ce liquide, étant soumis à un ébranlement, les ondulations se propagent à l'extérieur.

Déjà Laënnec affirmait avoir entendu le bruit de succussion au niveau de cavernes pulmonaires; et plus tard, Gendrin, Weber et d'autres auteurs publièrent des faits analogues.

Au niveau des cavernes tuberculeuses cependant, on ne constatera pas souvent ce bruit; les sécrétions sont trop visqueuses pour se prêter au ballottement. Lorsque ce bruit est perçu, il s'agit presque toujours d'excavations consécutives à des abcès ou à de la gangrène du poumon.

Les épanchements gazeux ou liquides du péricarde donnent lieu également à des bruits de succussion. Ici, ce sont les mouvements du cœur qui transmettent l'ébranlement. Lorsque nous parlerons de l'hydropneumopéricarde, nous montrerons que cette sorte de succussion acquiert d'habitude une intensité tout à fait extraordinaire.

L'estomac, et même le côlon transverse, peuvent devenir le siège de bruits de succussion, toutes les fois que ces organes sont distendus par des gaz et renferment en même temps des liquides. S'il existe en même temps un épanchement pleural, il peut arriver qu'en secouant le malade, il se produise un bruit de flot, qui exposera l'observateur inexpérimenté à confondre la pleurésie avec épanchement avec un hydropneumothorax. Le bruit de flot peut également se produire dans l'estomac et dans l'intestin par l'intermédiaire des contractions cardiaques.

N'omettons pas de mentionner que l'on a observé la succussion dans des excavations anormales de l'abdomen. Laboulbène l'a constatée dans une poche d'abcès, remplie d'air, qui s'était développée entre la paroi abdominale postérieure et les anses intestinales. Une autre fois, les bruits de succussion s'étaient produits dans une tumeur ovarique, déjà plusieurs fois ponctionnée. Des observations analogues ont été publiées par Korczynski. Il s'agissait, dans ces cas, d'excavations résultant de la destruction de masses néoplasiques et voisines de l'estomac. Le bruit de flot coïncidait avec les mouvements du cœur et était déterminé par eux.

L. — *Auscultation de la voix.*

Laënnec pratiquait déjà l'auscultation de la voix et l'utilisait pour le diagnostic. Depuis, tous les auteurs lui ont accordé une sérieuse attention et ont reconnu sa grande importance. On a cependant exagéré sa valeur diagnostique, car les indications qu'elle fournit sont rarement fondamentales; elle n'aboutit au contraire, le plus souvent, qu'à confirmer des faits déjà révélés par les méthodes d'investigation préalablement employées. On ne doit donc généralement en attendre des avantages réels que lorsqu'on a affaire à des cas douteux qui demandent à être éclaircis, et pour l'étude desquels il ne faut négliger aucun moyen d'exploration.

L'auscultation de la voix se pratique soit directement, soit à l'aide du stéthoscope. Dans les deux cas, il est bon, surtout pour les débutants, de boucher l'autre oreille avec le doigt; sinon la transmission directe de la voix à l'oreille libre gênera notablement l'appréciation des ondes sonores transmises indirectement par les organes thoraciques.

La pression de l'oreille, que celle-ci soit appliquée médiatement ou immédiatement contre la poitrine, doit être soigneusement ménagée de façon à n'être ni trop forte ni trop faible. Si la pression est trop forte, la voix paraîtra plus faible qu'elle ne l'est réellement; si elle est trop faible, la voix prend ce caractère nasonnant et tremblotant que nous décrirons plus loin sous le nom d'égophonie.

Selon le but que le diagnostic doit atteindre, on fait parler le malade à haute voix ou à voix chuchotante. Il est évident qu'il faut veiller à ce que le malade parle toujours avec une force uniforme. Il est important aussi de faire répéter toujours le même mot, parce que le son des diverses voyelles et consonnes ne se propage pas de la même façon à la surface du thorax. Comme dans l'examen du frémissement pectoral, les mots neuf et nonante (1) nous semblent les plus favorables.

En dehors de l'auscultation de la voix, on peut avoir recours à l'*auscultation de la toux*, car de même que les ondes vocales, le son qui accompagne un violent effort de toux, se transmet à la surface des parois pectorales. Il est soumis aux mêmes lois et subit les mêmes modifications que la voix, lois et modifications sur lesquelles nous allons revenir. Toutefois, il faut remarquer que l'auscultation de la toux offre plus de difficultés que celle de la voix, ce qui tient à l'instabilité du phénomène. Ajoutons qu'il est malaisé de faire des efforts de toux successifs ayant la même intensité, que bon nombre de malades sont incommodés par la toux volontaire, et l'on comprendra qu'il faut recourir le moins possible à l'auscultation de la toux.

Pour apprécier exactement les caractères de la voix, il faut rechercher deux choses : d'abord s'il existe des différences vocales entre deux régions symétriques du thorax ; ensuite, si en de certaines régions déterminées, il existe des modifications anormales. La juste appréciation de ces modifications n'est pas chose facile, et exige une certaine attention.

Lorsqu'on applique le stéthoscope sur le cartilage thyroïde, on perçoit, en faisant parler le malade, une *laryngophonie* intense, presque pénible pour l'oreille. Mais la voix a changé de caractère. Elle ne ressemble jamais à la voix qui frappe l'oreille libre ou que fournit le stéthoscope appliqué immédiatement contre la cavité buccale qui émet des sons. Elle est aussi moins intense que dans ce dernier cas. Ce qui frappe surtout, c'est que la voix est moins pleine et l'articulation moins pure. Elle est sèche, vide et retentit comme une trompette. Il semble que l'individu parle entre ses dents, ou tienne entre elles pendant qu'il parle une plaque mince de bois, d'ivoire, ou de métal.

Les causes de ce changement sont évidemment multiples. D'abord la propagation des vibrations vocales ne se fait pas à l'air libre, mais à travers les cartilages solides du larynx ; ensuite cette propagation ne suit pas la direction des oscillations moléculaires, mais s'accomplit perpendiculairement à cette direction ; enfin il y a vibration simultanée des cartilages eux-mêmes. La détermination de l'influence de chacun de ces facteurs est une question qui n'est pas encore résolue.

A propos du frémissement vocal, nous avons fait remarquer que les vibrations vocales ne se propagent pas seulement au dehors, mais encore *viâ recurrente*, dans la trachée et l'arbre bronchique. Il ne faut donc pas s'étonner qu'on les y perçoive, ici sous forme de trachéophonie, là sous

(1) En allemand, « neun » et « neunzig ». En langue française, c'est l'articulation du chiffre « trente-trois » qui est la plus favorable à l'auscultation de la voix.

forme de bronchophonie. Mais plus on s'éloigne de leur vrai lieu d'origine, plus les variations acoustiques se multiplient. La voix bronchique est moins intense encore que la laryngophonie, l'articulation en est moins nette et moins pleine.

L'*auscultation de la bronchophonie*, appelée aussi voix tubaire, ne peut être pratiquée directement, car quel que soit l'endroit où l'on veut ausculter les bronches, elles sont recouvertes de couches plus ou moins épaisses de parenchyme pulmonaire rempli d'air. Nulle part donc, on n'entend de bronchophonie pure ; on perçoit seulement un bruit que la présence du poumon distendu par l'air a déjà modifié ; on devrait donc plutôt parler de voix alvéolaire ou vésiculaire.

La bronchophonie est d'autant plus nette que les couches de parenchyme pulmonaire sont plus minces et que les tuyaux bronchiques sont plus gros et plus superficiels. C'est ce qui explique pourquoi, à l'auscultation, la qualité de la voix présente tant de différence dans les diverses régions de la poitrine. Là où il y a des couches épaisses de poumon, la voix n'est plus qu'un murmure indistinct, où l'on ne distingue plus ni articulation, ni consonnes, ni voyelles ; là au contraire où les bronches sont superficielles, si l'on n'entend pas toujours nettement les mots et les syllabes, du moins perçoit-on des restes d'articulation.

Le point où les bronches sont le plus rapprochées des parois thoraciques est l'espace interscapulaire, où elles se bifurquent à la hauteur de la 4e vertèbre dorsale. Aussi est-ce là qu'à l'état normal la voix a son maximum d'intensité et d'articulation. Le plus souvent, elle est un peu plus forte à droite qu'à gauche ; cependant E. Seitz prétend avec raison que cette différence est plus malaisée à apprécier que celle de l'intensité du frémissement vocal. Le phénomène s'explique par le calibre plus considérable de la bronche droite et sa proximité plus grande de la paroi pectorale.

L'articulation de la voix est un peu moins nette au niveau du manubrium sternal, des vertèbres cervicales inférieures et des premières dorsales. Ici, il s'agit, il est vrai, non de bronchophonie, mais de trachéophonie, les vibrations vocales se transmettent de la trachée au squelette.

Au niveau du thorax, on ne trouve ordinairement ce qui subsiste de la voix articulée que dans le premier espace intercostal et le creux axillaire ; partout ailleurs on ne perçoit qu'un bourdonnement confus. Ce bourdonnement ne demeure d'ailleurs pas limité au thorax, mais se propage encore le plus souvent jusque sur une partie de la surface hépatique, et même vers le bras.

Disons ici que non seulement on entend les vibrations vocales au niveau du thorax, mais qu'on les sent aussi sous formes de légers ébranlements, qui ne sont d'ailleurs pas autre chose que le frémissement vocal ou pectoral déjà étudié. Il faut noter cependant que les vibrations que l'on entend et celles que l'on sent ne concordent pas toujours. Nous avons déjà signalé que la différence entre les deux moitiés du thorax est ordinairement bien plus appréciable avec le frémissement vocal qu'avec la bronchophonie ; dans ce qui suit, nous insisterons sur le renforcement possible de cette dernière dans les cas d'épanchements pleurétiques moyens, alors que le frémissement vocal est déjà affaibli.

Dans l'étude des modifications pathologiques de la bronchophonie, il faut tenir compte de divers caractères, notamment de l'*intensité*, de l'*articulation*, de l'*intermittence* et de la *consonance*.

Intensité de la bronchophonie. — A l'état physiologique, l'intensité de la bronchophonie dépend en première ligne de la force de la voix, de la minceur et de l'élasticité des parois thoraciques. Chez les femmes et les enfants, dont la voix est d'intensité médiocre, le bourdonnement confus peut manquer complètement sur la plus grande partie de la surface thoracique. La bronchophonie est prononcée surtout chez les vieillards, ce qui semble tenir tant au peu d'épaisseur de la musculature thoracique qu'à l'épaisseur et à la dureté plus considérable des cartilages bronchiques, circonstance qui favorise tout spécialement la concentration des vibrations vocales. Souvent la bronchophonie sénile se distingue encore par un autre caractère : elle est nasonnée, chevrotante, et ressemble à l'égophonie, que nous allons étudier. Cela tient à ce que la voie des vieillards présente d'habitude un tremblement spécial.

Toutes choses égales d'ailleurs, la nature du mot prononcé n'est pas sans influence sur l'intensité de la voix. Les lettres les plus douces subissent le premier et le plus fort affaiblissement, ce sont, B, D, F, V, W, G, T; les plus fortes parmi lesquelles il faut ranger M, N, R et toutes les voyelles ne viennent qu'après. Parmi les voyelles, *a*, *e* et *i* subissent un affaiblissement moindre qu'*o* et *u* ; c'est ce qui explique pourquoi nous avons recommandé plus haut de choisir toujours le même mot pour l'étude de la bronchophonie.

L'intensité de la bronchophonie peut être modifiée dans deux sens; elle peut être extraordinairement diminuée et même supprimée, ou bien peut être renforcée. Certains auteurs, surtout en France, réservent pour cette dernière modalité seulement, le nom de bronchophonie. Ces modifications sont très faciles à saisir, quand elles sont unilatérales, parce que le côté sain fournit alors un excellent point de comparaison.

En général, on constate que la bronchophonie a diminué ou augmenté d'intensité, quand les vibrations vocales perçues par la main sont elles-mêmes plus faibles ou plus fortes qu'à l'état normal ; il n'y a que peu d'exceptions à cette règle. Partant les maladies qui influent sur les vibrations vocales ont aussi une influence sur la bronchophonie.

C'est ainsi que les *maladies des bronches* modifient la bronchophonie ; ordinairement en l'affaiblissant, plus rarement en l'exagérant. Lorsque les bronches se trouvent obstruées par des mucosités, du pus, du sang ou d'autres corps étrangers, ou lorsqu'elles sont sténosées par suite de compression ou de rétraction cicatricielle, il y a obstacle à la propagation des vibrations vocales vers la surface des poumons et du thorax ; et cet obstacle empêche le développement de la bronchophonie, ou du moins le restreint considérablement. On peut naturellement déduire le siège de l'obstacle de l'étendue de la zone altérée. On pourra, à l'aide d'efforts de toux et d'expectoration, reproduire la bronchophonie, suivant la nature de l'obstacle.

Parmi les affections bronchiques, la bronchectasie partielle est la seule qui puisse exagérer la bronchophonie. Mais, souvent, ce symptôme fera défaut, car il faut en même temps que la dilatation soit située près de la surface thoracique. Dans le cas contraire, la couche sus-jacente de parenchyme pulmonaire aéré est capable d'annihiler la bronchophonie renforcée pendant la transmission à la surface thoracique.

Parmi les *affections du parenchyme pulmonaire* proprement dit, celles qui exagèrent la bronchophonie sont toutes celles où une portion assez notable du poumon a été privée d'air, ainsi que celles où il s'est développé une excavation à parois solides. Dans les deux cas, il faut que le foyer morbide soit assez superficiel; il faut en outre que le territoire pulmonaire devenu imperméable communique avec une bronche de gros calibre, et que cette bronche ne soit ni obstruée, ni rétrécie. Dans ces conditions, on constate de l'exagération de la bronchophonie concurremment avec du souffle bronchique et de la matité ou de la sonorité tympanique.

En ce qui concerne la *genèse* du phénomène, Laënnec admettait avec raison que la propagation des vibrations vocales se faisait mieux à travers le parenchyme pulmonaire solide qu'à travers les tissus aérés, parce que, dans ce dernier cas, la transmission incessante des vibrations de l'air vésiculaire à la paroi alvéolaire les affaiblissait considérablement. Skoda ne crut pas devoir se contenter d'une explication aussi simple, et présenta la bronchophonie comme un phénomène dû surtout à des effets de résonance, auxquels pourtant il donna le nom de consonance. Mais Wintrich montra par des recherches minutieuses que les effets de résonance sont très limités, si toutefois ils entrent en ligne de compte, et que la théorie de Laënnec est exacte dans la plupart des cas. Seule la consonance amphorique ou métallique, qui nous reste encore à étudier, est sans conteste un phénomène de résonance. Skoda avait prétendu, il est vrai, que dans certaines circonstances, la bronchophonie est plus intense que la laryngophonie, ce qui ne pourrait s'expliquer que par un renforcement de la voix dans les bronches par résonance; mais ni Wintrich, ni aucun autre des auteurs qui lui ont succédé n'ont pu confirmer cette assertion. Woillez est néanmoins resté fidèle à la théorie de la résonance.

Laënnec professait que la bronchophonie renforcée que l'on perçoit au niveau des cavernes était différente de celle que l'on entendait au niveau du parenchyme pulmonaire imperméable. Il appela la première *pectoriloquie*. On a eu raison d'abandonner cette distinction, et la plupart des auteurs, même les français, admettent l'identité de la pectoriloquie et de la bronchophonie.

La bronchophonie caverneuse est quelquefois caractérisée uniquement par la consonance métallique.

En cas de bronchophonie exagérée, il s'agit donc de cavernes, ou d'imperméabilité du tissu pulmonaire ; les causes de cette dernière sont d'ailleurs indifférentes : réplétion des alvéoles par des masses tantôt fibrineuses, tantôt caséeuses, et plus rarement néoplasmes ou des rétractions cicatricielles.

Lorsque les alvéoles sont remplis de liquide (sang, sérosité) l'exagération de la bronchophonie est rare et ne se produit que si le liquide est absolument dépourvu d'air.

Étudions maintenant ce qui se passe lorsque l'imperméabilité du poumon tient à la compression du parenchyme pulmonaire par le fait d'une lésion de voisinage, comme cela a lieu dans les épanchements péricardiques considérables, dans le météorisme abdominal, et surtout dans les *affections de la plèvre.* Ici la question est complexe, et il faut pour chaque cas particulier une interprétation physique spéciale.

Lorsqu'un épanchement pleurétique est d'abondance moyenne, on observe assez souvent, dans la zone de l'exsudat, de l'exagération de la voix bronchique. Cela ne se produit pas toujours nécessairement, parce que le liquide interposé entre la surface pulmonaire et la paroi thoracique peut détruire le renforcement. Toutefois, un épanchement pleurétique peut atteindre une épaisseur de 4 cent. avant de donner lieu à un affaiblissement de la bronchophonie. Il est bon de remarquer qu'en pareil cas l'auscultation du frémissement vocal et celle de la voix peuvent être en désaccord, en ce sens que la bronchophonie peut être renforcée, alors que les vibrations vocales sont manifestement affaiblies.

Dans les exsudats pleurétiques abondants, la bronchophonie est affaiblie dans toute l'étendue de l'épanchement, ou même nulle. Elle est au contraire exagérée le long de la ligne de niveau du liquide, et parfois dans toute la portion du poumon située au-dessus de l'épanchement, quand la compression étend ses effets à tout le territoire pulmonaire. On peut d'ailleurs poursuivre la bronchophonie renforcée juqu'à quelques centimètres au-dessous du niveau de l'exsudat, aussi loin, en somme, que les couches liquides sont encore assez minces pour la laisser percevoir. Dans la zone de l'épanchement lui-même, on ne constate de l'exagération de la bronchophonie que dans les points circonscrits où il existe des adhérences entre le poumon et la plèvre costale ; ces adhérences représentent alors une sorte de pont qui rend possible la transmission de la bronchophonie et des vibrations vocales en même temps.

La pleurésie sèche n'a aucune influence sur la bronchophonie, lors même que les fausses membranes ont une épaisseur de quelques centimètres.

Dans l'hydrothorax et les néoplasmes pleuraux les choses se passent de la même façon que dans l'épanchement pleurétique ; la bronchophonie est le plus souvent diminuée, parce que les influences propres à l'affaiblir prédominent en ce cas sur les facteurs de renforcement.

Les altérations de la paroi thoracique peuvent, elles aussi, amener l'affaiblissement de la voix bronchique. Tels sont l'œdème thoracique, les abcès, les tumeurs, etc. J'ai observé le renforcement de la bronchophonie dans l'atrophie unilatérale du grand pectoral.

Degré de netteté de l'articulation dans la bronchophonie. — Il ne peut être question, dans la bronchophonie, d'une articulation nette et distincte de la voix. On n'a donc à s'occuper que des restes plus ou moins bien conservés de cette articulation. Celle-ci est généralement d'autant plus distincte que la bronchophonie est plus intense, c'est ce qui explique que certains auteurs n'aient voulu voir qu'un seul phénomène dans l'intensité de la bronchophonie et dans l'articulation relativement distincte. L'articulation est surtout nette lorsqu'on ausculte la voix chuchotante. Les lettres les mieux articulées sont les sifflantes et les aiguës S, F, Ch allemand, Sch, X, Z, lorsqu'elles terminent un mot. On les entend sous la forme d'un chuchotement bronchique particulier qui sert en quelque sorte d'appendice à la syllabe émise.

Intermittences de la voix bronchique. Égophonie. — La voix laryngée, trachéale, ainsi que la bronchophonie se distinguent toujours nettement, comme sensation acoustique d'ensemble, de la voix naturelle.

Elles s'en séparent tout d'abord, par leur caractère nasonné. En second lieu la bronchophonie présente quelquefois un autre genre de modification qui consiste en des intermittences et des interruptions de la voix. Comme ces intermittences se succèdent à de très courts intervalles, la voix nasonnée devient en même temps tremblotante. Elle constitue alors ce que Laënnec a appelé la *voix chevrotante*, ou l'*égophonie*. On peut imiter l'égophonie en parlant le nez bouché, ou en appuyant le stéthoscope, pendant l'auscultation, soit très légèrement, soit par une très petite partie de l'instrument. D'après Skoda, en constaterait parfois l'égophonie chez des enfants et des femmes en bonne santé (1).

A l'état pathologique, l'égophonie se développe lorsqu'il existe des conditions telles que les vibrations vocales parviennent au thorax d'une façon intermittente. Ces conditions peuvent se réaliser dans le cas d'obstruction des bronches par des mucosités, ou de compression légère de ces conduits. L'égophonie ne se rencontre du reste que dans les circonstances capables de produire déjà de la bronchophonie exagérée.

L'*égophonie atteint son maximum de fréquence dans les épanchements pleurétiques*. Elle est plus souvent liée à des exsudats moyens qu'à des exsudats très abondants. Laënnec savait déjà qu'à la limite de l'épanchement, on pouvait suivre l'égophonie le long d'une ligne qui commence au rachis et se termine vers le mamelon. Dans certains cas, l'égophonie est plus localisée ; elle se limite souvent à la région axillaire et à la région dorsale avoisinante.

La durée de l'égophonie est variable ; elle est subordonnée à l'ascension ou à l'abaissement du liquide. Si des exsudats moyens augmentent rapidement d'abondance, elle disparaît en peu de temps. Par contre, dans les vastes épanchements, elle apparaît lorsque la quantité du liquide commence à diminuer. Comme causes, il faut invoquer, nous le répétons, une légère compression des bronches, pouvant encore être vaincue de temps en temps par les vibrations vocales. Le phénomène disparaît dès que la compression est devenue trop forte ou qu'elle a cessé ; c'est pourquoi l'égophonie fait complètement défaut dans les épanchements pleurétiques très peu abondants.

---

(1) Voyez sur l'égophonie et la pectoriloquie aphone les intéressantes recherches du Dr Pignol (*Recherches sur quelques signes stéthoscopiques*. Thèse de Paris, 1887, Steinheil, éditeur).

Laënnec pensait qu'on ne rencontrait l'égophonie que dans les épanchements pleurétiques, mais Skoda a prouvé que cette manière de voir n'était pas tout à fait exacte, en montrant qu'on l'observe également au niveau soit de certaines cavernes, soit de portions de parenchyme pulmonaire privées d'air; ces faits sont cependant extrêmement rares (1).

Dans ces cas, l'égophonie se distingue par son instabilité. Un effort énergique de toux la supprime souvent entièrement, de sorte qu'il semble qu'on doive tenir compte, au point de vue étiologique, des amas de sécrétions ou de mucosités qui constituent un obstacle intermittent à la transmission des ondes sonores.

Voix bronchique consonante. — Lorsque les vibrations locales se propagent, directement ou indirectement, à travers de vastes excavations superficielles et à parois solides, la bronchophonie acquiert une *consonance métallique ou amphorique* (*amphorophonie, voix caverneuse*). Cette consonance se traduit par une sorte d'écho aigu, d'une pureté presque musicale, qui dépasse en durée le mot prononcé. Elle s'observe dans les cas de cavernes pulmonaires, plus rarement dans la bronchectasie, le pneumothorax, ou encore quand les portions inférieures du poumon sont en contact avec l'estomac fortement distendu par des gaz, ou avec d'autres cavités à parois lisses. Parfois, la voix cesse absolument d'être articulée; seul l'écho métallique se fait entendre. Les lois physiques qui régissent l'amphorophonie concordent avec celles auxquelles obéit le son métallique de percussion.

Auscultation de la voix chuchotée. — Le clinicien Baccelli, de Rome, a tenté récemment d'utiliser l'*auscultation de la voix chuchotante* pour le diagnostic de la nature de l'épanchement pleurétique. Lorsqu'on fait chuchoter un malade, en lui tournant la tête du côté opposé à celui que l'on ausculte, de façon à ce que la figure soit opposée diagonalement à l'oreille de l'observateur, voici ce que l'on entend : en cas d'exsudat séreux, la voix chuchotante est perceptible; en cas d'exsudat purulent ou sanguin, au contraire, les ondes vocales sont dissociées par les éléments figurés de l'épanchement, et ne parviennent plus à l'oreille. La voix chuchotante serait surtout nettement perçue à la base de la cavité pleurale. On a donné à ce phénomène, en l'honneur de celui qui l'a découvert, le nom de *phénomène de Baccelli.*

Les divers auteurs ne sont du reste pas d'accord sur ce sujet (Valentiner, Gueneau de Mussy, Mercadier, Hirtz, Chopinet, Tripier, Hermet, Krell). Voici les résultats que m'ont donnés mes propres recherches.

Le phénomène de Baccelli ne s'observe pas uniquement dans la pleurésie séreuse; on le rencontre encore, comme l'a montré Hermet, au niveau de cavernes et dans lès cas d'obstruction des alvéoles pulmonaires par des masses caséeuses ou fibrineuses, c'est-à-dire dans les états qui favorisent une exagération de la bronchophonie. Comme Chopinet, j'ai pu dans certains cas constater sa présence également du côté sain.

---

(1) Si rares que l'égophonie *bien nette* indique à coup sûr un épanchement pleural.

Le phénomène de Baccelli ne se rencontre pas dans toutes les pleurésies séreuses; en revanche, il n'est pas rare du tout dans les épanchements pleurétiques purulents ou sanguins. En conséquence, nous ne pouvons pas lui accorder toute l'importance diagnostique que lui attribue son auteur.

APPENDICE

Sous le nom d'*autophonie*, Hourman préconisa (1839) une méthode d'investigation dans laquelle le médecin pratique l'auscultation immédiate du thorax en parlant lui-même. Si la paroi thoracique se trouve en contact avec des portions de parenchyme pulmonaire imperméables, l'observateur constate une modification particulière de sa propre voix, qui devient tremblotante ou chevrotante. Dans les cas de collections intra-pleurales, au contraire, le phénomène fait défaut. Brunniche a émis récemment une opinion tout à fait favorable sur la valeur diagnostique de l'autophonie.

6. — Examen des crachats.

Par crachats, on entend les matières que la toux expulse des voies respiratoires. Le plus souvent les matières expectorées sont mêlées d'éléments d'origine buccale, pharyngienne ou nasale, de sorte qu'il faut distinguer dans les masses rejetées ce qui appartient au tractus aérien de ce qui s'y mélange par hasard.

La *valeur diagnostique* de l'expectoration a de tout temps été prisée à sa juste valeur ; déjà les anciens étaient arrivés, dans cette étude, à une perfection qui mérite toute notre admiration. Cela se comprend d'ailleurs, quand on songe qu'ils n'avaient guère que l'examen des crachats comme guide dans le diagnostic des affections pectorales.

Grâce à la découverte de l'auscultation et de la percussion, le diagnostic des maladies du poumon a atteint pour bon nombre de cas une précision pour ainsi dire mathématique, précision dont la médecine moderne peut s'enorgueillir à bon droit et qui fait qu'aujourd'hui l'examen de l'expectoration n'est plus qu'un moyen de confirmation. Mais il ne faudrait pas conclure de là qu'on puisse poser un diagnostic certain sans examen préalable des crachats ; malgré la perfection de l'auscultation et de la percussion, il est dans la pratique nombre de cas dans lesquels une maladie du parenchyme pulmonaire se manifeste uniquement par des modifications déterminées de l'expectoration. Quelques exemples démontreront la vérité de cette assertion.

Tout d'abord, il est clair que les foyers pathologiques centraux, c'est-à-dire entourés d'épaisses couches de parenchyme pulmonaire aéré, ne sont pas accessibles au plessimètre et au stéthoscope. Dans ces conditions, on n'a exclusivement pour appuyer le diagnostic que l'examen des crachats.

Dans d'autres cas, les modifications physiques de deux processus morbides distincts anatomiquement peuvent se ressembler d'une façon tellement complète que seuls les caractères de l'expectoration donneront la clef du problème. Comme exemples, nous citerons le diagnostic de la gangrène pulmonaire et de la bronchite fétide ; seule l'expulsion de lambeaux de parenchyme pulmonaire peut faire reconnaître le sphacèle du poumon, et permettre d'écarter la bronchite fétide.

On peut dire que l'expectoration a une importance de premier ordre, en ce sens qu'elle permet un diagnostic *précoce* et partant un traitement plus efficace. Elle subit en effet souvent des modifications faciles à reconnaître bien avant qu'il y ait des lésions pulmonaires accessibles à la percussion et à l'auscultation. Dans la phtisie pulmonaire, la constatation de bacilles tuberculeux et de fibres élastiques dans les crachats permet de poser le diagnostic avec certitude, alors que les autres méthodes physiques d'investigation indiquent encore l'intégrité de la substance pulmonaire.

De la toux. — Lorsque les masses expectorées proviennent des premières voies du larynx, elles sont souvent expulsées par la toux la plus légère. Pour les lésions profondes, au contraire, il faut des *efforts de toux* violents et continus pour chasser les matières accumulées. Les crachats, en irritant mécaniquement comme des corps étrangers, la muqueuse des bronches, amènent par voie réflexe des efforts de toux qui ont pour but de conserver aux voies respiratoires leur perméabilité. Le processus se passe dans la zone d'action du nerf vague, qui fournit les filets sensitifs à la muqueuse de la totalité du tractus respiratoire.

L'expérimentation nous apprend que chez les animaux bien portants toutes les portions de la muqueuse bronchique ne sont pas également sensibles aux irritations mécaniques. On provoque la toux avec le plus de facilité, en irritant la muqueuse près de la bifurcation des bronches. Lorsque chez l'homme la muqueuse bronchique est enflammée, des irritations légères suffisent pour amener des quintes ; et l'hyperesthésie est surtout prononcée aux points enflammés de l'arbre bronchiqne.

Pour la muqueuse du larynx, Rosenthal a prouvé que c'est le laryngé supérieur qui est le véritable nerf tussigène ; c'est du reste lui qui envoie à la muqueuse du larynx les fibres sensitives. Mais l'hyperesthésie n'est pas répartie également sur toute l'étendue de la muqueuse laryngée. Nothnagel a fait voir, sur des chiens bien portants, que la toux était provoquée seulement par l'irritation des cordes vocales inférieures, et de la muqueuse du larynx qui s'étend de ces cordes jusqu'au niveau du cartilage cricoïde. Ces expériences ont trouvé leur confirmation chez l'homme (R. Meyer). On a encore constaté dans le cours de ces recherches l'extrême sensibilité et irritabilité de la zone comprise entre les deux cartilages aryténoïde ; et on a vu aussi qu'une fois la toux développée par suite de l'irritation des zones d'hyperesthésie tussigène, il suffit souvent de l'irritation de zones indifférentes pour amener également des accès.

L'irritation de la muqueuse de la trachée détermine la toux quel que soit le point où on l'irrite (Nothnagel) ; seulement il faut des irritations plus fortes qu'au niveau des zones tussigènes du larynx et de la bifurcation bronchique.

On ne peut déterminer la toux en irritant le parenchyme pulmonaire proprement dit, c'est-à-dire les alvéoles pulmonaires. Aussi les sécrétions alvéolaires n'occasionnent-elles les efforts de toux que quand, par suite de la stase, elles ont atteint la muqueuse des bronches.

On n'est pas fixé d'une manière définitive sur la question de savoir s'il existe une toux pleurale ; les résultats expérimentaux ne concordent pas. Nothnagel n'a jamais réussi chez le chien à provoquer la toux par l'irritation de la plèvre; Kohts au contraire prétend avoir obtenu ce résultat par l'excitation du feuillet pariétal de la plèvre. Chez l'homme, Meyer a cherché à démontrer que les inflammations des feuillets pleuraux, toutes les fois qu'elles sont exemptes de complications, notamment de catarrhe bronchique, ne s'accompagnent pas de toux. Je ne saurais être de cet avis, si je m'en rapporte à mes observations personnelles. Chez des individus ayant subi l'opération de l'empyème, je me suis assuré à plusieurs reprises que l'irritation mécanique de la plèvre costale avec une sonde fine déterminait une toux très violente ; de même, dans la thoracentèse, on peut fréquemment remarquer que vers la fin de l'opération, au moment où les feuillets pleuraux enflammés se rapprochent de plus en plus, il se produit de très grosses quintes de toux. Même chez les individus atteints de pleurésie sèche, on voit souvent une pression légère sur les points malades déterminer quelques efforts de toux. Il est évident qu'il faut tenir compte des dispositions individuelles.

Chez bon nombre de personnes bien portantes, la compression légère d'un espace intercostal suffit, surtout lorsqu'il s'agit des espaces inférieurs, pour provoquer un chatouillement particulier engendrant la toux, quoiqu'on ne puisse admettre le développement d'une excitation mécanique de la muqueuse bronchique par la propagation de la compression.

Il est intéressant de savoir qu'outre les organes respiratoires, d'autres viscères recevant des fibres sensitives du pneumogastrique sont capables, en cas d'excitation, de déterminer de la toux par voie réflexe. Il y a longtemps déjà que Romberg et Toynbee ont affirmé que *l'irritation du conduit auditif externe* provoquait la toux. Fox, en voulant s'assurer du fait, trouva que 15 personnes sur 86, c'est-à-dire un peu plus de 17 0/0, étaient dans ces conditions; il admet donc, et non sans raison, la nécessité d'un certain degré d'hyperesthésie pour que l'expérience réussisse.

Des recherches expérimentales de Kohts, il ressort que *l'irritation du pharynx et de l'œsophage* peut amener de la toux.

La *toux gastrique* est le sujet de bien des controverses. On a exagéré en parlant d'une toux consécutive à l'excitation de la muqueuse stomacale. Une source constante d'erreurs réside dans la régurgitation possible de gaz irritants qui pénètrent en partie dans le larynx et déterminent là l'irritation nécessaire à la production de la toux. D'un autre côté, on est allé trop loin en niant absolument la toux gastrique. On voit celle-ci se produire consécutivement à la pression sur l'épigastre même chez des sujets bien portants. D'autres, bien portants aussi, toussent après avoir fait usage de glace : on ne peut guère expliquer cela que par les effets excitants du froid sur la muqueuse de l'estomac (1).

Tout récemment, Naunyn a attiré l'attention sur la possibilité de provoquer la toux chez les malades atteints d'hypertrophie du foie ou de la rate, rien qu'en palpant ces organes. Il existerait donc encore une *toux hépatique* et une *toux splénique*. Parfois ce sont des endroits circonscrits qui deviennent tussigènes ; un caractère curieux, c'est qu'en continuant l'excitation, l'hyperesthésie s'émousse graduellement, pour reparaître au bout d'un certain temps après le repos.

Les études de Kohts prouvent enfin qu'il y a encore une *toux nerveuse centrale ;* il réussit à provoquer la toux chez le chien en irritant directement la moelle allongée. Quant à Wandavatzki, contrairement à Kidder et Nothnagel, il observa de la toux chez le chien sous l'influence de l'excitation du bout central des nerfs laryngés supérieurs sectionnés.

Quelque variées que soient les conditions étiologiques de la toux, dans la pratique les causes sont moins complexes ; car lorsqu'il s'agit d'apprécier et d'utiliser pour le diagnostic les substances expectorées ainsi que la toux qui les a expulsées, le tout se résume en général dans l'irritation mécanique de la muqueuse bronchique. Un fait important en pratique, c'est le manque d'expectoration, malgré la toux, chez les enfants et chez les vieillards qui d'habitude avalent leurs crachats. Chez eux, cette circonstance peut rendre très difficile le diagnostic d'une affection pulmonaire.

L'expectoration peut être évidemment soumise à l'examen chimique aussi bien qu'à l'examen physique. C'est ce dernier qui mérite la préférence ; sa valeur diagnostique est grande, il est plus commode, plus sûr et plus rapide.

Analyse chimique des crachats. — L'*analyse chimique* des crachats présente de notables difficultés ; car à ceux-ci viennent se mélanger des excrétions de nature tellement diverse qu'il est peu aisé de séparer les parties essentielles des éléments accessoires. De nos jours, le chimiste même le plus habile serait bien embarrassé s'il lui fallait diagnostiquer une affection pulmonaire dans son laboratoire rien que d'après la constitution chimique des crachats. En outre, l'analyse chimique exige beaucoup de temps. Aussi le nombre des analyses auxquelles on peut se fier n'est pas

---

(1) Dans ma thèse de doctorat, reprenant une vieille définition de la toux gastrique qu'une leçon de Trousseau avait fait rejeter, j'ai dit que la toux gastrique devait être définie : celle qui est consécutive à l'ingestion alimentaire, celle qui semble causée par le contact des aliments avec la muqueuse stomacale. J'ai cherché à montrer qu'elle ne se produisait que quand il existe une souffrance simultanée de l'estomac et du poumon. Comme cette condition est réalisée bien plus fréquemment dans la phtisie pulmonaire que dans toute autre maladie, la toux gastrique est un bon signe de diagnostic de la phtisie. Dans cette maladie, surtout au début, on constate souvent que le malade tousse après avoir mangé (toux gastrique) et vomit en toussant (toux vomitive). (Voyez Marfan, *Troubles et lésions gastriques dans la phtisie pulmonaire.* G. Steinheil, éditeur, Paris, 1887.)

bien considérable et on peut à peine se permettre de poser des conclusions générales certaines.

La masse principale des crachats consiste naturellement en eau où se trouvent dissous des éléments organiques et inorganiques. La nature des éléments organiques est en rapport avec la maladie fondamentale; c'est ce qui explique la série de substances très variées que l'on voit indiquées dans les analyses qualitatives. Comme substances protéiques ou s'en rapprochant, on a rencontré diverses variétés d'albumine (sérine, globuline, substances analogues à la myosine, la paralbumine, la pyine, de la mucine et nucléine).

Filehne, Stolnikow, Escherich ont montré que les crachats, notamment dans les processus putrides et la phtisie pulmonaire (Escherich), contiennent un ferment dont les effets sont analogues à ceux de la pancréatine. Escherich réussit également à obtenir avec l'expectoration séreuse de la bronchite un ferment ressemblant à la pepsine. Dans les crachats muqueux et muco-purulents, Salomon a découvert du glycogène, qui demeura 24 heures sans altération dans les crachats, et sans que l'on ait pris la moindre précaution pour sa conservation. Les graisses, les acides gras, les savons, la cholestérine, la lécithine semblent faire partie des éléments constitutifs de l'expectoration.

Dans les crachats de la gangrène pulmonaire et de la bronchite putride, Jaffé a trouvé, outre des acides gras tels que l'acide butyrique et l'acide valérianique, de la leucine, de la tyrosine et des traces de glycérine. Il réussit également à isoler des bouchons, qui se rencontrent dans les crachats putrides, une substance blanche facile à pulvériser, prenant une coloration bleue par l'addition d'iode, mais qui n'est ni de l'amidon ni un corps protéique.

Fleischer a constaté la présence de l'urée dans les crachats d'un néphritique qui succomba à de l'œdème pulmonaire. Il existe des document plus anciens, d'après lesquels les crachats des diabétiques renfermeraient du sucre.

Parmi les substances inorganiques que l'on rencontre pour ainsi dire toujours dans les crachats, il faut ranger : les chlorures de sodium, de potassium et de magnésium, les phosphates de soude, de chaux et de magnésie, les sulfates de soude et de chaux, les carbonates de soude, de chaux et de magnésie, des sels de fer et des composés siliceux.

Les rapports quantitatifs réciproques de l'eau et des éléments organiques et inorganiques présentent des variations si considérables et le nombre des bonnes analyses est si restreint qu'on ne peut guère poser de lois certaines pour telle ou telle maladie pulmonaire déterminée.

D'après les tableaux existants, les maxima et les minima varient dans les limites suivantes :

Eau	873,077	à 983,0	pour 1000.		
Parties solides	126,923	» 17,0	»	»	
Matières organiques	11,7	» 115,881	»	»	
Matières inorganiques	4,574	» 15,782	»	»	(1)

(1) Caventou, qui a analysé les crachats des phtisiques, a trouvé pour 100 par-

Si les données de Bokay devaient se confirmer dans l'avenir, la graisse libre serait très abondante dans les crachats de la phtisie avancée et en très petite quantité au contraire, dans ceux du catarrhe bronchique. La richesse en cholestérine caractérise les crachats de la pneumonie fibrineuse; cette substance ne se rencontre qu'en quantité médiocre dans la tuberculose pulmonaire confirmée. L'expectoration est d'autant plus riche en lécithine, en nucléine et probablement aussi en glycogène, qu'elle renferme plus de corpuscules de pus.

Analyse physique des crachats. — Lorsqu'on désire procéder à une *analyse physique complète des matières expectorées*, il faut tenir compte à la fois de ses caractères macroscopiques et microscopiques. Les crachats doivent être conservés dans la plus grande intégrité possible en vue de l'examen. Le mieux est de les recueillir dans des vases propres et de les couvrir avec du verre pour en éviter la souillure et la trop forte évaporation. En été, il importe de les placer en un lieu frais. Un procédé peu recommandable consiste à recueillir les crachats dans de l'eau dès leur émission; l'eau est un milieu qui altère notablement la structure des cellules. Cependant il peut être utile de recueillir les crachats dans de l'eau lorsqu'on a l'intention d'extraire pour l'examen certains éléments insolubles ou qui, en raison de leur pesanteur, tombent au fond du vase sous forme de sédiments, des caillots fibrineux, par exemple.

I. **Examen à l'œil nu.** — Dans l'*examen macroscopique des crachats*, il faut considérer la quantité, la couleur, la transparence, la consistance, la forme, l'aération, la stratification, l'odeur, la saveur, la réaction et le poids spécifique. Remarquons en passant que les caractères macroscopiques sont en rapport tellement intime avec les caractères microscopiques, que l'on ne peut guère les traiter séparément sans s'exposer à des redites.

La *quantité des crachats*, pour une même affection, offre d'abord de grandes variations individuelles. En outre, les crachats sont, en règle générale, plus abondants dans la période de déclin ou de résolution des phlegmasies que pendant le stade de développement. L'expectoration est abondante surtout lorsqu'il y a formation d'excavations pulmonaires. Laënnec avait déjà constaté qu'en cas de phtisie avancée la quantité quotidienne des crachats est suffisante pour remplir toute une moitié du thorax; dans les cavernes bronchectasiques et gangreneuses, il n'est pas rare de voir la quantité des crachats atteindre un litre dans les 24 heures. On comprend donc que ces masses expectorées représentent une spoliation qui, pour peu que le processus se prolonge, ne demeure pas sans influence sur l'état général des forces.

La *couleur du crachat* suffit souvent pour deviner en partie sa constitution microscopique. Un crachat composé en grande partie de mucus a un aspect vitreux et transparent. S'il contient des globules de pus, il devient

---

ties: eau, 850; chlorure de sodium, 10; soude, 2; matières animales et phosphates, 137. Ce qui est surtout frappant dans l'expectoration des phtisiques, c'est la richesse des crachats en matières organiques et surtout en phosphates.

opaque, offre en certains points une couleur jaune verdâtre, pyoïde. Le crachat est rouge, s'il contient des hématies; l'intensité et l'étendue de cette coloration dépendent de la quantité des globules rouges. Parfois on observe une expectoration qui ne renferme que du sang pur, de coloration rouge vif, ayant le caractère du sang artériel. Mais la transformation de l'hématoïdine donne souvent aux crachats sanglants une couleur brune, brun rougeâtre, jaune et parfois même verte. Ainsi, dans la période d'hépatisation de la pneumonie fibrineuse le malade expulse des crachats couleur de rouille, teinte que Traube a vainement essayé de reproduire par un simple mélange de crachats et de sang; il s'agit là sans aucun doute d'une métamorphose spéciale de l'hémoglobine, métamorphose qui s'opère dans le corps même des globules rouges mêlés à l'expectoration. Lorsque la maladie marche vers la résolution, la coloration rouillée se transforme en une teinte jaune citron ou jaune safran, *sputum croceum*. Si au contraire elle tend à une terminaison fatale et que la pneumonie fibrineuse tourne en œdème pulmonaire, l'expectoration devient brun très foncé, couleur jus de pruneaux.

Les crachats de la *tuberculose miliaire aiguë* ont une ressemblance très grande sinon complète, avec les crachats rouillés de la pneumonie fibrineuse; ils sont cependant plus bruns. Il en est de même dans l'*infarctus hémorrhagique* du poumon chez les cardiaques (apoplexie pulmonaire).

Il arrive parfois dans l'*abcès du poumon* que l'on observe une expectoration brune comme de la croûte de gâteau; elle doit sa teinte à l'adjonction de nombreux cristaux d'hématoïdine. Dans les cas où un *abcès du foie* a perforé le poumon et les voies bronchiques, on a rencontré des crachats brun jaunâtre, couleur chocolat et même carmin, qui parfois précédaient les symptômes nets de la perforation. Dans la *bronchite putride et la gangrène pulmonaire*, les crachats ont une teinte argileuse.

Nothnagel et Traube ont constaté des crachats de couleur *verte* dans des cas de *pneumonie fibrineuse* à marche lente et à terminaison non pas critique, mais par lysis.

L'expectoration *vert herbacé* s'observe également dans la pneumonie franche à la période d'état, lorsqu'il y a complication d'*ictère;* cela arrive même quand l'ictère accompagne un simple catarrhe bronchique. Le phénomène n'est d'ailleurs pas constant, et il faut que la jaunisse acquière une certaine intensité pour le produire. C'est dans ces cas que Lehmann a trouvé dans les crachats des acides biliaires. La réaction de Gmelin, destinée à déceler le pigment biliaire, n'est pas applicable ici parce qu'elle fournit une teinte verte avec les crachats ordinaires, non bilieux.

Dans le *cancer du poumon*, l'expectoration est verte. Quelquefois elle a une teinte d'un rouge noirâtre, qui rappelle la gelée de groseilles ou de framboises. Darolles a observé cette forme d'expectoration dans deux cas de phtisie pulmonaire, de sorte que l'on songea à un carcinome pulmonaire. On a signalé encore des crachats verts dans l'*asthme bronchique* où l'on parvint à isoler la matière colorante au moyen de l'alcool. Enfin l'on observe encore de l'expectoration verte dans les cas de pneumonie qui se terminen par abcès.

Parfois l'on se trouve en présence de crachats colorés en *noir* par places ou d'une manière diffuse ; cette teinte est due à l'inhalation préalable d'abondantes poussières de charbon ou, en cas de bronchite putride ou de sphacèle du poumon, aux métamorphoses de l'hémoglobine mélangée à l'expectoration.

L'inhalation de certaines préparations ferrugineuses donne aux crachats une coloration *jaune ocreuse*, celle de bleu d'outre-mer une coloration *bleue*.

N'oublions pas de signaler les changements de teinte tout fortuits qu'impriment aux crachats le développement de certaines *bactéries pigmentaires*. Löwer a publié les observations suivantes qu'il a faites à la clinique de Traube : pendant les chaleurs de l'été, il se produit à la surface de la couche écumeuse des crachats et seulement en ce point, en même temps qu'une pullulation de schizomycètes (peut-être de leptothrix buccalis), une coloration analogue à celle du jaune d'œuf, qui est surtout frappante dans les cas où l'expectoration était primitivement incolore. C'est d'une façon analogue que O. Rosenbach a vu se colorer en vert des crachats, dont les champignons transportés sur d'autres crachats provoquèrent l'apparition de la même teinte. L'un de mes assistants, le Dr Frick, a étudié ces bactéries avec soin et leur a reconnu le caractère bacillaire.

La *transparence de l'expectoration* dépend de sa constitution. Plus un crachat est pauvre en cellules, plus il est diaphane. C'est pourquoi les crachats exclusivement ou en majeure partie muqueux sont d'une transparence vitreuse, tandis que les crachats purulents très riches en cellules sont opaques. Les crachats séreux, qui nous restent encore à étudier, sont aussi d'une grande transparence en raison de la grande quantité d'eau qu'ils renferment ; il en est de même de l'expectoration rouillée de la pneumonie franche, si visqueuse et si riche en mucine. Dans les phlegmasies, le début est marqué par une expectoration le plus souvent transparente, qui devient plus tard riche en cellules et par conséquent opaque.

La *consistance des crachats* a, dans certains cas, une assez grande valeur au point de vue du pronostic et du traitement. Aussi, lorsque dans le cours d'une pneumonie fibrineuse, l'expectoration devient subitement liquide en même temps qu'abondante, il faut craindre un œdème pulmonaire (1). Le crachat est d'autant plus visqueux et plus gluant qu'il est plus riche en mucus. Les crachats purulents et riches en eau ont une consistance médiocre. Il en résulte que les affections inflammatoires des voies aériennes fournissent au début une expectoration plus visqueuse qu'à l'époque de leur terminaison (2).

Les *formes* spéciales des crachats (crachats nummulaires, pelotonnés) seront l'objet de considérations ultérieures.

---

(1) Outre sa couleur rouillée, le crachat de la pneumonie possède un caractère remarquable : c'est sa *viscosité* particulière qui est telle qu'il adhère au fond du crachoir et qu'on peut renverser celui-ci sans que rien s'écoule.

(2) Des crachats visqueux et transparents constituent l'*expectoration gommeuse*, qui est un bon signe de congestion pulmonaire.

On observe fréquemment une *stratification* dans les matières expectorées. Dans les crachats purulents purs, on voit au bout d'un certain temps, la masse principale des corpuscules de pus former un précipité grumeleux, au-dessus duquel se trouve une couche plus abondante de plasma purulent. Les crachats fétides de la bronchite putride et de la gangrène pulmonaire sont également stratifiés : la couche inférieure est composée d'un sédiment granuleux provenant de globules de pus gonflés ou détruits ; au-dessus se trouvent une couche de sérosité, puis une autre couche de liquide mélangée à du mucus et à du pus ; la couche supérieure n'est composée que d'écume.

L'*odeur* des crachats est tantôt nulle, tantôt fade et difficile à définir. Elle n'est fétide que dans les cas où il se produit une stase dans l'expectoration. Chez les phtisiques, par exemple, les crachats de la période ultime deviennent fétides pour cette seule raison. L'expectoration exclusivement purulente, telle qu'on l'observe dans l'abcès du poumon ou dans la rupture d'un empyème dans les bronches, répand souvent une odeur aigrelette, rappelant celle du petit-lait.

Les crachats de la bronchite putride et de la gangrène pulmonaire ont une odeur *repoussante* caractéristique. Cette odeur se répand très rapidement dans toute la salle et incommode fortement l'entourage du malade. Il arrive quelquefois, mais rarement, que l'expectoration perd sa fétidité au bout d'un certain temps, de sorte qu'elle pourrait en imposer à tort pour des crachats sans odeur. L'entourage incommodé par les exhalations des crachats frais attire ordinairement l'attention du médecin ; mais celui-ci fera néanmoins tousser le malade afin de se rendre compte par lui-même. La mauvaise odeur reparaît également en secouant ou en renversant le crachoir.

En ce qui concerne la *saveur des crachats*, on s'en tiendra nécessairement à l'avis du malade. D'habitude la saveur, qui n'a qu'une importance médiocre, est qualifiée par les patients de salée ou de sucrée.

Quant à la *réaction* des crachats, elle est le plus souvent alcaline.

II. **Examen microscopique.** — Pour l'*examen microscopique de l'expectoration*, il est de règle d'étaler en couche mince de petites quantités de l'expectoration sur une assiette blanche ou noircie avec du vernis au bitume, à en cueillir les portions suspectes à l'aide de petites pinces ou d'aiguilles spéciales, et à les transporter sur une lame ou une lamelle de verre, où on leur fait subir des manipulations variées suivant le but qu'on se propose. Lorsque le crachat est peu abondant, il est pour ainsi dire impossible d'en choisir certaines parties déterminées pour les soumettre à l'examen microscopique. Il ne peut être posé de règles générales pour les grossissements à employer. Le plus souvent il faut des grossissements de 400 à 500 diamètres ; mais dans les cas où l'on veut chercher dans un dépôt d'apparence granuleuse, des schizomycètes déterminés, il faut recourir aux grossissements les plus forts et employer notamment l'objectif à immersion dans l'huile avec l'éclairage d'Abbé. L'opinion jadis courante, à savoir que pour le praticien les grossissements de 200 à 300 diamètres étaient toujours suffisants, n'est plus exacte à l'heure actuelle.

Dans certaines circonstances, il convient d'ajouter à la préparation microscopique certains réactifs déterminés. La nature et le but de ces additions seront étudiés plus loin. Que l'on se rappelle seulement que les réactifs ne se mélangent tous que très lentement avec les crachats et qu'il s'écoule toujours un temps assez long avant que la réaction finale désirée s'opère.

On peut trouver dans les crachats un certain nombre d'éléments morphologiques que nous allons étudier successivement.

A. Cellules épithéliales. — Le long des voies aériennes et sur la muqueuse des cavités en communication directe avec elles, telles que la bouche, le pharynx et les fosses nasales, on rencontre deux sortes d'épithéliums, des épithéliums pavimenteux et des épithéliums cylindriques à cils vibratiles.

Quoique les *cellules vibratiles* soient prépondérantes en raison de la longue étendue tapissée par elles, leur présence dans les crachats est une chose extrêmement rare. On les rencontre avec leur maximum de fréquence, comme l'a dit Henle, dans la sécrétion du catarrhe aigu de la muqueuse nasale ; mais à vrai dire, elles n'y constituent qu'un élément secondaire. Sur la muqueuse bronchique, l'élimination de cellules épithéliales vibratiles est peu fréquente, quelles que soient l'étendue et l'intensité de la phlegmasie. D'ailleurs dans la bronchite fibrineuse, on trouve souvent l'épithélium vibratile intact sous les membranes. Tout récemment, il est vrai, E. Lesser a publié un cas de gangrène pulmonaire du côté droit consécutive à la perforation de l'œsophage par une tumeur cancéreuse, où l'expectoration renfermait des cellules vibratiles très nombreuses et fort bien conservées, avec noyau distinct et prolongement basal, fréquemment bifide.

Presque tous les crachats sans exception renferment des *cellules épithéliales pavimenteuses* provenant de la cavité buccale. Lorsqu'elles sont originaires des couches superficielles, elles sont reconnaissables rien qu'à leur dimension ; ce sont de grandes cellules, anguleuses, froissées, d'environ 0,035 à 0,085 millim. de diamètre, au centre desquelles on aperçoit nettement un noyau brillant, elliptique, avec un nucléole (fig. 82, *a*). A leur intérieur, se trouve un protoplasma finement granuleux ; souvent cet état granuleux est beaucoup plus marqué autour du noyau. Les cellules épithéliales des couches plus profondes sont de dimensions moindres, elles ont une forme ronde plus régulière et sont plus finement granuleuses (fig. 82, *b*). Lorsqu'elles sont isolées, il peut devenir très difficile de les distinguer sûrement de l'épithélium pulmonaire ou de celui des glandes de la muqueuse des bronches. Quoi qu'il en soit, toutes ces cellules de provenance buccale n'ont aucune signification diagnostique, car elles ne constituent en somme que des éléments tout à fait fortuits et accessoires de l'expectoration.

L'*épithélium des alvéoles pulmonaires* contenu dans les crachats est toujours représenté par des cellules arrondies ou elliptiques, ayant environ 0,015 à 0,04 millim. de diamètre. Leur corps, qui possède souvent un éclat mat tout particulier, est très mince et finement granuleux ; il contient la plupart du temps un noyau ovale, plus grossièrement granuleux et présentant une teinte plus sombre (fig. 82, c). Dans l'intérieur de ces cellules, on rencontre d'habitude des particules de matière colorante sous forme de granulations ou de bâtonnets noirâtres ou bruns, qui sont tantôt disséminés en petit nombre à des intervalles éloignés, tantôt réunis en groupes serrés, de façon à produire l'impression d'un amas de pigment occupant la plus grande partie du corps de la cellule.

On sait qu'il y a deux formes d'épithélium pulmonaire, un épithélium pavimenteux à grosses cellules et un épithélium protoplasmique à cellules

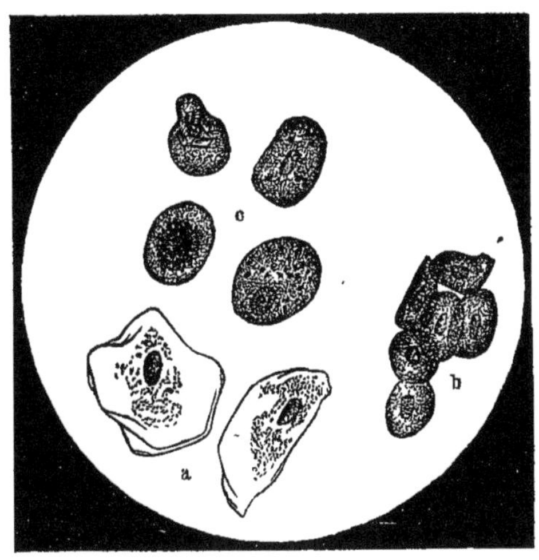

Fig. 82. — *Cellules épithéliales d'un crachat.*

a. Cellules épithéliales pavimenteuses, provenant de la cavité buccale, couches supérieures. — *b*. Cellules épithéliales pavimenteuses provenant de la cavité buccale, couches profondes. — *c*. Cellules épithéliales des alvéoles pulmonaires, remplies en parties de granulations pigmentaires noirâtres et en haut et à gauche avec des cristaux d'hématoïdine. — Expectoration dans un cas d'infarctus hémorrhagique. Gross. : 275 diam. (Obs. personnelle.)

rondes, plus petites. Selon Bizzozero, les dernières se rencontrent seules dans les crachats, ce sont celles que nous venons de décrire.

Lorsque les alvéoles pulmonaires ont été le siège d'hémorrhagies, les cellules épithéliales prennent souvent une coloration jaunâtre diffuse qui est évidemment imputable à leur imbibition par l'hémoglobine. Au bout d'un certain temps, il peut se produire dans l'intérieur des cellules un travail d'excrétion de granulations de matière colorante hématique, ce qui fait qu'on les voit remplies par des quantités plus ou moins considérables d'une matière colorante brune, constituée en partie par des granulations amorphes, des bâtonnets très minces, ou de petites tablettes quadrangulaires. Cela n'arrive pas souvent ; en tous cas, le fait semble spécial à l'infarctus hémorrhagique.

Il ne faut pas confondre les cellules pulmonaires chargées d'hémoglobine cristallisée avec celles qui sont chargées de poussières ferrugineuses par voie d'inhalation et qui leur ressemblent beaucoup. Zenker qui le premier a publié des faits de ce genre, a donné à ce genre d'altérations pulmonaires le nom de *sidérose* ou de *pneumoconiose sidéreuse*. L'anamnèse et la réaction chimique lèveront tous les doutes ; les particules ferriques prennent une teinte noirâtre, lorsqu'on les additionne de sulfure d'ammonium et se colorent en bleu sous l'influence du ferrocyanure de potassium et de l'acide chlorhydrique.

Il est clair que les crachats ne renferment pas tous de l'épithélium pulmonaire ; on le rencontre cependant chez les individus bien portants ayant plus de 30 ans, parce que chez eux, il se produit de temps en temps une desquamation physiologique. Lorsqu'on les rencontre en grande abondance dans l'expectoration, il est à supposer qu'il s'agit d'un état d'irritation du parenchyme pulmonaire proprement dit, lié à une élimination active de l'épithélium. Il faut, malgré tout, se garder d'y voir toujours un signe inquiétant. Dans toutes les phlegmasies aiguës du poumon, les crachats en renferment des quantités très considérables ; l'élimination épithéliale est souvent très accentuée et devient pour ainsi dire chronique au début des lésions pulmonaires de nature tuberculeuse.

Il n'est pas rare de rencontrer des alvéoles pulmonaires dissociés et expectorés dans un état de dégénérescence graisseuse commençante ou complète ; la surcharge des crachats en cellules épithéliales dégénérées est du reste le signe caractéristique de la pneumonie desquamative mentionnée plus haut. Dans le stade de résolution de la pneumonie aiguë, on observe également dans les crachats, d'une façon transitoire, un grand nombre de cellules alvéolaires ayant subi la dégénérescence graisseuse. Au début de cette dégénérescence, on voit de fines granulations graisseuses, tantôt disséminées d'une manière diffuse dans toute l'étendue de la cellule, tantôt accumulées à la périphérie, sous forme d'une auréole plus ou moins large. A un stade plus avancé, les granulations augmentent de volume, remplissent tout l'espace cellulaire et masquent le noyau (fig. 83). Souvent on constate encore entre les corpuscules graisseux des granulations pigmentaires. La dégénérescence graisseuse des cellules augmente généralement leur volume.

Il est facile de comprendre que sous l'influence du processus de stéatose, la cohésion de la cellule disparaît. C'est pourquoi on rencontre parfois dans les crachats des détritus adipeux, dont l'origine peut être diagnostiquée avec certitude grâce à la présence d'épithéliums soit intacts, soit en voie de dégénérescence graisseuse.

Les épithéliums alvéolaires dégénérés donnent parfois aussi naissance, dans les crachats, à des *granulations myéliniques*, sur l'existence desquelles Virchow a attiré le premier l'attention. Ce sont des éléments arrondis, ou ovales, ou piriformes, à étranglements multiples parfois, d'un éclat mat, à double contour parfaitement distinct, ressemblant extérieurement d'une façon parfaite à des gouttelettes de myéline exprimées de la substance médullaire (fig. 83, *a*). Leur constitution chimique les en rapproche également, ainsi que des corps gras en général, car en les traitant par l'acide osmique, ils prennent une coloration noirâtre.

Il faut signaler enfin les *cellules épithéliales glandulaires* qui dans les états inflammatoires se mélangent en quantités très considérables aux crachats et qui proviennent des glandes de la muqueuse du larynx, de la trachée et des bronches. Pour le larynx, il s'agit de cellules pavimenteuses,

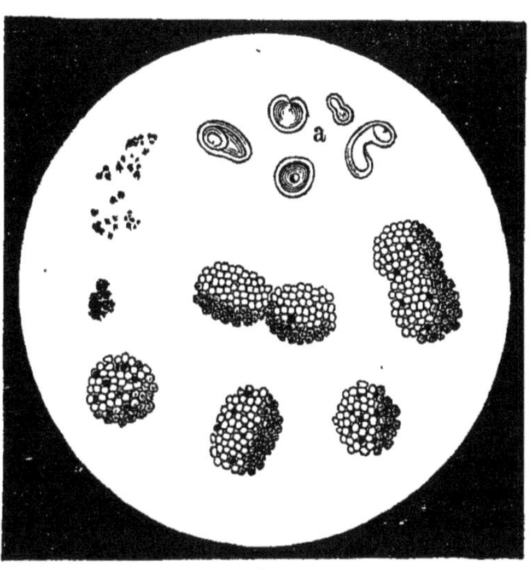

FIG. 83. — *Épithélium alvéolaire ayant subi la dégénérescence graisseuse.*

a. Formes myéliniques. — A gauche, granulations noires pigmentaires libres provenant du poumon. — Gross. : 275 diamètres. (Obs. personnelle.)

pour les autres, de cellules cylindriques qui tiennent le milieu comme grosseur entre l'épithélium de la cavité buccale et celui des alvéoles pulmonaires; mais l'origine de ces dernières ne peut être établie avec certitude dans tous les cas.

B. GLOBULES MUQUEUX ET CORPUSCULES DE PUS. — Dans tout crachat on trouve des cellules petites, rondes ou légèrement aplaties par compression réciproque, dont le diamètre varie entre 0,005 et 0,01 millim. Ces cellules sont plus ou moins finement granuleuses et manquent souvent de noyau visible. Lorsqu'on les additionne d'acide acétique étendu, elles se gonflent un peu, perdent leur aspect granuleux, deviennent transparentes et mettent à découvert à leur centre de ces noyaux à contours très nets (fig. 84, a). Ordinairement chacune de ces cellules possède plusieurs noyaux étranglés en forme de biscuit. Le contour de ces cellules est souvent très nettement circonscrit, ce qui avait naguère amené certains auteurs à leur reconnaître une véritable membrane d'enveloppe. Ces petites cellules rondes et granuleuses sont des globules muqueux ou des corpuscules de pus.

Le nombre des corpuscules de pus dans le crachat dépend de la nature et du développement de l'affection fondamentale. Dans les crachats exclusivement muqueux, leur nombre est relativement petit. Mais plus le crachat a l'aspect du pus véritable, plus ces corpuscules augmentent de quantité. Macroscopiquement, leur abondance se traduit par l'opacité et la teinte verdâtre, purulente, de l'expectoration.

On a cherché jadis à différencier très nettement les globules muqueux des corpuscules de pus, à l'aide de signes extérieurs purement artificiels : on était dans l'erreur, ainsi que Henle l'avait affirmé, sans succès d'ailleurs.

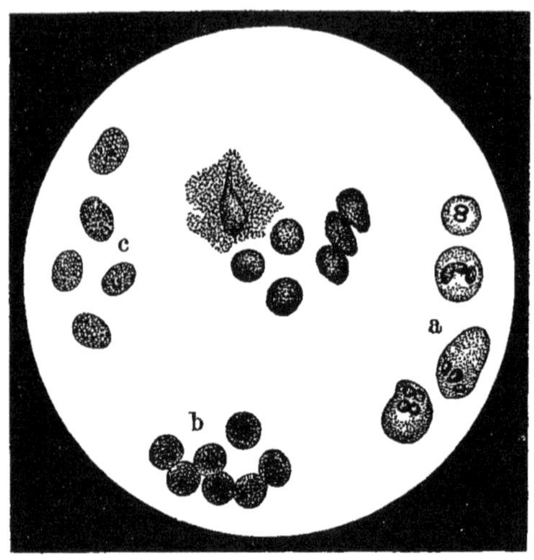

FIG. 84. — *Globules muqueux et corpuscules de pus.*

a. Après addition d'acide acétique. — *b.* Remplis de particules de charbon. — *c.* Cellules ayant subi la dégénérescence graisseuse. Gross. : 275 diamètres.

Grâce aux découvertes de Waller et surtout de Cohnheim, nous avons appris que l'une et l'autre de ces formes ne sont autre chose que des leucocytes émigrés du sang et que leur distinction morphologique était un non-sens.

On observe fréquemment des altérations secondaires du côté des globules muqueux ou purulents. Dans les crachats riches en eau et ayant séjourné quelque temps en plein air, on voit se développer des vacuoles claires, dont le volume occupe parfois la plus grande partie du corpuscule. La dégénérescence graisseuse envahit également le globule muqueux et le transforme souvent tout entier en une grosse granulation graisseuse. Chez les malades qui ont séjourné longtemps dans une atmosphère chargée de poussières, les particules poussiéreuses inhalées parviennent jusque dans la profondeur des voies aériennes, sont absorbées par les corpuscules de pus et les globules muqueux, doués de mouvements amiboïdes, et sont expectorées avec eux. La nature de ces poussières est variable. Tantôt il s'agit de fines granulations charbonneuses (fig. 84, b), tantôt de particules jaunes ocreuses de nature ferrugineuse, tantôt de granulations de bleu d'outremer, etc. Les globules muqueux et purulents offrent également des altérations atrophiques, surtout en cas d'expectoration putride ; ils sont alors diminués de volume et transformés en masses cellulaires petites, anguleuses, à granulations indistinctes. Parfois, elles se dissocient en un détritus granuleux, où l'on ne distingue plus comme éléments un peu gros que les noyaux doués d'une résistance plus forte aux agents chimiques.

C. Globules rouges du sang. — En se livrant à un examen microscopique minutieux, il est rare qu'on rencontre un crachat où il n'y ait pas au moins quelques globules rouges isolés. Ces globules sortent évidemment des vaisseaux sanguins par diapédèse et se mélangent à l'expectoration. Leur présence n'a d'intérêt pronostique et diagnostique que dans les cas où ils sont en nombre considérable. Leur nombre est en effet très variable; dans les crachats sanguinolents purs, ils constituent presque exclusivement la partie cellulaire de l'expectoration.

Le diagnostic microscopique est extrêmement facile, en raison de la forme et de la couleur des hématies. Ces deux caractères se conservent très bien et très longtemps, en ce qui concerne les crachats, parce que le contenu en sel de ces derniers est peu différent de celui du plasma sanguin. D'anciens observateurs s'étaient étonnés de ce que les globules rouges ne fussent presque jamais accolés par leurs surfaces et de ce qu'ils ne formaient pas des amas analogues à des rouleaux de pièces de monnaie. Ordinairement on les rencontre disséminés ou réunis en groupes, se touchant par leurs arêtes, s'aplatissant, et devenant anguleux par compression réciproque. Dans l'expectoration sanguinolente pure, ils sont naturellement superposés en colonnes; il ne peut en être autrement. La raison pour laquelle la disposition en pile de monnaie manque dans les crachats ordinaires a été l'objet de bien des discussions; toute explication nous semble prématurée, avant que l'on ait trouvé pourquoi le groupement des rouleaux de monnaie existe à l'état physiologique.

Dans bon nombre de cas, surtout lorsque les crachats sont très aqueux et liquides, les hématies perdent leur forme biconcave. Elles se gonflent et prennent une forme biconvexe, plus rarement sphérique. En même temps leur diamètre diminue. Il est rare que les globules rouges déformés développent de nombreux prolongements fins, en forme de pointes; si le fait a lieu, ils prennent l'aspect d'une pomme épineuse, d'une mûre, ou d'une massue hérissée de pointes. Lorsque l'imbibition des hématies n'est pas complète, on aperçoit dans leur intérieur un ou deux points lumineux, comme si elles étaient transpercées en ces endroits.

Quelquefois la matière colorante du sang se sépare des globules rouges, qui se transforment en globules incolores, en disques à peine visibles. Enfin, il semble que les extravasats sanguins ayant séjourné quelque temps dans l'intérieur des alvéoles pulmonaires, deviennent le siège d'un travail de destruction qui s'opère peu à peu.

D. Champignons. — L'apparition de champignons dans les crachats a des significations diverses; dans certains cas elle est purement fortuite; les champignons ne se mélangent aux crachats que pendant ou après l'acte de l'expectoration. Dans d'autres cas, au contraire, elle a une importance étiologique considérable.

Au premier rang, nous trouvons les *bacilles de la tuberculose*, que Koch le premier reconnut comme agents pathogènes de la tuberculose (1881). Ils se rencontrent dès le début de la maladie et ont donc une importance capitale pour le diagnostic. En effet, on a constaté leur présence dans les crachats sanguinolents qui sont fréquemment le symptôme initial de la phtisie pulmonaire. Il est rare que ces bacilles fassent défaut d'une façon permanente dans l'expectoration des phtisiques; quand cela se produit, c'est qu'il y a impossibilité fortuite pour les éléments des foyers tuberculeux de se mélanger à l'expectoration.

Les bacilles tuberculeux se présentent sous la forme de bâtonnets droits ou légèrement incurvés, dont la longueur atteint environ la moitié du diamètre des hématies et varie entre 0,015 et 0,035 millim. Leur nombre et leur groupement sont divers. Tantôt ils sont disséminés d'une façon à peu près uniforme, tantôt ils sont plus rares et groupés en amas (fig. 85). On voit souvent dans leur intérieur des granulations incolores, qui ne sont jamais aux extrémités; peut-être sont-ce là des spores qui ne prennent pas la matière colorante.

Pour faire une préparation des bacilles, nous recommandons le procédé suivant : on enlève au crachat une particule opaque, bien purulente, de la grosseur d'une tête d'épingle; on l'étend sur une lamelle de verre propre que l'on recouvre d'une seconde lamelle également propre; on les serre l'une contre l'autre pour amincir autant que possible le crachat et le répartir en une couche uniforme; puis on sépare les deux lamelles de verre et on passe chacune d'elles au-dessus de la flamme d'une lampe à gaz ou à alcool, la face garnie de crachat en haut, jusqu'à ce que ce dernier soit *sec*. Puis on met dans un tube à réaction de l'huile d'aniline bien pure en très petite quantité; on remplit jusqu'aux 3/4 avec de l'eau distillée et on secoue le tout pendant une 1/2 minute, en fermant l'orifice du tube avec le pouce. On filtre le mélange au-dessus d'un verre de montre et on y ajoute 5 à 10 gouttes d'une solution alcoolique concentrée de fuchsine; on y place les lamelles déjà préparées, le crachat en bas, de façon à ce qu'elles surnagent autant que possible. On les y laisse 24 heures. Puis on verse dans un second verre de montre de l'alcool absolu, auquel on ajoute 2 gouttes d'acide nitrique officinal pur. On y plonge les plaques enlevées de la solution fuchsinée, jusqu'à ce qu'elles aient perdu leur couleur rouge; on les lave à l'eau et on les jette pendant une minute encore dans une solution de malachite. Second lavage à l'eau suivi de dessiccation des lamelles par le même procédé que ci-dessus. On laisse ensuite tomber sur une lame porte-objet une goutte de baume du Canada au xylol et on recouvre avec la face préparée de la plaque. Avec un grossissement de 300 diamètres déjà l'observateur expérimenté reconnaîtra les bacilles colorés en rouge entre les éléments cellulaires teintés en vert par la solution de malachite.

Pour gagner du temps, Rindfleisch recommande de chauffer la solution de fuchsine où nagent les plaques au-dessus d'une lampe à alcool, jusqu'à ce qu'il s'y développe des bulles ; puis d'attendre encore une dizaine de minutes.

Sous le nom de *pneumocoques*, Friedländer a décrit des schizomycètes particuliers, que l'on rencontre, dit-il, dans les crachats de l'hépatisation rouge de la pneumonie fibrineuse. Ce sont des éléments ovalaires, qui paraissent entourés d'une membrane d'enveloppe hyaline. Le plus souvent ils sont groupés par deux, par quatre, et plus, entourés d'une capsule commune. Leur signification étiologique est encore discutée. En se basant sur les recherches de Fränkel et de Weischselbaum, on tend à admettre aujourd'hui que les pneumocoques de Friedländer n'ont aucun rapport avec la

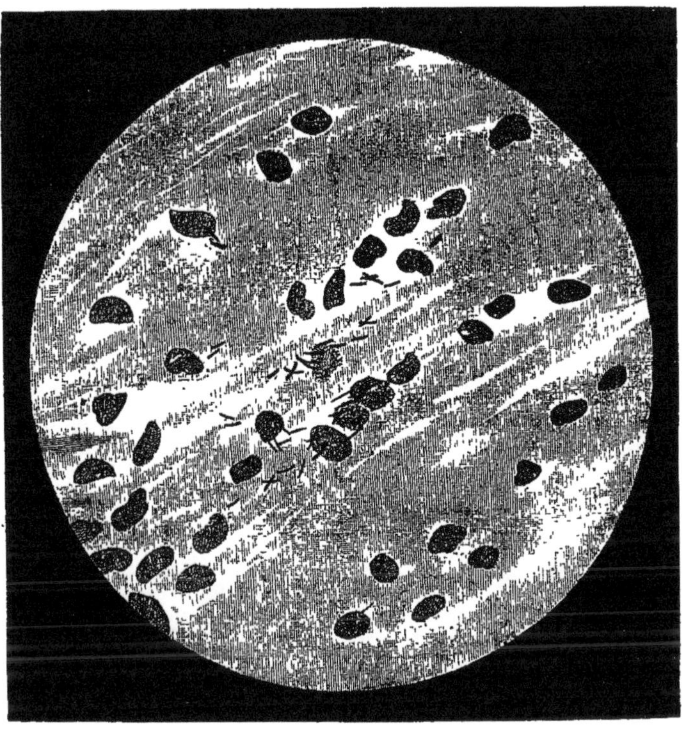

FIG. 85. — *Bacilles tuberculeux avec spores.* Préparation à la fuchsine-malachite. (Obs. personnelle.) Immersion dans l'huile. Gross. 730 diamètres.

genèse de la pneumonie fibrineuse et qu'il faut considérer comme les véritables agents pathogènes de la pneumonie fibrineuse des coccus encapsulés ayant la forme d'une lancette, et se rencontrant également dans la salive des individus bien portants. Contrairement aux pneumocoques de Friedländer, les micrococques découverts par Fränkel se colorent par le procédé de Gram.

Par conséquent, le micrococque représenté par la figure 86 serait le pneumococcus de Fränkel, que Pasteur avait appelé le coccus de la septicémie salivaire. En tous cas, l'apparition de ce micro-organisme dans les crachats n'a aucune signification diagnostique, car on le rencontre, nous le répétons, dans la cavité buccale des personnes bien portantes et par conséquent on peut le constater également dans l'expectoration des affections autres que la pneumonie.

Pour la préparation des pneumocoques, on s'y prend tout d'abord de la même façon que pour les bacilles de la tuberculose ; le crachat une fois desséché sur la lamelle, on met le côté préparé en contact pendant 5 à 10 minutes avec une solution de violet de gentiane dans de l'eau d'aniline ; puis on traite la lamelle d'après le procédé de Gram, avec une solution d'iodure de potassium iodé, on les lave à l'eau, on les sèche et on les monte

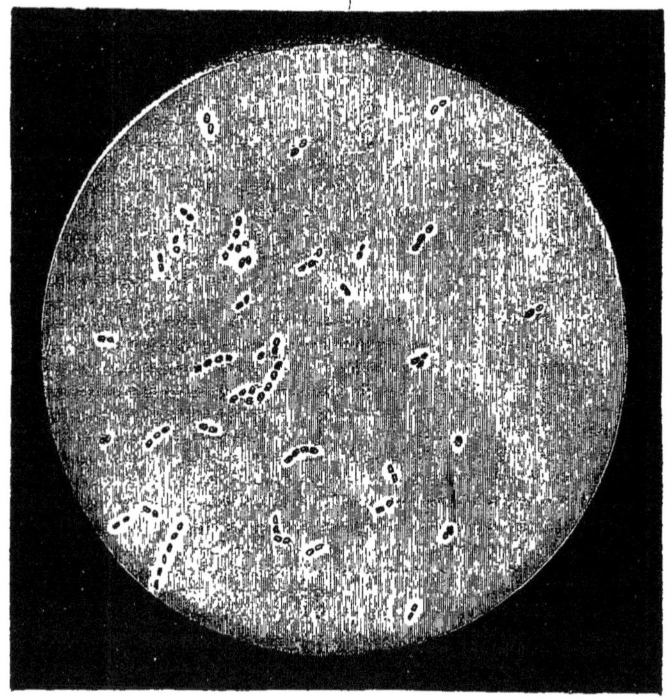

FIG. 86. — *Pneumocoques des crachats de la pneumonie fibrineuse.*

Traités par le procédé de GRAM. (Obs. personnelle.) Immersion dans l'huile. Gross. 730 diamètres.

dans du baume de Canada au xylol. L'examen doit se faire avec un objectif à immersion homogène. Lorsque les coccus encapsulés ont perdu leur violet de gentiane, on a affaire à des pneumocoques de Friedländer ; dans le cas contraire, il s'agit de pneumocoques de Fränkel.

Traube avait émis l'hypothèse que la formation des crachats putrides dans la *gangrène pulmonaire* et la *bronchite putride* se faisait sous l'influence d'organismes inférieurs. Jaffé et Leyden tentèrent d'appuyer cette opinion par des études très minutieuses. Dans les bouchons qui sont expulsés presque toujours dans ces maladies, ils réussirent, à l'aide de forts grossissements, à dissocier les détritus en apparence granuleux, en des bâtonnets et des filaments souvent articulés et à mouvements très vifs, qui possédaient une grande ressemblance morphologique avec les filaments ténus du *leptothrix buccalis*. C'est pourquoi Jaffé et Leyden ont appelé ces schizomycètes *leptothrix pulmonalis*. On rencontre également de nombreuses granulations sporulaires très fines, réunies en chaînettes (fig. 87). Pour ce genre d'organismes la réaction iodée est caractéristique. Par l'addition de teinture d'iode, le contenu de ces filaments et de ces spores prend une teinte brun jaunâtre, bleu violacé, pourpre ou même bleue.

En dehors du leptothrix, on constata encore la présence de *spirilles* en

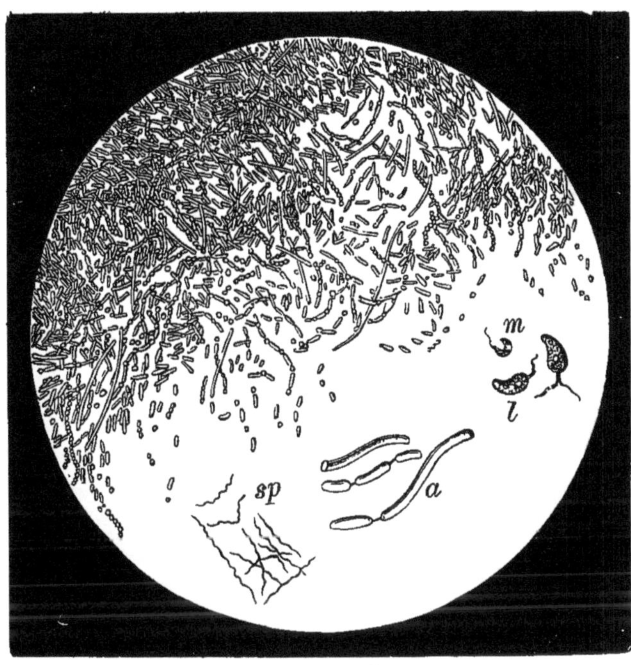

FIG. 87. — *Leptothrix pulmonalis*. — *a*. Éléments en forme d'anguille. — *sp*. Spirilles. — *l*. Cercomonas. — *m*. Monas lens. Provenant d'un bouchon bronchique mycosique de gangrène pulmonaire. (Obs. personnelle.) Immersion dans l'eau. Gross. 750 fois.

mouvement (*spirochaetes*) et des éléments *en forme d'anguillules* (fig. 87, a). Enfin Bonome y observa récemment des *staphylococcus pyogenes albus et aureus*.

Leyden a trouvé également des schizomycètes dans les crachats de l'*abcès du poumon* ; il les vit dans les lambeaux pulmonaires expulsés sous forme de colonies de micrococcus à peu près égales entre elles. En opposition avec les schizomycètes des crachats putrides, ils sont immobiles ou animés d'un mouvement peu accentué et ne présentent pas, comme le leptothrix pulmonalis, la réaction caractéristique avec la teinture d'iode.

C'est Virchow qui le premier a observé dans les foyers morbides pulmonaires des *sarcines*, qui ont été décrites plus tard par beaucoup d'autres auteurs (fig. 88). Ces faits ont été représentés par le nom de *pneumonomycose sarcinique*. Fischer a montré récemment que le fait n'est pas rare et se produit en des circonstances très diverses, telles que la bronchite, la bronchectasie, la bronchite putride, la gangrène du poumon, la pneumonie et la phtisie pulmonaire. C'est donc là un phénomène en quelque sorte fortuit et accessoire, auquel il ne faut pas attacher d'importance clinique. La sarcine est incolore et ressemble à la sarcine stomacale ordinaire; seulement elle est un peu plus petite (0,0033 à 0,0017 millim.). Ce qui la caractérise, c'est

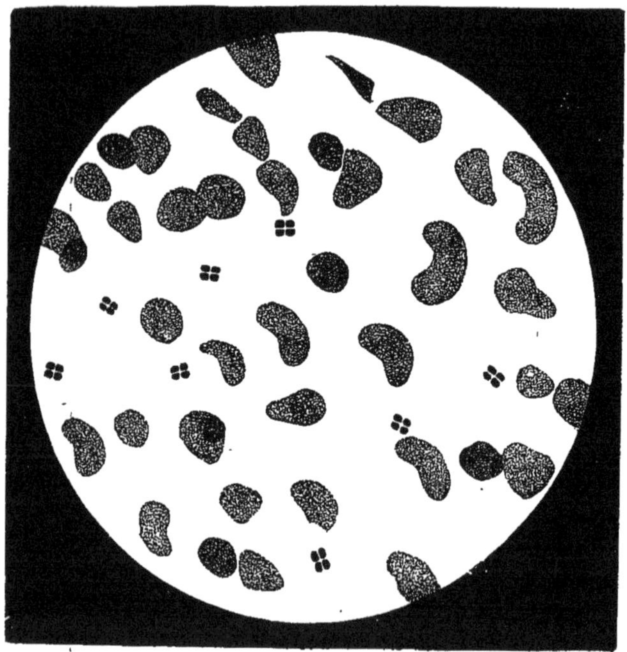

FIG. 88. — *Sarcines dans les crachats de la gangrène pulmonaire.* (Obs. personnelle.) Immersion dans l'eau. Gross. 750 diamètres.

le groupement par 4 ou par multiples de 4. Heimer a rapporté que dans un cas de phtisie pulmonaire les champignons avaient pénétré dans l'intérieur de corpuscules de pus.

Il faut éviter de confondre la sarcine avec le *micrococcus tetragenus*, qui s'observe fréquemment et qui constitue un élément indifférent des crachats des maladies les plus variées, telles que la phtisie pulmonaire, la gangrène du poumon, la pneumonie, etc. Ces micrococcus sont des organismes ronds, qui sont réunis par groupes de 4, chaque groupe étant le plus souvent entouré d'une membrane d'enveloppe hyaline.

On a rencontré quelquefois dans les poumons des phtisiques, dans les foyers gangreneux, dans les infarctus hémorrhagiques et les noyaux néoplasiques des poumons, des *mucédinées*. Celles-ci peuvent aussi, ainsi que le démontrent les observations de Fürbringer et de Leyden et Roth, être expectorées pendant la vie. Dans l'observation des deux auteurs cités en dernier lieu, elles étaient figurées par des globules verdâtres, brillants comme de l'amiante. Quant à Fürbringer, il constata dans les crachats de son malade des masses mycéliennes confuses, des spores, des fragments de larges conidiophores et des spermogonies isolées, avec tous les caractères de fructification de l'aspergillus, *pneumonomycose aspergilline*. Dans deux autres cas cités par Fürbringer, il existait de la *pneumonomycose mucorine*.

Certains botanistes rangent également parmi les mucédinées les *actinomycètes*, qui peuvent se fixer dans les voies aériennes et y créer des processus putrides et des phénomènes d'infiltration et d'excavation. Dans ces cas, on trouve dans les crachats, des granulations terreuses verdâtres, qui, lorsqu'on les écrase sur le verre à objectif, fournissent les formes bourgeonnantes caractéristiques (fig. 89). La maladie est rare chez l'homme.

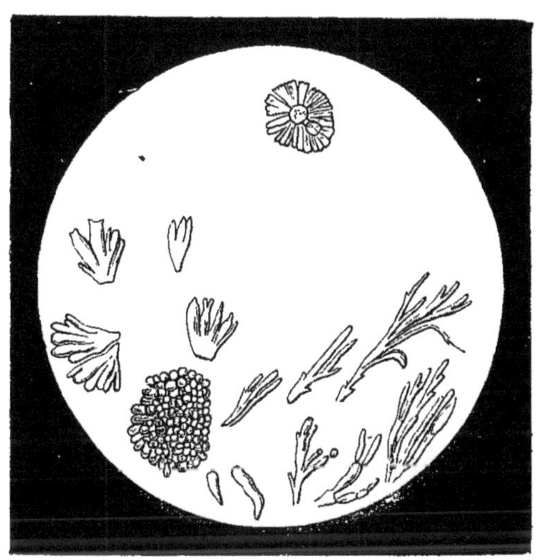

FIG. 89. — *Actinomycètes*. D'après MARCHAND. Gross. 350 fois.

On rencontre encore quelquefois dans l'expectoration des *trichomycètes*. Rosensein a traité une jeune fille pour de la bronchite putride qui était le résultat de la pénétration dans les voies aériennes de l'*oïdium albicans*. Le champignon se reconnaît facilement à ses spores ovales et à ses filaments ramifiés.

Parmi les champignons insignifiants et accessoires que l'on rencontre dans les crachats, il faut ranger les *bactéries pigmentaires*, qui lorsqu'on abandonne les crachats dans un vase, donnent à la couche supérieure, au bout d'un certain temps, une coloration jaune ou verdâtre. Les bactéries pigmentaires de l'expectoration verte ont été étudiées récemment avec un soin tout particulier, dans le laboratoire de la clinique de Zurich, par un de mes assistants, le Dr Frick, qui a constaté que ce sont des bacilles possédant des propriétés biologiques propres. Les crachats peuvent encore être mélangés à des leptothrix, des sarcines et de l'oïdium albicans provenant de la bouche ou des fosses nasales, notamment chez des malades, qui vu leur état de débilité et de malpropreté, sont atteints de saburres et de catarrhe buccal.

E. Infusoires. — Dans l'expectoration de la gangrène pulmonaire, Kannenberg a trouvé, à la clinique de Leyden, deux sortes d'infusoires, le *monas lens* et le *cercomonas*.

Le *monas lens* (fig. 90) se présente sous forme de petits globules pâles, de dimensions un peu moindres que celles des hématies, munis d'un flagellum, c'est-à-dire d'un prolongement se mouvant comme une lanière de fouet. Le *cercomonas* au contraire (fig. 90) est un peu plus grand que les leucocytes; il possède une queue parfois dichotome et à son extrémité postérieure un prolongement qui lui sert en quelque sorte de ventouse. Ces infusoires se rencontrent rangés en groupe, dans les bouchons bronchiques des crachats putrides. Au bout d'un certain temps, leurs mouvements s'affaiblissent pour disparaître complètement 24 heures après. Les monades sont dès lors impossibles à distinguer des leucocytes, si on ne les colore pas avec du violet de méthyle. On ne les observe pas dans les sécrétions buccales; elles semblent donc pénétrer dans les voies aériennes par l'intermédiaire de l'air atmosphérique. Aussi Kannenberg a-t-il de la tendance à leur imputer, aussi bien qu'au leptothrix pulmonalis, une influence causale sur le processus gangreneux.

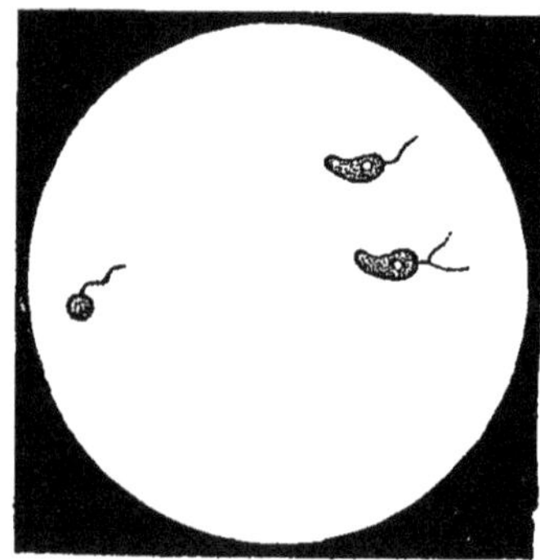

Fig. 90. — *Infusoires se rencontrant dans l'expectoration de la gangrène pulmonaire.*

A gauche, le *monas lens*; à droite, le *cercomonas*. D'après Kannenberg. *Virchow's Archiv.*, tome 75, p. 472.

Récemment Stokvis a observé dans les crachats des *paraméciens* ou *balantidiens*, qu'on n'avait trouvés jusqu'ici que dans l'intestin de l'homme. Il pense qu'ils provenaient d'un abcès pulmonaire. Pour la description de ces infusoires, on consultera le chapitre relatif à l'examen des matières fécales.

Wagner prétend avoir rencontré deux fois dans des crachats d'hystériques, des formes analogues au *trichomonalis vaginalis*.

F. Cristaux. — La présence des cristaux dans les crachats n'est pas chose très fréquente. En général, elle n'a aucune valeur au point de vue du diagnostic; ce n'est que pour certaines formes d'asthme bronchique que, si l'on s'en rapporte aux recherches de Leyden, le développement de cristaux déterminés aurait de l'intérêt étiologique.

Le premier, Virchow a trouvé et étudié, dans les crachats, les *aiguilles d'acide margarique*. Ces aiguilles sont minces, incolores, à éclat mat, tantôt rectilignes, tantôt incurvées ou en spirale (fig. 91). Elles sont ou isolées ou réunies par bouquets ou par groupes; quelquefois même elles ont une disposition alvéolaire. Dans ce dernier cas, on est exposé à les confondre avec des fibres élastiques. Pourtant ces dernières offrent ordinairement

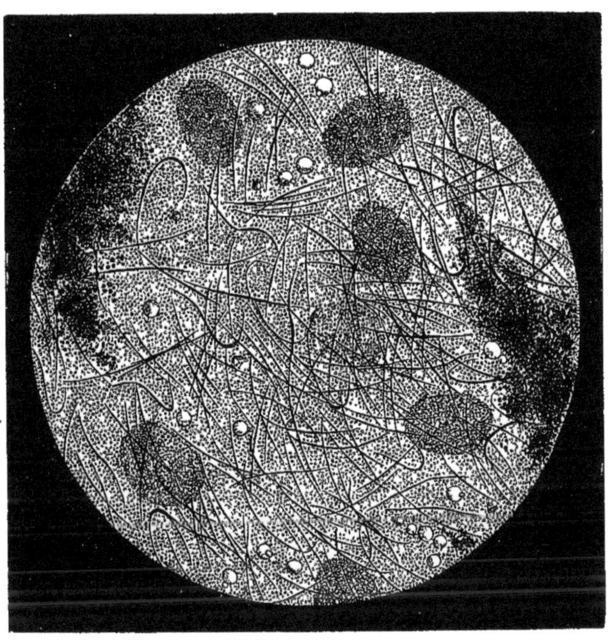

Fig. 91. — *Aiguilles d'acide margarique*, provenant des bouchons bronchiques d'une gangrène pulmonaire. (Obs. personnelle.) Gross. 250 diamètres.

un double contour plus net et assez souvent des ramifications dichotomes. Il n'est pas rare non plus de constater le long des cristaux margariques des saillies gangliformes, qui augmentent de volume et de nombre, lorsqu'on presse sur la plaquette de verre qui recouvre la préparation. Contrairement aux fibres élastiques, les aiguilles des acides gras sont solubles dans l'éther, l'alcool bouillant et au bout de quelque temps dans les alcalis caustiques; sous l'influence de la chaleur, elles montrent une grande tendance à la fusion.

Une grande abondance de cristaux d'acide margarique ne s'observe la plupart du temps que dans les crachats de la gangrène pulmonaire et de la bronchite putride. Moins nombreux, on les trouve dans l'enduit lingual, dans les sécrétions nasales et tonsillaires et même dans d'autres excrétions.

Il faut veiller à ne pas les confondre avec les filaments du leptothrix; dans les cas douteux, le diagnostic sera assuré par les réactions indiquées ci-dessus.

Les *cristaux de cholestérine* ont été découverts pour la première fois dans les crachats par Luethi (1839). Biermer en a rencontré deux fois, ainsi qu'il le rapporte dans son excellente monographie (Traité de l'expectoration, 1855), dans les crachats de tuberculeux. Après plusieurs centaines d'examens microscopiques de crachats, j'en ai vu pour la première fois, il y a quelque temps, dans l'expectoration d'un phtisique, dont les crachats étaient extraordinairement riches en fibres élastiques. Enfin Leyden, auquel nous empruntons la figure ci-contre, en a trouvé dans l'expectoration de l'abcès du poumon, pour la forme chronique duquel ils possède peut-être une

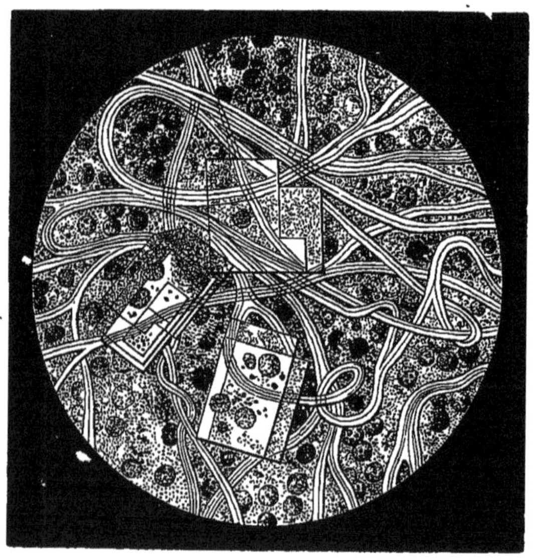

FIG. 92. — *Cristaux de cholestérine*, provenant de l'expectoration d'un abcès pulmonaire. D'après LEYDEN. (*Volkmann's. Sammlung Klin. Vortrage*, n°s 114 et 115.)

certaine importance diagnostique (fig. 92). Les cristaux de cholestérine sont faciles à reconnaître. Ce sont des tablettes minces, incolores, rhombiques, facilement solubles dans l'alcool et l'éther, insolubles au contraire dans l'eau, les acides et les alcalis. En les additionnant d'acide sulfurique étendu et de teinture d'iode, ils prennent une teinte successivement violette, bleue, verte, rouge, jaune et brune.

On rencontre dans les crachats des *cristaux d'hématoïdine* dans les cas où il s'est produit des hémorrhagies, ordinairement latentes, et où le sang a séjourné quelque temps dans le poumon. A leur degré le plus développé, ils se présentent sous forme de tablettes rhomboïdes, très aisément reconnaissables à leur coloration rouge brun. Dans d'autres cas, on les aperçoit sous forme de fines aiguilles rectilignes ou légèrement ondulées, groupées en rosettes, en bouquets ou en gerbes. La longueur et le développement des cristaux sont soumis à de grandes variations ; la transition va jusqu'aux granulations rouillées amorphes. La matière colorante du sang se rencontre parfois également sous forme d'amas pigmentaires.

Quoique théoriquement les cristaux sanguins puissent se développer après toute hémorrhagie pulmonaire, l'expérience nous apprend qu'on les rencontre précisément en très grand nombre dans des affections déterminées du parenchyme pulmonaire. D'après les observations de Leyden, on les trouve en plus grande abondance dans l'abcès pulmonaire que partout ailleurs (fig. 93). Dans l'infarctus hémorrhagique aussi, on les trouve en grand

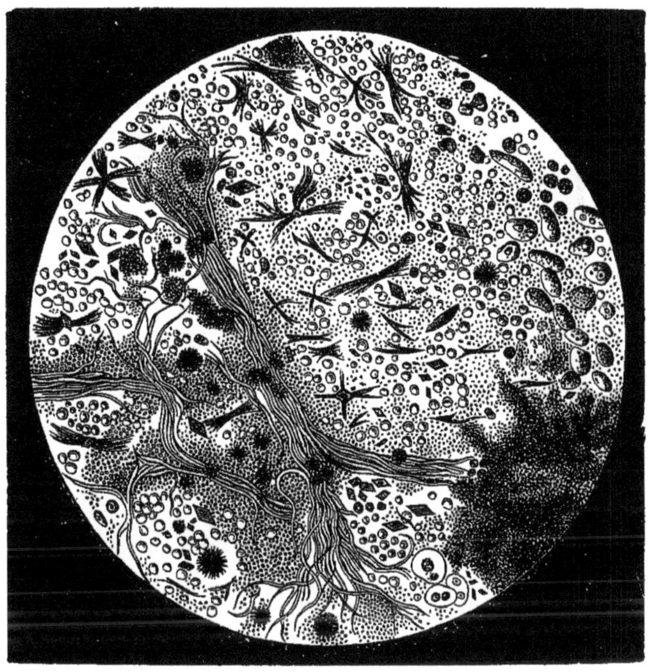

FIG. 93. — *Crachat de l'abcès pulmonaire*, renfermant des fibres élastiques, des cristaux hématiques et des schizomycètes. D'après LEYDEN.

nombre. Ils sont isolés et rares dans la gangrène pulmonaire et la bronchite putride, où l'on ne voit le plus souvent que des amas de pigment. Biermer en a constaté une fois dans les crachats sanguinolents d'un scorbutique. On a encore observé l'hématinoptysie dans les empyèmes ayant perforé le poumon, après hémorrhagies pleurales préalables. Il semble même que le séjour du sang pendant quinze jours dans la cavité pleurale suffit pour amener la cristallisation de la matière colorante du sang. Il faut enfin mentionner les cas où un abcès du foie s'élimine par les poumons et les voies bronchiques. Dans ces cas, on peut rencontrer dans les crachats, et cela pendant longtemps, de grandes quantités de bilirubine, que toutefois il est impossible de séparer morphologiquement ou chimiquement de la matière colorante du sang.

Dans l'expectoration de certaines formes d'asthme bronchique, Leyden a trouvé, au moment des accès, des cristaux de forme déterminée qui semblent être en rapport pathogénique avec la production des accès : ce sont là les *cristaux de Charcot et Neumann* ou les *cristaux asthmatiques de Leyden*. On les voit nombreux et en amas serrés dans les petits bouchons d'un gris jaunâtre qui sont répartis dans les crachats visqueux et en majeure partie muqueux des asthmatiques (1) ; ces petits bouchons n'échappent pas à un œil exercé. Les cristaux de Leyden se présentent sous forme de doubles pyramides aiguës, d'un brillant mat, à dimensions très variables.

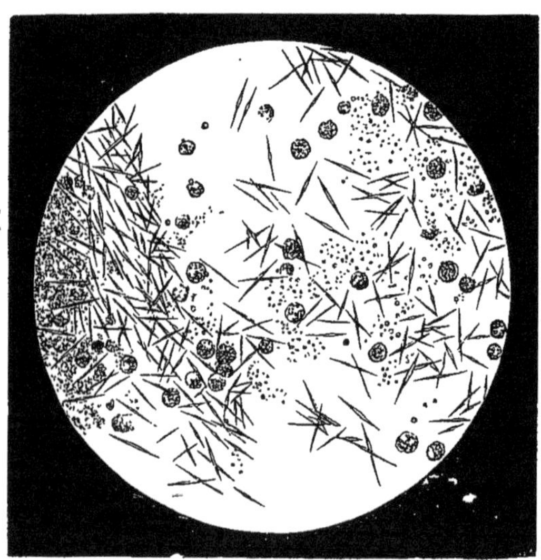

FIG. 94. — *Cristaux asthmatiques de* LEYDEN, provenant des crachats d'un soldat de 25 ans atteint d'asthme bronchique. (Obs. personnelle.) Gross. 275 diamètres.

Leur cohésion est médiocre et en pressant sur la plaque qui recouvre la préparation, on les voit se rompre transversalement et la surface de rupture est anguleuse.

Ces cristaux ont été aperçus avant Leyden. Robin et Charcot disent les avoir trouvés dans l'expectoration du catarrhe sec. Förster et Zenker, plus récemment encore Ungar les ont constatés également dans le catarrhe bronchique. Friedreich et Zenker en ont observé dans les caillots fibrineux des bronches. Par leur conformation, ils ressemblent entièrement aux cristaux qu'on trouve dans le sang et la moelle osseuse des leucémiques, et quelquefois aussi dans la moelle osseuse d'individus ayant succombé à d'autres affections. Il est donc un peu risqué de prétendre que ces cristaux sont caractéristiques de l'asthme bronchique ; peut-être peut-on leur accorder

(1) C'est ce qu'on a appelé les *crachats perlés* de l'accès d'asthme.

une certaine importance étiologique en raison de leur apparition brusque, transitoire et en grand nombre au moment des accès d'asthme; de sorte que l'on peut distinguer peut-être une forme spéciale d'asthme, *l'asthme cristallin*. Ce fait ressort très nettement des recherches récentes d'Ungar, qui, sur 23 cas d'asthme, n'en a pas vu un seul où les cristaux fissent défaut.

Friedreich et, dans ces derniers temps, Huber ont déclaré que ces cristaux étaient de la tyrosine, mais Leyden s'est élevé à bon droit contre cette assertion. Les analyses minutieuses de Salkowski, pratiquées à la demande de Leyden, ont montré qu'il s'agissait là d'une substance cristallisée mucinoïde. Cependant Schreiner prétend aujourd'hui que ces cristaux ne sont

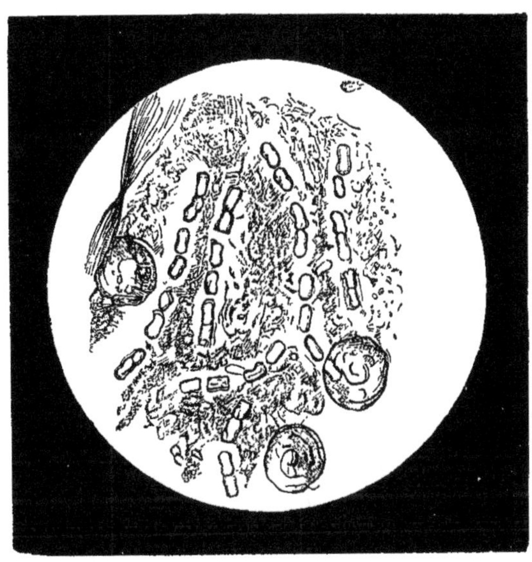

FIG. 95. — *Cristaux de leucine et de tyrosine provenant de crachats.* D'après LEYDEN.

qu'une combinaison d'acide phosphorique avec une base organique ayant pour formule C^2H^5N. Ces cristaux sont insolubles dans l'eau froide, l'alcool, l'éther et le chloroforme; solubles dans l'eau chaude, l'ammoniaque et l'acide acétique; ils sont détruits très rapidement par les lessives de potasse et de soude, par les acides chlorhydrique, azotique et sulfurique.

Il ne semble pas que les crachats récents contiennent de la *leucine* ou de la *tyrosine*. On trouve des cristaux de ces deux substances, lorsque les crachats ont séjourné quelque temps à l'air. Déjà Biermer avait observé dans l'expectoration bronchectasique exposée quelques semaines à l'air libre, la formation de masses blanchâtres, semblables à des moisissures, qui, au microscope, étaient composées d'amas d'aiguilles réunies en gerbes et qu'il prit pour des cristaux de leucine ou de tyrosine. Les expériences plus récentes de Leyden, pratiquées sous le contrôle de la chimie, sont plus probantes. Leyden vit quelques heures après l'expulsion d'un crachat de bronchite putride, en procédant à la dessiccation des préparations microscopiques, se développer des aiguilles de tyrosine et des globules de leucine à éclat mat (fig. 95). Plus tard, dans deux cas d'empyème ayant perforé le poumon, il constata, dans les mêmes circonstances, des bouquets et des rosettes de cristaux de tyrosine dans les crachats, qui dégageaient une odeur spéciale de vieux fromage. L'hypothèse de Leyden, considérant le développement de tyrosine dans les crachats comme un signe utilisable pour le diagnostic d'abcès étrangers aux poumons et les ayant perforés, a été rendue plus que vraisemblable par les récentes recherches de Kannenberg (clinique de Leyden).

Fürbringer et Ungar ont constaté deux fois, dans l'expectoration, de l'*oxalate de chaux*. L'observation de Fürbringer a trait à un diabétique, qui en dehors de l'oxaloptysie, souffrait encore d'une oxalurie très abondante. Le malade d'Ungar était un asthmatique qui, au moment des accès, expulsait non seulement des cristaux de Leyden, mais encore des cristaux d'oxalate de chaux. Ces derniers se trouvaient surtout dans les petits bouchons solides de l'expectoration et disparaissaient en même temps que les accès. Il n'existait point, dans ce cas, d'oxalurie.

Les cristaux d'oxalate de chaux sont facilement reconnaissables à leur forme caractéristique. Ce sont des octaèdres brillants, à contours nettement dessinés, que l'on a comparés à des enveloppes de lettre. Ils sont solubles dans les acides chlorhydrique, nitrique et sulfurique, mais conservent leur forme dans l'eau froide ou bouillante, dans l'acide acétique, l'ammoniaque, la soude, la potasse, l'alcool et l'éther (voir la figure insérée dans le chapitre des sédiments urinaires).

On rencontre çà et là dans les crachats des *phosphates triples* (phosphate ammoniaco-magnésien) que l'on distingue facilement à leur forme analogue à un couvercle de cercueil. Ils se développent partout où, en présence de magnésie, la putréfaction de substances azotées met en liberté de l'ammoniaque. Comme ils ne sont insolubles que dans les liquides alcalins, on ne les trouvera pas dans les crachats acides ou en voie de putréfaction.

G. Caillots fibrineux bronchiques. — Dans les phlegmasies fibrineuses de la muqueuse bronchique, il se produit fréquemment des sécrétions qui prennent la forme de moules tubulaires, d'arborescences bronchiques; sous cette forme, ces sécrétions se mélangent à l'expectoration et trahissent ainsi sûrement la nature de la maladie. Ces caillots fibrineux ont été décrits déjà par les anciens médecins, qui en ont donné toutefois une fausse interprétation, car ils les prenaient tantôt pour des polypes, tantôt pour des vaisseaux pulmonaires expulsés par la toux. C'est Remak qui, en 1845, reconnut le premier leur véritable nature et qui démontra leur fréquence dans la *pneumonie fibrineuse*. Nous reproduisons ici l'excellente description qu'il en a donnée.

« Les caillots bronchiques constituent des cylindres ramifiés à limites assez rectilignes et à branches dichotomes, mais de façon à ce que celles-ci diminuent en général progressivement de longueur et d'épaisseur.

Cependant, le tronc principal est d'habitude plus mince que ses premiers rameaux et se termine par une extrémité filiforme. Aux points d'embranchement, on constate fréquemment une certaine dilatation qui tient probablement à une disposition analogue des ramifications bronchiques. Parfois les caillots cylindriques sont légèrement aplatis, parfois ils sont garnis par places de renflements gangliformes. Ces renflements sont déterminés par l'inclusion de bulles d'air, qui contribuent à faire surnager les caillots dans l'eau ; car les caillots débarrassés de tout mucus spumeux et ne renfermant point de bulles d'air, tombent au fond de l'eau, comme j'ai eu occasion souvent de m'en assurer. »

Il faut ajouter à cette description que quelquefois les extrémités des plus fines branches offrent de petites saillies en forme de massue ne provenant pas de l'emprisonnement de bulles d'air, mais qui sont évidemment les moules fibrineux des lobules pulmonaires. D'ordinaire, il est vrai, les caillots se déchirent immédiatement au-dessus du lobule pulmonaire, en raison même de la disposition anatomique de la bronche terminale et du lobule.

Le plus souvent, les caillots bronchiques se trouvent dans les couches inférieures du crachat, où ils se trouvent souvent enroulés sur eux-mêmes, sous forme de petites masses. Quand on les agite dans l'eau, ils forment des arborescences dont les ramifications apparaissent alors très nombreuses. A l'état naturel, ils ont une coloration *gris jaunâtre* ou *brun;* le contact prolongé avec l'eau leur donne une teinte de la blancheur de la neige. Leur surface externe est parsemée souvent de points et de stries hématiques (fig. 96).

Dans la pneumonie fibrineuse, leur présence dans les crachats est due à la propagation de l'inflammation fibrineuse des alvéoles aux extrémités bronchiques. Si l'on examine avec soin les crachats pneumoniques, on constatera rarement leur absence totale. Chez les individus très débilités, il peut se faire que, quand l'énergie des accès de toux n'est pas suffisante, les caillots demeurent dans les bronches et ne se mêlent pas à l'expectoration. Quoi qu'il en soit, les caillots bronchiques appartiennent uniquement au stade fibrineux, au stade d'hépatisation (ce qui s'explique facilement par leur origine) et sont pathognomoniques de cette période du mal. C'est pourquoi on les rencontre le plus souvent du 3ᵉ au 7ᵉ jour de l'affection ; ils sont très abondants les 4ᵉ et 5ᵉ jours. Il est rare que l'expectoration fibrineuse s'étende au delà du 7ᵉ jour. Remak l'a cependant observée une fois le 14ᵉ jour, et Biermer dans le courant du troisième septénaire. Sa disparition est rarement brusque, pour qui observe avec soin ; au déclin de la période indiquée, les caillots se ramollissent, deviennent crémeux, pyoïdes, et passent peu à peu à l'état de masses exclusivement puriformes.

Remak a voulu leur attribuer une certaine valeur pronostique. Suivant lui, plus l'expulsion de caillots bronchiques est précoce, leur abondance considérable et la durée de leur apparition prolongée, plus la guérison serait rapide et certaine. Leur nombre dépend évidemment de l'intensité et de l'étendue du processus. Biermer l'évalue à 24 à 30 par jour.

Les autres affections du poumon s'accompagnent rarement d'une inflammation fibrineuse secondaire de la muqueuse des bronches, avec expectoration de caillots fibrineux ; pourtant la possibilité de cette éventualité est démontrée pour la phtisie pulmonaire par l'observation de Laënnec.

En revanche, il convient de mentionner les cas où il se développe une bronchite fibrineuse primitive et indépendante, le *croup bronchique idiopathique*. Ici, la constatation de caillots fibrineux dans les crachats est

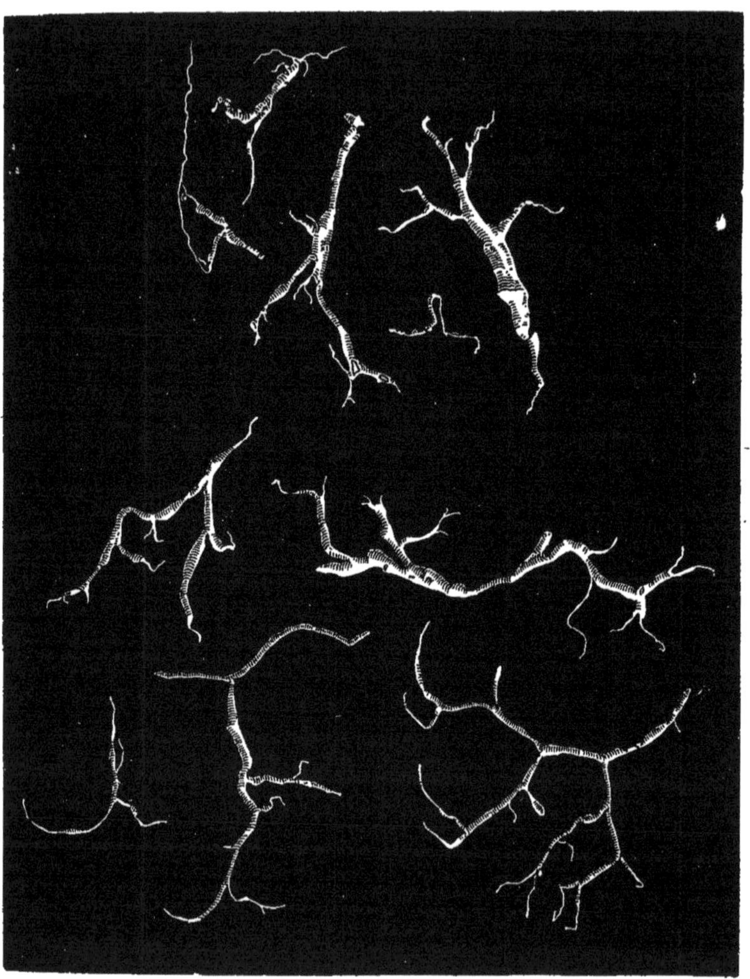

FIG. 96. — *Caillots bronchiques fibrineux*. Crachat de pneumonie fibrineuse. Grandeur naturelle. (Obs. personnelle.)

parfois le seul symptôme qui permette de diagnostiquer la maladie. Contrairement aux phlegmasies secondaires, le croup bronchique primitif fournit des caillots d'une grosseur et d'une richesse de ramifications extraordinaires (fig. 97). Les cylindres expulsés sont tantôt creux, tantôt pleins. Leur axe est parfois comblé de cellules pigmentées en noir, ce qui leur donne un aspect caractéristique.

Heintz, sous les auspices de Remak, a prouvé que les caillots bronchiques de la pneumonie fibrineuse étaient constitués par une combinaison de substances protéiques. Quant à leur structure microscopique, elle consiste en fibres parallèles à la direction du caillot ou bien formant un réseau dans lequel sont enfermés, au milieu d'une substance fondamentale hyaline, des hématies et des leucocytes isolés, ces derniers tantôt bien conservés, tantôt à différents degrés de la dégénérescence graisseuse. On y rencontre quelquefois aussi des granulations graisseuses disséminées, et rarement des *cristaux* de Charcot-Neumann.

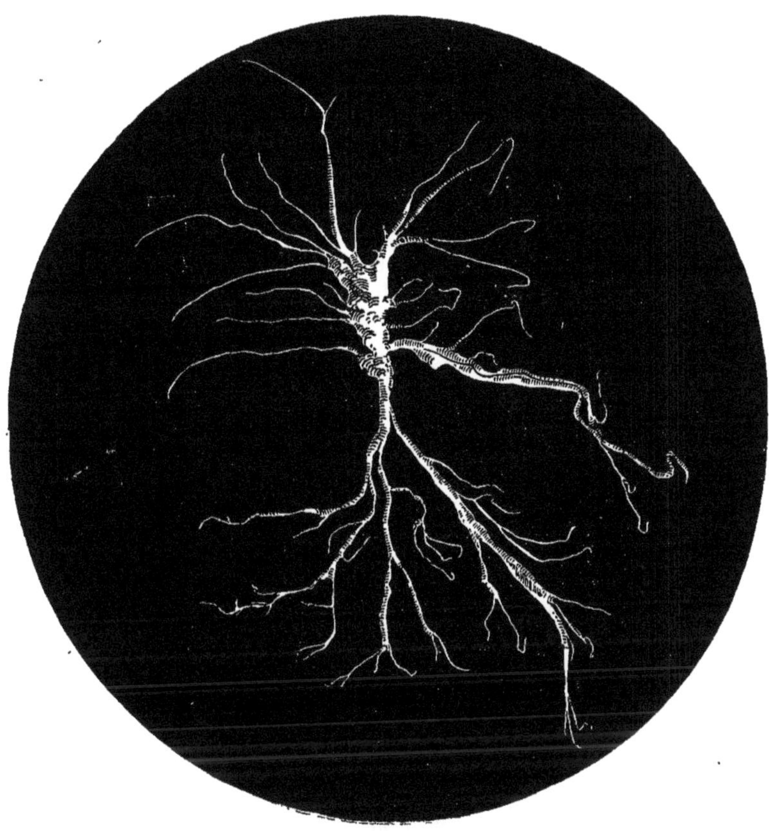

FIG. 97. — *Caillots bronchiques fibrineux dans la bronchite croupale idiopathique*. Grandeur naturelle. (Obs. personnelle.)

Dans un cas communiqué par Flint, où les caillots étaient particulièrement riches en globules rouges normaux, atrophiés ou décolorés, on avait constaté également la présence de petites particules et de cristaux d'hématoïdine. Remak rapporte que dans certains cas, on aperçoit, sur la surface externe des moules, des traces d'épithélium vibratile arraché aux bronches (1).

(1) Les *moules bronchiques* qu'on observe parfois dans les crachats peuvent avoir trois origines différentes.

On peut les observer d'abord dans la *pneumonie vulgaire*, comme Eichhorst vient

H. Spirales bronchiques. — Les éléments que l'on appelle *spirales bronchiques* ont acquis une certaine importance depuis les recherches de Curschmann. Ils ont été observés pour la première fois par Leyden, plus tard par Ungar. On les rencontre surtout dans l'asthme bronchique; cependant on les trouve aussi dans le catarrhe des bronches, la bronchite croupale, la pneumonie fibrineuse et la phtisie pulmonaire. Curschmann leur assigne comme lieu d'origine les bronchioles. En raison de leur solubilité dans la potasse et la baryte, Pel les croit constitués essentiellement par de la mucine.

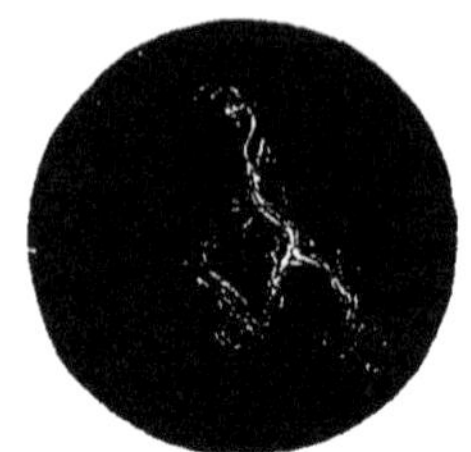

Fig. 98. — *Spirales bronchiques des crachats de l'asthme bronchique*. Grandeur naturelle. (Obs. personnelle.)

Macroscopiquement, elles sont représentées par de petits filaments gris, gris jaunâtre ou tachés en jaune, dont le diamètre peut atteindre 1 millim. et la longueur plusieurs centimètres (fig. 98).

Au microscope, on les aperçoit sous forme de filaments s'enroulant d'une manière élégante les uns autour des autres et présentant un axe brillant (fig. 99). Très souvent les spirales bronchiques sont enveloppées de masses muqueuses. Entre leurs sinuosités et dans leur intérieur on voit fréquemment des cellules rondes. Les spirales de l'asthme bronchique renferment souvent des cristaux asthmatiques dans les points qui semblent opaques à l'œil nu. Patella a décrit récemment la dégénérescence hyaline des spirales anciennes, dégénérescence à laquelle se relierait la production des cristaux de Leyden.

J. Bouchons bronchiques mycosiques. — Dans l'expectoration fétide de la bronchite putride et de la gangrène pulmonaire, Dittrich a observé le premier, en 1850, des masses friables en forme de bouchon, qui, quelque

---

de l'établir. Mais c'est surtout dans cette forme de pneumonie que M. Grancher a spécialement étudiée sous le nom de *pneumonie massive*, qu'ils apparaissent avec leurs caractères les plus remarquables. Ils indiquent que le processus pneumonique a gagné les bronches. Ces moules de la pneumonie ont une couleur *jaune ambré* comme certains caillots agoniques ; ils ne sont pas canaliculés, mais offrent des vésicules qui emprisonnent de l'air. D'ailleurs, les caractères donnés par Eichhorst s'appliquent surtout aux moules pneumoniques. Au microscope, les moules pneumoniques sont constitués surtout par de la fibrine et des leucocytes ; ils sont *leucocyto-fibrineux*.

Dans la *diphtérie* bronchique, primitive ou secondaire (croup bronchique de Eichhorst), on peut observer aussi, dans l'expectoration, des moules, souvent canaliculés, dont les caractères physiques ont été décrits plus haut. Au microscope les moules diphtéritiques sont constitués surtout par de la fibrine et des cellules épithéliales dégénérées, ils ont donc une structure *fibrino-épithéliale*.

En troisième lieu, on peut observer des moules bronchiques dans l'affection décrite par M. P. Lucas-Championnière sous le nom de *bronchite pseudo-membraneuse chronique*. Ici les moules sont blancs, presque transparents et souvent canaliculés. Au microscope, on voit qu'ils sont constitués par l'albumine semée de goutelettes ou de stries de mucine avec quelques leucocytes; leur structure est donc *muco-albumineuse* (L. Petit).

temps après l'expulsion, tombent au fond du vase, car elles sont solides et privées d'air. Ces bouchons ont été soumis plus tard par Traube, par Jaffé et Leyden à l'examen microscopique et à l'analyse chimique et ont acquis ainsi une importance considérable.

Le volume de ces bouchons est variable ; tantôt ce sont des particules très fines, tantôt ils peuvent atteindre les dimensions d'un clou ou d'un haricot. Leur couleur est tantôt blanchâtre, tantôt grise, tantôt brune. Écrasés, ils répandent une odeur fétide, très pénétrante et se dissocient en une masse friable et granuleuse. A l'examen microscopique, on y constate des élé-

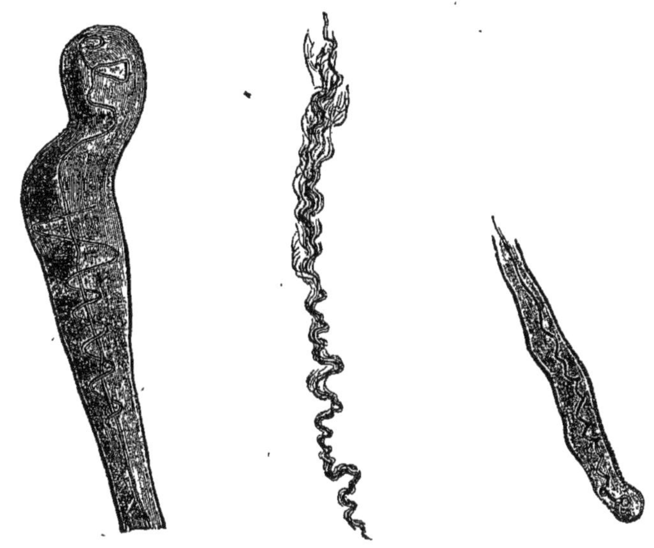

FIG. 99.—*Spirales bronchiques provenant de crachats d'asthme bronchique.* Gross. 275 diamètres. (Obs. personnelle)

ments que nous avons décrits en détail dans les pages précédentes. La masse principale semble être un détritus granuleux, qui, vu avec un grossissement suffisant, devient une collection de filaments ténus et de spores du *leptothrix pulmonalis*. Dans lès bouchons frais de la gangrène pulmonaire, on rencontre également deux espèces d'infusoires, le *monas lens* et le *cercomonas*. C'est avec raison qu'on a regardé ces infusoires comme des causes de putréfaction.

Dans ces amas mycosiques, on trouve aussi des cellules et des dérivés de cellules dont la nature est en rapport avec l'âge de ces amas (Traube). Dans les plus récents, on constate surtout des globules de pus ; les plus vieux au contraire renferment de nombreuses et volumineuses gouttelettes de graisse. A un âge plus avancé encore, les gouttelettes de graisse sont accompagnées d'aiguilles d'acide margarique, de dimension et en nombre d'autant plus grands que le bouchon a demandé plus de temps pour son développement.

On peut encore rencontrer dans les bouchons des hématies plus ou moins détruites, des amas de pigment et même des cristaux d'hématoïdine. A l'autopsie on peut s'assurer facilement que les bouchons expectorés se forment dans les petites et moyennes bronches appartenant au domaine du processus putride.

Il ne faut pas oublier que quelquefois il se développe dans les amygdales des bouchons analogues qui peuvent ressembler entièrement, à l'œil nu et au microscope, aux bouchons bronchiques mycosiques. Lorsqu'une toux légère expulse ces masses des follicules de l'amygdale, certains malades s'imaginent parfois qu'ils sont tuberculeux et qu'ils crachent leurs tubercules. D'ailleurs l'obstruction des follicules tonsillaires se présente souvent comme une affection chronique spéciale, incitant sans cesse le malade à tousser et l'empêchant de parler. Cette affection a été très bien décrite par Stich sous le nom de *toux arachnoïdale.* Le diagnostic en est facile et la confusion avec les bouchons bronchiques à peine possible, parce que l'examen de la gorge indique immédiatement l'origine des bouchons expulsés.

K. Corps amyloïdes ou amylacés. — Friedreich le premier a trouvé des corps amyloïdes dans les poumons. A ses recherches sont venues s'ajouter plus tard celles de E. Wagner, Langhans, et de nos jours celles de Jürgens et de Zahn. Ces corpuscules ont été trouvés dans les crachats prove-

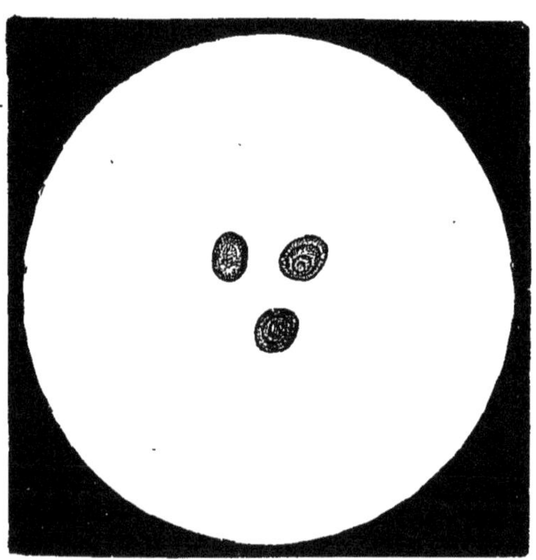

Fig. 100. — *Corps amylacés.* D'après Biermer. (*Traité de l'expectoration.* Pl. I, fig. 14.)

nant d'affections pulmonaires diverses : infiltration pneumonique récente, induration brune, atélectasie pulmonaire, cancer du poumon. C'est surtout, d'après les observations de Zahn, l'emphysème pulmonaire qui donnerait lieu à la production de corps amyloïdes.

Leur apparition dans les crachats est un phénomène rare. Toutefois, Biermer les avait vus et dessinés et Zahn les a rencontrés dans le mucus bronchique enlevé sur le cadavre.

Ce sont des corps arrondis ou légèrement anguleux, qui frappent par leur stratification concentrique (fig. 100). Dans les poumons, on leur a fréquemment tronvé un centre pigmenté en noir ou en forme de noyau, ce qui rendrait vraisemblable leur genèse par métamorphose cellulaire. En y ajoutant de l'acide sulfurique étendu et de la teinture d'iode, ils prennent généralement, mais non constamment, ainsi que le montrent les observations de Langhans, une teinte d'un bleu sale, tandis que le violet à l'iode les colore en rose clair.

L. Kystes a échinocoques (kystes hydatiques). — Chez les malades dont les poumons sont le siège d'échinocoques ou chez lesquels des échinocoques d'autres organes, du foie par exemple, ont émigré dans le parenchyme pulmonaire, il peut arriver que les crachats renferment des kystes ou des fragments de kystes.

J'ai soigné un ouvrier, qui avait eu des hémoptysies répétées depuis dix-huit mois, sans que la source de l'hémorrhagie eût pu être déterminée. Un jour, pendant la visite, le malade fut pris de menaces d'asphyxie et expectora sous mes yeux un kyste à échinocoques nouvellement rompu, qui avait le volume d'une pomme (fig. 101). Dans d'autres cas, l'expulsion de la

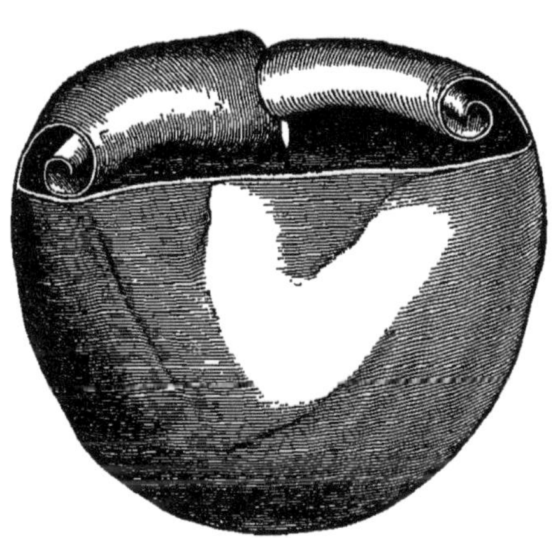

Fig. 101. — *Kyste à échinocoques expectoré.* Grandeur naturelle. (Obs. personnelle.)

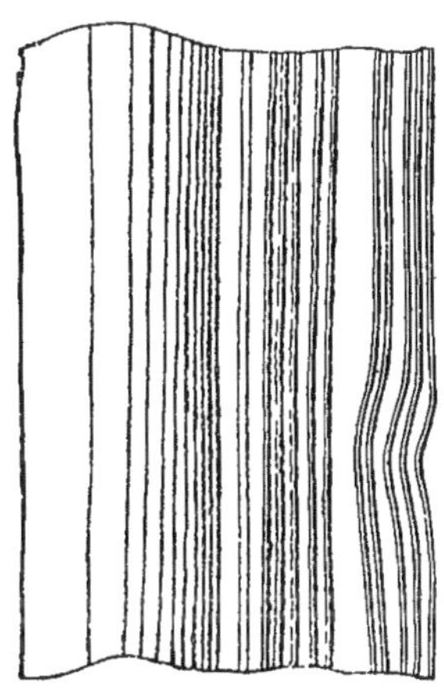

Fig. 102. — *Coupe transversale d'une membrane à échinocoques avec stratification parallèle.* Gross. 275 diamètres.

membrane kystique paraît ne se faire que graduellement et par fragments. Ainsi Lebert a publié une observation où le malade expectora à plusieurs reprises des lambeaux légèrement gonflés de la membrane.

Ces membranes sont aisées à reconnaître. Elles ont ordinairement une teinte d'un blanc laiteux ; leurs bords libres ont une grande tendance à s'enrouler sur eux-mêmes. Au microscope, elles sont stratifiées en couches parallèles (fig. 102). Je n'ai pu, avec les documents dont je disposais, savoir si avant l'expectoration de membranes kystiques, on avait trouvé dans les crachats à un moment donné des scolex, des crochets (fig. 103) ou des cristaux de cholestérine. Et cependant théoriquement cette éventualité, si importante pour le diagnostic, est parfaitement possible.

En dehors des échinocoques, on peut encore rencontrer comme parasites animaux, des *distomes* ou leurs œufs. Il est vrai que dans ce cas il s'agit toujours de personnes ayant vécu quelque temps sous les tropiques. Le

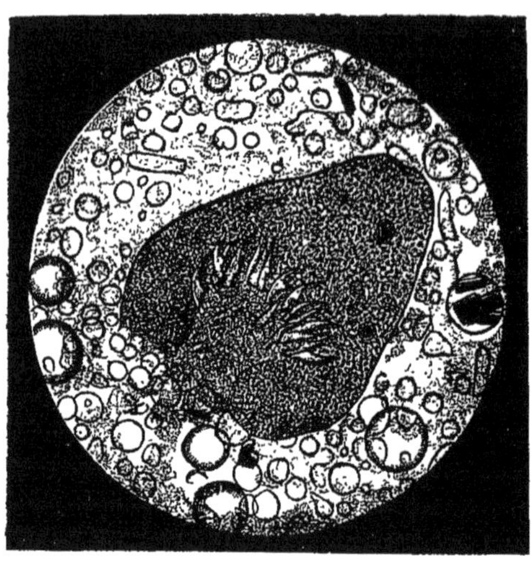

FIG. 103. — *Tête d'échinocoque enlevée sur un kyste expectoré.* Gross. 275 fois. (Obs. personnelle.)

parasite peut être le *distoma hematobium*, ou même le *distoma de Ringer*.

Au Japon, Baelz a trouvé dans les crachats de certains hémoptoïques une *gregarina pulmonalis* seu *fusca*.

M. ÉLÉMENTS CONSTITUTIFS DES VOIES RESPIRATOIRES QUE L'ON PEUT RENCONTRER DANS LES CRACHATS. — Dans tous les processus ulcéreux des voies respiratoires, qu'ils frappent le parenchyme pulmonaire proprement dit ou les conduits aériens, l'expectoration renferme souvent des éléments anatomiques qui entrent dans la constitution des voies respiratoires. Au point de vue de leur importance et de leur fréquence, les processus destructifs de la substance pulmonaire sont d'un intérêt capital.

Parmi ces processus destructifs, trois surtout doivent nous occuper : la phtisie pulmonaire, la gangrène et l'abcès du poumon. Dans chacune de ces affections, la valeur diagnostique des crachats est très différente. Dans la phtisie, l'apparition dans les crachats de particules de parenchyme à côté de bacilles tuberculeux est souvent le premier signe diagnostique de la maladie ; dans la gangrène pulmonaire et l'abcès du poumon, les lambeaux de parenchyme qu'on observe dans les crachats ne permettent que plus tard le diagnostic différentiel avec d'autres lésions du tractus respiratoire.

Le mode d'élimination du tissu pulmonaire, varie aussi avec chacune de ces maladies. Dans la *phtisie*, il s'agit presque exclusivement d'un mode d'élimination que les chirurgiens appelleraient *exfoliation insensible*, et qui n'expulse en somme que des particules extrêmement petites, perceptibles seulement à l'aide d'un examen microscopique très attentif. Il est rare de rencontrer des portions du poumon assez grande. pour devenir visibles à l'œil nu ; encore, dans ce cas, un œil exercé peut seul les distinguer dans les crachats sous forme de points gris, opaques. Le microscope permet de voir dans les crachats de phtisiques des groupes isolés de *fibres élastiques*, qui sont faciles à reconnaître par leur double contour très net, par leurs ramifications dichotomiques, par leur trajet tortueux et surtout par leur grande résistance aux alcalis caustiques. En ajoutant à l'une de ces préparations une solution de potasse caustique au 1/3, tous les éléments cellulaires disparaissent; les fibres élastiques au contraire augmentent de netteté (fig. 104).

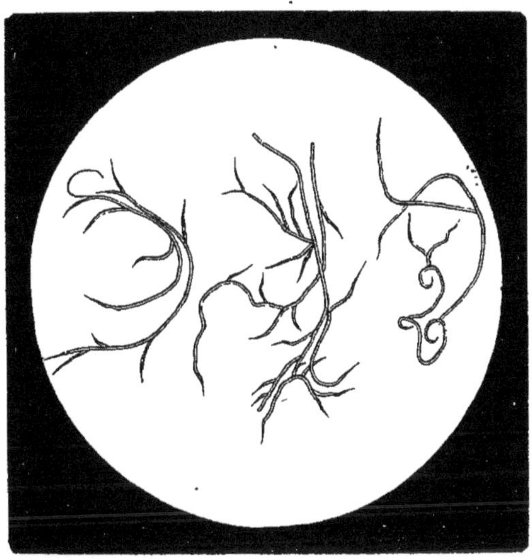

FIG. 104. — *Fibres élastiques d'un crachat de phtisique*. Gross. 275 fois. (Obs. personnelle.)

Sur des particules pulmonaires plus grosses, telles qu'on les rencontre seulement dans les cas de cavernes, on peut parfois distinguer la disposition alvéolaire des fibres élastiques.

La recherche des fibres élastiques au début de la tuberculose n'est pas toujours chose facile ; l'examen exige de l'habileté et des soins. Dans les cas suspects, il est bon de se servir de la méthode de Fenwick, que nous indiquerons ici en y apportant quelques modifications. On verse les crachats dans une capsule en y ajoutant une égale quantité d'eau distillée et une solution de potasse caustique au 1/3, on chauffe en remuant avec une baguette de verre jusqu'à ébullition. La masse, d'abord gélatineuse, devient fluide sous l'influence de la chaleur. A ce moment, on laisse reposer quelque temps le vase, jusqu'au moment où le fond s'est recouvert d'un sédiment. Puis on décante le tout, et on le verse dans un verre à expériences. Lorsqu'après une attente suffisante, il s'est formé un nouveau dépôt, on enlèvera des parcelles de ce dernier avec une pipette, et on les transportera sur une lame de verre. Cette méthode réunit deux avantages : elle permet de trouver sûrement des quantités même minimes de fibres élastiques ; et de plus, elle permet de porter une appréciation certaine sur leur quantité.

Dans les crachats de l'*abcès pulmonaire*, on peut rencontrer également, il est vrai, des fibres élastiques isolées ou réunies en groupes, mais cette affection offre un signe pathognomonique, la présence dans l'expectoration de *lambeaux de parenchyme pulmonaire visibles à l'œil nu ;* ces lambeaux sont souvent assez volumineux. Dans un cas observé par Sal-

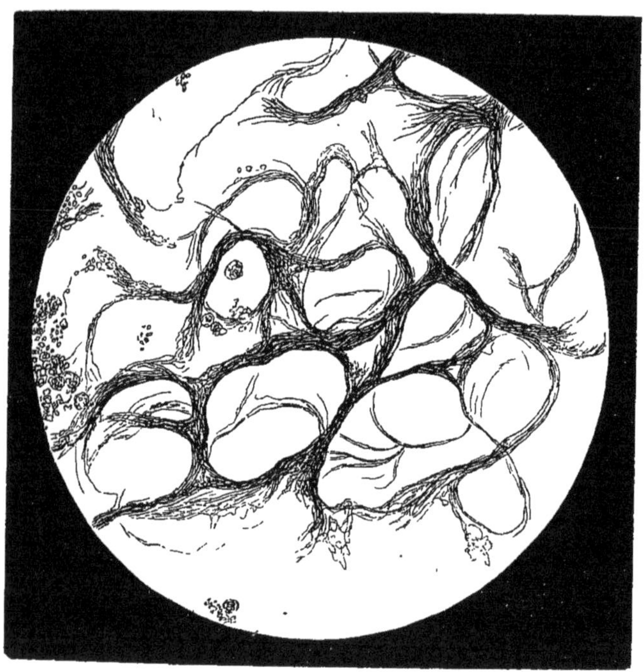

FIG. 105. — *Lambeaux de parenchyme pulmonaire provenant de crachats de la gangrène pulmonaire.* (Obs. personnelle. Clinique de Zurich.)

kowski à la clinique de Leyden, le malade expulsait des lambeaux parenchymateux atteignant 2,5 cent.

Les portions de poumon expectorées ont une coloration *blanc jaunâtre, gris fumée, ou rougeâtre*. Mises dans l'eau, elles montrent des contours rongés, à dentelures multiples et flottantes. Au microscope, on reconnaît facilement la trame alvéolaire du poumon. Dans les lambeaux, on trouve des dépôts de cristaux pigmentaires et des amas de pigment d'hématoïdine, des amas de petits cristaux d'acides gras et des colonies de microcoques. Ils sont ordinairement pauvres en pigment anthracosique ; la présence de ce dernier se traduit macroscopiquement par la teinte grise des lambeaux.

L'apparition de lambeaux parenchymateux dans les crachats est importante au point de vue du diagnostic de la *gangrène pulmonaire*, car quelquefois c'est elle seule qui permet le diagnostic différentiel de cette dernière avec la bronchite putride. Dans la gangrène pulmonaire, les lambeaux peuvent aussi atteindre un assez gros volume. Leur coloration est ordinairement grise ou noir grisâtre ; au microscope, on y constate, en rapport avec cette teinte, une grande quantité de pigment pulmonaire noir et granuleux, dont une partie est à l'état libre. La substance fondamentale est transparente et élastique et présente la structure alvéolaire du tissu pulmonaire (fig. 105). Ainsi que Traube l'a fait remarquer en premier lieu, les crachats de la gangrène pulmonaire manquent souvent de fibres élastiques. Traube suppose qu'il y a peut-être développement d'un ferment spécial, à l'action duquel les fibres élastiques ne résistent pas toujours. Filehne, Stolnikow et récemment Escherich ont pu isoler dans les crachats de la gangrène pulmonaire un ferment analogue, quant à ses effets, à la trypsine.

Mentionnons encore la présence dans les lambeaux, en dehors du pigment pulmonaire, de gouttelettes graisseuses, d'aiguilles d'acide margarique, d'innombrables quantités de leptothrix pulmonalis, de spirilles et quelquefois aussi d'amas de pigment cristallisé ou non.

Lorsqu'il s'est produit des ulcérations le long des voies aériennes, depuis le larynx jusqu'aux bronchioles, on peut évidemment trouver dans les crachats des fragments de tissu. C'est ainsi qu'on a constaté à différentes reprises l'apparition dans les crachats de *morceaux de cartilage*. Il est encore possible d'y rencontrer du *tissu conjonctif*, des *fibres musculaires lisses* et des *fibres élastiques*.

N. Masses néoplasiques. — Lorsque des tumeurs se sont développées dans le poumon, il peut arriver que des fragments du néoplasme soient

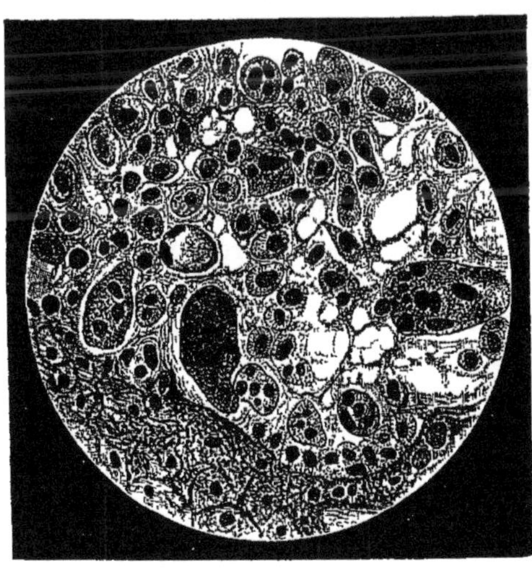

Fig. 106. — *Tissu sarcomateux provenant d'un lambeau néoplasique du poumon, expulsé par expectoration.* Gross. 275 diamètres. (Obs. personnelle.)

éliminés et expulsés avec les crachats ; mais la chose est rare. Un malade de ma clinique, étudiant, âgé de 27 ans, a été opéré il y a six mois par mon confrère Krönlein pour un ostéosarcome de la cuisse. Trois mois après l'opération, il fut pris d'hémoptysies répétées, et expectora deux fois, en même temps que du sang, d'assez gros lambeaux de tissu sarcomateux à grosses cellules, dont la structure était exactement identique à celle de l'ostéosarcome primitif (fig. 106). L'un des lambeaux avait 4,5 cent. de longueur sur 2,5 cent. d'épaisseur.

O. Concrétions pulmonaires. — Parfois on trouve dans l'expectoration des concrétions pierreuses, qui peuvent avoir plus d'un centimètre de long et offrir une forme tantôt ronde et lisse, tantôt anguleuse et étoilée. L'origine de ces concrétions est très variée. Tantôt il s'agit de tissu pulmonaire calcifié, dont on retrouve la trame en faisant macérer les concrétions dans l'acide chlorhydrique, comme l'ont fait voir Rindfleisch et Klomann ; tantôt il s'agit de ganglions bronchiques pétrifiés, ou encore de transformation crétacée portant sur des masses muqueuses ou purulentes, ou sur des morceaux de cartilage bronchique. Ces concrétions sont constituées essentiellement par des sels calcaires. Dans un cas, Phipson y trouva de la xanthine, du phosphate et de l'oxalate de chaux et des traces d'acide urique.

P. Corps étrangers. — I. *Pneumokonioses*. — Parmi les éléments étrangers qui pénètrent dans les voies aériennes, les *poussières* provenant de l'atmosphère occupent le premier rang au point de vue de leur importance pratique. Il est facile de comprendre que l'inhalation de ces poussières, lorsqu'elle se prolonge pendant longtemps et qu'elle se produit par masses, puisse déterminer dans les poumons des processus inflammatoires, comme le fait l'irritation par tout corps étranger. Le groupe des affections dues à l'inhalation de poussières porte le nom de *pneumokonioses*, qui a été proposé par Zenker. Les plus exposés à contracter ces maladies sont les ouvriers de certaines professions et la nature des poussières dépend de ces professions. Aussi ces affections ne sont pas seulement intéressantes au point de vue de la pathologie ; elles le sont au point de vue de l'économie sociale. On ne pourra obtenir la disparition de ces maladies que si l'État, par des lois appropriées et une réglementation sévère, met obstacle aux influences nocives des diverses industries.

La première observation de pneumokoniose remonte à 1860 et est due à Traube (1). Il s'agissait d'un charbonnier dont les crachats attirèrent l'attention par leur coloration noire. En examinant au microscope, on vit une grande quantité de petites particules lancéolées, à limites irrégulières, de teinte noire ou brunâtre, dont une partie fut reconnue pour des fragments

(1) C'est Laënnec qui en réalité soupçonna l'origine de la matière noire qu'on peut observer dans les crachats : « J'ai quelquefois pensé, dit-il, que cette matière pouvait provenir, au moins en partie, de la fumée des lampes et des corps combustibles dont nous nous servons pour nous chauffer et pour nous éclairer. » Avant le travail de Traube, divers mémoires anglais et français avaient étudié la question de l'anthracose pulmonaire. (Voy. Regimbeau, *Des Pneumonies chroniques*, thèse d'agrégation, Paris ; et Proust, *Traité d'hygiène*.)

de cellules ligneuses carbonisées du pin sylvestre (fig. 107). Les mêmes éléments furent trouvés dans la poussière de charbon que l'on avait envoyé chercher dans les chantiers où travaillait le malade.

L'autopsie montra que les particules de charbon avaient pénétré en partie dans les alvéoles pulmonaires; des observations ultérieures et des expériences sur les animaux firent voir que des alvéoles elles pénétraient soit directement, soit par l'intermédiaire de cellules migratrices, dans le tissu interstitiel et de là dans les ganglions bronchiques. Cette forme de pneumokoniose porte le nom d'*anthracosis*, ou s'il existe en même temps

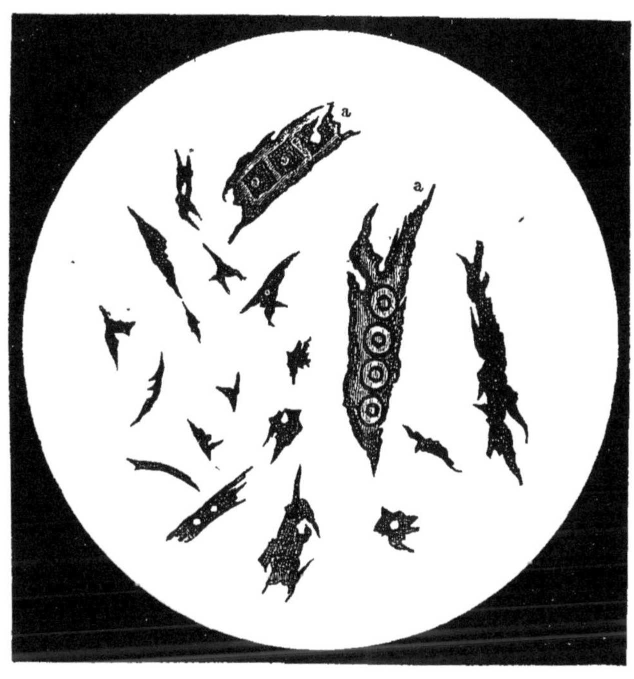

Fig. 107. — *Particules de charbon dans les crachats.* D'après TRAUBE. (*Ges. Abhandlungen*, II, p. 528, fig. 1.) Gross. 290 diamètres. — *a*. Cellules ponctuées.

des symptômes de phtisie accentuée, de *phtisie pulmonaire mélanique*, *anthracosique* ou *noire*.

Elle se rencontre le plus souvent chez les mineurs et les ouvriers de chemins de fer occupés au percement des tunnels. Chez eux, l'expectoration prend fréquemment une teinte noire et, au microscope, on constate que les corpuscules de pus et les cellules épithéliales alvéolaires sont infiltrés de particules très fines et serrées les unes contre les autres; on voit aussi des particules libres en grande abondance. Il est aisé de comprendre qu'une affection aussi frappante et aussi fréquente dans certains districts houillers était connue bien avant Traube dans ses manifestations extérieures; mais on en avait méconnu la pathogénie, car on considérait le pigment comme étant d'origine animale et provenant de la matière colorante du sang.

On observe une pneumokoniose anthracosique passagère, le matin, chez beaucoup d'individus qui ont passé la soirée dans des salles poussiéreuses, exposées à la fumée des cheminées et des lampes. L'expectoration du matin prend, dans ce cas, une teinte gris fumée et montre au microscope ce que l'on constate dans la pneumokoniose continue, c'est-à-dire des particules de charbon tantôt libres, tantôt emprisonnées dans les globules du pus. Il semble que les cellules amiboïdes aient la tâche de veiller à la propreté des voies aériennes de gros calibre.

Zenker et Merkel ont publié plus tard des observations où il s'agissait d'inhalation de poussières de fer, *pneumokoniose sidérotique* (sidérose ou métallose pulmonaire). Suivant la nature chimique de ces poussières, les crachats, et, à l'autopsie, les poumons, avaient la teinte noirâtre de l'oxyde ferreux ou la coloration ocreuse et rouge des phosphates de fer.

Le nombre des pneumokonioses confirmées par l'examen microscopique s'est notablement accru dans ces dernières années. On connaît des cas où l'expectoration devint bleue sous l'influence de l'inhalation de poussières d'outremer, *ultramarinose*. Les ouvriers qui travaillent le tabac ont des crachats bruns ou brun noirâtre, teinte due à l'inhalation de poussières de tabac, *tabacosis*.

Sommerbrodt a relaté des faits très instructifs, concernant des couturières à la machine qui avaient inhalé des particules *de laine*, facilement reconnaissables dans les crachats et sur la muqueuse du larynx sous forme de taches noires. Les observateurs français ont particulièrement insisté sur la grande fréquence des maladies pulmonaires engendrées par l'inhalation des poussières de coton, et ont appelé cette forme de pneumokoniose *pneumonie cotonneuse*.

II. — Un *second groupe de corps étrangers* est constitué par des éléments ayant pénétré des organes avoisinants dans les voies respiratoires, d'où ils sont expulsés par la toux. Nous allons donner comme exemple une observation de Harlan. Une fillette de 12 ans, ayant déjà présenté depuis quelque temps de l'expectoration purulente, élimine subitement au milieu d'une quinte de toux, une esquille osseuse. Cette esquille provenait d'une carie vertébrale, dont le pus s'était fait jour dans les voies aériennes.

III. — Notons enfin les corps étrangers qui, notamment chez les enfants, pénètrent dans les voies aériennes au moment de la *déglutition*. La nature de ces corps étrangers ne peut évidemment être précisée d'avance. Parfois les corps étrangers sont entrés dans les voies aériennes sans que les malades en aient conscience. J'ai soigné il y a quelque temps un paysan qui se plaignait de sensations pénibles dans le côté droit de la poitrine; l'examen pratiqué plusieurs fois avec soin ne révélait qu'une diminution du murmure vésiculaire dans les 1er et 2e espaces intercostaux droits. Un jour qu'il sortait de chez moi, il revint dans mon cabinet en me disant que, sur le seuil de la porte, il avait été pris d'un violent accès de toux et qu'il avait expectoré une masse de mucosités parmi lesquelles un corps rond. En même temps, il me présenta un corps noirâtre arrondi qui, fendu en deux, se montra constitué par un noyau de cerise enveloppé dans une coque calcaire de plusieurs millimètres d'épaisseur. Depuis l'expulsion, tous les symptômes douloureux ont disparu. Le malade n'a jamais su comment ce noyau avait pu pénétrer dans les poumons.

Q. Éléments fortuits et accessoires de l'expectoration. — Parmi les éléments fortuits et secondaires de l'expectoration, il faut ranger avant tout les restes d'aliments qui sont demeurés dans la cavité buccale et sur les organes du pharynx et qui se mélangent aux crachats, au moment de leur expulsion. Ces éléments sont évidemment fort variés, mais faciles à reconnaître au microscope, même pour un observateur inexpérimenté. On ne risque d'assigner à ce genre d'éléments une origine respiratoire que si l'examen et l'interprétation diagnostique sont faits trop légèrement.

Classification des crachats. — Biermer a tenté le premier une classification rationnelle des crachats en se basant sur les éléments essentiels qui entrent dans leur constitution. Une classification de ce genre est importante en pratique, car un seul mot suffit souvent pour renseigner sur le caractère de l'expectoration. L'on distingue cinq sortes de crachats :

Les crachats muqueux, les crachats purulents, les crachats muco-purulents, les crachats sanguinolents, les crachats séreux.

I. — Les *crachats muqueux* s'observent surtout au début du catarrhe de la muqueuse respiratoire. Ils sont transparents, vitreux, visqueux et gluants, et constitués essentiellement par de la mucine; en les additionnant d'alcool ou d'acide acétique, on voit se produire des opacités grises sous forme de flocons et de filaments. Au microscope, ils se montrent pauvres en éléments cellulaires. Au milieu d'une substance fondamentale liquide, dont la transparence n'est voilée que çà et là par quelques granulations, se trouvent répartis quelques maigres globules muqueux et purulents. En y ajoutant de l'acide acétique, on voit apparaître dans la préparation des stries, des plaques et des granulations qui troublent le liquide, et au milieu desquelles on voit les noyaux des corpuscules de pus maintenant très distincts (fig. 108 et 109).

Le crachat muqueux représente le *sputum crudum* des anciens. Au premier degré de développement du catarrhe, il présente son minimum de viscosité. Plus tard, il perd de sa cohérence quand la salive vient se mélanger à lui en grande quantité. Tandis que les crachats visqueux sont généralement peu spumeux, ceux qui sont fluides peuvent présenter à la surface, notamment quand la toux est forte, de nombreuses bulles d'air.

II. — Le *crachat purulent* ressemble, comme aspect et comme consistance, au pus ordinaire des abcès. Il est jaune verdâtre, opaque, fluide; l'examen microscopique montre qu'il est constitué par l'agglomération d'innombrables corpuscules de pus, en partie intacts, en partie parvenus aux divers degrés de la dégénérescence graisseuse. L'odeur en est fade, aigre, et rappelle celle du petit lait. La fétidité ne survient que lorsque le crachat séjourne à l'air. Lorsqu'on laisse reposer quelque temps le vase qui contient l'expectoration, les globules de pus se précipitent au fond du vase, de sorte qu'il se forme deux couches distinctes, une couche inférieure sédimenteuse et essentiellement constituée par des corpuscules de pus, et une couche supérieure liquide consistant surtout en plasma purulent. Si les crachats purulents sont fortement spumeux, il se développe tout à fait à la surface, une troisième couche composée d'écume.

On ne rencontre ordinairement l'expectoration purulente que dans deux conditions, dans l'*abcès pulmonaire* et dans les *abcès ayant pénétré du voisinage dans les poumons et les bronches*. Elle est d'habitude très abondante et peut dépasser un litre dans les 24 heures.

III. — C'est l'expectoration *muco-purulente* qu'on observe le plus fréquemment. On peut y distinguer facilement à l'œil nu les parties muqueuses des parties purulentes, parce que les premières sont vitreuses, visqueuses et transparentes, les autres au contraire opaques, d'un jaune verdâtre et

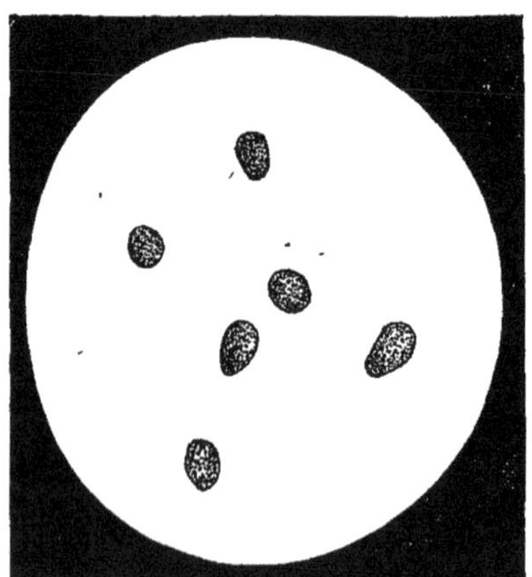

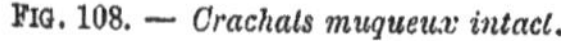

Fig. 108. — *Crachats muqueux intact.*

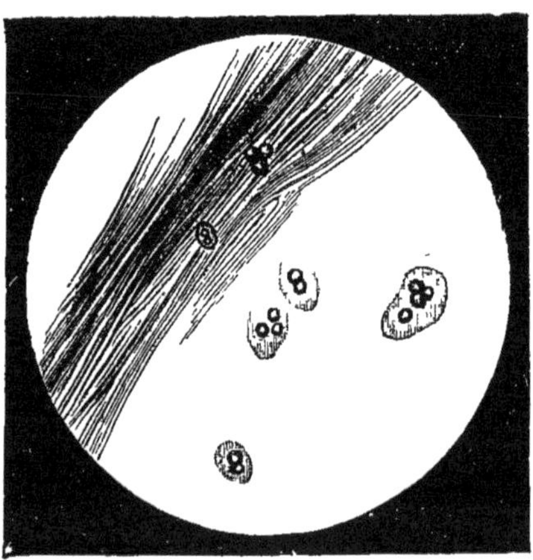

Fig. 109. — *Crachat muqueux additionné d'acide acétique.* Gross. 250 diamètres.

puriformes. Dans bien des cas, le mélange des deux éléments est très intime et la transition de l'un à l'autre se fait en quelque sorte graduellement.

Cette expectoration muco-purulente intimement mélangée se rencontre surtout dans les périodes ultimes du catarrhe bronchique; c'est ce que les anciens appelaient *sputum coctum*. Dans d'autres cas, au contraire, les masses purulentes forment des taches distinctes, nettement délimitées, séparées de leurs voisines par une zone relativement large de mucus, partant transparente. Lorsque ces masses sont de consistance médiocre, elles vont former au fond du vase des taches nettement circonscrites, rondes, de la forme d'une pièce de monnaie, auxquelles les anciens, qui avaient découvert leur apparition particulièrement fréquente en cas de cavernes pulmonaires, avaient déjà donné le nom de *crachats ronds* ou *nummulaires*. Il est vrai que ces sortes de crachats peuvent se rencontrer également dans le catarrhe chronique des bronches, mais alors la configuration ronde uniforme et à bords nets fait presque toujours défaut.

Un crachat qui ressemble beaucoup, quant à la genèse et à la signification diagnostique, au crachat nummulaire, est le crachat *globuleux*. La masse totale de l'expectoration est ici plus aqueuse ; les diverses agglomérations purulentes ont plus de cohésion et nagent au milieu du liquide sous forme de petites pelotes arrondies; celles qui ne sont pas soutenues à la superficie par des bulles d'air, tombent au fond où elles séjournent sous forme d'amas purulents distincts, de coloration gris jaunâtre. Les anciens ont décrit ces crachats sous le nom de *sputa globosa fundum petentia* et les ont considérés, de même que les crachats nummulaires, comme un signe de caverne. C'est pourquoi on a coutume de les appeler également crachats *caverneux*. Comme les sécrétions purulentes caverneuses dans la tuberculose chronique possèdent précisément une très grande cohésion, on trouve les crachats globuleux principalement dans les stades avancés de la phtisie pulmonaire.

IV. — L'*expectoration sanguinolente* est composée exclusivement ou presque exclusivement de sang. Elle peut être très abondante et la quantité de sang expulsé peut aller en peu de temps jusqu'à 500 et même 1000 cent. cubes. Le sang est ordinairement rouge vif, artériel ; il est souvent mélangé intimement avec de l'air ; il est spumeux. Plus une hémoptysie est rapide et abondante, plus aussi il est vraisemblable qu'il s'agit de la rupture d'un vaisseau artériel de gros calibre.

Il est très difficile, dans certaines circonstances, de différencier une *hémoptysie* d'une *hématémèse*. Pour y arriver, il faut tenir compte des particularités suivantes :

Dans l'*hématémèse*, le sang est foncé, veineux, coagulé en amas et non spumeux ; dans l'hémoptysie au contraire, le sang est spumeux et artériel. Il a de plus, dans cette dernière, une réaction *alcaline*, tandis que dans le vomissement de sang, son mélange avec le contenu de l'estomac le rend *acide*.

Au microscope, le sang provenant des poumons contient un nombre plus ou moins considérable d'éléments cellulaires, provenant des organes respiratoires, tandis que celui qui vient de l'estomac renferme ordinairement des restes d'aliments.

Dans bon nombre de cas, le diagnostic est fourni par la nature de l'acte mécanique, vomissement ou toux, qui a servi à expulser les masses hématiques, et cependant si le raptus sanguin est brusque et abondant, les erreurs sont possibles. En cas d'hémoptysie profuse, il peut en effet arriver qu'une partie du liquide sanguin soit déglutie, puis expulsée après coup par vomissement, de sorte que les malades ont tendance à considérer le processus tout entier comme une hématémèse ; par contre, il peut arriver qu'en cas d'hématémèse, une partie du sang pénètre dans le larynx, détermine de la toux, et soit éliminée sous forme de crachements.

Dans bien des cas douteux, les commémoratifs et les signes physiques éclaireront le diagnostic.

Il faut d'ailleurs se garder de rapporter toujours le sang expectoré sous l'influence de la toux, aux voies respiratoires. Le sang des épistaxis, des hémorrhagies pharyngées ou buccales, peut tomber, sans que le malade s'en doute, dans le larynx, ou bien il peut se mélanger aux crachats seulement au moment de l'expectoration, et on croit alors à une hémoptysie.

L'expectoration sanguinolente peut accompagner tous les processus de destruction du parenchyme pulmonaire. *Elle a son maximum de fréquence dans le cours de la tuberculose, surtout dans les périodes initiales* ; mais elle peut survenir abondante dans la *gangrène pulmonaire* et quelquefois dans l'*abcès* du poumon. Dans d'autres circonstances, il s'agit de déchirures directes des vaisseaux pulmonaires, telles qu'on les rencontre dans les *plaies du poumon*, la *rupture d'anévrysmes*, la *rupture de kystes à échinocoques*, et en général dans l'*exagération de la stase sanguine dans les capillaires du poumon*. Dans ce dernier groupe, on doit faire rentrer les *hémorrhagies emboliques*.

Les *quintes de toux* très violentes amènent quelquefois des hémorrhagies bronchiques.

Les processus ulcéreux, comme ceux qui s'observent dans la bronchite putride, peuvent aussi se compliquer d'hémoptysies.

Les hémorrhagies *laryngées* ou *trachéales* sont rares ; leur diagnostic est d'ailleurs facile à l'aide de l'examen laryngoscopique ou trachéoscopique.

Il est important de différencier le crachat sanguinolent du crachat teinté de sang et du crachat intimement mélangé à du sang.

Le crachat *teinté de sang* ne contient que de petites quantités de ce liquide, qui sous forme de points, de stries nagent au milieu de l'expectoration muqueuse, muco-purulente ou purulente. Lorsque ces sortes de crachats apparaissent d'une façon répétée ou prolongée, ils doivent faire soupçonner le début d'une tuberculose. On les rencontre transitoirement dans les périodes initiale et terminale de la pneumonie fibrineuse, dans le catarrhe bronchique et les petites pertes de substance de la muqueuse du tractus respiratoire.

L'*expectoration intimement mélangée avec du sang* se distingue par une coloration déterminée et qui caractérise certaines affections pulmonaires. Il faut ranger dans ce groupe les crachats *rouillés*, couleur *citron* ou *jus de pruneaux* de la pneumonie franche, les crachats *argileux* de la bronchite putride et de la gangrène pulmonaire et ceux de teinte *rouge brun* de l'infarctus hémorrhagique et de la tuberculose miliaire. Cette forme d'expectoration présente également au microscope des caractères différents de ceux des crachats simplement teintés de sang. Dans ces derniers, en effet, les hématies sont réunies en groupes serrés, tandis que dans les autres elles sont disséminées et réparties d'une façon à peu près uniforme au milieu des autres éléments des crachats (1).

V. — Le *crachat séreux* est pathognomonique de l'œdème pulmonaire.

---

(1) On complètera utilement ces notions sur le crachat sanglant en lisant le chapitre Hémoptysie du *Traité de pathologie interne* de Eichhorst (t. I, p. 364, traduction française, Paris, 1889).

Il consiste en un liquide abondant, presque transparent, jaunâtre, très spumeux, que l'on peut comparer non sans raison à de l'albumine que l'on a battue en neige et laissée se fondre ensuite. Souvent aussi il rappelle l'aspect de l'eau de savon. La première comparaison est surtout très juste, parce que l'expectoration séreuse, qui provient d'une transsudation active des vaisseaux sanguins du poumon, est essentiellement représentée par une solution étendue d'albumine. Étant donnée l'abondance du liquide, les éléments cellulaires de ces crachats sont rares. On rencontre dans ces derniers des globules muqueux et purulents, des cellules épithéliales alvéolaires gonflées et infiltrées et des globules rouges du sang.

Lorsque le nombre des hématies est très considérable, l'expectoration a une teinte légèrement rosée.

7. — Diagnostic physique des maladies de l'appareil respiratoire.

Les méthodes physiques d'investigation ne peuvent conduire qu'à des conclusions physiques; elles ne renseignent que sur la constitution *physique* des organes respiratoires. Les tableaux morbides sont complètement étrangers à ces procédés d'investigation, et il appartient uniquement à l'observation et à l'interprétation cliniques d'adapter convenablement les résultats de l'exploration physique au tableau nosologique.

On entend souvent des débutants se plaindre, à la suite d'une erreur de diagnostic, de ce que les méthodes physiques d'investigation, malgré leur base en apparence si rationnelle et si sûre, peuvent conduire à commettre des erreurs. Qui donc ne fait des erreurs de diagnostic, et qui n'en fait plus encore qu'il n'en avoue? Toutefois, il est souverainement injuste d'imputer ces accidents aux procédés d'examen physique, car le diagnostic médical se compose de deux choses : les résultats de l'exploration physique et l'interprétation clinique de ces résultats. S'il y a des fautes commises, en supposant un examen impeccable, ces fautes doivent incomber à l'interprétation.

Nous allons essayer dans les pages qui suivent de donner un aperçu rapide du diagnostic physique des maladies de l'appareil respiratoire.

A. — MALADIES DES BRONCHES

Les maladies des bronches, alors même qu'elles sont très développées et pénibles pour le malade, peuvent avoir une marche absolument silencieuse au point de vue des manifestations physiques. Lorsqu'elles siègent par exemple dans la partie initiale ou dans le voisinage de la bifurcation de la trachée, les malades se plaignent d'habitude de violentes envies de tousser, d'une sensation incessante de chatouillement et de déchirures dans la poitrine, sans que l'on puisse constater le moindre signe anormal.

Il en est exactement de même lorsqu'il existe des foyers pathologiques au centre des poumons, foyers recouverts de tous côtés par du parenchyme pulmonaire aéré. Dans ces cas, on peut arriver quelquefois à poser le diagnostic à l'aide de l'expectoration. Il faut ranger dans cette catégorie les cas sur lesquels Wintrich surtout a attiré l'attention et où les malades remplissent quotidiennement de crachats des vases de forte capacité, sans que l'examen révèle quelque autre anomalie.

Dans ces circonstances, l'expectoration n'indique pas seulement l'existence, mais encore la nature du processus pathologique. L'absence prolongée dans les crachats d'éléments constitutifs du parenchyme pulmonaire doit faire conclure à une *affection des bronches*. Les crachats sont-ils éliminés à de grands intervalles, mais chaque fois en très grande abondance (à pleine bouche), il faut songer à une *dilatation bronchique*; ont-ils une odeur fétide et renferment-ils en même temps des bouchons bronchiques mycosiques avec tendance à la stratification, le diagnostic à établir sera celui de *bronchite putride*.

I. — Parmi les lésions périphériques faciles à reconnaître, on rencontre le plus souvent des processus qui amènent *une accumulation anormale de liquide dans l'intérieur des bronches*, accumulation qui donne lieu à des râles. La nature de ces râles varie avec le plus ou moins de viscosité du liquide. Si celui-ci est très visqueux, on observe des râles secs qui seront des *ronchus sonores* dans les grosses bronches et des *râles sibilants* dans les petites bronches. Le liquide est-il au contraire fluide, il se produit des *râles humides* ou *bulleux*. Là le siège de la maladie est déterminé par la grosseur des bulles, car plus le calibre d'une bronche sera considérable, plus les bulles seront grosses. Lorsque la lésion est limitée aux extrémités terminales des bronches, l'oreille perçoit des *râles crépitants*.

L'intensité des râles est subordonnée au siège plus ou moins superficiel de l'affection, leur extension à l'étendue de la lésion. Dans les maladies bornées uniquement aux bronches, on n'observe pas de râles consonants, car ceux-ci supposent toujours une induration du parenchyme pulmonaire avoisinant, qui se traduit par de la matité ou du tympanisme. La nature elle-même du liquide n'est définie que par l'expectoration qui est muqueuse ou puriforme, suivant le cas.

II. — Lorsque la sécrétion liquide intra-bronchique est telle qu'elle oblitère complètement par places le calibre des conduits, elle donne lieu aux symptômes physiques de l'*obstruction des bronches*. Ce serait une erreur de croire que celle-ci ne peut être produite que par des liquides. Des corps étrangers et des dépôts fibrineux la provoquent également, aussi bien qu'une compression venue du dehors.

Rien qu'à l'*inspection*, l'obstruction se révèle par des signes très importants et caractéristiques ; en effet, la portion du thorax correspondant au département bronchique oblitéré ne participe que peu ou même point aux mouvements respiratoires et les espaces intercostaux sont en rétraction inspiratoire. Lorsque c'est une grosse bronche qui est obstruée, ou lorsque l'obstruction est diffuse, on observe sur les téguments des signes de cyanose et du côté de la respiration des symptômes dyspnéiques.

La *palpation* fournit un signe extrêmement important, l'absence aux régions correspondantes du frémissement vocal.

La *percussion* ne donne pas grand'chose dès le début, car les alvéoles pulmonaires contiennent encore de l'air. Lorsque l'obturation se prolonge, le son prend un caractère tympanique d'une profondeur anormale, ce qui est en rapport avec la résorption partielle de l'air situé derrière l'obstacle.

Les résultats de l'*auscultation* sont plus importants. Au niveau de la zone malade, on ne perçoit point de murmure vésiculaire, parce que le bruit respiratoire transmis du larynx à l'arbre bronchique est impuissant à franchir l'obstacle. L'absence de bronchophonie est due au même motif.

D'autres signes viendront déterminer la nature de l'obstacle. L'existence de râles abondants plaide le plus souvent en faveur d'une obstruction par accumulation exagérée de liquide. En cas de corps étrangers ce seront le plus souvent les anamnestiques qui mettront sur la voie. Lorsque la muqueuse bronchique est le siège d'exsudations fibrineuses, on trouvera des caillots fibrineux dans les crachats. Enfin, s'il y a compression du dehors, il faudra rechercher à se renseigner sur ses causes par l'exploration des organes voisins (cœur, gros troncs artériels, ganglions lymphatiques du médiastin, etc.).

Entre l'intégrité absolue et l'obstruction complète des bronches, il existe un état intermédiaire, la *sténose*, où les symptômes physiques, eux aussi, ont un caractère intermédiaire. Ils se rapprocheront évidemment d'autant plus de ceux de l'obstruction, que le rétrécissement sera plus prononcé. Ils ne donnent aucun renseignement sur les causes de la sténose, causes, d'ailleurs, qui sont celles de l'obstruction bronchique.

Lorsqu'un rétrécissement bronchique n'est pas poussé à un haut degré, comme c'est le cas, par exemple, dans la tuméfaction catarrhale de la muqueuse bronchique, les premières altérations se manifestent ordinairement à l'auscultation. Les bruits respiratoires deviennent plus *rudes* ou sont *entrecoupés;* ils se distinguent par de l'expiration très prolongée et s'accompagnent souvent de râles ronflants et de sibilances.

Lorsque la sténose est plus prononcée, le frémissement vocal et la bronchophonie diminuent d'intensité, ainsi que le murmure vésiculaire; les mouvements respiratoires aussi deviennent plus faibles au niveau de la partie malade, pendant qu'il se produit des rétractions inspiratoires et de la cyanose. On arrive ainsi par degré au tableau symptomatique de l'obstruction des bronches. En ce qui concerne le diagnostic de chacune des causes en particulier, nous renvoyons à ce qui précède.

III. — La *dilatation des bronches* ou *bronchectasie* ne peut être diagnostiquée que quand elle est circonscrite et qu'elle a acquis un certain développement. Les dilatations diffuses sont inaccessibles aux méthodes physiques d'investigation ; c'est tout au plus si l'on peut soupçonner leur existence d'après les caractères de l'expectoration (bronchorrhée).

De vastes dilatations circonscrites donnent lieu aux signes physiques des excavations, dont nous allons parler à propos des altérations physiques des poumons. On n'obtient donc aucun renseignement sur le caractère plutôt bronchectasique que pulmonaire de l'excavation diagnostiquée. Pour le diagnostic différentiel, l'examen de l'expectoration est indispensable. Si celle-ci ne renferme point d'éléments consécutifs du parenchyme pulmonaire, on conclura à une dilatation bronchique. Mais avant de se prononcer, il faut des explorations continues et multipliées, parce que dans les altérations morbides du poumon, les lambeaux de parenchyme peuvent également faire défaut pendant longtemps. Dans certains cas, il faut même avoir recours aux commémoratifs et à la marche clinique, et alors il arrive souvent que nos appréciations diagnostiques suivent une fausse piste.

B. — MALADIES DES POUMONS

Les maladies des poumons sont soumises aux mêmes considérations que celles des bronches. Elles ne sont généralement accessibles au diagnostic, que lorsqu'elles siègent à la surface de l'organe. L'expectoration seule peut donner des indications sur les lésions centrales. Ainsi des crachats rouillés sont l'indice certain d'une pneumonie fibrineuse; les abcès et les foyers gangreneux centraux se reconnaissent également aux caractères de l'expectoration.

Un point qu'on ne peut élucider qu'avec les méthodes physiques d'exploration, c'est la *délimitation des poumons*. Cette délimitation des poumons est importante; elle permet de juger les différences qui existent en tel ou tel point, suivant un ou deux des trois diamètres ; elle permet surtout d'apprécier l'augmentation ou la diminution du volume total du poumon.

Aux sommets des poumons, on observe avec une fréquence relative, une *différence* entre les deux côtés *quant à la hauteur et à la largeur*. Cette inégalité se développe au cours de processus chroniques d'induration et d'atrophie ; elle est d'une importance capitale, ainsi que l'a montré E. Zeitz, pour le diagnostic de la tuberculose à marche insidieuse ; c'est là un point que nous avons traité en détail à propos de la percussion topographique du poumon.

I. — L'*augmentation du volume du poumon* se produit tantôt d'une façon aiguë, sous forme de surdistension aiguë qui rétrocède le plus souvent ; tantôt elle survient sous forme d'affection permanente et porte alors le nom d'*emphysème pulmonaire alvéolaire*. Le plus souvent les lésions sont doubles, il est rare qu'elles soient unilatérales.

Du côté droit, on reconnaît cette augmentation de volume par la *percussion* qui montre que le bord inférieur du poumon dépasse les limites normales. Du côté gauche, ce signe est le même; mais on constate de plus que le bord antérieur médian s'est rapproché du rebord gauche du sternum, en d'autres termes, que la face antérieure du poumon gauche recouvre plus que de coutume la face antérieure du péricarde et diminue ainsi ou supprime la matité cardiaque.

Il est évident que l'augmentation de volume du poumon ne peut se réaliser que grâce au refoulement anormal du diaphragme. Il s'ensuit également un abaissement du cœur, de sorte que le choc de la pointe, si toutefois on peut le voir et le sentir, ne se fait plus comme chez les individus bien portants, dans le cinquième espace intercostal gauche, mais bien dans le sixième.

Pour la même raison, la zone tympanique située au-dessous du cœur et que nous décrirons plus tard sous le nom d'espace semi-lunaire de Traube, se trouve raccourcie, notamment suivant le diamètre vertical.

Autre phénomène frappant : les limites du poumon montrent une mobilité respiratoire plus que médiocre, parce que les poumons distendus outre mesure ne sont plus aptes, pendant l'inspiration, à se distendre davantage.

Lorsque ces états se prolongent, ils influent sur la configuration du thorax qui prend la forme du thorax en inspiration permanente, ectasique ou emphysémateux (*poitrine en tonneau*).

Lorsque les lésions sont très accentuées, le frémissement vocal et la bronchophonie sont légèrement affaiblis ; le bruit respiratoire lui-même diminue d'intensité en raison du peu d'étendue des mouvements de la respiration.

II. — La *diminution de volume du poumon* peut se réaliser dans deux circonstances : ou bien quand les poumons se trouvent comprimés du côté de la cavité abdominale et refoulés ainsi de bas en haut, ou bien quand le parenchyme pulmonaire lui-même est le siège de processus *atrophiques*. On admettra l'existence de cette dernière éventualité lorsque l'on ne trouvera rien du côté des viscères abdominaux. Nous nous bornerons du reste à étudier la diminution atrophique de volume du poumon.

Les signes caractéristiques et spécifiques de ce processus sont fournis par l'inspection et la percussion. En rapport avec la diminution de volume du poumon, les trois diamètres du thorax sont raccourcis, parce qu'il y a ordinairement combinaison d'étroitesse des espaces intercostaux, d'énergie médiocre des mouvements respiratoires et de scoliose vertébrale.

A la *percussion*, on trouve le bord inférieur du poumon plus élevé qu'à l'état normal ; la différence de niveau des deux côtés fournit en quelque sorte l'expression mathématique du degré d'atrophie.

Cela est surtout frappant lorsque c'est le poumon gauche qui est malade. Comme le diaphragme s'élève et avec lui le cœur, on trouve souvent la pointe du cœur non pas dans le 5e, mais dans le 4e espace intercostal gauche. L'espace tympanique semi-lunaire sous-jacent au cœur augmente en hauteur. Si le bord médian du poumon gauche se rétracte fortement de dedans en dehors, il découvre l'origine de l'artère pulmonaire dont on peut en ce cas suivre les mouvements systoliques dans le 2e espace intercostal gauche, à l'œil nu et avec la palpation.

La *palpation* et l'*auscultation* fournissent d'autres signes physiques ; mais ceux-ci sont plutôt en connexion avec l'affection fondamentale qu'avec le processus atrophique proprement dit. Ce sont le plus souvent des signes d'induration parenchymateuse, qui amène une exagération du frémissement vocal, de la bronchophonie et s'accompagne de respiration bronchique.

Un phénomène accessible seulement au diagnostic physique et très important pour la pathologie, c'est l'*aptitude du poumon aux déplacements*, sa *dilatabilité*. A l'état normal, le volume du poumon s'accroît avec chaque inspiration et diminue à chaque expiration. La respiration étant normale, la différence entre deux respirations n'est pas considérable ; elle augmente cependant par l'exagération des mouvements respiratoires et arrive à un très haut degré, lorsque l'individu respire profondément, dans le décubitus dorsal. Ces mouvements et ces déplacements du poumon n'ont lieu qu'autant qu'il y a intégrité des espaces pleuraux complémentaires que nous avons déjà étudiés (sinus de la plèvre).

Mais s'il s'est développé des inflammations qui ont amené l'oblitération de ces espaces par la création d'adhérences, le déplacement des bords du poumon se trouve limité ou même supprimé. Le foie conserve donc la même situation pendant les deux phases de la respiration ; et à l'inspiration, on ne voit pas diminuer l'étendue de la zone de matité cardiaque, ni celle de l'espace semi-lunaire. Souvent ces processus inflammatoires ont une marche silencieuse ; c'est dans ces cas que l'on apprécie l'extrême importance diagnostique des méthodes physiques d'exploration.

III. — Lorsque les *alvéoles pulmonaires sont remplis de liquide*, les symptômes physiques dépendent essentiellement de la présence ou de l'absence de bulles d'air dans ce liquide. La première éventualité constitue la règle et va être étudiée dans ce qui suit, tandis que l'autre est en rapport avec les signes de l'obturation des alvéoles pulmonaires par des masses solides et fera l'objet des considérations d'un paragraphe ultérieur.

Lorsqu'il y a *réplétion des alvéoles par des masses aérées*, le signe capital est fourni par l'auscultation et consiste dans l'apparition de râles crépitants. A la percussion, on obtient souvent un son tympanique profond et l'inspection révèle des symptômes de gêne respiratoire. Les méthodes physiques d'investigation sont insuffisantes pour nous révéler si le liquide en question est du sang, un exsudat fluide ou un transsudat. L'expectoration nous viendra en aide pour certains cas ; dans les autres, il faudra avoir recours aux anamnestiques et à la marche clinique de l'affection.

On se tromperait étrangement en concluant toujours de la présence de râles crépitants à l'existence d'une maladie des alvéoles pulmonaires. Nous avons dit plus haut que l'accumulation de liquide dans les extrémités terminales des bronchioles pouvait amener des râles crépitants sans participation des alvéoles pulmonaires. Le diagnostic différentiel s'appuiera sur les commémoratifs, la marche clinique et, le cas échéant, sur les caractères de l'expectoration.

Un tableau différent du précédent s'observe, lorsqu'il s'agit de la *réplétion des alvéoles pulmonaires par des masses privées d'air*. Ces masses consistent le plus souvent en matière fibrineuse ou caséuse ; on ne rencontre que rarement des liquides absolument privés de bulles d'air. Parmi les raretés, il faut ranger l'envahissement des alvéoles par des masses néoplasiques.

A l'*inspection*, on remarque ordinairement que le thorax est en retard quant aux mouvements respiratoires. Au-dessus de la zone lésée, le frémissement vocal est renforcé ; la bronchophonie aussi est intense. Nous avons déjà dit précédemment que l'on observe parfois de l'égophonie ou le phénomène de Baccelli.

La *percussion* donne un son mat qui, au niveau du lobe supérieur du poumon, arrive parfois au son trachéal de Williams.

A l'*auscultation*, on perçoit du trouble bronchique, et s'il se produit des râles, ceux-ci ont un caractère de consonance.

Pour le diagnostic de la nature des masses privées d'air qui remplissent les alvéoles, l'examen des crachats peut être d'une grande utilité (crachats rouillés dans la pneumonie fibrineuse, etc.). Il faut tenir grand compte également de l'anamnèse et de la marche clinique.

IV. — Lorsqu'il existe derrière la paroi thoracique des *excavations circonscrites*, les signes physiques sont les mêmes aussi bien pour les *cavernes bronchectasiques* que pour les *cavernes pulmonaires* et le *pneumothorax* ou le *pyopneumothorax enkystés*. Les caractères de l'expectoration, les commémoratifs et la marche clinique permettront le plus souvent de séparer le pneumothorax, la bronchectasie, des cavernes proprement dites, quelles que soient d'ailleurs les causes de ces dernières (tuberculose, abcès, gangrène, échinocoques, etc.).

Parmi les signes physiques les plus sûrs de l'existence d'une caverne, il faut ranger les *phénomènes métalliques*. Mais en définitive, il n'est pas un seul signe qui appartienne exclusivement aux cavernes, et si l'on songe que ces dernières doivent toujours avoir un certain volume pour provoquer des altérations physiques appréciables, on comprendra facilement que le diagnostic n'est pas aussi aisé qu'on le pense.

A l'*inspection* on est ordinairement frappé par une légère rétraction du thorax et une énergie moindre des mouvements respiratoires dans la zone de l'excavation. Parfois, à l'occasion d'un accès de toux, il se produit des voussures expiratoires des espaces intercostaux.

La *palpation* révèle une augmentation d'intensité du frémissement vocal au niveau de la caverne et si l'on a recours à la palpation linéaire, on peut arriver à dessiner la projection de la paroi de l'excavation sur la paroi de la poitrine. La bronchophonie est renforcée également. Dans certains cas, il survient de l'égophonie, et pour peu que la caverne soit assez vaste et ses parois assez lisses, la bronchophonie acquiert une consonance métallique.

La *percussion* donne le plus souvent de la matité, plus rarement de la sonorité tympanique, qui possède les diverses formes de variations de tonalité. La variation de tonalité de Wintrich décide s'il y a ou non libre communication avec le larynx; mais rappelons que cette variation peut s'observer aussi pour le son trachéal de Williams et pour le son tympanique de percussion du larynx et de la trachée. C'est grâce à la variation de tonalité interrompue de Wintrich qu'on apprend le siège de la communication; et en la combinant avec la variation de Gerhardt, on peut arriver à déterminer approximativement la configuration de la caverne.

La sonorité tympanique au niveau d'une excavation disparaît lorsque celle-ci est comblée par des sécrétions; si elle renferme en même temps de l'air et du liquide suffisamment abondant ou fluide, les changements de position peuvent rétrécir ou supprimer le domaine du son tympanique. Souvent on perçoit au niveau des cavernes le bruit de *pot fêlé*. Enfin il semble qu'il faille accorder une signification toute spéciale à la respiration à métamorphose découverte par E. Seitz.

A l'*auscultation*, on entend de la respiration bronchique. Au niveau de vastes cavernes à parois polies, cette respiration peut acquérir la consonance amphorique ou la résonance métallique. Les râles caverneux, ont parfois un timbre métallique et, lorsqu'ils sont intenses, deviennent accessibles à la palpation. H. Bass attribue un rôle diagnostique important aux râles post-opératoires. Parmi les bruits plus rares, il faut ranger le tintement métallique et le bruit de flot hippocratique.

C. — MALADIES DE LA PLÈVRE

I. — On reconnaît l'existence de *rugosités à la surface des feuillets pleuraux*, dès que le déplacement respiratoire de ces feuillets s'accompagne de bruits de frottement. Lorsque ces bruits de frottement sont intenses, ils sont perceptibles non seulement à l'oreille, mais encore au palper. En même temps, les mouvements respiratoires du côté malade sont moins énergiques, quelquefois entrecoupés, ce qui est dû à la douleur qu'ils provoquent. Küssner et Ferber ont montré, à l'aide d'observations fort instructives, qu'il suffit de rugosités développées sur un seul des feuillets séreux pour produire le frottement pleurétique.

II. — Les *adhérences conjonctives*, établissant en quelque sorte des ponts de jonction entre les deux feuillets de la plèvre, se reconnaissent quelquefois à la gêne qu'elles opposent à la locomotion respiratoire des poumons. Le fait est surtout frappant, lorsque des adhérences de ce genre ont amené l'oblitération des espaces pleuraux complémentaires.

Lorsqu'il existe dans la cavité pleurale des collections gazeuses ou liquides, les adhérences trahissent parfois leur présence par l'intégrité ou le renforcement, au niveau de leur insertion à la plèvre costale, du frémissement vocal et de la bronchophonie.

III. — L'*épaississement des feuillets pleuraux*, ce qu'en clinique on appelle des couennes pleurétiques, demeure souvent latent pendant la vie.

Il faut qu'il soit bien accentué pour diminuer l'intensité du son de percussion, du frémissement vocal, de la bronchophonie et du murmure vésiculaire.

IV. — Les symptômes physiques qui appartiennent à l'*accumulation de liquide dans la cavité pleurale* sont évidemment en rapport avec l'abondance de l'épanchement. Celui-ci a-t-il atteint un certain volume, le fait se traduira à l'*inspection* par de la dilatation du thorax. En même temps, il y a élargissement des espaces intercostaux; la peau qui les recouvre est tendue; les mouvements respiratoires sont moins énergiques : ils sont en retard sur ceux du côté sain ou sont supprimés complètement. Les organes voisins sont fréquemment déplacés. Si le liquide siège à droite, le cœur est refoulé au delà de la ligne mammaire, le foie descend plus bas que d'habitude; s'il est à gauche, le cœur est chassé plus ou moins à droite au delà de la ligne sternale droite; en même temps, on constate un abaissement de la rate et du lobe gauche du foie. Il est rare de voir le thorax être le siège de pulsations bien prononcées.

A la *palpation*, le frémissement vocal est diminué ou supprimé au niveau de l'épanchement. La palpation linéaire permet de fixer les limites de ce dernier et de contrôler les données de la percussion. Ce n'est qu'aux points où le liquide est traversé par des brides que les vibrations vocales peuvent être conservées ou accrues. De même, on observe du renforcement du frémissement vocal au-dessus du niveau du liquide en raison de la compression subie par le poumon. On a également attiré l'attention sur ce que la peau du côté malade se laisse plisser moins facilement que celle du côté sain. L'application de la main permet de reconnaître nettement et de poursuivre la moindre intensité des mouvements respiratoires. Lorsque l'épanchement est très abondant, le diaphragme peut être refoulé jusqu'à convexité inférieure, de sorte qu'il devient accessible à la palpation sous le rebord costal.

La *percussion* immédiate de la région malade révèle une augmentation de résistance du thorax. Dans la zone de l'épanchement, le son est mat; mais cette matité ne commence pas exactement au niveau du liquide. Elle augmente au fur et à mesure que l'on se rapproche du bord inférieur du poumon, c'est-à-dire au fur et à mesure que l'épaisseur de la couche liquide augmente. Le niveau de la matité part de la colonne vertébrale et se dirige obliquement de haut en bas et d'arrière en avant, car dans le décubitus dorsal le niveau du liquide tend à devenir horizontal. Il est rare de voir la limite supérieure de la matité être horizontale ou plus élevée en avant qu'en arrière. Très souvent, cette limite au lieu d'être figurée par une horizontale continue présente des ondulations sur lesquelles Damoiseau a attiré le premier l'attention. En cas d'épanchement du côté gauche, la disparition de la sonorité de l'espace semi-lunaire peut devenir un signe important pour le diagnostic.

Lorsque l'exsudat est peu abondant, le niveau du liquide offre des variations respiratoires, en ce sens qu'à chaque inspiration sa hauteur diminue. Les changements de position influent également sur la direction du niveau supérieur qui tend toujours à l'horizontale ; mais alors tout est subordonné à la consistance du liquide et aux brides qui peuvent exister. En tous cas, il faut attendre plus ou moins longtemps pour pouvoir apprécier ces différences.

Au-dessus de la zone de matité, on perçoit fréquemment le bruit de pot fêlé. Le son obtenu à la percussion de la surface antérieure de la poitrine est souvent très intense et très profond (skodisme), et dans le cas où l'épanchement est très abondant, on observe le ton trachéal de Williams.

Les résultats de l'*auscultation* sont des plus variés. Lorsqu'il existe un épanchement peu abondant, le murmure vésiculaire est affaibli ; lorsque le liquide est en quantité suffisante pour comprimer le poumon jusqu'à le priver d'air, il se produit de la respiration bronchique (souffle pleurétique, souffle de compression). Enfin lorsqu'il s'agit d'un exsudat très abondant, le murmure vésiculaire est nul, soit à cause de la suppression de la transmission du son, soit parce que la compression atteint, outre le parenchyme pulmonaire, les bronches qui s'y rendent. Le murmure respiratoire peut prendre le caractère amphorique.

Dans la zone occupée par l'épanchement, la bronchophonie est le plus souvent affaiblie ; au-dessus de la bronchophonie, on rencontre fréquemment de l'égophonie. Quelquefois aussi, on perçoit le phénomène de Baccelli.

La nature du liquide peut être déterminée avec probabilité par la marche clinique et le tracé thermique ; avec certitude par la ponction seulement.

Lorsque le liquide est enkysté, tous les symptômes physiques qui supposent la possibilité du déplacement de l'exsudat, font défaut. Le dessin de la matité notamment devient irrégulier et il ne se produit ni déplacements respiratoires, ni modifications de niveau consécutivement aux changements d'attitude du corps.

Lorsqu'un épanchement purulent cherche à se frayer une voie au dehors, on voit apparaître une tumeur fluctuante dite *empyème de nécessité*, tumeur que nous avons appris à différencier des collections extra-pleurales.

Il faut bien se garder de confondre l'épanchement intra-pleural avec la réplétion des alvéoles pulmonaires par des masses solides. Dans cette dernière, il n'existe point de dilatation thoracique ni de refoulement des organes voisins ; mais on constate un renforcement du frémissement vocal. La zone de matité est irrégulière, souvent limitée aux sommets, ou bien elle est plus prononcée aux sommets qu'à la base. Lorsqu'il s'agit d'altérations du côté gauche, l'espace semi-lunaire n'est pas sensiblement modifié dans ses diamètres.

V. — Dans l'accumulation de *gaz dans la cavité pleurale*, on constate tout d'abord de l'ectasie du thorax et une participation moins énergique de ce dernier aux mouvements de la respiration. L'intensité de ces modifications, ainsi que de celles dont il nous reste à parler, est subordonnée à la quantité des gaz. Quant aux organes avoisinants (cœur, foie, rate), ils sont déplacés.

Le frémissement vocal est ou affaibli ou supprimé.

Le son de percussion dépend de la quantité de gaz et de la tension de la paroi thoracique ; il est tantôt tympanique, tantôt et plus souvent mat. Il conserve ces caractères bien au delà des limites normales du poumon. La plupart du temps, il présente de la consonance métallique, quoiqu'il faille quelquefois user d'artifices précédemment décrits pour bien faire ressortir le timbre métallique (bruit d'airain). Tant que persiste l'orifice fistulaire qui a donné lieu à l'épanchement gazeux, il faut s'attendre à percevoir le bruit de pot fêlé.

La respiration et la bronchophonie elles-mêmes ont un timbre métallique. Toutes deux paraissent affaiblies et la première possède le caractère bronchique. Les changements d'attitude déterminent, dans bon nombre de cas, la variation de tonalité de la consonance métallique de Biermer.

Les signes physiques de l'*épanchement intra-pleural de gaz et de liquide* sont à peu de chose près ceux de l'état morbide que nous venons d'étudier. On constate de la dilatation du thorax qui prend une part moins énergique aux mouvements respiratoires ; les organes voisins sont refoulés et le frémissement vocal est diminué d'intensité ou anéanti. A la percussion, la limite qui sépare le liquide du gaz est indiquée par une ligne de matité absolue ; en cas de changements d'attitude, il se produit chaque fois des modifications dans les limites de la matité, à cause de la tendance à l'horizontale du niveau liquide. Le symptôme le plus important, notamment quand le liquide est peu abondant, est le bruit de succussion. Le bruit fistulaire peut également avoir de l'intérêt pour le diagnostic. La respiration et la bronchophonie présentent la consonance métallique ; dans des cas assez rares, on entend du tintement métallique. Si le foyer pathologique se trouve enkysté, on observe les signes cavitaires déjà décrits.

VI. — Les signes physiques fournis par la *présence dans la cavité pleurale de masses privées d'air*, c'est-à-dire le plus souvent de masses néoplasiques, peuvent ressembler entièrement à ceux des épanchements liquides. Dans les cas douteux, c'est la ponction qui décidera de la question. En tous cas, il y aura absence complète des symptômes basés sur la possibilité des déplacements du liquide pleural.

8. — Examen du larynx.

Dans les affections du larynx, il y a deux méthodes d'exploration qui offrent un intérêt pratique : la palpation et l'inspection. Les anciens médecins étaient obligés, dans l'inspection du larynx, de se contenter de la vue extérieure de l'organe ; mais, aujourd'hui, la découverte et l'utilisation pratique du miroir laryngien permettent l'examen minutieux et complet de l'intérieur du larynx.

L'exploration du larynx au moyen du laryngoscope et des appareils accessoires constitue la *laryngoscopie*. Grâce à cette dernière, on peut suivre, jusque dans les moindres détails et dans une cavité inaccessible à l'inspection directe, tous les processus, qu'ils soient physiologiques ou morbides.

Si par l'ophtalmoscopie, on obtient, dans l'examen du fond de l'œil, des résultats diagnostiques analogues, la laryngoscopie me semble la surpasser au point de vue pratique, car elle seule a permis l'introduction, dans la cavité du larynx, d'instruments et de médicaments, et leur application à des zones malades tout à fait circonscrites.

Étant donné le caractère primitif des méthodes d'investigation dont disposaient les anciens médecins, on comprend facilement que leurs connaissances des affections du larynx se résumaient à peu de chose; pour le diagnostic ils ne pouvaient user que de signes douteux et sans aucun caractère pathognomonique. Pour citer un exemple, qui de nos jours oserait conclure à l'existence d'altérations anatomiques définies de l'intérieur du larynx, en présence d'un enrouement, d'une douleur laryngée, ou de cornage?

On aurait tort cependant de jeter par-dessus bord les méthodes anciennes et de les remplacer exclusivement par la laryngoscopie.

L'emploi du laryngoscope n'est pas toujours facile, notamment chez les enfants, et il est parfois des circonstances où il nous faut faire un diagnostic instantané avec l'aide du doigt introduit dans le larynx. En d'autres termes, nous ne pouvons, malgré la laryngoscopie, nous passer, dans tous les cas, de la palpation laryngée que nous ont transmise nos prédécesseurs.

A. — PALPATION DU LARYNX

La palpation du larynx, comme l'inspection, peut être externe ou interne. Dans la palpation externe, on se contente d'appliquer les doigts sur les diverses parties extérieures du larynx; dans la plapation interne, on introduit les doigts dans la cavité buccale en tâchant d'atteindre, autant que faire se peut, certaines régions de l'organe.

Lorsque, pendant l'émission de la parole, on pose le pouce et l'index légèrement de chaque côté des cartilages laryngiens, en des points symétriques, on perçoit une trémulation spéciale, que nous appellerons *frémissement laryngé*. Brücke qui, le premier, a décrit ce phénomène, l'a expliqué par la transmission aux parois laryngées de vibrations perceptibles des cordes vocales. Conformément à cette interprétation, nous voyons l'intensité du frémissement varier suivant la région soumise à la palpation.

Le maximum de netteté et d'intensité des vibrations correspond au bord inférieur du cartilage thyroïde. De là, elles se propagent, en s'affaiblissant progressivement, vers le haut et vers le bas, et peuvent être suivies jusque bien au delà du domaine laryngien proprement dit. On les sent très facilement tout le long de la trachée, tant que celle-ci demeure accessible à la palpation; on les rencontre également au-dessus et au-dessous de l'os hyoïde. La netteté particulière qu'elles présentent au niveau du bord inférieur du cartilage thyroïde, s'explique par la présence à ce niveau de l'insertion des cordes vocales et par les conditions spécialement favorables à la propagation des vibrations.

Il est clair que le frémissement laryngien dépend non seulement du siège, mais encore de l'intensité des vibrations de la glotte, ou, comme on le dit en acoustique, de leur *amplitude*. Il en résulte qu'il est plus prononcé lorsqu'on parle à haute voix qu'à voix basse. Il est enfin subordonné à la hauteur de la voix, ou, ce qui revient au même, au nombre des vibrations des cordes vocales, car on percevra d'une façon d'autant plus discontinue et distincte les diverses ondulations qu'elles se succèderont avec plus de lenteur. Il peut donc arriver que, chez les enfants, on observe une intensité et une extension médiocres du frémissement laryngien, parce que les enfants — la chose est connue — ont un timbre de voix aigu, et parlent le plus souvent à voix basse pendant l'examen médical qu'ils redoutent.

A l'état normal, le frémissement laryngien a une intensité égale des deux côtés en des régions symétriques. Cependant j'ai bien souvent constaté de très légères différences, même chez des personnes bien portantes, et le plus souvent en faveur du côté droit. Lorsque les cordes vocales ont perdu, à la suite d'une paralysie de certains muscles du larynx, plus ou moins de leur motilité et de leur vibratilité, et cela d'un côté seulement, il se produit, comme l'a montré pour la première fois Gerhardt, des différences tellement notables dans l'énergie du frémissement laryngien, qu'elles suffisent et qu'il n'est pas besoin de laryngoscope pour établir le diagnostic de paralysie des cordes vocales. Malheureusement le phénomène n'est pas constant.

Dans la palpation externe, il faut rechercher les *points douloureux* de la région du larynx. Il faut remarquer également que, notamment chez les vieillards dont les cartilages laryngés sont ossifiés, on perçoit quelquefois, en déplaçant latéralement le larynx, une sensation particulière de *crépitation*, due au frottement des cartilages contre la face antérieure de la colonne vertébrale.

Pour le diagnostic de certaines maladies du larynx, l'importance de la palpation interne l'emporte sur celle de la palpation externe. On comprend que, vu le peu de longueur du doigt, on ne puisse avec l'index, introduit dans la cavité buccale, atteindre que les parties supérieures de l'épiglotte et les ligaments ary-épiglottiques qui l'avoisinent. Mais là déjà, se produisent des processus parfois très importants, dont le diagnostic est souvent plus aisé à établir à l'aide de la palpation qu'avec le secours du laryngoscope; citons l'œdème de la glotte et les corps étrangers placés à l'entrée du larynx.

Lorsque, dans l'œdème glottique, l'épiglotte et les replis ary-épiglottiques sont fortement infiltrés d'exsudat inflammatoire, le doigt reconnaît facilement les gros bourrelets gélatineux, surtout si l'on a commencé par se rendre compte sur des personnes bien portantes de l'état ordinaire de ces parties. De même, on arrive souvent, avec le doigt seul, à diagnostiquer les corps étrangers situés à l'entrée du larynx et à les enlever.

Le manuel opératoire est aussi simple que facile. Le malade s'assied sur une chaise, le dos fortement appuyé contre le dossier, la tête un peu repliée en arrière, la bouche largement béante et la langue tirée aussi complètement que possible. Il est presque toujours très avantageux pour le médecin d'envelopper d'un linge l'extrémité de la langue et de la maintenir entre le pouce et l'index de la main gauche pour en empêcher la rentrée. Puis, on introduit l'index de la main droite dans la bouche du malade en partant de la commissure gauche des lèvres.

Afin d'éviter des mouvements de suffocation et des vomituritions prématurées, on fera bien de faire suivre à ce doigt la voûte palatine, car tout attouchement de la partie postérieure de la langue donnerait naissance à l'inconvénient qu'il s'agit précisément d'éviter. Quand l'extrémité digitale arrive au voisinage de la luette, alors seulement on la recourbe rapidement en crochet, on l'abaisse et on cherche à atteindre avec elle l'épiglotte et l'appareil ligamenteux avoisinant.

Les personnes nerveuses et notamment les enfants, sont pris quelquefois, après l'introduction du doigt, de suffocation et de dyspnée telles, qu'ils ferment violemment la bouche en emprisonnant entre leurs arcades dentaires le doigt de l'explorateur. Pour éviter d'être mordu, on aura soin, avant de procéder à l'examen, d'introduire entre les mâchoires un bouchon suffisamment épais ou le manche d'une cuiller posé de champ. On s'est servi autrefois d'instruments de sûreté spéciaux, consistant en une enveloppe métallique légèrement incurvée dont on habillait le doigt. Si l'on agit comme nous venons de le dire, ces instruments deviennent inutiles ; cela vaut d'autant mieux qu'ils ont tous l'inconvénient de restreindre notablement la mobilité du doigt explorateur.

B. — INSPECTION DU LARYNX. LARYNGOSCOPIE

L'*inspection externe* du larynx fait ordinairement reconnaître des processus dus à une affection laryngée non pas primitive, mais secondaire et propagée du voisinage : notamment les tumeurs qui ont pour point de départ tantôt la glande thyroïde, tantôt des ganglions contigus au larynx, et qui rétrécissent le larynx en le comprimant ou en l'écartant de sa situation normale.

Pour les maladies proprement dites du larynx, toute l'importance diagnostique revient à l'*inspection interne* de l'organe, à laquelle nous avons donné au début de ce chapitre le nom de *laryngoscopie*.

Comme il est arrivé dans toutes les grandes découvertes, l'idée même de la laryngoscopie est venue à bien des auteurs, mais ils n'ont pas réussi à la mettre en pratique et à l'ériger en méthode d'investigation. Pour un historien impartial, c'est Czermak (1858) qui le premier a démontré l'utilité pratique de la laryngoscopie, telle qu'on la comprend aujourd'hui et qui l'a élevée pour jamais au rang de méthode physique d'exploration. Nous ne voulons pas nier le moins du monde que Czermak n'ait été aidé dans sa découverte par les travaux de certains de ses prédécesseurs ; nous ne doutons pas davantage que ceux-ci, avec plus de persévérance et de bonheur, n'auraient pu atteindre au même but ; ce qui est certain, c'est que le résultat n'a pas été obtenu par eux. Le mérite de Czermak est à chercher, si j'ose m'exprimer ainsi, plutôt du côté pratique que du côté théorique. L'idée et les instruments existaient avant lui; mais il a fallu son intelligence et son habileté pour les utiliser.

L'idée d'éclairer la cavité du larynx à l'aide d'un petit miroir introduit dans la cavité buccale a été émise, paraît-il, pour la première fois par Senn, de Genève (1827); l'exécution échoua en raison de difficultés pratiques. Après lui, les auteurs comme Babington (1829), Bennati (1832), Trousseau et Belloc (1837), Baumès, de Lyon (1840) et Liston (1840) semblent s'être contentés surtout de spéculations théoriques. Warden d'Edimbourg (1844) fit un premier pas important en avant. Il se distingua de tous ses prédécesseurs en remplaçant le miroir en verre dont ils faisaient usage pour l'éclairage du larynx, par la réflexion totale d'un prisme rectangulaire en verre, et en se servant non de la lumière du jour ou du soleil, mais de celle d'une lampe. Ses efforts furent couronnés de succès ; car, pour la première fois, il réussit à inspecter réellement l'intérieur du larynx. Malgré tout, sa tentative ne fut guère remarquée.

La laryngoscopie fut pratiquée méthodiquement, mais non dans un but medical, par un maître de chant bien connu, Manuel Garcia, de Londres; mais, malgré l'intérêt des recherches consignées dans un ouvrage spécial paru en 1855, intérêt portant sur la physiologie de la voix et de la parole, la médecine pratique n'en tint pas compte.

Un peu avant les premiers essais de Czermak, Türck, de Vienne, avait travaillé dans le même sens ; ses efforts échouèrent parce qu'il avait négligé d'user de la lumière artificielle, et était demeuré ainsi à la merci de la lumière solaire. On ne peut dire aujourd'hui si Türck aurait obtenu les mêmes résultats que Czermak ; ce qu'il y a de certain, c'est que Czermak l'a devancé et a conquis la gloire d'avoir érigé la laryngoscopie en méthode physique d'exploration. Ce qui a beaucoup contribué à l'introduction de sa découverte dans la pratique, c'est que Czermak visita plusieurs grandes universités et arriva par ses démonstrations à convaincre les professeurs de ces écoles de l'importance des résultats qu'il obtenait.

Le *principe physique de la laryngoscopie* est facile à saisir. Lorsqu'on laisse tomber des rayons de lumière sur un petit miroir, que l'on a placé au fond de la cavité bucco-pharyngienne, au-dessus de l'entrée du larynx, ces rayons, lorsque la position du miroir est bonne, ce qui est facile à obtenir, se réfléchissent dans la cavité laryngienne et l'éclairent. Si l'observateur réussit à porter l'œil dans le faisceau des rayons dirigés sur le miroir, il est évident qu'il apercevra immédiatement dans le laryngoscope l'image éclairée du larynx. Toute la technique de la laryngoscopie se réduit par conséquent au maniement convenable du miroir laryngien, et à l'emploi d'une source de lumière appropriée aux circonstances.

La forme et la matière première du *laryngoscope* ont subi bien des modifications ; et il est bien nrturel que chaque inventeur ait préconisé son propre instrument. Un miroir rond en verre monté sur métal suffit pour tous les cas ; ce miroir est fixé par sa face postérieure à une tige d'argent malléable de force moyenne et d'une longueur de 8 à 10 centim. La tige elle-même est munie à son extrémité d'un manche en bois à huit faces, d'égale longueur qui permet de se servir de l'instrument, avec toute certitude et commodément, comme d'une plume à écrire (fig. 110).

Un laryngoscope à manche arrondi et poli est d'un maniement plus difficile. Je ne puis recommander davantage la fixation de la tige dans le manche par une vis (fig. 111). Sans parler de la surcharge du miroir par des appareils accessoires et de l'usure rapide du pas de vis, les grands inconvénients de ce mécanisme sont la fixité imparfaite de la tige dans le manche et les oscillations que lui impriment les mouvements les plus légers.

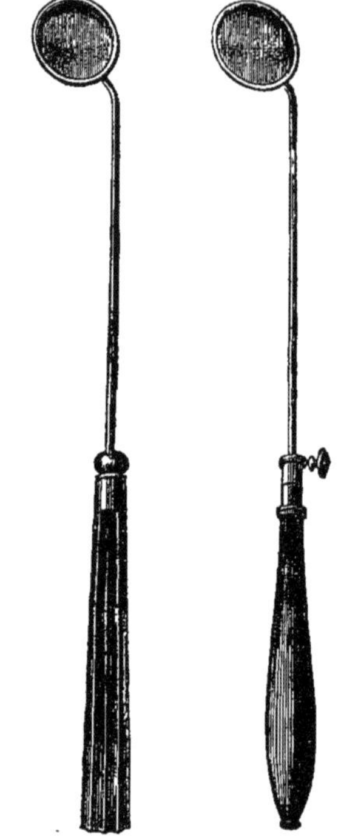

FIG. 110. *Laryngoscope avec tige fixe et manche à huit pans.* 1/2 grand. nat.

FIG. 111. *Laryngoscope à tige mobile et à manche arrondi.* 1/2 grand. nat.

Le miroir doit être monté sur la tige d'argent suivant un certain angle. Tous ceux qui connaissent les lois de la réflexion de la lumière verront de suite que cet angle doit être de 135°. Le calcul est confirmé par la pratique ; il faut cependant que la tige soit assez malléable pour qu'on puisse lui donner s'il est besoin une direction un peu différente.

En ce qui concerne les dimensions du laryngoscope, il suffit, en pratique, d'avoir à sa disposition trois grandeurs différentes, l'une de 20 mill., l'autre de 23 millim. et la troisième de 25 millim. Il est évident que si le volume de la cavité buccale, et notamment celui du pharynx, le permettent, on emploiera le modèle le plus grand, car plus le miroir est large, plus on pourra recueillir de rayons lumineux et en réfléchir dans la cavité du larynx, plus aussi l'éclairage de cette cavité sera considérable et plus l'image réfléchie sera nette et distincte. Les miroirs de petit diamètre serviront chez les enfants et les personnes qui ont de l'hypertrophie tonsillaire ou une sténose de la cavité pharyngienne. Lorsque les dimensions de l'instrument dépassent les mesures indiquées, leur emploi devient incommode.

Il est bon d'avoir un miroir spécial pour l'examen des syphilitiques ou soupçonnés tels ; c'est le seul moyen d'éviter avec certitude la transmission du virus aux personnes saines. En tout cas, il faut regarder comme un devoir de laver l'instrument, après s'en être servi, avec une solution d'acide phénique à 5 0/0, et de l'essuyer avec un vieux linge fin. Ces précautions sont d'autant plus indispensables qu'il est prouvé aujourd'hui que la tuberculose laryngée et pulmonaire sont des maladies contagieuses.

On se sert de nos jours presque partout de miroirs en verre. Pour ses premiers essais, Czermak avait eu recours à des *miroirs en acier* ; quoi qu'en dise cet auteur, ils sont incontestablement inférieurs à ceux de verre ; ils réfléchissent moins bien la lumière, perdent leur poli après un peu d'usage, se rouillent facilement, si on ne les emploie que rarement, et s'oxydent sous l'influence des caustiques que l'on introduit dans le larynx. Enfin leur prix est notablement supérieur à celui des laryngoscopes en verre.

En ce qui concerne la *forme du laryngoscope*, nous avons déjà dit que les miroirs ronds étaient suffisants pour tous les cas. Czermak a donné la préférence à la forme carrée avec coins arrondis ; Türck préconisa les miroirs ronds et ovales ; quant à Bruns, il fit usage de laryngoscopes cintrés. Pour empêcher la chute de la luette au-devant du miroir, Voltolini, de Breslau, imagina d'adapter à l'instrument des écarteurs ; d'autres, dans le même but, donnèrent au bord inférieur du miroir une forme concave, pour charger la luette sur l'échancrure et la relever.

Afin de pouvoir pratiquer pendant l'examen la mensuration des diverses parties du larynx, Mandl a fait construire un appareil qui porte, sur sa face brillante, une graduation par millimètres. Il est clair que les mesures ainsi obtenues ne peuvent concorder avec les mesures réelles ; d'ailleurs, cette mensuration n'a guère d'intérêt au point de vue pratique (fig. 112).

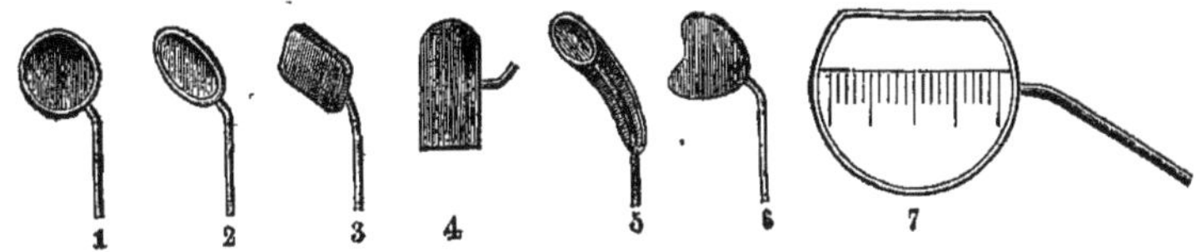

Fig. 112. — *Différents modèles de laryngoscopes.*

1. Laryngoscope rond de Manuel Garcia. — 2. *Laryng.* ovale de Turck. — 3. *Laryng.* carré de Czermak. — 4. *Laryng.* cintré de de Bruns. — 5. *Laryng*, avec écarteur de la luette de Voltolini. — 6. *Laryng.* à échancrure. — 7. *Laryng.* gradué de Mandl. — Pour les 6 premiers, 1/4 grand. nat., le dernier de grandeur naturelle.

Comme Warden, Mandl et Hirschberg ont essayé de remplacer le laryngoscope par un *prisme rectangulaire en verre*; en effet, l'on sait qu'un prisme en verre acquiert la propriété de réfléchir, lorsqu'on lui permet de réaliser la réflexion totale. J'ai examiné bon nombre d'individus avec cet appareil, afin de m'exercer à son emploi, et je suis obligé d'avouer qu'en raison du volume et du poids considérables du prisme, le maniement en est très incommode.

Pour arriver à un *grossissement de l'image réfléchie*. Wertheim et Türck ont tenté de remplacer les miroirs plans par des miroirs concaves. Hirschberg a obtenu le même résultat, avec son prisme, en rendant convexe la face tournée du côté du larynx, et, afin d'éliminer les troubles de l'aberration sphérique, en rendant concave la face tournée vers l'observateur.

Hirschberg a encore recommandé, ce que Türck avait du reste mis en pratique, d'avoir recours, pour obtenir le grossissement, à une lunette astronomique. Weil enfin a montré que l'on pouvait obtenir le grossissement de l'image laryngoscopique en se servant de lentilles biconvexes à distance focale minime que l'on place immédiatement au-devant de la cavité buccale du malade. Quoi qu'il en soit, la nécessité d'une pareille manœuvre ne semble guère avoir d'importance pratique, sauf dans des cas très rares.

Avant d'introduire le laryngoscope, il faut lui donner la température du corps. Autrement, la vapeur viendrait se condenser à sa surface et empêcherait l'examen. Pour cela, on se sert d'une lampe, en ayant soin de toujours tourner la face brillante de l'instrument du côté de la flamme. Sinon, la face métallique s'échauffe trop, le miroir se dessoude de sa monture et se brise.

Il faut éviter d'introduire immédiatement le miroir une fois chauffé ; pour

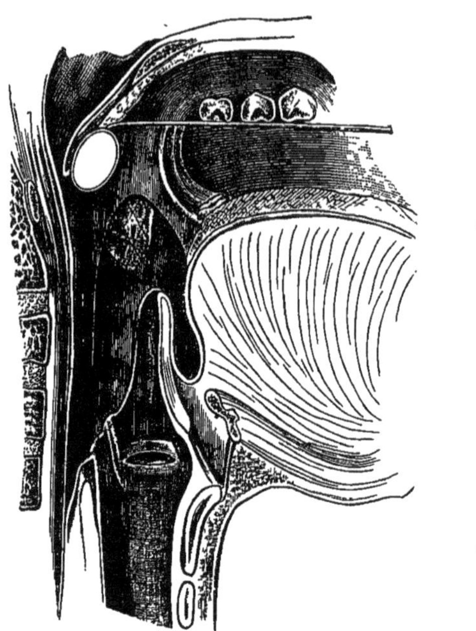

FIG. 113. — *Position du laryngoscope dans la cavité buccale.*

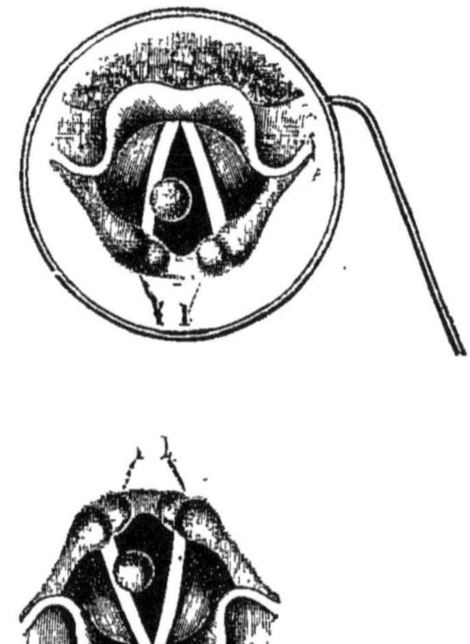

FIG. 114. — *Rapports de l'image avec les parties laryngiennes.*

r, Droite. — *l*, Gauche. — Grandeur naturelle.

se rendre compte si la chaleur n'en est pas trop forte, on le touche avec la face dorsale de la main.

Faire cette épreuve sur la joue ou la paupière n'est pas à recommander, parce que, si l'on examine des syphilitiques ou des diphtéritiques, il y a danger d'infection pour le médecin.

Pour introduire l'instrument, on le saisit comme une plume à écrire : dans cette position, sa manipulation est la plus commode et la plus sûre.

On part de la commissure labiale gauche, en suivant le palais jusqu'à ce que la face dorsale du miroir touche la luette. Tout contact inutile avec les côtés et notamment avec la langue est à éviter soigneusement ; le succès dépend de ces précautions. Si l'instrument touche la base de la langue, il se produit immédiatement de la suffocation qui empêche toute inspection.

Aussitôt que le miroir se trouve au-dessous de la luette, on le pousse un peu en haut et en arrière, refoulant ainsi la luette dans la même direction. On peut dire qu'il est véritablement bien placé, quand sa face réfléchissante est à peu près parallèle à la surface de la base de la langue. La figure 113 montre qu'alors l'instrument est situé au-dessus de l'entrée du larynx. Pour donner un appui sûr à la main exploratrice, on posera doucement les 4e et 5e doigts contre la mâchoire inférieure du patient.

Le praticien fera bien de s'habituer à manier le laryngoscope indifféremment des deux mains, car, dans toute manipulation exécutée dans le larynx sous le contrôle de l'instrument, le miroir est confié à la main gauche, tandis que la droite pratique l'opération. On a construit, il est vrai, différents appareils de contention pour le laryngoscope, mais on ne s'en sert guère dans la pratique à cause du peu de confiance qu'on peut leur accorder.

En raison de l'obliquité du miroir, on ne peut y voir les parties telles qu'elles sont situées réellement en avant et en arrière, mais bien en haut et en bas. Les parties antérieures y sont placées en haut, les postérieures en bas. Pour s'en rendre compte, on n'a qu'à regarder la figure 114. On voit en même temps, ce qui est facile à comprendre, que ce qui, dans le larynx du malade, est situé à droite ou à gauche, conserve, une fois réfléchi, la même disposition, mais seulement par rapport au malade. Or, comme l'observateur se trouve en face de ce dernier, tout ce qu'il aperçoit à sa droite dans l'image doit être rapporté à la gauche du malade, et réciproquement.

Lorsqu'on introduit progressivement le laryngoscope dans la cavité buccale, d'avant en arrière, on obtient successivement les images suivantes :

1. — Base de la langue avec ses papilles cylindriques ; surface antérieure de l'épiglotte avec le frein épiglottique moyen et les deux ligaments glosso-épiglottiques latéraux ; des deux côtés du frein épiglottique, un sillon ; le bord supérieur de l'épiglotte ; les deux cartilages aryténoïdiens, et, au-dessus d'eux, le cartilage de Santorini (fig. 115).

2. — Partie supérieure de la face interne de l'épiglotte ; cartilages aryténoïdes et de Santorini ; cartilages de Wrisberg et ligaments ary-épiglottiques ; moitié postérieure des cordes vocales vraies et fausses (fig. 116).

3. — Moitié antérieure des vraies cordes vocales et insertion antérieure de la glotte ; fausses cordes vocales ; entre les cordes vocales vraies et fausses, les sinus de Morgagni ; partie inférieure de la face interne de l'épiglotte ; enfin le tubercule épiglottique (fig. 117).

4. — Lorsque la fente glottique est assez large, on plonge dans la trachée (fig. 118).

5. — Bifurcation de la trachée, et, vue de la portion initiale des bronches (fig. 119).

Les rayons de la *source lumineuse* que l'on utilise pour l'inspection du larynx, doivent être dirigés et concentrés vers la moitié supérieure de la luette, car c'est là qu'est placé le miroir pendant l'exploration. On peut, à cet effet, se servir de la lumière solaire, du jour ordinaire ou de la lumière artificielle.

C'est la lumière solaire qui mérite entre toutes la préférence. Avec elle on aperçoit les parties avec leurs couleurs naturelles ; en outre, la lumière artificielle ne peut atteindre en aucun cas l'intensité de la lumière solaire. Cette dernière a pour seul inconvénient de dépendre du temps et de la hauteur du soleil. Si les rayons solaires de midi doivent tomber directement

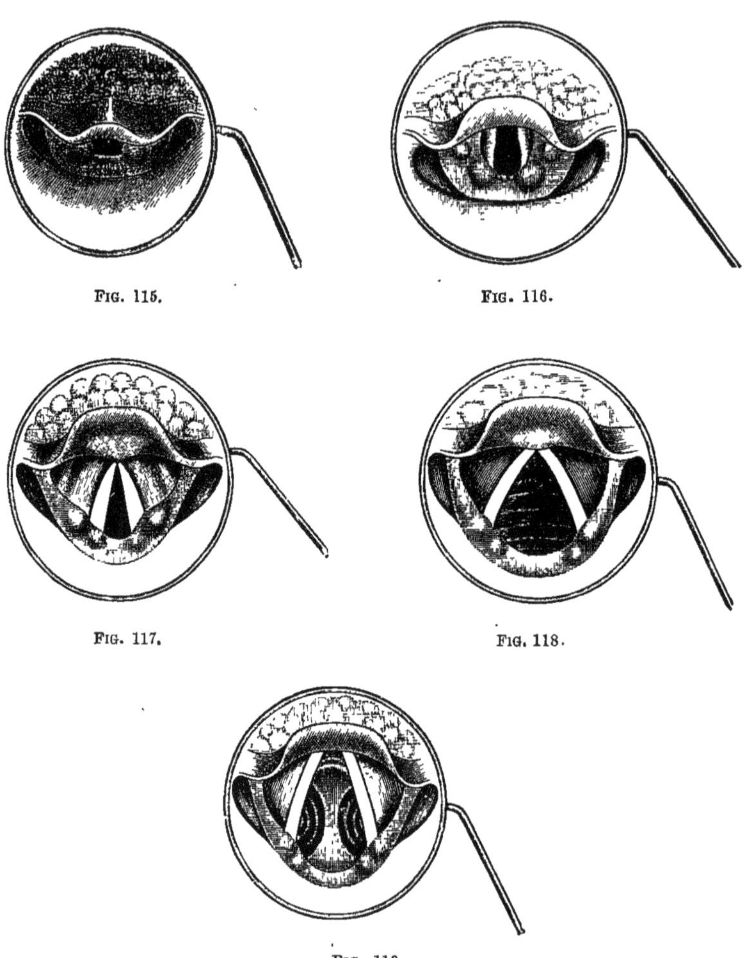

Fig. 115. Fig. 116. Fig. 117. Fig. 118. Fig. 119.

Série des images successives obtenues par l'introduction progressive du laryngoscope.

sur la luette du malade, il faut que celui-ci incline la tête fortement en arrière ; l'examen devient très pénible pour lui et quelquefois impossible pour le médecin. Pour s'affranchir de cette dépendance on a tenté de recueillir les rayons sur un miroir plan mobile adapté dans le voisinage de la fenêtre, et de les conduire de là dans la cavité buccale. Malgré cela, on est à la merci des nuages.

L'examen, quelle que soit la source de lumière utilisée, peut être direct ou indirect. Dans l'examen direct, le malade regarde le soleil directement, les yeux fermés bien entendu pendant toute la durée de l'exploration. Il ouvre largement la bouche afin de laisser pénétrer les rayons en ligne droite dans le pharynx. Quant au médecin, il faut qu'il évite de regarder le soleil avant de procéder à l'inspection, car il se trouverait ébloui d'une manière si vive et si prolongée qu'il faudrait renoncer pour quelque temps à pratiquer l'examen. Il est clair aussi qu'il faut que l'observateur se place sur le côté du sujet, pour ne pas intercepter les rayons lumineux.

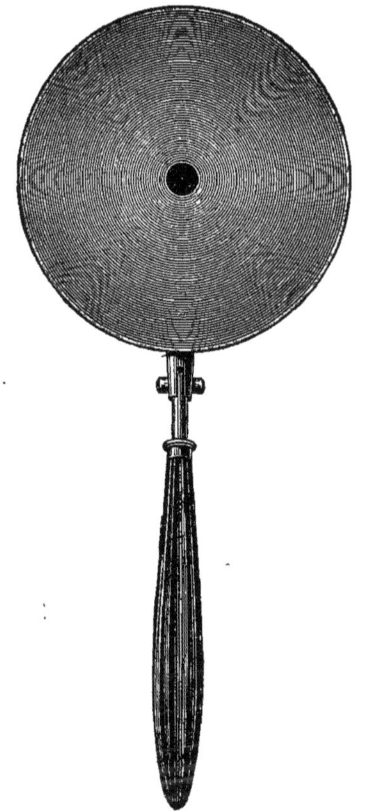

FIG. 120. — *Réflecteur concave.* Mobile sur charnière. 1/2 grandeur naturelle.

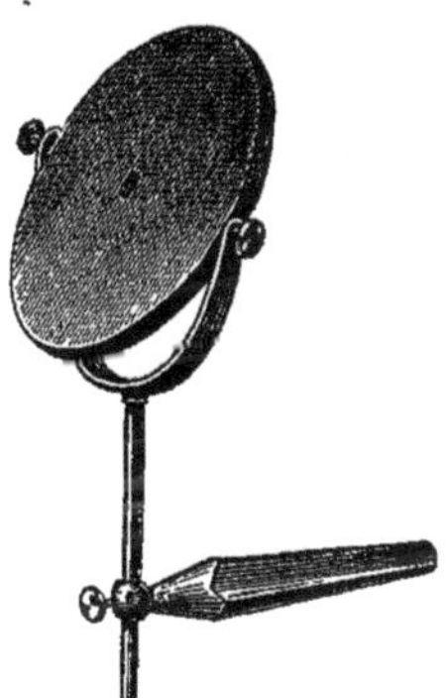

FIG. 121. — *Réflecteur concave avec embouchure* de CZERMAK.

Dans l'exploration indirecte, les positions du malade et du médecin sont renversées. Le malade tourne le dos au soleil, que le médecin regarde en face. L'éclairage se fait par des rayons recueillis sur un miroir et pénétrant dans la cavité buccale par voie indirecte.

Pour recueillir les rayons solaires, on se sert d'un miroir en verre concave de 15 à 20 centim. de distance focale, que l'on appelle *réflecteur*. Ce miroir est fixé à un manche en bois, sur lequel il se meut librement à l'aide d'une charnière ou d'une arthrodie. En son centre, il est perforé, ce qui est le mieux (fig. 120), ou bien sa monture métallique l'est seule, le verre demeurant intact. Ce dernier genre de miroirs n'est pas très recommandable, car, au bout de quelque temps, il s'accumule de la poussière entre le métal et le verre, et le miroir est perdu. En se servant du miroir, le mieux est d'employer le trou central pour regarder à travers ; en effet, la simple réflexion suffit à faire comprendre que c'est au centre de l'appareil que l'éclairage est le plus intense. Il faut également, pour éviter de blesser la cavité buccale des malades, veiller à ne pas placer la luette précisément dans le point focal du réflecteur ; avec un miroir de 6 pouces de distance focale, par exemple, la distance de la luette au miroir doit être non pas égale, mais supérieure ou inférieure à ce chiffre.

L'emploi de ce genre de réflecteurs est très incommode en ce sens que le médecin n'a pas de main libre et ne peut par conséquent pratiquer d'opération. Aussi Czermak faisait-il visser la tige métallique d'un réflecteur, mobile sur son axe horizontal, sur une tige horizontale en bois que le médecin tenait entre ses dents (fig. 121). Ce mécanisme n'est évidemment pas encore

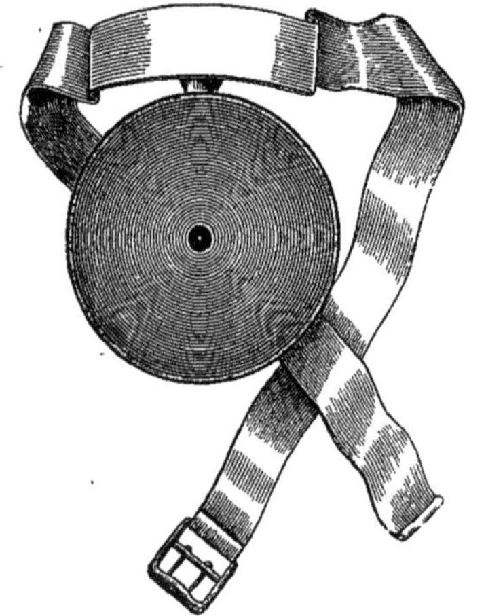

FIG. 122. — Bandeau de KRAMER. 1/2 grand nat.

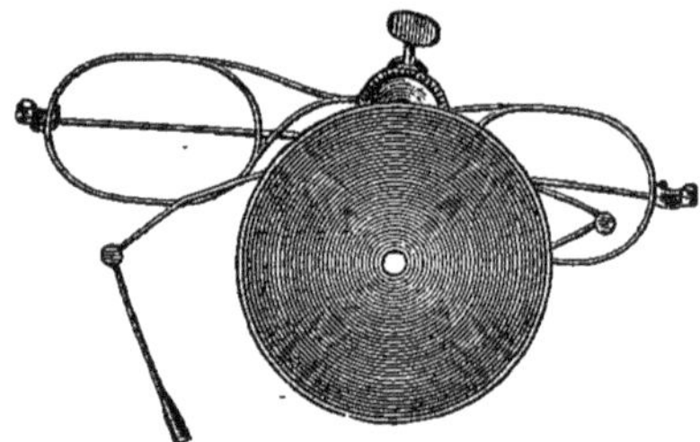

FIG. 123. — Lunettes de SEMELEDER. 1/2 grand. nat.

très pratique ; il n'est plus possible au médecin de converser avec le malade et de lui donner les avis nécessités par les besoins de l'exploration. Ces inconvénients sont supprimés par l'emploi du bandeau de Kramer ou des lunettes de Semeleder.

Le bandeau de Kramer (fig. 122) se boucle autour du front et de l'occiput. A la partie antérieure est adapté un miroir concave en verre, percé en son centre, qui est mobile en tous sens grâce à une arthrodie (1). La manière de s'en servir découle de la description même. On meut le réflecteur devant l'œil jusqu'à ce que les rayons lumineux tombent dans la cavité buccale ; quant au trou situé au centre, il sert à l'examen de l'image laryngoscopique.

(1) C'est ce qu'en France les mécaniciens appellent une articulation à noix ou une genouillère.

Les lunettes de Semeleder sont constituées par un squelette solide muni, dans la partie interoculaire, d'un réflecteur mobile en tous sens, concave et percé en son centre (fig. 123). Les médecins qui portent d'habitude des lunettes feront bien de faire mettre les verres à leur usage sur cette monture de Semeleder. Remarquons à ce propos que les hypermétropes et les presbytes ont toujours besoin de verres de correction pour l'examen laryngoscopique ; quant aux myopes, la chose n'est nécessaire que si leur myopie est plus forte que 1/10 (— 4 Dioptr.). Entre 1/10 et 1/17 (— 2-4 Dioptr.), ils n'ont besoin de ces verres que s'ils veulent inspecter la trachée et la bifurcation bronchique.

Pour ne pas recourir aux rayons directs du soleil, on peut se servir dans l'examen laryngoscopique, de la simple *lumière du jour;* à cet effet, Wintrich a proposé un moyen aussi simple que pratique. On opère dans une chambre obscure ; dans le volet, on a fait ouvrir un trou rond d'environ 5 centim. de diamètre. En émoussant de cette façon la lumière diffuse, les rayons qui entrent par l'ouverture sont suffisants pour éclairer, soit directement, soit par l'intermédiaire d'un miroir concave, la cavité du larynx.

Si, à défaut de chambre obscure, on désire user de lumière diffuse pour la laryngoscopie, il faut mener le malade au fond de la salle et le placer le dos à la fenêtre, puis conduire les rayons lumineux dans la bouche par l'intermédiaire d'un réflecteur.

On s'affranchit entièrement des caprices du ciel et du temps, en employant la *lumière artificielle*, et en donnant naturellement la préférence à la source qui procure l'éclairage le plus intense et en même temps le plus uniforme. Une lumière tremblotante est mauvaise. La lumière la plus intense est la lumière électrique à arc voltaïque et l'emploi en est à recommander. Hohl s'est servi récemment d'un fil de platine qu'il chauffait au rouge blanc à l'aide d'une batterie électrique. D'autres ont préconisé le magnésium. Bruns a fait usage de la lumière d'un cylindre de chaux, porté au rouge blanc par un courant d'oxygène et de gaz d'éclairage. Enfin de Ziemssen a conservé le même principe, mais utilise une combinaison d'oxygène et d'hydrogène (lumière de Drummond).

Ces sortes de lumières ont été employées jusqu'ici d'une façon restreinte en raison de leur prix élevé. En pratique, on est obligé de se contenter de bougies, de lampes à huile ou à pétrole. L'usage du gaz n'est pas très recommandable, car, si la lumière est claire, elle est d'autre part trop peu uniforme, trop vacillante pour être avantageuse.

La lumière des bougies est la moins intense et ne doit servir qu'à défaut d'autre. Son pouvoir éclairant est notablement augmenté par l'adjonction d'un réflecteur analogue à celui dont se servent les chirurgiens, et qui envoie les rayons directement ou indirectement dans la bouche du malade.

Lorsqu'on a le choix entre la lampe à huile et la lampe à pétrole, celle-ci mérite la préférence à cause de sa clarté (autant que possible il faut se servir de brûleurs ronds) ; il ne faut pas oublier qu'avec l'éclairage artificiel, l'intérieur du larynx paraît toujours plus rouge qu'il ne l'est réellement.

Depuis très longtemps on a pensé à concentrer les rayons lumineux de la lampe et à renforcer ainsi son pouvoir éclairant. L'appareil le plus simple et le plus ancien est la boule des cordonniers, recommandée par Türck; elle consiste, comme on sait, en une sphère creuse de verre blanc, remplie d'eau. Pour arriver à mettre à un niveau égal, la bouche du malade, la sphère et la source de lumière, Türck a fait adapter la boule sur une tige

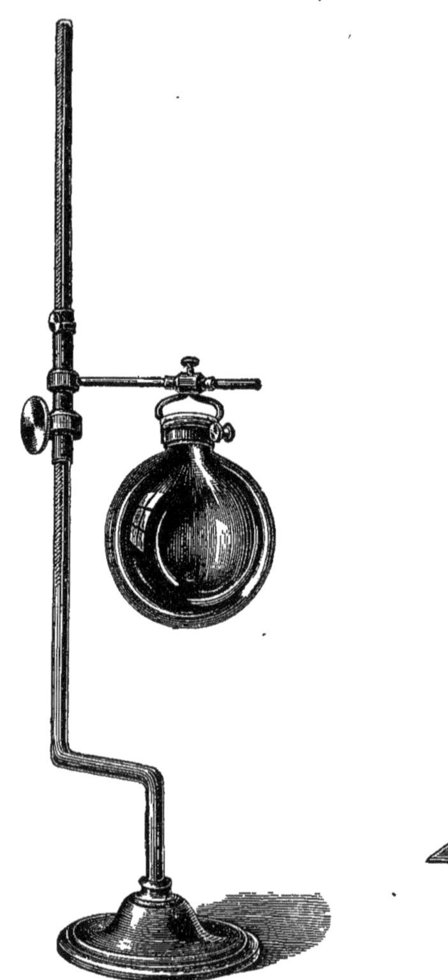

FIG. 124. — *Appareil de* TÜRCK, *pour l'utilisation de la boule de cordonnier.*

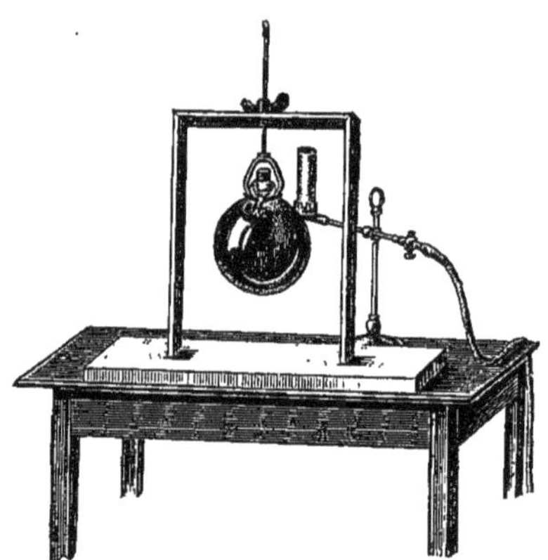

FIG. 125. — *Appareil à éclairage avec boule de cordonnier.*

solide, le long de laquelle on peut la mouvoir à volonté (fig. 124). Une disposition plus simple encore est une sorte de potence, sur la barre transversale de laquelle est fixée une tige à pas de vis permettant d'élever et d'abaisser la boule à volonté (fig. 125).

Les appareils formés par des lentilles biconvexes donnent une clarté bien plus intense. Le plus ancien, et peut-être aussi le plus pratique, est celui de Lewin de Berlin. Construit sur le plan d'une lanterne de voiture, il possède sur la face tournée vers le malade une lentille biconvexe unique qui rassemble les rayons lumineux et les transmet directement ou par l'intermédiaire d'un réflecteur dans la cavité buccale du sujet (fig. 126). Depuis, la construction extérieure de cet appareil a subi bien des modifications et tout spécialiste un peu occupé possède aujourd'hui un appareil qui lui est propre et qui a été construit sur ses indications. Il serait trop long de décrire tous ces appareils ; un livre n'y suffirait pas.

Un principe nouveau est celui qui a présidé à l'emploi d'un groupe de trois lentilles biconvexes recommandé par Tobold de Berlin. L'appareil de Tobold jouit à bon droit de la faveur des praticiens ; il est simple et facile-

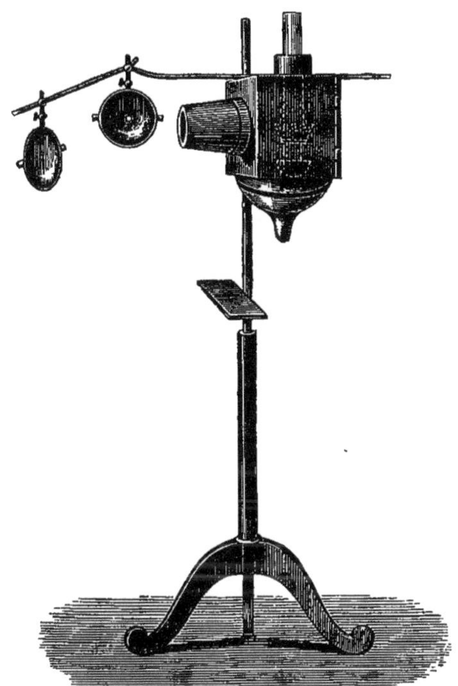

Fig. 126. — Appareil de Lewin.

ment maniable. C'est lui dont on se sert le plus fréquemment ; aussi allons-nous le décrire brièvement. Il est d'autant plus commode qu'on peut le fixer à n'importe quelle lampe (fig. 127) à support.

Il consiste en un tube en laiton que l'on fixe à l'aide d'une vis, et, par l'intermédiaire d'un bras horizontal, au support de la lampe. Au moyen de la vis L, on fait mouvoir le tube d'avant en arrière, afin de modifier à son gré la distance entre le cylindre et le support, et, en même temps, de rapprocher le plus possible les lentilles biconvexes du verre de la lampe. Dans le tube en métal proprement dit, A, se trouvent trois lentilles biconvexes. Deux d'entre elles, *c* et *d*, d'un pouvoir de réfraction égal et distantes entre elles d'une ligne, arrivent immédiatement devant le verre de lampe ; la troisième (g), plus grande, a une puissance réfringente qui n'est que les 3/4 de celle des deux autres ; elle est située à l'extrémité antérieure du tube. Enfin le réflec-

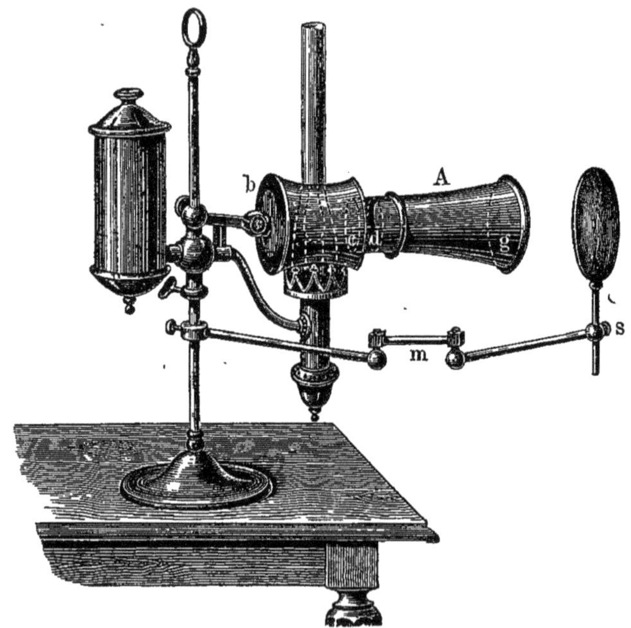

FIG. 127. — *Appareil d'éclairage laryngoscopique* de TOBOLD. (*Lehrb. der laryngoskopie*, p. 6.)

teur est adapté à un support également en laiton, et à trois branches, ce qui permet de leur donner diverses positions, surtout lorsqu'on a encore recours à la vis S.

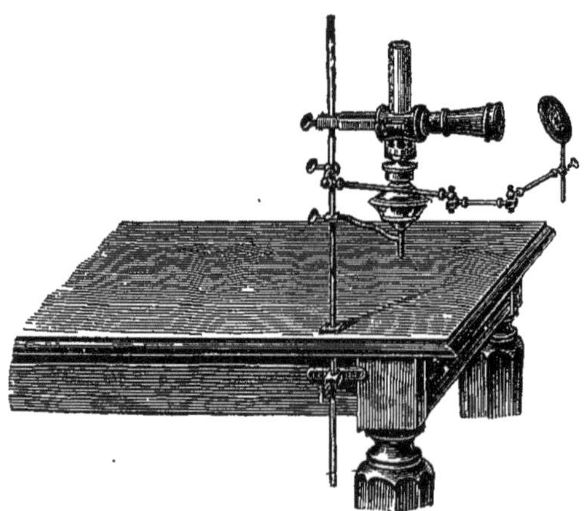

FIG. 128. — *Appareil d'éclairage de* TOBOLD.

Pour les médecins qui se livrent beaucoup à la laryngoscopie, il est bon de placer l'appareil sur une lampe spéciale et de fixer le tout solidement, et pour toujours, à une table destinée uniquement à cet effet. Quant à la fixation elle-même, elle se fera au gré de chaque particulier. Au lieu de donner des détails à ce sujet, nous renvoyons le lecteur à l'examen de la figure 128.

En employant cet appareil, il faut faire glisser le tube le long du verre jusqu'à ce que l'axe des lentilles soit placé en face du centre de la flamme. On voit qu'on a réussi, lorsqu'en regardant à travers les lentilles on s'aperçoit qu'on a obtenu la plus grande intensité de la flamme.

Lorsqu'on place un objet obscur au-devant de la lentille antérieure, il faut que l'image de la flamme produise à la surface un cercle à limites nettes et claires. Le réflecteur est placé de façon à ce que sa perforation centrale corresponde à l'axe des lentilles. Il ne faut jamais commencer un examen laryngoscopique, sans avoir auparavant bien réglé l'éclairage. Il est évident que tout l'appareil doit être disposé de façon à ce que le tube soit situé à la hauteur de la cavité buccale du malade assis devant le médecin, afin que les rayons lumineux collectés pénètrent dans la bouche du malade suivant une ligne droite.

En construisant son appareil, Tobold partait de ce principe qu'avec trois lentilles on produisait une concentration plus grande de la lumière, qu'avec une lentille unique. D'après les recherches en partie mathématiques de Weil, Fraenkel et Hirschberg, cette idée semble être erronée; l'on se serait fait illusion sur les effets des lentilles. Malgré cela, l'usage de l'appareil de Tobold est fort répandu.

En supposant que l'on ait parfaitement saisi les principes physiques, il faut encore, pour les mettre en pratique, une certaine habitude que l'on n'acquiert ni dans les livres ni par les descriptions; aussi nous contenterons-nous de donner ici quelques conseils pratiques, en prenant pour exemple l'appareil de Tobold.

Dans tout *examen laryngoscopique*, nous le répétons, il faut commencer par régler la source lumineuse.

Il est indifférent, en pratique, de faire l'examen debout ou assis; tout dépend de l'habitude qu'on a prise. Dans le dernier cas, le malade et le médecin s'assoient en face l'un de l'autre, le premier immédiatement à côté de l'appareil d'éclairage. Le médecin commet alors souvent la faute de placer son siège trop près du malade de sorte que celui-ci, qui doit être assis droit et ne pas se pencher en avant, n'a plus la place nécessaire pour se rapprocher du réflecteur. Il faut que le médecin recule sa chaise et se penche un peu pour regarder à travers l'orifice central du réflecteur. On doit recommander au sujet de garder une attitude bien verticale, de ne pas s'affaisser et de ne pas faire de mouvements de tête latéraux. On le fait regarder un peu haut, la tête suivant la direction du regard; on l'engage à ouvrir la bouche le plus largement possible, et à tirer la langue autant que faire se peut.

Pour tout cela, il n'est pas besoin d'user de force. Lorsque le malade exagère la manœuvre indiquée par le médecin, il peut se produire une luxation de la mâchoire inférieure, comme Guinier en a publié un exemple. Pour que la langue ne se retire pas pendant l'introduction du laryngoscope, on en enveloppera la pointe avec un linge, et on la maintiendra avec le pouce et l'index de la main gauche. Les premières fois il est avantageux de maintenir soi-même la langue du patient; plus tard on peut confier ce soin aux malades déjà habitués.

Pour immobiliser le malade et principalement sa tête, certains spécialistes ont recommandé l'usage de sièges à soutien céphalique, tels que les emploient les photographes; mais la chose étant superflue, a été abandonnée. Il est très commode en revanche de faire asseoir les malades sur un tabouret de piano, qui permet d'amener la bouche du malade à la hauteur exacte de l'œil du médecin, dont la tâche est ainsi facilitée.

Ces préparatifs terminés, l'appareil d'éclairage est placé à la hauteur des lèvres du malade, et le réflecteur tourné de telle façon que la lumière la plus intense corresponde à la partie supérieure de la luette. Chez les personnes non encore habituées, on fera bien de ne pas trop se hâter d'introduire le laryngoscope. On les fait respirer profondément et tranquillement pendant un moment, la bouche ouverte et la langue tirée; on les invite, le miroir une fois introduit, à continuer de respirer avec le même calme, et on leur fait prononcer, de temps en temps et plusieurs fois de suite, une voyelle, telle que l'a. Pour enlever toute inquiétude aux malades, il est bon de leur expliquer ce qu'est le laryngoscope et de les convaincre qu'il n'est nullement question de leur faire une opération.

Nous avons déjà parlé des détails que comporte l'introduction du miroir, ainsi que des différentes images obtenues successivement pendant cette manœuvre. On obtient l'image laryngienne bien plus facilement, si l'on fait prononcer au malade pendant l'exploration les voyelles *a*, *é* ou *i*; en effet, les mouvements font mieux saillir les cartilages aryténoïdes et les cordes vocales: cela est utile surtout pour le praticien inexpérimenté.

Comme les premiers essais offrent certaines difficultés au débutant, celui-ci se contente souvent de l'inspection des cartilages aryténoïdes et du segment postérieur de la glotte. Il est clair que cette manière de faire est inadmissible. Il n'est en effet permis de poser un diagnostic que lorsqu'on a examiné chaque segment isolé du larynx avec soin et minutie. Aussi faut-il s'habituer, dès le début, à procéder d'une façon méthodique et à explorer successivement et complètement la base de la langue, la face antérieure de l'épiglotte, les cartilages aryténoïdes, les replis ary-épiglottiques, les fausses cordes vocales, les fossettes de Morgagni, les vraies cordes vocales et la face interne de l'épiglotte.

Pour obtenir la sûreté de main nécessaire au maniement des instruments, il est bon de s'exercer préalablement sur le mannequin. Les meilleurs mannequins sont ceux d'Oertel et d'Isenschmid de Munich. Celui de ce dernier est constitué par deux tubes de métal, mobiles l'un dans l'autre et dont l'inférieur peut être fixé sur un cône vertical. Sur l'orifice du tube supérieur on adapte un petit appareil représentant la cavité buccale, où la langue et le voile du palais sont figurés par de la peluche rouge. Le même tube porte une incision transversale destinée à l'introduction d'images reproduisant des états physiologiques et pathologiques de la cavité laryngienne. Les images, avec cet appareil, viennent très bien. A la lumière diffuse, elles paraissent, il est vrai, colorées fortement en rouge ; mais à la lumière d'une lampe, elles retrouvent la teinte normale et donnent en outre, au laryngoscope, l'impression de lésions réelles. Avec ce genre de mannequin, on s'exerce non seulement la main, mais encore l'œil.

Malgré toute l'habileté du médecin, il peut se produire de *telles difficultés dans l'exploration du larynx*, que le premier examen (et ces choses-là ne s'avouent pas facilement) échoue quelquefois, même entre les mains des plus renommés spécialistes. Certains individus possèdent une muqueuse pharyngienne tellement sensible, que le moindre contact, si léger soit-il, avec la luette et les parties voisines, provoque de violents accès de suffocation. Cependant on peut arriver à surmonter l'obstacle en morigénant le malade et en l'exhortant à réagir.

Dans d'autres cas, il faut renoncer à tout examen et chercher à diminuer progressivement la sensibilité de la muqueuse par l'introduction quotidienne du laryngoscope. Si l'on veut arriver au but dès la première exploration et si l'on use pour cela de violence, on constatera souvent que l'hyperesthésie augmente au lieu de diminuer.

Pour émousser la sensibilité de la muqueuse, on a proposé à diverses reprises des badigeonnages avec des anesthésiques (chloroforme, éther, chloral, morphine) ; toutefois ces substances sont inutiles lorsqu'on les emploie à petites doses et deviennent dangereuses lorsqu'on a recours à de fortes doses. Je me suis le mieux trouvé des badigeonnages pharyngiens avec la solution de Waldenburg (5 gr. de bromure de potassium pour 25 gr. de glycérine) ; avec elle, le résultat se fait attendre environ une dizaine de minutes. Burow a conseillé il y a quelque temps des inhalations d'une solution concentrée de tannin (3/100). On peut encore recourir à des badigeonnages de cocaïne (10 0/0).

Une deuxième difficulté peut résider dans l'étroitesse de l'arrière-gorge, due, par exemple, à l'hypertrophie tonsillaire. Dans ces cas, il faut choisir un laryngoscope de dimensions convenables, ou bien pratiquer l'amygdalotomie avant l'exploration.

L'attitude de la langue elle-même peut devenir très gênante pour l'inspection laryngoscopique, car, chez bon nombre de malades, la base de cet organe s'élève au point de masquer le miroir et de rendre ainsi impossible l'exploration. On peut parfois tourner la difficulté en faisant prononcer au malade la voyelle a, pendant qu'on procède à l'examen ; tout le monde, en effet, peut se convaincre que, dans ce cas, la base de la langue s'aplatit fortement. Si l'obstacle persiste, il faudra déprimer préalablement la base de l'organe à l'aide d'une spatule linguale.

En admettant que rien dans la cavité buccale ne s'oppose à un examen laryngoscopique, la forme et la position de l'épiglotte empêchent quelquefois complètement l'inspection du larynx ou du moins la rendent difficile. Chez certaines personnes, en effet, l'épiglotte offre une rétroversion telle qu'elle ferme plus ou moins parfaitement l'orifice du larynx. On a conseillé pour le redressement de cet organe divers instruments : les uns agissent comme une pince, saisissent et relèvent l'épiglotte; les autres la perforent et y passent un fil; d'autres enfin perforent le frein épiglottique et le fixent à l'aide d'un fil. L'emploi de ces instruments n'est pas sans danger; il vaut mieux ne pas y recourir. On court moins de risques en faisant usage d'une sonde boutonnée, avec laquelle on essaie de charger l'épiglotte et de la redresser. On obtient parfois ce redressement, en engageant le malade à prononcer un *i* très aigu; et l'on observe que plus on fait prononcer la voyelle, plus le redressement est complet.

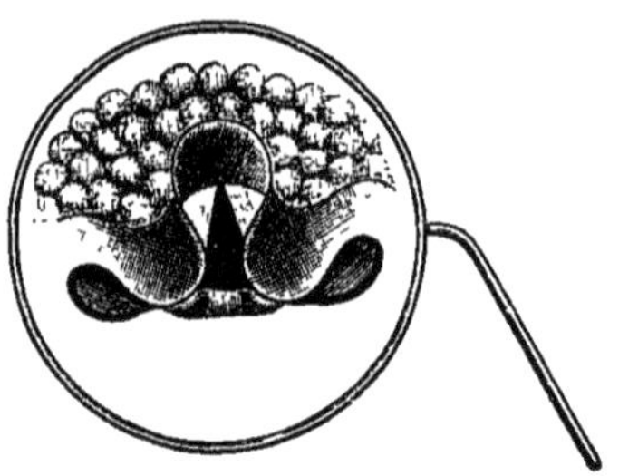

Fig. 129. — *Image laryngoscopique en cas d'épiglotte en oméga.*

Si on n'obtient pas l'effet désiré, on remettra l'examen à un autre jour; en effet, tous ceux qui sont familiers avec la laryngoscopie, ont remarqué que la rétroversion de l'épiglotte est un phénomène variable et nullement constant.

Une forme d'épiglotte, très gênante pour l'exploration, est la forme en oméga ou en fer à cheval (fig. 129) qui peut masquer ou obscurcir notablement certains segments des cordes vocales. Dans ce cas, également, on se trouvera bien de faire articuler un *i* aigu, pour redresser l'épiglotte.

L'examen laryngoscopique présente de très grandes difficultés chez les enfants : l'absence de calme, la crainte, l'étroitesse de l'entrée du larynx sont des obstacles souvent insurmontables.

En tant qu'altérations physiques de la cavité du larynx révélées par le laryngoscope, il peut noter : les *changements de coloration*, les *pertes de substance*, les *tumeurs*, les *sténoses*, les *corps étrangers*, les *modifications de motilité*.

Changements de coloration. — Les cordes vocales vraies d'un homme bien portant offrent une coloration blanche éblouissante, analogue à celle des tendons. Près de leur insertion postérieure, on remarque souvent une petite tache ovale légèrement jaunâtre, décrite pour la première fois par Gerhardt et considérée avec raison par lui comme une émanation des cartilages aryténoïdes. Le reste de la cavité laryngienne a une teinte rose clair assez uniforme. L'épiglotte au contraire a une coloration plutôt jaunâtre et paraît par places plus injectée et plus rouge que le reste de la muqueuse du larynx.

Chez les personnes chlorotiques et anémiques, la muqueuse du larynx participe à la *pâleur* générale; son ischémie sera surtout prononcée à la lumière solaire.

La *rougeur* exagérée de la muqueuse se rencontre avec son maximum de fréquence dans le catarrhe laryngien. La glotte perd sa teinte blanche et se colore en rose; lorsque l'injection et le gonflement sont poussés à un haut degré, elle donne l'impression de masses charnues. La congestion de certains vaisseaux est quelquefois telle qu'on peut suivre leur trajet à la surface des cordes vocales. L'étendue de la rougeur catarrhale est évidemment subordonnée à la cause du mal. Dans le catarrhe aigu, la coloration est habituellement d'un rouge vif; dans le catarrhe chronique, la muqueuse a plutôt une teinte d'un rouge grisâtre.

Quelquefois les états inflammatoires du larynx s'accompagnent d'*extravasations sanguines* (laryngite hémorrhagique), qui sont ordinairement multiples et se développent, dans certains cas, pendant l'examen laryngoscopique, sous l'œil même de l'observateur.

Chez les malades atteints de diphtérie laryngée, on peut apercevoir les *fausses membranes grises* qui tapissent la muqueuse, ainsi que l'a montré pour la première fois Ziemssen. Naturellement les difficultés de l'exploration sont grandes, car on a affaire à des enfants d'abord, et ensuite à des enfants agités, en proie à de la dyspnée et exposés à l'asphyxie.

Gerhardt et Ziemssen ont attiré l'attention sur la coloration bleuâtre que prend la muqueuse du larynx dans les cas de *cyanose* intense, due par exemple à l'emphysème ou à des anomalies cardiaques congénitales. Ziemssen a également constaté la coloration jaune des cordes vocales dans l'*ictère*.

Pertes de substance. — On peut observer des ulcérations sur toutes les parties internes du larynx. Elles peuvent varier dans leur forme, leur étendue et leur profondeur; tantôt il s'agit de lésions superficielles, de simples fentes; tantôt de pertes de substance nettement circonscrites, rondes ou creusées en cratère. Le laryngoscope ne donne ordinairement pas d'indications sur la nature des ulcérations; c'est le devoir de l'observation clinique de renseigner à ce sujet (1).

Tumeurs. — En dehors des productions néoplasiques proprement dites, on rencontre encore assez fréquemment, dans le cortège des lésions inflammatoires et ulcéreuses, l'augmentation de volume de certaines parties du larynx. Une altération qui mérite une attention toute spéciale est la tuméfaction inflammatoire aiguë de l'épiglotte, des replis ary-épiglottiques, et, souvent aussi, des cordes vocales supérieures, que l'on désigne sous le nom d'*œdème glottique*.

Il faut accorder également une certaine considération à l'accroissement de volume de l'un ou des deux cartilages aryténoïdes, qui est dû principale-

---

(1) Le diagnostic le plus difficile, en fait d'ulcérations du larynx, est celui des *ulcérations tuberculeuses* et des *ulcérations syphilitiques*. On a donné comme pouvant servir à ce diagnostic, les signes différentiels suivants :

Les ulcérations tuberculeuses siègent surtout dans la région aryténoïdienne et sur les cordes vocales inférieures; elles offrent des bords bourgeonnants, tuméfiés, en bourrelet, elles ont une coloration rouge pâle ; le pharynx est le plus souvent indemne; elles ne sont pas douloureuses, ou elles le sont peu et ne donnent pas d'adénopathie cervico-maxillaire.

Les ulcérations syphilitiques siègent surtout sur les parties épiglottiques et sus-glottiques ; leurs bords sont taillés à pic et ont une tendance à devenir condylomateux; leur coloration est vineuse ; le pharynx est ordinairement ravagé par des lésions anciennes ; le larynx est douloureux à la pression ; enfin on constaterait souvent de l'adénopathie cervico-maxillaire.

Mais ces signes ne sont rien moins qu'absolus et le diagnostic est souvent impossible autrement que par le traitement.

ment à une *périchondrite aryténoïde* et qui devance de beaucoup la rupture du foyer purulent formé autour de ces cartilages.

Parmi les *néoplasmes* proprement dits, on rencontre le plus souvent les polypes et les papillomes, dont le lieu d'origine doit, chaque fois, être déterminé par l'examen laryngoscopique. On observe également le carcinome et le sarcome qui se distinguent par une marche envahissante des plus rapides.

Sténoses. — Les sténoses du larynx résultent tantôt de lésions internes, tantôt de compressions provenant du dehors. Sous l'influence des phlegmasies et des ulcérations de la cavité laryngienne, il se produit parfois des cicatrices en des brides dont la rétraction amène des coarctations plus ou moins accentuées. Il peut encore, grâce à des soudures, se produire des espèces de diaphragmes qui occupent la plus grande partie du calibre du larynx et provoquent le rétrécissement de cet organe.

La maladie désignée sous le nom d'*inflammation hypertrophique des cordes vocales inférieures* (chordite hypertrophique), donne lieu à des sténoses très prononcées. L'affection consiste en une tuméfaction phlegmasique exagérée de la muqueuse de la face inférieure des cordes vocales inférieures ; la muqueuse vient faire protrusion dans la fente glottique qu'elle rétrécit de façon à menacer la vie du malade.

Les *compressions* venant du dehors causent le rétrécissement de la trachée plus souvent que le rétrécissement du larynx ; elles sont reconnues très facilement à l'aide du laryngoscope, même lorsqu'elles portent sur la trachée. Ces sortes de sténoses sont dues le plus souvent à l'hypertrophie du corps thyroïde, plus rarement au cancer des ganglions lymphatiques voisins ; la compression la moins fréquente est celle causée par les anévrysmes. Lorsque la pression continue de la poche anévrysmale arrive à atrophier les anneaux de la trachée, on perçoit quelquefois, si l'éclairage est intense, des battements au niveau de l'endroit rétréci.

Corps étrangers. — Les corps étrangers du larynx ne sont pas d'une observation trop rare. Ils ne sont pas toujours faciles à découvrir avec le laryngoscope, d'autant plus que, le plus souvent, on a affaire à des enfants qui s'agitent sous les menaces d'asphyxie. C'est, surtout dans ces cas, qu'une exploration minutieuse s'impose, car toute tentative destinée à enlever le corps étranger devra être subordonnée aux résultats de l'examen laryngoscopique.

Modification de la motilité. — Il nous faut considérer tout d'abord la motilité des cordes vocales inférieures. A l'état normal, elles s'écartent légèrement à chaque inspiration et se rapprochent au contraire à chaque expiration (fig. 130). Dans la respiration forcée, ainsi que dans tous les états dyspnéiques, ces mouvements sont notablement augmentés.

Pendant le chant, les cordes vocales vraies se rapprochent jusqu'au contact intime ; les cartilages de Santorini sont également placés très près l'un de l'autre, et même la distance qui sépare les cartilages de Wrisberg est diminuée (fig. 131). Sous l'influence du rire et de la toux, on voit les cordes vocales frapper l'une contre l'autre d'une façon intermittente.

Pendant un violent effort, ce ne sont pas seulement les cordes vocales inférieures, mais encore les supérieures qui se rapprochent ; en même temps, l'épiglotte et son tubercule s'abaissent, et, celui-ci s'appliquant sur les ligaments thyro-aryténoïdiens supérieurs, il se produit ainsi une triple occlusion de la fente glottique (fig. 132).

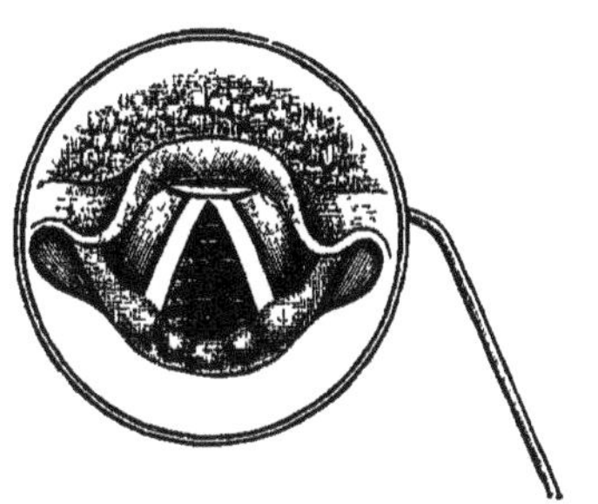

FIG. 130. — *Image laryngoscopique d'un larynx sain pendant l'inspiration.*

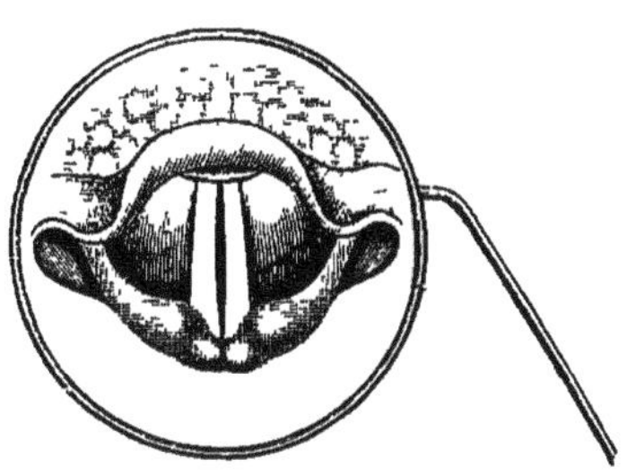

FIG. 131. *Image laryngoscopique d'un larynx sain pendant la phonation.*

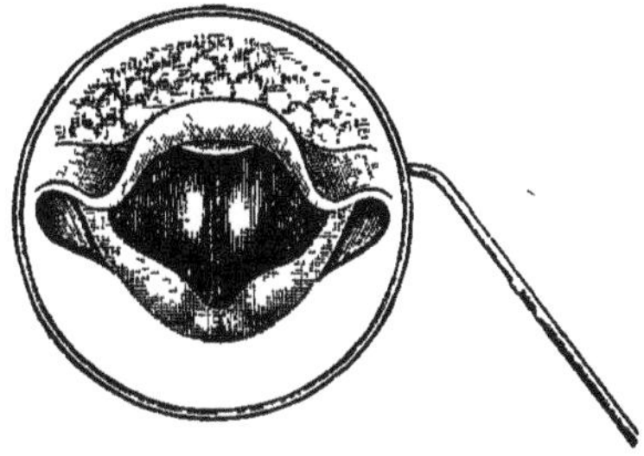

FIG. 132. — *Image laryngoscopique d'un larynx sain au moment de l'effort.*

Les altérations pathologiques de la motilité frappent principalement la glotte proprement dite. Ce n'est que rarement que l'on observe l'ankylose de l'articulation des cartilages aryténoïdes ; le plus souvent il s'agit de paralysie des muscles glottiques.

Un seul de ces muscles est innervé sûrement par le nerf laryngé supérieur (pneumogastrique), c'est le tenseur des cordes vocales ou crico-thyroïdien ; quant à la musculature de l'épiglotte (muscles thyro-ary-épiglottiques), on ne sait si elle est animée par le récurrent ou par le laryngé supérieur.

1. — La *paralysie du muscle crico-thyroïdien* se reconnaît moins facilement au laryngoscope que par les signes fonctionnels suivants ; impossibilité d'émettre des sons aigus, et rapprochement incomplet des cartilages thyroïde et cricoïde dans cette tentative. Au laryngoscope on constate la disparition de l'apophyse vocale, la rétraction de la portion moyenne de la corde vocale paralysée pendant l'inspiration, et sa proéminence pendant l'expiration ; dans l'émission des sons aigus, la corde paralysée paraît plus courte et plus profonde que celle du côté sain (1).

(1) Les crico-thyroïdiens sont tenseurs des cordes vocales et accessoirement constricteurs de la glotte. Longet a vu que, le nerf laryngé externe qui les anime étant

2. — Le *muscle thyro-ary-épiglottique* est destiné à attirer en arrière l'épiglotte et à empêcher, pendant la déglutition, les aliments de pénétrer dans le larynx. Ce muscle est-il paralysé, les malades sont obligés parfois de se faire nourrir à la sonde œsophagienne. Au laryngoscope, on trouve l'épiglotte toute droite, immédiatement appliquée contre la base de la langue et absolument immobile.

Tous les autres muscles laryngiens obéissent au nerf récurrent. Au point de vue de la forme qu'ils donnent, en fonctionnant, à l'image laryngoscopique, on peut les diviser en dilatateurs et en constricteurs de la fente glottique. Les constricteurs sont les muscles thyro-aryténoïdien interne, aryténoïdien, thyro-aryténoïdien externe, crico-aryténoïdien latéral. Le muscle crico-aryténoïdien postérieur est seul dilatateur.

3. — Dans la *paralysie unilatérale complète du récurrent*, la corde vocale correspondante demeure immobile pendant l'inspiration et l'expiration, ainsi que dans toute tentative de phonation. Son attitude n'est cependant pas celle de l'inspiration forcée, mais, à peu près, celle que les cordes vocales ont sur le cadavre ; aussi Ziemssen l'a-t-il désignée sous le nom de *position cadavérique* (fig. 133). Dans la phonation, la corde vocale saine

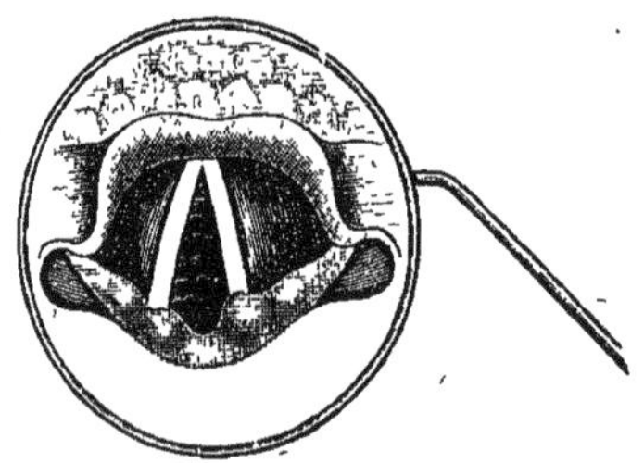

Fig. 133. — *Image laryngoscopique dans la paralysie du nerf récurrent gauche, pendant l'inspiration.*

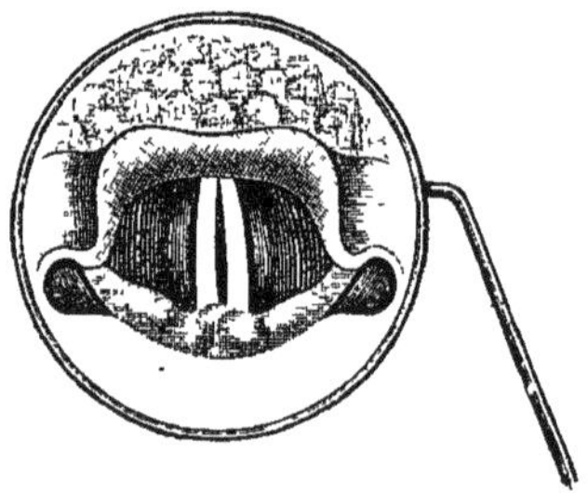

Fig. 134. — *Image laryngoscopique dans la paralysie du nerf récurrent gauche pendant la phonation, avec entrecroisement des cartilages aryténoïdes.*

non seulement s'avance jusqu'à la ligne médiane du larynx, mais la dépasse et cherche, en se rapprochant de la corde vocale paralysée, à réaliser l'occlusion de la glotte, manœuvre qui implique une activité exagérée du

---

coupé, les cordes vocales se relâchent, et la voix devient rauque. Si, avec une pince, on porte en avant le thyroïde, on simule l'action du crico-thyroïdien, et la voix redevient normale.

La paralysie isolée de ce muscle est fort rare ; elle est le plus souvent combinée avec celle des autres muscles, surtout avec celle des muscles thyro-ary-épiglottiques. Isolée ou associée, elle s'accompagne d'anesthésie complète de la muqueuse du larynx (filets sensitifs du laryngé supérieur) avec toutes ses conséquences, de gêne de la déglutition, de raucité monotone de la voix, et d'impossibilité de produire des sons élevés. Au laryngoscope : épiglotte immobile, penchée en arrière contre la base de la langue ; mouvements des cordes vocales normaux ; glotte onduleuse quand l'affection est bilatérale ; fréquemment légère dépression de la portion centrale des cordes vocales pendant l'inspiration et l'élévation correspondante pendant l'expiration et la phonation.

La diphtérie est la cause principale de cette paralysie.

muscle crico-aryténoïdien latéral. En même temps, il se produit un entre-croisement des cartilages de Santorini et très rarement aussi de ceux de Wrisberg, de telle sorte que le cartilage du côté sain se place devant (rarement derrière) celui du côté malade (fig. 134). Lorsque la paralysie du récurrent se prolonge quelque temps, la corde vocale paralysée s'atrophie et devient plus mince que sa congénère (fig. 135). La voix manque de timbre,

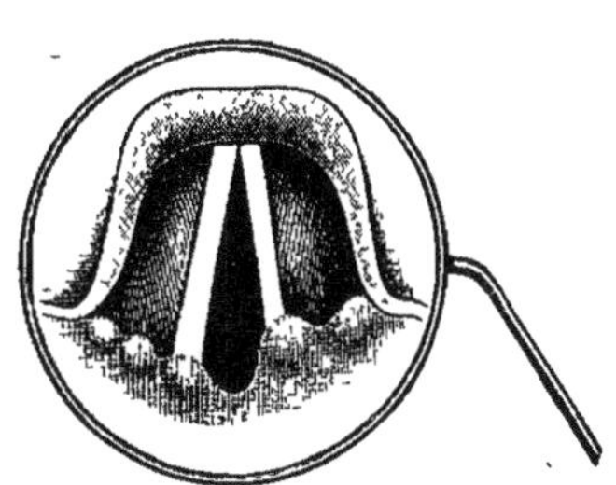

Fig. 135. — *Image laryngoscopique dans la paralysie du récurrent gauche avec atrophie de la corde vocale paralysée* (Ziemssen, *Handb. der Spez. Path.*, t. IV, p. 459).

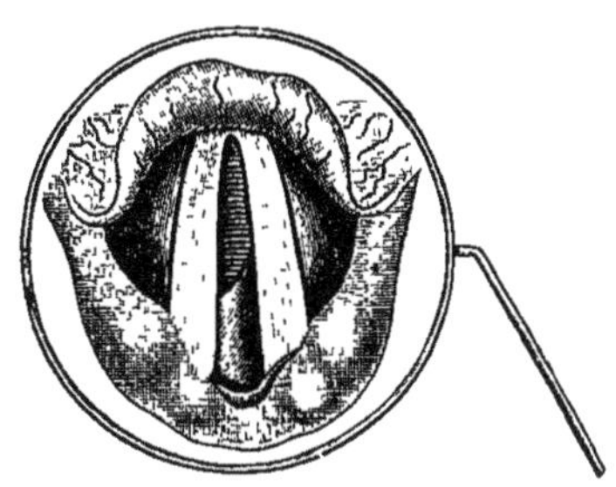

Fig. 136. — *Image laryngoscopique dans la paralysie des deux nerfs récurrents.* D'après une figure de Turck.

elle est ronflante, aiguë et passe souvent au fausset. Ces phénomènes s'expliquent par la tension exagérée de la corde vocale saine et par l'irrégularité des vibrations de la corde vocale paralysée.

4. — Dans la *paralysie du nerf récurrent* des deux côtés, les deux cordes vocales sont dans la position cadavérique, et incapables de tout mouvement (fig. 136). Les malades sont absolument aphones et ne peuvent ni tousser ni expectorer fortement, parce que ces manœuvres nécessitent l'occlusion de la glotte (1).

5. Le *muscle crico-aryténoïdien postérieur* est chargé d'attirer en dehors l'apophyse antérieure des cartilages aryténoïdiens et d'élargir ainsi la fente glottique. Il entre donc en jeu à chaque inspiration.

Dans la paralysie unilatérale de ce muscle, la corde vocale paralysée reste, pendant l'inspiration, sur la ligne médiane, pendant que sa congénère

(1) Cette paralysie est très rare. Elle s'observe dans la compression des deux récurrents par un cancer de l'œsophage, par les tumeurs de la glande thyroïde, par un anévrysme de l'aorte et un anévrysme du tronc brachio-céphalique existant simultanément, par l'hypertrophie des ganglions bronchiques; enfin, elle peut être due à une affection de la moelle.

Le nerf récurrent anime aussi bien les abducteurs que les adducteurs des cordes vocales. Lorsque tout le tronc du nerf est affecté, les cordes vocales restent dans la position cadavérique et il n'y a point de dyspnée, malgré une sorte de trop plein respiratoire. Le malade ne peut ni tousser ni parler. L'expiration est très laborieuse.

Quand la paralysie est incomplète, les symptômes varient suivant le degré de compession du récurrent, et suivant les filaments nerveux comprimés. Si les filets des adducteurs sont atteints, les abducteurs écarteront les cordes vocales. Dans le cas contraire, les adducteurs les portent vers la ligne médiane. En règle générale, les abducteurs sont plus souvent paralysés que les adducteurs. La véritable cause de ce fait reste inconnue, et a donné lieu à des discussions nombreuses.

saine se porte en dehors (fig. 137). En même temps l'extrémité de l'apophyse vocale s'abaisse un peu. La voix est rude, surtout lorsque le malade parle haut ; en cas d'inspiration profonde, on perçoit quelquefois du cornage, dû aux vibrations sonores transmises par le courant aérien à la corde vocale paralysée.

Lorsque les *muscles crico-aryténoïdiens postérieurs* sont paralysés tous deux, les deux cordes vocales demeurent sur la ligne médiane pendant l'inspiration ; lorsque celle-ci est énergique, leurs bords internes sont attirés l'un contre l'autre, et il se produit de la dyspnée inspiratoire (fig. 138).

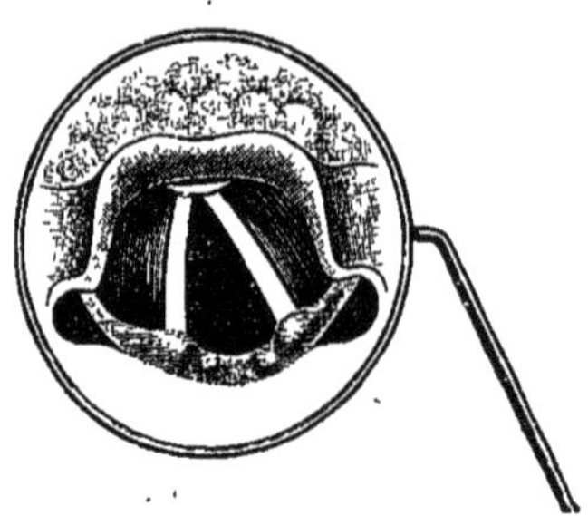

Fig. 137. — *Image laryngoscopique dans la paralysie du muscle crico-aryténoïdien postérieur du côté droit, pendant l'inspiration.*

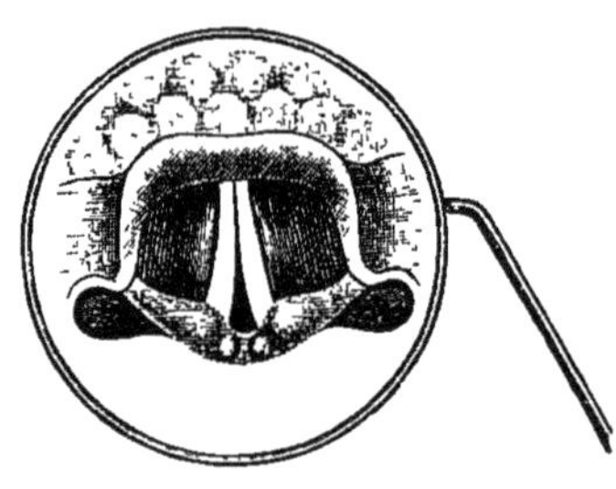

Fig. 138. — *Image laryngoscopique dans la paralysie double des muscles crico-aryténoïdiens postérieurs pendant l'inspiration.*

Ce qu'il y a de caractéristique, c'est que la phonation n'en souffre pas, car la tension et les mouvements centrifuges des cordes vocales ne sont troublés que d'une façon peu appréciable (1).

6. — Le *muscle thyro-aryténoïdien interne* tend les cordes vocales et rétrécit par conséquent la glotte. Dans la paralysie unilatérale de ce muscle, la corde vocale malade présente, au moment de la phonation, un peu de concavité à son bord interne (fig. 139) ; lorsque la paralysie est double, la glotte tout entière est figurée par une échancrure elliptique (fig. 140) (2).

---

(1) Le muscle crico-aryténoïdien postérieur attire l'apophyse externe ou postérieure en arrière et en dedans, et, par conséquent, l'apophyse antérieure ou interne en dehors; il dilate ainsi la glotte.

Dans sa paralysie bilatérale, les cordes vocales sont rapprochées ; l'ouverture de la glotte n'est plus qu'une petite fente qui se resserre encore à chaque inspiration. La position des cordes s'explique par la contraction et même la contracture des muscles antagonistes, les adducteurs.

Symptômes fonctionnels : *Dyspnée purement inspiratoire*, d'abord inconstante et liée aux efforts et à la fatigue, puis se développant peu à peu et devenant permanente ; *expiration facile ; stridor ou cornage ; voix normale* ou presque normale puisque les constricteurs et les tenseurs de la glotte fonctionnent normalement.

Causes principales : froid ; catarrhe du larynx ; fatigue musculaire due à des excès de phonation ; traumatisme (corps étrangers de l'œsophage, aliments trop durs, trop froids ou trop chauds) ; syphilis (gomme du muscle) ; hystérie, etc.

(2) Les deux muscles thyro-aryténoïdiens ne peuvent plus vibrer, d'où *aphonie*. Dans la paralysie unilatérale ou la parésie, il y a *dysphonie*. — La muqueuse est tantôt pâle, tantôt congestionnée. — Cette paralysie est rarement isolée. Elle peut

7. — Le *muscle aryténoïdien* est préposé à l'occlusion du tiers postérieur de la glotte, de ce que l'on appelle la glotte cartilagineuse. Dans la paralysie isolée de ce muscle, on voit, pendant la phonation, le segment pos-

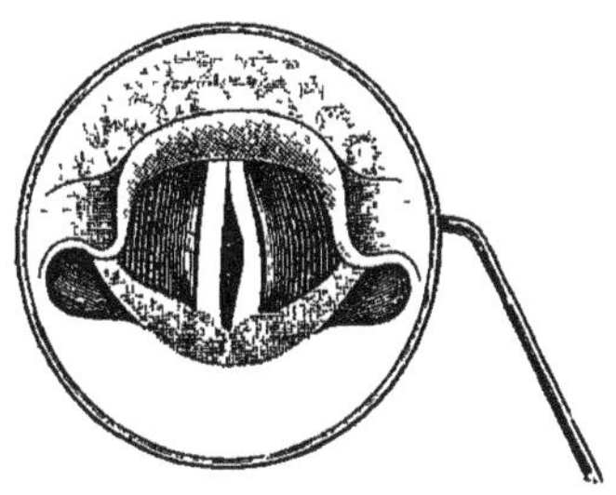

FIG. 139. — *Image laryngoscopique dans la paralysie du muscle thyro-aryténoïdien interne gauche.*

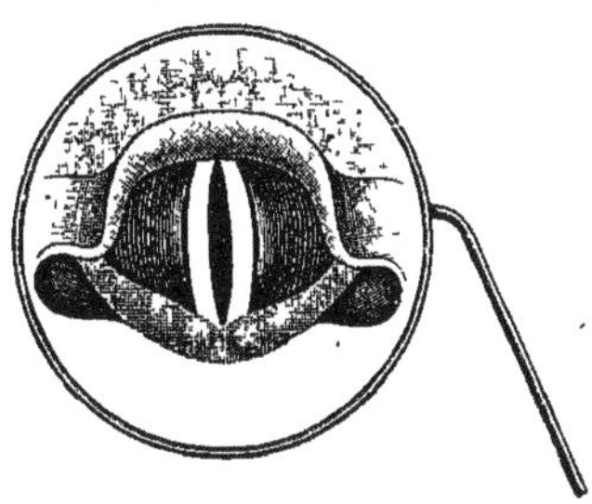

FIG. 140. — *Image laryngoscopique dans la paralysie double des thyro-aryténoïdiens internes.*

térieur de la fente glottique demeurer béant, et, alors, il se présente sous forme d'un triangle à travers lequel l'air peut circuler en toute liberté (fig. 141) (1).

8. — Il n'est pas rare d'observer en même temps la paralysie des *muscles*

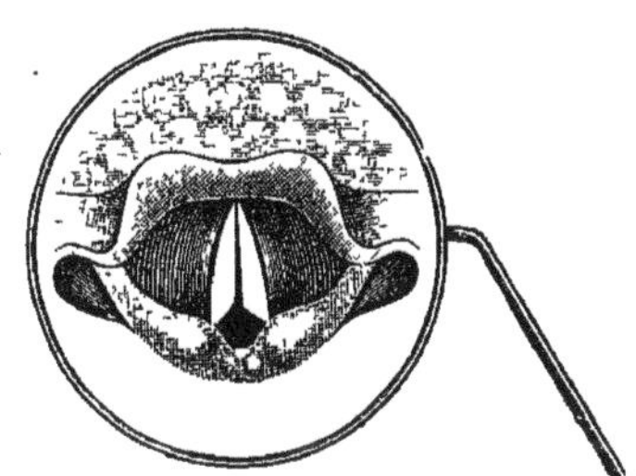

FIG. 141. — *Image laryngoscopique, pendant la phonation, de la paralysie double des aryténoïdiens postérieurs.*

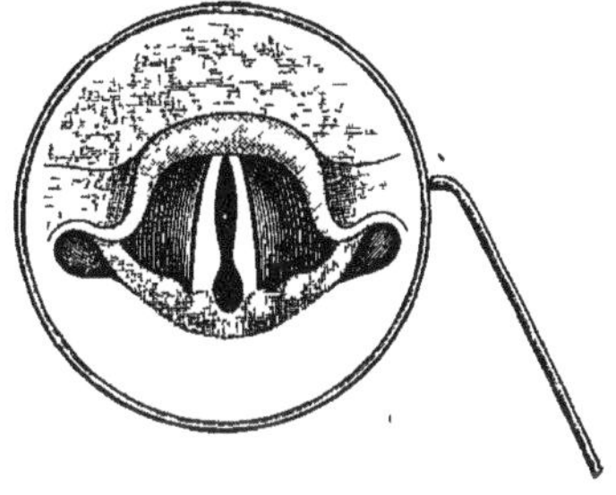

FIG. 142. — *Image laryngoscopique dans la paralysie simultanée des muscles thyro-aryténoïdiens internes et des aryténoïdiens.*

aryténoïdiens et celle des *muscles thyro-aryténoïdiens internes.* En ce cas, les deux tiers antérieurs (glotte membraneuse) aussi bien que le tiers

---

être *intermittente* : la voix peut paraître et disparaître. — Elle est souvent combinée avec celle de l'aryténoïdien.

Causes principales : la fatigue exagérée de la voix ; le catarrhe du larynx ; le rhumatisme ; l'intoxication par le plomb, l'arsenic, etc. ; enfin et *surtout l'hystérie*, et, dans ce dernier cas, la paralysie qui nous occupe s'accompagne fréquemment d'anesthésie du voile du palais, d'abolition du réflexe pharyngien, etc., toutes choses qui doivent tout d'abord mettre sur la voie du diagnostic.

(1) Dans la phonation, on voit, au laryngoscope, les cordes vocales se rapprocher d'une manière normale dans les trois quarts antérieurs de la glotte ; le quart postérieur, ou portion cartilagineuse, reste ouvert, et forme un triangle isocèle à base correspondant à la paroi postérieure du larynx.

Le symptôme principal est l'enrouement ou même l'aphonie. Cette paralysie accompagne souvent celle des thyro-aryténoïdiens. Elle est due la plupart du temps à un catarrhe aigu et quelquefois à l'hystérie.

postérieur (glotte cartilagineuse) de la fente glottique demeurent béants au moment de la phonation ; ils sont séparés par une protubérance légère provenant de l'apophyse vocale et développée sur le bord interne des cordes vocales (fig. 142).

Les symptômes des paralysies isolées des *muscles crico-aryténoïdiens latéraux* (1) *et thyro-aryténoïdiens externes* ne sont pas encore connus avec certitude (2).

Dans la pratique, les méthodes d'exploration du larynx précédemment décrites, suffisent amplement. On a désigné sous le nom d'*autolaryngoscopie* une modification de la laryngoscopie, dans laquelle l'observateur s'introduit le laryngoscope dans la gorge, obtient et examine sa propre image laryngoscopique à l'aide d'un second miroir convenablement placé devant sa bouche. Ce procédé est à la portée des malades intelligents. Il a été introduit dans la pratique par Czermak.

Pour permettre à deux observateurs de regarder en même temps l'image laryngoscopique, Bose a, le premier, fait usage d'un prisme rectangulaire en verre qu'il place entre le laryngoscope et le réflecteur, de telle façon que l'un des observateurs aperçoit l'image en ligne droite, tandis qu'elle parvient à l'autre latéralement suivant les lois de la réflexion totale. A la clinique universitaire de Göttingue, on se sert d'un appareil construit par Winckel, qui est basé sur le même principe, il est vrai, mais qui permet l'inspection à trois observateurs en même temps. Il consiste en un réflecteur ordinaire, mobile en tous sens, fixé sur un support solide, sur lequel

---

(1) La paralysie isolée du crico-aryténoïdien latéral, c'est-à-dire sans participation du thyro-aryténoïdien et de l'aryténoïdien, est fort rare et très difficile à diagnostiquer. Si elle existe isolée, et si ces deux groupes de muscles sont restés sains et fonctionnent, les cartilages aryténoïdes peuvent encore glisser en dedans, et les cordes vocales se tendre. Aussi la voix est-elle alors peu troublée.

Au laryngoscope, on devrait, pendant la phonation, trouver à l'état béant la portion de la fente glottique voisine de l'apophyse vocale ou antérieure du cartilage aryténoïde.

(2) M. Lubet-Barbon, dans sa thèse inaugurale (Paris, 1887), étudie *les causes* des paralysies des muscles du larynx et les divise ainsi :

1° *Paralysies d'origine centrale :* Hémorrhagie cérébrale, ramollissement cérébral, tumeurs du cerveau (syphilis), paralysie labio-glosso-laryngée, sclérose en plaques, sclérose latérale amyotrophique, atrophie musculaire progressive, ataxie locomotrice, hystérie.

2° *Paralysies d'origine périphérique :* section des récurrents; compression (tumeurs du pharynx, du cou ou de l'œsophage, anévrysmes, adénopathie trachéo-bronchique, tumeurs diverses du médiastin, maladies du cœur et du sommet du poumon); névrite primitive (tuberculose, diphtérie) ; fièvres graves ; syphilis ; rhumatisme; inflammations de la muqueuse ; intoxications ; anémie ; parasites (trichinose).

Chez les tuberculeux, l'aphonie est due à des paralysies ou à des parésies des muscles laryngés attribuées d'ordinaire à des compressions ganglionnaires sans lésions tuberculeuses du larynx. Souvent même, à la dernière période, le larynx est envahi à son tour par la tuberculose. Lubet-Barbon et Dutil ont observé et décrit des paralysies laryngées sans cause apparente. Au microscope, ils ont trouvé une névrite parenchymateuse très nette du récurrent du côté paralysé, et une atrophie simple du muscle de la corde vocale. Aucun ganglion ne comprimant le nerf, il s'agirait là d'une névrite périphérique primitive, due à l'intoxication, à l'infection tuberculeuse.

il glisse à volonté. En son centre, il porte trois trous. Aux deux trous latéraux est adapté un prisme quadrangulaire, de sorte que l'image arrive par réflexion totale aux observateurs de droite et de gauche, tandis que le troisième l'aperçoit directement à travers le trou central.

Sous le nom de laryngoscopie par transparence, Czermak a décrit une méthode d'investigation, qui consiste à concentrer des rayons solaires au moyen de miroirs concaves ou de lentilles et à les diriger sur la face antérieure de la région laryngée pendant que l'on introduit le laryngoscope dans le pharynx plongé dans l'obscurité. On aperçoit de cette façon les différentes

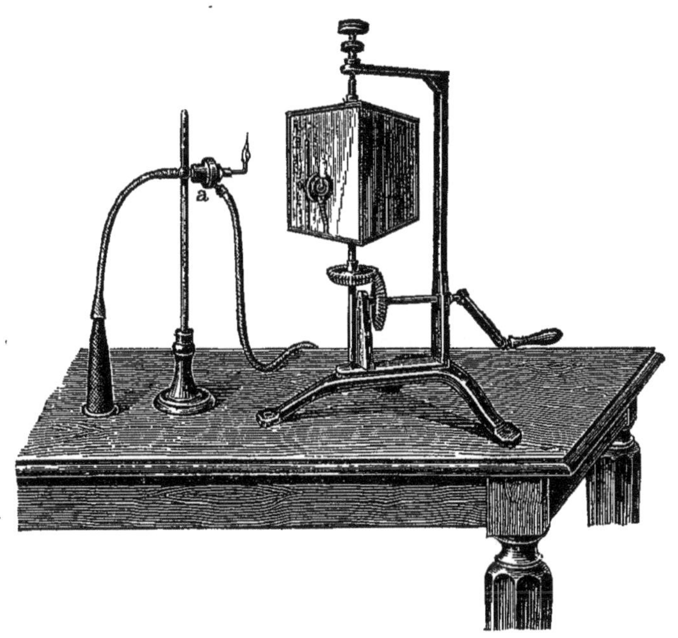

FIG. 143. — *Appareil à flamme manométrique* de KŒNIG.

parties du larynx et de la trachée avec une magnifique coloration rouge vif; cependant la méthode n'a pas acquis de valeur pratique véritable.

Czermak est également le premier qui ait pratiqué sur l'homme vivant ce qu'avant lui, Neudörfer avait essayé sur le cadavre ; il a introduit le laryngoscope à travers une plaie du larynx pour rendre les parties du larynx visibles par en bas. Il fit pénétrer dans la plaie un petit tube échancré à son extrémité antéro-supérieure, et, à travers ce tube, introduisit son miroir laryngien et envoya ensuite des rayons lumineux sur le miroir au moyen d'un réflecteur. Türck et plus tard Tobold ont fait construire des canules spéciales pour l'introduction du miroir dans les plaies trachéales.

Enfin Klemm a tenté d'utiliser, pour le diagnostic des maladies du larynx, un appareil construit par König de Paris et connu des physiciens sous le nom de *flamme manométrique*. Cet appareil est une petite capsule de bois, divisée en deux moitiés antérieure et postérieure par une mince membrane. La moitié postérieure est en communication, par l'intermédiaire d'un tube en caoutchouc, avec un entonnoir dans lequel on parle. La moitié antérieure porte un bec de gaz très fin et offre latéralement une tubulure qui peut être mise en communication avec une conduite de gaz. La flamme du gaz est placée devant un dé garni de quatre miroirs et tournant rapidement sur lui-même au moyen d'un système d'horlogerie. Les vibrations sonores, lancées dans l'entonnoir au moment de la phonation, se transmettent à la membrane qui divise en deux la capsule en bois, et, de là, à la flamme du gaz; aussi dans le miroir tournant, on aperçoit une image formée par des dentelures dont l'aspect dépend de la hauteur, de l'intensité et du timbre des sons émis. En cas d'enrouement, l'image devient naturellement irrégulière. Les dentelures sont moins élevées, plus émoussées à la pointe et empâtées, les incisions intercalaires paraissant moins profondes et plus effacées (fig. 144). Il est bien peu probable que cette méthode d'exploration ait de l'avenir et doive être un jour considérée comme le complément de l'examen laryngoscopique.

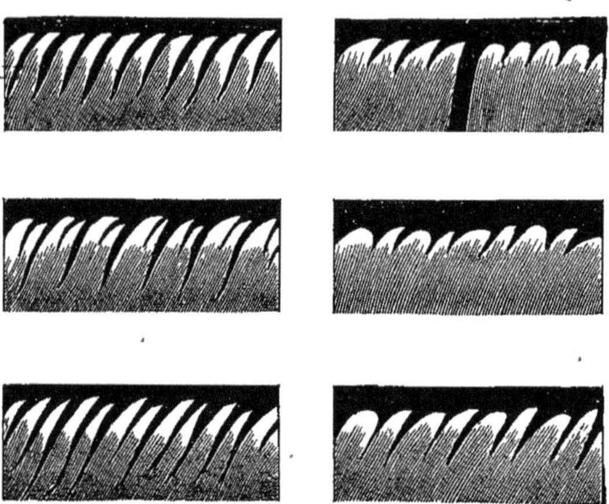

Fig. 144. — A gauche, *image de la flamme dans le cas de voix normale.* A droite, *image de la flamme dans le cas d'enrouement minime et médiocre.* D'après Klemm. (*Arch. der Heilkunde*, 1866, t. VI.)

9. — Examen du nez.

Les méthodes physiques d'exploration que l'on emploie pour le diagnostic des affections du nez ressemblent sous tous les rapports, à celles dont on se sert pour l'examen du larynx; elles consistent presque exclusivement dans l'inspection et la palpation de l'organe. Cette similitude de moyens d'exploration est devenue encore plus étroite depuis qu'à la découverte de la laryngoscopie est venue s'ajouter celle de la rhinoscopie, dont Czermak est également l'inventeur.

Les cavités nasales constituent un terrain commun aux branches les plus diverses de la médecine pratique. Le chirurgien et l'auriste y trouvent l'origine de processus morbides parfois fort graves. La pathologie interne y rencontre des lésions telles que l'oblitération des fosses nasales qui amène à sa suite des affections d'organes internes, notamment des poumons, et l'eczéma de la muqueuse qui donne lieu souvent à de l'érysipèle de la face. C'est pourquoi il est indispensable que le praticien soit familiarisé, lui aussi, avec l'exploration des fosses nasales (1).

A. — *Palpation du nez.*

On distingue comme pour le larynx une palpation interne et une palpation externe, et, selon qu'on introduit le doigt, lorsqu'on pratique la palpation interne, dans l'orifice antéro-externe ou dans l'orifice postérieur des fosses nasales, la palpation sera antéro-interne ou postéro-interne.

Dans la *palpation externe*, il s'agit le plus souvent de rechercher des points douloureux circonscrits, plus rarement de la fluctuation en cas d'abcès, ou de la crépitation emphysémateuse, qui peut se développer à la suite de plaies du nez. La palpation externe sert à constater la perméabilité des fosses nasales. Pour cela, on ferme l'une des narines doucement mais solidement en pressant sur sa face externe, et on fait pratiquer une forte expiration à travers l'autre, et vice versâ.

Le bruit respiratoire doit aussi attirer l'attention, car si les fosses nasales ne sont pas entièrement oblitérées, mais simplement rétrécies, l'expiration s'accompagnera d'un bruit de sténose sifflant ou sibilant. D'ailleurs, il convient de noter ici qu'il faut tenir compte, pour le diagnostic général des affections nasales, d'autres phénomènes acoustiques.

La physiologie nous apprend que les cavités nasales jouent un grand rôle, comme caisses de résonance, dans l'articulation et la phonation. Si du fait de la maladie il y a des modifications de cette résonance, la parole prend un caractère nasonné particulier, presque spécifique des états pathologiques du nez.

Signalons enfin l'importance de la palpation externe pour le diagnostic des *épistaxis*. En effet, si l'on veut arrêter une hémorrhagie nasale profuse, il faut d'abord connaître le siège de la lésion. Pour ce, on nettoie avec un mouchoir ou de l'ouate les narines ordinairement couvertes de sang, on ferme

(1) L'exploration des fosses nasales est aujourd'hui plus facile depuis qu'on emploie la cocaïne, et on peut dire que cet agent a produit une révolution dans le diagnostic et le traitement des affections du nez. Il est en effet devenu possible d'examiner une muqueuse insensibilisée et d'y faire les applications thérapeutiques nécessaires. Aussi, avant tout examen de la cavité nasale, conseillons-nous de badigeonner la muqueuse avec une solution de cocaïne au 1/10 ou au 1/20. Cette pratique aura pour résultat non seulement d'anesthésier la muqueuse, mais encore de la faire rétracter et de permettre ainsi une inspection plus approfondie.

d'abord l'une d'elles, puis la seconde ; et de cette façon on arrivera rapidement et sûrement au but désiré (1).

On pratique la *palpation antéro-interne* à l'aide du petit doigt, qui permet de pénétrer plus profondément que les autres dans les fosses nasales (2). Le succès dépend naturellement de la grosseur du doigt et du diamètre des fosses nasales. Avant tout, il faut éviter tout mouvement rapide. Le mieux est d'enfoncer le petit doigt graduellement, avec lenteur, par une sorte de mouvement tournant, et s'arrêtant de temps en temps.

Il arrive très fréquemment que l'*aditus*, étroit au début et en apparence infranchissable, s'élargit peu à peu et permet au doigt de pénétrer assez loin. Avant l'examen, il faut avoir soin, si c'est nécessaire, de couper et de limer l'ongle du doigt explorateur, afin d'éviter toute lésion de la muqueuse nasale qui saigne avec la plus grande facilité. La méthode que nous venons de décrire est importante surtout pour le diagnostic des corps étrangers, des tumeurs, des tuméfactions de la muqueuse et des processus ulcéreux des fosses nasales.

Dans la *palpation interne à travers l'orifice postérieur des fosses nasales*, on peut opérer exactement comme si l'on voulait palper l'épiglotte et l'entrée du larynx, à cela près qu'il faut recourber le doigt en haut, l'introduire derrière la luette, et le diriger de bas en haut. Il n'est pas nécessaire pour cela que le malade tire la langue. Pour la technique opératoire, nous renvoyons au chapitre précédent. Il est plus commode pour le médecin de se placer derrière le malade et un peu sur le côté, d'embrasser le cou du patient avec le bras gauche afin de maintenir la tête, pendant que l'index de la main droite est introduit vers l'arrière-cavité des fosses nasales en partant de la commissure labiale gauche. Chez la plupart des individus, la luette, aussitôt touchée, se contracte violemment, s'applique contre la paroi postérieure du pharynx et empêche ainsi le libre passage vers la cavité naso-pharyngienne. Elle donne au doigt la sensation d'un corps sphérique presque poli. Il faut que le débutant veille à ne pas confondre la luette contractée avec un néoplasme, d'autant plus que la palpation postéro-interne sert précisément beaucoup à diagnostiquer des tumeurs. Généralement on réussit, en reculant lentement le doigt qui palpe, à ramener la luette en avant et à ouvrir la voie désirée (3).

---

(1) L'inspection rendra ici de bien plus grands services. En effet, il n'est pas suffisant de savoir par quelle narine sort le sang, mais aussi quel est le point de la muqueuse qui saigne. En introduisant un *speculum nasi* et en étanchant autant que possible le sang avec des petits bourdonnets de coton, on ne tarde pas à remarquer que dans la plupart des cas, l'hémorrhagie se fait au niveau d'un des vaisseaux situés à la partie inférieure de la cloison. Dans ces cas, on arrête l'hémorrhagie en cautérisant la petite érosion avec une perle de nitrate d'argent fondu sur un porte-caustique.

(2) Disons que ce mode d'exploration est peu employé et ne peut rendre que des services très modestes en comparaison de ceux que donne l'inspection. On peut d'ailleurs se rendre compte de l'état des parties (induration, corps étrangers) en touchant la muqueuse anesthésiée avec un stylet boutonné.

(3) Il est très utile de bien connaître et de bien pratiquer cette manœuvre, car elle

B. — *Inspection des fosses nasales.*

Les fosses nasales ne sont accessibles à l'inspection directe que de dehors ; et l'inspection non armée est restreinte aux portions les plus périphériques de la muqueuse.

L'inspection de la partie postérieure des fosses nasales constitue le domaine de la *rhinoscopie* proprement dite.

Lorsqu'on veut pratiquer l'*inspection à travers l'orifice externe* sans avoir recours à des auxiliaires, le malade s'assied sur une chaise, le dos appliqué contre le dossier et la tête fortement renversée en arrière, afin que les rayons lumineux puissent pénétrer dans le nez. En général, l'œil voit à une profondeur un peu plus grande si l'on a soin de relever le lobule légèrement en haut et en arrière. Il faut éviter cependant une trop grande pression qui produirait l'affaissement latéral et l'inflexion des ailes du nez et la diminution du champ visuel.

Ce mode d'exploration est facilité par l'usage d'instruments spéciaux. Ces instruments, connus sous le nom de *speculums nasi*, sont de formes diverses et dus à des auteurs non moins divers. Ils sont de deux genres : les uns sont analogues aux *speculums auris* et consistent en des tubes en caoutchouc durci, en corne ou en métal ; les autres sont des instruments à branches mobiles qui agissent à la façon d'un dilatateur. La préférence pour tel ou tel appareil est une question de pure habitude.

Récemment, Zaufal a proposé l'emploi d'un spéculum nasi de 9 à 11,5 c. de longueur et de 4 à 8 millim. de diamètre. On commence par nettoyer les fosses nasales à l'aide d'irrigations ; puis on relève le lobule du nez et l'on procède à l'intromission de l'instrument, lentement et par un mouvement de rotation. Les tumeurs de la cloison, les forts gonflements de la muqueuse, les brides néomembraneuses allant de la cloison aux cornets, enfin l'hyperesthésie de la muqueuse sont, il est vrai, des obstacles à l'introduction ; mais on les surmonte le plus souvent en ayant soin de tenir toujours l'extrémité de l'instrument dirigée en dehors. Enfin on sent que le bout antérieur du spéculum est mobile et se trouve dans l'arrière-cavité des fosses nasales ; malgré l'exiguïté du champ visuel, on réussit quand même, dans ce cas, à apercevoir du dehors la paroi postérieure du pharynx, l'embouchure de la trompe d'Eustache, avec les bourrelets muqueux voisins et la face supérieure du voile du palais. On voit que cette méthode d'exploration est un excellent complément de la rhinoscopie proprement dite.

Le plus ancien des spéculums nasaux à branches mobiles est celui de

---

permet de faire le diagnostic de la plupart des affections du pharynx nasal, et notamment d'affirmer la présence des végétations adénoïdes.

Ces tumeurs dues à l'hypertrophie de l'amygdale pharyngée, sont situées à la voûte du pharynx et peuvent par leur volume être une cause d'obstruction de l'orifice postérieur des fosses nasales ou de l'orifice tubaire, et amener des troubles dont nous ne pouvons aborder l'histoire ici.

Markusovsky. C'est un spéculum d'oreille à deux valves ; ces valves sont planes et larges, et permettent de dilater facilement et de redresser les narines. L'utilité de cet instrument manié par des mains habiles ressort du fait que Czermak réussit à voir avec lui et sans le secours d'aucun autre appareil, la paroi postérieure de la cavité naso-pharyngienne. Parmi les appareils les plus récents, nous donnerons une courte description de celui de Fränkel. Il consiste en deux branches faites de fortes tiges d'aluminium qui peuvent être écartées à volonté au moyen d'une vis (fig. 145). On introduit l'instrument ou dans les deux narines à la fois ou dans une seule; dans ce dernier cas l'une des branches vient s'appliquer contre la cloison. Lorsqu'on écarte les branches à l'aide de la vis, l'œil arrive souvent à une grande profondeur. On aperçoit la partie antérieure de la fosse nasale, le segment antérieur du cornet moyen, les surfaces antérieure et interne du cornet inférieur, la face interne de la cloison et la plus grande partie du méat inférieur. Quelquefois même, on réussit à voir la paroi postérieure du pharynx. Il est évident que pour toutes ces explorations, on a recours à la lumière solaire ou artificielle, soit directe, soit réfléchie.

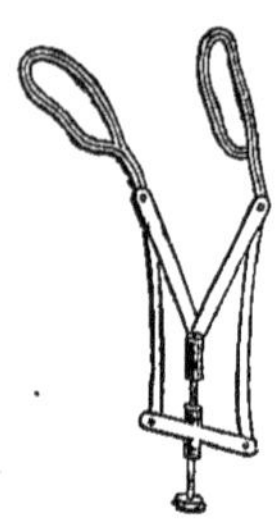

FIG. 145. — *Spéculum nasal de* FRAENKEL.

L'importance pratique de la *rhinoscopie* a été démontrée en premier lieu par Czermak ; aussi peut-on le regarder à bon droit comme l'inventeur de la méthode. Avant lui, on avait fait quelques tentatives dans cette voie ; mais elles échouèrent toutes devant les difficultés de la pratique. Il en fut ainsi des essais presque entièrement théoriques de Bozzini de Francfort (1807). On a considéré Wilde de Dublin (1855) comme ayant inspecté le premier la cavité naso-pharyngienne avec un miroir ; mais Voltolini a prouvé qu'il n'avait pu en réalité arriver à ce résultat chez ses malades.

L'idée d'explorer l'arrière-cavité des fosses nasales et l'espace supérieur du pharynx à l'aide d'instruments analogues à ceux qui servent pour l'examen du larynx, devait évidemment venir après la découverte de la laryngoscopie. Czermak comprit l'analogie et la rhinoscopie vit le jour. Il est vrai toutefois que celle-ci ne jouit pas encore de la vogue que la laryngoscopie a conquise très promptement ; cela tient principalement aux difficultés considérables et souvent insurmontables du procédé.

L'instrumentation est des plus simples : éclairage, miroir rhinoscopique, abaisse-langue, instrument pour attirer la luette en avant, voilà tout ce qu'il faut.

On peut répéter au sujet de l'éclairage ce qui a été dit à propos de la laryngoscopie. L'usage de la lumière solaire est ici des plus avantageux, parce que l'accès est moins facile pour les rayons lumineux et qu'il faut souvent choisir un miroir plus petit que celui qui sert à la laryngoscopie, toutes choses qui se trouvent compensées par une intensité de lumière toute spéciale.

Comme *miroir rhinoscopique*, on peut sans inconvénient faire usage d'un laryngoscope ordinaire. Plus on le prend volumineux, plus l'image est claire et nette. Il y a avantage à ce que l'angle du miroir avec la tige soit de 90° environ. On introduira l'instrument préalablement chauffé dans le pharynx entre la luette et les piliers du voile du palais, dans l'espace compris entre la base de la langue et la paroi postérieure du pharynx, la surface de réflexion dirigée en haut et en avant. En même temps, on aura soin de rapprocher le bord supérieur du miroir autant que possible de la paroi postérieure du pharynx. Il faut prêter une attention extrême à l'introduction de l'instrument, parce que tout attouchement de la base de la langue et des parties molles du pharynx provoque de la suffocation et des vomituritions qui font échouer la tentative d'exploration. Il faut veiller également à ce que le rhinoscope ne vienne pas se placer dans la direction de la ligne lin-

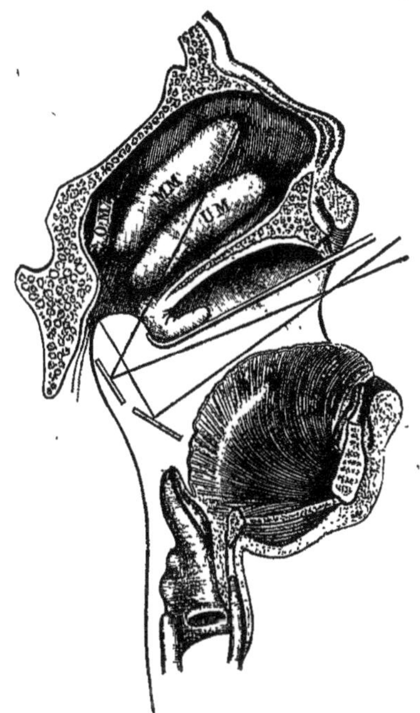

Fig. 146. — *Marche des rayons lumineux dans l'examen rhinoscopique.*

OM. Cornet supérieur. — MM. Cornet moyen. — UM. Cornet inférieur.

guale médiane, mais latéralement à elle, car alors la luette intercepterait une partie des rayons lumineux. Pour éclairer l'orifice postérieur des fosses nasales, il faut que la surface du miroir soit presque verticale ; on la dirigera plus horizontalement si l'on veut inspecter la paroi supérieure de la cavité naso-pharyngienne ; si enfin il s'agit de l'exploration des parties latérales du pharynx, il faut tourner le miroir latéralement sur un axe vertical. Ces choses sont faciles à saisir, si l'on a conscience de la marche des rayons lumineux, telle qu'elle est représentée d'une façon schématique dans la figure 146.

Dans l'exploration rhinoscopique on ne fait pas tirer la langue comme dans l'examen du larynx ; elle demeure dans la cavité buccale, de façon à toucher par la pointe le sommet des incisives inférieures. L'introduction du rhinoscope est plus facile, si l'on a soin de déprimer la langue au moyen d'un abaisse-langue. C'est le médecin qui le place; le malade le maintient pendant l'inspection. Disons en passant que Voltolini a essayé de réunir l'abaisse-langue et le rhinoscope en un appareil unique (fig. 147).

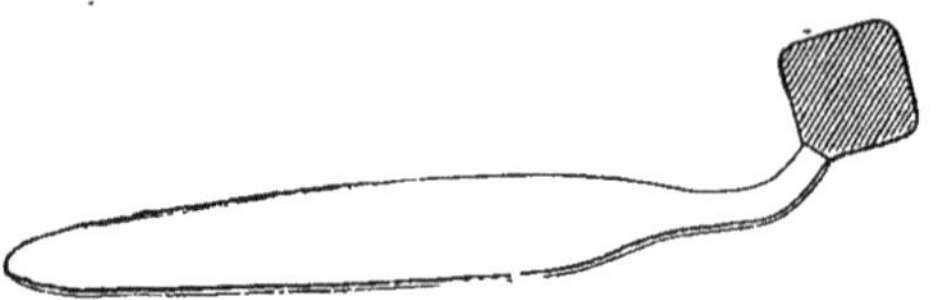

FIG. 147. — *Rhinoscope de Voltolini,* grandeur naturelle.

On a cru jadis que dans toute exploration rhinoscopique, il fallait attirer en avant et relever la luette pour permettre aux rayons lumineux d'arriver sur le miroir. Tant que la luette est dans le relâchement, il n'est pas besoin d'instruments spéciaux, car les rayons lumineux trouvent sur les côtés un espace suffisant pour éclairer le miroir et par conséquent la cavité naso-pharyngienne. Il est vrai que cette position de la luette est une condition *sine quâ non* de l'examen rhinoscopique. Mais chez bon nombre d'individus la luette se contracte aussitôt que l'abaisse-langue vient toucher la base de la langue et qu'on introduit le miroir. Elle va s'appliquer contre la paroi postérieure du pharynx et ferme l'entrée de la cavité naso-pharyngienne. Czermak avait déjà recommandé de faire prononcer en tel cas, pendant l'examen, des sons à caractère nasal accentué ou de faire respirer par le nez. Malheureusement ces moyens échouent fréquemment. Il est vrai qu'on ne réussit pas toujours non plus en saisissant la luette avec des instruments spéciaux destinés à l'attirer en avant avec plus ou moins de force ; il ne reste plus en somme qu'à émousser progressivement la sensibilité de la luette par des exercices quotidiens.

L'instrument le plus ancien destiné au relèvement de la luette est le *crochet palatin* ou *spatule palatine* de Czermak. Il consiste soit en une tige métallique, terminée par une anse fermée et courbée en haut sur le plat, soit dans une sorte de cuiller que l'on place derrière la luette et avec laquelle on la relève d'arrière en avant (fig. 148). Certains auteurs ont proposé l'emploi de pinces spéciales, destinées à ramener de force la luette en avant.

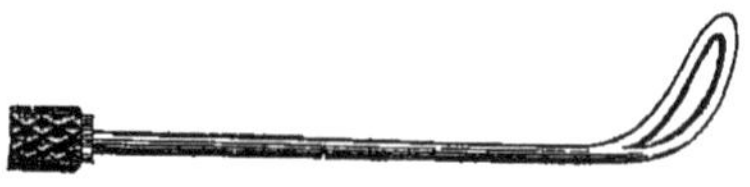

FIG. 148. — *Crochet palatin de* CZERMAK.

Türck embrassait la luette dans l'anse d'un fil. D'autres ont cherché à réunir en un seul instrument le crochet palatin et le rhinoscope ; c'est Czermak qui en a donné l'idée première ; il a été suivi dans cette voie par Störck, Duplay, Fränkel et plus récemment encore par Baxt. Mais tous ces appareils présentent quelques inconvénients dans leur manipulation et il n'en est guère qui se soit répandu dans la pratique.

En ce qui concerne l'attitude à donner à la tête du malade pendant l'examen rhinoscopique, les opinions des auteurs varient considérablement entre elles. Les uns recommandent le renversement prononcé de la tête en arrière, les autres préfèrent l'attitude opposée ; d'autres encore s'en tiennent à la position verticale.

Dans la plupart des cas, on arrivera au but que l'on se propose en plaçant le malade, la tête droite, et au moins à une hauteur telle que sa cavité buccale se trouve au niveau des yeux du médecin. Il ne faut pas oublier toutefois de chercher si l'inspection est plus ou moins facilitée par la flexion de la tête ou son renversement en arrière. Chez certains malades, l'examen est entravé par la présence dans l'arrière-cavité des fosses nasales de grosses bulles de mucus. Il faut donc préalablement faire prendre au sujet des gargarismes détersifs. Si, malgré tout, cet inconvénient persiste, on aura recours à des nettoyages au pinceau de blaireau.

L'image rhinoscopique est soumise aux mêmes règles que l'image laryngoscopique ; ce qui est à droite du médecin correspond à la gauche du malade et vice versâ.

La présence de la cloison partage l'*image rhinoscopique* en deux moitiés symétriques (fig. 149). La cloison offre, à sa partie supérieure, une teinte

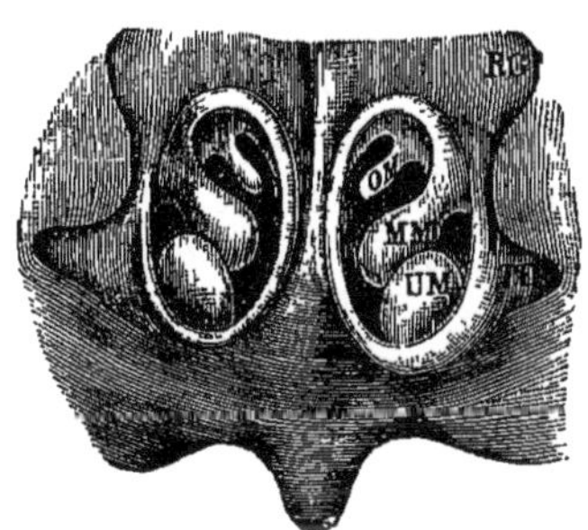

FIG. 149. — *Image rhinoscopique (un peu schématisée).*

OM. Cornet supérieur. — MM. Cornet moyen. — VM. Cornet inférieur. — RG. Fossette de Rosenmüller. — TE. Trompe d'Eustache.

rougeâtre ; dans sa moitié inférieure au contraire une coloration plutôt jaune ; elle va s'élargissant de haut en bas. Quelquefois elle présente une légère incurvation latérale, ordinairement en faveur du côté droit et aux dépens du côté gauche. Des deux côtés de la cloison, on aperçoit les orifices postérieurs des fosses nasales. Ces orifices ont une forme ovalaire et laissent entrevoir les trois cornets sous forme de bourrelets gris rougeâtre, couverts de mucosités et faisant saillie dans l'intérieur de la cavité nasale. Le cornet supérieur, qui appartient à l'ethmoïde, est le plus étroit ; celui qui occupe le plus d'espace dans l'image rhinoscopique est le cornet moyen ; l'inférieur se rapproche assez de celui-ci comme dimensions. Entre les cornets, on voit sous forme de fentes allongées les trois méats supérieur, moyen et inférieur. C'est l'image des cornets supérieur et moyen qui est la plus nette.

En général, la rhinoscopie n'est pas limitée aux fosses nasales ; on y a recours également pour l'inspection du pharynx. Elle devient par conséquent *pharyngo-rhinoscopie.* Cette combinaison est nécessitée par la propagation fréquente de processus morbide de l'une de ces régions à l'autre. Il est surtout intéressant d'explorer les parois latérales de la cavité naso-pharyngienne. A peu près à la hauteur du cornet inférieur, on rencontre dans une fossette jaunâtre peu profonde, entouré d'un bourrelet muqueux, l'orifice de la trompe d'Eustache. Un peu sur les côtés et en arrière, existe une seconde dépression, connue sous le nom de fossette de Rosenmüller, et qui a une certaine importance parce qu'elle est fréquemment le point de départ de végétations adénoïdes.

Les *altérations physiques* qui doivent attirer l'attention pendant l'examen pharyngo-rhinoscopique portent principalement sur la *couleur*, la *tuméfaction, les pertes de substance et les néoplasmes de la muqueuse.* On peut également se trouver en présence de *corps étrangers*, comme le prouve l'observation de Lowndes. Celle-ci a trait à un enfant de 15 mois, auquel ce médecin enleva à travers l'orifice postérieur des fosses nasales un anneau métallique. Il est probable que l'enfant avait essayé d'avaler l'anneau qui, pendant un violent effort de déglutition, s'était introduit dans l'ouverture postérieure des fosses nasales.

De même que pour la laryngoscopie, on arrive à pratiquer l'*autorhinoscopie.*

Ajoutons pour terminer qu'on a fait des tentatives d'*éclairage des cavités nasales par transparence*, mais sans obtenir de résultats pratiques. Le procédé est exactement le même que celui qui sert pour la laryngoscopie ; à ce sujet, je renvoie au précédent chapitre.

10. — Examen du thymus.

En associant l'examen du thymus à celui de l'appareil respiratoire, il faut nécessairement donner quelques raisons justificatives. Au point de vue fonctionnel, le thymus n'a rien de commun avec les organes de la respiration. Les motifs qui nous ont conduit à cette association sont de nature purement anatomique, c'est surtout le voisinage immédiat de cette glande avec l'appareil de la respiration. Les anciens médecins étaient d'avis que l'hypertrophie du thymus pouvait produire des troubles fonctionnels de la respiration, et A. Burns proposa très sérieusement d'extirper l'organe dans ces conditions. La médecine moderne, affranchie de tout parti pris, a réduit à néant ces hypothèses (1).

(1) L'auteur fait allusion ici au *spasme essentiel de la glotte chez les nouveau-nés.* Cette affection fut décrite en 1829 par Kopp sous le nom d'*asthme thymique*, en raison de la théorie pathogénique qu'il admettait ; Kopp croyait en effet que la cause du spasme résidait dans l'hypertrophie du thymus. L'observation a montré que cette théorie était fausse.

Le thymus est un corps bilobé, mais à lobes réunis par du tissu connectif en un corps unique de forme oblongue, situé derrière le sternum, dans le médiastin antérieur. Il recouvre là les gros troncs vasculaires du cœur et une partie de la face antérieure du péricarde ; il est lui-même recouvert sur la plus grande partie de sa face antérieure par les feuillets pleuraux qui, du 2e au 4e cartilage costal, se rapprochent l'un de l'autre presqu'à se toucher. En haut, il dépasse la cage thoracique proprement dite parfois jusqu'au niveau de la glande thyroïde ; il se prolonge inférieurement jusqu'à la hauteur du 5e cartilage costal. Des deux côtés, il peut dépasser le rebord sternal ; sa position toutefois par rapport à la ligne médiane n'est pas toujours symétrique, de sorte que la portion la plus considérable, constituée environ par les 2/3 de la glande, appartient tantôt au côté droit, tantôt au côté gauche.

Le volume du thymus est soumis à de grandes variations individuelles et surtout d'âge. Après la naissance, il s'accroît jusqu'à la fin de la deuxième année ; demeure tel jusqu'à la fin de la puberté, c'est-à-dire jusque vers quinze ans ; à partir de ce moment il diminue et la constitution même de la glande subit des altérations. Ordinairement elle n'est plus, entre 25 et 35 ans, qu'un mince reliquat de tissu conjonctif infiltré de graisse.

En raison de sa situation, le thymus n'est accessible qu'à la percussion ; et encore faut-il qu'il ait acquis un certain volume. Dans ce cas, on trouve au-devant du corps du sternum une zone de matité oblongue de la largeur d'un travers de doigt en moyenne, s'étendant du 2e au 4e cartilage costal. Il est clair qu'à l'état normal cette matité n'existe que chez les enfants (1).

---

(1) On ne connaît guère qu'une cause d'hypertrophie du thymus chez l'adulte, c'est la lymphadénie.

CHAPITRE V

EXAMEN DE L'APPAREIL DE LA CIRCULATION

1. — Examen du cœur.

La percussion et l'auscultation permettent ordinairement seules d'établir le diagnostic des affections cardiaques ; ce diagnostic est, plus encore que celui des maladies du poumon, sous la dépendance des méthodes physiques d'exploration.

On ne rencontre pas dans la symptomatologie des affections du cœur des signes, tels que les crachats, qui indiquent avec certitude l'existence de certaines lésions des voies respiratoires. Le diagnostic des affections cardiaques est une conquête de la médecine moderne; les altérations pathologiques de cet organe essentiel constituaient pour les anciens médecins une énigme indéchiffrable.

Auenbrugger, l'inventeur de la percussion, fit quelques tentatives destinées à adapter la nouvelle méthode d'investigation aux maladies cardiaques. Corvisart alla plus loin et fut plus heureux; mais il était réservé à Laënnec de pénétrer plus avant dans l'étude des lésions cardiaques et d'en scruter les moindres détails. Dans le principe, l'interprétation exacte des phénomènes fit défaut; Skoda y apporta le premier un peu de lumière.

La découverte des phénomènes cliniques est une découverte essentiellement française; mais le mérite d'avoir donné l'interprétation physique des phénomènes d'auscultation du cœur revient à l'école allemande.

Cependant bien des problèmes restent encore à résoudre, et de nos jours, la science s'efforce de donner une solution définitive de certaines questions encore en litige. Et, à ce point de vue, nous verrons qu'il faut accorder une importance toute spéciale aux lois qui régissent la circulation des liquides.

Les méthodes d'investigation demeurent les mêmes pour l'appareil circulatoire, et notamment pour le cœur, que pour les organes de la respiration. Ici encore on arrivera au but plus sûrement et plus rapidement, en ayant recours successivement pour l'exploration à l'*inspection*, la *palpation*, la *percussion*, et l'*auscultation*. Tout examen qui néglige l'un de ces moyens, est incomplet; et toute recherche qui ne suit pas cet ordre est plus longue.

A. — INSPECTION DE LA RÉGION PRÉCORDIALE

En règle générale, il ne faut procéder à l'inspection, quel que soit l'organe en cause, qu'après avoir donné au malade une position convenable et avoir bien éclairé la région à explorer.

Pour le cœur, le mieux est de faire asseoir ou coucher le sujet; cependant le décubitus horizontal devient quelquefois pénible ou même impossible, en raison de la dyspnée ou de l'angoisse insupportable qu'il occasionne. Il est bon également que l'examen n'ait pas été précédé immédiatement d'excitations physiques ou intellectuelles.

L'éclairage doit être suffisant et frapper également les deux côtés du thorax. La lumière du jour ne peut être remplacée par aucune autre; s'il fait usage de lumière artificielle, le praticien le plus habile peut méconnaître des altérations importantes.

On commencera l'examen du cœur par l'inspection des mouvements cardiaques *visibles*. Chez l'homme bien portant, ceux-ci se manifestent par un double phénomène; on voit 1° un ébranlement diffus de toute la région précordiale ou d'une grande partie de la région; 2° un soulèvement circonscrit d'un petit segment inférieur de cette même région. Nous appellerons le premier *choc du cœur*, le second *choc de la pointe*.

Les résultats de l'inspection sont, dans ce cas, confirmés et complétés par la *palpation*. Les deux méthodes ont des connexions tellement intimes et multiples, qu'il serait absurbe de vouloir les séparer. Aussi trouvera-t-on dans ce qui suit le choc du cœur et le choc de la pointe étudiés au double point de vue de l'inspection et de la palpation.

Il faut signaler ici les essais entrepris de nos jours pour l'exploration du choc de la pointe à l'aide de la *méthode graphique*. Comme pour le pouls, on a obtenu des tracés au moyen d'appareils à levier (cardiographe de Marey, cardiographe de Burdon-Sanderson, pansphygmographe de Brondgest, polygraphe de Maurice et Mathieu et de Grummach).

Nous nous bornons à signaler les recherches de Landois, Rosenstein et Ott, Haas, Giovanni, Maurer, et celles toutes récentes de Martins. Leurs résultats sont loin de concorder; et il est singulier qu'on ne soit pas arrivé encore à s'entendre sur l'interprétation de la courbe normale du choc de la pointe.

En dehors des *chocs du cœur et de la pointe*, l'inspection de la région précordiale permet encore d'étudier la *voussure précordiale* et les *pulsations anormales*, particulièrement celles qui se produisent en dehors de la région cardiaque.

a) — *Choc de la pointe du cœur.*

Lorsqu'on examine la région précordiale d'un homme sain, pourvu qu'il ne soit pas trop obèse, on aperçoit ordinairement, dans le 5e espace intercos tal gauche, un soulèvement rythmique circonscrit, qui demeure limité constamment à la région comprise entre la ligne mammaire et la ligne parasternale gauche. Ce soulèvement est désigné sous le nom de *choc de la pointe du cœur*. A la palpation, il se manifeste par un soulèvement circonscrit de la paroi thoracique antérieure qui donne à peu près l'impression que ressent le doigt appliqué sous l'arcade zygomatique pendant de lents mouvements de mastication.

En ce qui concerne l'étendue de la zone où on perçoit le choc de la pointe, disons qu'une seule extrémité digitale suffit pour la recouvrir; cette largeur est d'environ 25 millimètres. Le soulèvement peut aller jusqu'au niveau des côtes avoisinantes; il ne le dépasse jamais.

Au point de vue *chronologique*, le choc de la pointe correspond à la réplétion de la carotide; le doigt appliqué sur la pointe du cœur et celui qui est placé sur la carotide sentiront simultanément le pouls carotidien et le choc de la pointe. D'où il ressort que le choc de la pointe se produit au moment de la systole du cœur.

Pourtant, comme il faut un certain temps pour que le sang pénètre, au moment de la systole, du ventricule gauche dans la carotide, la coïncidence entre le choc de la pointe et le pouls carotidien n'est pas en réalité parfaite. D'après les recherches de Rive et de Donders, la différence n'est que de 0,093 de seconde, et cet espace de temps si minime n'est guère appréciable par la palpation.

Il en est autrement lorsque l'on compare le choc de la pointe avec le battement d'artères périphériques. L'intervalle qui existe entre le pouls radial ou crural et le choc de la pointe est très perceptible. Pour le pouls de l'artère radiale, Landois a trouvé que l'intervalle entre le battement artériel et le choc de la pointe est de 0,224 de seconde.

Le choc de la pointe n'est pas visible chez tous les individus. Il fait défaut fréquemment chez les gens obèses, notamment chez les femmes et chez les personnes à thorax court et à espaces intercostaux étroits. Dans ces cas, il est cependant le plus souvent accessible à la palpation, et il sera d'autant plus net que l'on pénétrera plus avant et plus énergiquement dans l'espace intercostal. Mais on ne le sent pas, lorsqu'au lieu d'être situé dans le 5ᵉ espace intercostal, il siègle derrière le 6ᵉ cartilage costal qui le sépare alors du doigt qui palpe. Plus les parois du thorax sont minces et élastiques, plus le choc de la pointe sera distinct et pour l'œil et pour la main; c'est pourquoi il est ordinairement très accentué chez les enfants.

Il résulte de ce qui précède qu'on ne peut tirer aucune induction diagnostique de l'absence du choc de la pointe, parce que cette absence peut être l'effet de circonstances extérieures sans aucune importance.

L'étude de ce phénomène a cependant une grande importance diagnostique, et il faudra tenir compte de son *siège*, de son *étendue*, de son *énergie*, du *moment* où il se produit et du *rythme* qu'il possède.

Les diverses qualités du choc de la pointe peuvent varier même sous des influences physiologiques : ces dernières serviront toujours de terme de comparaison pour l'appréciation des altérations pathologiques.

I. Siège du choc de la pointe. — Le siège du choc de la pointe, qui, à l'état normal, se trouve dans l'espace compris entre la ligne parasternale gauche et la ligne mammaire dans le 5e espace intercostal gauche, peut varier sous l'influence de conditions physiologiques ou morbides. On le trouve tantôt plus haut, tantôt plus bas, tantôt dépassant en dehors la ligne mammaire, tantôt dépassant en dedans la ligne parasternale gauche. L'étendue de ses déplacements peut être fort considérable ; le déplacement peut se faire en hauteur de la 2e à la 9e côte et, dans le sens horizontal, de la ligne axillaire gauche aux lignes thoraciques du côté droit de la poitrine.

Le siège du choc de la pointe dépend, à l'état physiologique, de l'âge des individus. Chez les enfants de 2 à 10 ans, on le rencontre fréquemment dans le 4e espace intercostal gauche ; tandis que chez les vieillards il peut au contraire être situé plus bas qu'à l'état normal, c'est-à-dire dans le 6e espace intercostal gauche.

On observe en même temps chez les enfants que bien souvent, en raison du volume relativement plus considérable du cœur, la pointe dépasse en dehors la ligne mammaire gauche ; le déplacement dans ce sens peut atteindre jusqu'à 3 centimètres. La cause de ce fait réside dans la voussure plus considérable du diaphragme infantile ; chez le vieillard, au contraire, la longueur et le redressement plus prononcés de l'aorte et de l'artère pulmonaire produisent l'abaissement du cœur et du diaphragme.

La structure du thorax influe également sur le siège du choc de la pointe. Si le thorax est *court*, le choc se fait parfois au-dessus du siège normal ; et inversement, si le thorax est allongé et les espaces intercostaux très larges, on le perçoit dans l'espace intercostal situé au-dessous. Dans les déformations thoraciques consécutives à la *scoliose* on observe souvent aussi le déplacement du choc de la pointe.

Le siège du choc de la pointe dépend encore des mouvements respiratoires. A chaque inspiration profonde, il peut s'abaisser de tout un espace interscostal ; et à chaque expiration énergique remonter d'une hauteur égale. Dans l'expiration, le choc est également plus net et plus étendu et se rapproche de la ligne mammaire, tandis qu'à l'inspiration, il peut disparaître entièrement, recouvert par le poumon gauche qui vient se placer au-devant du cœur. Les causes de ces déplacements respiratoires doivent être cherchées dans les variations respiratoires de la position du diaphragme, que suit le cœur sus-jacent. Dans la respiration calme, les déplacements du choc de la pointe sont tellement insignifiants, que l'on peut les considérer comme nuls. Si pour une raison quelconque, les excursions du diaphragme se font péniblement, les déplacements du choc de la pointe se suppriment. On observe ce phénomène notamment dans l'inflammation de la plèvre diaphragmatique et dans la péritonite, alors que les malades cherchent à éviter autant que possible les mouvements si douloureux du diaphragme.

Dans certains cas, il se produit une inversion dans les déplacements respiratoires normaux du choc de la pointe. Lorsque les grosses voies aériennes sont sténosées, il arrive parfois que pendant l'inspiration le diaphragme, non seulement ne subit pas d'aplanissement, mais s'élève dans la cavité thoracique plus fortement pendant l'inspiration que pendant l'expiration ; dans ces cas, le cœur et le choc de la pointe suivent nécessairement le diaphragme.

Le siège du choc de la pointe est variable avec l'attitude du corps. Dans le décubitus latéral gauche, il peut dépasser de beaucoup en dehors la ligne mammaire gauche. Le degré de mobilité du cœur varie avec les individus ; il peut être tel que le choc de la pointe se fasse à distance égale des lignes mammaire et axillaire médiane gauche, ce qui équivaut à un déplacement de 6 centimètres. Dans le décubitus latéral droit, le cœur se déplace vers la droite, mais beaucoup moins ; le déplacement ne dépasse guère 3 cent., quoi qu'en ait dit Bamberger. En se plaçant la tête en bas, le cœur se déplace dans le sens correspondant.

Rumpf a fait remarquer récemment que, dans les cures d'amaigrissement si fort à la mode aujourd'hui et si souvent poussées à l'extrême, le cœur montrait souvent une mobilité tout à fait extraordinaire, et ces cas justifient l'expression de *cœur mobile* ou *migrateur*.

Enfin l'excitation physique ou psychique exerce chez certains individus une légère influence sur le siège du choc de la pointe. Celui-ci devient un peu plus énergique, plus large et se déplace un peu vers la gauche et vers le bas.

Comme transition entre les variations physiologiques et les altérations morbides accentuées, nous citerons certains déplacements congénitaux du cœur et du choc de la pointe, par exemple, la *transposition des viscères*. Le cœur, et par conséquent sa pointe, ne se trouvent plus dans la moitié gauche, mais dans la moitié droite de la poitrine ; de même, les organes abdominaux ont aussi changé de place : la rate siège à droite, le foie à gauche, l'orifice pylorique de l'estomac à gauche, et le cardia à droite, etc. Les individus ainsi conformés peuvent d'ailleurs être parfaitement sains et vigoureux. Il n'y a pas longtemps encore, j'ai observé un homme, véritable hercule, ayant servi plusieurs années dans les cuirassiers de la garde, qui était atteint de transposition des viscères.

Rezek a publié, sous le titre d'ectopie abdominale du cœur, une observation concernant un homme de 35 ans, chez lequel le cœur était situé et battait immédiatement sous la peau de l'épigastre.

Alors même que le déplacement de la pointe du cœur ne remplirait aucune des conditions physiologiques que nous venons d'énumérer, il n'en faudrait pas conclure à l'existence de lésions cardiaques. Cela n'est permis qu'après s'être assuré qu'il n'existe point d'affections de la cage thoracique, des poumons, de la plèvre, de certains organes du médiastin et des viscères abdominaux.

En ce qui concerne les *lésions du thorax*, nous avons déjà mentionné la relation qui unit les incurvations scoliotiques du rachis avec des déplacements très prononcés du choc de la pointe en hauteur et en largeur.

Parmi les *maladies du poumon*, l'emphysème pulmonaire et l'atrophie du poumon sont fréquemment accompagnés d'ectopie de la pointe du cœur. Cependant, les deux affections n'agissent pas de la même façon pour provoquer cette ectopie. Dans l'emphysème, le volume du poumon augmente, ce qui amène un abaissement du diaphragme, partant du cœur et du choc de la pointe ; dans l atrophie pulmonaire, c'est l'opposé qui a lieu. Dans ces cas, comme dans tous les états analogues, au déplacement dans le sens vertical, s'en joint un autre dans le sens horizontal. Lorsque la pointe est située très haut, elle se dévie à gauche ; lorsque la pointe est abaissée, elle se déplace en dedans.

Les *affections de la plèvre* donnent lieu aux déplacements les plus prononcés du choc de la pointe du cœur. L'accumulation de grandes quantités de liquide ou de gaz dans la plèvre amène le refoulement du cœur et du choc de la pointe vers le côté opposé. Lorsque c'est le côté droit qui est malade, on trouve parfois le choc de la pointe sur la ligne axillaire gauche ; dans les cas où la lésion siège à gauche, l'ectopie n'est pas d'habitude aussi accentuée.

D'ailleurs, il faut savoir que, dans ce dernier cas, la position réciproque des diverses parties du cœur demeure la même. On croyait jadis que le cœur se déplaçait, par rapport aux gros vaisseaux auxquels il est suspendu, de telle sorte que la pointe était refoulée de la moitié gauche du thorax vers la droite, et que le cœur subissait, dans la partie inférieure de son axe vertical, une rotation de gauche à droite. Le premier, Bamberger a montré, en s'appuyant sur les résultats de l'autopsie, que cette rotation du cœur ne se produisait pas, et que le refoulement portait sur la *totalité de l'organe*, sans rotation d'aucune sorte. Donc, dans les déplacements du cœur vers la droite, ce n'est pas la portion du cœur animée de pulsations située le plus près de la ligne axillaire droite qui est la pointe, mais bien celle qui est située le plus à gauche et qui se soulève d'une façon rythmique. Il est cependant des exceptions à cette règle; mais mes observations personnelles sont en contradiction formelle avec la théorie que soutient à nouveau Rosenstein, à savoir que le cœur éprouve un mouvement de rotation autour des gros vaisseaux comme centre. mouvement ayant pour résultat le déplacement de la pointe du cœur de gauche à droite.

Friedreich a fait remarquer que dans bien des cas de pleurésie droite, le choc de la pointe subissait un déplacement de bas en haut. Cela arrive lorsque le poids du liquide refoule de haut en bas le lobe droit du foie : ce refoulement amène précisément une élévation du lobe gauche et par conséquent du diaphragme et du cœur.

Il n'est pas rare, à la suite des affections de la plèvre, de voir persister l'ectopie du choc de la pointe. Le cœur contracte quelquefois des *adhérences* avec la région où il a été refoulé et ne peut plus, après la terminaison de la maladie pleurale, revenir en sa position primitive. Ou bien, si la guérison de la lésion pleurale s'accompagne de diminution de volume et d'atrophie notable du poumon correspondant, il peut arriver que le cœur soit attiré assez profondément vers le côté malade de la poitrine, pour servir en quelque sorte de masse de remplissage.

Parmi les *maladies du médiastin*, ce sont surtout les tumeurs des ganglions lymphatiques qui déterminent le déplacement de la pointe du cœur. L'ectopie mécanique du cœur et du choc de la pointe se fait généralement de haut en bas, souvent aussi de dedans en dehors ; en même temps, le choc devient plus distinct, parce que les tumeurs rendent plus intime le contact de la face antérieure du cœur avec la paroi thoracique.

Les *lésions des viscères abdominaux* déterminent habituellement un déplacement de la pointe du cœur de bas en haut et de dedans en dehors. C'est dans ce sens qu'agissent les tumeurs des divers organes, les épanchements de gaz ou de liquide dans la cavité péritonéale, le météorisme, etc. Il est inutile d'insister sur l'étiologie de ces phénomènes. Disons seulement que la pointe peut être refoulée jusque dans le 2ᵉ espace intercostal gauche. Un fait digne d'attention est l'absence de déplacement du choc de la pointe chez les femmes grosses (Gerhardt).

Les *affections de l'appareil circulatoire* où l'on rencontre l'ectopie de la pointe du cœur sont les dilatations anévrysmales de l'aorte. Le déplacement est la conséquence d'une simple pression et se fait de haut en bas, et souvent de dedans en dehors. Un épanchement liquide du péricarde peut également amener le déplacement de la pointe de haut en bas. Dans ce cas, plusieurs facteurs sont en jeu. Le muscle cardiaque ayant un poids spécifique plus considérable que le liquide, le cœur et avec lui le choc de la pointe s'abaissent et le liquide gagnera partiellement les parties supérieures. D'autre part, il se produit un refoulement mécanique du cœur et du diaphragme sous l'influence de l'augmentation du poids du contenu du péricarde.

Les déplacements du choc de la pointe sont d'une importance toute spéciale pour le diagnostic des maladies du *muscle cardiaque lui-même*. D'autres symptômes permettront seuls cependant de conclure si les lésions sont de nature idiopathique ou si elles se sont développées secondairement, le plus souvent à la suite d'altérations valvulaires. Dans ces maladies, la pointe peut s'abaisser jusqu'au niveau du 8ᵉ espace intercostal gauche et atteindre en dehors la ligne axillaire gauche. Les causes de l'ectopie sont indiquées directement par l'anatomie pathologique ; on constate que le déplacement marche de pair avec le degré d'accroissement de volume du ventricule gauche (hypertrophie du ventricule gauche).

II. Étendue du choc de la pointe. — L'étendue du choc de la pointe est soumise, même à l'état normal, à des variations multiples. Des nombreuses mensurations de Traube il résulte que cette étendue, ainsi que nous l'avons déjà dit, ne dépasse pas 25 millimètres. Aussi l'extrémité de l'index ou du médius, suffit-elle, en général, pour recouvrir la région où se perçoit le choc de la pointe.

A la suite d'excitations physiques ou morales, on voit le choc augmenter d'étendue, même chez les individus bien portants. Le même phénomène se produit pendant l'expiration, dans l'attitude debout et penchée en avant, parce que dans ces conditions la partie inférieure du cœur se rapproche davantage de la paroi thoracique.

A l'état pathologique on observe cette augmentation d'étendue du choc de la pointe toutes les fois que le cœur se trouve en contact intime avec la paroi antérieure de la poitrine, notamment quand ce rapprochement s'accompagne de rétraction du bord antérieur du poumon gauche.

L'augmentation d'étendue *vraie* du choc de la pointe ne se produit que lorsque le segment cardiaque correspondant a subi un accroissement de volume ; outre le déplacement du choc de la pointe de haut en bas et de dedans en dehors, l'extension de ce choc en largeur est un signe très important de l'*hypertrophie du ventricule gauche.*

III. **Énergie du choc de la pointe.** — La force du choc de la pointe se mesure principalement d'après le degré de résistance et de soulèvement qu'éprouve le doigt appliqué sur l'espace intercostal. Un choc très énergique est qualifié de résistant et d'impulsif. Il faut évidemment s'être exercé la main sur une série d'individus bien portants, avant de pouvoir apprécier la force du choc de la pointe dans des cas pathologiques.

L'inspection est ici moins digne de confiance que la palpation. Le point de repère essentiel, pour juger le choc de la pointe par l'inspection, est que le choc de la pointe, chez l'homme sain, ne dépasse jamais le niveau de la face antérieure des côtes avoisinantes.

La force du choc de la pointe est des plus variables chez les personnes d'ailleurs très bien portantes ; et nous avons dit précédemment que l'absence de choc ne permettait de tirer aucune déduction diagnostique. Il en est tout autrement lorsque ce choc change, quant à sa force, dans le cours d'une maladie, ou bien si, dès le début, il est d'une énergie absolument anormale.

Le choc *de la pointe, lorsqu'il est très résistant* et très impulsif, est un symptôme d'hypertrophie du ventricule gauche. Il est clair qu'une masse musculaire plus considérable développera une activité plus prononcée, et comme l'activité du ventricule gauche est précisément dans un rapport très intime avec le choc de la pointe, on comprend que l'hypertrophie du ventricule gauche soit accompagnée d'un choc de la pointe dont l'impulsion est anormalement exagérée.

Le simple renforcement du choc de la pointe peut être produit artificiellement. L'excitation physique ou psychique détermine l'augmentation d'énergie de ce choc; aussi réussit-on souvent chez les individus donc le choc de la pointe n'est pas perceptible d'ordinaire à le faire apparaître en les faisant marcher rapidement ou respirer vivement et profondément.

En général, tous les états qui déterminent une accélération des mouvements du cœur s'accompagnent de renforcement du choc de la pointe. C'est ce qu'on observe dans la fièvre, par exemple, et dans les accès de palpitations cardiaques, telles que les présentent assez souvent les femmes hystériques et nerveuses. Dans tous ces cas, la cause du phénomène réside dans l'exagération de l'activité cardiaque.

Les conditions où se produit l'*affaiblissement du choc de la pointe* sont un peu plus variées. Celui-ci accompagne la *diminution de l'aptitude fonctionnelle du muscle cardiaque,* que celle-ci soit le résultat de troubles de l'innervation ou de dégénérescence de la substance musculaire elle-même. C'est pourquoi l'on voit fréquemment le choc de la pointe s'affaiblir au point de disparaître pendant une syncope, dans la stéatose du muscle cardiaque dans le collapsus grave qui accompagne le typhus, le choléra, etc.

Dans d'autres circonstances, il faut chercher la cause dans les *modifications de la circulation sanguine*. Le choc de la pointe fait souvent défaut dans la sténose très prononcée de l'orifice aortique et dans le rétrécissement de l'orifice mitral.

Dans un troisième groupe de cas, l'affaiblissement ou la suppression du choc de la pointe résulte de l'*interposition entre le cœur et la paroi thoracique d'un milieu étranger*. Le choc de la pointe fait ordinairement défaut chez les emphysémateux, parce que le poumon recouvre la face antérieure du cœur et masque l'impulsion cardiaque.

Dans l'*épanchement liquide du péricarde* le choc de la pointe devient de plus en plus faible pour disparaître finalement tout à fait. En effet, dans le décubitus dorsal, le cœur, en raison de sa densité, tombe d'avant en arrière, de sorte que le liquide péricardique s'accumule à la partie antérieure, au-dessus de lui, et empêche ainsi la propagation du choc à la paroi pectorale. Ce n'est que dans la station debout et penchée en avant qu'on peut le faire apparaître parfois ; car dans ce cas le cœur se rapproche de la paroi antérieure du thorax et refoule le liquide à la partie postérieure de la cavité péricardique. Les changements de qualité du choc de la pointe se produisent d'une façon analogue en cas d'épanchement liquide peu abondant dans la cavité pleurale gauche, lorsque le liquide remplit le sinus pleuro-péricardique et qu'il n'y a pas eu refoulement du cœur du côté droit.

On peut artificiellement affaiblir le choc de la pointe chez beaucoup de personnes bien portantes en leur faisant faire des inspirations profondes. Cet affaiblissement résulte de la superposition à la pointe du cœur du bord antérieur du poumon gauche.

Dans certaines circonstances pathologiques, le phénomène est inverse, c'est-à-dire que le choc de la pointe devient plus fort et plus distinct précisément au moment de l'inspiration, tandis que le contraire a lieu à l'expiration. Riegel et Tuczek ont montré que l'on pouvait rencontrer pareille chose en cas de certaines *adhérences péricardiques* et en tirer parti pour le diagnostic. Qu'on se représente des brides conjonctives se rendant de la surface externe du péricarde au bord antérieur du poumon gauche. Il est possible dans ces cas, qu'au moment de l'augmentation de volume inspiratoire du poumon, il se produise une traction sur ces brides, traction qui a pour effet de rapprocher le cœur de la paroi thoracique et de rendre le choc de la pointe plus distinct ; dans l'expiration, au contraire, le cœur tombe en quelque sorte un peu en arrière et le choc de la pointe devient par cela même moins net.

J'ai rencontré le même phénomène dans des conditions tout à fait différentes. Il s'agissait d'individus atteints de *catarrhe bronchique diffus*, mais prononcé surtout sur la *face antéro-inférieure du poumon gauche*. A l'inspiration, les espaces intercostaux se rétractaient très fortement et en même temps le choc de la pointe apparaissait net et énergique à son siège ordinaire. Pendant l'expiration au contraire, les sillons intercostaux s'aplanissaient entièrement et le choc de la pointe demeurait invisible. Le phénomène disparut en même temps que le catarrhe, ce qui exclut l'idée de l'existence de brides péricardiques. Le mécanisme, en ce cas, était évidemment autre, bien qu'il fût analogue à celui des observations de Tuczek et de Riegel. Il nous semble que le rapprochement de la paroi thoracique du cœur et le défaut de mobilité du bord du poumon gauche en donnent une explication suffisante.

On observe fréquemment la diminution d'intensité et l'absence de choc de la pointe dans les cas de *soudure* des deux feuillets péricardiques. Le fait s'explique par la gêne apportée à la locomotion du cœur par l'effet des adhérences. Tuczek et Riegel ont signalé la possibilité d'établir un diagnostic de probabilité, parce que dans ce cas tout ce qui, en d'autres circonstances, provoque une exagération momentanée du choc de la pointe, demeure sans résultat.

Il faut enfin noter que des altérations de la paroi thoracique elle-même peuvent déterminer un affaiblissement du choc de la pointe. C'est ce qui arrive dans l'*œdème*, l'*emphysème*, l'*inflammation* et l'*adipose* des téguments de la poitrine.

Il est incontestable que le soulèvement de la pointe du cœur coïncide avec la contractien du muscle cardiaqae. L'opinion des anciens auteurs qui considéraient le choc de la pointe comme étant de nature diastolique, ne se discute même plus aujourd'hui, quoique le physiologiste Burdach s'en soit fait le défenseur.

IV. Modifications chronologiques du choc de la pointe. — Parfois, le soulèvement systolique de la pointe du cœur fait place à une *dépression systolique de cette pointe.* Cette rétraction reste tantôt limitée au siège et à l'étendue du choc de la pointe, tantôt aussi elle s'exerce sur le voisinage. Dans ce cas, à chaque systole, il se produit une rétraction plus ou moins prononcée d'une partie de la paroi thoracique et même de la portion inférieure du sternum. Au moment de la diastole, les parties reviennent de nouveau sur elles-mêmes et donnent l'impression d'*un soulèvement diastolique de la pointe.* Les rétractions systoliques sont ordinairement d'autant plus accentuées que l'activité cardiaque est plus vive et plus énergique. Dans la dégénérescence et l'affaiblissement du muscle cardiaque, par conséquent vers la fin de la vie, ces rétractions systoliques peuvent disparaître; elles sont généralement plus nettes pendant l'inspiration que pendant l'expiration. Simpson a fait remarquer que la dépression coïncide seulement avec la fin de la systole, car si on la compare avec les pouls carotidien et radial, on s'aperçoit qu'elle coïncide avec le battement de la radiale et par conséquent se trouve un peu en retard sur le pouls de la carotide.

Skoda a le premier fait connaître dans un excellent travail la valeur diagnostique des dépressions systoliques, et des soulèvements diastoliques, Il avait cependant envisagé la question à un point de vue trop étroit ; les recherches postérieures de Traube et de Friedreich ont une importance toute spéciale.

Les rétractions systoliques de la région de la pointe du cœur se produisent toutes les fois que, l'énergie des contractions cardiaques étant suffisante, il y a obstacle à la locomotion systolique normale du cœur en bas et à gauche; dans ces conditions, il faut, en effet, qu'au moment du raccourcissement systolique du diamètre vertical du cœur, la région de la pointe s'éloigne de la face interne de la paroi thoracique. A ce moment, il existe entre le cœur et la paroi thoracique un espace vide qui ne peut être comblé que par la rétraction de la musculature intercostale, sous l'influence de la pression atmosphérique. Ce n'est que quand le bord antérieur du poumon gauche est très mobile et que la distance entre le cœur et la paroi pectorale n'est pas trop grande, qu'il pourrait se faire que le poumon en expansion systolique fût capable de combler le vide et empêchât ainsi le développement d'une rétraction systolique.

C'est la *symphyse du péricarde* qui, en gênant la locomotion du cœur, provoque ordinairement la rétraction systolique de la région de la pointe; mais alors cette dépression systolique peut s'effectuer suivant un autre mécanisme. En effet, si les adhérences péricardiques intéressent la pointe du cœur, la rétraction peut s'opérer par une traction directe sur le cœur. Les rétractions les plus prononcées s'observent lorsqu'il existe également des *adhérences extrapéricardiques*, notamment lorsque le cœur est intimement soudé en avant à la paroi thoracique et en arrière à la colonne vertébrale (*médiastino-péricardite*) (1).

Le cœur, au moment de la rétraction systolique, étant obligé de surmonter une certaine résistance, c'est-à-dire d'opérer une certaine *traction*, on comprend facilement qu'en dehors des obstacles à la locomotion cardiaque, le phénomène est encore soumis à l'influence de l'énergie des contractions cardiaques. La rétraction fera défaut et sera remplacée par l'absence du choc de la pointe, lorsque le muscle cardiaque sera assez affaibli pour ne pouvoir surmonter la résistance opposée par la paroi thoracique.

Les obstacles à la locomotion cardiaque sont le plus souvent constitués par les adhérences péricardiques. Traube a le premier montré, que la soudure n'a pas besoin d'être parfaite et qu'il suffit de certaines brides isolées pour produire la rétraction systolique de la pointe du cœur.

Plus tard, Weiss a insisté sur l'importance du *siège* des adhérences. La dépression systolique est d'autant plus marquée que les adhérences siègent vers la base du cœur ; car c'est la région de la base qui est obligée d'effectuer l'excursion la plus forte de haut en bas au moment de la contraction systolique de l'organe. Au contraire, les adhérences qui intéressent la pointe peuvent ne pas produire d'altérations sensibles.

Friedreich a fait remarquer que la soudure de la face *postéro-inférieure*

---

(1) C'est un point bien établi par Morel-Lavallée, que la symphyse péricardique doit s'accompagner de médiastinite pour que la dépression systolique et le soulèvement diastolique de la région précordiale puissent s'observer (Morel-Lavallée, *De la symphyse cardiaque*. G. Steinheil, éditeur, Paris, 1886).

du cœur avec le péricarde et le diaphragme favorise tout spécialement le développement des rétractions systoliques, parce que le cœur, qui se raccourcit suivant son diamètre vertical, attire en haut et en dedans le diaphragme et ses insertions thoraciques. Quoi qu'il en soit, ce n'est pas toujours, comme le croyait Skoda, l'étendue des adhérences qui importe, mais leur siège et leurs effets mécaniques. Il peut exister des oblitérations complètes du péricarde absolument silencieuses, tandis que dans d'autres cas le phénomène apparaît très nettement sous l'influence de brides conjonctives insignifiantes.

Parfois la rétraction systolique est le résultat d'adhérences congénitales du péricarde. Traube en a publié un bel exemple. Il s'agit d'un homme d'environ 50 ans, chez lequel la rétraction était due à un repli anormal de la paroi postérieure du péricarde, commençant immédiatement à côté de l'origine de l'artère pulmonaire et se dirigeant en bas, presque parallèlement à l'axe vertical du thorax, pour aboutir à la paroi gauche de l'oreillette, le long de laquelle on pouvait encore la suivre jusqu'au niveau du sillon transverse. Il semble que les replis de ce genre ne sont pas rares sur le péricarde ; car Traube en a rencontré 3 fois sur 12 autopsies ; seulement leur développement et leur siège ne sont pas toujours de nature à entraver notablement la mobilité du cœur.

Friedreich a rapporté une observation intéressante de sténose très prononcée de l'orifice aortique, où il constata des rétractions systoliques de la pointe, sans qu'il existât le moindre repli ou la moindre adhérence péricardique. Il semble que, dans ce cas, la cause ait été également l'obstacle apporté à la locomotion du cœur. Le choc de la pointe est avant tout une conséquence du recul qui s'opère, au moment de la systole, lorsque le sang se précipite du ventricule dans l'aorte. Il faut évidemment que la force du réflexe soit affaiblie par une sténose notable de l'orifie aortique ; et comme de ce fait les mouvements du cœur se trouvent secondairement en souffrance, on comprend facilement par quel mécanisme la rétraction systolique peut se produire en cas de rétrécissement considérable de l'orifice aortique. Weiss insiste encore sur un autre facteur étiologique. Dès qu'au moment de la systole le sang se précipite dans l'aorte, la crosse de l'aorte se redresse et devient ainsi un auxiliaire du mouvement systolique du cœur de haut en bas. Lorsque le rétrécissement aortique est poussé à un haut degré le sang n'arrive que lentement et sans force dans l'aorte, le redressement de la crosse est minime, ce qui contribue à gêner la locomotion du cœur.

Weiss explique par le même mécanisme les rétractions systoliques observées chez des vieillards en dehors des lésions que nous avons mentionnées. Elles seraient dues au trop médiocre redressement de la crosse de l'aorte et par conséquent à l'obstacle apporté à la locomotion cardiaque par suite de la rigidé anormale de la paroi vasculaire.

V. Rythme du choc de la pointe. — Le choc de la pointe se manifeste presque dans tous les cas sans exception sous la forme d'un seul soulèvement systolique. Il est rare qu'il soit double ou triple, c'est-à-dire qu'on perçoive pour une seule pulsation artérielle un soulèvement double ou triple de la pointe du cœur. Skoda, Hamernjk et Bamberger avaient décrit des cas de ce genre, mais leur interprétation n'a été trouvée que récemment par Leyden et Riegel.

Autrefois on expliquait le *redoublement du choc de la pointe* par le défaut de concordance entre la contracture du ventricule gauche et celle du ventricule droit. Hamernjk ajoute qu'il faut s'attendre au phénomène, notamment en cas de grandeur et de réplétion inégales des ventricules. Cette opinion n'aurait rien d'étonnant, s'il est vrai, comme Traube le prétend, que la contraction cardiaque est dédoublée déjà à l'état normal. Rosenstein a tenté récemment d'appuyer la doctrine de Traube sur de nouvelles recherches cardiographiques ; cependant cette manière de voir ne saurait être admise.

Leyden a montré qu'un choc redoublé de la pointe du cœur peut être le résultat d'une contraction du ventricule droit *indépendante et plus fréquente que celle du ventricule gauche* (hémisystolie). Dans les cas qu'il a observés, il s'agissait de lésions mitrales accompagnées d'insuffisance tricuspidienne relative. La contraction du ventricule gauche se reconnaissait à l'apparition du pouls radial; quant aux contractions hémisystoliques indépendantes du cœur droit, elles ne provoquèrent jamais que des pulsations veineuses. Ces résultats concordent avec ceux de Malbranc et de Roy.

Comme tous les observateurs modernes n'ont rencontré le redoublement du choc de la pointe qu'en cas de lésions mitrales où le ventricule droit est soumis à une augmentation de travail, Leyden a supposé, non sans raison, qu'il s'agit en ces cas d'une sorte d'action compensatrice ; le ventricule droit cherche, à l'*aide de contractions plus souvent répétées*, à réaliser un travail supplémentaire. Malbranc considère le phénomène comme un symptôme grave de troubles de l'innervation. Bozzola et Schreiber pensent, il est vrai, que la structure anatomique du muscle cardiaque n'est pas de nature à permettre la production de contractions hémisystoliques ; mais Rosenstein fait remarquer que les expériences sur les animaux démontrent journellement que les divers segments du cœur meurent à des époques différentes et par conséquent se contractent indépendamment les uns des autres.

Récemment, Riegel a fait ressortir à juste titre que les signes de l'*hémisystolie vraie* peuvent très facilement être simulés par ceux du *pouls cardiaque bigéminé*. Ce pouls cardiaque bigéminé résulte d'un mode d'activité du cœur, où il se produit, toutes les deux contractions, une pause plus ou moins longue.

Or, si la deuxième contraction est trop peu énergique pour chasser le sang dans l'artère radiale de façon à y rendre le pouls palpable, alors que l'action du ventricule droit est encore suffisante pour la création du pouls veineux, on comprend facilement qu'un examen superficiel puisse faire soupçonner l'hémisystolie. D'ailleurs le pouls cardiaque bigéminé n'est nullement lié à l'existence d'une lésion mitrale et d'une insuffisance tricuspidienne consécutive. Sommerbrodt l'a observé, en effet, chez un homme bien portant toutes fois que celui-ci éternuait, se mouchait ou toussait, probablement par suite de l'irritation du nerf vague pulmonaire.

Il faut bien se garder du reste de confondre l'hémisystolie et le pouls cardiaque bigéminé avec des *contractions frustes* du cœur. Il est des cas, en effet, où la force du muscle cardiaque est insuffisante pour chasser, à chaque contraction, le sang dans l'artère radiale et y déterminer un pouls perceptible et où, par conséquent, il manque des pulsations. En procédant à l'exploration d'une façon trop hâtive, il peut arriver facilement que l'on interprète ce fait d'une manière erronée.

VI. Théories du choc de la pointe. — Peut-être l'examen du choc de la pointe donnerait-il au diagnostic plus de ressources, si on était exactement fixé sur son mode de développement. Malheureusement il n'en est pas ainsi, malgré les nombreuses recherches datant des siècles passés et se poursuivant encore de nos jours. Les pathologistes ont plus contribué que les physiologistes à éclaircir cette question.

Les premières recherches sérieuses pour la détermination du segment cardiaque correspondant au choc visible de la pointe datent de J. Meyer. Cet auteur délimitait chez les agonisants, à l'aide de couleurs, la région où l'on percevait le choc de la pointe, et après la mort, y enfonçait des aiguilles. Malgré la rigueur apparente de cette méthode d'exploration, les résultats n'offrirent aucune concordance.

On dit généralement que ce qui constitue réellement la pointe du cœur est recouvert sur le cadavre par le processus linguiforme du bord antérieur du poumon gauche. Friedreich cite l'opinion de Kiwisch et de Hamernjk, d'après lesquels le choc de la pointe correspondrait à un segment du ventricule gauche situé un peu au-dessus de la pointe véritable. Dusch prétend que la région du thorax où l'œil perçoit le choc de la pointe appartient à un point de la face antérieure du tiers inférieur du ventricule droit, distant d'environ 2 cent. de la pointe du cœur. « A l'intérieur du cœur, ajoute-t-il, on voit cependant, en ce point, le septum interventriculaire proéminant fortement dans la cavité du ventricule droit et formé principalement des fibres musculaires du ventricule gauche. » Bamberger est d'avis que le choc de la pointe correspond exactement à la pointe du cœur elle-même, et nous partageons sa manière de voir.

La position des viscères thoraciques sur le cadavre n'est pas du tout en rapport avec les conditions topographiques existant sur le vivant, notamment au moment de la systole cardiaque. En raison du mouvement de rotation que le cœur en systole exécute autour de son axe vertical et surtout du mouvement indépendant de la pointe elle-même, il semble fort possible que cette pointe arrive, pendant la systole, en contact direct avec la paroi interne du thorax et réalise ainsi le choc de la pointe. L'expérience clinique plaide en ce sens. Ce sont en effet les lésions du ventricule gauche, dont fait partie la pointe, qui s'accompagnent de modifications du choc de la pointe.

De tous temps, on a admis que le choc de la pointe répond aux mouvements qu'exécute le cœur pendant la systole. Mais le désaccord commence aussitôt après.

Et d'abord, quel est celui des divers mouvements systoliques qui cause le choc de la pointe?

Les opinions sur les divers mouvements systoliques ont subi dans ces dernières années une transformation notable à la suite des recherches expérimentales de Filehne et de Penzoldt, recherches que Löbsch a combattues à tort. Ces deux auteurs ont montré que pendant la systole la *pointe du cœur* subissait une impulsion indépendante d'arrière en avant, de bas en haut, et de gauche à droite; et cette impulsion doit évidemment jouer un rôle important dans la production du choc de la pointe.

Ajoutons à cela que la *totalité du cœur* exécute au moment de la systole un mouvement de haut en bas; l'organe glisse sur le diaphragme comme base, d'arrière en avant, de haut en bas et de droite à gauche. L'étendue de ce mouvement est importante. Skoda, qui avait pu l'observer sur un enfant atteint de fissure sternale, l'évalue à plus de 5 cent.

La locomotion du cœur de haut en bas pendant la systole se fait concurremment avec un mouvement de rotation de l'organe autour de son axe vertical, de telle façon que son bord gauche se déplace d'arrière en avant et de gauche à droite.

Il faut enfin signaler les modifications qu'éprouvent les *diamètres* du cœur au moment de la systole. Tandis que les diamètres transverse et vertical se raccourcissent, le diamètre antéro-postérieur, ainsi que l'a montré Ludwig, augmente; en d'autres termes, pendant la systole, il se produit une voussure plus grande de la paroi antérieure du cœur. Ces divers mouvements combinent évidemment leurs effets; aussi nous semble-t-il qu'on fait fausse route en voulant rattacher le développement du choc de la pointe uniquement à l'un ou l'autre d'entre eux. Comme, à l'état pathologique, certaines formes de ces mouvements peuvent faire défaut et que malgré cela l'impulsion de la pointe persiste, il faut forcément en conclure, que cette impulsion reconnaît des causes diverses, qui peuvent se remplacer l'une l'autre.

En second lieu, on s'est demandé à quelles forces il fallait rapporter les mouvements systoliques qui causent le choc de la pointe.

Une partie de ces forces est fournie par le muscle cardiaque lui-même; les autres sont un effet de la circulation sanguine.

Les mouvements indépendants de la pointe et les modifications des divers diamètres du cœur doivent évidemment être considérés comme les conséquences directes de la contraction du muscle cardiaque.

Pour ce qui est du mouvement d'abaissement du cœur, il faut considérer deux choses : le recul et le redressement systolique des grosses artères.

Le *recul* est un phénomène produit par le sang qui, chassé par la systole de bas en haut dans l'artère pulmonaire et l'aorte, repousse de haut en bas le muscle cardiaque; c'est un phénomène analogue au recul des armes à feu. Déjà en 1825, Alderson avait eu recours au recul pour expliquer le choc de la pointe; c'est Gutbrod qui établit la théorie basée sur ce fait, et plus tard Skoda chercha à la faire prévaloir. C'est être trop exclusif, en tous cas, que de considérer le choc de la pointe comme étant uniquement la conséquence du recul. Il est vrai que cette opinion semble être d'accord avec ce fait que dans la sténose aortique très prononcée le choc de la pointe fait souvent défaut, cette anomalie étant de nature à affaiblir au maximum le recul. Mais Chauveau a fait ressortir que chez l'âne, le choc de la pointe persiste quand on pratique la ligature des veines caves à leur embouchure en comprimant simultanément l'artère pulmonaire et l'aorte. Plus récemment, Rosenstein a confirmé ces faits, en contradiction avec l'opinion de Jahn et de Guttmann. Certains auteurs ont prétendu que le phénomène du recul n'entrait pas en ligne de compte pour le cœur, parce que c'était la paroi cardiaque elle-même qui causait l'impulsion; mais Hiffelsheim a démontré, à l'aide de cœurs en caoutchouc, que cette prétention n'est pas fondée.

La vérité est que l'effet du recul est aidé par le redressement systolique de la crosse de l'aorte et de l'artère pulmonaire. Tout vaisseau incurvé, flexible, au moment où il est soumis à une réplétion brusque, tend à se redresser et à se rapprocher de la ligne droite; il va de soi que ce mouvement s'accompagne nécessairement d'un abaissement du cœur. Aufrecht a cru avoir découvert dans le redressement systolique de la crosse de l'aorte l'explication unique du choc de la pointe. Mais cette fois encore l'expérience précédemment citée de Chauveau, où le redressement de la crosse aortique est impossible et où cependant le choc de la pointe persiste, prouve incontestablement que cette opinion est erronée.

Les mouvements de rotation du cœur humain ont été mis en lumière par une observation de Wilkens. Avant lui, Kornitzer les avait expliqués par la direction en spirale que présentent, l'une par rapport à l'autre, l'aorte et l'aorte pulmonaire. Au moment de la réplétion systolique de ces artères, la spirale se détordait et, sous l'influence d'une élongation concomitante des vaisseaux, il se produisait un mouvement de rotation du cœur. Tout récemment Oehl a attribué les mouvements de rotation du cœur à la disposition des fibres musculaires du cœur elles-mêmes.

De cet exposé, il résulte que le choc de la pointe du cœur est un phénomène *complexe*. Il faut être très circonspect dans toutes les recherches expérimentales, la tentative créant presque toujours des conditions anormales. Au reste, le bord du poumon gauche participe, lui aussi, aux mouvements du cœur; car Kölliker et Bamberger ont montré sur le lapin qu'à chaque systole du cœur, il se produit une dilatation et un déplacement respiratoire de ce bord.

b) — *Choc cardiaque diffus ou total.*

Sous le nom de choc du cœur, nous entendons l'ébranlement diffus que l'on perçoit dans la région précordiale et qui est la conséquence de la systole cardiaque. Souvent ce choc diffus est, comme celui de la pointe, perceptible tant à la vue qu'à la palpation; dans d'autres cas, au contraire, il est accessible au palper seulement.

Le rapport entre le choc du cœur et celui de la pointe se comprend très facilement dans les cas où ils existent simultanément, et où l'on voit et sent en même temps l'ébranlement cardiaque diffus et le soulèvement localisé de la pointe. Souvent le choc de la pointe disparaît, alors que le choc diffus persiste encore. Ce fait peut se réaliser dans toutes les circonstances qui favorisent l'affaiblissement du choc de la pointe ; car ce n'est que quand les causes d'affaiblissement du cœur s'exagèrent encore que le choc diffus du cœur disparaît à son tour.

Le choc du cœur s'observe avec le plus de netteté, lorsque les bords antéro-médians des poumons se sont écartés, de façon que le cœur se trouve en contact immédiat avec la paroi thoracique sur une plus large étendue.

En général, le renforcement du choc du cœur coïncide avec l'augmentation d'intensité du choc de la pointe.

L'*extension anormale du choc du cœur* a une grande importance diagnostique. Lorsqu'il existe de l'augmentation de volume du ventricule gauche, on voit le choc du cœur, de même que celui de la pointe, dépasser en dehors le domaine de la ligne mammaire gauche et en bas celui du 5e espace intercostal gauche. Si l'augmentation de volume du ventricule gauche s'est accompagnée d'un accroissement de masse, la région précordiale se trouve soulevée et ébranlée avec une énergie tout à fait anormale.

L'exploration du choc du cœur en cas d'altérations analogues du ventricule droit a plus de valeur encore, car dans ce cas le choc de la pointe proprement dit demeure intact. Les dilatations du ventricule droit se manifestent par l'extension vers la portion inférieure du sternum et au delà, vers le côté droit du thorax, du choc du cœur qui normalement n'est plus perceptible au niveau du bord gauche du sternum ; dans l'hypertrophie du ventricule droit, ces diverses régions se soulèvent d'une manière très accentuée.

Le redoublement du choc de la pointe s'accompagne nécessairement de redoublement du choc du cœur.

c) — *Voussure précordiale.*

En inspectant le thorax d'un individu bien portant, on ne remarque point de différence dans la conformation de la région précordiale et de la zone symétrique du côté opposé. Il en est souvent autrement chez les personnes atteintes d'affections du cœur ; la lésion morbide se trahit à l'inspection par la voussure plus ou moins prononcée de la région précordiale, *voussure précordiale.*

On observe ce symptôme avec son maximum de fréquence dans l'*augmentation du volume et de masse du muscle cardiaque*, où la paroi thoracique subit constamment une impulsion violente. Le phénomène est, du reste, d'autant plus accentué que l'individu est plus jeune, c'est-à-dire la paroi thoracique plus souple. Il dépend évidemment encore du degré de développement des altérations du muscle cardiaque lui-même.

Les lésions valvulaires du cœur amenant secondairement des altérations du myocarde, on s'explique pourquoi l'on rencontre presque toujours de la voussure précordiale dans les lésions valvulaires.

La voussure précordiale s'observe également dans les cas où le *péricarde est le siège d'un épanchement considérable de liquide.* Comme, là aussi, il s'agit d'effets de compression, on comprend que le thorax flexible des jeunes gens favorisera, toutes choses égales d'ailleurs, le développement de la voussure précordiale. On voit souvent, dans ces conditions, les espaces intercostaux élargis et effacés, phénomène auquel s'ajoute parfois, d'après certains auteurs, l'œdème des téguments correspondants. Quelquefois, les choses vont plus loin et il se produit une légère voussure des espaces intercostaux. Il faut encore noter qu'en cas d'épanchement abondant, la voussure ne se borne pas à la région précordiale, mais dépasse le sternum et atteint la ligne mammaire droite. Un œil attentif remarquera sans peine que le côté gauche du thorax prend une part moins active aux mouvements respiratoires que le côté droit.

Certains auteurs prétendent avoir observé, à la suite de la résorption d'épanchements péricardiques, une *rétraction de la région précordiale,* analogue à celle que l'on constate après la disparition d'exsudats pleurétiques ; ces assertions demandent à être confirmées.

La voussure précordiale est enfin un signe du *pneumopéricarde.* Le degré de voussure dépend de la flexibilité du thorax, de la quantité de gaz et de la configuration de la fistule, si fistule il y a. En cas de fistules à orifice large et toujours ouvert, la lésion sera moins prononcée, toutes choses égales d'ailleurs, que s'il existe des fistules à soupape qui permettent aux gaz de pénétrer dans la cavité péricardique, mais s'opposent absolument à leur sortie.

Il ne faudra pas confondre la voussure précordiale vraie avec des voussures consécutives à des *déformations du thorax,* telles qu'elles se développent, notamment dans le rachitisme et les déviations de la colonne vertébrale.

d) — *Pulsations thoraciques anormales.*

Les battements sphygmiques visibles de la région précordiale ne sont pas, dans bon nombre de cas, limités au choc de la pointe et au choc diffus du cœur. Assez souvent, on peut poursuivre les mouvements du cœur sur une étendue de plusieurs espaces intercostaux. Dans ce cas, ils commencent parfois dans le 3e espace intercostal gauche et vont jusqu'à la pointe du cœur. Ils se manifestent sous forme de soulèvements plus ou moins accentués de la paroi pectorale, qui débutent par l'espace intercostal le plus élevé et se succèdent rapidement dans les espaces voisins pour se terminer au niveau de la pointe.

Quelquefois, ces pulsations s'accompagnent de *rétractions systoliques légères* de certaines parties des espaces intercostaux, ordinairement des segments des 3e, 4e et 5e espaces intercostaux, immédiatement situés contre le bord gauche du sternum ; ces rétractions résultent évidemment de la diminution de volume que subit le cœur au moment de la systole et de l'effet de la pression atmosphérique.

Ces divers phénomènes peuvent être réalisés chez les individus bien portants à l'aide de contractions cardiaques accélérées et renforcées. Ils surviennent également dans l'hypertrophie du cœur, quand par suite de l'augmentation de masse et de volume du cœur, l'activité du myocarde s'exagère par elle-même et que par le refoulement du bord du poumon gauche, le cœur se trouve en contact plus intime et sur une plus large surface avec la paroi thoracique. Enfin on les voit apparaître comme conséquence de la rétraction du poumon gauche et de tous les états qui rapprochent le cœur de la paroi thoracique.

Dans certains cas, on est frappé de voir *le second espace intercostal gauche être le siège de pulsations rythmiques.* Ces pulsations correspondent à la réplétion systolique de l'*artère pulmonaire* et s'observent dans l'atrophie du poumon gauche, lorsque le bord antérieur de l'organe s'est rétracté au point de permettre à l'artère pulmonaire d'arriver en contact de la face interne de la cage thoracique.

Il faut enfin signaler les pulsations que l'on constate dans les dilatations circonscrites des gros vaisseaux cardiaques, le plus souvent dans les *anévrysmes de l'aorte ascendante.* Ces pulsations anévrysmales siègent habituellement dans le 2e espace intercostal droit, près du bord du sternum. De même que le choc de la pointe, elles se manifestent sous forme de soulèvements systoliques circonscrits. C'est à juste raison que Stokes a fait observer qu'il fallait toujours *soupçonner un anévrysme, lorsque deux soulèvements systoliques se produisent en des points séparés de la région précordiale.* « Il y a, dit Stokes, comme deux cœurs battant dans la même poitrine à des places différentes. » Ailleurs il ajoute : « dans les cas où l'on trouve deux centres de pulsation, le diagnostic sera facilité par ce fait que l'impulsion cardiaque paraît *faible* en comparaison de celle de la poche anévrysmale ».

Souvent, au lieu de pulsations, il s'agit d'une véritable *tumeur animée de battements.* Les tumeurs solides voisines du cœur, abcès péripleurétiques, tumeurs lymphatiques, etc., peuvent, il est vrai, présenter des battements communiqués, mais presque toujours il est facile avec l'aide de la palpation de les différencier des tumeurs pulsatiles *vraies.* Les pulsations communiquées, consistent en une simple succession de soulèvements et d'affaiblissements. Il n'en est plus de même pour les pulsations réelles ; à chaque battement la tumeur *augmente de volume en tous sens.* La main appliquée au pourtour de la tumeur subit, à chaque pulsation, un battement sur tout le pourtour. Lorsque les pulsations de l'anévrysme ne sont pas très accentuées, Greene recommande l'inspection de la région précordiale à la lumière oblique, en plaçant l'œil au niveau de la surface thoracique et en explorant celle-ci dans le sens transversal.

Nous mentionnerons ici les *mouvements visibles de fluctuation*, qui s'observent dans certains cas d'épanchement liquide du péricarde, lorsque la quantité de liquide n'est pas trop petite, la paroi thoracique pas trop épaisse, et les contractions cardiaques assez énergiques. Si certains auteurs ont mis en doute l'existence de ce phénomène, mes propres observations me permettent d'en affirmer la réalité. Il s'agit là évidemment de mouvements occasionnés par les contractions du cœur.

B. — PALPATION DE LA RÉGION PRÉCORDIALE

La palpation confirme d'une part les résultats de l'inspection, d'autre part elle les complète et y ajoute des éléments nouveaux. On a vu dans le chapitre précédent jusqu'à quel point la palpation est utile pour l'exploration du choc de la pointe, du choc du cœur et des pulsations anévrysmales. Il nous reste à étudier le choc valvulaire palpable et les bruits accessibles à la palpation.

a) — *Choc valvulaire palpable.*

On sait que dans le mécanisme de la circulation, le jeu des valvules a une importance extrême. Pendant la systole du cœur, il se produit une tension rapide des valvules mitrale et tricuspide ; au moment de la diastole au contraire, ce sont des valvules semi-lunaires de l'aorte et de l'artère pulmonaire qui se tendent.

Parfois on réussit à sentir le déplissement des valvules sous forme d'un choc court et nettement tranché, que l'on désigne sous le nom de *choc valvulaire palpable*. Si ce choc coïncide avec celui de la pointe du cœur ou avec le pouls carotidien, on le rapportera à la valvule mitrale ou à la tricuspide ; dans le cas contraire, il sera dû aux valvules sigmoïdes de l'orifice de l'aorte ou de l'artère pulmonaire.

Traube a le premier attiré l'attention sur le *choc valvulaire systolique* (mitral et tricuspidien), lequel ne possède pas d'ailleurs une signification diagnostique spéciale. On le rencontre chez bon nombre d'individus bien portants, quand une grande partie du cœur se trouve recouverte par le bord antérieur du poumon gauche. En cas d'absence complète du choc de la pointe, on observe dans ces conditions, comme le dit Traube, « dans la région comprise entre le 3ᵉ et le 6ᵉ cartilage costal et vers le segment inférieur du sternum, un ébranlement coïncidant avec la systole ventriculaire » et qui est dû uniquement aux vibrations systoliques des valvules mitrale et tricuspide.

D'après mes observations personnelles, le *choc valvulaire diastolique* (valvules sigmoïdes) est tout aussi fréquent, quoique les traités de pathologie n'en disent rien. Examinez un certain nombre de personnes bien portantes et vous verrez que chez plusieurs d'entre elles vous percevrez un choc diastolique bref et net, qui semble venir de la profondeur. On le trouve habituellement avec son maximum de netteté sur le sternum, au niveau des 2ᵉ et 3ᵉ cartilages costaux ; toutefois, il se propage quelquefois plus bas sur une étendue plus ou moins considérable. Il ne faut point pour le produire une activité et une excitation cardiaques spéciales ; de même, et j'insiste là-dessus, aucune modification dans le trajet des bords du poumon n'est nécessaire. Le choc diastolique pas plus que le choc systolique ne mérite une mention spéciale au point de vue du diagnostic.

Mais il en est tout autrement quand au lieu d'avoir affaire à un choc valvulaire diffus, on se trouve en présence d'un *choc valvulaire diastolique localisé*. Celui-ci se rencontre le plus souvent dans le 2e espace intercostal gauche, immédiatement contre le sternum, et doit être rapporté, en ce cas, aux valvules semi-lunaires de l'artère pulmonaire. Les causes peuvent en être variées; il peut s'agir soit de conditions de transmission particulièrement favorables, soit d'un excès de tension des valvules. Les conditions de transmission sont éminemment favorables lorsque le bord médian du poumon, qui recouvre l'artère pulmonaire à son origine et la sépare de la paroi de la poitrine, est infiltré et par conséquent privé d'air, ou s'il s'est rétracté au point de permettre le contact direct de l'artère avec la paroi thoracique, on constate alors le plus souvent des pulsations visibles de l'artère pulmonaire.

L'augmentation d'énergie dans la tension des valvules sigmoïdes de l'artère pulmonaire se produit lorsque l'action du ventricule droit rencontre des résistances anormales. Cet accident s'observe le plus souvent dans les lésions de la valvule mitrale et dans les affections chroniques du poumon. Dans ce dernier cas, le phénomène devient d'autant plus frappant qu'il existe de meilleures conditions de transmission des vibrations valvulaires. Lorsqu'on applique l'index d'une main dans le 2e espace intercostal gauche immédiatement contre le bord du sternum et celui de l'autre sur la région du choc de la pointe, on perçoit alternativement le soulèvement systolique de la pointe et le choc diastolique bref de l'artère pulmonaire.

Dans la 2e espace intercostal droit, près du rebord sternal, le choc valvulaire diastolique s'observe bien plus rarement. Il est alors dû aux valvules aortiques. Ce choc valvulaire diastolique aortique ne s'observe guère que dans l'hypertrophie du cœur consécutive à l'atrophie rénale.

b) — *Bruits palpables.*

Les altérations morbides du cœur engendrent fréquemment des bruits pathologiques surtout perceptibles à l'auscultation, mais qui, dans certains cas, deviennent accessibles à la palpation. On divise ces bruits, suivant leur point d'origine, en *endocardiques* et *péricardiques*.

Ordinairement la distinction des bruits endocardiques des bruits péricardiques est possible rien que par l'impression communiquée à la main exploratrice. Les bruits péricardiques déterminent une sensation de frôlement, de frottement, de raclage, de râpe en mouvement et se distinguent par leur caractère nettement interrompu ; les bruits endocardiques au contraire sont continus et donnent une impression pareille à celle que l'on ressent en caressant un chat qui ronronne.

Parfois les bruits ne sont perceptibles que si la main exerce une forte pression sur l'espace intercostal ; on peut être certain qu'il s'agit alors de bruits péricardiques développés grâce au contact plus intime des feuillets péricardiques juxtaposés.

Il faut également tenir grand compte du moment où se produisent les bruits. Les bruits endocardiques correspondent toujours exactement aux phases de l'activité cardiaque et sont par conséquent systoliques, diastoliques ou présystoliques. Les bruits péricardiques, au contraire, n'ont pas de caractère systolique ou diastolique précis ; ils suivent les diverses phases cardiaques, se rapprochant tantôt de l'une, tantôt de l'autre. Si le doute persiste il faut avoir recours à l'auscultation et à la percussion.

Les deux sortes de bruits palpables ont, en ce qui concerne la palpation, un seul caractère commun ; ils deviennent inaccessibles au palper (non pas pour l'ouïe) en cas d'inspiration profonde. Cela tient à ce que le poumon gauche va recouvrir la surface antérieure du cœur et rend impossible par conséquent la perception des bruits par la main exploratrice.

Les bruits endocardiques sont désignés sous le nom de *frémissement cataire* (Laënnec) ; ceux du péricarde sous le nom d'*affrictus ou de frottement péricardique.*

Le *frémissement cataire* implique généralement l'idée d'un bruit très intense. C'est ce qui explique pourquoi de temps à autre il disparaît lorsque le cœur fonctionne avec calme; et pourquoi aussi on peut le provoquer artificiellement par des efforts physiques ou des excitations psychiques, des inspirations profondes et accélérées, par une marche rapide, ou en passant vivement et coup sur coup de la position couchée à la position assise. La règle n'est évidemment pas sans exceptions. Parfois même il existe une disproportion frappante entre l'intensité du frémissement cataire et le peu de force acoustique du bruit. Leichtenstern a récemment étudié le phénomène en détail et a cherché à l'expliquer. Comme tous les processus en question reposent sur la formation de tourbillons sanguins, il pense que, dans certains cas, ces tourbillons possèdent bien une intensité suffisante pour être perçus sous forme de frémissement cataire, mais qu'il leur manque la rapidité nécessaire pour frapper l'oreille sous forme de bruit ; et réciproquement que dans d'autres la rapidité des tourbillons et partant la formation du bruit ne laisse rien à désirer, mais que le grand nombre de vibrations nuit à la discontinuité du bruit à la palpation, c'est-à-dire à la netteté du frémissement cataire.

Plus loin, nous dirons que les bruits endocardiques apparaissent tantôt à la suite de lésions valvulaires du cœur (*bruits organiques*) et que tantôt ils existent en l'absence de toute altération de ce genre (*bruits accidentels, anorganiques, anémiques* ou *sanguins*). Dans ces derniers cas, on n'observe pas d'habitude le frémissement cataire. On connaît peu d'exceptions à ce fait. J. Schreiber en a relaté une; dans son cas le frémissement existait concurremment à un bruit systolique ; on ne put à l'autopsie constater la moindre lésion valvulaire.

L'expérience nous apprend que la fréquence du frémissement cataire varie avec la nature de la lésion valvulaire. Lorsqu'il se perçoit à la pointe du cœur, il est en rapport avec des altérations de la valvule mitrale, l'insuffisance la produit plus rarement que la sténose. En connexion avec ce fait, on rencontre dans ces cas des frémissements plus souvent diastoliques ou présystoliques que systoliques. Les frémissements présystoliques sont fréquemment, et c'est là une particularité qui les distingue, plus nets au début et vers la fin que dans leur période intermédiaire.

Dans le rétrécissement de l'orifice aortique, on observe fréquemment un frémissement systolique particulièrement énergique, surtout dans le 2e espace intercostal droit et sur le segment sternal avoisinant. Le frémissement diastolique est rare dans l'insuffisance des valvules aortiques; il offre son maximum d'intensité, comme le souffle correspondant, au-devant du sternum.

Les frémissements en rapport avec les lésions valvulaires du cœur droit sont rares, comme les lésions de ce genre. Par contre lorsqu'ils existent, ils sont d'une intensité toute spéciale. S'il s'agit d'affection de l'artère pulmonaire, leur plus grande intensité correspond au 2e espace intercostal gauche; dans les lésions tricuspidiennes, à la portion inférieure du sternum.

J'ai constaté plusieurs fois des frémissements systoliques très prononcés et très étendus dans des cas de communication anormale entre les deux moitiés du cœur (*cyanose congénitale*).

La plupart du temps, on n'observe de *bruit péricardique palpable*, que lorsque les feuillets du péricarde sont devenus rugueux et dépolis à la suite de processus phlegmasiques et de dépôts fibrineux. Il n'est pas nécessaire toutefois que les feuillets soient malades tous deux; Friedreich a montré que le frottement péricardique peut se produire en cas d'intégrité de l'un des deux. Pour celui qui a beaucoup observé en clinique et assisté aux autopsies, il est certain que l'intensité du frottement n'est pas toujours en rapport avec l'étendue de la lésion. Le siège de cette dernière semble avoir une importance plus grande à ce point de vue. Il suffit quelquefois d'hémorrhagies insignifiantes pour déterminer un frottement péricardique très intense et très nettement perceptible à l'oreille et à la palpation.

On a prétendu que la simple sécheresse du péricarde était capable de réaliser ce phénomène. Nous verrons plus loin que les observations anciennes ne supportent même pas la discussion. Tout récemment, cependant, Leichtenstern a publié plusieurs observations de ce genre.

C'est au voisinage du bord gauche du sternum, que le frottement péricardique siège le plus ordinairement. L'étendue et la durée de ce dernier sont subordonnées à la nature du processus étiologique; à ce propos, nous renvoyons le lecteur au paragraphe traitant de l'auscultation du cœur.

C. — PERCUSSION DU CŒUR

Dans l'étude de la percussion du cœur, on retrouve les lois physiques fondamentales étudiées à propos de la percussion des organes respiratoires. Partout où le cœur est en contact immédiat, par sa face antérieure, avec la paroi thoracique, la percussion donne un son mat. Il en est du cœur, par conséquent, comme de tous les tissus privés d'air; la structure individuelle n'a aucune importance sous ce rapport.

La face antérieure du cœur n'est pas en contact sur toute son étendue, on le sait, avec la paroi thoracique; une partie de la base et un segment du cœur droit se trouvent recouverts par la moitié droite du poumon gauche. Au niveau de ces parties, on ne perçoit pas une matité absolue, mais de la submatité, à la condition toutefois que les couches sus-jacentes du poumon n'atteignent pas une épaisseur trop considérable (plus de 5 centim.).

Il y a donc deux sortes de matité cardiaque; de plus, certaines parties du cœur, recouvertes de couches trop épaisses de parenchyme pulmonaire, demeurent inaccessibles à la percussion simple. Nous appellerons *petite matité ou matité absolue* la zone précordiale où il y a de la matité absolue; nous appellerons *grande matité ou matité relative* la zone précordiale où il y a de la submatité. Cette dernière est excentrique à la première.

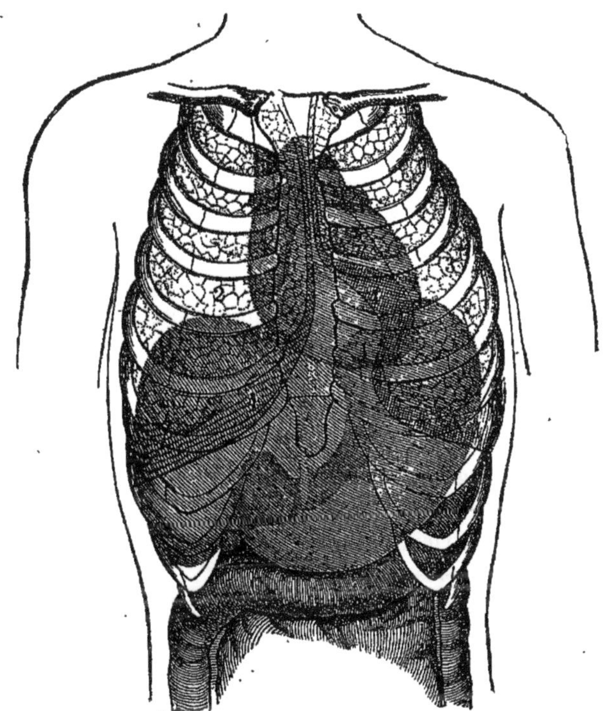

FIG. 150. — *Position du cœur.*

1. Cœur. — 2. Poumon droit. — 3. Poumon gauche. — 4. Espaces complémentaires.

Pour représenter la figure de projection *complète* du cœur sur la paroi antérieure de la poitrine, pour déterminer par conséquent aussi le segment de ce viscère qui demeure inaccessible à la simple percussion en raison de sa position profonde et de la superposition de couches trop épaisses de poumon, on s'est servi de la percussion palpatoire. Avec ce procédé, on réussit à reconnaître les limites du cœur à la sensation de résistance ; on a donc désigné à bon droit la figure obtenue avec la percussion palpatoire, sous le nom de *résistance cardiaque.*

La percussion complète du cœur doit donc déterminer trois choses : la petite matité, la grande matité et la résistance cardiaque.

Les noms donnés aux diverses formes de matité cardiaque ont subi bien des changements. Pour la petite matité, on s'est servi des expressions suivantes : matité absolue, matité superficielle, vacuité cardiaque, matité partielle ou forte. Quant à la grande matité, elle a encore été appelée relative, profonde, faible ou totale, ou simplement matité cardiaque.

Pour comprendre la signification de ces divers phénomènes, il faut connaître l'*anatomie clinique du cœur.* Nous allons en indiquer les éléments les plus importants.

Le cœur est suspendu dans la cavité thoracique par les gros vaisseaux. Il n'a une direction presque perpendiculaire que chez le fœtus; chez l'homme bien portant, sa position est toujours oblique, de telle sorte que son axe vertical se dirige de droite à gauche et de haut en bas et forme avec l'axe général du corps un angle d'environ 60°. Le point de croisement de ces deux axes se trouve au-dessous du commencement du tiers moyen du sternum, et à 3 centim. environ au-dessus du milieu du diamètre cardiaque. Par conséquent, une petite portion seulement du cœur appartient au côté droit du thorax; la plus grande appartient au côté gauche. Au point de vue du volume, les 2/3 siègent du côté gauche, l'autre tiers du côté droit. En regardant les figures 140 et 150 *bis*, on voit que le côté droit possède : presque la totalité de l'oreillette droite à l'exception de son sommet, la moitié droite de l'oreillette gauche, la cloison interauriculaire presque tout l'ostium veineux droit et un segment du ventricule droit, large en son milieu, d'environ 2 centim. A gauche, on trouve la plus grande portion du ventricule droit, la totalité du ventricule gauche, la moitié gauche de l'oreillette gauche et le sommet de l'oreillette droite.

Sur la face antérieure du thorax, les limites du cœur sont les suivantes : le point le plus élevé du cœur, qui est constitué par la limite supérieure de l'oreillette gauche, correspond à une ligne horizontale passant par le bord supérieur des extrémités sternales des deuxièmes cartilages costaux. Le cœur atteint ses dimensions transversales les plus considérables à la hauteur des cartilages des 4es côtes. En ce point, il dépasse la ligne médiane de 4 à 5 centim. à droite et de 7 à 9 centim. à gauche, chiffres qui sont d'une importance extrême pour l'interprétation des figures de la matité cardiaque. Le point le plus bas du cœur correspond aux sixièmes cartilages costaux.

Par suite de sa direction oblique, le cœur présente trois bords, un droit, un gauche et un inférieur.

Le bord droit est formé par l'oreillette droite. Il commence au milieu de l'extrémité sternale du 2e espace intercostal droit, suit une ligne légèrement convexe et dépassant le bord droit du sternum de dedans en dehors d'environ 2 centim. et se termine au niveau de l'extrémité sternale du cinquième cartilage costal droit.

Le bord inférieur appartient au ventricule droit. Il a une direction oblique de droite à gauche et de haut en bas; il part de l'insertion sternale du 5e cartilage costal droit, descend vers le bord inférieur de l'insertion sternale du 6e cartilage costal gauche, croise ce cartilage un peu plus en dehors et se dirige ensuite le long du bord supérieur de la 6e côte gauche vers la région où se fait le choc de la pointe.

Le bord gauche est formé par le ventricule gauche. Il commence à la

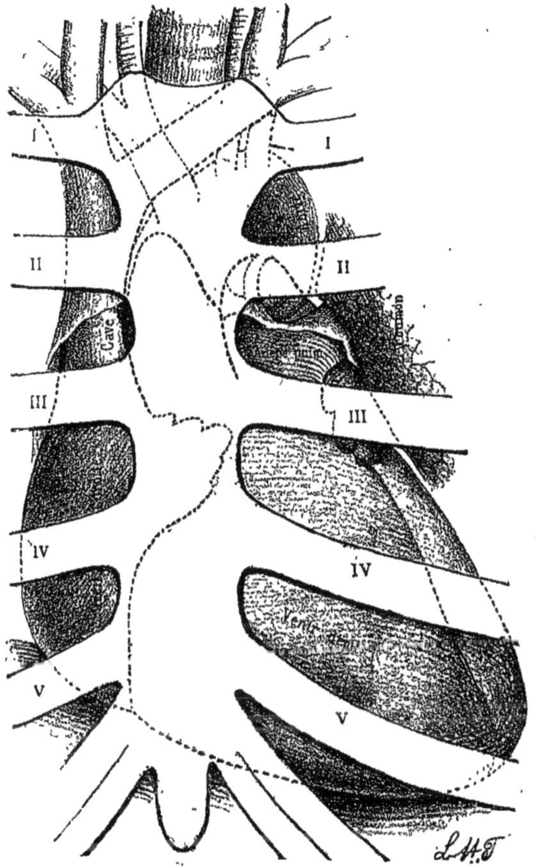

Rapports du cœur et des gros vaisseaux avec la paroi thoracique (d'après FARABEUF). *Le système séreux*. Th. agrég.

même hauteur que le bord droit, au milieu du 2e espace intercostal gauche et s'étend jusqu'au milieu du 5e; sur son trajet, il correspond successivement, à peu de chose près, aux points de réunion du cartilage avec l'os des 3e, 4e et 5e côtes gauches.

On ne peut pas, à vrai dire, parler d'une face antérieure et d'une face postérieure du cœur; comme le diaphragme qui supporte ce viscère, constitue un plan un peu déclive en avant, la face antérieure convexe est plutôt une face supérieure et la face postérieure plane est plutôt une face inférieure.

La face antéro-supérieure du cœur est recouverte en grande partie par le poumon; seule une portion du ventricule droit demeure libre et arrive en contact direct avec la paroi thoracique. (Pour ce qui concerne le trajet exact des bords antérieurs des poumons, voyez plus haut *Percussion topographique des poumons*.) C'est la portion du cœur non recouverte par le poumon qui correspond à la zone de la petite matité cardiaque ; mais il est impossible de la délimiter entièrement à l'aide de la percussion. Le segment qui est situé immédiatement derrière le sternum nous échappe. Cela tient à ce que la table osseuse du sternum transmet l'ébranlement de percussion aux parties avoisinantes du poumon et empêche ainsi la production d'un son obscur : au niveau du sternum, le son est toujours clair.

Suivant qu'on veut obtenir l'une ou l'autre des figures de la matité cardiaque, il faut choisir une *méthode de percussion spéciale*. Pour déterminer la zone de la petite matité, on emploiera exclusivement la percussion faible ou superficielle. Car il s'agit là de délimiter le bord antérieur des poumons par rapport à la face antérieure du cœur ; or avec la percussion forte, nous l'avons déjà vu, les ébranlements se propagent aux segments de poumon avoisinants qui entrent en vibrations concomitantes.

Pour la détermination de la grande matité cardiaque, il faut avoir recours à une méthode de percussion tout autre. Dans ce cas, c'est la percussion forte et profonde qui convient. Si l'on avait recours ici à la percussion superficielle, les degrés légers de matité échapperaient complètement.

Bien que la percussion palpatoire ait été jadis employée, c'est Ebstein qui tout récemment a tenté d'en régler l'emploi. La percussion digitale semble avoir, dans ces circonstances, des avantages tout particuliers, parce qu'avec elle la sensation de résistance se perçoit très nettement. D'après mes propres observations, il est préférable de déterminer la figure de la résistance cardiaque uniquement par la palpation, c'est-à-dire en serrant le doigt contre le doigt plutôt qu'en percutant avec le doigt levé, pour obtenir la sensation de résistance après qu'il est retombé. Ebstein et son élève Stein sont arrivés à la même conclusion, contre laquelle s'élèvent cependant Guttmann et Rosenstein. Quelques auteurs disent avoir obtenu de bons résultats de la percussion palpatoire immédiate, d'après la méthode de Wintrich.

La détermination exacte de la figure de la résistance cardiaque est rendue difficile par l'épaisseur trop considérable ou l'œdème de la paroi thoracique et par l'ossification prononcée des cartilages costaux.

La percussion du cœur doit être pratiquée sur le sujet couché ; la position assise et la station debout sont moins favorables. On évitera le décubitus latéral qui occasionne des déplacements de l'organe ; il est surtout important de percuter au summum de l'inspiration et à la fin de l'expiration ; la respiration doit être calme.

Au sujet de la valeur diagnostique des *diverses formes de matité cardiaque*, les opinions diffèrent considérablement. Beaucoup d'auteurs se bornent uniquement à la détermination de la matité absolue, parce que cette dernière participe à toutes les modifications de volume, de forme et de position du cœur. C'est ainsi que dans son excellent *Traité des maladies du cœur*, Bamberger n'a tenu compte que de cette forme de matité, et il est certain que c'est elle que l'on détermine avec le plus de facilité et de certitude. En revanche, des modifications relativement minimes des bords des poumons influent sur l'étendue de cette matité, alors que le cœur lui-même est demeuré sans changement, et c'est un grave inconvénient. Si ces bords s'infiltrent ou se rétractent, la matité augmente en surface ; s'ils se dilatent, elle diminue; dans les deux cas l'erreur est facile. Quelquefois le déplacement respiratoire des bords des poumons et la variation respiratoire de cette matité peuvent dissiper l'erreur; mais si les bords des poumons sont immobilisés ou les espaces complémentaires oblitérés, l'interprétation exacte des phénomènes peut rencontrer les difficultés les plus sérieuses.

Friedreich prétend donc avec raison que pour ces cas la détermination de la *grande matité cardiaque* est plus sûre et qu'en général elle rend plus de services que celle de la *matité absolue*. La transition du son clair à la submatité est parfois tellement insensible, que seule une oreille expérimentée et exercée peut compter sur des résultats certains. C'est dans ces conditions précisément que se recommande la méthode de *percussion à enjambées*. On place d'abord le plessimètre sur une zone à matité bien nette et puis sur un endroit parfaitement sonore, et ainsi de suite en se rapprochant de plus en plus de la ligne où le son change.

La détermination exacte de la grande matité cardiaque devient difficile surtout quand la paroi thoracique est très épaisse ou est le siège d'une infiltration œdémateuse ; dans ces conditions, on trouve pour cette matité ordinairement une étendue trop petite.

Pour obtenir la limite réelle de la grande matité cardiaque, Ewald recommanda une sorte de *percussion auscultatoire*. On applique le stéthoscope au-dessus de la région hépatique et on percute en commençant à droite au niveau des espaces intercostaux et en se rapprochant de plus en plus du cœur et du sternum; l'oreille qui ausculte le son de percussion perçoit nettement que le son devient obscur dès qu'on percute dans la zone du cœur.

La grande matité du cœur ne coïncide avec la véritable limite du cœur que le long de son bord gauche. A droite, il reste une portion de l'organe qui ne peut être délimitée même avec la percussion profonde, mais qui peut être déterminée, comme l'ont fait voir Ebstein et ses élèves Lüning, Schläfke et Hornkohl, à l'aide de la percussion palpatoire. Quant à moi, je puis affirmer que sur ce point, contrairement à l'opinion de Guttmann, de Rosenstein et de Weil, la détermination de la résistance cardiaque est souvent plus utile que celle de la grande matité cardiaque. Le mieux, en tous cas, est de s'exercer à la détermination des trois sortes de matité; car on peut contrôler les résultats de l'une des méthodes par ceux des autres.

Pour traiter des modifications pathologiques des formes de matité, il faut naturellement prendre pour point de départ l'étude des trois zones cardiaques à l'état normal.

I. Etude de la matité absolue du cœur. — Au point de vue de la percussion, la *petite matité du cœur* est caractérisée par le son obscur qu'elle fournit à la percussion superficielle. Elle est représentée par un triangle qui, théoriquement, peut se construire de la façon suivante : on relie à l'aide d'une horizontale la région du choc de la pointe avec le bord supérieur de l'insertion sternale du 6e cartilage costal ; puis on tire une verticale suivant de bas en haut et de très près le rebord sternal gauche depuis l'insertion sternale du 6e cartilage costal jusqu'au bord inférieur de la même insertion du 4e cartilage costal gauche, et enfin de là une ligne droite qui rejoint la région du choc de la pointe. On obtient ainsi un triangle à peu près rectangle, où l'on distingue un côté inférieur, un côté droit et une

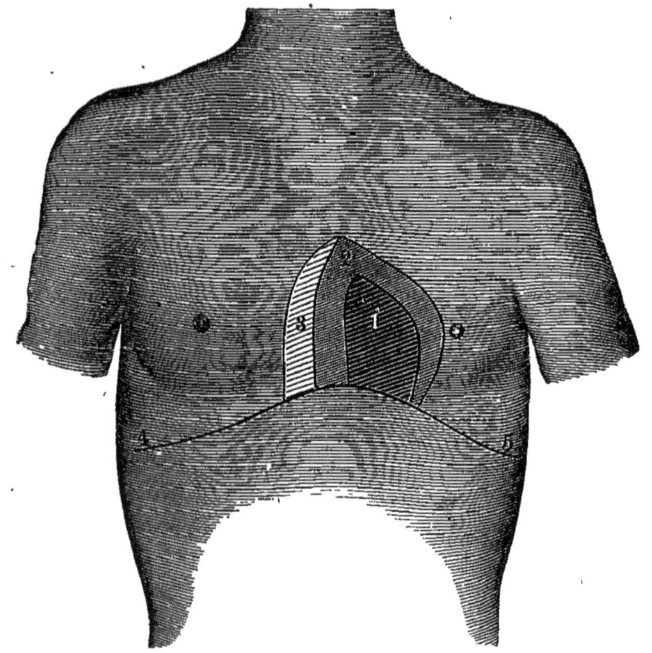

FIG. 151. — *Formes de la matité cardiaque.*

1. Petite matité cardiaque. — 2. Grande matité cardiaque. — 3. Résistance cardiaque. — 4. Limite de la petite matité hépatique. — 5. Bord inférieur du poumon gauche.

hypoténuse située à gauche. Les deux côtés sont presque d'égale longueur et ont en moyenne de 5 à 8 centimètres.

Dans bien des cas l'hypoténuse n'est pas une ligne droite, mais une ligne brisée ; dans ces cas le triangle de matité se transforme en un quadrilatère irrégulier (fig. 151). Il s'agit là moins d'une ligne brisée que d'une ligne courbe, dont la convexité regarde en dehors et qui court d'abord parallèlement à la quatrième côte gauche pour s'incurver ensuite vers le bas.

La délimitation de la matité absolue du cœur ne rencontre aucune difficulté avec l'emploi de la percussion superficielle. Mais cela n'est vrai que pour les limites droite et gauche. Bien souvent, la limite inférieure est impossible à établir par la percussion, parce que le lobe gauche du foie est situé contre le cœur et que le son de cet organe ne diffère en rien de celui du cœur. Dans certains cas, on réussit à déterminer par la percussion la moitié gauche externe de la limite inférieure, c'est lorsque le lobe hépatique ne s'étend pas jusqu'à la région du choc de la pointe et qu'alors le cœur est sus-jacent à l'estomac; la limite entre le cœur et ce dernier est reconnaissable à l'apparition d'une sonorité tympanique. Si l'on est obligé de construire la limite inférieure d'une façon théorique, on reliera la région du choc de la pointe avec l'insertion sternale du 6e cartilage costal par une ligne horizontale suivant le bord supérieur de la sixième côte gauche.

Il ne peut survenir *de modifications de la petite matité cardiaque* qu'en cas de rapports anormaux entre le bord antérieur des poumons et le cœur. Cet accident est tantôt amené par des affections pulmonaires, tantôt par des lésions de la plèvre, du péricarde ou du muscle cardiaque. Les maladies des organes abdominaux sont capables aussi de modifier la matité absolue du cœur. Toutes ces modifications intéressent, selon les cas, l'étendue, la position ou la forme de la matité.

Il peut exister des anomalies de cette matité même à l'*état physiologique*. La matité absolue du cœur change avec l'*âge*. Chez les enfants de deux à dix ans, elle est relativement plus étendue que chez les adultes ; il n'est pas rare de la voir commencer un espace intercostal au-dessus, pour cesser également un espace au-dessus. D'accord avec ce fait, on faisait remarquer jadis que chez l'enfant, le choc de la pointe se voyait et se sentait souvent dans le 4e espace intercostal gauche, que le phénomène était en rapport avec la position plus élevée du diaphragme et qu'il était encore favorisé par le volume relativement plus considérable du cœur. Le contraire s'observe chez les vieillards, chez lesquels la petite matité est extraordinairement réduite et se trouve fréquemment abaissée de la largeur d'un espace intercostal.

La petite matité cardiaque est encore influencée par les *mouvements respiratoires profonds*, comme Gerhardt l'a bien montré. La respiration tranquille est sans influence. L'inspiration profonde abaisse et diminue la petite matité du cœur ; l'expiration forcée l'élève et en accroît l'étendue. La modification se fait exclusivement aux dépens des limites gauche et inférieure, la limite droite demeure immobile. Chez certains individus, les inspirations très profondes font même disparaître la petite matité d'une façon complète. Le phénomène s'explique par le déplacement respiratoire du bord antérieur du poumon gauche, dont l'expansion, en comparant le summum des deux phases respiratoires, dépasse 5 centim. Le bord antérieur du poumon droit subit bien, lui aussi, des déplacements respiratoires, mais il demeure toujours derrière le sternum, de sorte que la déviation échappe à la percussion.

La matité absolue du cœur dépend aussi de l'attitude du corps. Dans le décubitus latéral gauche, elle dépasse en dehors la ligne mammaire gauche ; dans le décubitus latéral droit, elle dévie à droite ; d'après les observations de Penzoldt, le cœur peut même, quand la tête est plus bas que le reste du corps, se rapprocher de la tête. Il est étonnant qu'on n'observe pas en général, au moment du passage du décubitus dorsal à la position verticale, un déplacement correspondant du cœur. La déviation est plus prononcée pour le décubitus latéral gauche que pour le droit. Dans cette position, la limite droite de la petite matité cardiaque demeure immuable; toutefois elle s'élève plus haut le long du bord sternal; la limite inférieure, au contraire, peut se déplacer de plus de 6 centim. de dedans en dehors. Dans le décubitus latéral droit, la limite inférieure du cœur se raccourcit de gauche à droite et en même temps la limite gauche se rapproche du sternum ; le son de percussion au niveau de la partie inférieure du sternum devient nettement mat et ordinairement on observe à droite du sternum, à la hauteur de la 4e à la 6e côte, une zone d'obscurité du son.

A l'état pathologique, on observe des modifications de la petite matité cardiaque dans les *affections de la cavité pleurale.* Dans la pleurite exsudative, on voit très fréquemment la matité du cœur se déplacer du côté sain. Lorsque pour une cause ou pour une autre, le déplacement du cœur est impossible, la délimitation de la matité cardiaque peut échouer parce qu'il est impossible de distinguer le son de percussion fourni par le liquide pleural de celui qui est dû au cœur. Lorsque dans le voisinage de ce dernier, il existe de petites collections liquides enkystées, la matité cardiaque peut augmenter d'étendue en apparence. En ce cas, le diagnostic différentiel sera basé sur l'irrégularité des contours et l'absence des modifications respiratoires de la petite matité. Ajoutons encore que le développement de la lésion indiquera une affection de la plèvre et que les symptômes ordinaires d'une maladie du cœur feront défaut.

Il peut se produire encore d'autres changements, après la résorption de l'épanchement pleural. Dans certains cas, le cœur reste fixé dans sa situation anormale ; dans d'autres au contraire, il s'avance complètement du côté malade, parce que les poumons, en raison de la longue compression auxquels ils ont été soumis, ont perdu de leur faculté d'expansion et demeurent atrophiés. Par suite, le cœur se trouvre en contact avec la face interne du thorax sur une grande étendue et la petite matité occupe ainsi une zone plus considérable.

Lorsque par suite de processus inflammatoires, il survient une oblitération des espaces complémentaires, ou bien que le bord antérieur des poumons adhère à la plèvre par des brides conjonctives, et se trouve gêné dans son excursion, les modifications respiratoires de la matité cardiaque font défaut.

En cas de *pneumothorax gauche*, on peut ne pas trouver trace de la matité absolue du cœur dans la région habituelle ; en revanche, le cœur étant refoulé vers la droite, on la rencontre à *droite* du sternum.

Les *maladies du poumon* peuvent produire une diminution ou une augmentation de la petite matité cardiaque. Dans les emphysèmes aigu et alvéolaire du poumon, celle-ci est diminuée, parce que les poumons deviennent plus volumineux et recouvrent davantage la face antérieure du cœur. Si le processus morbide est très marqué, la petite matité peut disparaître entièrement. Elle augmente d'étendue dans l'atrophie du poumon gauche, toutes les fois que le bord antéro-médian du poumon gauche se rétracte en haut et en dehors et laisse ainsi à découvert une portion plus considérable de la face antéro-supérieure du cœur. Souvent il existe simultanément un déplacement de la matité de bas en haut.

Il peut se produire un accroissement apparent de la petite matité cardiaque, en cas d'infiltration et d'imperméabilité du bord antérieur des poumons. Lorsque cette infiltration s'étend au lobe supérieur tout entier du poumon gauche, la délimitation de la matité cardiaque peut devenir chose impossible. Les résultats de l'auscultation indiqueront alors généralement l'existence d'une affection pulmonaire et ne permettront pas de faire confusion avec une maladie du cœur.

Les *affections abdominales* augmentent la zone de la matité absolue du cœur, toutes les fois qu'elles déterminent le refoulement en diaphragme et par conséquent l'accroissement en surface du contact du cœur avec la paroi thoracique (*tumeurs, accumulations de gaz ou de liquide dans la cavité abdominale*).

Le cœur peut encore être refoulé contre la partie thoracique et être ainsi en contact avec elle sur une plus grande largeur dans les cas de *tumeurs du médiastin et de déformations de la colonne vertébrale.*

Les modifications les plus prononcées de la matité absolue du cœur se rencontrent dans les *affections du péricarde.* Lorsque la cavité péricardique est *remplie de gaz*, cette matité disparaît entièrement et est remplacée par de la sononorité tympanique. S'il existe un orifice fistuleux perméable, la percussion peut donner le bruit de pot fêlé.

Lorsque le péricarde est le siège d'un *épanchement liquide*, la petite matité du cœur peut prendre un développement considérable. Sa limite inférieure peut s'étendre de la ligne axillaire gauche jusqu'à la ligne mammaire droite; en haut, elle peut dépasser le 2ᵉ cartilage costal. Gerhardt a le premier fait remarquer que sa hauteur augmente dans la station verticale. En cas d'augmentation de la matité cardiaque, ce symptôme peut être utile pour le diagnostic différentiel, s'il y a doute sur la cause du phénomène. Cette influence de l'attitude est le résultat du refoulement des bords des poumons par le péricarde distendu par le liquide. Ce signe fera défaut, si ces bords ont contracté des adhérences et ne peuvent se déplacer.

La *forme de la matité cardiaque* en cas d'épanchement péricardique, mérite une étude spéciale. Le cœur ayant un poids spécifique plus considérable que le liquide épanché, celui-ci tendra donc toujours à occuper la position la plus élevée. Au début, le liquide s'accumule dans le voisinage immédiat des gros vaisseaux et la petite matité a la forme d'un triangle dont le sommet mousse regarde en haut et la base vers le bas. Plus tard, le triangle augmente peu à peu d'étendue et en cas d'épanchement très abondant on obtient une figure où le sommet mousse est situé au niveau de la fourchette sternale, tandis que la base va du mamelon droit jusqu'à l'aisselle gauche, sur le trajet des 6ᵉ et 7ᵉ espaces intercostaux (fig. 152).

Pour être reconnu par la percussion, l'épanchement doit atteindre d'ailleurs une certaine importance; si la quantité en est moindre que 100 à 120 centim. cubes, son existence peut rester entièrement cachée.

Les modifications de la petite matité cardiaque sont très dignes d'attention lorsqu'il existe dans le péricarde du gaz en même temps que du liquide (*hydropneumopéricarde*).

Dans ce cas le gaz et la sonorité tympanique qui en est la conséquence présentent, dans n'importe quelle attitude du corps, une tendance à occuper le point le plus élevé, et par suite les résultats de la percussion changent

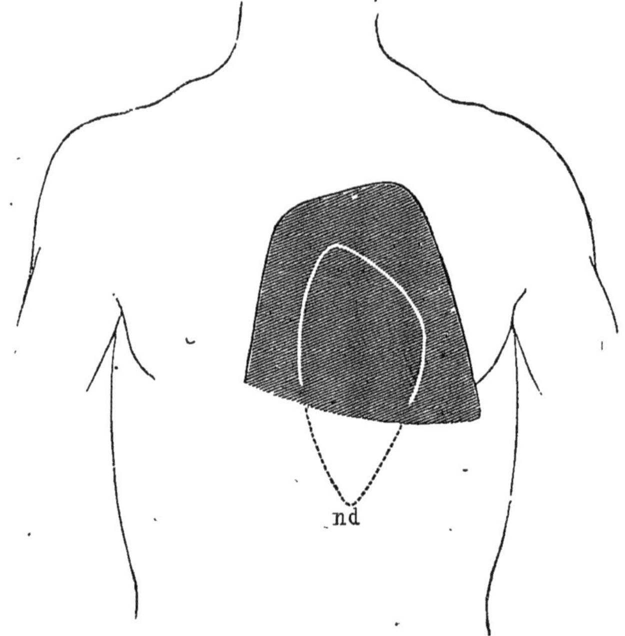

FIG. 152. — *Forme de la grande matité cardiaque dans la péricardite exsudative.* — *nd.* Limites normales. (Obs. personnelle.)

avec chaque position du corps. Dans le décubitus dorsal on constatera le son tympanique principalement dans la région précordiale, tandis que ce son occupera la partie supérieure de cette région lorsque l'individu est debout, la partie inférieure demeurant mate. Dans le décubitus latéral, il se produit, bien entendu, des rapports nouveaux entre la zone de matité et la zone tympanique.

Parfois, on observe, au cours des différents changements d'attitude du corps, une variation dans la *tonalité* du son de percussion. Weil rapporte une observation où dans le passage du décubitus dorsal à la position verticale, il a trouvé une augmentation d'acuité du son tympanique de percussion.

Les adhérences péricardiques peuvent ne pas amener de changement dans la petite matité cardiaque, alors même que l'oblitération est complète. Il n'en est plus de même lorsque le péricarde et avec lui le myocarde se trouvent reliés solidement à la paroi antérieure de la poitrine par des brides extrapéricardiques (médiastino-péricardite). Cette soudure se reconnaît à l'absence de déplacement du cœur et de la petite matité cardiaque dans le décubitus latéral.

Les modifications de la petite matité du cœur qui sont les plus importantes sont celles que l'on rencontre dans les cas d'*augmentation de volume du myocarde.*

Quant aux diminutions de volume du muscle cardiaque, disons une fois pour toutes qu'elles échappent au diagnostic.

Lorsque l'augmentation de volume intéresse le ventricule gauche, le bord du poumon gauche est refoulé en dehors, et la matité cardiaque augmente vers la gauche, en dehors et en bas. Elle gagne surtout en longueur et

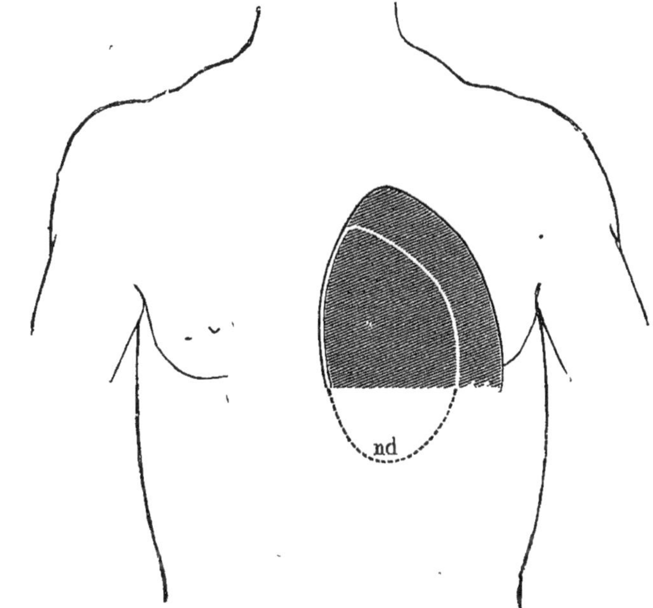

FIG. 153. - *Forme de la grande matité cardiaque dans l'hypertrophie avec dilatation du ventricule gauche, à la suite d'insuffisance aortique.* — *nd.* Limites normales. (Obs. personnelle.)

affecte une forme ovale. Si la lésion frappe au contraire le ventricule droit, la petite matité s'accroît surtout en largeur et en ce cas la portion inférieure du sternum donne, elle aussi, un son de percussion presque mat. La matité cardiaque tout entière prend ainsi une forme presque ronde.

Enfin, si les ventricules ont participé tous les deux au processus morbide, la matité cardiaque augmente dans tous les sens. Weil a fait remarquer que, dans ces conditions, non seulement les modifications respiratoires de la petite matité cardiaque persistent, mais qu'elles sont même ordinairement très accentuées.

Toutes ces modifications peuvent manquer lorsqu'il existe en même temps de l'emphysème pulmonaire, parce qu'alors le déplacement étendu des bords pulmonaires devient impossible. Le même phénomène se produit, lorsque le bord antéro-médian des poumons est intimement soudé à la paroi interne du thorax et échappe ainsi à tout déplacement. Cet état se reconnaît, ainsi que nous l'avons dit, à l'absence de changements respiratoires dans l'étendue de la petite matité cardiaque. C'est précisément dans ces derniers cas, que la détermination de la matité cardiaque du cœur acquiert une grande importance.

II. Étude de la grande matité du cœur. — La *grande matité* du cœur ne se confond pas le moins du monde avec les véritables dimensions de ce viscère. Seules les limites inférieure et gauche concordent avec les limites

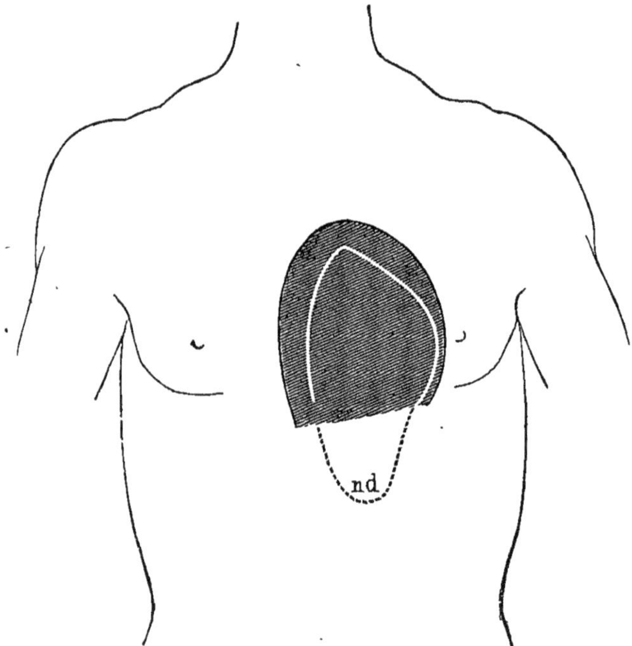

Fig. 154. — *Forme de la grande matité dans l'hypertrophie avec dilatation du ventricule droit, à la suite de rétrécissement mitral.* — *nd.* Limites normales. (Obs. personnelle.)

correspondantes de l'organe; en haut et surtout à droite, la ligne de la grande matité reste en dedans des limites réelles du cœur. La grande matité affecte, comme la matité absolue, une forme à peu près triangulaire, dans laquelle on distingue un côté droit, un côté gauche et un côté inférieur (fig. 151). Ce dernier se confond avec la limite inférieure de la petite matité en la dépassant à droite comme à gauche. Le côté *droit* commence le plus souvent au bord sternal du 3ᵉ cartilage costal gauche, suit une ligne légèrement convexe vers la droite et se termine habituellement à l'extrémité sternale du 5ᵉ cartilage costal droit. Donc, en ce point, les limites droites de la grande et de la petite matité sont séparées entre elles par la largeur du sternum, ce qui correspond à un espace d'environ 4 cent. Le côté *gauche* de la grande matité cardiaque commence en haut également à l'extrémité sternale du 3e cartilage costal gauche, dépasse en dehors la limite de la matité absolue de 2 à 3 cent., se dirige suivant une ligne à convexité regardant à gauche et en dehors vers le 5e espace intercostal où il se termine à la partie la plus externe de la région du choc de la pointe.

A l'état normal, les modifications de la grande matité cardiaque concordent absolument avec celles de la matité absolue. C'est ainsi que chez l'enfant, la grande matité est plus étendue et placée plus haut que chez l'adulte; dans la vieillesse, au contraire, elle est plus inférieure et moins étendue. Les mouvements respiratoires profonds modifient également l'étendue de la grande matité, quoique la différence ne soit plus aussi prononcée que pour la matité absolue. Enfin, elle est aussi soumise à l'influence de l'attitude du corps, moins toutefois que la matité absolue. L'opinion de Geigel et de Luschka semble donc être exacte ; le déplacement respiratoire de la petite matité du cœur est causé moins par un déplacement véritable de cet organe que par un refoulement considérable des bords des poumons.

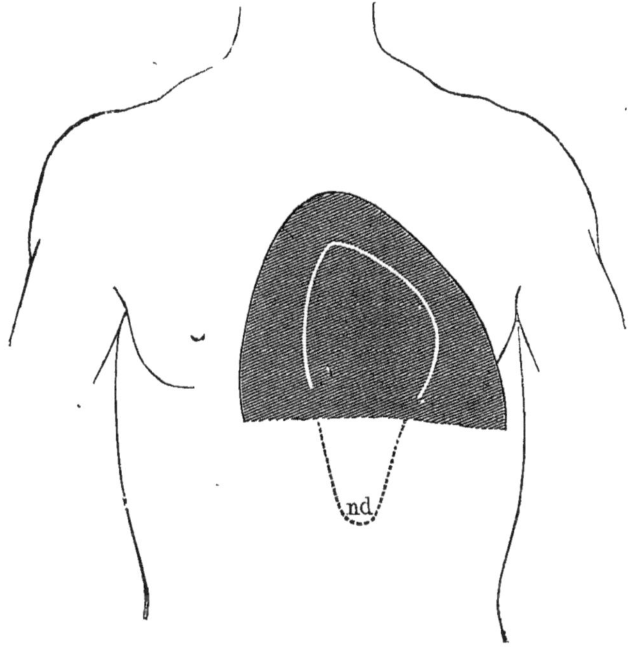

FIG. 155. — *Forme de la grande matité cardiaque dans l'hypertrophie avec dilatation des deux ventricules, à la suit d'insuffisance des valvules aortique et mitrale.* — *nd.* Limites normales. (Obs. personnelle.)

L'hypertrophie cardiaque s'accompagne forcément, le fait est évident, de l'accroissement en surface de la grande matité cardiaque. Il est vrai que cet accroissement peut être masqué par l'existence d'un emphysème pulmonaire prononcé; mais les adhérences contractées par le bord des poumons n'ont aucune influence. L'hypertrophie du ventricule droit ou du ventricule gauche se reconnaîtra suivant que la grande matité cardiaque dépasse le rebord droit du sternum ou la ligne mammaire gauche; dans ce dernier cas, il se produit aussi une augmentation de la matité vers la partie inférieure (fig. 153-155).

III. Étude de la résistance cardiaque. — Pour obtenir les vraies dimensions du cœur, il faut déterminer la *résistance cardiaque*. Celle-ci a une grande valeur, surtout pour préciser la limite du cœur vers la droite, car les limites inférieure et gauche se confondent, ainsi que nous l'avons dit, avec la limite de la grande matité de l'organe. Pour la limite gauche, l'étude de la résistance cardiaque devient donc un moyen très commode pour contrôler la recherche de la grande matité. La limite droite de la résistance cardiaque est située, chez l'individu bien portant, en dehors du bord droit du sternum; elle le dépasse, à la hauteur des 4ᵉ et 5ᵉ côtes droites, de 2 à 3 centim. en moyenne. Elle est figurée par une ligne à convexité externe, allant du bord sternal du 6ᵉ cartilage costal droit au bord sternal du 3ᵉ cartilage du même côté. En tenant compte de ces renseignements, les augmentations de volume du myocarde sont faciles à apprécier. Il peut être bon aussi de rappeler ici l'aphorisme de Laënnec : le volume d'un cœur sain répond à peu près à celui du poing de l'individu auquel il appartient (1).

(1) MENSURATION CLINIQUE DU CŒUR. — Beaucoup d'auteurs ont cherché le meilleur procédé pour déterminer exactement le volume du cœur.

On vient de voir le procédé recommandé par M. Eichhorst, qui consiste à étudier successivement la petite matité, la grande matité, la zone de résistance, et à comparer les résultats obtenus par cette triple recherche.

Le procédé le plus simple est celui des anciens auteurs, préconisé par M. Peter, qui consiste à percuter sur toute la périphérie du cœur en allant des parties sonores vers le cœur. Quand le lobe gauche du foie est très hypertrophié, on distingue le foie du cœur par la matité plus absolue au niveau du premier qu'au niveau du second.

Mais on a cherché à aller plus loin par la fixation d'un certain nombre de points de repère choisis spécialement sur le squelette. Citons à ce point de vue les procédés employés par M. Constantin Paul et M. Potain.

Procédé de M. C. Paul. — 1° M. Constantin Paul précise d'abord par la vue et la palpation la situation de la pointe du cœur. Il note dans quel espace elle se trouve, et mesure ensuite la distance qui la sépare de la ligne médiane ; 2° par la percussion, il note l'intersection du bord supérieur du foie avec la ligne mamelonnaire droite. Une ligne horizontale est menée par ce point. On précise ce point par l'insertion sternale du cartilage costal par lequel passe cette ligne horizontale. A l'état normal, c'est généralement à l'insertion du 5ᵉ cartilage costal que passe cette ligne ; 3° par la percussion encore, on détermine le bord droit de l'oreillette droite ; ce bord se trouve à un centimètre et demi environ du bord droit du sternum.

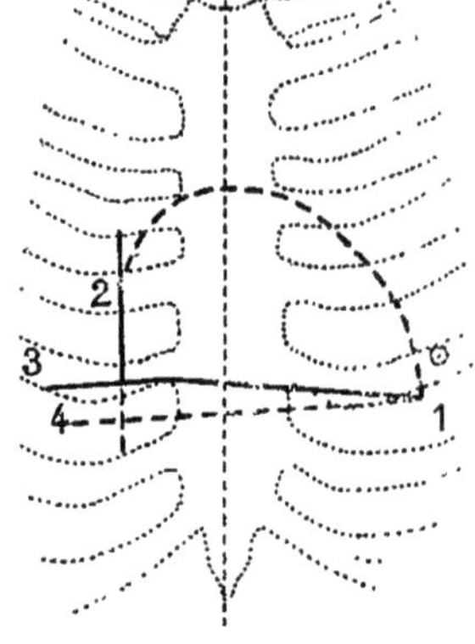

Limites données par la percussion, d'après le procédé de C. PAUL.

1. Pointe du cœur. — 2. Bord droit du cœur. — 3. Bord convexe du foie. — 4. Abaissement du bord inférieur du cœur.

Ces trois points précisés, il est facile d'apprécier le volume du cœur. Le bord inférieur du cœur répond à une ligne qui joint la pointe au bord droit du sternum, en un

D. — AUSCULTATION DU CŒUR

Harvey avait déjà remarqué que les mouvements du cœur donnaient lieu à des phénomènes acoustiques déterminés. Mais c'est à Laënnec que l'on doit une étude détaillée de ces phénomènes et la démonstration de leur extrême importance pour le diagnostic des affections cardiaques.

Dans l'auscultation du cœur, on distingue : 1° des sons; 2° des bruits, *souffles* ou *frottements*. Ces expressions ont été introduites dans la pratique par Skoda; on s'en sert aujourd'hui universellement en raison de leur commodité et de leur exactitude (1).

---

point de ce dernier qui répond à la ligne horizontale qui représente le bord supérieur du foie. Quant à la longueur de ce bord inférieur, elle est mesurée par la distance qui sépare la pointe d'une part, et d'autre part l'intersection d'une verticale passant par le bord de l'oreillette droite avec le bord inférieur. La différence de niveau entre ces deux extrémités de bord inférieur représente l'obliquité de ce bord. On a donc ainsi déterminé la situation, la longueur et l'obliquité du bord inférieur du cœur.

Les variations de ces trois facteurs permettent de juger les variations de volume des diverses parties du cœur ; ainsi l'abaissement de la pointe indique l'hypertrophie ou la dilatation du ventricule gauche ; il en est de même de l'éloignement de cette pointe de la ligne médiane qui indique un degré plus élevé d'hypertrophie ou de dilatation du ventricule gauche. L'abaissement de l'extrémité droite du bord inférieur trahit la dilatation du cœur droit qui généralement s'accompagne d'insuffisance tricuspidienne.

Le procédé de M. C. Paul présente un très grand avantage ; il permet de conserver les résultats d'un examen de façon à pouvoir le comparer avec l'examen suivant (voy. CONSTANTIN PAUL), *Maladies du cœur*, 2e édition).

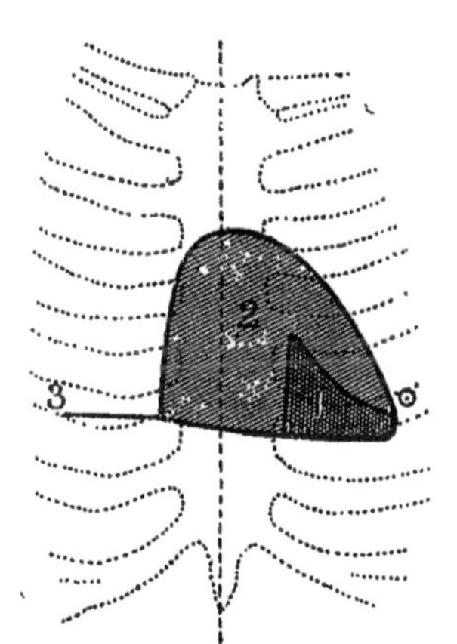

Contours donnés par la percussion, dans le procédé de POTAIN et FOUBERT.

1. Matité absolue. — 3. Grande matité. — 3. Bord convexe du foie.

Procédé de M. Potain. — Ce procédé a été minutieusement décrit par M. Foubert, dans sa thèse de doctorat (*Variations passagères du volume du cœur ;* G. Steinheil, 1887). Il est très compliqué. On détermine, comme dans le procédé de M. C. Paul, la situation de la pointe du bord inférieur du cœur, et celle du bord droit de l'oreillette ; on détermine en plus la situation du bord gauche ou supérieur, et cela par la percussion forte. Ensuite, toujours par la percussion forte, on détermine le point où les gros vaisseaux cessent d'être en contact avec la paroi thoracique. On a donc le contour complet du cœur. On détermine enfin la petite matité ; mais cette détermination ne paraît pas très importante.

Le point capital, c'est de reporter sur le papier le contour complet du cœur et d'en découper la surface. On mesure ensuite sur du papier de même qualité, de même poids surtout, des surfaces carrées de dimensions déterminées, ce qui est facile ; et on se sert de ces coupures pour peser les surfaces cardiaques. Avec ce procédé des pesées, on se convaincrait très facilement que le volume du cœur subit des variations plus nombreuses et plus étendues qu'on ne le croit.

(1) En Allemagne, l'expression *bruit endocardiaque* a pris la place de l'expression bruit de souffle uniquement employée en France. On réserve l'expression de *son* ou *ton cardiaque* aux bruits non soufflants.

Les sons cardiaques se manifestent à l'oreille sous forme de phénomènes sonores brefs, dont le commencement et la fin sont nettement tranchés. Les bruits, souffles ou frottements, au contraire, semblent avoir une durée plus longue et se distinguent le plus souvent par une certaine discontinuité. Les bruits naissent tantôt dans l'intérieur, tantôt en dehors des cavités du cœur ; aussi les a-t-on divisés en bruits *endocardiaques* et *exocardiaques*. Ces derniers sont presque exclusivement en connexion avec les maladies du péricarde et deviennent par conséquent des bruits *péricardiques*.

L'opposition entre les sons et les bruits du cœur ne doit pas être comprise dans le sens strictement physique. Les sons n'ont jamais le caractère musical absolument pur ; pourtant, les sons cardiaques sont, comme les sons musicaux, produits par des mouvements réguliers et rythmiques, alors que les bruits cardiaques sont le fait de processus irréguliers et arythmiques.

On comprend facilement qu'en pratique la différence entre les sons et les bruits n'est pas toujours très nette. Il existe des bruits intermédiaires, où, malgré toute son expérience, le médecin demeure dans le doute. Pour ces bruits, Skoda a proposé la désignation de « son indéterminé » ; mais elle n'a pas prévalu ; on a aujourd'hui l'habitude d'employer l'expression de *son impur*.

En ce qui concerne la *méthode d'auscultation* à employer, voici le précepte à suivre : se servir uniquement du stéthoscope. En effet, comme il est indispensable d'ausculter separément les divers orifices du cœur et que ceux-ci siègent les uns à côté des autres dans un espace très limité, on comprend aisément que l'auscultation immédiate ne doit pas être employée.

Il est avantageux pour l'auscultation que le sujet soit calme au point de vue physique et psychique. Lorsqu'il y a de l'excitation cardiaque, l'examen peut devenir impossible même pour le plus habile clinicien ; il faudra donc attendre en ce cas que le calme se soit rétabli spontanément ou à la suite de l'administration de certains médicaments, tels que la digitale.

Il est impossible d'indiquer une attitude du corps comme étant la meilleure pour pratiquer l'auscultation. On fera donc bien — en pratique on néglige malheureusement beaucoup ce précepte — de procéder à l'examen dans diverses positions, parce que bien souvent il se manifeste dans l'une d'elles des signes anormaux qui disparaissent dans l'autre. Tout récemment encore, Waldenburg a insisté avec raison sur ce fait qu'il convient d'ausculter méthodiquement pendant la respiration superficielle, à la fin de l'expiration et au fastigium de l'inspiration ; autrement des anomalies très importantes échappent à l'observation. Quelquefois il est avantageux d'exagérer artificiellement l'activité du cœur par une promenade rapide dans la salle, par le passage répété de la position assise au décubitus dorsal, par une respiration accélérée et profonde, par l'élévation et l'abaissement alternatifs des bras, etc., parce que dans ces conditions on entend fréquemment des bruits qui demeurent latents à l'état de repos.

Le domaine de l'auscultation du cœur se divise donc, d'après ce qui précède, en trois chapitres naturels et nous aurons à étudier : 1° les tons cardiaques; 2° les bruits endocardiaques (souffles), et 3° les bruits exocardiaques ou péricardiques.

a) — *Auscultation des sons du cœur.*

Quand on applique l'oreille sur la région précordiale, on entend deux sons, que l'on a justement comparés au tic-tac d'une montre. L'un d'eux porte le nom de premier ton ou ton *systolique*, l'autre celui de second ton ou ton *diastolique*. Tous deux trahissent leur connexion par ce fait qu'ils ne sont séparés l'un de l'autre que par une pause courte (*petit silence*), alors qu'ils sont séparés des deux suivants par un intervalle de temps notablement plus long (*grand silence*).

Le premier ton ou ton systolique coïncide, comme son nom l'indique, avec la systole du cœur, c'est-à-dire avec le choc de la pointe et le pouls carotidien; il avance légèrement sur le battement des artères périphériques, comme les artères radiale et crurale. Donc, par la palpation du choc de la pointe et de la carotide, on peut facilement s'assurer lequel des deux sons est le son systolique. Les observateurs un peu plus expérimentés ne tardent pas à pouvoir se passer de la palpation, parce qu'à l'apparition du son systolique, ils perçoivent un ébranlement plus ou moins net du stéthoscope, provenant du choc de la pointe contre la paroi thoracique. Bientôt aussi l'oreille s'assimile le rythme particulier des sons du cœur, de sorte qu'il n'y a plus de confusion possible sur le caractère systotique ou diastolique du son perçu. L'erreur est cependant possible dans les cas de mouvements accélérés et irréguliers du cœur; et souvent, il n'y a d'autre ressource que d'attendre que les contractions soient redevenues calmes et régulières.

H. Jacobson a fait construire un appareil spécialement destiné à faciliter la distinction du son systolique et du son diastolique. Il consiste essentiellement en un levier que l'on applique sur la carotide et dont le soulèvement ferme le circuit électrique d'un appareil à sonnerie; de cette façon le son systolique sera celui qui coïncidera avec le son du timbre. Le grand avantage de cet appareil consiste en ce fait que l'on a à comparer ainsi deux sensations *acoustiques*, ce qui, d'après les lois de la physiologie, est bien préférable à la comparaison d'une sensation *tactile* et d'une impression *auditive*.

Les sons du cœur, ainsi que les bruits endocardiaques, ont leur lieu d'origine dans le plus proche voisinage des quatre orifices cardiaques. En ce qui concerne les tons, il s'agit avant tout de phénomènes sonores qui sont engendrés par la tension subite des quatre valvules du cœur. C'est à l'auscultation qu'il appartient de distinguer les sons et les bruits qui se passent au niveau de tel ou tel orifice. L'expérience clinique nous apprend, à ce sujet, les faits suivants :

1. — Les *sons et les souffles de l'orifice mitral s'entendent avec le plus de netteté au niveau de la pointe.*

2. — Les *sons et les souffles de l'orifice tricuspidien ont leur maximum*

d'intensité sur la ligne médiane du sternum, à la hauteur du 5e cartilage costal.

3. — Les *sons et les souffles nés à l'orifice de l'artère pulmonaire se perçoivent le plus distinctement dans le 2e intercostal gauche, immédiatement contre le bord gauche du sternum.*

4. — Les *sons et les souffles de l'orifice aortique s'entendent surtout dans le 2e espace intercostal droit immédiatement contre le bord droit du sternum.*

Ceux qui connaissent l'anatomie du cœur reconnaîtront sur-le-champ que les foyers d'auscultation des orifices ne répondent pas au siège réel de ces orifices. Si l'on regarde la figure 150 on s'en apercevra très vite. Des recherches très minutieuses sur le siège des valvules et des orifices cardiaques ont été entreprises par Z. Meyer et Luschka. Ils ont opéré d'abord sur des cadavres congelés et sciés; puis ils ont fait usage d'un procédé déjà employé par Hope et Gendrin, c'est-à-dire de longues aiguilles qu'ils enfonçaient dans la poitrine. Le tableau ci-dessous indique les différences entre le siège anatomique des valvules cardiaques et l'endroit où on les ausculte :

NOM DES VALVULES	SIÈGE ANATOMIQUE DE LEURS INSERTIONS	FOYER D'AUSCULTATION
1. — V. mitrale.	Bord supérieur du 3e cartilage costal gauche, immédiatement contre le sternum.	Région du choc de la pointe
2. — V. tricuspide.	Ligne allant du 3e espace intercostal gauche au 5e cartilage costal droit.	Ligne médiane, à la hauteur du 5e cartilage costal droit.
3. — V. de l'artère pulmonaire.	Milieu du 2e espace intercostal gauche, à 15 millimètres du bord gauche du sternum.	2e espace intercostal gauche, immédiatement contre le bord gauche du sternum.
4. — V. aortiques.	Entre la ligne médiane et le 3e cartilage costal gauche.	2e espace intercostal droit, immédiatement contre le sternum.

De ce tableau il résulte que les valvules de l'artère pulmonaire et la valvule tricuspide sont les seules qu'on ausculte à l'endroit de leur siège réel. La région anatomique de la mitrale est recouverte de couches de parenchyme pulmonaire trop épaisses pour que sa situation véritable puisse offrir quelque avantage à l'auscultation, tandis que les phénomènes acoustiques engendrés par elle se transmettent parfaitement à la pointe du cœur en suivant la direction du courant sanguin. L'origine de l'aorte est masquée en partie par celle de l'artère pulmonaire; aussi ausculte-t-on les sons et les bruits aortiques, non pas au niveau du véritable orifice aortique, mais au niveau de l'aorte descendante. Dans ce cas encore, l'expérience clinique montre que la transmission de ces phénomènes dans l'aorte descendante se fait dans des conditions éminemment favorables.

Puisque au niveau de chacun des quatre orifices du cœur, on perçoit un son systolique et un son diastolique, il semblerait au premier abord que le *nombre des sons du cœur* dût être de huit. Cette opinion avait trouvé jadis en Skoda un partisan déclaré. En réalité cependant, ainsi que Bamberger l'a professé le premier, il n'existe que six tons cardiaques différents, car les sons diastoliques mitral et tricuspide ne naissent pas au niveau de ces valvules mêmes : ils sont propagés de l'aorte dans le ventricule gauche et de l'artère pulmonaire dans le ventricule droit. Physiologiquement, on ne peut admettre le développement de sons diastoliques au niveau des ventricules et des valvules auriculo-ventriculaires ; mais si les sons diastoliques perçus au niveau de l'aorte et de l'artère pulmonaire sont modifiés, les sons correspondants, entendus au niveau des ventricules gauche et droit, subissent les mêmes modifications. S'il semble qu'il y ait quelques exceptions à cette règle, c'est faute d'un examen attentif, car, il est aisé de reconnaître que ces apparentes exceptions tiennent à une sorte de transmission transversale du son qui se fait du ventricule droit au ventricule gauche, ou inversement.

Certains auteurs, parmi lesquels Nega, ne comptent même que quatre sons différents du cœur. D'après eux, les deux sons diastoliques naissent au niveau de l'aorte et de l'artère pulmonaire ; les sons systoliques, au contraire, au niveau des valvules mitrale et tricuspide ; les premiers se propagent dans les ventricules, les seconds vers les grosses artères du cœur. Mais cette manière de voir n'est d'accord ni avec l'observation clinique ni avec les processus physiques de la circulation sanguine.

Pour *la genèse des sons du cœur*, on a eu recours à bien des explications. Il existe même à ce sujet des écrits si nombreux que nous devons renoncer à citer ici toutes les opinions émises. Carswell et Rouanet ont démontré les premiers que le facteur principal dans la production des sons du cœur revient au développement et à la tension brusqués des valvules cardiaques ou des parois vasculaires.

Le *premier son ou son systolique* se produit, au niveau des valvules mitrale et tricuspide, par le développement et la tension systolique brusques des valves de ces valvules.

Toute membrane tendue subitement donne un son bref. D'accord avec ce fait, l'observation clinique montre que le son systolique se modifie, toutes les fois que le développement et la tension des valvules se trouvent entravés. Mais le son systolique ventriculaire n'est pas exclusivement un son valvulaire. Il subit un certain renforcement et une certaine modification par ce fait que le muscle cardiaque, comme tout muscle en activité, engendre au moment de sa contraction un phénomène sonore. Le premier son du cœur est donc un *son musculo-valvulaire.*

Beaucoup de médecins ont commis l'erreur de considérer le son systolique ventriculaire exclusivement comme un son valvulaire ou comme un son musculaire. Williams déjà avait montré que lorsqu'on empêchait artificiellement le développement des valvules auriculo-ventriculaires, le son systolique persistait. Dogiel et Ludwig, et d'autres auteurs plus modernes, ont constaté le même phénomène ; cependant des observateurs exercés rapportent que l'on entend bien, dans ces cas, un son systolique, mais que ce son ne ressemble pas du tout à un son ventriculaire systolique normal.

De même sur les cœurs d'animaux où l'on détermine artificiellement le développement brusque des valvules auriculo-ventriculaires on s'aperçoit que le son valvulaire obtenu ne ressemble pas au son ventriculaire ordinaire. Les recherches de Wintrich pratiquées à l'aide de résonateurs membrano-aériens ont même montré qu'au son musculaire profond du cœur s'ajoute un son valvulaire plus aigu, et qu'on peut distinguer ces deux sons l'un de l'autre. Les observations cliniques publiées par Bayer, Quincke et Michels, indiquent bien, quoi qu'on en ait dit, que les sons systoliques ventriculaires n'ont pas une origine acoustique unique.

Il nous paraît très difficile de déterminer la part respective revenant au son musculaire et au son valvulaire. Il s'agit là probablement de rapports sujets à variations ; pour les apprécier exactement, il faut tenir compte de la structure du myocarde et de l'appareil valvulaire eux-mêmes. Bamberger a même pensé que le son musculaire ne se produisait que d'une façon intermittente et particulièrement dans les états d'hypertrophie et d'excitation fonctionnelle du cœur.

L'opinion de Magendie qui prétendait que le son systolique ventriculaire était dû au choc du cœur contre la paroi thoracique, se trouve ruinée par le fait même de la persistance de ce son, lorsque le cœur a été mis à nu.

Peu d'auteurs se sont élevés contre l'opinion qui considère le son diastolique perdu au niveau de l'aorte et de l'artère pulmonaire comme un son purement valvulaire et produit par le développement et la tension diastoliques des valvules semi-lunaires. De même, on est à peu près d'accord pour admettre que le son systolique de ces deux gros vaisseaux est déterminé par la tension de la paroi artérielle, qui accompagne nécessairement la réplétion vasculaire systolique. Disons pourtant que dans ces derniers temps, on a émis à ce sujet des avis différents. Leared avait déjà prétendu que les deux sons se produisaient indépendamment de la tension des membranes, par le seul fait du mouvement sanguin ; tout récemment Talma et Heinsius, se basant sur des recherches expérimentales, se sont en partie rangés à cette opinion.

Dans l'auscultation du cœur, il faut étudier, le *rythme*, l'*intensité*, le *timbre*, et la *multiplication des sons cardiaques*.

I. Rythme des sons cardiaques. — Lorsqu'on compare les deux sons du cœur perçus au niveau de la pointe et au milieu du sternum avec ceux que l'on entend au niveau de l'aorte et de l'artère pulmonaire, on reconnaît facilement qu'ils diffèrent de *rythme* et de *qualité acoustique*. Dans les régions auriculo-ventriculaires, le premier son ou son systolique est plus sourd.

plus profond, plus long et moins nettement délimité que le son diastolique qui est clair, bref et claquant ; dans ces mêmes régions (Rapp a insisté sur ce point) l'accent correspond au premier son, tandis qu'il tombe sur le son diastolique au niveau des artères aorte et pulmonaire. Par conséquent, à la pointe et au milieu du sternum, c'est-à-dire dans l'aire des sons auriculo-ventriculaires, on obtient un *trochée* (1), et au niveau des deux grosses artères un *iambe* (2), ce qui peut se représenter graphiquement de la manière suivante :

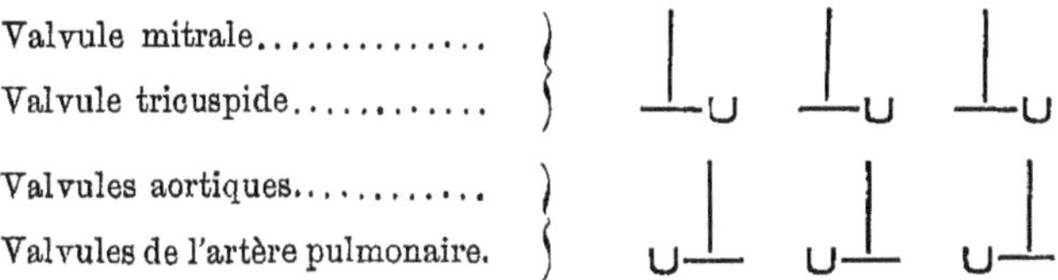

D'ailleurs, le deuxième ton aortique paraît presque toujours plus intense que le ton diastolique de l'artère pulmonaire, ce qui tient essentiellement à la masse musculaire plus considérable et à l'activité fonctionnelle plus prononcée du ventricule gauche.

Chez les individus sains, le rythme des sons cardiaques peut subir des modifications ; parfois l'accentuation des divers sons fait défaut. Ailleurs, l'accentuation peut être inverse ; néanmoins il n'existe aucune altération grave de l'appareil circulatoire. D'autres fois on constate entre le premier et le deuxième son une pause plus longue, si bien que le petit silence et le grand silence deviennent égaux.

On rencontre enfin des formes particulières de rythme cardiaque, lorsque l'un des sons du cœur est double ou multiple. L'oreille perçoit alors une série de bruits qu'on a comparés, non sans raison, au galop d'un cheval, au roulement du tambour (bruit de rappel), ou au chant de la caille.

II. Intensité des sons cardiaques. — L'intensité des sons cardiaques est dans bien des cas sous la *dépendance d'influences purement extérieures qui concernent la transmission du son ;* dans d'autres, elle est influencée par l'*augmentation de travail du cœur et par la tension exagérée des valvules.*

a) Plus la paroi thoracique est mince et plus la surface de contact du cœur avec elle est considérable, plus la perception des sons cardiaques sera distincte.

Cela explique pourquoi chez les enfants et les sujets émaciés, on entend les sons cardiaques bien plus nettement que chez les hommes obèses et les femmes. L'œdème de la paroi pectorale peut diminuer notablement l'intensité des sons du cœur. Ceux-ci sont parfois très intenses chez les cypho-scoliotiques, parce que, chez ces derniers le cœur est en contact immédiat avec

(1) *Trochée*, pied de vers de la prosodie grecque ou latine, qui se compose d'une longue et d'une brève.

(2) *Iambe*, pied de vers composé d'une brève et d'une longue.

le thorax sur une étendue plus considérable. L'attitude du corps peut également avoir une influence, en ce sens que les sons cardiaques sont plus intenses dans la station debout que dans le décubitus dorsal.

En revanche, presque tous les milieux qui séparent le cœur de la paroi thoracique amortissent fortement les sons cardiaques. En cas d'inspiration profonde, le poumon recouvre la face antérieure du péricarde et l'intensité des sons diminue ; dans l'emphysème pulmonaire, il arrive quelquefois qu'on cesse de les entendre, parce que dans cette affection l'ampliation excessive du poumon est persistante.

Au contraire, il faut citer comme un excellent conducteur du son le parenchyme pulmonaire infiltré et privé d'air. Aussi a-t-on proposé, dans les cas douteux, d'utiliser cette parfaite transmission des sons du cœur pour le diagnostic de l'induration tuberculeuse au début.

D'après les lois de la résonance, les sons du cœur sont également très renforcés, lorsque dans le voisinage du cœur il existe de vastes excavations remplies d'air, produisant des phénomènes de résonance : cavernes pulmonaires, pneumothorax, pneumopéricarde, tympanisme de l'estomac en contact immédiat avec le diaphragme et même excavations provenant de la fonte de masses néoplasiques voisines du cœur.

Souvent il s'agit, dans ces cas, de phénomènes très passagers, car dès que les diamètres de la cavité se modifient d'une façon défavorable à l'acoustique, les conditions propres à la résonance disparaissent aussitôt.

b) Conditions de transmission à part, l'intensité des sons du cœur est en rapport direct avec l'activité de l'organe ; plus la tension vasculaire s'accroît et plus aussi le son engendré sera intense.

Dans les états syncopaux, les sons du cœur peuvent devenir imperceptibles ; on a constaté aussi la disparition du premier son ventriculaire dans la fièvre typhoïde grave, le choléra asphyxique, les dégénérescences graisseuses ou autres lésions graves du myocarde. Dans l'excitation physique et psychique, dans les états fébriles et dans les accès de palpitation, on observe très souvent un renforcement des sons cardiaques en raison même de l'augmentation d'activité du cœur.

Plus l'intensité des sons cardiaques est considérable, plus la *zone de propagation* sera étendue. On voit même ces sons dépasser les limites de la région précordiale, chez des individus parfaitement sains et sans qu'on puisse constater d'exagération dans leur intensité. Souvent, on les perçoit sur toute la surface antérieure du thorax, plus nettement à gauche qu'à droite ; ils peuvent se propager dans les régions latérales et dans le dos, où on les trouve surtout dans l'espace interscapulaire gauche, et même atteindre les régions hépatique, splénique et épigastrique. Zenker a insisté sur la propagation possible de ces sons jusqu'aux os de la tête, où naturellement il ne faut pas les confondre avec les pulsations de l'observateur lui-même.

Lorsqu'il existe un renforcement notable des sons du cœur, il peut arriver que ceux-ci deviennent perceptibles à une certaine distance du malade (*sons à distance*). Du travail récent de Ebstein, il ressort que le premier son systolique a été perçu à distance dans l'excitation nerveuse très prononcée du cœur, dans l'hypertrophie cardiaque, dans le pneumopéricarde et dans les cas où l'estomac était distendu par des gaz et se trouvait en contact immédiat avec la séreuse péricardique. Jusqu'ici on ne connaît pas de cas où l'on ait entendu à une certaine distance le son diastolique seul. Enfin dans quelques cas, on a perçu les deux sons cardiaques à une distance assez grande, dans l'hyperkinésie du cœur sans altérations organiques, dans le pyopneumopéricarde; dans un cas de rétrécissement mitral, on ne percevait à distance que les sons cardiaques seuls et non le souffle endocardiaque engendré par la lésion valvulaire.

On a essayé à plusieurs reprises de pratiquer la mensuration de l'intensité des sons et des souffles cardiaques (Hessler, Moeli, Möller et Vierordt). Ce sont les recherches de Vierordt qui méritent le plus de confiance, les autres ayant été poursuivies par des procédés d'investigation défectueux. Vierordt constata qu'à l'état normal c'est le premier son mitral qui est le plus intense, et que cette intensité est environ trois fois celle du son cardiaque le plus faible, c'est-à-dire le premier son aortique.

Il est très important pour le diagnostic de constater que le renforcement ou l'affaiblissement n'atteint pas tous les sons cardiaques également, mais qu'il ne frappe que certains d'entre eux. C'est ainsi que l'on observe le *renforcement* du son diastolique aortique dans tous les états d'hypertrophie du ventricule gauche s'il n'y a pas de lésions des valvules aortiques. Ce fait se produit notamment dans l'*artériosclérose* et l'*atrophie rénale*. La cause en est qu'un ventricule hypertrophié est capable d'un travail plus considérable. Plus la force avec laquelle le sang est chassé au moment de la systole du ventricule gauche dans l'aorte est intense, plus aussi à la diastole suivante le sang refluera violemment contre les valvules semi-lunaires.

Pour le même motif, le renforcement du deuxième bruit pulmonaire est un signe très précieux de l'hypertrophie du ventricule droit, seulement il faut se garder de confondre le renforcement réel avec le renforcement apparent occasionné par des *conditions favorables de transmission*, telles qu'on les rencontre précisément au niveau de l'artère pulmonaire par suite de la condensation du poumon ou de la rétraction de son bord médian. Dans un des chapitres précédents, nous avons dit que les sons renforcés de l'aorte et de l'artère pulmonaire étaient accessibles à la palpation (1).

---

(1) Dans une leçon publiée par la *Semaine médicale* (1888, n° 38), M. le professeur Potain signale l'accentuation du second bruit de l'artère pulmonaire, comme un signe des cardiopathies consécutives aux affections gastro-hépatiques. M. Potain admet le mécanisme suivant : consécutivement à l'affection gastro-hépatique, et vraisemblablement par l'intermédiaire du pneumogastrique, il se produit un spasme réflexe des vaisseaux du poumon qui augmente la pression dans le système de l'artère pulmonaire; d'où la dilatation du cœur droit et l'accentuation du deuxième bruit pulmonaire.

Ajoutons que parfois le deuxième son cardiaque retentit avec exagération dans toute l'étendue de la base du cœur; le retentissement diastolique s'entend à droite et à gauche, dans l'aire des bruits aortiques et dans l'aire des bruits pulmonaires. Dans ce cas, il s'agit ou bien d'une variété quelconque d'anémie, ou bien d'états morbides complexes, comme la coexistence d'une néphrite et d'une lésion mi-

Le renforcement du son systolique de la pointe s'observe, comme l'a fait ressortir Traube le premier, dans la sténose de l'orifice auriculo-ventriculaire gauche, c'est-à-dire dans le rétrécissement mitral. En voici la raison. Par suite du rétrécissement, le sang n'arrive que lentement et en petite quantité dans le ventricule gauche pendant la diastole. Si alors il survient une systole normale du ventricule, la différence de tension valvulaire pendant la diastole et la systole du cœur atteint un degré anormal et en même temps il se produit une exagération du son systolique. Au contraire, si le rétrécissement mitral est accompagné d'insuffisance des valvules aortiques son influence est détruite par la masse de sang qui, pendant la diastole reflue de l'aorte dans le ventricule gauche à travers les valvules insuffisantes; aussi, en cas de combinaison de ces deux lésions valvulaires, le renforcement du premier son à la pointe fait-il habituellement défaut.

L'*affaiblissement des sons cardiaques* se constate dans les circonstances suivantes :

1. — Les sons diastoliques aortique et pulmonaire sont diminués d'intensité, lorsque les orifices de ces artères sont rétrécis ; et la diminution d'intensité est proportionnelle au degré de sténose. Le phénomène reconnaît ordinairement deux facteurs étiologiques : la diminution anormale de la pression sanguine provoquée par le rétrécissement et le peu de vibratilité des valvules semi-lunaires épaissies et gênées dans leur fonctionnement.

Dans le rétrécissement ou l'insuffisance prononcés de la valvule mitrale, le son diastolique (aortique) peut manquer complètement. En effet, dans le rétrécissement prononcé, il ne pénètre que peu de sang pendant la diastole, de l'oreillette gauche dans le ventricule gauche. Par suite, au moment de la systole suivante, l'aorte elle-même ne reçoit qu'une quantité minime de sang. Aussi, à la nouvelle diastole, les valvules semi-lunaires ne subissent qu'une tension médiocre, de sorte que le son qui y correspond n'est parfois pas assez intense pour se transmettre jusqu'à la pointe. Le même processus peut se répéter pour l'insuffisance mitrale, où l'aorte ne reçoit également qu'une petite quantité de sang, parce que, pendant la systole, une partie du liquide reflue dans l'oreillette gauche (1).

2. — On constate très souvent l'affaiblissement du son systolique de la pointe dans l'insuffisance aortique. Cela tient à ce que la valvule mitrale éprouve dès la fin de la diastole une tension notable sous l'influence du sang qui reflue de l'artère aorte, de sorte que l'augmentation de tension due à la systole et par conséquent l'intensité du son systolique ne sont que médiocres,

---

trale. (Bucquoy et Marfan, Étude séméiologique du second bruit du cœur, *Revue de médecine*, 1888.)

(1) La diminution du deuxième bruit est le meilleur signe de l'affaiblissement du myocarde. Lorsque, par une raison quelconque, le myocarde a une énergie moindre, c'est d'abord la faiblesse du pouls et du premier bruit qui traduit cet état morbide. Mais si cette énergie diminue encore, à la faiblesse du pouls vient s'ajouter l'affaiblissement du second bruit qui marque un degré plus élevé et plus irrémédiable de l'asthénie cardiaque. Il y a donc là une donnée séméiologique utilisable pour le pronostic. (Bucquoy et Marfan, *Revue de médecine*, 1888.)

H. Jacobson admet, il est vrai, qu'il s'agit en ce cas d'un affaiblissement du son musculaire provoqué par l'inaptitude des fibres musculaires, distendues par suite de la dilatation du ventricule gauche, à exécuter des vibrations énergiques et étendues. Enfin Rosenbach et Litten pensent aujourd'hui que le phénomène est dû à ce que dans l'insuffisance aortique, les muscles papillaires de la valvule mitrale sont souvent tiraillés et aplatis, de sorte qu'une occlusion énergique et régulière des valves de la valvule mitrale devient impossible.

III. Timbre des sons du cœur. — Dans certaines circonstances, les sons du cœur prennent un caractère particulier qui fait qu'on peut leur reconnaître très distinctement une certaine ressemblance avec un ton musical ; ils ont alors un *timbre*. Ainsi Traube a fait remarquer que dans l'artériosclérose, le second son aortique est non seulement renforcé, mais possède encore un timbre éclatant.

Lorsque dans le voisinage du cœur il existe des excavations d'un certain calibre, les sons du cœur peuvent, par suite de phénomènes de résonance, acquérir une consonance métallique. Dans ce cas, on observe en même temps une augmentation remarquable de l'intensité des sons cardiaques. Cela se voit en cas de cavernes pulmonaires, de pneumothorax, de pneumopéricarde, de tympanite stomacale, de météorisme et d'excavations provenant de la fonte de tumeurs.

Nous rangerons encore ici ce son systolique spécial que l'on perçoit à la pointe et au-dessus des ventricules et qui a été décrit par Corvisart et Laënnec sous le nom de *cliquetis métallique*. On l'observe souvent pendant les accès de palpitations dont souffrent beaucoup les personnes hystériques et nerveuses, dans l'hypertrophie cardiaque, notamment quand la paroi thoracique est mince et le cœur très excité. Les avis diffèrent au sujet des causes du cliquetis métallique. Les uns le rapportent à un violent ébranlement de la paroi pectorale, les autres le font provenir d'un renforcement du son musculaire. Le cliquetis métallique s'entend, d'une façon relativement fréquente, à une certaine distance du malade (1).

---

(1) *Éclat tympanique du deuxième ton aortique.* Une des modifications de timbre les plus intéressantes à étudier est l'éclat tympanique du deuxième ton aortique. Signalé par Skoda, Gairdner, il a été étudié par MM. Gueneau de Mussy et Bucquoy, et par M. Peter qui l'appelle *bruit de tôle*.

L'éclat tympanique semble produit par un coup de marteau sec donné sur une membrane tendue. C'est une sorte d'écho métallique plus ou moins accusé suivant les cas. Il a la résonance bourdonnante d'un coup de tambour. L'éclat tympanique s'entend dans l'aire des bruits aortiques ; il constitue une modification qui appartient en propre au 2e bruit aortique.

Il indique qu'il existe une induration athéromateuse des parois aortiques, probablement sans excès de la pression sanguine. Si à ces altérations athéromateuses s'ajoute l'insuffisance des valvules, le souffle diastolique accompagne l'éclat tympanique. Enfin, dans le cas de complication par une dilatation de l'aorte, le second bruit tympanique se diffuse, c'est-à-dire s'entend bien au delà de l'aire normale des bruits aortiques. (Bucquoy et Marfan, *Revue de médecine*, 1889.)

IV. Multiplication des sons cardiaques. — Il se produit parfois une *multiplication des sons cardiaques*. Le plus souvent il s'agit d'un dédoublement de l'un ou l'autre d'entre eux ; la dissociation en trois bruits est très rare. Le rythme cardiaque diffère naturellement suivant que le dédoublement intéresse le son systolique ou le son diastolique. Dans le premier cas, il faut chercher le phénomène le plus souvent à la pointe ou au niveau de la valvule tricuspide ; dans le second, l'anomalie a son maximum dans l'aire des bruits aortiques ou pulmonaires.

Certains auteurs font une distinction entre le *redoublement* et le *dédoublement* des sons, suivant qu'on a affaire à une sorte de battement présystolique ou à des bruits séparés nettement les uns des autres. Nous ne pouvons accorder à cette distinction subtile une signification spéciale, et cela d'autant moins qu'il existe des transitions multiples et à succession très rapide entre ces deux phénomènes.

Souvent le symptôme est fugitif ; quelquefois même, pendant l'auscultation, les sons cardiaques, de simples qu'ils étaient, deviennent doubles, et cela avec une très grande rapidité ; d'autres fois, le redoublement disparaît brusquement et d'une façon durable. Aussi Potain est-il dans le vrai en prétendant que certaines formes de ces dédoublements n'ont aucune valeur diagnostique ; tout observateur expérimenté sait qu'on rencontre le phénomène avec une fréquence particulière chez les malades timorés qui ont, lorsqu'on les examine, une respiration profonde et irrégulière, et une activité cardiaque accélérée.

Les causes capables d'engendrer le dédoublement des sons du cœur sont peu nombreuses. Leur nature même détermine la valeur du symptôme. Dans une série de cas, on a affaire à un phénomène sans la moindre importance, presque physiologique, tandis que dans d'autres, le dédoublement est un signe d'affections graves de l'appareil circulatoire. Dans tous les cas, il s'agit d'un défaut de simultanéité dans l'occlusion des valvules cardiaques ou dans l'arrivée au maximum de tension des membranes valvulaires. Cependant, il arrive aussi que derrière un son cardiaque redoublé, il se cache un bruit de souffle ; en ce cas, ce son redoublé se transforme en souffle lorsque l'activité cardiaque se trouve exagérée artificiellement.

Il faut ranger dans les formes de dédoublement physiologique celle qui dépend des phases respiratoires, comme Potain l'a fait remarquer le premier. On la rencontre chez bon nombre de personnes bien portantes ; Potain l'a constatée chez un cinquième au moins des sujets exempts de maladies. Le plus souvent, le dédoublement frappe le son systolique, plus rarement le son diastolique, et très rarement les deux sons à la fois. Le dédoublement du premier son s'entend surtout à la fin de l'expiration et au commencement de l'inspiration ; le dédoublement du deuxième son, à la fin de l'inspiration et au commencement de l'expiration. Il s'agit d'une tension anisochrone des valvules mitrale et tricuspide dans le dédoublement du son systolique, et des valvules sigmoïdes de l'aorte et de l'artère pulmonaire dans le dédoublement du son diastolique. L'absence d'isochronisme est due à l'influence qu'exerce la respiration sur la pression sanguine, l'expiration entravant la décharge du sang veineux, et l'inspiration celle du sang artériel. On conçoit comment les valvules mitrale et tricuspide, ou les valvules semi-lunaires de l'aorte et de l'artère pulmonaire se tendent, suivant la phase respiratoire, non pas en même temps, mais successivement.

Les dédoublements pathologiques des sons du cœur ont cela de caractéristique, qu'ils sont entièrement indépendants des phases respiratoires. Dans certains cas, leur genèse est en rapport avec l'épaississement de certaines valvules, qui alors se tendent et résonnent plus tard que les valvules saines. Suivant que le processus s'est attaqué aux valvules sigmoïdes ou aux valvules auriculo-ventriculaires, le dédoublement se percevra au second ou au premier temps de la contraction cardiaque.

Pour bien des cas où l'on n'a constaté aucune lésion anatomique, on a admis des troubles d'innervation ayant pour conséquences la contraction anisochrone des muscles papillaires et l'occlusion, anisochrone également, des replis valvulaires. Il est clair que cette hypothèse ne peut s'appliquer qu'au dédoublement des sons systoliques ventriculaires.

Il y a une sorte de pseudo-redoublement des sons diastolique et systolique, lorsque l'un des ventricules se contracte indépendamment de l'autre. Ce phénomène s'accompagne du dédoublement du choc de la pointe, dont Leyden a publié de remarquables exemples (voy. plus haut, *Choc de la pointe*).

Dans certaines circonstances, un son cardiaque dédoublé apparaît à la place d'un bruit de souffle, et dans ce cas on réussit souvent, à l'aide d'une exagération artificielle des contractions de l'organe, à transformer le son dédoublé en bruit de souffle. Cela arrive, rarement il est vrai, dans les lésions des valvules aortiques ; cependant Drasche a publié deux observations d'insuffisance aortique, où il existait au niveau de l'aorte un double son diastolique qui, au moment de l'excitation fonctionnelle du cœur, se métamorphosait en souffle diastolique. Le *double son diastolique se rencontre plus fréquemment à la pointe dans le rétrécissement mitral*, ainsi que l'a fait ressortir notamment Guttmann (1) ; dans ce cas également, la transformation du son en bruit de souffle est chose facile à produire. Il est vrai que, d'après les études de Geigel, le dédoublement du deuxième son dans le rétrécissement mitral peut encore avoir d'autres causes et être dû à un développement anisochrone des valvules sigmoïdes de l'artère pulmonaire et de l'aorte, par suite de l'inégale tension dans ces artères. Dans le premier cas, le dédoublement sera net, surtout à la pointe ; dans le second, à la base du cœur.

Il existe encore certains phénomènes non expliqués. Ainsi Skoda rapporte avoir entendu, dans un cas de péricardite, un dédoublement du son diastolique au niveau des ventricules avant l'apparition d'un bruit de frottement

(1) C'est Bouillaud qui a le premier signalé le dédoublement du second bruit dans le rétrécissement mitral. Ce dédoublement s'entend surtout dans la région moyenne du cœur. Il est dû au défaut d'isochronisme du claquement des sigmoïdes droites et gauches ; et avec un peu d'attention, on peut se convaincre que le claquement aortique précède celui des valvules pulmonaires.

péricardique. Gerhardt a constaté le dédoublement des sons du cœur, le plus souvent sur une étendue restreinte, dans des cas de plaques laiteuses du péricarde, de sorte qu'évidemment l'une des moitiés du double son était un bruit péricardique.

Sous le nom de *bruit de galop*, Potain et, indépendamment de lui, Johnson ont décrit un dédoublement particulier des sons du cœur, avec accentuation du deuxième son, qui rappelle le bruit lointain d'un cheval lancé au galop (∪—∪). Les opinions sont partagées sur la question de savoir si le dédoublement intéresse le premier ou le second des sons du cœur. Potain, Johnson, Fränkel, Leyden penchent vers la première hypothèse; Fraentzel au contraire admet le dédoublement du deuxième; Lépine considère aussi le premier son comme présystolique. Naturellement les avis concernant la genèse du phénomène diffèrent encore bien plus et il est impossible de citer à ce sujet une donnée à l'abri de toute objection. Potain a rencontré le bruit de galop surtout dans l'atrophie granuleuse des reins, *néphrite interstitielle*, accompagnée d'hypertrophie du cœur, et le considère comme un signe important de cette affection. Johnson l'a observé également dans des cas d'emphysème avec troubles circulatoires, dans l'artériosclérose et dans quelques cas d'insuffisance mitrale.

D'après Fraentzel, le bruit de galop n'indiquerait pas autre chose qu'une débilitation extrême du cœur et serait un signe pronostique grave. D'après lui, on le rencontre dans des états morbides divers, maladies infectieuses graves, cachexie cancéreuse, anémie, etc. Le vin et les toniques qui relèvent l'activité cardiaque peuvent le supprimer (1).

Enfin Friedreich a encore attiré l'attention sur une forme spéciale de double son diastolique. Elle prend naissance dans les cas d'*adhérences péricardiques* et de rétraction systolique de la région du choc de la pointe; elle est due à ce que la paroi thoracique, rétractée au moment de la systole, rebondit en avant au moment de la diastole et engendre ainsi un son bref diastolique.

b) — *Bruits endocardiaques, ou bruits de souffles.*

Skoda a le premier fait ressortir que pour l'utilisation diagnostique des bruits de souffle il fallait tenir compte de deux choses, *le siège et le temps*. L'aire où le bruit endocardiaque est le plus distinct permet de préciser l'orifice ou la valvule malade; tandis que le moment de son apparition permet de déterminer les conséquences mécaniques des altérations et apprend si ces dernières ont amené l'insuffisance ou le rétrécissement.

---

(1) Les théories relatives au mécanisme du bruit de galop ont beaucoup varié. Voici la plus récente, que M. Potain a exposée en 1883 au *Congrès de Grenoble*. Le bruit de galop est un bruit de tension diastolique; il se produit lorsque le myocarde est lésé de telle façon que sa résistance élastique l'emporte sur sa tonicité musculaire; dans ce cas, pendant la diastole, un peu avant la systole, il y a une *brusque* tension de la paroi ventriculaire par la pénétration de l'ondée sanguine.

I. Timbre du bruit de souffle cardiaque. Bruit de souffle musical. — Certains de nos devanciers, notamment lés auteurs français, ont cru devoir accorder une valeur diagnostique très considérable au *timbre du bruit cardiaque;* ils croyaient possible de reconnaître, à l'aide du caractère acoustique du bruit, si l'on avait affaire à des épaississements ou des crétifications valvulaires et quel était le degré de sténose ou d'insuffisance. Cette manière de voir n'est pas exacte; le caractère acoustique d'un bruit de souffle est privé de toute signification diagnostique. Il est sujet aux plus grandes variations; c'est ce qui explique les nombreuses comparaisons que l'on a pu établir à son sujet, sans les épuiser toutes. On a décrit des bruits de soufflet (Laënnec), de râpe, de scie, des bruits ronflants, soufflants, mugissants. D'autres fois, ils prennent le caractère musical, ils sont sifflants, suspirieux, chantants, reproduisent le bruit de la lime. Dans le voisinage de vastes excavations, les bruits peuvent acquérir une consonance métallique.

Sur la *genèse des bruits cardiaques musicaux,* nous possédons des documents récents, parmi lesquels nous signalerons surtout les recherches de Drozda. Au niveau de la valvule mitrale, on entend fréquemment des bruits musicaux systoliques, lorsque le ventricule gauche est traversé par des brides tendineuses anormales qui se tendent davantage au moment de la systole cardiaque, ou encore quand il existe un épaississement et une rétraction considérables des cordes tendineuses de la valvule auriculo-ventriculaire gauche. Dans la zone d'auscultation des valvules aortiques, on perçoit des sons musicaux systoliques, toutes les fois que ces valvules sont réliées entre elles ou avec la paroi artérielle par des productions fibreuses, ou qu'il existe des cordes tendineuses anormales congénitales entre la paroi ventriculaire et la paroi aortique. De même, quand les valvules aortiques sont soudées entre elles, ou portent des plaques calcifiées, faisant saillie dans l'artère ou formant des tubes rigides, les conditions pour la genèse de bruits musicaux systoliques se trouvent réalisées.

Il peut se développer des bruits musicaux diastoliques au niveau de la valvule mitrale, en cas de *sténose mitrale* très serrée. Au niveau de l'aorte on en perçoit lorsque l'une des valvules sigmoïdes est tellement criblée de trous que son bord libre aminci constitue une sorte de corde tendineuse (Schrötter), ou encore lorsque certaines portions valvulaires déchirées, flottent librement, ou enfin lorsqu'il s'agit de valvules fenêtrées, au-dessous desquelles siègent encore d'autres valvules fenêtrées accessoires. En outre, Grödel a montré que les bruits musicaux aortiques diastoliques se produisent également quand, par suite de la dilatation de l'aorte ascendante, on se trouve en présence d'une insuffisance aortique relative. Il ne faut pas du reste confondre ces bruits de souffle musicaux avec les bruits musicaux qui prennent naissance dans les veines intrathoraciques et se propagent vers certains orifices, notamment les orifices artériels du cœur.

II. Intensité des bruits de souffle cardiaque. — L'intensité des bruits de souffle est sujette à de grandes variations. Outre la nature et le degré de la maladie, il faut tenir compte ici de l'activité fonctionnelle du cœur. Si le cœur est calme, les souffles peuvent disparaître entièrement pour réapparaître au moment où le travail cardiaque s'exagère sous l'influence d'excitations physiques ou psychiques. Toujours, ces dernières augmentent l'intensité des souffles cardiaques.

Ce qui précède explique également pourquoi, dans le cours de maladies graves ou à l'approche de la mort, les bruits de souffle disparaissent.

Dans bon nombre de cas, l'attitude du corps influe sur l'intensité de ces bruits. Dans la station debout, ceux-ci s'affaiblissent habituellement ou se suppriment; cependant on observe aussi l'inverse. Les causes de ces faits sont encore inconnues. Quoi qu'il en soit, ils serviront à nous apprendre qu'il ne faut pas négliger d'ausculter le cœur dans les différentes positions du corps.

On peut diminuer artificiellement l'intensité des bruits de souffle par des inspirations profondes, parce qu'ainsi les poumons, venant recouvrir la face antérieure du péricarde, empêchent la propagation du son au thorax.

Friedreich a publié des observations où une forte pression sur la paroi thoracique faisait disparaître les bruits, surtout lorsque les bruits étaient d'origine mitrale et qu'il s'agissait de jeunes gens, ayant un thorax élastique. Cet auteur pense que le phénomène est en connexion avec l'entrave apportée ainsi aux mouvements du cœur.

Lorsque les souffles cardiaques possèdent quelque intensité, ils peuvent, de même que les sons, devenir perceptibles à une certaine distance du malade (*bruits à distance*). Du travail d'Ebstein déjà mentionné, il résulte que c'est le bruit de souffle systolique qui accompagne le rétrécissement aortique que l'on perçoit à la plus grande distance, et aussi le plus fréquemment. En général, il s'agit de sténose poussée à un haut degré et compliquée de calcification; cependant Stokes relate un cas où le phénomène existait sans lésions notables des valvules sigmoïdes.

Les souffles diastoliques de l'insuffisance aortique se transmettent bien plus rarement à distance; quant aux souffles en rapport avec les altérations de la valvule mitrale, ils semblent être privés absolument de cette propriété. En revanche, il faut insister sur ce fait qu'en cas de bruits perçus à grande distance, ceux-ci ne sont pas toujours dus à des lésions valvulaires; parfois l'on se trouve en présence de bruits de souffle auxquels il manque un substratum anatomique et que, pour cette raison, on a nommé *bruits accidentels*.

Dans un des chapitres précédents, nous avons dit que souvent il se produit des bruits de souffle intenses qui, sous forme de *frémissement cataire*, deviennent accessibles à la palpation; mais en même temps nous avons fait ressortir qu'il existe souvent de la disproportion entre l'intensité du bruit et celle du frémissement.

Comme règle, on peut établir que le *siège de la plus grande intensité d'un bruit de souffle* correspond à son lieu d'origine. Certes, il est des exceptions à cette règle. C'est ainsi que le souffle diastolique de l'insuffisance aortique se perçoit souvent plus clairement au niveau du corps du sternum que dans le 2e espace intercostal droit, ce qui tient à ce que le bruit prend véritablement naissance, non à l'orifice de l'aorte, mais dans le ventricule gauche (1).

De même, le bruit systolique de l'insuffisance mitrale a souvent plus d'intensité au niveau de l'artère pulmonaire qu'au niveau de la pointe du cœur, et cela parce que le facteur étiologique du bruit est dans l'oreillette gauche; de plus celle-ci, au niveau du sillon transverse, s'enroule autour du tronc de l'artère pulmonaire de telle façon que sa pointe se rapproche beaucoup de la paroi pectorale et favorise ainsi la propagation du bruit né dans l'oreillette gauche.

Les souffles cardiaques se *propagent* souvent au delà de la région précordiale ; ceux provenant de l'aorte et de la valvule tricuspide se propagent surtout vers la droite; les bruits mitraux et pulmonaires surtout vers la gauche. Quand on ne sait s'il faut rapporter un bruit à l'aorte ou à l'artère pulmonaire, il faut s'éloigner à gauche et à droite des zones typiques d'auscultation; le bruit persiste-t-il lorsqu'on s'écarte avec le stéthoscope en dehors et à droite et disparaît-il lorsqu'on s'éloigne dans le sens contraire, c'est l'aorte qui est son lieu d'origine; si l'inverse a lieu, c'est l'artère pulmonaire qui en est la source.

Les bruits se propagent même parfois au creux épigastrique; dans ce cas, il s'agit toujours, d'après Vanni, de souffles auriculo-ventriculaires.

Enfin on peut les entendre dans le dos et notamment dans l'espace interscapulaire gauche. J'ai observé une fillette de huit ans qui présentait dans l'espace interscapulaire gauche un souffle systolique très intense, tandis qu'en avant les sons du cœur étaient purs. Niemeyer a constaté le même fait. Il rapporte le cas d'un garçon de 11 ans, atteint de rétrécissement aortique, chez lequel le souffle systolique était très faible ou n'était perceptible ni à l'oreille ni à la palpation, alors qu'on l'entendait et qu'on le sentait d'une façon continue et avec une grande intensité dans toute l'étendue du dos, et avec plus de netteté le long du bord interne de l'omoplate gauche.

III. Temps des bruits de souffle cardiaque. — En ce qui concerne le moment de leur apparition, les souffles, comme les sons, se divisent en *souffles systoliques et diastoliques*. Cette division suffit toujours en pratique. Il faut considérer comme une forme spéciale de souffle diastolique, le *bruit présystolique* qui caractérise une lésion valvulaire bien déterminée, le *rétrécissement mitral*. Ce bruit précède immédiatement le souffle systolique et finit au moment de la production de ce dernier, tandis qu'en cas de souffle diastolique pur, il existe une pause très appréciable entre ce souffle et le premier ton. Les auteurs qui ont nié la différence acoustique des

(1) C'est là un fait sur lequel a beaucoup insisté M. Bucquoy ; dans l'insuffisance aortique, la transmission du souffle se fait plutôt vers la pointe du cœur; le souffle s'entend souvent mieux le long du sternum jusqu'à l'appendice xiphoïde qu'au niveau du 2e espace intercostal droit.

souffles diastolique et présystolique ont commis une erreur. Une des particularités distinctives du bruit présystolique, c'est d'être constitué en quelque sorte de deux reprises et d'être intense surtout au commencement et à la fin. Les causes de ces phénomènes seront énumérées plus loin.

Relativement au temps, certains auteurs ont voulu rétablir pour les bruits des distinctions plus subtiles encore. Gendrin surtout est allé très loin dans cette voie.

Il a voulu diviser strictement les souffles suivant leurs rapports avec la systole ou la diastole. Il en est résulté une classification très compliquée et sans aucune importance au point de vue pratique (bruits présystoliques, *systoliques*, périsystoliques, prédiastoliques, *diastoliques*, péridiastoliques).

Le bruit de souffle peut, ou bien remplacer entièrement le son correspondant, ou bien exister en même temps que lui ; cela dépend tout d'abord de la perte de vibratilité des valvules correspondantes ou de leur intégrité relative et par conséquent de la conservation de leur aptitude à engendrer un son. Dans bien des cas, il est vrai, il s'agit de la propagation du son d'une valvule voisine. Il n'est pas toujours facile d'isoler par l'oreille un son d'un bruit de souffle concomitant.

Pour ces cas, Gendrin avait déjà recommandé d'éloigner un peu l'oreille du pavillon du stéthoscope; de cette manière, le bruit de souffle s'affaiblit ou disparaît, tandis que le son, s'il existe, apparaît avec netteté. On atteint le même but en déplaçant l'oreille sur le pavillon de l'instrument, de telle façon que le conduit auditif externe ne corresponde plus à l'orifice du stéthoscope. On reconnaîtra si un son est propagé ou autochtone en comparant son intensité et son caractère avec ceux des sons des orifices voisins.

IV. Cause physique des bruits de souffle cardiaques. — Pour comprendre la genèse des bruits de souffle cardiaque, il faut se rappeler que le son et le bruit de souffle sont toujours des effets du mouvement. En acoustique, le son exige pour sa production un mouvement périodique et régulier, tandis que le bruit résulte d'oscillations irrégulières et arythmiques ; il en est de même pour les sons et les bruits de souffle du cœur. La substance mobile et vibrante de l'appareil circulatoire est représentée par l'appareil valvulaire, le myocarde et le sang lui-même.

Parmi les bruits de souffle, il existe un groupe d'un intérêt diagnostique tout particulier, c'est celui qui comprend les bruits de souffle consécutifs aux lésions valvulaires, qu'il s'agisse d'insuffisance des valvules ou de rétrécissement de leurs orifices. Tous ces bruits ont une cause unique. Ce sont des bruits sanguins ; ils sont produits par l'irrégularité des tourbillons du courant sanguin, tourbillons qui, d'après les lois de la physique, se développent toutes les fois que le sang pénètre brusquement d'un canal étroit dans un canal plus large, ou inversement.

On dit encore, même dans les livres les plus récents, que, dans les lésions valvulaires du cœur, le sang frotte contre l'endocarde et que les bruits de souffle sont des bruits de frottement. Cette manière de voir est absolument *fausse*, car le fait est physiquement impossible. Aussi ne sera-t-il pas inutile d'insister sur ce sujet.

Les physiciens divisent tous les liquides en liquides mouillant ou ne mouillant pas les parois qui les contiennent. L'eau est un liquide mouillant le verre ; le mercure est un liquide qui ne mouille pas le verre. Pour le démontrer, on verse de l'eau sur une plaque de verre et sur une autre du mercure ; l'eau se répandra sur le verre où elle forme une couche mince de liquide, tandis que le mercure se divisera en gouttelettes rondes et isolées. Voici comment on se représente la cause physique de ce phénomène : la propriété que possède l'eau de mouiller le verre tient à ce que la force d'adhésion qu'exerce le verre sur la molécule aqueuse est plus considérable que celle qui retient les molécules d'eau entre elles.

Les recherches de F. Neumann, auxquelles sont venus s'ajouter plus tard les travaux de Hagen, E. Meyer, Helmholtz, Piotrowski, etc., ont démontré qu'entre une paroi vasculaire, que sa surface interne soit lisse ou rugueuse, et un liquide qui passe le long d'elle, tout frottement est impossible, si le liquide mouille la paroi. Or, comme le sang a la faculté de mouiller l'endocarde et la tunique interne des artères, il s'ensuit que supposer un frottement entre le sang et la paroi vasculaire est un non-sens physique ; en d'autres termes, il ne se produit pas, dans ces conditions, de bruits de frottement. En raison de la force d'adhésion énergique que la paroi vasculaire exerce sur les particules liquides du sang, il faut se représenter la couche sanguine périphérique, celle qui est en contact immédiat avec la tunique interne, comme absolument immobile. Or, il est évident qu'il ne peut exister de frottement sans mouvement.

Dans les conditions précitées, la genèse de bruits de souffle n'est possible que si la vitesse du courant est tout à fait extraordinaire, ou si la voie que suit le liquide n'est pas de calibre égal, mais se trouve interrompue brusquement par des sténoses ou des dilatations.

Dans les lésions valvulaires, c'est la dernière de ces éventualités qui seule entre en ligne de compte. Dans les deux cas cependant, la cause physique est la même.

En cas de sténose ou de dilatation brusque, le mouvement des particules liquides ne reste pas uniforme ; au contraire, après le rétrécissement ou au moment de l'arrivée dans la portion dilatée, il se produit des tourbillons qui se traduisent à l'oreille par des bruits de souffle.

Dans les expériences faites à l'aide de tubes transparents, on peut démontrer l'existence de ces tourbillons, en plaçant en suspension dans le liquide de fines particules d'ambre ; ces particules, aussitôt qu'elles ont passé la sténose ou qu'elles ont pénétré dans la dilatation, tournoient et sont entraînées par des tourbillons irréguliers. Si l'expérience a été pratiquée avec des tubes de calibre partout égal où l'on accélère fortement la vitesse du courant, la genèse des tourbillons se trahit, comme l'a montré Hagen, par l'aspect louche et laiteux que prend le liquide auparavant clair et transparent.

En 1836, Corrigan avait déjà émis l'hypothèse que les bruits qui accompagnent les lésions valvulaires reconnaissaient pour cause non pas le frottement, mais le mode irrégulier du *mouvement sanguin*. Mais ce n'était qu'une hypothèse. La démonstration effective et expérimentale du fait est due à des auteurs ayant profité déjà des travaux de leurs devanciers : Kiwisch, Heynsius, Th. Weber, Chauveau, Marey, Nolet, Jacobson et Thamm.

Nous avons indiqué comme cause immédiate des bruits les tourbillons du liquide. Mais Kiwisch et plus tard Weber les rapportèrent aux vibrations de la paroi vasculaire; quant à Chauveau et à P. Niemeyer, ils regardent comme facteur étiologique ce que l'on appelle le jet de pression ou la veine fluide : cette veine fluide se produirait chaque fois qu'un liquide pénètre d'un conduit étroit dans un conduit plus large. Cette dernière opinion n'est pas soutenable, puisque les tourbillons peuvent également se développer dans des tubes de calibre uniforme, où il ne se produit pas par conséquent de jet de pression.

D'expériences entreprises par Heynsius, Nollet et Thamm, il résulte que c'est précisément la rapidité du courant qui a une grande influence sur la formation des tourbillons et des bruits de souffle, tandis que la pression n'a aucune action sur la genèse de ces bruits (1). Cela concorde avec l'expérience clinique ; celle-ci nous apprend, en effet, que l'exagération du travail cardiaque et l'accélération de la circulation sanguine renforcent les bruits de souffle cardiaques ou les font apparaître.

La vérité de ces diverses assertions peut être contrôlée en partie chez l'homme sur les artères périphériques. Lorsqu'on applique le stéthoscope sur la carotide, on perçoit un ou deux sons. Lorsqu'au contraire on exerce une pression progressivement croissante avec cet instrument, le premier son est remplacé par un bruit de souffle intense. D'ailleurs, Latham et Jenner avaient montré que chez les individus à thorax élastique, la pression avec le stéthoscope transforme le son systolique de l'artère pulmonaire en un bruit de souffle, probablement parce qu'on rétrécit ainsi artificiellement l'orifice de l'artère pulmonaire.

En cas de rétrécissement des orifices cardiaques, l'interprétation précédente suffit pour expliquer la formation des bruits du cœur. Dans l'insuffisance valvulaire au contraire il faut tenir compte encore d'un autre facteur.

Lorsque par suite de l'insuffisance des valvules, il se produit une régurgitation du sang à travers ces dernières, deux courants de sens contraire, le courant de reflux et le courant physiologique, vont à la rencontre l'un de l'autre, ce qui crée des tourbillons et partant des bruits de souffle.

V. Bruits de souffle dans les diverses lésions valvulaires. — L'étude théorique qui précède, va nous guider dans la détermination précise des bruits que l'on perçoit dans les lésions des orifices et des valvules du cœur.

---

(1) Rappelons ici que pour M. Marey, trois conditions concourent à la production du bruit de souffle cardiaque : 1° un courant sanguin rapide ; 2° le passage du sang d'une partie étroite dans une partie plus large; 3° une tension faible succédant à une tension forte.

1. *Rétrécissement aortique.* — Au moment de la systole du ventricule gauche, le sang est obligé de passer par l'étroite fente de l'orifice aortique, avant d'atteindre l'origine libre de l'artère. Par suite, il se développe derrière le rétrécissement, c'est-à-dire à l'origine même de l'aorte, des tourbillons sanguins qui se traduisent à l'oreille par un bruit de souffle systolique. Très souvent, ce bruit se distingue par sa notable intensité et son caractère musical. Ce souffle s'entend surtout au niveau du 2e espace intercostal droit (aire des bruits aortiques) et se propage vers la droite.

2. *Insuffisance aortique.* — En cas d'insuffisance aortique, le sang reflue, au moment de la diastole, de l'aorte dans le ventricule gauche dilaté et vide, à travers les valvules sigmoïdes insuffisantes. Par conséquent, il se produit dans le ventricule gauche des tourbillons sanguins ou, en termes acoustiques, des bruits de souffle diastoliques dont le développement est encore favorisé par la rencontre du sang régurgité avec celui qui pénètre, d'une façon normale, de l'oreillette gauche dans le ventricule correspondant. Comme la véritable cause du bruit diastolique siège dans le ventricule gauche, on comprend que l'intensité de ce bruit soit souvent plus prononcée au niveau du corps du sternum que dans la zone d'auscultation proprement dite de l'aorte.

3. *Rétrécissement mitral.* — Au moment de la diastole du cœur, le sang qui sort de l'oreillette gauche passe d'abord par l'orifice mitral sténosé, avant de pénétrer dans le ventricule élargi par la diastole. C'est pourquoi, pendant cette dernière, le ventricule devient le siège de tourbillons sanguins et par conséquent d'un *bruit de souffle diastolique.* Comme celui-ci a une durée fort longue et se termine d'ordinaire sans silence intermédiaire au moment de l'apparition du son systolique, on l'a distingué avec raison du bruit diastolique pur en lui donnant le nom de *bruit présystolique.* Ainsi que nous l'avons déjà dit, ce bruit présystolique atteint son maximum d'intensité au début et à la fin de la diastole ventriculaire, moments où la rapidité du courant est la plus considérable. La grande rapidité du début tient à l'état de vacuité du ventricule ; celle de la fin est causée par la contraction de l'oreillette gauche.

4. *Insuffisance mitrale.* — Dans l'insuffisance mitrale, il se produit nécessairement un bruit systolique, parce qu'au moment de la systole du ventricule gauche le sang reflue en partie à travers les valvules insuffisantes dans l'oreillette vide où il se forme des tourbillons, favorisés encore par la rencontre du liquide régurgité avec le sang arrivant par les veines pulmonaires. Ordinairement ce souffle a son maximum à la pointe. Pourtant, la genèse du bruit dans l'oreillette gauche, sa facile transmission à la paroi thoracique par l'intermédiaire de cette dernière expliquent pourquoi fréquemment le souffle systolique est perçu avec plus de netteté au niveau de l'artère pulmonaire qu'à la pointe du cœur. En raison de son timbre, le souffle de l'insuffisance mitrale est appelé souvent souffle *en jet de vapeur.*

5. — Pour les *lésions valvulaires du cœur droit,* il est facile de prévoir les caractères du bruit de souffle. L'aire des bruits pulmonaires et tricuspidiens étant connue, il suffit, pour le temps des divers souffles, de se reporter

pour l'artère pulmonaire à ce qui a été dit des lésions aortiques, et pour l'orifice tricuspidien, à ce qui a été dit des lésions mitrales.

6. — Les troubles de la circulation sanguine ne sont pas la cause unique du développement des bruits de souffle. Ceux-ci peuvent aussi se produire sous l'influence de l'irrégularité et de la gêne dans les vibrations des valvules et du myocarde. En cas d'épaississement et de rigidité valvulaires il peut arriver que, *malgré l'absence d'insuffisance des valvules et de sténose des orifices*, les sons soient remplacés par des souffles, parce que l'occlusion valvulaire se fait par des mouvements irréguliers. Dans les maladies graves du muscle cardiaque, il peut également se développer des bruits anormaux parce que la fibre musculaire dégénérée a perdu l'aptitude aux contractions rythmiques.

VI. Bruits de souffle cardiaques inorganiques. — Il reste enfin un groupe de souffles cardiaques, qui ne dependent, semble-t-il, d'aucune altération organique appréciable et qui ont reçu le nom de *bruits de souffle inorganiques*. Ils se rencontrent avec une fréquence toute spéciale chez les personnes *anémiques* et *chlorotiques* ; aussi les a-t-on appelés encore *bruits de souffle anémiques ou accidentels*. En dehors de la chlorose et de l'anémie on les observe dans les états consomptifs et les affections fébriles (souffle fébrile). *Les souffles inorganiques sont presque toujours systoliques*; mais il est absolument incontestable qu'il se développe aussi, dans certains cas, des souffles diastoliques que l'on ne peut expliquer par aucune altération de structure saisissable. On les constate avec le plus de fréquence au niveau de la valvule mitrale et de celles de l'artère pulmonaire, soit dans l'une seulement de ces régions, soit dans toutes les deux à la fois. C'est au niveau de l'aorte qu'ils sont le plus rares (1).

Durosiez, Weil, Rosenbach et plus récemment Sahli et Litten ont de la tendance à ne pas rapporter au cœur les bruits diastoliques accidentels, mais à les considérer comme des bruits veineux intrathoraciques propagés. L'après Litten, il se produirait dans la région précordiale, dans le voisinage de l'appendice xiphoïde, des bruits diastoliques qui naissent dans la veine cave inférieure et qui sont dus à la compression de la veine par le foie augmenté de volume.

La genèse des souffles inorganiques n'est pas encore très bien élucidée. Il est hors de doute que la cause n'est pas toujours la même. Dans certains cas, il semble qu'il s'agisse de troubles de l'innervation, qui entravent soit l'occlusion régulière des valvules mitrale et tricuspide, soit la contraction normale du myocarde. Dans d'autres cas, il se produit ce qu'on appelle de l'insuffisance valvulaire relative ; l'appareil valvulaire est intact, mais l'ori-

(1) Il est à peu près acquis aujourd'hui que les souffles anémiques du premier bruit peuvent siéger aux quatre orifices du cœur. Mais il faut reconnaître, comme M. C. Paul l'a établi contrairement à l'opinion ancienne qui les plaçait à l'orifice aortique et dans l'aorte, que c'est au niveau de l'artère pulmonaire que ce bruit s'entend le plus *nettement* et le plus *habituellement*.

fice subit une dilatation telle que les valvules saines deviennent impuissantes à l'obturer complètement. Comme conséquences naturelles de l'insuffisance, on voit bientôt survenir la dilatation et l'hypertrophie du ventricule. Ce groupe de bruits se rapproche évidemment, par sa nature, des bruits organiques, mais s'en distingue cliniquement, par la facilité avec laquelle ils rétrocèdent sous l'influence d'un traitement approprié.

Neukirch a récemment insisté sur ce fait qu'il n'existe pas seulement une insuffisance relative, mais aussi un *rétrécissement des orifices du cœur.* En supposant que les cavités de ce viscère augmentent de volume et reçoivent par conséquent une quantité anormale de sang, il peut se faire que les orifices, tout en étant intacts, se trouvent relativement étroits par rapport à une énorme masse sanguine (1).

VII. Diagnostic différentiel des bruits de souffle organiques et inorganiques.— Le diagnostic différentiel entre les souffles organiques et inorganiques n'est pas toujours facile. On dit que les derniers ne sont pas aussi intenses et sont plus doux que les bruits organiques ; mais cette règle présente de trop nombreuses exceptions pour que l'on puisse l'utiliser pour le diagnostic. D'ailleurs, il est faux de dire que les bruits inorganiques n'engendrent jamais de frémissements palpables. La preuve, c'est qu'Ebstein a fait voir qu'ils se perçoivent quelquefois à distance. Bamberger fait remarquer que les bruits anémiques ne masquent le son que rarement et que le plus souvent ils servent d'appendice. Quant à l'assertion d'Hutchinson qui prétend que ces bruits augmentent d'intensité ou même ne font leur apparition qu'au moment du décubitus horizontal, elle est absolument fausse.

Les bruits de souffle inorganiques sont, la plupart du temps, fugitifs, de sorte que si un souffle persiste des années sans changement, on peut affirmer l'existence d'une lésion organique. Le plus souvent, en cas de souffles anémiques, on observe des bruits de souffle vasculaires dans les veines du cou ; ce qui les caractérise surtout, c'est l'absence d'altérations du myocarde ; quand il s'en produit, il s'agit d'une simple dilatation passagère.

VIII. Diagnostic des bruits de souffle cardiaques. — Le diagnostic des bruits de souffle cardiaques est facile. La confusion est possible d'abord avec les bruits de frottement péricardiques ; à ce sujet on consultera le chapitre suivant ; on peut aussi confondre le bruit de souffle cardiaque avec les *bruits d'aspiration*, ou *bruits cardio-pneumatiques*. Ces derniers sont la conséquence de l'influence exercée par les contractions du

---

(1) Ajoutons à ces diverses théories sur le mécanisme du souffle anémique, celle de M. C. Paul qui l'attribue à un spasme des parois artérielles qui détermine un rétrécissement passager de l'artère pulmonaire (bruit anémo-spasmodique), et celle de M. Potain qui fait des bruits anémiques des bruits extra-cardiaques (voy. à la page suivante, la note sur les bruits *extra-cardiaques*).

cœur sur le parenchyme pulmonaire et ils disparaissent le plus souvent, quand on arrête la respiration (1).

c) — *Frottement péricardique. (Bruits exocardiaques.)*

Les bruits exocardiaques ou péricardiques sont presque toujours des *bruits de frottement.* Ils se développent toutes les fois que la face interne du péricarde est devenue anormalement sèche ou rugueuse ; il est rare qu'ils se produisent à la suite d'une augmentation de volume excessive du cœur. D'après Gendrin, une exagération immodérée de l'activité cardiaque pourrait produire le frottement. Mais, en somme, nous savons que, dans l'immense majorité des cas, le bruit de frottement péricardique est le fait d'une phlegmasie du péricarde.

Les bruits péricardiques sont très souvent reconnaissables à leur caractère acoustique ; ils sont d'une dureté toute spéciale ; c'est tantôt un simple effleurement ; parfois du raclage ; le plus souvent du frottement. Il peut même se développer des bruits péricardiques qui rappellent le craquement d'une semelle de cuir. Les Français ont inventé, à ce propos, de nombreux termes de comparaison, sans en avoir épuisé la série ; ils n'ont du reste retiré aucun avantage pratique de cette nomenclature.

I. Diagnostic des frottements péricardiques et des bruits de souffle endocardiaques. — Les bruits de frottement péricardique ont parfois un caractère très doux, si bien qu'on se demande s'il s'agit d'un frottement péricardique ou d'un bruit de souffle intra-cardiaque. Pour le *diagnostic*

---

(1) Ces bruits cardio-pneumatiques répondent à ce que M. Potain et ses élèves ont étudié sous le nom de *souffle extra-cardiaque.* Laënnec a indiqué la cause de ces bruits ; quand une lame pulmonaire plus ou moins épaisse est interposée entre le cœur et la paroi thoracique, elle est comprimée à chaque systole par les mouvements du cœur, et une partie de l'air chassée brusquement dans les bronches produit un souffle qui a les caractères suivants. Il siège à gauche vers le 3e espace intercostal ; il est surtout net à la fin de l'inspiration et au commencement de l'expiration ; il est très variable d'un moment à l'autre ; il disparaît si le sujet suspend sa respiration ; il est plus intense dans le décubitus horizontal ; il est doux, aspiratif ; il n'est pas exactement *systolique ;* il commence au milieu de la contraction ventriculaire (souffle médio-systolique de Potain) et se prolonge un peu après elle.

On a constaté aussi des souffles extra-cardiaques *diastoliques*, et on admet que ceux-ci sont produits par une sorte d'expiration locale, une compression de la lame pulmonaire au moment de la dilatation ventriculaire.

Ces souffles extra-cardiaques doivent être bien connus, car ils sont une source d'erreurs. Ils existent, en effet, chez des sujets sains ; ils sont fréquents chez les femmes, chez les nerveux et chez les sujets qui ont des palpitations. On les observe aussi de préférence dans tous les états où l'énergie myocardique est amoindrie (anémies, goitre exophtalmique, fièvres graves, cachexies).

M. Potain pense que les souffles dits anémiques sont pour la plupart des souffles extra-cardiaques,

Nous avons dit plus haut, en étudiant les modifications du murmure vésiculaire, que parfois la respiration saccadée était due aux battements du cœur et représentait par conséquent un bruit cardio-pneumatique.

différentiel du frottement et du souffle, il faut tenir compte des points suivants :

1. — Les bruits de souffle ont des rapports étroits avec les diverses phases de l'activité cardiaque; ils sont diastoliques, présystoliques ou systoliques. Il n'en est pas de même pour les frottements péricardiques. Ceux-ci sont absolument indépendants des différents temps de la contraction du cœur; ils se prolongent au delà ou s'intercalent entre eux. Une oreille un peu exercée arrive à distinguer aisément ces différences.

2. — La pression sur le stéthoscope peut souvent augmenter l'intensité des frottements péricardiques, parce qu'elle favorise le frottement réciproque des feuillets péricardiques. Le phénomène n'est pas absolument constant, il dépend du siège des rugosités et du point où s'exerce la pression. De plus, il ne faut pas que cette pression dépasse une certaine mesure, sinon on entrave les mouvements du cœur et au lieu du renforcement cherché, on obtient l'affaiblissement ou même la suppression du bruit. La compression insuffisante n'exerce aucune influence sur les bruits de souffle; la compression exagérée, au contraire, peut, comme nous l'avons déjà dit, les faire disparaître.

3. — L'inspiration agit ordinairement d'une façon inverse sur l'intensité des frottements péricardiques et des bruits de souffle. Tandis que les premiers sont d'habitude, comme l'a montré Traube, renforcés par l'inspiration qui, en dilatant les poumons, rend le contact des feuillets péricardiques plus intime, les bruits de souffle s'affaiblissent, parce que le parenchyme pulmonaire, s'insinuant entre le cœur et la paroi thoracique, rend les conditions de transmission du son moins favorables. Mais il y a beaucoup d'exceptions à cette règle.

Traube a fait remarquer que dans les cas où le bord antérieur du poumon est immobilisé, les bruits de souffle augmentent de force pendant l'inspiration, à cause de l'accroissement de la rapidité du courant sanguin intracardiaque. Et réciproquement, Lewinski a relaté une observation où, à la suite d'adhérences entre la plèvre pulmonaire et la plèvre médiastine, il se produisit contre toutes les règles une exagération du frottement péricardique précisément à l'expiration.

4. — Tandis que les bruits de souffle peuvent s'étendre bien au delà du domaine de la matité cardiaque, les bruits péricardiques ont cela de caractéristique qu'ils sont strictement limités à la région précordiale et, même dans la zone de la matité cardiaque, ne sont souvent perceptibles qu'en des points circonscrits.

5. — Les changements d'attitude ont une influence bien plus constante et plus frappante sur les frottements péricardiques que sur les bruits de souffle. Les frottements s'exagèrent lorsque le malade est assis et penché en avant ou lorsqu'il est dans le décubitus latéral gauche.

6. — Dans bien des cas, il semble que les frottements péricardiques naissent immédiatement sous l'oreille, ils sont très superficiels; tandis que les bruits de souffle endocardiaques paraissent plutôt venir de la profondeur.

7. — Les frottements péricardiques ont une grande tendance à se modi-

fier. Souvent, en peu d'heures, ils changent de caractère ; les bruits de souffle endocardiques, au contraire, ont une durée et un caractère acoustique plus constants.

8. — Dans bon nombre de cas, le diagnostic différentiel est donné par la forme de la matité cardiaque qui, dans les altérations du péricarde, est ordinairement différente de ce qu'elle est dans les affections du cœur.

II. Cause des frottements péricardiques. — La cause la plus fréquente des bruits de frottement péricardiques est l'inflammation du péricarde ou *péricardite.* Mais naturellement, le frottement des surfaces devenues rugueuses par suite du dépôt de productions phlegmasiques ne se produit que si ces surfaces sont en contact l'une avec l'autre et ne sont pas séparées par du liquide. Dans la péricardite avec épanchement, on n'observe donc de bruits de frottement qu'au commencement et à la fin de la maladie, après le début de la résorptiou ou au-dessus du niveau du liquide. Le bruit se perçoit avec son maximum de fréquence au niveau de la base du ventricule et le long du bord gauche du sternum. Parfois il est tout à fait éphémère ; je l'ai vu persister pendant quelques heures, puis disparaître ensuite complètement ; mais il peut durer des semaines et des mois. Son intensité est fort variable, elle devient parfois tellement considérable que les malades le sentent ou l'entendent eux-mêmes et en sont incommodés, notamment pendant le sommeil. Dans ces cas, le frottement est souvent accessible à la palpation.

Lorsqu'une péricardite est à son déclin, on réussit parfois à développer des bruits de frottement par une certaine pression sur le stéthoscope, alors que, sans cette dernière, ils font défaut. Celui qui a assisté à un grand nombre d'autopsies, s'est bientôt convaincu que fréquemment l'étendue et l'intensité du processus inflammatoire est en disproportion évidente avec la force et la nature du bruit de frottement dont il est la source. A ce point de vue, il faut accorder une grande importance au siège de l'affection. Dans le voisinage du cône artériel de la base, il suffit parfois d'hémorrhagies insignifiantes avec ramollissement épithélial pour engendrer des bruit de frottement très intenses.

Dans quelques rares cas, c'est l'extrême *sécheresse des surfaces péricardiques* qui est la cause du bruit de frottement. Ces faits ne sont pas fréquents ; cependant Leichtenstern a relaté dernièrement une observation où la sécheresse avait été déterminée par des pertes aqueuses résultant de vomissements abondants. On a constaté parfois des bruits de frottement dans le choléra, et on les a interprétés de la même manière.

Les *taches laiteuses*, les *calcifications* et le *développement de néoplasmes* sur le péricarde peuvent également engendrer des bruits de frottement.

Enfin I. Seitz rapporte avoir entendu, dans des cas d'*hypertrophie cardiaque* idiopathique, observés à la clinique de Biermer à Zurich, des bruits de frottement péricardiques, dont il fut impossible, à l'autopsie, de trouver une cause de nature péricardique.

De nouvelles observations sont nécessaires pour décider si l'exagération de l'activité cardiaque suffit, comme le prétend Gendrin, à engendrer des bruits de frottement péricardiques.

III. Frottements extra-péricardiques. — Il faut séparer du groupe des bruits de frottement péricardiques proprement dits celui des bruits de frottement *extra-péricardiques*. Ces derniers sont des bruits qui ont en apparence le caractère péricardique; cependant leur cause réside non pas dans des altérations des surfaces péricardiques, mais au contraire dans des rugosités de la plèvre avoisinant le cœur ou de la séreuse péritonéale. On comprend aisément que les mouvements du cœur se communiquent au voisinage, produisant ainsi l'impression de bruits de frottement péricardiques vrais.

Les bruits de frottement *pleuro-péricardiques* ont été étudiés en détail par Skoda. On les rencontre presque toujours le long du bord antérieur du poumon gauche, le plus souvent dans le voisinage de la pointe du cœur. Ils se distinguent des bruits péricardiques vrais, en ce qu'ils dépendent plus des mouvements respiratoires que des contractions cardiaques, qu'ils disparaissent pendant l'arrêt de la respiration et qu'ils sont souvent supprimés par une inspiration profonde. D'une observation de O. Rosenbach, il semble résulter que ces sortes de bruits se propagent parfois à grande distance.

Les bruits de frottement *péricardo-diaphragmatiques* sont plus rares. Emminghaus en a publié un cas où il existait un bruit de frottement en apparence péricardique, dû à ce que les contractions cardiaques se communiquaient au diaphragme tendineux, dont le revêtement séreux abdominal était le siège d'une péritonite tuberculeuse. La même lésion existait au niveau de la surface du foie. Il basa son diagnostic sur l'absence des autres signes de péricardite et des modifications décrites à propos des bruits de frottement péricardiques vrais.

En cas d'emphysème du tissu cellulaire du médiastin, par conséquent d'*emphysème médiastinal interstitiel*, on a observé dans un certain nombre de cas des bruits de crépitation particuliers, dont l'apparition était subordonnée aux contractions du cœur (E. Steffen, Petersen, Muller).

IV. Bruit de moulin ou bruit de roue hydraulique. — Il se développe des bruits péricardiques d'un caractère absolument spécial, lorsque le péricarde renferme à la fois de l'air et du liquide (hydropneumopéricarde). Celui-ci se trouvant ballotté par les contractions du cœur, il se produit une sorte de *bruit de flot métallique* qui adopte fréquemment un rythme tout à fait déterminé grâce à la succession régulière des mouvements cardiaques. On a comparé très souvent ce bruit avec celui d'une roue de moulin ; les Français l'ont appelé, avec Morel-Lavallée, bruit de moulin ou bruit de roue hydraulique. De par sa nature, il appartient au groupe des bruits de succussion étudiés précédemment; seulement dans le cas actuel, c'est le cœur lui-même qui se charge de l'ébranlement du liquide. Ordinairement ce bruit est très intense et se perçoit par conséquent à une distance notable du malade. Parfois il disparaît en un temps très court, ainsi que le montrent les observations récentes de Muller.

Il faut se garder de confondre les bruits de glouglou intra-péricardiques avec les bruits du même genre se développant en dehors du péricarde. Car si, dans le voisinage du cœur, il existe de vastes excavations remplies de gaz et de liquide, les contractions cardiaques peuvent se communiquer au liquide et engendrer ainsi des bruits de glouglou métalliques. C'est ce qui arrive, comme l'a montré Biermer, dans le pyopneumothorax ; le même fait se produit également dans les cavernes pulmonaires, dans la tympanite stomacale, et en cas d'excavations provenant de la fonte de masses néoplasiques.

E. — DIAGNOSTIC PHYSIQUE DES MALADIES DU CŒUR

Tandis que dans le diagnostic des maladies du poumon, les signes physiques sont souvent insuffisants en raison de leur difficile interprétation, dans le diagnostic des maladies du cœur, les signes physiques bien constatés constituent l'élément capital. On peut, par exemple, reconnaître avec certitude des lésions de l'appareil valvulaire en une seule exploration, sans commémoratifs, sans renseignements détaillés sur la marche clinique, rien que par l'examen physique.

Les maladies du cœur se divisent en trois catégories, d'après le siège des altérations : les affections du myocarde, les affections du péricarde et les affections de l'endocarde.

a) — *Affections du myocarde.*

Parmi les affections du myocarde, les plus importantes sont la *dilatation et l'hypertrophie du muscle cardiaque*. Ces deux lésions sont ordinairement combinées ; même dans l'hypertrophie pure à l'origine, on constate le plus souvent une légère dilatation de la cavité correspondante. Il est exceptionnel que l'hypertrophie ne dilate pas à un certain moment le volume des cavités cardiaques, plus rare encore qu'elle le rétrécisse (hypertrophie concentrique). Les signes varient, suivant que la dilatation et l'hypertrophie frappent l'un ou l'autre des ventricules, ou les deux à la fois.

On reconnaît l'*hypertrophie pure du ventricule gauche* aux signes physiques suivants :

Le choc de la pointe, son étendue et son siège étant normaux, possède une énergie tout à fait insolite, due sans aucun doute à ce que le myocarde hypertrophié est susceptible d'un développement de force plus considérable.

La matité du cœur a conservé ses dimensions, mais cette matité est plus absolue, plus complète.

Le son diastolique est renforcé et offre souvent un timbre très net.

En rapport avec l'augmentation de travail du ventricule gauche, le pouls radial subit une tension anormale et est difficilement dépressible sous le doigt.

L'hypertrophie pure du ventricule gauche se rencontre principalement dans l'*artériosclérose* et l'*atrophie rénale ;* elle s'observe également dans le *rétrécissement aortique*, l'oblitération, la compression ou l'étroitesse congénitale de l'aorte. Dans tous ces cas, le cœur gauche se trouve en face de résistances anormales qui ne peuvent être compensées que par une hypertrophie de la substance musculaire.

Dans la *dilatation du ventricule gauche*, on constate les signes suivants :

Le choc de la pointe dépasse en dehors la ligne mamelonnaire gauche et s'abaisse au-dessous du niveau normal. Son étendue est augmentée également. La matité du cœur a augmenté de surface en haut, en bas et à gauche ; sa forme est devenue ovale. Dans la région précordiale, on perçoit des ébranlements systoliques diffus.

La dilatation pure ne s'observe pour ainsi dire jamais. La dilatation se combine avec l'hypertrophie, et c'est précisémment dans ces cas que la voussure précordiale est particulièrement prononcée. La cause de ce genre de lésion réside le plus souvent dans l'insuffisance aortique ou dans des anévrysmes de la portion initiale de l'aorte.

La *dilatation du ventricule droit* se reconnaît à l'étendue plus grande vers la droite de la matité et de la résistance cardiaques. Ici comme dans tout autre cas, il faut nécessairement exclure tout déplacement de l'organe. La forme de matité cardiaque se rapproche de celle d'un cercle.

Le choc de la pointe a gagné en étendue vers la droite.

La dilatation du ventricule droit se produit en cas d'obstacles anormaux dans le domaine de l'artère pulmonaire. Cela arrive notamment dans toutes les affections chroniques du *poumon* et dans les lésions des *valvules mitrales et de l'artère pulmonaire*. Dans la chlorose, les états fébriles et consomptifs, on rencontre également avec une certaine fréquence la dilatation du ventricule droit, altération qui doit être rapportée évidemment à des troubles de nutrition, qui affaiblissent particulièrement la musculature même du ventricule droit.

Quant à l'*hypertrophie du ventricule droit*, elle produit le renforcement du son pulmonaire diastolique et l'augmentation d'énergie du choc de la pointe, qui se fait plus à droite.

Les causes de cette altération résident dans les troubles cités précédemment de la circulation de l'artère pulmonaire (maladies chroniques du poumon, lésions de la valvule mitrale et des valvules de l'artère pulmonaire), il en résulte que l'hypertrophie s'accompagne presque toujours de dilatation.

Lorsque le cœur a subi en totalité une augmentation de volume notable, on peut à l'auscultation (du moins Seitz le prétend) observer des bruits de frottement péricardiques.

Dans l'hypertrophie du ventricule gauche, on perçoit quelquefois un cliquetis métallique.

Enfin dans certains cas de dégénérescence ou de débilitation extrême du myocarde, le son ventriculaire systolique devient d'une faiblesse étonnante et peut presque disparaître. A un degré plus élevé encore les deux bruits ne forment qu'un murmure confus et indistinct (asystolie).

b) — *Maladies du péricarde.*

Les *rugosités des surfaces péricardiques* se manifestent par des bruits de frottement péricardiques, qu'il faut distinguer et des bruits de souffle cardiaques et des bruits extrapéricardiques, ces derniers pouvant être eux-mêmes de nature pleuro-péricardique ou péricardo-diaphragmatique. (Voyez plus haut *frottement péricardique.*) Les rugosités sont le plus souvent engendrées par des processus inflammatoires, mais elles peuvent résulter également du grand état de sécheresse des feuillets séreux, des taches laiteuses, de néoplasmes ou de crétifications. On a observé des bruits du même genre dans l'hypertrophie totale du cœur ; Gendrin prétend même les avoir constatés dans la simple exagération de l'activité cardiaque.

L'*accumulation de liquide dans le péricarde*, lorsque l'épanchement a un certain volume, se trahit par une forme triangulaire caractéristique de la matité cardiaque. Dans la station verticale, on constate un signe très important, l'augmentation en hauteur de la zone de matité d'un tiers ou d'une moitié du rayon normal. On observe aussi que la matité dépasse notablement la région du choc de la pointe ; lorsque l'épanchement augmente par suite du refoulement en arrière du cœur, le choc de la pointe se supprime graduellement, et c'est là un signe de grande valeur pour le diagnostic. Dans ce cas, on peut parfois faire réapparaître ce choc en faisant lever et pencher le malade en avant. Très souvent, il existe de la voussure précordiale et l'on observe à ce niveau des mouvements d'ondulation. Lorsque la quantité du liquide est très considérable, le sac péricardique peut être fortement abaissé, au point que le diaphragme forme au-dessous du cartilage xiphoïde une tumeur résistante et saillante en bas et en avant. Les sons du cœur frappent par leur peu d'intensité ; parfois au début de la maladie, le deuxième son est dédoublé (Skoda).

Dans l'*épanchement gazeux péricardique*, ou *pneumopéricarde*, la matité cardiaque est supprimée dans le décubitus dorsal et remplacée par un son tympanique ou métallique. Lorsque l'attitude change, les résultats de la percussion peuvent changer ; mais le myocarde tend toujours à occuper la région la plus inférieure. S'il existe un orifice fistulaire béant, on perçoit le bruit de pot fêlé. Dans le décubitus dorsal, en raison du refoulement en arrière du cœur, le choc de la pointe fait souvent absolument défaut, la région précordiale présente une voussure. Les sons du cœur peuvent prendre un timbre métallique et être perceptibles à une grande distance.

Mais le pneumopéricarde se transforme bientôt en une *accumulation simultanée de gaz et de liquide dans la poche péricardique*, c'est-à-dire en *hydropneumopéricarde*. Alors, dans la région précordiale, on perçoit du tympanisme au-dessus de la zone de matité. Matité et tympanisme se déplacent en ce cas, selon l'attitude du corps, de telle façon que toujours le tympanisme siège au-dessus de la matité. Dans les changements d'attitude, il se produit également des variations de tonalité. Enfin, il se développe des bruits de flot perceptibles à distance. Quant aux sons du cœur, ils peuvent adopter un timbre métallique que l'on perçoit au loin.

On reconnaît la *symphyse péricardique* à la rétraction systolique et parfois au soulèvement diastolique de la région du choc de la pointe ; toutefois, ces phénomènes ne se produisent que si les adhérences entravent notablement la locomotion du cœur. L'étendue des adhérences n'entre en ligne de compte qu'en second lieu.

Les *synéchies extra-péricardiques* accompagnent souvent la symphyse du péricarde ; on peut donc y rencontrer les mêmes signes. On constatera en outre, lorsqu'elles siègent en avant, la rétraction systolique surtout dans le décubitus latéral. Enfin les synéchies peuvent donner lieu au pouls paradoxal de Kussmaul (voyez Pouls), avec gonflement inspiratoire des veines du cou.

c) — *Maladies de l'endocarde.* (*Orifices et valvules.*)

I. **Insuffisance aortique.** — Lorsqu'il y a insuffisance des valvules aortiques, on constate nécessairement les signes physiques suivants :

1. *Souffle diastolique dans la zone des bruits aortiques.* — Souvent ce souffle a son maximum d'intensité vers le milieu du sternum et se propage plus ou moins nettement vers la pointe. Parfois il se traduit à la palpation par du frémissement cataire diastolique. Si l'une ou l'autre des valvules est encore susceptible de vibrer, on entend, outre le souffle, un son diastolique (1). Le premier temps à la pointe est ordinairement très peu intense et le premier ton aortique est souvent transformé en souffle. Ce dernier fait tient à ce qu'à chaque systole du ventricule gauche il pénètre dans l'aorte une masse anormale de sang, à savoir la quantité physiologique augmentée de celle qui, peu auparavant, a reflué à travers les valvules insuffisantes. Or, de là à la formation de tourbillons dans l'aorte et par conséquent à la production de souffles, il n'y a qu'un pas.

2. *Dilatation du ventricule gauche.* — Cette dilatation se produit parce que le ventricule gauche est obligé, à chaque diastole, de recevoir plus de sang qu'à l'état normal ; il reçoit, en effet, la quantité de sang physiologique provenant de l'oreillette gauche, plus le liquide de régurgitation aortique.

3. *Hypertrophie du ventricule gauche.* — Le ventricule gauche étant obligé de chasser, à chaque systole, une masse de sang tout à fait anormale, il ne peut subvenir à cette augmentation de travail que par le développement plus considérable de sa substance musculaire. La dilatation et

---

(1) Dans ce cas, le second bruit du cœur a souvent le caractère tympanique ; et ce second bruit tympanique est immédiatement suivi du souffle diastolique (Bucquoy et Marfan).

l'hypertrophie du ventricule gauche marchent naturellement de pair avec le degré d'insuffisance valvulaire.

4. *Symptômes artériels périphériques.* — La carotide est le siège de pulsations fortes, bondissantes. A la palpation, on sent fréquemment du frémissement cataire coïncidant avec la systole du cœur. L'auscultation révèle ordinairement un souffle systolique, isochrone de la systole cardiaque, qui, de même que le souffle aortique systolique, semble résulter de la tension anormale des parois vasculaires. Talma a voulu récemment faire de ce souffle un bruit sanguin. En auscultant la carotide pendant la diastole cardiaque, ou bien l'on ne perçoit rien, ou bien le souffle diastolique se propage jusqu'à l'artère, ou encore, s'il existe au niveau de l'aorte un son diastolique, ce dernier peut être entendu dans la carotide.

En raison de la réplétion anormale du système aortique, on entend, au niveau des petites artères, un son coïncidant avec la systole du cœur et qui peut se métamorphoser en souffle systolique par l'effet de la pression du stéthoscope (artères temporale, radiale et même arcade palmaire).

C'est pour la même raison que l'on voit battre distinctivement de très petites artères. Quincke a même fait remarquer qu'on pouvait apercevoir à l'œil nu les pulsations des capillaires au niveau des ongles des doigts ; c'est ce qu'on a appellé le *pouls capillaire visible* (1).

Le pouls *radial* est bondissant et dépressible ; sur le tracé sphygmographique la ligne d'ascension est verticale et forme une angle très aigu avec la ligne de descente.

On attachait autrefois une importance spéciale, pour le diagnostic, à l'apparition de doubles sons ou de doubles bruits dans l'artère crurale. Nous montrerons plus loin qu'il ne s'agit pas là le moins du monde d'un signe pathognomonique.

II. **Rétrécissement aortique.** — Le rétrécissement aortique s'accompagne presque toujours d'insuffisance des valvules sigmoïdes ; aussi se trouve-t-on le plus souvent en présence d'un tableau clinique associant les signes physiques de ces deux lésions. Dans la sténose aortique pure, voici les signes physiques que l'on observe.

1. *Souffle systolique au niveau de l'aorte.* — Ce bruit a un caractère musical souvent très accentué ; il ressemble à celui d'une scie et se traduit à la palpation par du frémissement cataire. Le son diastolique au contraire est très faible ; on ne l'entend que difficilement à la pointe du cœur et pas du tout dans la carotide.

2. *Hypertrophie du ventricule gauche.* — Elle est due à la résistance anormale opposée par l'orifice aortique rétréci.

3. *Dilatation du ventricule gauche.* — La dilatation du cœur gauche n'a pas ici les mêmes raisons de se produire que dans l'insuffisance des valvules aortiques, car le ventricule gauche n'est plus obligé de recevoir

---

(1) Voy. Ruault. *Recherches sur le pouls capillaire visible.* Thèse de Paris, 1883.

plus de sang qu'à l'état normal. Aussi cette dilatation est-elle toujours minime.

4. Le *choc du cœur*, malgré l'hypertrophie du ventricule gauche, est très faible ou manque complètement, parce qu'à cause du rétrécissement aortique les conditions de recul du cœur sont très défavorables et qu'ainsi disparaît l'un des facteurs qui produisait le choc du cœur. Friedreich a même observé une dépression systolique de la région de la pointe.

5. Le *pouls* est dur, petit, lent ; la première de ces qualités est due à l'hypertrophie du ventricule gauche, les autres à la lenteur avec laquelle se remplit le système aortique. Il mérite une attention spéciale dans les cas où le rétrécissement est combiné avec l'insuffisance des valvules aortiques et où il s'agit de savoir si le souffle systolique de l'aorte doit être rapporté à la sténose ou à des vibrations irrégulières des parois de l'artère.

III. Insuffisance mitrale. — L'insuffisance de la valvule mitrale se manifesté par les signes suivants :

1. *Souffle systolique à la pointe du cœur.* — Ce bruit peut se propager aux autres orifices cardiaques et s'entend parfois avec la plus grande netteté au niveau de l'artère pulmonaire. Il n'est pas rare de le voir accompagné d'un son systolique. On peut le percevoir parfois sous forme de frémissement cataire. Le deuxième son aortique se distingue par son peu d'intensité.

2. *Dilatation du ventricule droit.* — Lorsque la valvule mitrale est insuffisante, une partie du sang du ventricule reflue, lorsque ce dernier entre en systole, dans l'oreillette gauche. Comme celle-ci reçoit du sang de deux côtés et emmagasine, outre le sang provenant normalement des veines pulmonaires, celui qui reflue du ventricule, il se produira tout d'abord une dilatation de l'oreillette gauche. Nécessairement ce reflux entrave l'entrée du sang qui vient des veines pulmonaires, et, comme la stase se propage par l'intermédiaire de la circulation pulmonaire jusqu'à l'origine de l'artère pulmonaire, il en resulte fatalement une dilatation du ventricule droit.

3. *Hypertrophie du ventricule droit.* — Elle est due à ce que le ventricule droit fournit un travail exagéré en raison des obstacles circulatoires créés par l'insuffisance de la valvule mitrale. Elle a pour signes l'augmentation d'intensité du second son pulmonaire, plus rarement l'exagération du soulèvement du choc de la pointe, qui se déplace vers la droite.

IV. Rétrécissement mitral. — Les signes physiques de la sténose mitrale sont les suivants :

1. *Souffle présystolique à la pointe.* — Très souvent ce bruit se perçoit sous forme de frémissement cataire. Dans beaucoup de cas il y a vraiment, quoi qu'on en ait dit, un souffle diastolique à la pointe qui se prolonge dans le grand silence et se confond avec le souffle présystolique.

En outre, il existe à la base, un dédoublement du ton diastolique, dû au défaut d'isochronisme du claquement des sigmoïdes droites et gauches. Le claquement aortique est faible et précède le claquement pulmonaire qui est très accentué.

2. *Dilatation du ventricule droit.* — Par suite de la sténose, l'écoulement du sang des veines pulmonaires rencontre un obstable, dont les effets rétroactifs se propagent à travers les veines pulmonaires, les capillaires du poumon et l'artère pulmonaire jusqu'au ventricule droit dont ils provoquent la dilatation.

3. *Hypertrophie du ventricule droit.* — Cette lésion est la conséquence nécessaire de l'obligation où se trouve le ventricule de vaincre la résistance qu'il rencontre. Elle se traduit moins souvent par le renforcement du choc de la pointe que par l'augmentation d'intensité du deuxième son pulmonaire.

V. Sténose de l'orifice de l'artère pulmonaire. — Cette sténose se traduit par les modifications suivantes :

1. *Souffle systolique au niveau de l'artère pulmonaire.* — Ce bruit est ordinairement très intense, propagé au loin, et perceptible à la palpation sous forme de frémissement cataire. Le deuxième son manque ou est très faible.

2. *Hypertrophie du ventricule droit.* — Elle est la conséquence de la résistance anormale que la sténose suscite au ventricule droit. Ces deux signes accompagnent presque toujours une *cyanose très prononcée.*

VI. Insuffisance des valvules de l'artère pulmonaire. — Dans cette lésion, les signes physiques sont les suivants :

1. *Souffle diastolique au niveau de l'artère pulmonaire.* — On le perçoit quelquefois à la palpation sous forme de frémissement cataire ; ce souffle peut se propager vers la pointe et dans les artères du cou.

2. *Dilatation du ventricule droit.* — Elle résulte de ce que, par suite de l'insuffisance valvulaire, une partie du sang reflue de l'artère pulmonaire dans le ventricule droit en diastole.

3. *Hypertrophie du ventricule droit.* — Elle provient de ce qu'à chaque systole le ventricule droit se trouve dans l'obligation de mettre en mouvement non seulement la quantité de sang normale, mais encore celui de la régurgitation.

VII. Rétrécissement tricuspidien. — La sténose de l'orifice auriculo-ventriculaire droit est une lésion très rare et ne se présente guère isolée. Les signes physiques que nous pouvons en donner sont donc surtout théoriques.

1. Un *souffle présystolique* au niveau de la valvule tricuspide. Le son pulmonaire diastolique sera très faible, l'artère pulmonaire étant suffisamment remplie.

2. *Dilatation de l'oreillette droite.* — Elle est provoquée par la stase sanguine et se manifeste à la percussion par l'augmentation en surface vers la droite de la matité cardiaque.

VIII. Insuffisance tricuspidienne. — 1. *Souffle systolique au niveau de la valvule tricuspide.* — Les sons de l'artère pulmonaire sont ordinairement très faibles.

2. *Dilatation de l'oreillette droite.* — Elle est due à ce que l'oreillette droite est obligée de recevoir outre le sang des veines caves celui qui, au moment de la systole, reflue du ventricule droit dans l'oreillette.

3. *Pouls veineux jugulaire* et *pouls veineux hépatique*, dont la genèse et la signification feront l'objet de considérations ultérieures (voir *Exploration des veines*).

2. — Examen des artères.

L'examen physique des artères fournit à bien des points de vue des résultats fort importants pour le diagnostic. Il s'agit rarement de modifications en rapport avec des affections locales des parois vasculaires; le plus souvent les phénomènes que l'on constate dépendent intimement d'affections du cœur ou de maladies générales. Dans cette catégorie, nous rangeons les modifications du pouls, que nous avons déjà étudiées précédemment.

L'exploration des artères peut être pratiquée sur la presque totalité de la surface du corps; certaines régions offrent cependant un intérêt tout particulier et tout à fait spécial. Comme toujours l'examen physique comporte l'inspection, la palpation, la percussion et l'auscultation.

A. — INSPECTION DES ARTÈRES.

I. — L'expression visible de l'activité d'une artère consiste dans la réplétion rythmique de l'artère, isochrone à la systole du cœur. C'est ce qui constitue la *pulsation*. Chez les individus bien portants, à l'état de repos physique et psychique, les pulsations des artères, même des grosses artères, sont à peine perceptibles à l'œil nu. Il en est autrement lorsque l'activité fonctionnelle du cœur est accélérée et augmentée. Il se produit alors des battements vifs et des chocs rythmiques dans la région latérale du cou; aussi, on voit dans la fosse jugulaire survenir des ébranlements rythmiques; quelquefois même les petites artères, telles que la temporale, sont le siège de pulsations très distinctes. On observe ce fait à la suite d'efforts physiques, dans les états fébriles, dans l'excitation psychique et dans les troubles nerveux des mouvements du cœur. Il est de règle de constater la pulsation renforcée, visible, dans l'hypertrophie du ventricule gauche; et cette pulsation atteint son plus haut degré, lorsqu'il s'agit d'une insuffisance aortique. Un œil attentif s'apercevra bien vite qu'outre la pulsation dans les petites artères, il existe encore un autre caractère visible, nous voulons parler des *flexuosités anormales* des artères.

II. — Il faut accorder une mention spéciale au *pouls capillaire* qui a été étudié en détail, notamment par Quincke. Chez les individus bien portants, on peut observer sur les capillaires de la matrice unguéale de la rougeur qui coïncide avec la systole cardiaque et de la pâleur pendant la diastole. Le phénomène apparaît avec le plus de netteté à la limite qui sépare la portion rouge de la portion blanche de l'ongle. Le pouls capillaire augmente dans certaines conditions pathologiques. Quincke l'a constaté au maximum dans l'insuffisance des valvules aortiques. A la face, Lebert et Quincke ont rencontré le pouls capillaire dans l'anévrysme de l'aorte. Enfin ce dernier auteur l'a encore observé, plus prononcé que d'habitude, dans la chlorose et dans la paralysie de la tunique moyenne des artères (1).

III. — Les *pulsations épigastriques* se traduisent par des ébranlements cardio-systoliques des téguments abdominaux, que l'on constate principalement dans l'espace compris entre l'appendice xiphoïde et les arcs costaux avoisinants et qui peuvent s'étendre jusqu'à l'ombilic et plus bas encore. Leur genèse n'est pas univoque, car tantôt il s'agit de pulsations transmises du muscle cardiaque, tantôt d'impulsions communiquées par l'aorte abdominale et plus rarement par les artères cœliaque et mésaraïque supérieure.

Les pulsations épigastriques sont d'origine myocardique, toutes les fois que le diaphragme et avec lui la totalité du cœur s'abaisse d'une façon absolument anormale. La position anatomique du cœur indique que la portion animée de battements doit être le bord inférieur du cœur, constitué par le ventricule droit. Il ne peut subsister aucun doute sur la nature de la pulsation, dans les cas où l'on peut palper directement, au moment de la systole, le muscle cardiaque dur et proéminent. Ajoutez à cela que les oscillations pulsatiles coïncident exactement avec le choc de la pointe et qu'à leur niveau on perçoit les sons du cœur d'une façon aussi distincte que sur tout le reste de la région précordiale. Le maximum d'intensité des ébranlements pulsatiles se constate toujours à gauche de l'appendice xiphoïde; à droite, ils sont peu ou point perceptibles. L'abaissement du diaphragme et du cœur est fréquent surtout dans l'emphysème alvéolaire du poumon; mais il peut se produire également dans l'hypertrophie cardiaque, par suite de l'augmentation de poids de l'organe. Moi-même, je l'ai observé dans des cas de péricardite et de pleurésie gauche.

Dans certaines circonstances, le rythme des pulsations épigastriques change, en ce sens que durant la systole cardiaque on observe une légère rétraction et durant la diastole une voussure très nette. Cette éventualité peut se produire dans les cas de synéchie péricardique dont nous avons déjà parlé, ou encore dans la locomotion exagérée du cœur, lorsque le déplacement systolique de ce viscère en bas et à gauche est extraordinairement accusé. Dans ce dernier cas, il n'est pas rare de constater des rétractions systoliques des espaces intercostaux le long du sternum, rétractions dont nous avons déjà parlé dans un chapitre précédent.

Chez les individus sains, on observe des pulsations épigastriques commu-

(1) Sur le *pouls capillaire*, voyez plus haut le *diagnostic des lésions valvulaires*.

niquées aux parois abdominales par l'aorte abdominale. Leur siège, en rapport avec le trajet de cette artère, est à gauche de la ligne médiane; souvent elles s'étendent vers la partie inférieure. Elles se distinguent des pulsations d'origine cardiaque principalement en ce que toujours elles sont en retard sur le choc de la pointe, le sang ayant besoin d'un certain espace de temps pour arriver du cœur dans l'aorte abdominale ; de plus, en ce qu'à leur niveau on n'entend rien, ou simplement un son cardio-systolique. Très souvent on peut atteindre du doigt l'aorte abdominale animée de pulsations et la suivre le long de la colonne vertébrale jusqu'à sa bifurcation iliaque.

La propagation des battements aortiques aux parois abdominales est naturellement favorisée si le cœur se contracte énergiquement. En certains cas, le lobe gauche du foie ou l'estomac rempli d'aliments solides servent à la transmission des battements aortiques, et c'est ce qui explique le caractère parfois passager du phénomène. Cette transmission peut être favorisée d'une façon spéciale par l'existence des tumeurs hépatiques ou stomacales; par contre, une réplétion très médiocre de l'estomac et des intestins peut aussi engendrer des pulsations épigastriques, c'est ce qu'on observe dans le cancer de l'œsophage, dans l'ulcère rond de l'estomac, lorsqu'il est accompagné de vomissements violents, dans la méningite cérébro-spinale et dans beaucoup d'états d'inanition.

Il n'est pas rare de rencontrer de violents battements épigastriques chez les hystériques et les nerveux; il faut peut-être les attribuer à des troubles d'innervation locale des parois vasculaires (1).

La dilatation anévrysmatique des artères abdominales est une cause très importante des pulsations épigastriques. Les anévrysmes siègent le plus souvent sur l'aorte abdominale elle-même : plus rarement sur les artères cœliaque et mésaraïque. L'existence d'une tumeur pulsatile et augmentant de volume dans tous les sens empêche de les confondre avec les états précédemment décrits.

Parfois l'on observe des *pulsations hépatiques artérielles*. Lebert les a rencontrées dans la maladie de Basedow et les explique par l'augmentation de la fluxion artérielle. O. Rosenbach en a constaté également dans deux cas d'insuffisance aortique.

Il ne faut pas confondre les pulsations artérielles hépatiques avec le pouls veineux hépatique, tel qu'il se présente dans l'insuffisance tricuspidienne (voy. plus loin).

IV. — Les *dilatations anévrysmatiques* d'artères situées à la superficie apparaissent sous forme de tumeurs pulsatiles. Lorsque les artères sont situées dans la profondeur, la tumeur pulsatile ne se manifeste qu'après que les tissus sus-jacents ont été usés et refoulés. Il faut du reste éviter de

(1) Ces pulsations épigastriques si fréquentes chez les nerveux, M. Glénard les attribue à l'abaissement du côlon transverse, qui laisse l'aorte à nu au-dessus de l'ombilic. On sait que M. Glénard rattache la neurasthénie à la chute des viscères abdominaux (splanchnoptose).

regarder toute tumeur animée de battements comme un anévrysme, car lorsque des tumeurs solides siègent au-devant d'une artère d'un certain calibre, elles se trouvent animées également de soulèvements rythmiques. La palpation établira le diagnostic différentiel. Dans le cas d'une tumeur solide située au-devant d'une artère, on constate de simples soulèvements et affaissements, tandis que l'anévrysme, par suite de l'afflux sanguin systolique, augmente de volume en tous sens à chaque battement ; il y a une expansion que la main appliquée tout entière sur la tumeur constate aisément.

V. — On remarque des modifications d'un caractère tout spécial du côté des artères périphériques, toutes les fois que l'*aorte est oblitérée ou notablement rétrécie au point d'insertion du conduit de Botal.* Dans ces conditions le sang ne peut arriver à la moitié inférieure du corps que si la communication de l'aorte initiale avec l'aorte descendante se trouve assurée par des voies collatérales. Dans ce cas, les artères collatérales augmentent notablement de volume, et tandis qu'à l'état normal leurs pulsations sont pour ainsi dire insaisissables, on se trouve en face de cordons vasculaires de la grosseur du doigt, animés de battements très vifs et fortement vibrants à la palpation. Voici les principales d'entre ces voies collatérales :

a. Artères sous-clavière, mammaire interne, épigastrique supérieure, épigastrique inférieure, iliaque.

b. Artères sous-clavière, mammaire interne, intercostales antérieures, intercostales postérieures, aorte descendante.

c. Artères sous-clavière, transverse du cou, dorsale de l'omoplate, intercostales, aorte descendante.

d. Artères sous-clavière, transverse de l'omoplate, sous-scapulaires, intercostales postérieures, aorte descendante.

B. — PALPATION DES ARTÈRES

I. — Plus les artères battent violemment, plus leurs battements deviennent distincts et d'accès facile pour le doigt explorateur. Parfois, on perçoit pendant la palpation un frémissement bref, spontané, qu'on désigne sous le nom de *pouls vibrant.* Le plus souvent, ce phénomène est limité aux artères carotide et sous-clavière ; il se produit avec le plus d'intensité dans l'insuffisance aortique.

Il ne faut pas confondre avec ce dernier le pouls *frémissant* que l'on provoque artificiellement par la compression de l'artère avec le doigt et que l'on peut développer au niveau de toutes les artères un peu volumineuses accessibles à la palpation. Ce frémissement est alors favorisé par l'accélération et l'excitation des contractions cardiaques. On réussit spécialement, chez les individus maigres, avec l'aorte abdominale, qui se laisse très facilement comprimer contre la colonne vertébrale. La pression doit, du reste, avoir une certaine énergie pour que le phénomène se produise, mais elle ne doit pas dépasser certaines limites, sinon tout disparaîtrait. Le frémissement ne possède point de signification diagnostique spéciale ; il se traduit acoustiquement par un souffle, le *souffle de compression.*

II. — Quelquefois, l'on sent des *pulsations dans la profondeur de la fosse jugulaire.* En dehors des cas d'anévrysme de l'aorte, on les constate encore quand la crosse aortique occupe une position congénitale très élevée ou que, en l'absence de toute lésion anévrysmatique vraie, elle a subi une forte distension et une dilatation diffuse.

III. — A l'état physiologique, les artères homonymes des deux moitiés du corps présentent une réplétion et des qualités identiques. L'*inégalité de caractère de pouls homonymes* peut reconnaître bien des causes. C'est ainsi que les *embolies* se trahiront par l'absence ou l'affaiblissement considérable du pouls dans l'artère intéressée. Parfois ce sont des lésions locales et étroitement circonscrites des parois vasculaires qui amènent le rétrécissement du calibre artériel et l'affaiblissement du pouls. La contracture de la tunique musculaire des artères est capable également de produire les mêmes effets, le plus souvent d'une façon passagère. D'autres fois, il s'agit de compression par des tumeurs ou de processus inflammatoires. Enfin le phénomène peut être le résultat d'anomalies artérielles ; le fait arrive fréquemment pour l'artère radiale.

IV. — La réplétion de l'artère et par conséquent le pouls sont d'autant plus en retard sur le choc de la pointe que l'artère est plus périphérique ; mais les artères homonymes se remplissent des deux côtés en même temps. L'*augmentation de retard* sur le choc de la pointe ou l'absence d'isochronisme dans la réplétion d'artères homologues indique la plupart du temps des lésions pathologiques très importantes.

Tripier a fait remarquer que dans l'insuffisance aortique, le pouls carotidien (et tous les autres, naturellement) est ordinairement très en retard sur le choc de la pointe : au début de la systole cardiaque, il faut d'abord, en effet, que la résistance du sang refluant de l'aorte soit surmontée, avant que le courant sanguin puisse librement cheminer vers la périphérie. Le retard est plus accentué encore dans les cas où il existe sur l'aorte ascendante des dilatations anévrysmales, car il est évident que le sang chassé du cœur éprouvera un certain ralentissement au niveau de ces dilatations.

On a constaté des modifications très curieuses et très importantes au point de vue du diagnostic, lorsque l'anévrysme siège en quelque autre endroit de l'aorte. Dans ce cas le pouls *avance* dans toutes les artères qui naissent de l'aorte entre l'anévrysme et le cœur. S'il existe par exemple un anévrysme sur l'arc aortique entre le tronc brachio-céphalique et la sous-clavière gauche, le pouls de la carotide et de la radiale droite avancera sur celui de la carotide gauche, de la radiale gauche et des deux artères crurales. En cas d'anévrysme aortique situé entre la carotide gauche et la sous-clavière gauche, les pouls des deux carotides et de la radiale droite seraient isochrones et en avance sur celui de la radiale gauche et des deux artères crurales. Enfin, si la dilatation anévrysmale s'est développée sur l'aorte descendante, les pouls des artères de la moitié supérieure du corps seront isochrones et en avance sur ceux des artères crurales.

Le pouls des artères crurales est considérablement affaibli et retardé dans les cas de sténose congénitale de l'aorte près du conduit de Botal. Cela tient à ce que ces artères ne reçoivent leur sang qu'après bien des détours.

Lorsque le pouls ne retarde que dans une seule artère, cela indique toujours des affections purement locales. Il en est ainsi, dans les anévrysmes périphériques et les rétrécissements d'une artère de la périphérie, ces derniers résultant d'une compression extérieure, d'un épaississement des parois artérielles, d'une oblitération de nature embolique ou d'une contracture de la tunique musculaire.

V. — Sous le nom de *pouls paradoxal unilatéral*, Weil a décrit un phénoméne qui consiste en la disparition, d'un seul côté, du pouls radial au summum de l'inspiration, plus rarement pendant l'expiration. Il est dû, semble-t-il, à ce que, par suite de processus inflammatoires, il s'est développé des adhérences entre les parois de l'artère sous-clavière et la plèvre pulmonaire, de sorte que, selon l'étendue des synéchies, c'est tantôt le mouvement inspiratoire, tantôt le mouvement expiratoire du poumon qui distend, infléchit et rétrécit ou même obture la lumière du vaisseau. Le phénomène s'accompagne d'un frémissement et de la production d'un souffle au niveau de la sous-clavière; ce dernier sera décrit ultérieurement sous le nom de *souffle de la sous-clavière*. Comme les lésions pleurales s'associent le plus souvent à des processus phlegmasiques des poumons, on ne peut nier que le phénomène en question ne soit de quelque valeur pour le diagnostic de la tuberculose pulmonaire.

Amburger a attiré l'attention sur un phénomène qui se trouve dans une certaine mesure en opposition avec le précédent. En repoussant fortement les épaules en arrière et en bas, et en réunissant les mains derrière le siège, une inspiration profonde fait disparaître le pouls radial des deux côtés chez les individus bien portants. Hyrtl explique la chose par la compression qu'exerce la première côte sur l'artère sous-clavière. Lorsque par suite de périchondrite ossifiante, la première côte est devenue immobile, le pouls radial persiste malgré l'inspiration la plus profonde. Et comme les altérations des cartilages costaux se développent précisément avec fréquence dans la tuberculose pulmonaire, Amburger a voulu utiliser le phénomène en question pour le diagnostic de cette affection. Sa manière de voir a été confirmée dans sept cas contrôlés par l'autopsie.

VI. — Dans les artères périphériques, on reconnaît souvent la *calcification de la tunique moyenne* par la palpation; on sent des nodosités, des inégalités le long du conduit vasculaire normalement lisse. On réussit quelquefois à sentir toute une série d'anneaux calcaires juxtaposés, comme si l'on passait le doigt le long de la trachée d'un animal de petite taille.

Cette altération peut devenir très importante pour le diagnostic, parce qu'elle permet de supposer des lésions analogues du côté de l'aorte, qui donneront souvent l'explication d'autres phénomènes existant du côté de l'appareil circulatoire.

C. — PERCUSSION DES ARTÈRES

La percussion dans l'examen des artères est d'une utilité très restreinte. On y a recours pour la délimitation des anévrysmes ou pour le diagnostic différentiel de ces derniers avec les tumeurs gazeuses.

Les dilatations *diffuses* de l'aorte ascendante se traduisent à la percussion par une matité dépassant la largeur du doigt, sise à côté du bord droit du sternum, dans le domaine des 1er et 2e espaces intercostaux. Le plus souvent, il existe en même temps dans la région indiquée des battements isochrones au pouls (1).

D. — AUSCULTATION DES ARTÈRES

L'auscultation des artères exige une grande expérience et même pour le médecin expérimenté de grandes précautions. Toute pression imprudente du stéthoscope, toute position non convenable des membres en modifie les résultats. On a proposé de n'employer pour l'auscultation des artères que des stéthoscopes flexibles. Cela est inutile; mais ce qui, en tous cas, est nécessaire, c'est que l'orifice inférieur de l'instrument ne soit pas trop large, afin de pouvoir ausculter les petites artères. Les bords de cet orifice ne doivent pas non plus être aigus, afin que l'auscultation ne soit pas

(1) La percussion est un des moyens les plus sûrs de reconnaître le volume de l'aorte. C'est ce que M. le professeur Peter montre journellement dans son service.

Il résulte des recherches de M. Peter que, par la percussion de la région préaortique, c'est-à-dire de cette partie de la paroi thoracique antérieure comprise entre les 3e et 2e espaces intercostaux gauches et droits et la portion du sternum correspondante, on constate une matité dont le diamètre transversal est, *chez l'homme*, au minimum de 4 cent., ordinairement de 5 cent. et au maximum de 5,5 c.; tandis qu'il est *chez la femme*, au minimum de 2 c. 5, ordinairement de 3 cent. et au maximum de 3 c. 5. Donc toutes les fois que, dans cette région, la percussion démontrera l'existence d'une matité plus étendue que celle que nous venons d'indiquer, on sera autorisé à conclure à une dilatation de l'aorte, attendu que, les lésions de l'artère pulmonaire étant infiniment rares, c'est dans la grande majorité des cas à une maladie de l'aorte qu'il faut songer.

Quand le sternum est très bombé à la partie supérieure, il est nécessaire pour pratiquer la percussion de l'aorte, de faire asseoir le malade et même de le faire pencher en avant, de façon à rapprocher le plus possible l'aorte du sternum. Autrement, si le malade reste couché, l'aorte se dérobe à la percussion en raison de son éloignement du sternum.

Cette exploration donne des résultats d'une parfaite précision si on se sert du plessigraphe de M. Peter que nous avons décrit plus haut (voy. Technique de la percussion).

désagréable pour le malade, alors même que pour une cause ou une autre il conviendrait d'exercer une certaine pression sur le stéthoscope. Au point de vue de la commodité, il nous semble qu'un stéthoscope d'une certaine longueur est très recommandable.

Les phénomènes acoustiques au niveau des artères sont de nature très complexe. A l'état normal, on n'y perçoit — si toutefois on perçoit quelque chose — que des sons, c'est-à-dire des phénomènes acoustiques brefs et nettement limités. L'apparition de souffles indique toujours un processus pathologiques. Ces derniers peuvent naître dans les artères, *bruits autochtones*, ou être transmis par le cœur, *bruits propagés*. Ce qui complique la recherche, c'est que, sans aucune lésion, on peut produire des souffles artériels par la simple pression sur le stéthoscope. D'où il ressort que l'auscultation des artères, si l'on veut obtenir des résultats exacts, doit toujours être pratiquée en ayant le plus grand soin d'éviter toute pression.

I. Sons et souffles artériels produits par la compression des artères. — Il est bon, avant tout, de se familiariser avec les erreurs possibles, c'est-à-dire avec les *phénomènes acoustiques produits par la compression des artères*. On les étudie facilement, d'après le procédé de Weil, sur l'artère humérale ; cela est moins facile avec la crurale et la carotide, impossible avec les artères de moindre calibre. On choisira pour l'auscultation le point de l'artère situé en dedans du biceps, au niveau du pli du coude. Le mieux est de coucher le malade sur le dos. Le membre supérieur, dans l'extension modérée, sera placé sur un coussin solide le bras éloigné du tronc et l'avant-bras dans la position intermédiaire entre la pronation et la supination. En exerçant avec le doigt ou avec le stéthoscope une compression augmentant graduellement, il se développe bientôt un souffle qui se renouvelle avec chaque réplétion artérielle, dont l'intensité croît progressivement pour diminuer et disparaître complètement lorsque la pression devient trop forte. C'est là le *souffle de compression* engendré par le rétrécissement artificiel qui donne naissance au delà du point comprimé à des tourbillons sanguins.

Si l'on continue à comprimer, il se produit de nouveau subitement non un souffle, mais un ton bref, aigu, le *ton de compression* de l'artère. En contrôlant le pouls radial, on s'assure facilement que la pression nécessaire ne doit pas être énergique au point d'oblitérer la lumière de l'artère, car en ce dernier cas il y a disparition complète de tous les phénomènes acoustiques. Des recherches nombreuses et minutieuses de Weil il résulte qu'on ne peut chez tous les individus sains engendrer au niveau de l'artère brachiale un *souffle* de compression, qu'au contraire le *ton* de compression ne manque que très rarement. En outre, on rencontre encore souvent ce dernier au niveau de la carotide, de l'aorte abdominale et de l'artère crurale. Friedreich expliquait la production du ton de compression par l'élongation systolique de l'artère et le choc qu'elle exerce contre le stéthoscope.

C. I. B. Wolf rapporte avoir entendu au niveau de l'artère brachiale, chez les personnes maigres et surtout chez les individus convalescents de maladies aiguës, avant l'apparition du ton de compression, trois bruits musicaux brefs, qui correspondraient aux trois sommets du pouls tricrote. Gerhardt a fait également quelques observations de ce genre. Le phénomène toutefois paraît devoir être des plus rares. D'après Stein, on pourrait, à l'aide du microphone, percevoir acoustiquement le dicrotisme et le tricrotisme d'un pouls.

II. Sons autochtones de la carotide et de la sous-clavière à l'état normal. — Chez les personnes bien portantes, on ne perçoit ordinairement des *sons autochtones* que dans la carotide et la sous-clavière. Au niveau de l'aorte abdominale, de la crurale et de la brachiale, on sent bien quelquefois un léger ébranlement du stéthoscope, mais on n'entend généralement rien. Parfois même, on n'entend qu'un son correspondant à la diastole artérielle, par conséquent à la systole du cœur.

L'auscultation de la carotide se pratique naturellement, comme l'indiquent les rapports anatomiques de l'artère, au niveau de son segment inférieur, entre les insertions du sterno-cléido-mastoïdien et, au niveau de son segment supérieur, contre le bord interne de ce muscle. Dans la plupart des cas on y entend deux sons, dont l'un coïncide avec la réplétion, l'autre avec la systole du canal artériel. Bien plus rarement l'on ne perçoit qu'un *son unique qui coïncide alors toujours avec la systole artérielle.*

Les auteurs sont d'accord sur les *causes du son correspondant à la systole artérielle.* Il s'agit là du deuxième son aortique transmis par propagation ; la preuve en est que ce son subit dans la carotide toutes les modifications qu'éprouve le son aortique qui lui correspond ; sa qualité acoustique est la même, il se dédouble quand ce dernier se dédouble et se métamorphose en souffle lorsqu'il se produit un souffle au niveau de l'orifice aortique. Cependant, dans ces dernières conditions, le souffle peut manquer dans la carotide, parce que les souffles ne se propagent pas à une aussi grande distance que les sons. Si, à côté du souffle, il existe encore, au niveau de l'aorte, un son, ce dernier peut seul se propager dans la carotide, et ce phénomène. en cas d'insuffisance aortique, indique que l'une ou l'autre des valvules est encore apte à l'occlusion ou aux vibrations.

En revanche, les opinions sont partagées, lorsqu'il s'agit de déterminer les *causes du son coïncidant avec la diastole artérielle.* La plupart des auteurs admettent qu'il faut le rapporter à une tension brusque de la paroi vasculaire due à l'apport sanguin, qu'il s'agit par conséquent d'un son artériel *autochtone.* Weil a essayé, à l'aide de nombreuses recherches cliniques, de prouver que ce son provient également de l'orifice aortique, d'où il se propage dans la carotide et qu'il correspond au premier son aortique. Heynsius a également adopté récemment cette manière de voir en s'appuyant sur des études expérimentales et des raisonnements théoriques.

L'auscultation de l'artère sous-clavière peut se pratiquer au-dessus ou au-dessous de la clavicule. Dans le premier cas, il faut chercher le vaisseau dans l'angle formé par le bord postérieur du sterno-cléido-mastoïdien et la clavicule; dans le second, on le trouvera dans le creux de Mohrenheim, situé entre le grand pectoral et le deltoïde. Dans l'immense majorité des cas, on entend, chez les individus bien portants, exactement la même chose qu'au niveau de la carotide, c'est-à-dire deux tons purs, dont les causes sont les mêmes que celles des sons carotidiens. Ajoutons que la transmission des sons est principalement l'œuvre des vaisseaux eux-mêmes, mais qu'il est cependant incontestable que les organes avoisinants sont capables d'y participer.

III. Sons et souffles artériels propagés à l'état pathologique. — Tous les phénomènes acoustiques qui ne rentrent pas dans le cadre que nous venons de tracer, sont dus à des processus pathologiques. Dans ce cas on peut avoir affaire à des sons, ou à des souffles artériels, autochtones ou propagés. Les souffles et sons autochtones se divisent à leur tour en deux groupes naturels, selon qu'il s'agit d'affections locales des artères ou de maladies générales.

Il n'est pas rare de constater au niveau de la carotide et de la sous-clavière des *souffles propagés* dont la véritable origine se trouve aux orifices du cœur. Or, comme la systole cardiaque coïncide avec la diastole artérielle et réciproquement, il faut savoir une fois pour toutes qu'un bruit cardiaque systolique devient, par rapport à l'état de réplétion des artères, un bruit artériel diastolique, et ainsi de suite. Les souffles artériels propagés qui sont le plus intenses sont ceux qui proviennent des orifices aortique et pulmonaire ; cependant les souffles mitraux et tricuspidiens peuvent également se propager dans les grosses artères.

Les souffles aortiques se propagent de préférence dans la carotide *droite*, ceux de l'artère pulmonaire dans la carotide *gauche;* ce sont deux faits sur lesquels Matterstock et Thomas ont récemment attiré l'attention. Or, comme les lésions valvulaires du cœur peuvent devenir également l'occasion de souffles artériels autochtones, il faudra chaque fois se rendre un compte bien exact de la nature étiologique de ces souffles. On reconnaîtra ces derniers pour des souffles de propagation à leur concordance avec les bruits du cœur ; de plus, contrairement aux souffles autochtones, ils ne sont pas limités au siège même de l'artère, mais ils se perçoivent encore lorsque le stéthoscope se rapproche de la ligne médiane du cou. On voit par là que, ainsi que nous l'avons déjà fait remarquer, la propagation n'est pas liée uniquement au canal artériel. En général, il s'agit de souffles cardio-systoliques (ou artério-diastoliques), parce que, en raison de leur intensité spéciale, ce sont les plus susceptibles de propagation.

IV. Souffles artériels autochtones de cause locale. — Les souffles artériels autochtones consécutifs à des lésions artérielles locales peuvent se développer au niveau de toutes les artères de calibre notable. Quant à leurs causes, ce sont des lésions de la paroi *entraînant presque toujours des dilatations ou des rétrécissements brusques*. Nous allons tout d'abord en indiquer certaines formes spéciales.

Il n'est pas rare de percevoir au niveau de l'artère pulmonaire certains souffles de compression cardio-systoliques. Latham et Jenner ont les premiers montré ce que nous avons déjà dit, à savoir que ces souffles pouvaient être produits artificiellement sur un thorax élastique par la pression du stéthoscope. Parfois la compression et le rétrécissement de l'artère pulmonaire sont le résultat de l'inflammation et de l'induration chroniques du poumon gauche ou de la présence de tumeurs. Graves prétend même l'avoir observé dans un cas de pneumonie fibrineuse et l'avoir vu disparaître au moment de la résolution de la maladie. Gerhardt rapporte un cas où la compression de l'artère était due à la dilatation de l'oreillette gauche remplie de thromboses. Souvent les bruits de ce genre ne se perçoivent que pendant l'expiration ; ils atteignent leur summum d'intensité au moment où l'expiration se termine, les bruits respiratoires cessant en même temps ; il est cependant des exceptions à cette règle ; dans certaines circonstances les bruits n'apparaissent que durant l'inspiration, peut-être parce que les poumons dilatés refoulent violemment la portion solide et infiltrée contre le tronc de l'artère pulmonaire.

Dans d'autres cas, la sténose ou la dilatation du canal vasculaire siège non pas sur le tronc principal de l'artère pulmonaire, mais sur le trajet de ses ramifications.

Nous citerons quelques exemples. Aufrecht parle d'un malade, chez lequel il trouva dans la zone de l'artère pulmonaire un souffle à la fois systolique et diastolique, ayant sa plus grande intensité dans le 3e espace intercostal, à environ 3 cent. du bord gauche du sternum. A l'autopsie, on constata que le poumon gauche était transformé en une masse dure et fibreuse. La branche principale de l'artère pulmonaire gauche présentait une dilatation telle que son calibre dépassait celui du tronc lui-même. Par contre, les rameaux efférents suivants, situés dans le parenchyme pulmonaire, étaient extraordinairement rétrécis. Il est clair que ces modifications brusques de calibre du canal vasculaire engendraient des tourbillons sanguins systoliques et diastoliques, ces derniers probablement au moment de la régurgitation du liquide.

Litten a décrit un cas du même genre, observé à la clinique de Frerichs. On constata l'apparition subite au niveau de l'artère pulmonaire d'un souffle systolique qui était dû à l'occlusion d'une grosse branche de ce vaisseau par une embolie. On doit enfin à Bartels une série d'observations qui malheureusement ne sont pas corroborées par des autopsies.

On a décrit sous le nom de *souffles sous-claviers* des bruits se produisant au niveau de l'artère sous-clavière et dépendant des phases de la respiration. Généralement ils se développent au summum de l'inspiration, plus rarement pendant l'expiration seule. Lorsqu'ils sont assez intenses, le doigt les perçoit comme un frémissement. On les rencontre plus fréquemment à gauche qu'à droite, rarement des deux côtés à la fois et plus rarement encore du côté droit seulement.

Le phénomène a été étudié surtout par les médecins anglais qui en ont fait un signe de phtisie pulmonaire confirmée. On ne peut cependant regarder ces souffles comme un symptôme absolument infaillible, parce que souvent on les observe chez les individus bien portants. Fuller a trouvé un souffle sous-clavier 12 fois sur 100 personnes saines et Palmer l'a constaté 37 fois sur un total de 129 ouvriers bien portants. Le mécanisme pathogénique n'est pas encore élucidé ; on a songé à une compression de l'artère sous-clavière soit par la première côte en excursion élévatoire, soit par le muscle sous-clavier et même les scalènes. Il faut dire cependant que les souffles sous-claviers sont plus fréquents chez les phtisiques.

Voici comment Friedreich explique leur production. Par suite d'adhérences conjonctives entre les parois vasculaires et la plèvre pulmonaire, il survient, au moment des mouvements respiratoires, des inflexions du vaisseau. Il est d'autant plus porté à admettre cette explication que l'on rencontre des adhérences pleurales chez des individus d'ailleurs parfaitement bien portants. Naturellement l'étendue et la direction des adhérences indiqueraient si la sténose vasculaire se produit pendant l'inspiration ou pendant l'expiration. Lorsque le souffle n'existe que d'un côté et que le rétrécissement est porté à un haut degré, on observe encore parfois le *pouls paradoxal unilatéral* que nous avons déjà mentionné.

La subordination du bruit sous-clavier proprement dit aux phases respiratoires le distingue de tous les bruits de propagation.

Sous le nom de *bruit de souffle cérébral*, on a décrit un murmure vasculaire intermittent, synchrone au pouls carotidien, qui peut se développer sur la surface crânienne chez les enfants. C'est Fischer (de Boston) qui l'a observé le premier ; son travail a provoqué une série de recherches, dont le dernier mot semble avoir été dit dans un travail récent de Jurasz.

Ce souffle se perçoit le mieux en pratiquant l'auscultation immédiate du crâne ; il faut cependant éviter de le confondre avec des bruits respiratoires propagés ; avec ceux dus aux mouvements de mastication et de déglutition ou encore avec des bruits se produisant dans l'oreille même de l'observateur.

Ce genre de souffle ne s'observe qu'entre le 3e mois et la sixième année ; les anciens auteurs ont prétendu à tort que son existence était liée à la persistance des fontanelles. On ne le rencontre pas chez les adultes. On a cru jadis pouvoir utiliser l'apparition de ce souffle pour le diagnostic du rachitisme : certains auteurs ont même soutenu qu'on l'observait exclusivement chez les enfants rachitiques. Cela est faux ; d'après Jurasz ce phénomène est d'ordre physiologique. On le rencontre avec son maximum d'intensité et de régularité au niveau de la grande fontanelle, dans la région temporale, à l'occiput et même au niveau des apophyses épineuses des premières vertèbres cervicales. Jurasz a surtout fait ressortir que, dans la région temporale, il est ordinairement plus facilement perceptible qu'au niveau de la grande fontanelle.

En ce qui concerne son lieu d'origine, on a cru longtemps que le souffle cérébral était de nature veineuse et se développait dans le sinus longitudinal. D'autres l'ont regardé comme un bruit artériel et ont placé sa source dans les artères de la base de l'encéphale. Jurasz attire l'attention sur la coïncidence presque constante du bruit de souffle cérébral avec un bruit analogue dans la carotide; aussi déclare-t-il que le bruit perçu au niveau de la grande fontanelle est un bruit carotidien propagé. Cet auteur fait remarquer que le canal carotidien subit dans son diamètre des changements importants entre le 6ᵉ mois et la 6ᵉ année, et cela en quelque sorte sous une pression constante exercée par l'onde pulsative de la carotide sur le trou osseux qu'elle traverse; ainsi se trouvent remplies les conditions nécessaires à la production d'un bruit de sténose.

Il en est exactement de même pour l'artère méningée moyenne et le trou petit rond. Jurasz considère le bruit de souffle perçu dans la région temporale, comme un bruit né dans l'artère méningée rétrécie au niveau du trou petit rond.

En faisant abstraction des formes spéciales de bruits artériels que nous venons d'indiquer, il ne se produit ordinairement des bruits artériels *autochtones* qu'alors qu'il survient une dilatation ou un rétrécissement brusques du calibre des artères. Le meilleur exemple de ces dilatations nous est fourni par les *anévrysmes*. Seulement, dans ces cas, les phénomènes acoustiques ne sont pas toujours identiques. Le phénomène le plus constant est un bruit coïncidant avec la diastole artérielle, par conséquent avec la systole cardiaque, qui est dû à la production dans la poche anévrysmale de tourbillons sanguins, aussitôt que le sang venant du cœur a pénètre dans la dilatation. Mais le développement d'un bruit synchrone à la systole artérielle, peut être dû à d'autres causes, comme l'a surtout montré Scheele. Au moment de la diastole du cœur, c'est-à-dire pendant la systole artérielle, s'il se produit dans les artères un reflux du sang vers le cœur, il se formera, si la rapidité du courant est suffisante, des tourbillons sanguins, au moment où le sang pénètre de l'extrémité périphérique de l'artère dans la poche anévrysmale, ou encore quand il s'écoule de cette poche dans le vaisseau à travers un orifice central étroit. La forme de l'anévrysme peut même rendre les conditions physiques plus complexes encore. Les souffles nés dans la poche anévrysmale peuvent devenir perceptibles à distance. Par contre, il peut arriver qu'il ne se produise point de bruit du tout, par exemple dans les cas où la paroi interne de la tumeur est garnie de dépôts solides tellement abondants, qu'en réalité il n'existe point de dilatation du canal vasculaire.

D'autres fois, il s'agit moins d'une dilatation circonscrite que d'une *ectasie diffuse* des artères, unie souvent à un état flexueux anormal de ces vaisseaux. Dans ce groupe, il faut ranger les souffles artériels, que l'on entend, dans la maladie de Basedow, au niveau d'une dilatation vasculaire ou anévrysmatique. On constate également des souffles et des frémissements coïncidant avec la diastole artérielle, au niveau des vaisseaux dilatés et flexueux que l'on observe dans le rétrécissement aortique congénital au voisinage de l'insertion du conduit de Botal.

Dans ces derniers temps, Léopold a décrit dans le *cancer du foie* des souffles vasculaires qu'il localise dans les artères et les capillaires dilatés de la glande hépatique. Ils se manifestent sous forme de susurrement continu, augmentant d'intensité à chaque diastole artérielle.

Dans les cas de *néoplasmes utérins* et *ovariques*, il n'est pas rare de rencontrer des souffles artériels dus en partie à des dilatations anormales, en partie à de brusques rétrécissements des vaisseaux artériels (1). Ce sont également les tumeurs qui, au niveau des artères périphériques, donnent le plus souvent naissance à des rétrécissements et à des souffles. Wahl a fait ressortir dernièrement qu'il se produit des souffles autochtones, en cas de *blessures des artères* n'ayant pas amené une section complète du vaisseau.

Ainsi que nous l'avons fait remarquer plus haut, il se développe également des tourbillons sanguins et des souffles, lorsque deux courants sanguins de direction contraire se rencontrent. Ce phénomène peut survenir, pour les vaisseaux, lorsqu'une artère entre en communication directe avec une veine avoisinante, de telle façon que le sang artériel pénètre dans le vaisseau veineux (anévrysme artérioso-veineux). Cossy a relaté un fait où un anévrysme de l'aorte s'était rompu dans la veine cave supérieure et engendrait jusque dans les veines du cou des souffles et des frémissements (2).

V. Sons et souffles artériels autochtones dus à des maladies générales. — Il nous reste enfin à faire mention des sons et bruits artériels autochtones qui sont en rapport, non avec des lésions locales, mais avec des *maladies générales*.

Rappelons que les bruits artériels étudiés les premiers et le plus en détail sont ceux qui résultent de l'insuffisance aortique; aussi leur avait-on attribué une importance pathognomonique pour le diagnostic de cette lésion valvulaire. C'est là une erreur, car les *états fébriles et anémiques* engendrent exactement les mêmes modifications morbides, quoique les valvules aortiques possèdent leur parfaite intégrité et leur aptitude fonctionnelle normale.

Dans tous ces cas, on trouve un son synchrone à la diastole artérielle au niveau d'artères où à l'état normal on ne rencontre rien de ce genre. Ce son est caractérisé par une brièveté spéciale, qui avait amené Bouillaud à le comparer à une chiquenaude. Suivant la nature de l'affection causale le son artériel se borne tantôt à l'artère brachiale, à l'aorte abdominale et à la crurale; tantôt on le perçoit au niveau d'artères plus petites, telles que la radiale, la pédieuse, la temporale et même l'arcade palmaire. On reconnaît

---

(1) Il faut placer ici le *souffle utérin de la grossesse* qu'on peut entendre à partir de la fin du 4e mois, et qui siège vers les parties inférieures et latérales du ventre, plus rarement vers le fond de l'utérus. Ce souffle synchrone au pouls maternel est certainement un bruit artériel. Mais l'artère où il se produit est l'objet de contestations. Monod et Hohl le localisent dans les artères placentaires ; Bouillaud dans l'artère iliaque comprimée par l'utérus gravide ; Paul Dubois, Tarnier et Chantreuil dans les artères des parois utérines ; Kiwisch dans l'artère épigastrique ; Glénard dans une artère située sur la paroi antéro-latérale de l'utérus, dont le calibre est semblable à celui de l'humérale, artère appelée par Glénard *artère puerpérale* et qui représente une anastomose de l'utérine et de l'utéro-ovarienne.

(2) La caractéristique de l'anévrysme artérioso-veineux est la perception, au niveau de la communication anormale, d'un bruissement qu'on a comparé au bourdonnement d'une abeille. Ce bruissement est continu, mais renforcé au moment de la systole cardiaque.

le caractère autochtone du son à la coïncidence parfaite de ce dernier avec le pouls des artères en question.

Pour que le développement de ces sons soit possible, il faut que l'élasticité des parois artérielles ne soit pas notablement altérée. Leur production s'explique par l'excessive tension diastolique de la paroi vasculaire qui se traduit acoustiquement par un son.

VI. Sons doubles. — Dans l'*artère crurale*, plus rarement dans l'*artère axillaire*, on a trouvé, le plus fréquemment dans l'insuffisance aortique, quelquefois aussi dans la sténose mitrale (Weil), dans l'intoxication saturnine (Matterstock), dans la syphilis (Borsutzki) et pendant les 4e et 5e mois de la grossesse (Gerhardt), un double son, dont le premier élément coïncidait avec la diastole, l'autre élément avec la systole artérielle. Dans un cas de Traube, il existait même un son artériel prédiastolique; parfois le son artériel systolique était remplacé par un souffle.

Le phénomène a été longuement décrit et étudié; qu'il nous suffise de citer les travaux de Durosiez, Fraentzel et Traube, Riegel, Hoffmann, de Bamberger, Friedreich, Winternitz, Matterstock, Schreiber. Traube l'explique par la tension excessive de la paroi artérielle au moment de la diastole et sa détente très rapide et très complète au moment de la systole. D'autres ont voulu considérer le son artériel synchrone à la systole artérielle comme une élévation de recul perceptible à l'oreille. Bamberger dit qu'en cas de tension énergique du vaisseau, il faut s'attendre à un son, et en cas de tension médiocre à un souffle. Une source d'erreur a encore été indiquée par Friedreich. Lorsque les maladies générales qui nous occupent sont accompagnées d'insuffisance tricuspidienne, il se produit à chaque systole cardiaque un développement des valvules des veines crurales qui entrent en résonance. Si l'on ausculte l'artère crurale, suivant la règle, la jambe étendue et légèrement portée en dehors, immédiatement au-dessous du ligament de Poupart, environ à distance égale de la symphyse pubienne et de l'épine iliaque supérieure, il peut arriver qu'on perçoive simultanément le son veineux valvulaire et le son artério-diastolique de l'artère crurale, et qu'on interprète le phénomène comme un double son artériel. Dans la veine crurale seule, il peut même se développer de doubles sons qu'on prendra facilement pour artériels si l'on ne tient compte de leur maximum d'intensité qui correspond au siège de la veine, par conséquent à la région située en dedans de l'artère crurale.

Dans les cas de contractions hémisystoliques du cœur et de pulsation cardiaque bigéminée, tels que les a décrits Leyden, il peut même se produire un triple son, dont l'un doit être rapporté à l'artère, les deux autres au double développement des valvules veineuses.

A côté des sons artériels doubles, nous avons les *souffles artériels doubles*. Au point de vue de la genèse, ces derniers sont toujours artificiels et exigent l'emploi de la compression. On les observe le plus nettement et le plus fréquemment au niveau de l'artère crurale ; cependant, ils peuvent apparaître aussi, comme l'a montré surtout Friedreich, au niveau de l'aorte abdominale, de l'artère humérale et de l'artère poplitée. Le plus souvent on les rencontre dans l'insuffisance aortique ; mais on les observe également dans les lésions mitrales, l'anémie, la fièvre, le saturnisme, l'atrophie rénale, l'athérome et, d'après Fischel, dans l'anévrysme de l'aorte.

On distingue deux sortes de doubles souffles suivant qu'il s'agit d'un dédoublement du souffle de compression artério-diastolique (cardio-systolique) ordinaire, ou de l'apparition d'un souffle vasculaire systolique et diastolique. La compression peut s'exécuter avec le stéthoscope lui-même, ou bien le doigt presse avec une certaine énergie sur le tube artériel au delà de la zone d'auscultation. L'énergie de la pression doit être déterminée empiriquement pour chaque cas ; elle est toujours plus forte que celle qui serait nécessaire à la production d'un simple souffle de compression artério-diastolique (cardio-systolique).

La genèse des doubles souffles artériels systoliques et diastoliques semble s'expliquer ainsi. Au point rétréci par la compression, on se trouve d'abord en présence d'une onde sanguine centrifuge, mais à laquelle vient s'ajouter pendant la diastole cardiaque, une onde rétrograde suffisamment énergique.

On a rapporté les doubles souffles systoliques purs à une contraction intermittente du ventricule gauche (Gerhardt, Matterstock).

Friedreich a observé dans un cas un double souffle d'un genre particulier au niveau de l'aorte thoracique descendante. Cette artère était enserrée dans un tissu tuberculeux et fibreux ; aussi Friedreich pense-t-il que le souffle était d'origine périartérielle et dû au déplacement et au frottement de la paroi aortique contre le tissu qui l'enserrait.

Il n'est pas rare de voir se produire, dans les circonstances ci-dessus énumérées, des *soufflès artériels spontanés* qui coïncident avec la diastole artérielle et sont par conséquent cardio-systoliques. On les rencontre avec le plus de fréquence au niveau de la carotide et de la sous-clavière, toutefois on les constate également du côté de l'artère crurale et, dans quelques cas rares, au niveau de la brachiale. Leur existence en dehors de toute compression les distingue des souffles de compression *artificiels ;* leur caractère acoustique les différencie des souffles cardiaques propagés. On les a rapportés à la vibration irrégulière de la paroi vasculaire par suite de sa tension excessive ; suivant Weil, on doit les considérer comme des souffles liquides et non comme des souffles de sténose ; ils seraient dus à une rapidité anormale du courant sanguin.

3. — Examen des veines.

Dans l'examen des veines c'est surtout à l'inspection et à l'auscultation qu'on a recours. On n'a que rarement occasion d'employer la percussion ; quant à la palpation, elle n'a guère qu'une valeur confirmative.

A. — INSPECTION DES VEINES

On s'est bien souvent contenté de pratiquer l'exploration des veines *jugulaires,* et c'est ce qui a donné lieu à l'opinion erronée, si répandue, que c'est à leur niveau que se concentrent les phénomènes morbides. Suivant nous, il ne faut jamais oublier de comprendre dans ses investigations les veines périphériques, quoiqu'il soit de règle, dans le cas où les lésions dépendent de maladies générales, que les phénomènes anormaux apparaissent avec le plus de netteté et soient le plus précoces du côté des veines du cou.

Il faut tenir compte principalement de la réplétion anormale des veines et de leurs mouvements visibles, ces derniers dépendant des processus de la respiration ou de la circulation, mouvements veineux *respiratoires* ou *circulatoires.*

a) — *Turgescence anormale des veines.*

Chez beaucoup d'individus bien portants, les veines ne sont accessibles à l'inspection ni au cou, ni aux extrémités. Cela est vrai notamment pour les gens possédant un pannicule adipeux développé, comme les femmes et les enfants vigoureux. La peau est-elle au contraire pauvre en graisse et mince, on peut apercevoir par transparence les veines sous la forme de minces cordons bleuâtres.

La turgescence anormale des veines peut, selon la nature de l'affection fondamentale, être localisée ou généralisée. Dans les deux cas, la cause est la même : c'est une cause mécanique. C'est toujours un obstacle à la circulation veineuse.

Les *obstacles locaux* au retour du sang veineux sont constitués le plus fréquemment par des *thromboses ou des tumeurs de voisinage.* Toute la portion du vaisseau située en arrière de l'obstacle sera le siège d'une turgescence anormale et présentera souvent une flexuosité excessive non seulement du tronc principal, mais encore des branches les plus rapprochées.

A ce groupe de troubles circulatoires locaux appartiennent les dilatations des veines abdominales superficielles que l'on voit survenir à la suite des *affections du foie* (cirrhose atrophique) ou *du tronc de la veine porte* (pyléphlébite adhésive), affections qui s'accompagnent généralement d'*ascite.* Dès que la circulation est entravée dans le domaine de la veine porte, il se produit de l'ascite et une dilatation des veines de la paroi abdominale. Cette dilatation donne au ventre l'aspect d'une *tête de Méduse.*

Signalons aussi les ectasies veineuses que l'on voit se développer si fréquemment aux extrémités inférieures dans le cours de la *grossesse* et qui sont dues à la compression de la veine cave inférieure par l'utérus gravide.

Il n'est pas rare de voir des tumeurs du médiastin, parmi lesquelles nous classons les anévrysmes, donner lieu à des troubles circulatoires locaux, qui s'étendent sur une zone plus ou moins considérable, suivant le vaisseau qui est rétréci ou oblitéré. Ces troubles seront extrêmement prononcés, cela est évident, si la compression s'exerce sur la veine cave supérieure elle-même.

Les troubles circulatoires locaux peuvent acquérir une valeur diagnostique extrêmement précieuse, lorsqu'il s'agit de *thrombose des sinus cérébraux.* Dans le cas d'obstruction du sinus longitudinal supérieur (sagittal), on trouve souvent des flexuosités et des dilatations très accentuées au niveau des vaisseaux veineux qui se dirigent de la grande fontanelle vers les régions auriculaires, parce que ces vaisseaux sont en relation intime avec le sinus longitudinal supérieur par l'intermédiaire des veines émissaires. Si au contraire l'oblitération frappe un sinus transverse ou la veine jugulaire interne elle-même, la veine jugulaire externe du même côté, comme Gerhardt l'a fait ressortir le premier, est remarquable par son peu de réplétion, parce que le retour du sang vers le cœur y devient extraordinairement facile, quand de la veine jugulaire interne le sang s'écoule en petite quantité vers la veine brachio-céphalique. Il est vrai qu'il faut songer que des anomalies congénitales peuvent engendrer la confusion.

Lorsqu'il y a *obstacle à la circulation dans le système veineux tout entier et turgescence générale des veines*, il s'agit presque exclusivement de maladies du cœur ou des poumons.

Parmi les *affections du cœur*, celles qui produiront nécessairement la surcharge des voies veineuses sont celles où la force d'impulsion du ventricule droit est tombée au-dessous de la normale ; car il est clair que la sortie du sang veineux des veines caves supérieure et inférieure sera entravée, dès que l'expulsion complète du sang hors de l'oreillette ou du ventricule droit se trouvera diminuée. Cela se rencontre le plus souvent dans les lésions valvulaires qui obligent le *cœur droit* à se charger de la compensation.

Il faut ranger ensuite dans cette catégorie tout d'abord les affections *mitrales*. Mais les maladies du myocarde peuvent aussi engendrer la turgescence anormale des veines, de même que les processus inflammatoires du péricarde ; s'il y a péricardite avec épanchement, il faut tenir compte encore de la pression qu'exerce l'exsudat médiatement ou immédiatement sur les veines caves.

On rencontre encore des stases générales veineuses dans les *affections des poumons*. On sait que le cours du sang des veines caves vers le cœur est favorisé par ce fait qu'au moment de l'inspiration les poumons *aspirent* le sang veineux vers l'intérieur du thorax et le cœur. D'autre part, on comprend facilement que la force aspiratrice des poumons dépend de l'élasticité du parenchyme et que par conséquent toutes les affections pulmonaires qui sont liées à une diminution d'élasticité de l'organe, engendrent la stase du sang veineux. Il faut citer en premier lieu l'*emphysème du poumon*. Pour ne rien omettre du mécanisme pathogénique, il ne faut pas oublier que cette affection entrave aussi la sortie du sang hors du cœur droit, de sorte qu'à des causes pulmonaires, s'ajoutent des causes d'origine cardiaque. Si l'emphysème, comme cela arrive souvent, s'accompagne de catarrhe bronchique, le ventricule droit rencontre une résistance encore plus grande ; et il peut arriver qu'à certains moments les phénomènes de stase deviennent d'une intensité toute particulière au niveau des veines superficielles.

Il est aisé de comprendre que l'aspiration exercée par les poumons sur le sang veineux souffrira également, lorsque ces organes seront gênés dans leur expansion inspiratoire pour des causes purement mécaniques. Cela peut arriver dans les cas de sténose ou d'obstruction des voies aériennes, en cas d'accumulation de masses solides ou liquides dans les alvéoles pulmonaires qui dès lors sont incapables de recevoir de l'air, enfin en cas de compression des poumons par un épanchement pleurétique.

L'excursion des poumons peut encore être entravée (et cette entrave être suivie de turgescence excessive des veines) par des affections abdominales, l'ascite, le météorisme, les tumeurs volumineuses.

C'est aux *veines du cou* que les phénomènes de stase générale sont les plus frappants ; ils sont accentués surtout dans le décubitus dorsal, parce que dans ce cas l'influence de la pesanteur sur la circulation veineuse se fait plus fortement sentir. La veine jugulaire externe, placée immédiatement sous la peau, et qui descend verticalement au-devant du sterno-cléido-mastoïdien, peut acquérir le volume du petit doigt. La jugulaire interne, qui est située en haut dans le voisinage du bord postérieur du même muscle et qui se termine sous forme de dilatation — bulbe de la veine jugulaire interne — entre la portion sternale et la portion claviculaire de ce dernier, peut atteindre un volume plus considérable encore. La toux et les efforts exagèrent encore la stase déjà existante ; lorsque celle-ci a déjà duré un certain temps, il peut arriver que le bulbe de la veine jugulaire vienne, au moment de toutes les expirations énergiques, faire saillie entre les insertions du muscle sterno-cléido-mastoïdien sous forme d'une tumeur violette de la grosseur d'un œuf de pigeon.

Il n'est pas rare d'observer en dehors de la turgescence excessive des veines, des mouvements visibles à l'œil nu, dont les plus fréquents, mais aussi les moins importants, sont ceux qui sont sous la dépendance des phases de la respiration.

b) — *Expansions veineuses visibles sous l'influence des mouvements respiratoires.*

Nous avons eu déjà plusieurs fois l'occasion de dire que les mouvements respiratoires des poumons étaient en relation très intime avec la circulation du sang dans les veines, car tandis que l'inspiration favorise le retour au cœur du sang veineux, l'expiration crée au contraire un obstacle physiologique. Chez les individus bien portants, ces expansions veineuses ne se voient que quand, par suite d'accès de toux ou d'efforts violents et prolongés, le cours du sang veineux se trouve entravé pour quelque temps.

Il en est tout autrement lorsqu'il existe déjà une surcharge veineuse préalable ; dans ce cas, des mouvements respiratoires calmes suffisent pour amener à chaque inspiration un affaissement visible des veines, à chaque expiration au contraire une augmentation de volume de ces vaisseaux.

Souvent ces mouvements demeurent limités aux veines du cou, ce qui s'explique par le voisinage immédiat de la cage thoracique ; toutefois, j'ai pu dans certains cas suivre distinctement des yeux les variations respiratoires de la réplétion veineuse aux veines du bras et à celles de la peau de la face, de la poitrine et du ventre. Leur dépendance absolue des mouvements respiratoires et la possibilité de les modifier à l'aide de ces derniers, évite toute confusion avec le pouls veineux.

Leur genèse a été étudiée récemment en détail par Immermann qui les explique ainsi : par suite de conditions anormales de pression dans la cage thoracique, on se trouve en face d'ondes sanguines récurrentes qui provoquent l'épanouissement des valvules des veines jugulaires et interrompent ainsi temporairement l'écoulement du sang hors de la jugulaire interne et des autres veines qui se rendent au tronc brachio-céphalique.

Dans certaines circonstances, on observe aux veines du cou le phénomène opposé : les veines augmentent de volume à chaque inspiration et s'affaissent à chaque expiration. Kussmaul a montré qu'on rencontrait ce fait dans la médiastino-péricardite pseudo-membraneuse, plus rarement dans la péricardite avec épanchement, dans le goitre sous-sternal ou les tumeurs du médiastin, en un mot, dans tous les processus pathologiques rétrécissant l'orifice supérieur du thorax. En même temps, on constate le pouls paradoxal, parce que, par suite d'adhérences, les troncs veineux et artériels subissent, grâce à la dilatation inspiratoire du thorax, des dilatations et des sténoses successives.

c) — *Pouls veineux.*

Le plus souvent les veines ne présentent des pulsations que lorsqu'elles sont extrêmement turgescentes. Ces pulsations sont caractérisées par leur subordination aux contractions cardiaques ; cependant, par le fait de l'affection fondamentale, il se peut qu'elles soient influencées par les mouvements d'origine respiratoire ; et alors il devient parfois difficile de séparer les divers facteurs de ce complexus. En tous cas, pour établir le diagnostic différentiel, le moyen le plus simple et le plus sûr, est de faire suspendre complètement la respiration : à ce moment la part que prend le cœur au mouvement veineux apparaîtra très clairement.

De plus, il faut se garder de confondre les pulsations autochtones avec des pulsations veineuses communiquées.

Les *pulsations veineuses communiquées* se rencontrent le plus fréquemment au niveau de la jugulaire externe, à laquelle elles sont transmises par la carotide sous-jacente. Si l'on réussit à déplacer la veine et à comprimer la carotide, le pouls carotidien disparaît et avec lui les pulsations veineuses. Au contraire, si l'on comprime la veine à peu près à la partie moyenne de sa portion cervicale, il se produit par suite de la stase sanguine une plus forte turgescence du bout périphérique, où les pulsations deviennent plus accentuées, tandis que le bout central s'affaisse et ne trahit plus le moindre battement. C'est ce dernier caractère qui distingue la pulsation communiquée du pouls veineux proprement dit.

Il faut remarquer aussi que les pulsations veineuses communiquées, de même que le pouls artériel, présentent une ascension courte et une descente lente, tandis que dans le pouls veineux vrai le contraire se produit. Souvent les pulsations communiquées sont nettement dicrotes, exactement comme le pouls carotidien, où le dicrotisme est chose facile à constater.

Parmi les pulsations veineuses proprement dites ou autochtones, on distingue un pouls veineux, *négatif*, *positif* et *progressif*.

I. Pouls veineux négatif. — Le *pouls veineux négatif* se voit souvent au niveau de la veine jugulaire externe des personnes bien portantes : il est plus ou moins accentué et chez les individus à pannicule adipeux épais il fait ordinairement défaut. La stase intra-veineuse le rend d'habitude plus distinct. Il constitue donc, non un signe morbide, mais un phénomène purement physiologique, bien qu'il apparaisse plus nettement en cas de stase veineuse. Si l'on comprime les veines cervicales en leur milieu, il y a, il est vrai, affaissement du bout central comme du bout périphérique, mais jamais le pouls négatif ne disparaît.

Mosso est le premier qui ait décrit le pouls veineux négatif chez l'homme, mais c'est surtout Riegel qui a étudié sa genèse d'une façon détaillée. A l'aide du sphygmographe de Pond, Post démontra que le pouls négatif existait également aux veines périphériques des extrémités. Les auteurs anciens ont le plus souvent désigné ce phénomène sous le nom d'*ondulation veineuse*, sans avoir autrement éclairci sa signification.

Si l'on cherche à obtenir des tracés sphygmographiques de la veine jugulaire externe en même temps que de l'artère carotide, on reconnaît facilement qu'il y a alternance des sommets du pouls veineux négatif et du pouls carotidien (fig. 156), en d'autres termes que pendant la diastole vei-

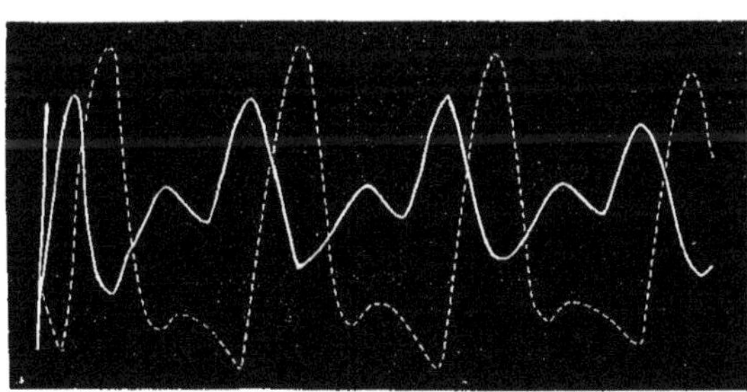

Fig. 156. — *Courbe sphygmographique du pouls veineux négatif et du pouls carotidien* (ce dernier ponctué) chez une jeune fille de 20 ans. D'après Riegel. (*Deutsch. Arch. f. Kl. Med.*, t. XXXI, p. 33)

neuse il y a collapsus systolique de la carotide, et réciproquement. En ce qui concerne la forme générale de la courbe normale du pouls veineux négatif, on s'aperçoit aisément qu'elle est dans une certaine opposition avec celle du pouls carotidien, en ce sens que sa ligne d'ascension progresse plus lentement que sa ligne de descente et que c'est, non pas la ligne de descente, mais la ligne d'ascension qui subit une intermittence ; en un mot, le pouls veineux négatif est anacrote. D'ailleurs, l'anacrotisme n'est pas toujours aussi nettement accentué que dans la fig. 156 ; parfois il n'existe à la place de la première petite élévation qu'un léger aplatissement de la ligne d'ascension.

En poursuivant la comparaison des deux tracés, on voit que le sommet principal de la courbe veineuse est synchrone à la diastole ventriculaire, ou, ce qui revient au même, à la systole de l'oreillette. Aussi doit-on s'expliquer la genèse du pouls veineux négatif par les changements dans le retour au cœur du sang veineux suivant les diverses phases cardiaques. Au moment de la systole auriculaire, par conséquent de la diastole ventriculaire, le retour du sang veineux se trouve incontestablement plus gêné et la pulsation apparaît ; au moment de la diastole de l'oreillette, il n'y a plus d'obstacle, d'où le collapsus des veines ; au moment de la fermeture des valvules semi-lunaires il se produit une légère stase du sang veineux qui répond à la première élévation anacrote.

Mosso cherchait à expliquer la genèse du pouls veineux physiologique par la diminution de volume du muscle cardiaque à chaque systole, de telle sorte que, grâce à la pression négative intrathoracique, le sang veineux trouve aspiré plus violemment vers le cœur. Cette circonstance peut bien participer à la production du pouls veineux, mais ce n'est pas l'unique facteur étiologlque, puisque chez les animaux on démontre la persistance de ce pouls même après l'ouverture du thorax et par conséquent en l'absence de toute pression négative. Donc, quoique le pouls veineux négatif normal soit sous la dépendance immédiate des contractions du cœur, il est dû cependant, non pas à une onde sanguine positive retournant du cœur dans les veines, mais à des stases temporaires dans l'écoulement du sang veineux.

II. Pouls veineux positif ou vrai. Pouls jugulaire. Pouls hépatique. — Le pouls veineux positif est toujours un signe *pathologique*. Il est engendré, sans exception aucune, par une onde positive rétrograde, provenant du cœur droit, onde qui ne peut exister qu'en cas d'*insuffisance de la valvule tricuspide* ; à chaque systole cardiaque, une partie du sang pénètre du ventricule droit dans l'artère pulmonaire, alors qu'une autre partie reflue à travers l'oreillette droite dans les veines caves et les jugulaires.

Reisch et Rosenstein ont constaté le pouls veineux positif dans des circonstances particulières. Il s'agissait, dans leurs observations, d'insuffisance mitrale compliquée de persistance du trou de Botal ; à chaque systole du ventricule gauche le sang était refoulé à travers les valvules atteintes d'insuffisance dans l'oreillette gauche, de là, à travers le trou de Botal, dans l'oreillette droite et enfin dans les veines caves.

Le pouls veineux positif apparaît habituellement tout d'abord et le plus nettement au niveau de la *veine jugulaire interne*, soit uniquement à *droite*, soit plutôt à droite qu'à gauche. Cela tient à ce que la direction de la veine jugulaire interne droite est plus verticale par rapport à la veine cave supérieure que la gauche, de sorte qu'une onde sanguine récurrente peut y pénétrer plus facilement que dans cette dernière dont le trajet est plus oblique et l'ascension plus progressive. Plus tard le pouls veineux positif apparaît parfois aussi sur d'autres veines, celles de la face, par exemple, la veine thyroïdienne et la jugulaire externe. Gerhardt a même publié un cas où contre toutes les règles le pouls veineux n'existait que dans ce dernier vaisseau. Beaucoup d'autres observateurs, et parmi eux Seidel, ont constaté le pouls veineux au niveau des veines cutanées des membres supérieurs. Walshe a pu l'observer sur la veine mammaire, et tout récemment Rovida a publié un cas de cirrhose hépatique où l'on rencontrait le pouls veineux exclusivement dans une veine de la paroi thoracique qui établissait la communication entre la veine mammaire et la veine épigastrique.

Le pouls veineux positif se présente également dans le domaine de la veine cave inférieure. Geigel l'a rencontré sur la portion abdominale du tronc de cette veine. Senkel a attiré récemment l'attention sur le pouls veineux hépatique ; Marey a même observé le pouls veineux sur la veine saphène.

Ordinairement le pouls veineux positif est mieux perçu par la vue que par la palpation ; cependant au palper on sent une certaine dilatation bien nette du tube veineux ; celui-ci reste toutefois plus lâche et plus mou que le vaisseau artériel, dont il n'atteint jamais la dureté et la résistance. La position horizontale favorise la perception nette du pouls au niveau des veines jugulaires ; dans certaines circonstances, il disparaît entièrement dans la station debout, parce que la pesanteur agit en sens contraire de l'onde sanguine rétrograde provenant du cœur. L'inspiration peut l'affaiblir ou le supprimer ; au contraire, d'après Geigel, la compression de la veine cave inférieure ou du foie le rend plus distinct (1).

Dans la veine jugulaire interne, le pouls veineux positif ne peut évidemment se produire que quand il existe une insuffisance des valvules situées au niveau du *bulbe de la jugulaire interne*, qui ont la tâche physiologique d'aller au-devant d'un semblable reflux. Cette insuffisance peut être congénitale et due au développement incomplet des valvules ; mais dans d'autres cas elle est acquise. Ce dernier fait se produit lorsque les valvules ont été soumises pendant un certain temps à une distension anormale. On le constate notamment chez les individus atteints d'emphysème pulmonaire et de catarrhe chronique des bronches, chez lesquels le sang, par suite des quintes de toux répétées, se précipite de la veine cave supérieure contre les valvules du bulbe de la jugulaire interne et amène peu à peu leur insuffisance. Dans ces cas, il s'agit, pour ainsi dire toujours, d'une insuffisance relative des valvules veineuses ; la dilatation de l'orifice bulbaire en effet est telle que les valvules veineuses, intactes en elles-mêmes, ne suffisent

---

(1) Le meilleur moyen pour percevoir le pouls jugulaire consiste à vider la veine par une pression ascendante et à maintenir cette pression pour empêcher l'arrivée du sang périphérique. Au-dessous du pouce qui comprime, on voit, à chaque systole, le sang refluer dans la partie inférieure de la veine.

plus à l'occlusion. Parfois l'insuffisance des valvules jugulaires se développe assez brusquement. Friedreich la vit survenir par exemple dans l'espace d'une nuit. Certes le pouls veineux jugulaire peut disparaître très rapidement malgré la persistance d'une insuffisance tricuspidienne, notamment dans le cas où la stase et par suite l'ectasie de l'embouchure bulbaire diminue au point de rendre de nouveau suffisantes les valvules du bulbe. Mais il ne faut pas croire, comme Friedreich, que ce soit assez de l'insuffisance de ces dernières pour engendrer le pouls veineux positif. Il est probable que dans ses observations, cet auteur avait confondu le pouls veineux négatif avec le positif.

Aussi longtemps que les valvules de la jugulaire demeurent suffisantes, on ressent au niveau du bulbe, ainsi que l'a montré Bamberger, un choc violent, très bref, le *choc des valvules jugulaires*, auquel correspond à l'auscultation un son intense et net, le *son des valvules jugulaires*. Les deux phénomènes sont engendrés par l'épanouissement brusque et énergique des valvules de la veine jugulaire et sont surtout distincts, lorsque le bulbe avec ses valvules est situé, non plus comme d'ordinaire, derrière l'articulation sterno-claviculaire, mais un peu plus haut. Au contraire, si les valvules sont devenues insuffisantes, l'onde sanguine récurrente pénètre sans rencontrer le moindre obstacle jusque dans le tronc de la veine jugulaire interne qu'il fait entrer en pulsation. La puissance de cette onde récurrente est-elle très considérable, la paroi veineuse peut subir, comme l'a observé Bamberger, une tension tellement forte et subite, qu'il se produit un son sourd, le *son des parois veineuses*, son veineux pariétal. Plus souvent on perçoit un souffle de régurgitation ou encore un double souffle.

De ce qui précède, il résulte que les pouls veineux positif et négatif se

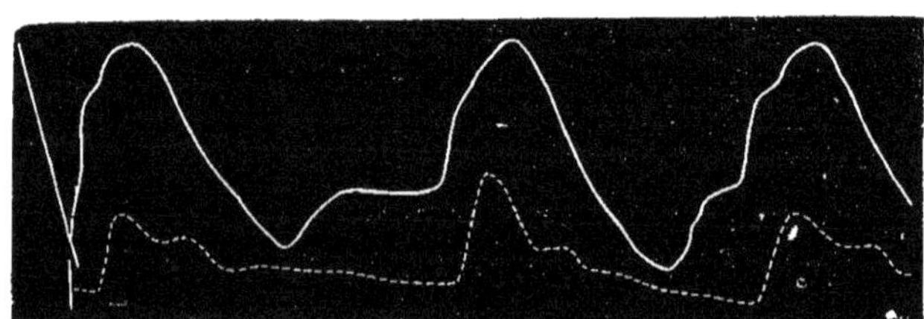

FIG. 157. — *Courbe sphygmographique du pouls positif jugulaire.* D'après RIEGEL. La ligne ponctuée représente le pouls de la carotide. (*Deutsch. Arch. f. klin. Med.*, t. XXXI, p. 52, fig. 15.)

comportent d'une façon absolument différente par rapport aux diverses phases du mouvement cardiaque; car, contrairement au pouls veineux négatif, le pouls veineux positif coïncide avec la systole du cœur, ou, ce qui revient au même, avec l'expansion des artères; la ligne d'ascension du pouls veineux positif, comparée à celle du pouls artériel, présente le plus souvent une élévation préalable plus petite; cette dernière est synchrone à la systole auriculaire, par conséquent de nature présystolique (fig. 157). La courbe du pouls veineux positif montre donc un soulèvement présystolique et systolique et un collapsus cardio-diastolique.

Dans la représentation graphique du pouls veineux positif, on trouve également de temps à autre du catadicrotisme, que Friedreich rapporte volontiers à la production, pendant la diastole du cœur, d'une réflexion de l'onde sanguine contre la paroi interne du ventricule droit.

Pour distinguer le pouls veineux jugulaire positif du négatif, sans avoir recours aux instruments coûteux destinés à donner des tracés simultanés du pouls des veines jugulaires et de celui de l'artère carotide, il faut palper la carotide avec le doigt et noter avec attention si les expansions visibles de la veine *coïncident* avec les battements carotidiens (pouls veineux positif) ou *alternent* avec lui (pouls veineux négatif). Un signe plus important encore, est que le pouls veineux positif dépasse en durée l'expansion de la carotide, ce qui n'existe pas dans le pouls négatif. On a cru jadis que la compression des veines jugulaires au milieu environ de leur hauteur pouvait servir au diagnostic différentiel, en ce sens que le pouls veineux positif non seulement persiste au-dessous du point comprimé, mais qu'il devient même plus intense, parce qu'il dépend, non de l'afflux du sang veineux de la périphérie, mais d'une onde récurrente provenant du cœur. Dans les mêmes conditions, le pouls veineux négatif est supprimé; toutefois ce fait a été contredit par Riegel et non sans raison.

Mentionnons brièvement ici une forme spéciale de pouls veineux, le *pouls veineux positif double*. Il est caractérisé par la production de deux pulsations veineuses complètes pour une pulsation radiale. Ce phénomène ne peut se produire que dans deux cas : 1° quand le ventricule droit se contracte indépendamment du gauche (hémisystolie), fait dont Leyden a publié de remarquables exemples; 2° dans le cas de pulsation cardiaque bigéminée, lorsque la seconde contraction cardiaque n'est pas assez énergique pour engendrer le pouls artériel, mais est suffisante encore pour donner lieu au pouls veineux.

Ce sont les recherches de Seidel qui ont attiré l'attention sur l'importance du *pouls veineux hépatique*. Il ne se produit guère que dans l'insuffisance tricuspidienne et a une valeur plus considérable pour le diagnostic de cette lésion valvulaire que le pouls veineux jugulaire. Il peut, du reste, précéder de longtemps l'apparition de ce dernier, ce qui tient à ce que l'onde sanguine qui reflue dans la veine cave inférieure n'y rencontre aucun obstacle valvulaire. La pulsation a son maximum de netteté sur la moitié droite du foie.

On a prétendu que le pouls veineux hépatique était créé par un simple soulèvement du foie, soulèvement réalisé lui-même par la pulsation anormale de la veine cave inférieure; cela est certainement faux. La puissance pulsative de la veine cave serait en effet insuffisante pour communiquer des pulsations distinctes à un viscère aussi lourd que le foie. En outre, Thamm et Taylor ont montré qu'en appliquant les mains d'avant en arrière et de droite à gauche sur le foie pulsatile, on perçoit un écartement rythmique des mains l'une de l'autre, ce qui ne peut s'expliquer autrement que par une augmentation du volume total de la glande hépatique à chaque pulsation. On est donc forcé d'admettre que l'onde récurrente, qui reflue du cœur dans la veine cave inférieure, pénètre dans les veines hépatiques et produit un accroissement de volume rythmique du foie ; cependant Gerhardt n'a pu réussir à imiter le pouls hépatique par des injections rythmiques partant de la veine cave.

Le pouls veineux hépatique peut disparaître par instants. Cela arrive dans les états de débilitation anormale du myocarde ou encore quand, par suite de météorisme ou d'ascite, les parois abdominales s'éloignent de la surface du foie.

On a pu obtenir fréquemment, à l'aide du sphygmographe de Marey, des tracés de pouls veineux hépatique. Celui-ci présente une concordance remarquable avec celui des veines jugulaires. Parfois il est monocrote, mais le plus souvent il offre de l'anadicrotisme, ou en même temps de l'anadicrotisme et du càtadicrotisme.

Il ne faut pas oublier de dire que, dans ces derniers temps, Rosenbach a constaté des pulsations hépatiques dans l'insuffisance des valvules aortiques et qu'il a cru devoir les rapporter à une congestion extrêmement prononcée du foie. Avant lui, Lebert prétendit avoir rencontré le pouls hépatique dans la maladie de Basedow. Mais il est facile de reconnaître que le foie ne présente que des pulsations *communiquées* par l'aorte sous-jacente, et qu'il s'agit de simples soulèvements et affaissements de l'organe sans variations de volume palpables.

Le pouls veineux est rare au niveau de *la veine cave inférieure;* mais son existence a été démontrée péremptoirement par Geigel. Ce pouls, lui aussi, doit être rangé parmi les signes certains de l'insuffisance de la valvule tricuspide.

Il est plus rare encore de voir l'onde sanguine rétrograde se propager jusque dans les veines des extrémités inférieures, où, de même que dans la veine jugulaire, son apparition n'est possible que s'il y a eu insuffisance préalable des valvules de la veine crurale.

III. **Pouls veineux progressif.** — Le pouls veineux progressif a été décrit pour la première fois par Anke (1835) et plus récemment par Quincke. Cet auteur l'observa au niveau des veines dorsales de la main, et dans un autre cas sur les veines dorsales du pied ; il apparaît dans le cours des phlegmasies, dans l'anémie, le marasme et dans l'insuffisance aortique. Ce pouls veineux est en retard sur le pouls radial, existe tantôt dans quelques-unes, tantôt dans toutes les veines dorsales de la main et a une direction centripète, ce qui se reconnaît à cé que, si on comprime une veine, le bout périphérique continue à battre, tandis que le bout central s'affaisse. Le phénomène, qui se produit concurremment avec le pouls capillaire, est favorisé par des contractions cardiaques énergiques, par le relâchement de la musculature des artères, par le relâchement des veines en état de réplétion moyenne et par la finesse de la peau. Il suffit pour le faire disparaître, d'influences légères, par exemple l'élévation et la torsion des bras, l'action de l'air froid, etc.

IV. — Il nous faut attirer encore l'attention sur un phénomène décrit pour la première fois en détail par Friedreich, le *collapsus diastolique des veines jugulaires*. Il consiste en une évacuation extraordinairement forte et rapide, à chaque diastole du cœur, des veines jugulaires auparavant turgescentes et en un affaissement concomitant du tube veineux. Friedreich a montré que c'était là un signe diagnostique important de certaines formes d'adhérences péricardiques. Ce phénomène est dû à ce que, pendant la systole cardiaque, la paroi thoracique subit un mouvement de rétraction de la part du cœur au moment de la diastole, pour revenir à l'expansion primitive avec une certaine énergie. Il se produit ainsi, au moment de la diastole du cœur, une aspiration brusque du sang des veines jugulaires, de telle sorte que celui-ci s'écoule le plus rapidement et le plus complètement possible vers le cœur au moment de la diastole même de cet organe. Cependant le collapsus veineux diastolique n'est pas un signe infaillible des adhérences péricardiques. Riegel l'a rencontré dans la persistance du trou de Botal; parce qu'en ce

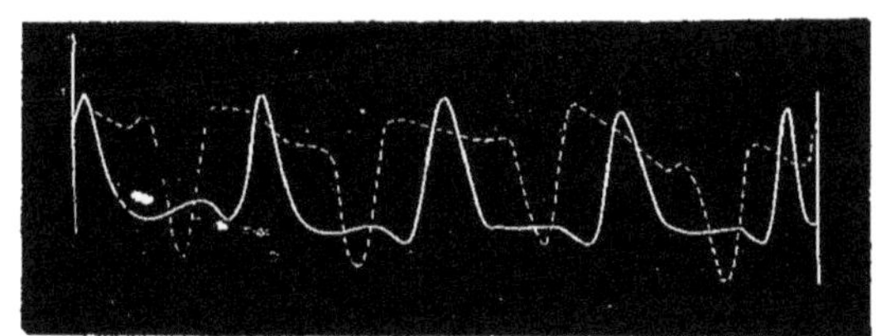

FIG. 158. — *Courbe sphygmographique dans le collapsus veineux diastolique.* D'après RIEGEL. La ligne ponctuée correspond au tracé de l'artère carotide. (*Deutsch. Arch. f. klin. Med.*, t. XXXIV, p. 249, fig. 2.)

cas le sang demeurait en stagnation dans les veines jugulaires pendant la systole cardiaque, pour se vider au moment de la diastole le plus parfaitement et le plus vite possible dans l'oreillette droite et aussi, à travers le trou ovale béant, dans l'oreillette gauche (fig. 158).

B. — AUSCULTATION DES VEINES

Quand on ausculte les veines, on peut percevoir des sons et des souffles. La genèse physique des souffles est presque toujours liée à des tourbillons sanguins qui se forment toutes les fois que le sang rencontre sur son chemin des sténoses ou des dilatations de la voie vasculaire. Les souffles veineux se distinguent la plupart du temps des souffles cardiaques et artériels par *leur continuité*, quoiqu'en certains cas il se produise un renforcement intermittent des bruits veineux, continus par eux-mêmes. Quelquefois on produit artificiellement des bruits veineux en rétrécissant, volontairement ou non, la veine avec le stéthoscope; aussi n'est-on sûr d'entendre des bruits veineux autochtones que si l'on a soin d'éviter toute compression.

I. — Les *sons veineux* sont presque sans exception des sons dus aux vibrations des valvules veineuses, à la condition que ces valvules soient suffisantes pour faire l'occlusion de la veine; car si elles étaient insuffisantes, il se produirait non des sons, mais des souffles. Les sons veineux surviennent lorsqu'il y a reflux violent du sang du cœur dans les veines caves, en sorte que les valvules veineuses les plus rapprochées subissent un épanouissement brusque et sonore. C'est ce qui arrive dans l'insuffisance de la valvule tricuspide.

Il n'est pas rare de trouver de ces sons veineux au niveau du bulbe de la veine jugulaire interne; nous en avons déjà parlé précédemment sous les noms de *son* et de *choc valvulaires de la veine jugulaire* (voyez plus haut : *pouls veineux positif*). Cependant Friedreich a montré qu'ils sont perceptibles aussi au niveau des valvules de la veine crurale (*son cardio-systolique des valvules de la veine crurale*); d'ailleurs, dans la veine crurale, on peut entendre des sons valvulaires doubles, lorsque la systole de l'oreillette droite possède suffisamment d'énergie pour engendrer une ondée sanguine puissante qui reflue jusqu'aux valvules de la veine crurale. Mais comme quelquefois on entend un son veineux, quand la veine crurale manque de valvules, cela permet de penser que, dans certaines circonstances, l'onde sanguine rétrograde donne à la paroi veineuse elle-même une tension telle que celle-ci entre en résonance (*son veineux crural cardio-systolique*). Dans les cas de cette nature, on peut, à l'aide d'une compression progressive avec le stéthoscope, engendrer un souffle et un son de compression absolument comme au niveau des artères.

Les conditions sont les mêmes en ce qui concerne la veine jugulaire interne, nous l'avons déjà dit plus haut. Nous avons également signalé qu'on était exposé à confondre les sons veineux de la fémorale avec les sons artériels de l'artère crurale.

Outre le son veineux valvulaire crural, survenant dans l'insuffisance tricuspidienne, on rencontre un son analogue chez certains individus bien portants, lorsqu'on leur fait faire des expirations brusques, ce son est surtout net chez les individus maigres. Il est évidemment dû aussi à un reflux sanguin qui provoque l'occlusion des valvules de la veine crurale. Quelquefois il se traduit au niveau de la veine crurale par un choc bref. Friedreich lui a donné le nom de *choc valvulaire expiratoire de la veine crurale.*

II. — Lorsque les valvules des veines jugulaire ou crurale sont devenues insuffisantes, il peut se produire, au moment des quintes de toux suffisamment violentes ou d'efforts brusques, non plus des sons, mais des *souffles veineux*. On peut entendre aussi des souffles veineux dans l'insuffisance tricuspidienne; mais dans ce cas, ces souffles se produisent à chaque systole cardiaque.

Ces deux premières variétés de souffles représentent évidemment des bruits de régurgitation. Dès que le sang veineux, chassé hors du thorax par l'expiration, a passé l'endroit rétréci formé par les valvules veineuses insuffisantes, il entre en remous; de plus il y a rencontre de deux courants hématiques de direction contraire. Les tourbillons sont-ils assez prononcés, les souffles se perçoivent sous forme de frémissement, *frémissement bulbaire.*

Les souffles veineux de ce genre sont naturellement de nature transitoire et ne durent que le temps du mouvement expiratoire. Au niveau de la veine crurale on les rencontre surtout chez les hommes et du côté droit.

Friedreich a fait ressortir que l'insuffisance des valvules de la veine crurale n'est pas chose rare. On la rencontre notamment chez les gens qui mettent très souvent en action leurs muscles abdominaux, dans la toux chronique, la constipation opiniâtre, et en cas d'efforts nécessités par des travaux pénibles et chez les individus atteints de varices. Weil a fait remarquer avec raison qu'on entend également des souffles de régurgitation dans la veine crurale, lorsque les valvules ne siègent pas comme d'habitude à la hauteur du ligament de Poupart, mais à quelques centimètres plus bas et qu'elles sont restées aptes à l'occlusion. Ces souffles s'entendent alors immédiatement au-dessous du ligament de Poupart, ce qui s'explique par l'immuabilité de la veine crurale dans l'anneau crural interne, tandis qu'un peu plus bas, les ondes sanguines récurrentes peuvent facilement déterminer des dilatations du canal veineux. Le souffle de régurgitation n'est donc pas un signe certain de l'insuffisance des valvules de la veine crurale.

D'ailleurs les souffles veineux peuvent survenir partout où de gros vaisseaux veineux ont subi une dilatation ou une sténose subites. Ainsi Cejka a constaté des souffles veineux au niveau des veines dilatées sises entre le bord interne du scapulum droit et la colonne vertébrale; Bamberger, Sappey et Davies signalent des bruits du même genre au niveau de dilatations veineuses des parois abdominales, consécutives à de la cirrhose du foie; enfin Friedreich en a entendu chez les scrofuleux au niveau des veines thyroïdiennes dilatées et flexueuses.

A côté de ces diverses variétés de souffles, il faut signaler une autre variété, fort importante; il s'agit de souffles veineux qui s'entendent à l'état normal et qui s'exagèrent *dans les anémies au niveau du bulbe de la jugulaire*, où ils portent le nom de *bruit de toupie*, de *souffle veineux*, de *bruit de diable*. Laënnec, qui plaçait leur source dans les artères, leur donna le nom de *chant des artères*. L'opinion de Laënnec était erronée; car le bruit de diable, contrairement aux bruits artériels, est continu, et une légère compression de la veine jugulaire, qui n'aurait aucune influence sur la circulation carotidienne, suffit pour le supprimer absolument; enfin il se trouve renforcé par des facteurs qui demeurent sans action sur la circulation artérielle ou la gênent très peu.

Ce souffle veineux se traduit la plupart du temps par un *susurrement continu*, dont l'intensité est fort variable et dont le caractère acoustique change souvent en l'espace de quelques secondes. Quelquefois il possède un caractère chantant, sifflant ou musical très prononcé. Dans bien des cas, comme l'avait déjà signalé Aran, il est perçu par les malades, sous forme de bourdonnement d'oreilles très pénible, ce qui leur cause une vive inquiétude. Souvent on le sent sous forme de frémissement, et lorsque son intensité est très considérable, il devient perceptible à distance. De même que pour les souffles cardiaques, il n'y a pas de rapport constant entre l'intensité du bruit et la netteté du frémissement.

On a cherché une foule de comparaisons pour qualifier le caractère acoustique du souffle veineux. On l'a comparé au bourdonnement des insectes, au mugissement de la mer, au frémissement du vent dans les arbres, au bruit d'une scie circulaire ou d'un vieux jouet français qu'on appelait *jeu de diable.*

Les conditions de développement du souffle dans le bulbe de la veine jugulaire sont particulièrement favorables, parce qu'en ce point il se produit une ectasie brusque du canal vasculaire. Le souffle est renforcé artificiellement par tous les facteurs qui accélèrent la vitesse du courant dans la veine jugulaire, ou qui augmentent la différence de calibre entre le tronc veineux et le bulbe.

L'inspiration profonde accélère la vitesse du courant, tandis que l'expiration et la toux empêchent complètement, d'une façon passagère, le retour du sang veineux et peuvent ainsi supprimer les bruits de souffle. De plus, la rapidité du courant, et avec elle l'intensité du bruit de diable, augmentent dans la position verticale, tandis qu'elles diminuent dans la position horizontale et disparaissent entièrement lorsqu'on place à dessein la tête très bas. A droite, le bruit est plus fort qu'à gauche, il peut même exister uniquement à droite, ce qui tient à la direction plus verticale de la veine jugulaire droite. Enfin, la diastole du cœur, favorisant l'aspiration du sang veineux, renforce de ce fait également le souffle veineux. Lorsque des bruits de ce genre ne se produisent que pendant l'inspiration ou la diastole cardiaque, on les a appelés *bruits de diable inspiratoires* ou *diastoliques purs*; on peut toutefois, à l'aide d'une légère rotation de la tête ou de la compression avec le stéthoscope, les transformer en souffles continus; il est plus rare de voir ces derniers se métamorphoser en souffles intermittents sous l'influence des mêmes causes (Friedreich).

La disproportion de volume entre le tronc veineux et le bulbe, et par conséquent l'intensité du bruit de diable peuvent être accrues, en faisant tourner un peu la tête du côté opposé, en ce sens que par la tension des fascias cervicaux et du muscle omo-hyoïdien, la veine se trouve comprimée et rétrécie. Naturellement, il ne faut pas que la rotation soit poussée assez loin pour oblitérer complètement le vaisseau et amener ainsi la suppression entière du bruit. De même la compression directe de la veine détermine le renforcement du souffle veineux, à moins qu'on n'ait produit l'oblitération parfaite du vaisseau.

A chaque pulsation carotidienne, il se produit un renforcement apparent du bruit de diable, ce que Weil explique avec raison par la réunion en une impression acoustique unique du souffle veineux continu avec le son carotidien cardio-systolique.

Chez beaucoup de sujets, il est nécessaire d'user d'un des moyens énumérés précédemment pour engendrer le souffle veineux; aussi a-t-on eu raison de distinguer un souffle veineux continu autochtone et un souffle veineux intermittent artificiel.

On a affirmé souvent que le bruit de diable existait de préférence chez les *chlorotiques* et les *anémiques*, et que dans ces cas il constituait un signe diagnostique précieux. Sous cette forme, cette proposition n'est pas exacte. Dickoré, et plus récemment Friedreich, ont proposé de distinguer un bruit de diable *faible* et un bruit de diable *intense*; dans ce dernier groupe, on devrait ranger les souffles qui se manifestent par un frémissement sensible, qui s'entendent par conséquent aussi quand on éloigne un peu l'oreille du pavillon du stéthoscope, souffles qui sont souvent perçus par le malade lui-même sous forme de bourdonnements d'oreilles.

Chez les personnes bien portantes, il ne se produirait que des souffles veineux faibles, tandis que, d'après Friedreich, les souffles veineux intenses sont spéciaux aux états chlorotiques et anémiques et peuvent être utilisés pour le diagnostic d'une aglobulie encore latente.

Dans l'anémie, les souffles veineux doivent leur intensité plus grande à la pauvreté du sang en hématies ou à sa richesse trop considérable en eau, par conséquent à son aptitude plus prononcée à la création de tourbillons dans le bulbe de la veine jugulaire.

Le bruit de diable s'observe plus rarement dans les veines sous-clavière, axillaire, brachiale, brachio-céphalique et dans la veine cave supérieure. Pour la veine *sous-clavière*, il faut éviter la confusion avec les souffles propagés du bulbe de la veine jugulaire; la qualité acoustique du bruit décidera. L'auscultation de la veine brachio-céphalique droite se pratique le long du bord droit du sternum, depuis l'articulation sterno-claviculaire jusqu'au premier cartilage costal; celle de la veine brachio-céphalique gauche au niveau de la fourchette sternale; enfin celle de la veine cave supérieure le long du bord droit du sternum du premier au troisième cartilage costal. Ces zones d'auscultation correspondent au trajet des vaisseaux en question.

Les souffles de la *veine cave supérieure* se propagent quelquefois vers la face postérieure du thorax, où on peut les entendre à droite, à côté du segment supérieur de la colonne dorsale. Friedreich n'a observé des bruits de diable autochtones dans les domaines veineux que nous étudions, que dans les cas où il existait dans les veines jugulaires des souffles veineux intenses. Il leur accorde donc aussi une grande valeur pour le diagnostic de l'anémie et dit avec raison qu'ils montrent que, dans le cas de dilution du sang, la vitesse ordinaire du courant suffit pour engendrer dans les vaisseaux de calibre régulier des remous sanguins et des souffles vasculaires.

Il est clair qu'il peut se développer des bruits de sténose dans les veines intrathoraciques, lorsque celles-ci se trouvent rétrécies par des tumeurs du médiastin ou des brides conjonctives.

Dans un cas, Weil perçut des souffles veineux continus au niveau de la *veine faciale* commune, au-dessous de l'angle du maxillaire inférieur du côté droit.

Les souffles veineux au niveau de la *crurale* sont rares dans la position horizontale du membre inférieur. Mais on peut les développer artificiellement en donnant à la jambe une position élevée, ou en comprimant les vaisseaux au tiers supérieur de la cuisse, ou encore, d'après le précepte de Friedreich, en exerçant une certaine pression avec le stéthoscope, pression que l'on supprime soit brusquement, soit peu à peu. Dans ce cas les souffles naissent grâce à l'accélération de la vitesse du courant consécutive à la stase sanguine préalable. Au bout de quelques secondes, lorsque les troubles circulatoires ont disparu, le bruit s'éteint peu à peu. Ce n'est que si l'on réussit à engendrer, par une compression lentement progressive, des souffles dans la veine crurale, que ceux-ci acquièrent un caractère continu (bruits de sténose proprement dits).

Tous les souffles veineux appartenant à la catégorie que nous venons d'examiner n'ont pas de signification diagnostique particulière, quoiqu'il soit plus facile de les faire naître chez les individus anémiques que chez les personnes saines.

Il en est tout autrement pour les souffles veineux qui prennent naissance dans la veine crurale sans l'emploi de la compression et présentent le caractère de la continuité. Ceux-ci ne surviennent guère que dans les états anémiques et doivent également leur origine, selon Friedreich, à la dilution extraordinaire du sang. De même que les bruits dus à la compression, on les entend le mieux immédiatement au-dessous du ligament de Poupart, en dedans de l'artère crurale, alors que la cuisse est placée dans l'abduction.

Dans les veines crurales et la veine cave inférieure, aussi bien que dans les jugulaires, le bruit de diable augmente d'intensité à chaque inspiration; bien plus, dans les unes comme dans les autres, il ne se perçoit que pendant ce temps de la respiration (bruit de diable inspiratoire pur).

Eichhorst, et plus tard Friedreich, ont cependant décrit un bruit de diable veineux intra-crural, dont l'intensité s'accroît précisément pendant l'expiration et qui se présente comme un bruit purement expiratoire. Il ne faut pas oublier, en effet, que, quoique l'inspiration exerce une influence aspiratrice centripète sur le sang veineux, il se produit également et simultanément, par l'abaissement du diaphragme, une augmentation de la pression intra-abdominale, et que quelquefois la seconde influence l'emporte sur la première.

En revanche, le renforcement diastolique des souffles veineux, tel qu'il se produit au niveau des jugulaires, a lieu tout au plus encore pour la veine cave inférieure, mais non plus pour les veines crurales.

Il se produit des bruits veineux absolument analogues, tant artificiels que spontanés, au niveau de la veine cave inférieure, que l'on ausculte à droite de la ligne blanche, à la hauteur de l'ombilic et à l'aide d'un stéthoscope infundibuliforme.

4. — Examen du sang.

Le sang, qui apporte aux tissus et aux organes les matériaux de nutrition, et leur enlève en même temps les substances devenues inutiles, a de ce fait une telle importance physiologique qu'on lui a naturellement attribué un rôle prépondérant dans tous les processus pathologiques. Par contre, il est surprenant de voir combien sont incomplets les renseignements que nous possédons sur les altérations physiques du sang ; et si, d'autre part, il semble plus juste de considérer les phénomènes pathologiques du sang comme d'ordre chimique, il est humiliant d'avouer que nos connaissances sur cè point sont jusqu'ici presque réduites aux hypothèses.

I. — EXAMEN MICROSCOPIQUE DU SANG

Parmi les méthodes physiques employées pour l'examen du sang, la première place appartient à l'*examen microscopique*, qui présente l'avantage d'être facile à pratiquer chez tous les malades en raison de la petite quantité de liquide qu'exige l'exploration. Il faut cependant se garder de considérer les résultats fournis par le microscope comme témoignant de l'état réel du sang avant l'examen, car des manipulations maladroites peuvent facilement altérer les éléments globulaires.

En général, on se servira du *procédé* suivant *pour obtenir du sang*. On nettoie avec soin l'extrémité d'un doigt, et, après y avoir pratiqué une piqûre d'aiguille, on laisse couler le sang sans employer la moindre compression ; on approche ainsi de la gouttelette de sang une lamelle de verre bien propre, sans toucher le doigt lui-même, et on place cette lamelle sur une lame de verre nettoyée également avec le plus grand soin. Puis, on procède le plus rapidement possible à l'examen microscopique avec un grossissement de 400 à 610 diamètres. On reconnaît que les manipulations ont été faites convenablement si la gouttelette de sang se répartit en couche très mince et uniformément sous la plaque de verre ; autrement, elle ne forme plus qu'une petite masse hématique inutilisable pour l'examen microscopique. Il faut éviter de recueillir une gouttelette trop grosse, car l'examen serait moins facile. Il convient encore de faire remarquer que, sur les bords de la préparation et au voisinage des bulles d'air, il se produit très rapidement des altérations des globules du sang (1).

---

(1) L'examen du sang en nature doit se faire suivant les deux procédés suivants préconisés par M. Hayem.

1° *Préparation de sang pur à l'état humide.* — Elle se fait à l'aide de la *cellule à rigole.* Cette cellule est représentée par une lame de verre au centre de laquelle un petit disque de 4 millim. de diamètre est isolé par une rigole de 2 à 2,5 millim. de large. Comme couvre-objet il est indispensable de se servir d'une lamelle travaillée, bien placée et assez mince pour permettre l'emploi de forts grossissements. Après avoir nettoyé soigneusement la cellule avec de l'éther, on enduit le bord externe de la rigole dont elle est creusée d'une petite couche de vaseline. On prend ensuite avec un agitateur de verre de très petit diamètre une gouttelette de sang au moment même où on la voit sourdre de la piqûre et on la dépose sur le disque qu'on recouvre immédiatement à l'aide de la lamelle. Il suffit de presser légèrement sur les quatre coins de cette lamelle pour avoir une couche de sang mince et uniforme. Ainsi disposée à l'abri de l'air, et possédant pourtant dans l'air de la rigole une réserve d'oxygène, cette préparation, quand elle est convenablement faite, se conserve près de 24 heures sans que les éléments subissent d'altérations.

2° *Préparation de sang sec.* — On recueille sur une lame de verre une goutte de

Comme altérations pathologiques de la *constitution* du sang, on constate tantôt la richesse anormale, tantôt la pauvreté en éléments globulaires normaux, tantôt l'apparition d'éléments anormaux, tantôt enfin des déformations des éléments normaux de ce liquide. L'importance diagnostique de ces altérations est extrêmement variable. Parfois en effet le diagnostic dépend uniquement de l'examen du sang, d'autres fois il ne s'agit que d'une sorte de confirmation; d'autres fois enfin, on observe des phénomènes dont la signification réelle est pour ainsi dire totalement inconnue.

A. — *Maladies dont le diagnostic est basé sur l'examen microscopique du sang.*

Le diagnostic est subordonné uniquement et directement à l'examen du sang dans la *leucémie*, la *leucocytose*, la *mélanémie*, la *pustule maligne*, la *fièvre récurrente*, la *chylurie parasitaire* et, parfois aussi, dans le *typhus abdominal* et la *tuberculose miliaire*.

Leucémie. — A Virchow revient le mérite d'avoir montré le premier que dans la *leucémie* le nombre des globules blancs du sang est augmenté d'une manière permanente. Tandis que dans le sang normal, on n'en compte qu'un seul pour 350 à 500 hématies, leur nombre s'accroît, dans la leucémie (1), de telle façon qu'il atteint ou dépasse même celui des globules rouges (fig. 159).

---

sang au moment même où elle s'écoule de la piqûre et on l'étale rapidement en passant un agitateur de verre à plat sur la lame. On dessèche la préparation en l'agitant vivement à l'air. Les éléments ainsi desséchés sont fixés d'une façon définitive. On peut étudier ainsi les hématoblastes, les globules rouges et les globules blancs. Les préparations de sang sec ont encore l'avantage de pouvoir se conserver indéfiniment.

A l'aide de la préparation de sang pur on estimera : les altérations de forme, de volume, l'augmentation ou la diminution relatives du nombre des différents éléments. Enfin on étudiera, et c'est là un point capital, le processus de coagulation. Normalement les globules rouges se montrent disposés dans ces préparations sous forme de piles baignées de toutes parts par des espaces ou mers plasmatiques. Dans les mers, on aperçoit des globules blancs disséminés et de petits amas composés d'hématoblastes. C'est à peine si l'on voit partir de ces derniers quelques fibrilles de fibrine qui vont expirer à peu de distance. Dans les maladies aiguës, les piles de globules rouges se réunissent, s'anastomosent entre elles, les mers plasmatiques se resserrent et se transforment en lacs, le nombre des globules blancs augmente dans des proportions considérables et toute la surface des lacs se couvre d'un réticulum fibrineux complet. Ce sont là les caractères du *sang phlegmasique*. Ils se rencontrent à leur plus haut degré dans la pneumonie fibrineuse et dans le rhumatisme articulaire aigu et ils ont une valeur diagnostique considérable.

A l'aide de la préparation de sang sec on étudiera plus spécialement les altérations globulaires. Ces préparations fixées par l'exposition aux vapeurs d'acide osmique pourront être diversement colorées (l'eau iodo-iodurée forte est le meilleur réactif colorant) et permettront de rechercher les globules rouges à noyau.

(1) Ce rapport entre le nombre des globules blancs et celui des globules rouges varie avec le degré de l'anémie et dépend tout autant de la diminution du nombre des globules rouges que de l'augmentation de celui des globules blancs. Aussi est-il préférable pour estimer le degré de la leucémie de connaître simplement le nombre des globules blancs. Dans un cas de M. Hayem ce dernier s'est élevé à 582,800.

L'examen du sang donne même, en ces cas, quelque chose de plus que le diagnostic du mal; il en détermine aussi partiellement la forme.

Dans la leucémie à *forme ganglionnaire*, en effet, les globules blancs ont la grosseur des corpuscules lymphatiques et renferment ordinairement un

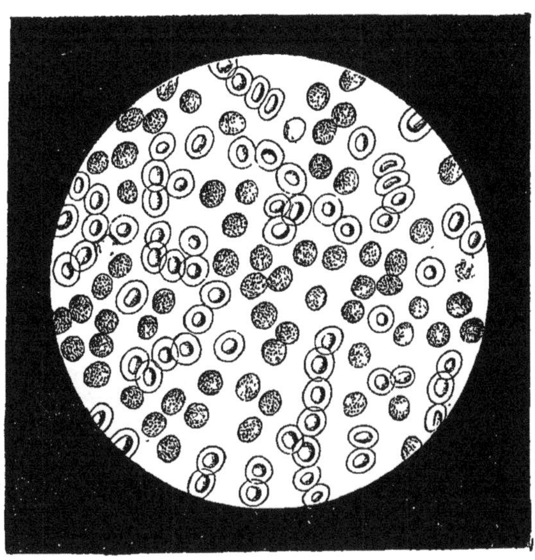

FIG. 159. — *Sang dans la leucémie à forme ganglionnaire.* Gross. 700 diamètres. (Obs. personnelle.)

gros noyau unique, tandis que dans la *forme splénique*, ils sont plus volumineux que les globules rouges et présentent le plus souvent des noyaux nombreux et petits. Pour la *leucémie myélogène*, Neumann a montré qu'il existait des globules rouges en évolution, c'est-à-dire des globules rouges qui possèdent en leur centre un noyau granuleux. D'après cet auteur, ces hématies nucléées s'observent également dans le sang des nouveau-nés, et, d'après des recherches plus récentes encore, dans l'anémie aiguë et chronique (1). Mosler admet encore comme signe caractéristique de la leucémie myélogène la présence dans le sang de leucocytes contenant des gouttelettes graisseuses.

Ehrlich a cherché, à l'aide de la coloration avec les couleurs d'aniline, à distinguer dans le sang plusieurs variétés de globules blancs qu'il a appelés multinucléés, uninucléés, leucocytes éosinophiles et cellules adipeuses. Dans la leucémie, ce serait surtout le nombre des leucocytes éosinophiles qui augmenterait.

---

(1) Pour M. Hayem, la présence des globules rouges à noyau dans le sang serait un des caractères constants de la leucocythémie splénique. C'est pour lui la seule maladie dans laquelle on puisse en rencontrer d'une façon soutenue en quantité un peu notable, et la seule aussi dans laquelle on en trouve longtemps avant que l'anémie soit extrême. En effet, en dehors de la leucocythémie, M. Hayem n'a rencontré des globules rouges à noyau, et encore en très petit nombre, que dans quelques cas d'anémie extrême et dans l'anémie cancéreuse en particulier.

Leucocytose. — D'après Virchow, il faut différencier de la leucémie la leucocytose qui consiste en une augmentation *transitoire* du nombre des globules blancs, augmentation qui d'ailleurs n'atteint jamais ordinairement un degré aussi élevé que dans la leucémie. Cependant un examen unique du sang peut être insuffisant pour décider si l'on a affaire à une leucocytose très développée ou à une leucémie peu intense (1).

La leucocytose peut survenir dans tous les *états consomptifs*, ce qui fait qu'on la voit fréquemment apparaître dans la *convalescence* des affections fébriles de longue durée et les *cachexies*, ainsi qu'après l'irritation et l'*inflammation de l'appareil lymphatique* (leucocytose cachectique, hydrémique, inflammatoire). Chez les individus bien portants, elle se produit physiologiquement une à deux heures après le repas principal.

Mélanémie. — La mélanémie, qui est une conséquence exclusive de la *malaria*, est caractérisée par l'apparition dans le sang de granulations

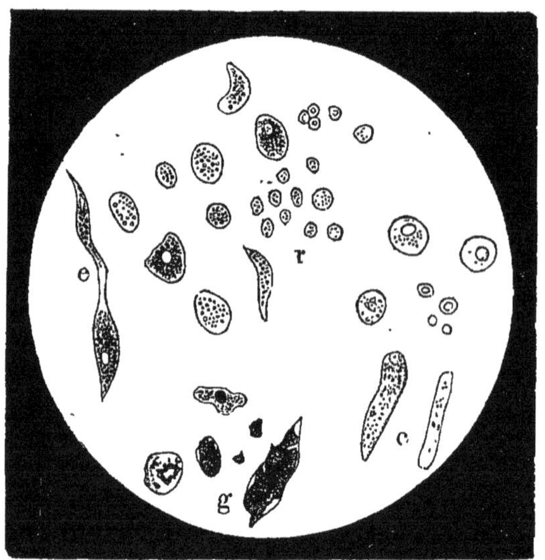

Fig. 160. — *Sang de la veine porte dans la mélanémie.* D'après Frerichs.

r, Leucocytes contenant du pigment. — *e*. Cellules oblongues avec pigment, peut-être cellules endothéliales des veines spléniques. — *g*, Caillots pigmentés. — *c*, Éléments cylindriques renfermant du pigment.

pigmentaires (fig. 160). La coloration de ces dernières est presque toujours noir foncé; elles ont plus rarement une teinte brune ou ocreuse, plus rare-

(1) Il est en effet très difficile de dire à partir de quel moment il y a leucémie. M. Hayem a pu compter jusqu'à 70,000 globules blancs dans un cas de leucocytose cancéreuse. Il y a leucocytose quand le nombre des globules blancs est supérieur à 10,000.

La leucocytose peut être : *physiologique* : chez les nouveau-nés ; pendant la digestion ; chez les femmes en lactation ; *pathologique* : dans les maladies aiguës, constituant un des caractères du sang phlegmasique (15 à 20,000, exceptionnellement 30,000) ; dans les suppurations, dans certains néoplasmes : squirrhe, encéphaloïde, ostéosarcome, lymphosarcome (de 11 à 20,000, exceptionnellement 70,000).

ment encore une teinte jaune rougeâtre. Tantôt les granulations se meuvent librement dans le liquide sanguin, tantôt elles sont réunies au milieu d'une masse hyaline transparente, en groupes arrondis, ovales, cylindriques ou de forme irrégulière; tantôt enfin elles sont renfermées dans des éléments cellulaires. Les cellules qui renferment le pigment ont tantôt l'aspect de leucocytes, tantôt elles sont fusiformes, en massue et de fort volume; on a regardé ces dernières comme des cellules endothéliales des veines spléniques. Les acides et les alcalis décolorent les masses pigmentaires d'origine récente; celles qui sont de date plus ancienne leur opposent au contraire une grande résistance.

Pustule maligne. — Dans la *pustule maligne*, le sang renferme des bactéries, bacilles charbonneux (bactéridie charbonneuse), qui se présentent sous la forme de minces bâtonnets (fig. 161) dont la longueur varie entre

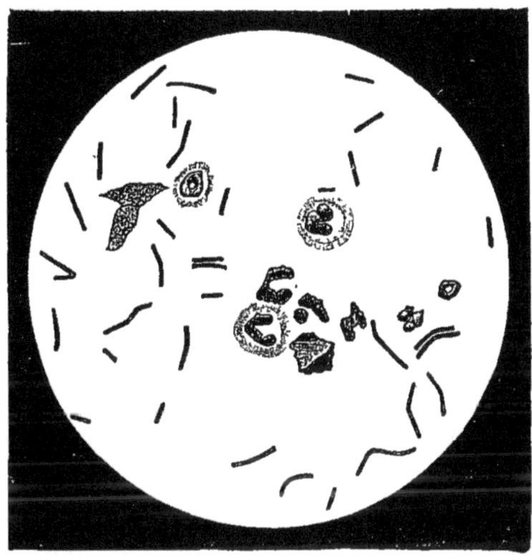

FIG. 161. — *Bacilles charbonneux provenant du sang d'un cochon d'Inde inoculé.* Préparation colorée avec le violet d'éosine-méthylique. Gross. 750 diamètres. (Obs. personnelle.)

5 et 20 μ et la largeur entre 1,0 et 1,25 μ (1 μ = 0,001 millim.). Souvent en leur milieu ils offrent un trait transversal plus clair, au niveau duquel ils s'infléchissent sous un certain angle. Si dans certains cas, les bacilles font défaut dans le sang et sont remplacés par des cocci, il s'agit évidemment d'impuretés fortuites du liquide hématique.

Spirilles de la fièvre récurrente. — Depuis la remarquable découverte d'Obermeyer, on sait que dans la *fièvre récurrente* il est de règle de rencontrer dans le sang des champignons appelés spirilles de la fièvre récurrente, *spirochaetes recurrentis seu Obermeieri*. Ces champignons se présentent sous la forme de filaments ténus, longs de 17 à 40 μ, qui se meuvent sous le microscope très vivement en produisant d'élégantes flexuosités en tire-bouchon. Souvent, les spirilles en s'accolant par leurs extrémités forment des filaments très longs; en d'autres points, on les voit réunies en masses plus ou moins volumineuses où les spirilles sont enchevêtrées (fig. 162). La force de leurs mouvements suffit pour écarter les globules

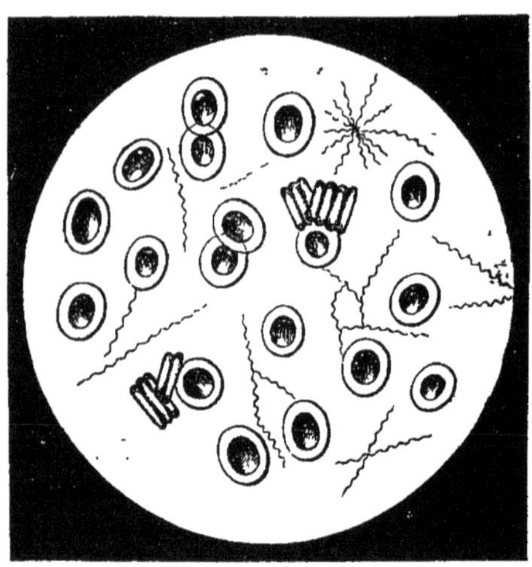

FIG. 162. — *Spirilles de la fièvre récurrente.* Gross. 1150 diamètres.

sanguins et constitue ainsi fréquemment un bon moyen pour les apercevoir, s'ils sont en petit nombre et animés de mouvements très vifs.

Présence de divers micro-organismes pathogènes dans le sang. — Depuis que l'on sait que la plupart des maladies infectieuses sont dues à l'influence d'organismes inférieurs, on a recherché avec soin ces micro-organismes dans le sang des individus malades.

Dans la *tuberculose miliaire* généralisée, la méthode décrite plus haut (voy. Crachats) a fait découvrir à plusieurs reprises dans le sang des *bacilles tuberculeux;* seulement comme ceux-ci ne se présentent jamais qu'en nombre très restreint, il faut apporter une attention extrême à l'examen.

Les *bacilles typhoïdes* furent trouvés pour la première fois par Neuhaus dans le sang provenant des taches rosées.

Dans le sang des individus atteints de morve, on a trouvé des *bacilles morveux;* dans le sang des syphilitiques, des *bacilles syphilitiques* (Doutrelepont). Enfin Hohne a trouvé dans le sang des *lépreux* des bacilles qui pour la plupart étaient renfermés dans des globules blancs.

Il nous faut passer sous silence ou n'indiquer que sommairement une série d'autres assertions, en raison de la confiance restreinte qui semble devoir leur être accordée.

Dans la *fièvre puerpérale* et les *processus septiques* en général, on a trouvé dans le sang des *cocci.*

On prétend également avoir observé, dans le sang des individus atteints de malaria, des bâtonnets, *bacilles de la malaria* (Klebs et

Tommasi); cependant Celli et Marchiafava disent récemment y avoir rencontré dans les hématies des corpuscules amiboïdes, auxquels ils donnent le nom de *plasmodies* ou *hémoplasmodies* (1).

Dans l'anémie pernicieuse progressive, Frankenhäuser a découvert des éléments sphériques mobiles à appendice caudal long et mobile, qui selon lui auraient pénétré du foie dans le sang et ne seraient que des formes développées de leptothrix. J'ai constaté ces sortes d'éléments chez deux hommes et une femme de ma clinique de Zurich, atteints d'anémie pernicieuse progressive, sans pouvoir autrement me prononcer sur leur nature.

Il y a quelques années, Lewis a trouvé un ver nématode dans le sang d'individus souffrant de *chylurie* contractée dans les pays chauds (2). Il l'a décrit sous le nom de *filaria sanguinis humani*, mais ajoute qu'il peut vivre dans le sang sans provoquer d'accidents et que d'un autre côté on ne le rencontre pas dans toutes les chyluries, en sorte qu'il faut distinguer une chylurie parasitaire et une chylurie non parasitaire (3). Dans le sang, la filaire n'apparaît jamais qu'à l'état embryonnaire. C'est un élément cylindrique d'environ 0,35 millim. de longueur et de 0,007 millim. de largeur, à tête arrondie et à appendice caudal aigu (fig. 163).

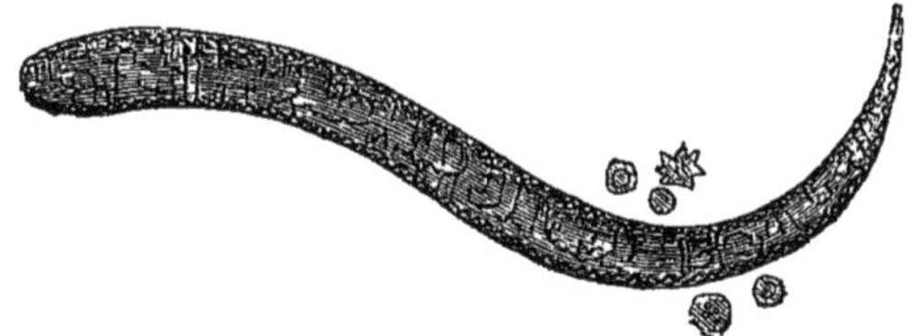

FIG. 163. — *Filiaire du sang.* D'après EWALD.

Dans les pays tropicaux, un autre parasite animal, le *distoma hematobium*, appartenant au groupe des trématodes, coexiste souvent avec la filaire du sang et contribue à produire des accidents. Du sang, il passe facilement sur la muqueuse des voies urinaires où il cause des troubles sérieux (voir plus loin le passage relatif aux *Sédiments urinaires*).

B. — *Altérations microscopiques du sang qui ne sont pas pathognomoniques.*

Il est des altérations du sang qui sont inconstantes et en quelque sorte occasionnelles. La meilleure manière d'en donner un aperçu est de passer en revue les divers éléments constitutifs du liquide sanguin.

(1) Le parasite décrit par MM. Marchiafava et Celli paraît bien être l'agent pathogène de la malaria; mais on ne doit pas oublier que la découverte en est due à M. Laveran. Ce parasite n'est pas un parasite végétal, mais un parasite animal, qui doit être rangé parmi les protozoaires, dans la classe des monères d'Heckel.

(2) La filaire du sang avait été vue d'abord dans les urines chyleuses par Wucherer.

(3) Ce parasite n'est pas seulement la cause de l'hématochylurie, mais encore celle de l'éléphantiasis des arabes, des hydrocèles chyleuses, de l'adéno-lymphocèle. L'embryon de la filaire ne doit être cherché dans le sang que pendant la nuit (Damaschino). C'est l'ignorance de cette règle qui a peut-être permis de décrire des chyluries non parasitaires.

Altération des éléments normaux du sang. — Il se produit très souvent des altérations des globules *rouges* dans les états *anémiques et hydrémiques*. Leur volume moyen diminue notablement, quoiqu'on en rencontre certains qui ont une grosseur tout à fait anormale et que Hayem a appelés *globules géants*. Pour pouvoir juger de ces états, il faut savoir que les globules rouges du sang, à l'état normal, ont un diamètre d'environ 7 à 7,5 μ. Les hématies géantes observées par Malassez, dans le sang des saturnins atteints d'accidents aigus, mesuraient jusqu'à 9,5 μ (1). Il peut encore se produire une contraction des globules rouges telle qu'on n'a plus affaire qu'à des espéces de petites gouttelettes colorées.

Celui qui a fait beaucoup d'examens microscopiques du sang est souvent frappé de la teinte extrêmement pâle des globules, phénomène pour lequel Sörensen a proposé la désignation spéciale d'*achroicythémie* (ἄχροος, *pâle*).

Souvent aussi, les hématies présentent une très grande variété de formes (fig. 164) ; on en voit en forme de biscuit, de massue, avec des prolongements piriformes, etc. Pour caractériser ce fait, Quincke (2) a créé le nom de *poikilocytose* (ποικίλος, *varié*). Friedreich et Mosler ont même observé sur les globules rouges des *mouvements amiboïdes*. Laschkewitsch signale le même phénomène à propos d'un cas d'anémie consécutive à la maladie d'Addison, quand il ajoutait à la préparation une solution de sel marin (0,5 0/0). Dans ces conditions il se produisait même sur les globules rouges des étranglements.

On est souvent frappé aussi du peu de tendance des hématies à se superposer par leurs surfaces planes à la façon des rouleaux de pièces de monnaie et à prendre, par la formation de prolongements et de dentelures, la forme d'une mûre ou d'une pomme épineuse.

Max Schultze a signalé la présence dans le sang normal de globules rouges arrondis biconvexes, qui se distinguent par leur médiocre grosseur, leurs aspect plus brillant et leur coloration juteuse. Dans les états anémiques et hydrémiques leur nombre augmente souvent beaucoup ; dans ces cas, ainsi que l'a montré Litten, leur apparition peut être tout à fait transitoire. Ces petites hématies portent le nom de *microcytes* et quand elles sont très nombreuses on dit qu'il y a *microcythémie* (fig. 165). S'agit-il là de globules rouges imparfaitement développés ou en train de périr ? La question est controversée, mais il est certain que ces mi-

(1) Les globules géants mesurent en général de 9,5 μ à 12 μ. Dans certains cas exceptionnels, ils peuvent atteindre 16 μ. Ils se rencontrent principalement dans les anémies intenses et extrêmes. Ils deviennent alors assez nombreux pour que, malgré la présence d'une proportion assez forte de globules altérés et de petits globules, la moyenne des dimensions globulaires atteigne ou dépasse la normale. Ces globules géants contenant une quantité d'hémoglobine proportionnelle à leur volume, on voit alors la teneur moyenne du globule en hémoglobine, s'élever au-dessus du taux ordinaire.

(2) Quincke avait attaché une grande importance à ces altérations globulaires qu'il regardait comme spéciales à l'anémie pernicieuse progressive, mais elles se rencontrent également dans toutes les anémies chroniques et acquièrent généralement leur plus haut développement dans le cancer, et notamment dans le cancer de l'estomac.

crocytes sont des produits de destruction ; ils ont été trouvés pour la première fois par Wertheim chez des chiens à la suite de brûlures de la peau. Il faut d'ailleurs se garder soigneusement de les confondre avec les altérations artificielles, qui se produisent dans le voisinage des bulles d'air et sur les bords de la préparation où on rencontre très souvent de faux microcytes.

Parfois les hématies manifestent une tendance particulière à prendre des formes analogues à celle d'une *pomme épineuse*. C'est ce qui a lieu notamment dans les processus fébriles et septiques.

Les *globules blancs*, dans les états anémiques, se comportent d'une façon variable, sans que l'on sache pourquoi. Tandis que dans certains cas

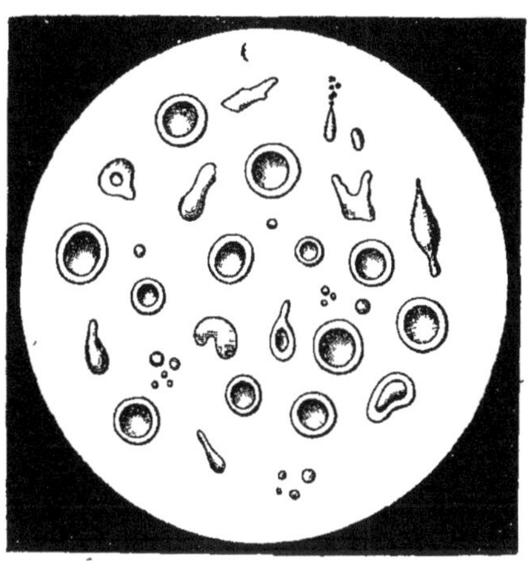

Fig. 164. — *Poïkilocytose*. Sang provenant d'un individu atteint de cancer de l'estomac. Gross. 251 fois. (Obs. personnelle.)

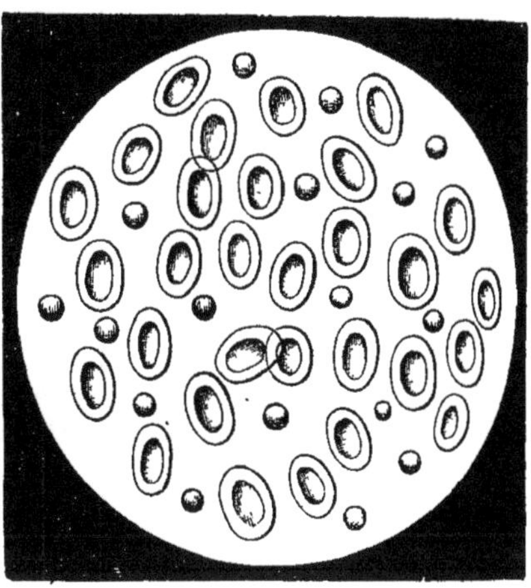

Fig. 165. — *Microcytes du sang dans l'anémie pernicieuse progressive*. Gross. 259 fois. (Obs. personnelle.)

leur nombre est augmenté, dans d'autres ils existent en quantité extraordinairement faible. Max Schultze a montré que certains d'entre eux contiennent des granulations brillantes rappelant les gouttelettes graisseuses.

Ces globules graisseux se multiplient dans certaines circonstances d'une façon très notable, ainsi que l'a observé dans un cas de leucémie Jaderhelm qui a décrit cette multiplication comme une *dégénérescence adipeuse des leucocytes*. J'ai rencontré ces formes avec une fréquence toute spéciale dans la fièvre intermittente.

Éléments anormaux du sang. — Quelquefois on rencontre dans le sang des *masses volumineuses de protoplasma* qui offrent à l'intérieur une ou plusieurs vacuoles claires et paraissent provenir de la rate. Heydenreich en a observé dans la fièvre récurrente ; moi-même j'en ai trouvé fréquemment dans le typhus abdominal. Dans certains cas, on voit des éléments fusiformes que l'on regarde comme des cellules endothéliales de la veine splénique.

Dans un cas de typhus abdominal, j'ai découvert dans le sang des *cel-*

lules renfermant des hématies (fig. 166) ; plus tard, Wernich fit la même observation.

Dans presque tout liquide sanguin il existe un nombre plus ou moins considérable de masses de protoplasma très petites, à éclat mat, rondes ou anguleuses, qui ne sont autre chose que des *granulations élémentaires*. Dans les états anémiques et cachectiques, ces granulations peuvent se multiplier notablement, de façon à former des amas juxtaposés plus ou moins considérables (fig. 167). Elles proviennent probablement de la destruction

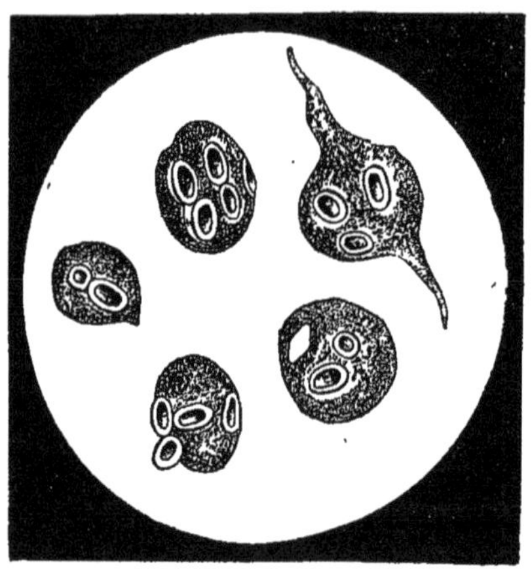

Fig. 166. — *Cellules contenant des hématies et provenant du sang d'un typhique.* Gross. 250 diam. (Obs. personnelle.)

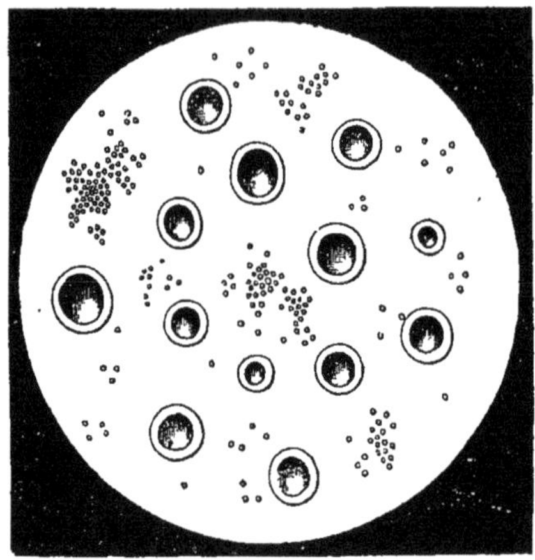

Fig. 167. — *Granulations élémentaires provenant du sang d'un individu atteint de fièvre intermittente.* Gross. 250 diam. (Obs. personnelle.)

des globules blancs. Bizzozero leur assigne comme origine la désorganisation des disques hématiques découverts par lui (1), qui à l'état normal, se présentent sous l'aspect de disques pâles et de corpuscules lenticulaires. Bizzozero considère ces disques ou plaquettes, comme un troisième élément constitutif du sang.

Niemeyer et Eggel ont rencontré de fines *gouttelettes graisseuses* dans le sang des chyluriques.

---

(1) Les corpuscules du sang, que Bizzozero appelle plaquettes du sang, ont été observés pour la première fois par Max Schultze, en 1865. Ils ont également été vus et décrits à l'état isolé ou agminé par Riess en 1872, Vulpian et Ranvier en 1873. En 1876, M. Hayem montra que les petits corpuscules aperçus par ces divers observateurs dans le sang des animaux supérieurs et considérés par eux comme de simples particules protoplasmiques ou fibrineuses, représentaient un véritable élément anatomique, que cet élément existait dans toute la série des vertébrés et correspondait, chez les ovipares, à un élément relativement volumineux et pourvu d'un noyau, c'est-à-dire à une cellule indubitable. Il détermina depuis le rôle important que cet élément joue dans le processus de rénovation des globules rouges et lui donna le nom d'hématoblaste.

C'est quatre ans au moins après la publication de M. Hayem que Bizzozero décrivit sous le nom de plaquettes et sans en faire un véritable élément du sang, les corpuscules de M. Schultze et Vulpian, ou hématoblastes de M. Hayem.

Comme éléments anormaux, on a encore signalé des *coagulums hyalins*.

Jürgens et Küssner ont décrit des altérations du *plasma sanguin*. Le premier de ces auteurs, dans un cas d'empoisonnement par le phosphore, vit que le plasma renfermait une matière colorante libre diffuse, d'un rouge violet ; quant à Küssner, il trouva le plasma coloré en rouge rubis dans un cas d'hémoglobinurie.

Numération des globules. — Parmi les examens du sang, qui ont une valeur plutôt commémorative que pathognomonique, il faut citer ceux qui ont pour objet la *numération des globules sanguins*. Vierordt a fait les premiers pas dans cette voie ; il a été suivi par Welker. C'est surtout dans ces dernières années que des appareils commodes ont été inventés par Malassez, Hayem, Gowers, et surtout par Thoma, Abbe et Zeiss.

Le principe de tous ces appareils est le même : diluer autant que possible une petite quantité de sang facile à déterminer, porter sous le microscope une petite portion de la dilution mesurée aussi exactement que possible et faire le compte des globules sanguins qu'elle renferme.

L'appareil qui jouit en Allemagne de la plus grande vogue est celui de Thoma-Abbe-Zeiss que nous allons décrire. Il est constitué par trois éléments : une pipette graduée (vase à mélange) (fig. 168), une chambre de numération Z et d'une lame obturante (d) à faces planes taillées pour la chambre de numération. Pour se servir de l'appareil, on nettoie avec soin l'extrémité d'un doigt du sujet à examiner et on la pique avec une aiguille lancéolée. Puis on plonge l'extrémité de la pipette dans la gouttelette du sang qui vient sourdre de la piqûre et on aspire à l'aide du tube en caoutchouc fixé à l'autre bout jusqu'à la subdivision 0,5 ou jusqu'à la division 1. A ce moment on enlève à l'aide d'un linge le sang attaché extérieurement à l'extrémité de la pipette et on aspire une solution de chlorure de sodium à 3 0/0, filtrée, jusqu'à ce que le mélange ait atteint la subdivision 101 située au-dessus du renflement de l'instrument. Puis on ferme avec le doigt l'extrémité de la pipette et on agite le liquide ; la régularité du mélange est considérablement favorisée par une petite sphère en verre placée dans l'ampoule de la pipette. Si au début on n'a fait monter le sang que jusqu'à la subdivision 0,5, le mélange est dans la proportion de 1 pour 200 ; si au contraire le sang est arrivé jusqu'à la division 1, la dilution est 1 pour 100 seulement.

Une fois que le mélange et la dilution sont terminés, on fait disparaître, en soufflant dans le tube en caoutchouc non seulement la solution salée pure qui se trouve encore dans la partie étroite de la pipette, mais encore la moitié environ du contenu de l'ampoule, par conséquent de la mixture hémato-chlorurée sodique. Puis on nettoie avec un linge l'extrémité de l'instrument et on laisse tomber la 1re gouttelette qui s'en écoule dans la chambre de numération, pour immédiatement la recouvrir avec une lamelle obturatrice. Pour que les globules rouges puissent bien se déposer sur le fond de la chambre de numération, on place cette dernière pendant quelques minutes sur une table horizontale. Il importe beaucoup que la lamelle obturatrice s'adapte bien aux bords de la chambre de numération, ce qui se reconnaît du reste à la présence entre elle et ces bords d'anneaux colorés de Newton. On n'arrive toutefois à ce résultat que si l'on a préalablement nettoyé avec soin la chambre elle-même et la lamelle obturatrice, et s'il n'existe point de liquide entre cette dernière et les bords de la chambre de numération.

La *chambre de numération* est une lame de verre qui, en son milieu, sur le fond de la chambre proprement dite présente une division quadrillée gravée, facile à voir au microscope (fig. 168, q). Chaque petit carré a une superficie de 1/400 de millim. carré, et, comme la distance entre le plancher de la chambre et la face inférieure de la lamelle obturatrice est exactement de 1/10 de millim., chaque carré répond à un cube de $1/10 \times 1/400 = 1/4000$ de millim. cube. On compte donc le plus possible de ces carrés sous un grossissement approprié et on en déduit le nombre des globules sanguins contenus dans 1 centim. cube de sang. Voici du reste, un exemple :

La dilution du sang a été de 1 : 100, avec un chiffre de 3000 hématies pour une moyenne de 200 carrés ;

200 carrés représentent $\frac{200}{4000}$ centimètres cubes de mélange, par conséquent dans $\frac{200}{4000}$ centimètres cubes de mélange, il existe 3000 hématies, donc dans 1 centimètre cube de mélange, il y a $= \frac{3000 \times 4000}{200}$ hématies, ou dans un centimètre cube de sang pur non dilué $= \frac{100 \times 3000 \times 4000}{200} = 6{,}000{,}000$ d'hématies.

D'ailleurs, pour faciliter la numération des divers carrés, chaque 5 cent. carré est séparé en deux, dans la série horizontale comme dans la verticale, par un trait.

La numération terminée, toutes les parties de l'appareil doivent être nettoyées avec le plus grand soin, d'abord avec de l'eau, puis avec de l'alcool, enfin avec de l'éther.

Pour déterminer le nombre des *globules blancs*, Thoma recommande de détruire les globules rouges avec une solution d'acide acétique hydraté (1/3 0/0). On se sert à cet effet d'un vase à mélange où l'on opère une dilution du sang au dixième avec la solution susdite ; on peut se procurer ces sortes de vases à la maison Zeiss. Pour le reste, la numération se pratique exactement de la même façon que pour les globules rouges.

Des numérations pratiquées dans ces derniers temps il résulte que le nombre des globules rouges, dans la série des mammifères, est éminemment variable. Malassez a vu que le nombre pour 1 centimètre cube oscille entre 3,500,000 et 18,000,000. C'est chez la chèvre qu'il les a trouvés en plus grande quantité. Pour l'homme, on peut admettre comme moyenne pour 1 centimètre cube de sang 5,000,000 d'hématies ; mais il faut tenir compte des variations individuelles parfois fort importantes. Cela établi, il est facile de déterminer la diminution des globules rouges (*olygocythémie* ou *hypoglobulie*), propre à tous les états d'anémie, de cachexie et d'inanition. La numération des globules fournit en quelque sorte l'expression mathématique du degré de l'altération morbide et permet en même temps de suivre et de contrôler l'action thérapeutique des moyens employés.

Dans l'hypoglobulie très intense, on est frappé, par le simple examen microscopique, de la distance considérable qui sépare entre eux les globules

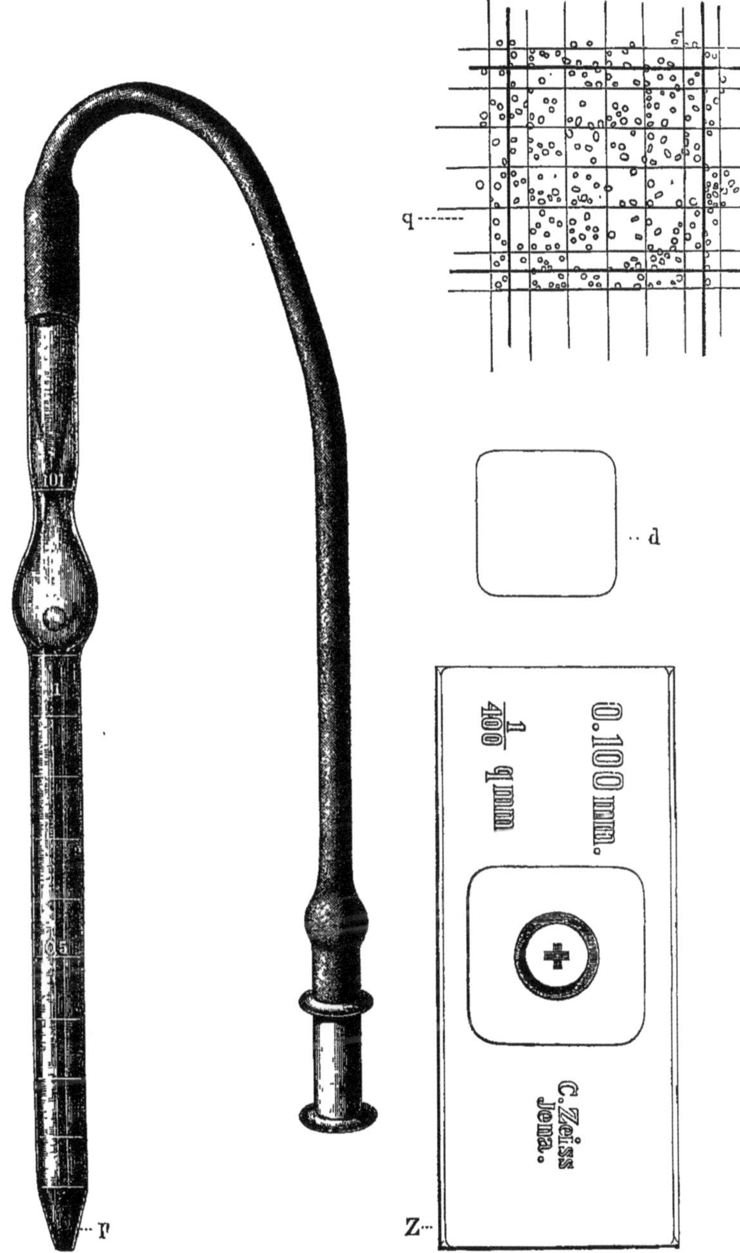

Fig. 168. — *Appareil de* Thoma-Abbe-Zeiss *pour la numération des hématies.*

p. Pipette à mélange. — Z. Chambre de numération. — d. Lamelle obturatrice, grandeur naturelle. — q. Division quadrillée du plancher de la chambre de numération, avec un grossissement de 90 diamètres.

rouges et de la façon plus que clairsemée dont ils sont répartis dans la préparation.

Quant à la polycythémie ou hyperglobulie, on l'a observée en cas de stases sanguines. Moi-même je l'ai rencontrée dans un cas d'intoxication par le dinitrobenzol.

Dosage de l'hémoglobine. — En général, l'hypoglobulie s'accompagne d'une *diminution dans la richesse en hémoglobine* ; cependant cette règle

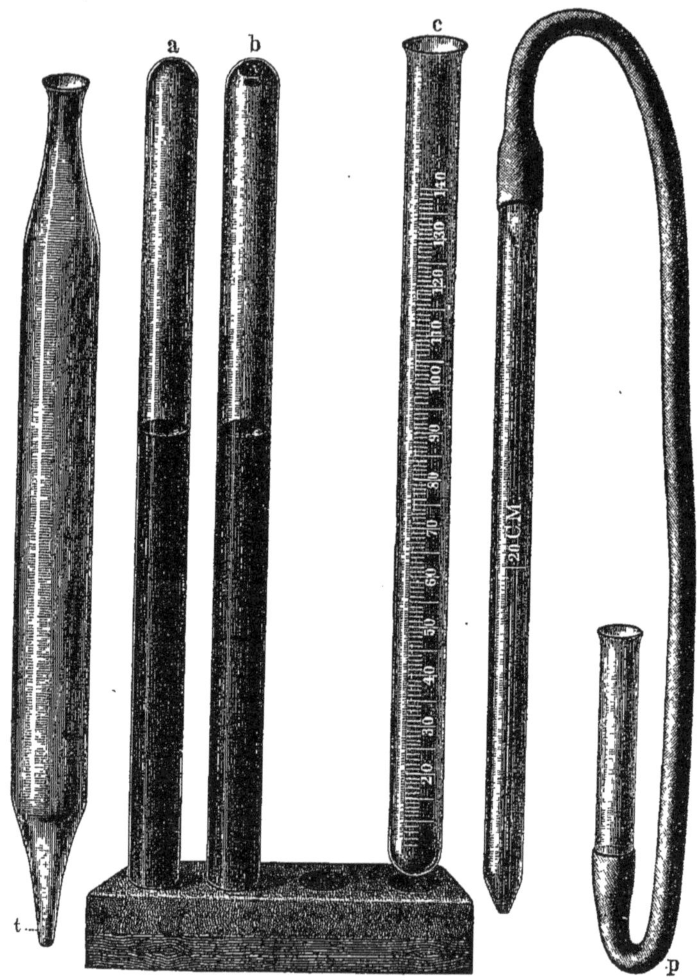

Fig. 169. — *Hémoglobinomètre de* Gowers. Grandeur naturelle.
p. Pipette de mensuration. — t. Pipette compte-gouttes. — a et b. Tubes de comparaison. — c. Vase à mélange gradué.

offre des exceptions, par exemple, d'après Laache, dans l'anémie pernicieuse progressive (1). On possède à ce sujet des analyses spectroscopiques de Quincke, Naunyn et Leichtenstern.

(1) L'augmentation de la richesse des globules rouges en hemoglobine se rencontre dans l'anémie pernicieuse progressive au même titre que dans toutes les autres anémies intenses ou extrêmes quelle qu'en soit l'origine. Cette augmentation dépend du nombre des globules géants et du rapport qui existe entre ce nombre et celui des petits globules.

Dans ces derniers temps, Hayem, Bizzozero, Quincke, Gowers et Fleischl ont proposé pour déterminer le contenu du sang en hémoglobine, des appareils dont le maniement est très commode, tout en donnant des résultats suffisamment exacts pour les besoins de la clinique.

A la clinique de Zurich, nous nous servons des hémoglobinomètres de Gowers et de Fleischl, dont nous allons donner la description. L'appareil de Gowers est meilleur marché que le second ; l'opticien Hitz (de Berne) le vend au prix de 10 francs, tandis que celui de Fleischl, déposé chez C. Reichert de Vienne, est d'un prix six fois supérieur. Ce qu'il y a de certain, c'est que les deux appareils que nous employons nous donnent des résultats concordants.

L'*hémoglobinomètre de Gowers* consiste en une pipette de mensuration (p), en une pipette compte-gouttes (t), en deux tubes de comparaison remplis d'un mélange de glycérine, de carmin et d'acide picrique (a et b) et enfin d'un vase à mélange gradué (c). Les tubes a et b peuvent être fixés dans une plaque de liège.

Quant à la détermination de l'hémoglobine, voici comment elle s'opère : on nettoie une extrémité digitale et on y fait une légère incision avec un bistouri. Avec la pipette de mensuration (p) on aspire le sang jusqu'au niveau d'une division marquée très visiblement, ce qui correspond à peu près à 20 c. de sang. Puis on chasse le sang dans le vase à mélange gradué, au fond duquel on a versé préalablement un peu d'eau. A l'aide de la pipette compte-gouttes, on ajoute de l'eau jusqu'à ce que la coloration devienne identique si on opère de jour, à celle du tube a, et la nuit à celle du tube b. Pour distinguer les deux tubes, le tube diurne est marqué d'une tache blanche, le nocturne d'une tache noire. Si dans le vase à mélange gradué, la solution hématique se trouvait par exemple à la hauteur de la division 50, cela voudrait dire que le contenu en hémoglobine du sang examiné n'est que de 50 0/0 de celui d'un sang normal. Toute l'opération est terminée en quelques minutes.

L'*hémomètre de Fleischl* est basé presque sur les mêmes principes que l'hémoglobinomètre de Gowers, quoique les détails en soient notablement différents. Comme objet de comparaison, on se sert ici d'un prisme de verre coloré en rubis rouge (fig. 170, rk) qui est engagé dans une coulisse métallique et peut se mouvoir à l'aide d'une vis, s. Sur un des côtés de la coulisse, il existe une graduation allant de 0 à 100 et destinée à la détermination numérique de la proportion d'hémoglobine. Pour se procurer une solution d'hémoglobine avec le sang à examiner, on a recours au vase à mélange, mg. Celui-ci a un fond en verre et est divisé en deux moitiés par une cloison.

Voici comment on procède : on fait une incision avec un bistouri dans le bout d'un doigt bien nettoyé et on remplit de sang la pipette automatique (z) qui contient exactement 6,5 c. de liquide. Le mieux est de l'approcher horizontalement du sang qui vient sourdre de l'incision et d'éviter qu'il ne s'en attache sur sa surface extérieure.

La quantité de sang ainsi mesurée est versée dans l'un des compartiments du vase à mélange préalablement rempli jusqu'au 1/4 avec de l'eau. Puis avec le compte-gouttes on ajoute de l'eau et en même temps on laisse, à l'aide des gouttes d'eau, la pipette hématique se vider complètement et se nettoyer, jusqu'à ce que l'une des moitiés du vase soit pleine et que le niveau du liquide affleure les bords.

Cela fait, on remplit l'autre moitié avec de l'eau également et l'on place le vase à mélange dans l'échancrure arrondie de la tablette, de telle sorte

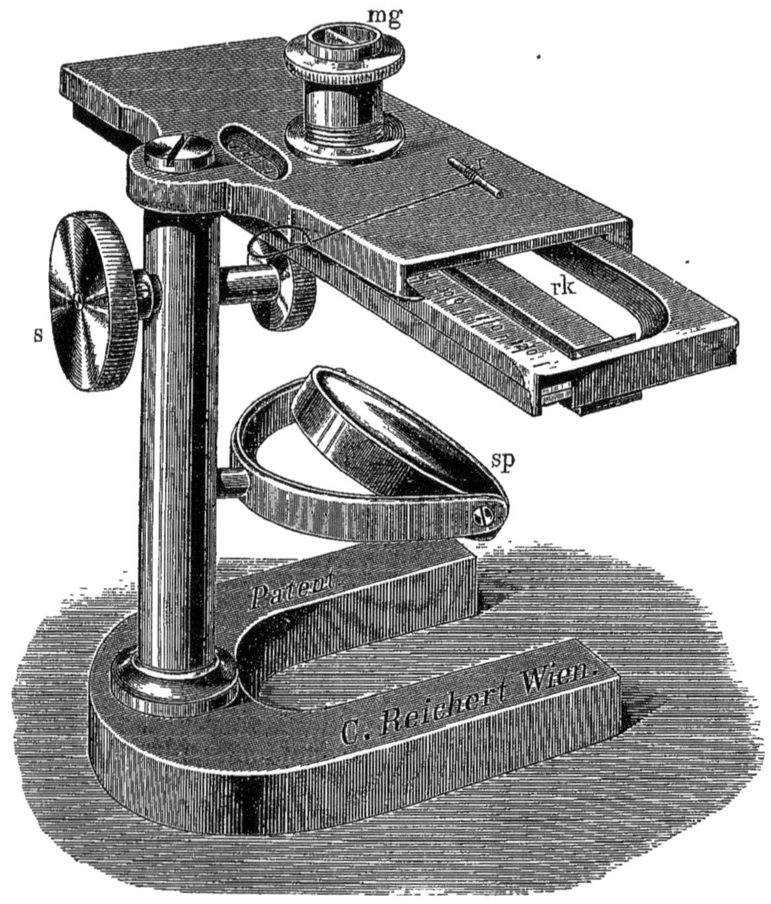

FIG. 170. — *Hémomètre de* FLEISCHL. Grandeur naturelle.

Rk : Prisme rubis. — r. Pipette automatique. — mg. Vase à mélange. — s. Vis. — sp. Miroir.

que la partie remplie d'eau soit située au-dessus du prisme rouge et le compartiment plein de sang sur le segment vide de la coulisse.

A ce moment, on arrange l'appareil à éclairage (sp). Celui-ci n'a pas un miroir en verre, mais en papier, et doit être éclairé avec une lampe à huile ou une bougie stéarique ; la lumière électrique et celle du jour ne peuvent être utilisées. Puis on fait mouvoir à l'aide de la vis (s) le prisme à rubis jusqu'à ce que les deux compartiments du vase à mélange présentent la même coloration. Si, comme dans la fig. 170, cela existe pour la division 40, cela veut dire que le sang examiné ne contient que 40 0/0 de la quantité hématique normale, celle-ci étant représentée par le chiffre 100. L'opération terminée il faut nettoyer avec le plus grand soin toutes les parties de l'hémomètre.

Examen spectroscopique du sang. — Il ne faut pas oublier de mentionner que dans certains cas l'*examen spectroscopique du sang* est d'une grande importance pour le diagnostic. Lorsqu'on examine le sang d'un individu sain avec le spectroscope, en diluant le sang avec de l'eau et faisant ainsi, grâce à la dissolution des hématies dans l'eau, une solution d'hémoglobine ou plutôt d'oxyhémoglobine, on sait que l'oxyhémoglobine, c'est-à-dire la combinaison de l'hémoglobine avec l'oxygène, est caractérisée par deux bandes d'absorption dans le spectre, situées entre les lignes D et E de Frauenhofer, dans le vert et dans le jaune (fig. 171, a). En additionnant l'oxyhémoglobine d'une substance réductrice, en l'agitant par exemple avec du sulfure d'ammonium, les deux bandes en question se fondent en une seule qui occupe à peu près l'espace des deux autres ou dépasse la ligne D en se rapprochant du rouge (fig. 171, b).

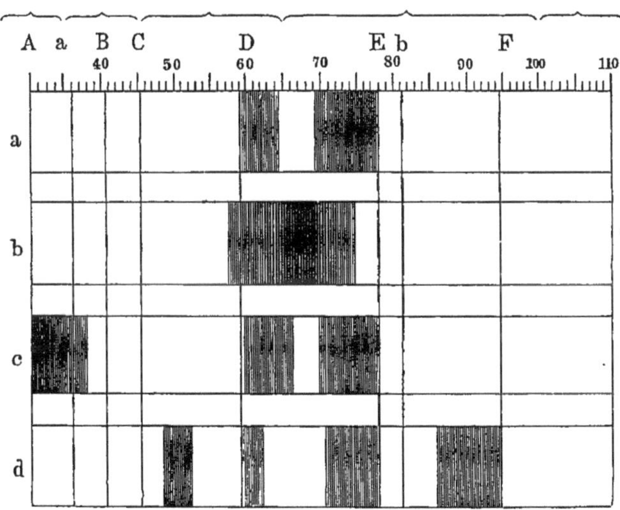

Fig. 171. — a. Spectre de l'oxyhémoglobine. — b. Spectre de l'hémoglobine réduite. — c. Spectre de l'hémoglobine chargée d'oxyde de carbone. — d. Spectre de la méthémoglobine.

Les bandes d'absorption se comportent d'une tout autre façon lorsqu'on se trouve en présence d'une intoxication par l'*oxyde de carbone*, où le sang est caractérisé déjà par une teinte rouge vif, écarlate. Tout d'abord, il est vrai, l'hémoglobine chargée d'oxyde de carbone donne comme l'oxyhémoglobine deux bandes d'absorption ; mais ces bandes sont plus étroites ; de plus, la première d'entre elles est plus éloignée de la ligne D et plus rapprochée de la ligne E (fig. 171, c.). Si alors on ajoute à cette hémoglobine un peu de sulfure d'ammonium, les deux bandes demeurent intactes, contrairement à ce qui se produit pour l'oxyhémoglobine, et c'est là un des signes les plus sûrs de l'empoisonnement par l'oxyde de carbone.

Il nous faut dire encore quelques mots de la *méthémoglobine*, qui comme l'oxyhémoglobine est une combinaison d'oxygène et d'hémoglobine, mais une combinaison plus intime. On la rencontre dans le sang des individus empoisonnés par le chlorure de potassium, le nitrite d'amyle et les morilles. Au spectroscope, elle est caractérisée principalement par l'apparition entre les lignes C et D de Frauenhofer d'une bande sombre très accentuée, à côté de laquelle existent encore trois autres bandes moins intenses, visibles entre D et E et à côté de la ligne F (fig. 171, d).

Propriétés macroscopiques du sang. — Les *propriétés macroscopiques du sang* ne sont pas les mêmes, évidemment, dans tous les cas. Chez les *anémiques*, le sang s'écoulant d'une piqûre frappe souvent par son aspect pâle, presque séreux. Il en est de même dans la *leucémie*; cependant en ce cas le sang présente parfois une couleur de levûre ou chocolat; et si on le laisse se coaguler, on y voit des traits grisâtres ou jaunâtres, parfois aussi une croûte composée exclusivement de leucocytes agglomérés. Chez les individus à la période du frisson, le sang est ordinairement très foncé, pour ainsi dire hyperveineux. Gusserow parle d'un cas d'*anémie pernicieuse* où le sang, jaillissant d'une artère, était brunâtre, couleur café.

En saignant des *diabétiques*, j'ai observé à diverses reprises une teinte rouge vif et hyperartérielle du sang. On a constaté fréquemment une grande richesse en gouttelettes adipeuses dans le sang des *alcooliques*, des individus faisant bonne chère, ainsi que des *glucosuriques*.

On observe encore des changements dans la coloration du sang dans les *intoxications* par le chlorure de potassium, le nitrite d'amyle, les morilles et l'oxyde de carbone; les trois premiers agents lui donnent une teinte brunâtre, chocolat : l'oxyde de carbone au contraire une teinte d'un rouge très vif, rouge cerise.

Dans ces derniers temps, C. Vierordt a étudié la *rapidité de la coagulation du sang* à l'état normal; il est arrivé au chiffre de 9,28 minutes. Il en constata l'accélération dans les troubles chroniques de la nutrition (phtisie pulmonaire, scorbut, anémie splénique); et dans ces cas l'amélioration de la nutrition amenait également un retard de la coagulation.

CHAPITRE VI

EXAMEN DE L'APPAREIL DIGESTIF

Avant-Propos.

Les organes que nous allons étudier maintenant sont situés pour la plupart dans la cavité abdominale. Il ne sera donc pas superflu de signaler les points de repère qui facilitent notablement la localisation des phénomènes morbides du côté de cette cavité. On utilise pour cela des prolongements des lignes dont on se sert pour l'exploration des viscères thoraciques; en outre, le niveau de l'ombilic sert à la détermination de la hauteur.

Les divisions en région admises par les anatomistes ne sont pas toujours suffisantes pour la localisation exacte. Pour les anatomistes, la paroi abdominale antérieure est divisée en régions hypogastrique, mésogastrique et épigastrique. Les deux dernières ont pour limite commune l'horizontale qui réunit l'extrémité libre des 12ᵉ côtes; quant à la limite des régions mésogastrique et hypogastrique, elle est figurée par une ligne qui joint les deux épines iliaques antérieures et supérieures. Sur les côtés, la limite est formée par une ligne allant de l'articulation sterno-claviculaire à l'épine iliaque antérieure et supérieure correspondante.

La paroi abdominale latérale a été divisée en un segment supérieur (région hypochondriaque) et un segment inférieur (région iliaque); la paroi postérieure est constituée par la région lombaire.

1. — Examen de la cavité buccale.

L'exploration de la cavité buccale présente rarement des difficultés. Il suffit de faire ouvrir la bouche largement, de saisir les lèvres et de les écarter des gencives, enfin d'élever la pointe de la langue pour jeter un coup d'œil d'ensemble et pouvoir examiner successivement toutes les parties de la cavité buccale. Nous supposons évidemment qu'on dispose d'un éclairage convenable : pour cela, il n'y a qu'à placer le malade devant une fenêtre, à lui élever un peu la tête et faire ainsi pénétrer en plein la lumière du jour dans la cavité buccale. Parfois, il est nécessaire d'imprimer à la tête des mouvements de latéralité, pour avoir un jour suffisant. Il est clair que le médecin doit se placer aux côtés du malade, car sans cette précaution ce serait son propre dos qui empêcherait la lumière d'arriver sur la région à examiner.

A l'aide d'une *spatule buccale ou linguale*, on réussit à mieux voir les diverses parties de la cavité buccale. Dans la pratique on peut employer à cet effet le manche d'une cuiller ordinaire ou d'un coupe-papier en bois. Chez lui, le médecin fera évidemment usage d'une spatule spéciale. On a donné à ces spatules des formes diverses; la préférence qu'on accorde à l'une ou l'autre d'entre elles est une question d'habitude. Je me sers, quant à moi, d'une spatule en métal blanc représentée par la figure 172.

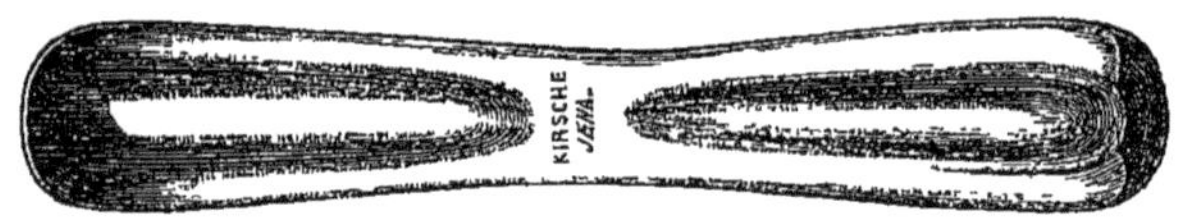

FIG. 172. — *Spatule buccale.* Demi-grandeur naturelle.

Dans bien des cas, l'exploration de la cavité buccale échoue à cause de la mauvaise volonté du malade, surtout lorsqu'il s'agit d'enfants ou d'aliénés. Ceux-ci serrent les lèvres et les arcades dentaires l'une contre l'autre avec une force telle qu'il faut des artifices spéciaux pour pouvoir arriver à introduire la spatule. Dans ce but on fermera énergiquement les narines de l'individu et l'on profitera, pour l'introduction de l'instrument, du moment où le malade ouvre la bouche pour respirer. Dans ces cas, Sachs a proposé d'insinuer dans l'espace compris entre la dernière molaire et la joue une sonde mince, la barbe d'une plume ou une soie, de s'en servir pour titiller la luette et, au moment de l'apparition des mouvements de suffocation, d'introduire la spatule. Celle-ci une fois introduite, il ne sera plus difficile de déprimer la mâchoire inférieure et de créer ainsi à l'œil un accès facile dans la cavité buccale.

Sur les conseils de Middeldorpf, Bruck a construit un instrument destiné à l'exploration de la cavité buccale et décrit par Klopsch sous le nom de *stomatoscope*. Il consiste en un fil de platine rendu incandescent par un courant galvanique que l'on introduit derrière les arcades dentaires afin d'éclairer certaines zones de la cavité buccale. Klopsch rapporte que de cette façon les dents paraissent absolument diaphanes et qu'on peut apercevoir la totalité du trajet de leurs racines dans le maxillaire. Ce procédé d'exploration peut être très avantageux pour le diagnostic des affections buccales. Il a été remis en pratique dans ces derniers temps par Nitze et Leiter.

L'*examen microscopique* est parfois d'un grand secours pour l'exploration de la cavité buccale. C'est lui qui permet de déterminer la nature parasitaire ou non des dépôts blancs ou jaunâtres que l'on rencontre sur les organes intra-buccaux.

Lorsque l'édification du diagnostic exige qu'on recueille la sécrétion des grosses glandes salivaires, on introduira dans les canaux salivaires des tubes en verre très fins, mousses sur leurs bords et destinés à cet usage.

APPENDICE (1)

Séméiotique de la langue.

On a, de tous temps, beaucoup discuté sur la valeur diagnostique de l'examen de la langue. Ces discussions viennent de ce qu'on a demandé à cet examen ce qu'il ne peut donner. La langue ne dénonce pas la maladie, mais l'état du malade qui en est atteint. Ses modifications acquièrent une grande importance dans les fièvres; elles permettent en effet de résoudre le problème de la solidité du malade, ou, comme on disait autrefois, de la résistance des forces (Lasègue).

Nous ne ferons que mentionner ici les *lésions locales propres* à la langue; celles-ci consistent en glosso-stomatites aiguës (érythémateuse, aphteuse, ulcéro-membraneuse, gangréneuse, et muguet) ou chroniques (mercurielle, des fumeurs, leucoplasie buccale), et en ulcérations (simples ou dentaires, syphilitiques, tuberculeuses, cancéreuses). Nous ne faisons que signaler aussi les troubles de la *motilité : tremblement* de la paralysie générale, de l'alcoolisme, du nervosisme, des états graves; *paralysies* dues à une lésion du grand hypoglosse, ou celles qui accompagnent l'hémiplégie, la paralysie glosso-labio-laryngée, et l'atrophie musculaire progressive. Cet ensemble de troubles ne peut nous arrêter ici, car leur étude est du ressort de la pathologie interne.

Nous voulons surtout attirer l'attention sur les modifications de la langue dans certaines maladies générales, modifications qui ont une réelle importance séméiologique. Comme nous le disions plus haut, cet examen indique très souvent la gravité du cas en présence duquel on se trouve. Les indications sont tirées du *volume*, de la *couleur*, de la *sécheresse*, et surtout des *enduits* de la face dorsale.

1° *Langue dite saburrale, catarrhale.* — La langue est augmentée de volume; elle est œdémateuse, et garde sur ses bords l'empreinte des dents; elle est humide et recouverte d'un enduit blanchâtre, très épais, très profond; les saillies papillaires sont très accentuées.

L'enduit saburral, comme tous les enduits blanchâtres, est dû à une prolifération très active de l'épithélium, peut-être aussi à une diminution de la sécrétion buccale. On y trouve des micro-organismes peut-être en plus grande quantité que dans la sécrétion buccale normale.

Cet état de la langue correspond à un état semblable de l'estomac et de l'intestin; c'est surtout dans ce cas que l'aphorisme ancien est applicable : la langue est le miroir de l'estomac.

En clinique, quand on constate cet état de la langue, on trouve en même temps des troubles digestifs presque toujours les mêmes : anorexie, soif, nausées, parfois vomissements, épigastre sensible, constipation.

Or, de deux choses l'une : ou ce syndrome constitue avec la fièvre toute la maladie et alors on a ce qui a été appelé très improprement *embarras gastrique*; c'est en réalité une gastrite catarrhale légère, chez un individu qui habituellement digère mal (dyspepsie ou dilatation de l'estomac).

Ou bien ce syndrome accompagne une maladie fébrile déterminée, telle que la grippe, la pneumonie, la variole, et il indique alors une localisation accessoire de la maladie, ou mieux encore, il est l'expression du mode spécial de réaction du tube digestif sous l'influence de la maladie primordiale.

Parfois l'enduit saburral est teinté en jaune par la bile; le patient a la bouche amère; on dit alors que la maladie affecte la forme *bilieuse*. Cette particularité tient à la polycholie qui accompagne l'état saburral.

(1) Nous intercalons ici un Appendice dû à M. A.-B. Marfan. (*Note de l'éditeur.*)

2° *Langue de la fièvre typhoïde et des états typhoïdes.* — Dans la fièvre typhoïde *bénigne*, la langue est d'abord amincie, rouge, aux bords et à la pointe; humide, blanche, couverte d'un enduit peu épais et visqueux sur la face dorsale. Vers le 2e septénaire, l'enduit disparaît peu à peu; la desquamation s'opère d'avant en arrière et suivant un triangle dont le sommet répond à la pointe de la langue (triangle typhique de la langue).

Dans les formes *graves* de la fièvre typhoïde, comme dans tous les états typhoïdes avec ataxo-adynamie, la langue se dépouille très vite; elle apparaît rouge vif; elle se dessèche et se raccornit (langue de perroquet); ou bien elle se couvre de croûtelles noires très adhérentes, appelées fuliginosités, qui sont dues vraisemblablement à de petites hémorrhagies se faisant jour par des crevasses et des fissures dont la langue ne tarde pas à se couvrir. Les gencives et la gorge participent du reste à ce processus. Cet état de la langue indique la déchéance progressive de l'individu, le défaut de résistance de l'organisme à la maladie ; il n'indique pas une aggravation des lésions locales. Associé au tympanisme, cet état de la langue doit faire porter un pronostic très grave, suivant l'aphorisme ancien: *Lingua arida et tympanitis, signa mortis imminentis.*

3° *Langue dite rhumatismale de Lasègue.* — Sous le nom de langue rhumatique, Lasègue décrivait une langue *molle et mince*, *pâteuse*, *blanchâtre à sa surface.* Dans quels états morbides observe-t-on cette langue ? Notre observation personnelle nous permet d'affirmer qu'elle n'est pas le propre de l'arthritisme; nous l'avons rencontrée chez des individus atteints de *sténose nasale* qui étaient obligés de respirer par la bouche, chez des *dyspeptiques*, et chez les individus qu'on désignait naguère sous le nom d'*arthritiques*, que M. Lancereaux appelle des herpétiques, qui ont des troubles morbides dus au ralentissement de la nutrition (Bouchard), et qui sont en général des héréditaires.

4° *Langue des phtisiques.* — Que le patient ait ou n'ait pas de troubles gastriques, qu'il ait ou non de la fièvre, la langue est toujours *au début de la phtisie*, nette et humide comme à l'état normal. D'où cette formule de Lasègue : tout patient qui a la langue nette et humide, qui mange de bon appétit, et qui a de la fièvre le soir, est un phtisique.

Dans les *périodes terminales*, survient une *gastrite* dont j'ai décrit les lésions et les symptômes dans ma thèse inaugurale (*Troubles et lésions gastriques dans la phtisie*, 1887). Or, cette gastrite, on peut la diagnostiquer presque à coup sûr par l'état de la langue : la langue devient *rouge*, *sèche*, *dépouillée;* elle acquiert les caractères des phases prodromiques du muguet; et de fait, le muguet germe assez souvent dans la bouche des phtisiques atteints de gastrite.

On remarque quelquefois sur le rebord festonné des gencives, un liséré rouge vif. Fredericq, Thompson et Stricker pensent que ce signe est le propre de la phtisie chez des jeunes gens du sexe masculin et que partant il pourrait servir au diagnostic. Nos observations personnelles ne nous permettent pas d'accepter cette affirmation.

5° *Dilatations ampullaires des petits vaisseaux de la langue.* — M. Gillot (d'Autun) a remarqué sur le trajet des petits vaisseaux de la face inférieure de la langue, des dilatations plus ou moins nombreuses et rappelant comme aspect et comme structure les anévrysmes miliaires du cerveau. Il suppose qu'il y a une relation étroite entre ces dilatations ampullaires et les anévrysmes miliaires du cerveau : leur existence peut donc faire supposer la présence de ces anévrysmes miliaires dans le cerveau et, par conséquent, faire pronostiquer l'imminence d'une hémorrhagie cérébrale, et, jusqu'à un certain point, permettre de les prévenir; ce serait ainsi une sorte de *cérébroscopie linguale.*

En terminant, disons qu'on ne doit jamais oublier d'examiner les dents et les gencives. Sur les gencives on peut trouver, au bord libre, le liséré gris bleuâtre caractéristique du *saturnisme*. Les *dents* peuvent apparaître mal formées, mal plantées, échancrées, érodées : caractères qui sont un stigmate ou de syphilis héréditaire, ou de dégénérescence. (A.-B. M.)

2. — Examen de la cavité pharyngienne.

Pour l'exploration de la cavité pharyngienne, on a recours à l'*inspection* et à la *palpation*.

A. — INSPECTION

L'inspection directe du pharynx se borne à une petite zone, car, la bouche ouverte, la portion seule du pharynx est visible qui se trouve en face de l'isthme du gosier. Les dimensions de cette zone varient considérablement avec les individus ; il y a même des personnes dont l'isthme du gosier est tellement étroit qu'on n'aperçoit pour ainsi dire rien de la paroi postérieure du pharynx.

La zone d'inspection s'élargit notablement lorsque, comme dans l'examen laryngoscopique, on fait fortement tirer la langue, pratiquer des inspirations profondes et prononcer les voyelles a, *e*. On provoque ainsi l'ascension du voile du palais et la dépression du dos de la langue, ce qui élargit le champ visuel.

On obtient plus encore en se servant d'une spatule linguale que l'on applique sur la base de la langue et sur laquelle on presse d'arrière en avant et de haut en bas. Si pendant cette manœuvre il se produisait des accès de suffocation, ces derniers serviront, ainsi que l'a fait remarquer Voltolini, à faciliter l'inspection de la profondeur du pharynx. On peut réussir, en ce cas, à apercevoir l'épiglotte et les cartilages aryténoïdes et à faire pénétrer le regard jusqu'à une profondeur notable de la cavité pharyngienne.

Voltolini a recommandé aussi, pour certains cas, d'embrasser la langue du malade entre le pouce et l'index de la main gauche et, avec les 3e et 4e doigts de la même main, de relever vigoureusement la pomme d'Adam. Si en même temps on déprime énergiquement le dos de la langue avec une spatule, on arrive à voir assez facilement jusqu'au niveau de l'épiglotte.

Pour l'inspection *complète* de la cavité pharyngienne, il faut des appareils d'éclairage spéciaux. Celle des zones supérieures se pratique comme la rhinoscopie ; quant à celle des parois latérales et du segment inférieur, le laryngoscope et ses accessoires suffisent.

Ajoutons que l'*examen microscopique* des dépôts siégeant sur les organes pharyngiens peut être d'un grand prix pour le diagnostic.

B. — PALPATION

La palpation du pharynx se pratique avec l'index de la main droite, que l'on introduit suivant le cas dans les régions supérieure ou inférieure de la cavité pharyngienne. Cette palpation est soumise aux mêmes règles que celle du larynx. Parfois il peut être nécessaire d'opérer un palper *médiat* à l'aide de sondes et de cathéters (1).

3. — Examen de l'œsophage.

L'œsophage se divise en trois segments qui sont, de haut en bas et suivant les régions qu'il traverse, les segments cervical, thoracique et abdominal. Le premier seul est quelque peu accessible à une exploration directe ; quant aux deux autres, on ne peut les explorer qu'avec le secours de procédés plus ou moins compliqués.

La *portion initiale de l'œsophage*, c'est-à-dire celle qui fait suite au pharynx, est située à peu près à la hauteur du ligament interarticulaire des 6e et 7e vertèbres cervicales. L'extrémité inférieure de l'œsophage, son abouchement dans l'estomac, correspond d'habitude au corps de la 11e vertèbre dorsale, mais se rencontre quelquefois à la hauteur de la neuvième. Par rapport aux organes situés au-devant de lui, l'œsophage correspond par sa portion initiale au bord inférieur du cartilage cricoïde, tandis que son extrémité inférieure se trouve à la hauteur de l'insertion sternale du cartilage de la 6e côte, c'est-à-dire à l'union du corps du sternum avec l'appendice xiphoïde.

La *longueur de l'œsophage* chez l'adulte est en moyenne de 25 centim. Or, comme le commencement de l'organe est à une distance d'environ 15 centim. des incisives, une sonde introduite par la bouche n'arrive dans la poche stomacale qu'après avoir pénétré d'une longueur de 40 centim. La longueur totale de l'œsophage se divise pour les trois segments de la façon suivante :

Segment cervical...........................	5 centim.
— thoracique...........................	17 —
— abdominal...........................	3 —

Ces mesures ont évidemment leur importance quand, dans le cathétérisme, il s'agit de déterminer la hauteur et le siège d'un foyer pathologique.

---

(1) Diagnostic sommaire des affections de la gorge. — A) *Angines aiguës.* Quand un individu se plaint de la gorge, le premier devoir du médecin est de chercher la diphtérie, puis de se demander s'il n'est pas en présence de l'angine initiale d'une fièvre éruptive, du rhumatisme articulaire aigu. Ces points étant jugés, l'inspection permet d'établir s'il s'agit d'une angine rouge (angine catarrhale aiguë, angine phlegmoneuse) ou d'une angine blanche (angine herpétique, ou angine folliculo-pultacée).

B) *Angines chroniques et ulcérations de la gorge.* Les maux de gorge chroniques sans ulcérations sont représentés soit par l'hypertrophie des amygdales, soit par l'angine catarrhale chronique, dite aussi angine granuleuse, avec catarrhe rétro-nasal et troubles de l'ouïe.

Quand il existe des ulcérations, il faut songer à la syphilis (chancre, plaques muqueuses, ulcérations tertiaires, gommes), à la tuberculose, au lupus et au cancer.

A ce point de vue, il faut tenir compte encore de l'endroit où le conduit œsophagien croise la bronche gauche. Ce point correspond ordinairement à la réunion des 4e et 5e vertèbres dorsales et serait par conséquent situé à 8 centim. environ au-dessous du commencement de l'œsophage.

Toutefois ces mesures ne sont valables que pour l'adulte. Elles varient avec l'âge; chez le nouveau-né, par exemple, la longueur totale de l'œsophage, prise depuis le bord gingival, n'est, d'après Mouton, que de 17 centim.

Vide, l'œsophage est affaissé de telle façon que ses parois antérieure et postérieure sont juxtaposées et que son calibre se réduit à une fente transversale. Le diamètre de l'œsophage n'est pas uniforme sur tout le parcours. C'est dans ses segments supérieur et inférieur que ce conduit est le plus étroit. Mouton détermina cette largeur à l'aide de moules en plâtre et trouva pour le tiers supérieur jusqu'à hauteur de la bifurcation bronchique 14 millim., pour le segment moyen, le plus long, 22 millim. et pour le bout inférieur 12 millim. de diamètre; en dilatant l'œsophage on obtint comme chiffres maxima 18 millim. pour le segment supérieur, 35 millim. pour le moyen et 25 millim. pour l'inférieur. Ces chiffres ont une grande valeur pratique, ils montrent que dans le cathétérisme de l'œsophage, il ne faut pas faire usage d'instruments dont le diamètre dépasse 18 millim.

Pour bien comprendre les méthodes d'investigation physiques, il est important d'avoir présents à l'esprit les *rapports de l'œsophage avec les organes voisins*.

A leur extrémité supérieure, l'œsophage et la trachée sont exactement situés dans le plan médian du corps (fig. 173, a), mais bientôt ces deux organes se séparent. C'est d'abord la trachée qui se déjette vers la droite de telle sorte que l'œsophage dépasse le bord gauche du conduit aérien (fig. 173, b). Ces rapports subsistent dans toute la portion cervicale de l'œsophage; pour cette portion, il faut donc pratiquer l'exploration directe de cet organe sur le côté gauche du cou.

Vers le commencement de la portion thoracique, l'œsophage lui-même se dévie à gauche de la ligne médiane, et cette déviation est au maximum à la hauteur de la 3e vertèbre dorsale environ (fig. 173, c); au niveau de la 4e dorsale elle est encore telle qu'ordinairement trachée et œsophage se croisent, non pas au niveau de la bifurcation bronchique proprement dite, mais au niveau de la bronche gauche (fig. 173, d). D'où il résulte qu'il faut chercher la moitié supérieure du segment thoracique de l'œsophage sur le côté gauche de la colonne vertébrale.

Au contraire, la moitié inférieure du même segment est à chercher à droite de la colonne vertébrale, car au niveau de la 6e vertèbre dorsale l'œsophage a regagné la ligne médiane (fig. 173, e), puis de la 7e à la 9e dorsale, on la rencontre à droite des corps vertébraux (fig. 173, f), et ce n'est qu'à la hauteur de la 10e dorsale qu'elle s'incurve vivement vers la gauche pour traverser le diaphragme et s'aboucher, environ 3 centim. plus bas, dans l'estomac.

Nous n'avons pu nous empêcher d'entrer dans les détails de ces rapports anatomiques, parce qu'on a professé à tort que la portion thoracique de l'œsophage se trouve pendant son trajet à *gauche* de la colonne vertébrale. Il faut, en effet, établir nettement une distinction entre les deux moitiés

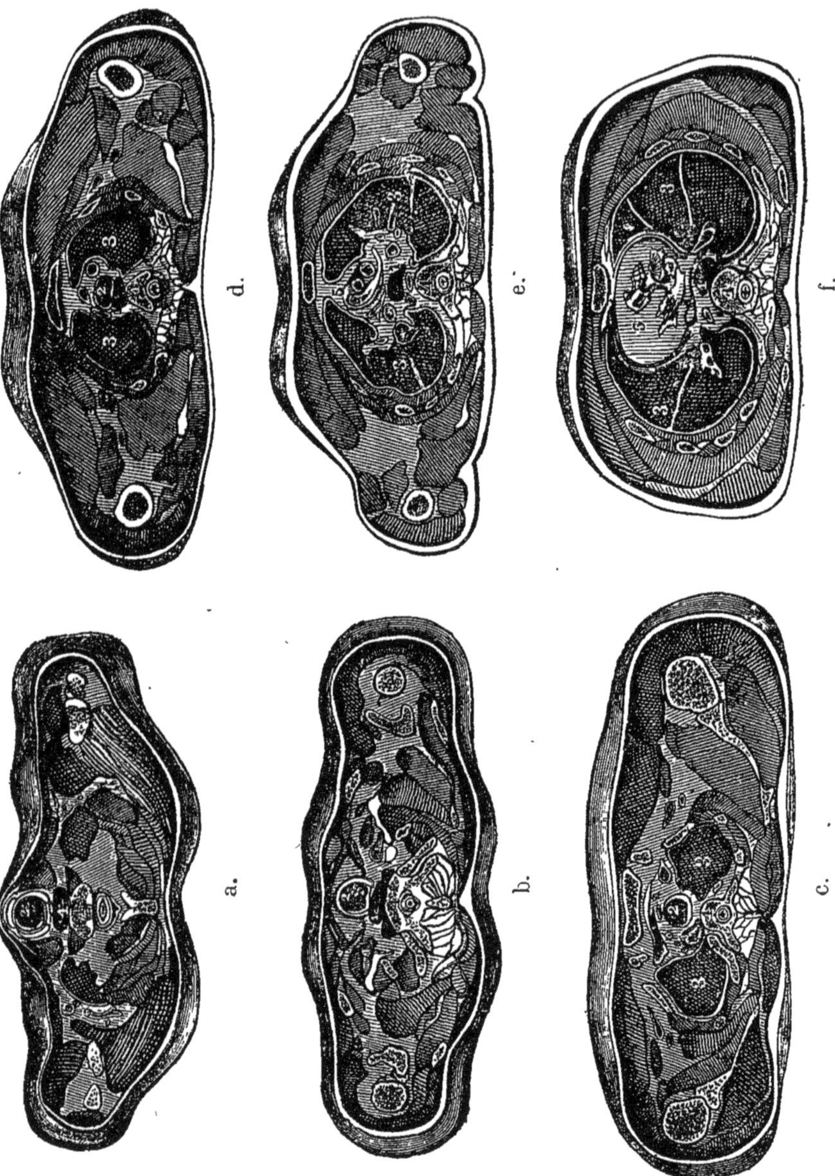

FIG. 173. — *Rapports de l'œsophage avec la trachée et la colonne vertébrale.* Coupes transversales.

a. Hauteur de la 7e vertèbre cervicale. — *b.* Bord inférieur de la 1re vertèbre dorsale. — *c.* Bord supérieur de la 4e vertèbre dorsale. — *d.* Milieu de la 4e vertèbre dorsale. — *e.* Bord supérieur de la 6e vertèbre dorsale. — *f.* Bord supérieur de la 8e vertèbre dorsale. — 1. Œsophage. — 2. Trachée. — 3. Poumons. — 4. Vertèbre sectionnée en travers. — 5. Cœur. — D'après BRAUNE. *Atlas anatomo-topographique.*

supérieure et inférieure de cette portion, dont la limite commune est située à hauteur de la 6e vertèbre dorsale ; la moitié supérieure est située à gauche, la moitié inférieure au contraire, à droite de la colonne vertébrale.

Depuis sa portion initiale jusqu'au niveau de la bifurcation bronchique, la paroi antérieure de l'œsophage est en contact avec la trachée. Au-dessous de la bifurcation, elle est en rapport le plus direct avec les ganglions bronchiques, qui forment en quelque sorte un coin de 3,5 cent. de hauteur. Aussi voit-on fréquemment les affections de ces ganglions se propager à l'œsophage. Plus bas, l'œsophage est en contact immédiat sur un espace de 6 cent.

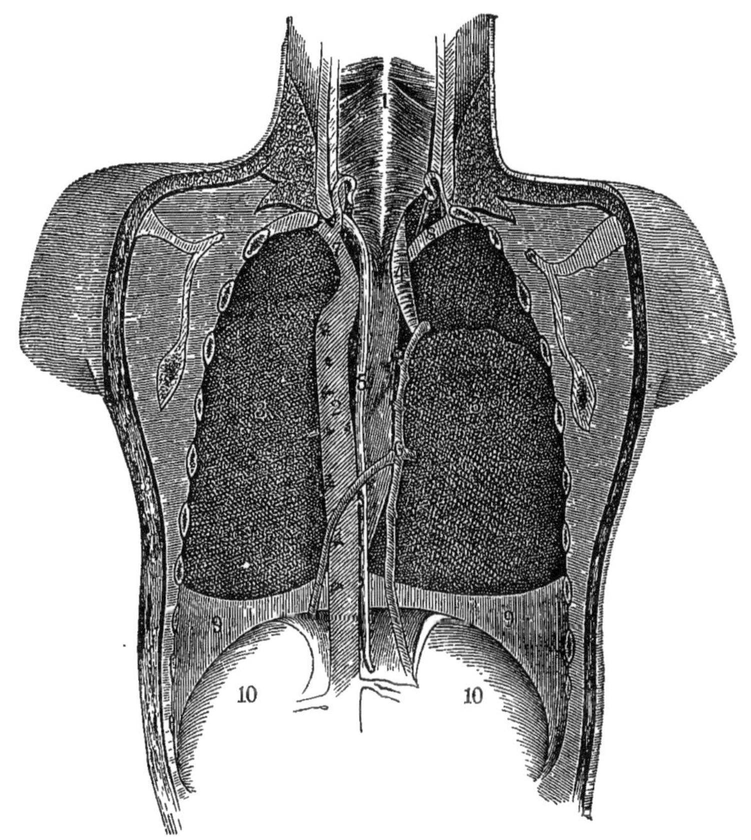

Fig. 174. — *Rapports de l'œsophage avec l'aorte.* Thorax vu de dos.

1. Œsophage. — 2. Aorte thoracique. — 3. Poumons. — 4. Trachée. — 5. Canal thoracique. — 6. Veines azygos et hémiazygos. — 7. Artère sous-clavière gauche. — 8. Tronc anonyme. — D'après Rudinger, *Anatomie chirurgicale topographique*.

avec la face postérieure du péricarde, ce qui explique la propagation fréquente à l'œsophage des maladies du péricarde.

Les rapports de l'œsophage avec l'*aorte* sont très caractéristiques. Immédiatement au-dessous de la bifurcation des bronches, il est situé à droite de l'aorte thoracique. Mais pour pouvoir gagner plus bas le trou œsophagien du diaphragme, il faut qu'il croise la paroi antérieure de l'aorte, en sorte qu'il forme autour de celle-ci une sorte de spirale incomplète et très allongée (fig. 174). Il s'ensuit que les dilatations et d'autres affections de l'aorte peuvent avoir une influence sur les fonctions de l'œsophage.

Les *maladies de l'œsophage* ne sont pas très nombreuses ; elles sont représentées seulement par des *sténoses*, des *dilatations*, des *diverticules*, des *tumeurs*, des *ulcères* et des *perforations*.

On doit penser à une affection de l'œsophage quand le malade se plaint de *dysphagie* et qu'il est démontré que le trouble de la déglutition n'est pas causé par un obstacle mécanique ou une paralysie ayant son siège dans la bouche et dans le pharynx. Alors on explorera l'œsophage à l'aide de l'inspection, de la palpation, du cathétérisme, de la percussion et de l'auscultation.

A. — INSPECTION DE L'ŒSOPHAGE

L'*inspection directe* de l'œsophage n'est évidemment praticable que pour le segment cervical de l'organe. On peut ainsi parfois percevoir sur le cou des *dilatations sacciformes* (*diverticules*) qui siègent le plus souvent du côté gauche; plus rarement à droite ou des deux côtés à la fois. Un fait caractéristique, c'est l'augmentation de volume de ces diverticules au moment des repas et leur diminution après les repas. Pendant que le malade absorbe des aliments, on les voit se gonfler et se tendre fortement ; au contraire les mouvements de suffocation, les vomissements, la compression manuelle régulière, les évacuent et diminuent leur volume. Quand le diverticule se remplit, il se produit, comme l'ont signalé Betz et König, des bruits qui offrent le caractère de gargouillements, de gloussements, ces bruits peuvent se reproduire au moment de l'évacuation du diverticule par la compression. Leur intensité est parfois tellement prononcée qu'on les entend d'une extrémité à l'autre de la salle.

Les résultats de la *percussion* de ces diverticules sont variables. Lorsqu'ils renferment des matières solides, le son sera sourd ; lorsqu'ils contiennent des gaz, on obtiendra de la sonorité ou de la matité tympaniques. On peut distendre artificiellement ces diverticules, en administrant successivement au malade dans de l'eau une pincée d'acide tartrique, puis la même quantité de bicarbonate de soude. Ces tentatives demandent toutefois à être faites avec de grandes précautions et l'on fera bien de n'y avoir recours que dans les cas où le diagnostic reste douteux. En effet, si l'un de ces diverticules éprouve une distension exagérée, il peut exercer sur les voies aériennes avoisinantes une compression telle qu'il se produit de la dyspnée avec menace d'asphyxie.

On a essayé à diverses reprises de pratiquer l'endoscopie de l'œsophage, *œsophagoscopie*, d'après le principe de la laryngoscopie. Il existe à ce sujet des travaux récents de John, Aylurin, Bevan, Semeleder et Stœrck et surtout de Waldenburg. Ce dernier réussit, avec le secours d'appareils tubulaires et du laryngoscope, à inspecter directement la muqueuse de l'œsophage. Le champ visuel, il est vrai, resta limité à une longueur de 12 cent. ; et il semble que le peu de succès obtenu par ce procédé soit dû d'abord à cette imperfection, et par-dessus tout aux difficultés inhérentes à l'emploi de l'appareil. De nos jours, Mikulicz, Leiter et Nitze paraissent avoir été plus loin, grâce au concours d'appareils à éclairage électrique ; il faut attendre avec réserve les résultats pratiques de cette méthode.

Lorsqu'il existe une communication anormale entre l'œsophage et les voies aériennes, le laryngoscope peut devenir d'une certaine utilité pour le diagnostic, ainsi que le prouve une observation d'Obermier, où il s'agissait d'une fistule œsophago-bronchique. En faisant avaler au malade de la poudre de charbon dans de l'eau, on la voyait, grâce au miroir laryngien, réapparaître en partie dans la profondeur de la trachée. Souvent on s'est contenté d'administrer par la bouche des liquides colorés, du lait par exemple, qui, arrivés en partie dans les voies respiratoires, excitaient la toux et étaient expulsés au dehors par l'expectoration.

B. — PALPATION DE L'ŒSOPHAGE. — CATHÉTÉRISME

Le doigt introduit dans la bouche ne peut atteindre directement l'œsophage dont la partie initiale siège environ à 15 cent. derrière l'arcade dentaire ; et la longueur de l'index ou du médius est insuffisante pour arriver jusque dans la cavité même de l'organe.

Du côté de la portion cervicale de l'œsophage, nous avons déjà dit dans le précédent chapitre qu'il pouvait se développer sous les téguments des modifications très importantes pour la palpation. Il faut y joindre un phénomène nouveau, la formation d'emphysème sous-cutané, en cas de *perforation œsophagienne*. Cet emphysème est un signe précieux pour le diagnostic des solutions de continuité de la paroi œsophagienne, alors que l'air pénètre de l'intérieur de l'œsophage dans le tissu cellulaire du médiastin et de là sous les téguments du cou et plus loin encore. Cette lésion, l'expérience le prouve, se rencontre plus fréquemment dans les ruptures subites que dans les perforations graduelles. La crépitation spéciale de l'emphysème le fait facilement reconnaître, surtout si elle est accompagnée du gonflement de la région intéressée.

Nous dirons ici que, dans certaines circonstances, l'acte de la *déglutition influe sur le pouls de l'artère radiale droite*, en l'affaiblissant ou en le supprimant entièrement. Cela arrive lorsque l'artère sous-clavière du côté droit a une origine anormale, lorsqu'elle naît de l'arc postérieur de la crosse aortique derrière l'artère sous-clavière gauche et que pour arriver à sa zone d'épanouissement, elle est obligée de se diriger à droite entre le rachis et l'œsophage ou, plus rarement, entre l'œsophage et la trachée. En ces cas, il est facile de voir que chaque mouvement de déglutition exerce une compression passagère sur le tronc vasculaire.

De toutes les méthodes physiques d'exploration de l'œsophage, celle qui tient la tête au point de vue de l'importance diagnostique est la palpation médiate de l'organe par les *sondes œsophagiennes*.

On peut faire usage, comme sonde œsophagienne, de petites tiges de baleine portant à leur extrémité un bouton conique, ovalaire (fig. 175) ou une petite éponge. Le mieux est d'avoir à sa disposition une série de baleines à olives de diverses grosseurs. Jamais il ne faut négliger, avant l'intromission de la sonde, de s'assurer si le bouton ou l'éponge sont fixés bien solidement à la tige, parce qu'autrement ils pourraient demeurer enclavés dans l'œsophage au moment de l'extraction de l'instrument et donner lieu à des désordres très graves. L'éponge, avant d'être introduite, doit être ramollie dans de l'eau chaude. Comme ces éponges s'imbibent du contenu de l'œsophage et que leur nettoyage est fort pénible, on s'explique que dans le cathétérisme œsophagien, comme dans la chirurgie moderne en général, on ait renoncé aux éponges.

Les sondes les plus fréquemment employées sont les sondes dites anglaises. Elles sont constituées par un tube creux, long, flexible et de couleur rouge brunâtre, qui s'amincit en cône à son extrémité inférieure et se trouve muni au-dessus de cette extrémité de deux fenêtres ovales, dont l'une est située plus haut que celle du côté opposé. Les sondes noires dites françaises, sont moins bonnes, parce qu'elles cassent plus facilement (fig. 176, f).

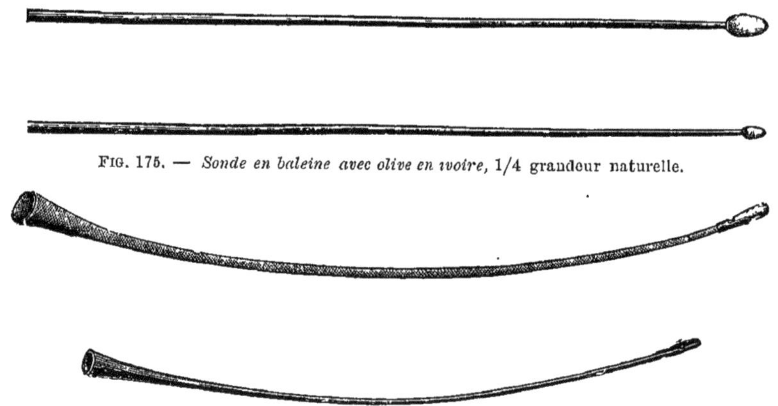

Fig. 175. — *Sonde en baleine avec olive en ivoire,* 1/4 grandeur naturelle.

Fig. 176. — *Sondes œsophagiennes.* — *e,* Anglaise. — *f,* Française, 1/4 grandeur naturelle.

Mackenzie a recommandé récemment l'emploi de sondes qui au lieu d'être cylindriques, sont ovalaires, à cause de la forme ovalaire de la coupe normale de l'œsophage. Pour certains cas, on s'est servi pour le cathétérisme de l'œsophage de *bougies en corde à boyaux*; parfois aussi on a eu recours à des *sondes à modeler*.

Avant l'introduction, il faut, en le plongeant dans l'eau chaude, rendre le quart inférieur de la sonde plus mou et plus malléable; il faut éviter l'emploi de l'eau bouillante qui détériore rapidement les sondes, et rend leur surface, lisse auparavant, rugueuse et écaillée. L'extrémité inférieure de la sonde doit être mousse, car un bout aigu provoque facilement des traumatismes. Les sondes qui présentent des inflexions ou une surface rugueuse, doivent être immédiatement rejetées.

En enduisant l'extrémité de la sonde avec un corps gras, on facilite le glissement de l'instrument. Nous nous servons dans ce but de glycérine, qui est préférable à l'huile ; elle répugne moins aux malades et a une saveur plus agréable.

Il n'est souvent pas suffisant de tremper simplement la sonde dans l'eau ; en revanche on peut, suivant le conseil de Trousseau, se servir de blanc d'œuf.

Pour parer à toutes les éventualités il faut souvent des sondes de différents calibres ; mais en tous cas leur diamètre ne devra pas, comme nous l'avons dit plus haut, dépasser 18 millim.

Les premières tentatives de cathétérisme sont presque toujours pénibles pour les malades. Ce n'est que peu à peu qu'ils s'habituent à l'irritation provoquée par ce corps étranger et arrivent à la supporter sans peine. Au début il survient des accès de suffocation ; les malades ont une violente dyspnée, deviennent cyanotiques, et pris de peur, mordent énergiquement soit la sonde, soit le doigt du médecin ; souvent ils cherchent à saisir le bras de ce dernier et à repousser la sonde et celui qui la manie ; ils se lèvent remuant la tête en tous sens pour échapper à l'exploration et expulsent fréquemment par le vomissement, et la sonde et le contenu de l'estomac.

Ces accidents seront naturellement d'autant plus prononcés que la sonde sera entre les mains d'un observateur plus inexpérimenté ; ils diminuent beaucoup d'intensité lorsqu'on sait procéder rapidement et avec de la sûreté de main. En tous cas, on fera bien de prévenir le malade avant d'intervenir ; la confiance de celui-ci en son médecin ne fera qu'augmenter, s'il voit que ce dernier connaît les éventualités pouvant se produire durant l'examen. D'ailleurs, il ne faut pas en général se laisser effrayer par ces symptômes et cesser l'exploration ; ce n'est qu'en cas de vomissements que la circonspection devient nécessaire, nous le verrons plus loin.

L'introduction de la sonde se fait presque toujours par la bouche ; on peut toutefois, si le malade refuse d'ouvrir celle-ci, la faire passer par le nez à travers le conduit nasal moyen. Dans le premier cas, le malade devra être assis ; dans le second, la position la plus commode est le décubitus dorsal, la tête étant dans l'extension forcée.

Le cathétérisme de l'œsophage pratiqué par la bouche s'opère de la façon suivante :

Le malade est assis devant le médecin et penche la tête un peu en arrière ; on engage le malade à regarder en l'air. Celui-ci ouvre la bouche aussi largement que possible et tire fortement la langue. Si l'on craint d'être mordu pendant l'exploration, on interposera entre les arcades dentaires un gros bouchon. Certains malades sollicitent même cette interposition, qui leur rend l'examen moins pénible. Le médecin place alors l'index de la main gauche sur le dos de la langue et l'introduit, si possible, assez loin pour atteindre l'épiglotte. Les trois premiers doigts de la main droite saisissent comme une plume à écrire la sonde préalablement ramollie et enduite d'un corps gras. On la tient d'abord près de son bout inférieur que l'on mène le long et sous la conduite de l'index gauche jusqu'à la paroi postérieure du pharynx. A ce moment, par le soulèvement du segment de l'instrument resté hors de la bouche, on fait glisser l'extrémité inférieure par-dessus l'index derrière l'épiglotte et dans l'entrée de l'œsophage. La manœuvre est souvent facilitée par une légère pression sur le bout supérieur de la sonde. On fait pénétrer celle-ci avec beaucoup de prudence et le plus rapidement possible de haut en bas pour éviter toute violence.

Si l'on rencontre un obstacle, on retire un peu la sonde pour la faire avancer à nouveau avec la plus grande circonspection. Quelquefois l'on sent que l'instrument se trouve brusquement serré et entravé dans sa descente. Dans ces cas, il s'agit le plus souvent d'une *contracture de la tunique musculaire de l'œsophage*, amenée par l'irritation même que produit la sonde. Aussi laisse-t-on l'instrument en repos pendant quelques secondes, sa progression ne pouvant qu'exagérer le spasme ; puis le passage redevenu libre, on pénètre de nouveau plus avant. Il n'est pas rare de rencontrer de ces contractions spasmodiques en différents endroits de l'œsophage, dans le cours d'une même exploration.

Si l'obstacle au cathétérisme persiste, il faut songer à une sténose véritable, et il faut avoir recours à des sondes de plus petit calibre ; il peut arriver qu'il faille s'adresser en dernier ressort à des bougies en corde à boyau. Le diamètre de la sonde, capable de passer l'endroit difficile, indique le *degré de la sténose ;* quant à sa longueur, elle sert à en reconnaître le *siège*. On constate qu'il y a des rétrécissements multiples, lorsque la sonde, ayant heureusement traversé une première coarctation, se trouve arrêtée de nouveau plus bas.

Le cathétérisme de l'œsophage peut présenter *certains dangers* et rencontrer des obstacles anormaux, dont nous allons signaler les plus fréquents.

Tout d'abord, il ne faut jamais procéder au cathétérisme de l'œsophage sans s'être assuré préalablement qu'il n'existe point d'*anévrysme de l'aorte thoracique*. En raison des rapports de l'aorte et de l'œsophage, il se produit souvent un rétrécissement du calibre de ce dernier en cas de dilatations du tube artériel. Lorsque les parois de l'anévrysme et de l'œsophage sont très amincies, il peut arriver que la sonde détermine la perforation de la poche sanguine et amène une hémorrhagie rapidement mortelle. Dans certains cas, les pulsations imprimées à la sonde introduite avertissent le médecin qu'il existe un anévrysme de l'aorte.

Le danger de pénétrer avec la sonde dans le larynx n'est pas aussi grand qu'on veut bien le dire dans les traités de pathologie ; car, au moment de l'introduction du cathéter, l'épiglotte s'abaisse immédiatement et obture l'entrée de cet organe. Si contre toute attente on avait pénétré dans le larynx, on reconnaîtrait bien vite l'erreur aux violents accès de toux du malade, à la dyspnée et aux menaces de suffocation, enfin à l'entrée bruyamment sifflante de l'air dans la sonde à chaque inspiration, suivie de son expulsion partielle à l'expiration. Lorsque la sonde se trouve entre les cordes vocales, le malade est incapable d'articuler un son.

Le danger est plus réel, lorsqu'il existe de la paralysie de l'épiglotte et de l'anesthésie de la muqueuse laryngée, telles qu'on en rencontre notamment à la suite de la diphtérie. Dans ce cas, l'entrée du larynx demeurant béante d'une façon permanente, la sonde peut facilement y pénétrer, et comme, en outre, en raison de l'anesthésie de la muqueuse, la toux fait entièrement défaut, les opérateurs inexpérimentés ne s'aperçoivent pas de la fausse route. L'emploi du laryngoscope supprime tous les doutes. Sinon, on placera en face du bout supérieur de la sonde une bougie allumée, qui, si l'instrument est engagé dans le larynx, donnera une flamme dont les oscillations coïncideront avec l'inspiration et l'expiration.

Tant que la sonde se meut dans le segment thoracique de l'œsophage, elle est soumise, comme l'a montré surtout Emminghaus, à toutes les conditions de pression existant dans la cage thoracique. C'est ce qui explique que, en introduisant l'instrument avec lenteur, on entend chez presque tous les individus, une aspiration inspiratoire, sibilante, d'air dans la sonde, tant que celle-ci reste dans le segment thoracique, en supposant bien entendu des mouvements respiratoires profonds. On peut même faire naître ainsi le signe de la bougie que nous avons cité plus haut. De l'existence seule de ces symptômes on ne peut donc conclure qu'au lieu d'être dans l'œsophage on se trouve dans les voies aériennes. Il faut distinguer des courants aériens respiratoires qui se produisent dans la sonde l'expulsion violente d'air qui s'observe dans le vomissement et les quintes de toux, alors que l'extrémité inférieure de la sonde se trouve dans l'estomac.

D'après Rossocha et Schreiber, les conditions de pression sont les mêmes dans l'estomac que dans le segment intrathoracique de l'œsophage. Pour déterminer la position du cardia, c'est-à-dire l'embouchure de l'œsophage, Schreiber recommande de fixer au bout inférieur de la sonde un ballon en caoutchouc, d'insuffler celui-ci lorsqu'il a largement pénétré dans l'estomac, puis de retirer la sonde et de marquer l'endroit où l'on sent de la résistance, le cardia entravant la sortie du ballon gonflé d'air.

Tout récemment, Martins a démontré l'existence d'une fistule broncho-œsophagienne en introduisant dans l'œsophage une sonde au bout inférieur de laquelle il avait adapté une capsule de Marey et un appareil enregistreur. Tandis que chez les individus bien portants le levier s'abaisse à chaque inspiration pour se soulever à l'expiration, il se produisit là pendant l'inspiration une entrée de l'air de la trachée dans l'œsophage, de telle sorte que l'abaissement initial du levier fut bien vite compensé et la différence entre les impulsions inspiratoire et expiratoire minime.

La pénétration de la sonde dans les voies aériennes peut encore être favorisée par l'*étroitesse congénitale* et anormale du pharynx. Duplay rapporte une observation très intéressante où la fausse route ne fut reconnue qu'à l'aide du laryngoscope. L'emploi fortuit de bromure de potassium avait, en ce cas, créé en même temps une insensibilité extraordinaire de la muqueuse du larynx.

Parfois c'est l'épaississement prononcé et l'*ossification du cartilage cricoïde* qui font échouer le cathétérisme de l'œsophage. Travers et Wernher en ont publié des exemples. Le cartilage épaissi peut rétrécir la portion initiale de l'œsophage au point d'amener finalement la mort par inanition. Parfois on réussit à refouler le larynx en avant et à se procurer ainsi accès dans l'œsophage.

L'apparition de vomissements pendant le cathétérisme n'est pas tout à fait sans danger. Blanche relate le cas d'un aliéné chez lequel une partie des matières vomies pénétrèrent dans le larynx et déterminèrent la mort par asphyxie. Emminghaus vit également cet accident être suivi de pneumonie.

Il nous reste enfin à signaler l'extrême gravité des *fausses routes*. On doit supposer leur production lorsqu'en cas d'obstacle rencontré dans l'œsophage, on réussit subitement à passer la sonde. Ordinairement on ne demeure pas longtemps dans le doute à ce sujet, par suite des conséquences immédiatement graves d'un pareil accident. Les fausses routes se font le plus souvent du côté du tissu cellulaire du médiastin, de la cavité pleurale ou des poumons; on a cité des cas où l'extrémité de la sonde avait pénétré directement dans une caverne pulmonaire.

Dans le cathétérisme de l'œsophage il faut tenir compte des points suivants :

A. **Douleur.** — Lorsque dans le cathétérisme de l'œsophage, on provoque de la douleur toujours et à chaque tentative au même endroit, on peut être certain de se trouver en présence d'*altérations locales, le plus souvent inflammatoires, de la muqueuse œsophagienne.* On soupçonne l'existence de *lésions ulcéreuses* dans les cas où, en dépit d'une exploration très circonspecte, la sonde revient tachée de sang ou de bandes hématiques (1).

B. **Formation de diverticules.** — Les protrusions de l'œsophage créent de grandes difficultés au cathétérisme, en ce sens que l'extrémité de la sonde pénètre dans le diverticule et y demeure engagée. A l'aide de mouvements de latéralité imprimés au bout supérieur de l'instrument, on sent bientôt qu'on se trouve dans un espace libre plus ou moins vaste. Mais le signe vraiment caractéristique de la présence de diverticules, ce sont les alternatives d'échec et de réussite de l'exploration, suivant qu'on passe au-devant de l'orifice du diverticule ou qu'on s'y engage. Parfois on arrive à l'aide d'une pression exercée dans un sens déterminé sur la sonde, à introduire celle-ci sans peine. Plus l'orifice du diverticule est large et sa réplétion prononcée, plus on a de chances de s'y engager et d'y être arrêté, et inversement. Zenker et Ziemssen ont démontré ce fait à l'aide d'un dessin schématique très clair, où l'on voit qu'en cas de réplétion du diverticule, l'orifice de ce dernier tend à se

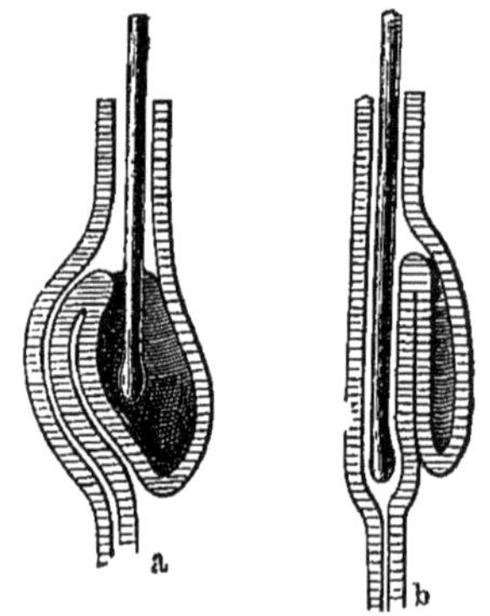

FIG. 177.— *Diverticules de l'œsophage.* a. Cathétérisme, le diverticule étant plein. — b. Cathétérisme, le diverticule étant vide. D'après DE ZIEMSSEN et ZENKER (*Maladies de l'œsophage*, p. 85).

(1) Le cancer est la cause la plus commune des ulcérations de l'œsophage. Dans ces derniers temps on a démontré que l'œsophage pouvait être atteint d'un *ulcère simple*, absolument semblable à celui de l'estomac. Cet ulcère simple de l'œsophage siège presque toujours dans le tiers inférieur de l'organe et serait l'origine des coarctations fibreuses qui s'observent à ce niveau.

placer dans l'axe vertical de l'œsophage. L'évacuation par la compression des diverticules pleins pourrait par conséquent faciliter le cathétérisme.

C. **Sténoses.** — Le cathétérisme indique tout d'abord le siège et le degré du rétrécissement. Il peut renseigner également sur sa nature, parce qu'en cas de sténoses consécutives à l'infiltration cancéreuse, il reste dans les fenêtres de la sonde des particules de tumeur facilement reconnaissables au microscope. On ne devra donc jamais négliger de faire l'examen microscopique des éléments ramenés au dehors par l'instrument.

Dans certains cas rares, la sténose de l'œsophage est engendrée par une accumulation énorme de champignons *du muguet;* ce sera encore l'examen microscopique qui éclaircira ici le diagnostic. Dans toute autre circonstance, ce seront les commémoratifs et les phénomènes cliniques qui indiqueront si le rétrécissement est dû à des corps étrangers de l'œsophage, à des lésions des parois ou à la compression exercée par les organes avoisinants.

On a encore tenté d'établir la *forme* et la *longueur de la stricture*, choses qui sont d'un intérêt plutôt chirurgical. Pour le diagnostic de la forme, on s'est servi de sondes molles, de bougies en cire molle ou en gutta-percha, ramollies dans l'eau chaude avant leur introduction. Toutes deux donneraient l'image exacte de la forme du rétrécissement. Pour mesurer la longueur d'une sténose, Sainte-Marie a proposé l'emploi d'une sonde qui possède à son extrémité inférieure une olive fermée et compressible en caoutchouc, tandis que l'autre bout se termine par un tube en verre gradué. On remplit la sonde d'un liquide coloré jusqu'à la hauteur du 0°. L'olive rencontre-t-elle un endroit rétréci, elle se trouve comprimée et le liquide monte dans le tube. Le rétrécissement une fois passé, le liquide retombe à 0°; la différence entre les deux niveaux indique directement la longueur du passage sténosé. Ferrié opérait d'une façon analogue. Il se servait d'une sonde graduée par centimètres et munie à son extrémité inférieure d'une petite vessie en baudruche, qu'il introduisait jusqu'à l'endroit rétréci. A ce moment, il marquait la longueur de la partie introduite. En passant le rétrécissement, la baudruche s'affaisse; puis celui-ci passé, on insuffle à nouveau le petit sac et on retire la sonde jusqu'au moment où l'on sent la résistance opposée par la partie inférieure du rétrécissement. En retranchant de la longueur du segment de sonde introduit à ce moment celle obtenue précédemment, on obtient immédiatement la longueur du rétrécissement.

Il faut distinguer des rétrécissements organiques, les *rétrécissements spasmodiques* que peut développer le simple cathétérisme et ceux qui apparaissent comme entité morbide chez les personnes nerveuses. Le plus souvent on triomphe de ces rétrécissements spasmodiques, si l'on a soin de laisser la sonde en repos pendant quelque temps dans l'intérieur de l'œsophage.

D. — Il peut survenir des *dilatations de l'œsophage* au-dessus d'un rétrécissement, ou, d'une façon plus diffuse, dans la paralysie de la tunique musculaire de l'organe. On reconnaît leur existence à la facilité avec laquelle on imprime à la sonde des mouvements étendus de latéralité.

C. — PERCUSSION DE L'ŒSOPHAGE

La percussion n'est que d'un emploi restreint dans l'exploration de l'œsophage. Nous avons déjà mentionné précédemment la percussion des diverticules siégeant dans la portion cervicale de l'organe. Si les diverticules sont situés plus bas, ils peuvent se manifester par de la matité circonscrite à côté de la colonne vertébrale. Cela n'arrivera cependant que dans les cas où ces diverticules seront remplis de masses solides.

Dans le rétrécissement œsophagien, Ziemssen a réussi à distendre la portion dilatée située au-dessus de la sténose en administrant des solutions d'acide tartrique et de bicarbonate de soude et à la rendre ainsi accessible à la percussion. La distension se traduit naturellement par de la sonorité tympanique.

D. — AUSCULTATION DE L'ŒSOPHAGE

Dans certaines affections de l'œsophage, il se développe des phénomènes sonores tellement intenses, qu'on peut les entendre à distance. Nous avons dit précédemment que la *réplétion des diverticules s'accompagne de gargouillements très prononcés*. Les mêmes phénomènes peuvent être créés artificiellement par la réduction d'un diverticule rempli.

L'acte de la déglutition s'annonce par des grondements, des grouillements, des gouglous, lorsqu'il existe de la *paralysie* de la tunique musculaire de l'œsophage. Les anciens désignaient ce symptôme du nom de *dysphagie* ou *déglutition sonore*.

L'*auscultation médiate de l'œsophage* a été fondée par Hamburger. Pour la pratiquer, on place le stéthoscope, pour la portion cervicale, à gauche et en arrière de la trachée; pour la portion thoracique sise au-dessus de la 6e dorsale, à gauche également, près de la colonne vertébrale et pour le reste de la longueur à droite de cette dernière. Il est regrettable qu'Hamburger, par ses exagérations et ses subtilités, ait plus fait de mal que de bien à cette méthode d'investigation, excellente pour certains cas.

Voici comment on procède. On engage le malade à garder dans la bouche une gorgée de liquide et à l'avaler à un signal déterminé : commandement bref ou, comme le faisait Hamburger, pression exercée sur l'os hyoïde. Ce dernier moyen mérite la préférence, parce que l'ascension de cet os indique le début de l'acte de la déglutition et permet ainsi, à l'auscultation, d'en juger la rapidité.

En auscultant un *œsophage sain*, on perçoit partout un bruit bref, clair, glougloutant, qui a la plus grande analogie avec celui que chacun peut entendre lui-même en avalant à vide. Le bruit est d'autant plus intense qu'on ausculte plus haut.

Dans les rétrécissements de l'œsophage, quand on ausculte au-dessous du point rétréci, ou bien ce bruit ne se perçoit plus du tout, ou il ne se perçoit qu'au bout d'un certain temps, ou encore il est extraordinairement affaibli et modifié dans son caractère. Voilà, suivant nous, tout ce que l'auscultation de l'œsophage peut fournir d'important comme symptôme. Hamburger prétend, cependant, avoir entendu, au moment du cathétérisme, le frottement de la sonde contre les parois rétrécies.

Pour nous la cause du bruit œsophagien normal réside dans le frottement du bol alimentaire contre la muqueuse de l'organe. Sainte-Marie l'explique de la façon suivante : à l'état de vacuité les surfaces de la muqueuse de l'œsophage sont juxtaposées; au moment de la déglutition elles s'écartent l'une de l'autre, en produisant le bruit que l'on perçoit.

En auscultant le creux épigastrique, pendant et après la déglutition, suivant Kronecker et Meltzer, on entend deux bruits, le premier qu'ils ont appelé *Durchspritzgeräusch* et le second *Durchpressgeräusch* (1). On a essayé d'utiliser pour le diagnostic des maladies de l'œsophage les modifications de ces bruits; mais les interprétations données à ces phénomènes sont pleines de contradictions tant pour ce qui concerne la genèse physiologique que pour ce qui regarde leur signification pathologique. Pour Ewald par exemple, le second bruit ne se produit pas au moment de la déglutition, mais dans l'estomac; son opinion a trouvé des adversaires; d'après Fraenkel, par exemple, dans la paralysie de l'œsophage, le second bruit serait en retard de beaucoup sur l'instant de l'apparition normale qui est de 6 à 7 secondes, et durerait très longtemps, tandis que dans les rétrécissements de l'organe, les deux bruits ne subiraient aucune modification. En cas de réplétion de l'estomac, le second bruit fait défaut (Meltzer).

4. — Exploration de l'estomac.

A. — INSPECTION DE LA RÉGION ÉPIGASTRIQUE

A l'inspection de l'épigastre, on ne remarque rien de frappant chez l'individu bien portant.

L'*augmentation du volume de l'estomac*, qu'elle soit aiguë (accumulation de gaz, plus rarement quantité excessive de chyme), ou chronique (dilatation de l'estomac), se manifeste ordinairement à l'œil par une voussure, une distension de la région épigastrique. Dans la dilatation de l'estomac, on peut suivre cette voussure le plus souvent jusqu'au-dessous de l'ombilic où elle se termine par une ligne à convexité inférieure qui correspond au trajet de la grande courbure de l'organe (2). L'ectasie est par-

(1) Bruit de jaillissement ou de seringue, et bruit de pression.

(2) La voussure épigastrique est le fait de la distension gazeuse de l'estomac; dans la dilatation vraie, permanente, cette voussure manque habituellement; la paroi abdominale est même très souvent flasque et excavée.

fois telle que la grande courbure est située immédiatement au-dessus de la symphyse pubienne.

Les symptômes n'en sont pas toujours prononcés avec la même netteté, car ils dépendent de l'état de réplétion de l'estomac et surtout de sa distension par les gaz. Aussi est-il bon de procéder à l'inspection le malade étant dans le décubitus dorsal, parce que dans la position verticale les muscles abdominaux se contractent et dissimulent les altérations morbides. L'éclairage latéral permet quelquefois de reconnaître les contours de l'estomac, dans les cas où l'éclairage direct ne révèle rien d'extraordinaire. Bouillaud rapporte que dans certains cas le météorisme stomacal est tellement considérable qu'il produit la voussure des fausses côtes du côté gauche.

La petite courbure de l'estomac est recouverte par le lobe gauche du foie et demeure inaccessible à l'inspection, mais si l'estomac est abaissé elle peut être au-dessous du bord inférieur du foie et devenir ainsi accessible.

On peut, d'habitude, même chez les personnes saines, rendre la limite inférieure de l'estomac perceptible à l'œil par un procédé imaginé par Frerichs et excellent pour l'exploration de cet organe. Il consiste à *distendre artificiellement l'estomac par l'acide carbonique* au moyen de l'ingestion d'eau gazeuse, par exemple. Il est plus commode encore d'administrer au sujet, successivement, dans de l'eau, une ou deux cuillerées à dessert d'acide tartrique et une égale quantité de bicarbonate de soude. Au bout de quelques secondes, on voit la saillie de la région épigastrique se prononcer de plus en plus et manifester comme limite au-dessus de l'ombilic une ligne à convexité inférieure. La hauteur de ce contour au niveau de la ligne médiane n'est pas la même pour tous les individus ; il peut évidemment atteindre l'ombilic, mais le plus souvent il en est distant de 2 à 5 centim.

La quantité de bicarbonate de soude et d'acide tartrique ne doit pas être trop forte, autrement il survient des vomissements spumeux, de la dyspnée, de l'anxiété, de la cyanose légère et de l'accélération du pouls. Ces derniers symptômes sont dus évidemment à la gêne qu'apporte aux mouvements du diaphragme l'estomac fortement distendu et au refoulement du diaphragme et du cœur. Ces accidents ne sont pas dangereux ; il suffit de quelques éructations pour les faire disparaître en quelques minutes. S'ils persistaient, la sonde œsophagienne donnerait une issue rapide aux gaz en excès et supprimerait tout symptôme pénible.

Dans ces derniers temps, on a modifié le procédé de Frerichs, en introduisant une sonde molle dans l'estomac et en insufflant de l'air à travers l'instrument avec une poire en caoutchouc. A notre avis, le procédé modifié n'est ni plus exact, ni plus commode aussi bien pour le médecin que pour le malade.

Pour le diagnostic des maladies de l'estomac, le procédé de Frerichs présente des avantages tout à fait particuliers ; non seulement il permet de reconnaître le volume et la forme de l'organe, mais il renseigne sur l'aptitude obturatrice du *pylore* et facilite, dans bien des cas, le diagnostic des *tumeurs* stomacales, en établissant par des surfaces plus ou moins larges le contact de l'organe avec la paroi abdominale.

Dans la dilatation de l'estomac, les limites de l'organe se dessinent, grâce au même procédé, avec bien plus de netteté, que pour l'estomac non dilaté ; la grande courbure, naturellement, descend au-dessous de l'ombilic, et de plus elle s'étend très loin à droite et à gauche.

Dans quelques cas, j'ai pu reconnaître sur le vivant l'existence d'un *estomac en sablier* à un retrait profond vers le milieu de la courbure stomacale, et mon diagnostic a été confirmé par l'autopsie.

Quelquefois on constate que, très peu de temps après le gonflement artificiel de l'estomac, l'intestin grêle et le côlon se remplissent de gaz, de telle sorte que tout le ventre est tendu et météorisé. Dans certains cas même la distension visible de l'estomac manque presque complètement et l'on n'observe qu'une dilatation aiguë des anses de l'intestin grêle. Ce signe, sur lequel Ebstein a attiré l'attention, indique l'*insuffisance du pylore*, et la possibilité pour les gaz de pénétrer de l'estomac directement dans les intestins. Ordinairement il s'agit de destruction de la musculature du pylore par un ulcère ou une tumeur cancéreuse, plus rarement de troubles d'innervation ou de relâchement du sphincter pylorique à la suite d'une gastrite intense. D'après Kussmaul, l'insuffisance physiologique du pylore n'existe que pour l'estomac à jeun.

Dans certains cas, on aperçoit les *mouvements péristaltiques* de l'estomac. Ces mouvements se traduisent par des étranglements et des soulèvements qui ondulent et progressent de gauche à droite et sont souvent même perceptibles à la palpation. Bamberger a remarqué qu'il se produisait un étranglement d'abord vers le milieu de l'organe, qui prend pour ainsi dire la forme d'un 8 et que de là partent les mouvements pour se diriger vers le pylore et le cardia. Quelquefois la succession des mouvements est extrêmement irrégulière, de telle sorte qu'ils se font tantôt dans un sens, tantôt dans un autre. Souvent ils apparaissent spontanément ; d'autres fois, on les produit par la percussion, l'aspersion avec de l'eau froide, ou l'excitation faradique des parois abdominales. Ces mouvements se rencontrent surtout dans le rétrécissement du pylore qui a amené la dilatation de l'estomac et l'hypertrophie de sa tunique musculaire. Cependant, dans ces derniers temps, Kussmaul a fait remarquer qu'il pouvait se produire également sans cette lésion, par une sorte de névrose de la motilité, appelée *agitation péristaltique de l'estomac*. Dans la dilatation stomacale, il faut veiller à ne pas confondre le péristaltisme avec des mouvements analogues que peuvent engendrer des anses intestinales intercalées entre l'estomac et la paroi abdominale.

A l'inspection, on voit parfois s'exécuter des mouvements de l'estomac qui se dirigent du pylore au cardia : ce sont les *contractions antipéristaltiques*.

Dans certains cas, on constate à l'œil dans la région épigastrique *des tumeurs lisses* ou *noueuses*. Le plus souvent, elles existent à droite et un peu au-dessus de l'ombilic ; dans ce cas il s'agit d'une tumeur du pylore. Mais comme le pylore, chez l'homme bien portant, est masqué par le lobe gauche du foie, ces tumeurs ne peuvent devenir visibles que si l'orifice pylorique est situé plus bas qu'à l'état normal, accident que favorise déjà le poids même des tumeurs. Dans les mouvements respiratoires, les tumeurs visibles de l'estomac ne changent ordinairement pas de place, ce qui les distingue des tumeurs du foie et de la rate, à moins toutefois que les mouvements ne leur soient communiqués par des adhérences existant entre le foie et l'estomac. Parfois, ces tumeurs présentent des soulèvements et des affaissements pulsatiles qui leur viennent de l'aorte abdominale. Leur présence n'est pas toujours également facile à constater par l'inspection, ce qui tient aux changements de position de l'estomac suivant qu'il est plein ou à jeun. A l'aide de la distension par l'acide carbonique, on peut se rendre compte de ces changements et les utiliser pour le diagnostic différentiel avec les tumeurs d'organes voisins.

On a encore tenté de pratiquer l'inspection de l'estomac par voie directe. C'est ainsi que Milliot cherchait à éclairer les parois stomacales en y dirigeant un jet de lumière électrique. Tout récemment, Leiter et Nitze, ont, eux aussi, construit des *gastéroscopes* qui nécessitent l'emploi de la lumière électrique. A l'aide de certaines dispositions de lentilles, ils purent inspecter directement la muqueuse de l'estomac. Avant de se prononcer sur les résultats pratiques de ces essais, il faut attendre de nouvelles expériences.

Les *pulsations épigastriques* visibles ne sont pas en connexion immédiate avec des affections gastriques et ne peuvent être utilisées par le diagnostic de ces dernières. En ce qui concerne leur nature et leur signification, nous renvoyons le lecteur au chapitre de l'examen des artères (1).

B. — PALPATION DE L'ESTOMAC

De même que le palper abdominal, celui de l'estomac nécessite certaines mesures de précaution. Tout d'abord, il faut toujours palper avec des mains chaudes, afin d'éviter la contraction réflexe des parois abdominales qui s'oppose naturellement à l'examen. Il faut éviter également tout mouvement saccadé des doigts et pénétrer lentement, mais d'une façon continue, vers la profondeur. Pour obtenir le relâchement le plus prononcé possible des parois abdominales, il est bon de faire fléchir au malade les cuisses sur le bassin et les jambes sur les cuisses, de l'engager à respirer vite et superficiellement et de converser avec lui pendant l'exploration afin de détourner son attention.

Dans la *palpation*, l'attention doit être dirigée avant tout sur la *sensibilité de l'épigastre*. Cette sensibilité peut être circonscrite ou diffuse, ce qui

(1) Nous avons dit plus haut, que, d'après M. Glénard, les pulsations épigastriques indiqueraient un abaissement du côlon transverse, abaissement corrélatif d'une chute plus ou moins marquée de tous les viscères de l'abdomen (splanchnoptose).

indique, selon le cas, l'existence de foyers morbides localisés ou des lésions plus étendues de la paroi stomacale (1).

Les parois stomacales deviennent en partie accessibles à la palpation dans les cas où l'organe sain a été distendu artificiellement par l'acide carbonique, ou dans ceux où le viscère dilaté par la maladie est fortement rempli de gaz. On éprouve alors au palper une sensation de résistance qui rappelle celle d'un coussin de caoutchouc insufflé.

Dans tous les autres cas, on n'arrive ordinairement à sentir les parois gastriques que lorsque celles-ci sont le siège d'*altérations anatomiques*. Le plus souvent il s'agit de *dégénérescence cancéreuse de l'estomac*; mais les *cicatrices des parois* et *l'hyperplasie de la tunique musculaire* peuvent produire le même effet. Les abcès de la paroi de l'estomac sont très rarement perceptibles à la palpation sous forme de tumeurs.

Les *corps étrangers* de l'estomac peuvent se manifester à la palpation. Ainsi Best relate l'observation d'une femme de 30 ans, chez laquelle on avait constaté dans la région ombilicale une tumeur dure, lisse et mobile. A l'autopsie, on la trouva constituée par une pelote de cheveux du poids de 900 gr. Depuis l'âge de 15 ans, la malade avait l'habitude d'avaler des cheveux. Russel, Inmann et Schönborn ont publié des cas analogues. Kooyker a observé un pseudo-néoplasme de l'estomac qui n'était autre chose, on le constata à l'autopsie, qu'une boule de substances végétales.

Dans certains cas, les lésions des parois stomacales se traduisent simplement par un *accroissement de la sensation de résistance*; dans d'autres au contraire, on peut tracer exactement les limites des parties malades. Les tumeurs cancéreuses fournissent le plus souvent la sensation de masses *bosselées*, *dures*; tandis que dans l'hypertrophie de la tunique musculaire, le point lésé est souvent lisse sous la main. Si l'hypertrophie se borne exclusivement à la musculature du pylore, on doit, malgré l'absence d'inégalités sur les parois de la tumeur, soupçonner l'existence d'une production maligne.

Ordinairement les tumeurs stomacales sont mobiles; elles n'offrent cependant aucun déplacement respiratoire. Cela tient à l'élasticité de l'estomac, élasticité qui lui permet de compenser par une distension latérale toute pression venant du diaphragme. Lorsque les parois du viscère sont dégénérées dans leur totalité, leur distension se trouve gênée et il peut se produire des déplacements respiratoires, ainsi que le démontre une observation de Leube. Il en est de même quand la tumeur a contracté des adhérences avec le foie qui lui communique ses mouvements. Comme les parois abdominales se dilatent à chaque inspiration, il faut encore veiller à ne pas confondre le déplacement de celles-ci à la surface du néoplasme avec un déplacement de

(1) La sensibilité est obtuse dans la gastrite et dans le cancer, très vive et très localisée dans l'ulcère simple, très vive et diffuse si l'ulcère se complique de péritonite. Dans les gastralgies qui ne sont pas liées à une lésion des parois stomacales, la douleur est plus souvent calmée que provoquée par la pression. En cas de douleur épigastrique survenant par accès, il faut toujours penser à la possibilité d'une *colique hépatique-pseudo-gastralgique*.

la tumeur elle-même. Dans le cas où des tumeurs de l'estomac présenteraient des pulsations, on reconnaîtra que ces dernières lui sont communiquées par l'aorte abdominale à ce fait qu'au lieu de se trouver en face d'une dilatation pulsative en tous sens comme dans les anévrysmes, on n'a affaire qu'à de simples soulèvements et affaissements successifs.

Lorsque l'estomac renferme en même temps des gaz et des liquides et qu'on lui imprime des secousses intermittentes, on obtient des *bruits de succussion* qui se traduisent à la palpation par de grosses ondulations. On peut les produire chez l'homme bien portant ; toutefois, leur maximum d'intensité se constate dans la dilatation de l'estomac. Ferber a essayé d'utiliser la constatation de ces bruits pour déterminer les limites de la grande courbure de l'estomac, ces bruits cessant naturellement d'être perceptibles au-dessous de celle-ci (1).

Le *cathétérisme de l'estomac* constitue une sorte de palpation médiate. Pour le pratiquer, on peut se servir des instruments que l'on emploie pour le cathétérisme de l'œsophage ; la sonde doit naturellement être plus longue. Les instruments dont on fait le plus souvent usage sont les sondes œsophagiennes ou gastriques anglaises.

Par le cathétérisme on peut déterminer la position du cardia, en reconnaître les sténoses et établir les limites de la grande courbure de l'estomac. Le premier de ces diagnostics a une importance très grande en cas de tumeurs cancéreuses du cardia, celles-ci restant souvent inaccessibles aux autres méthodes d'investigation ; le dernier est précieux dans les cas de gastrectasie. Leube a montré le premier qu'on pouvait sentir à travers les parois

---

(1) Bruit de clapotage gastrique. — A tous les signes fournis par l'auteur pour le diagnostic de la dilatation de l'estomac, nous préférons la recherche du bruit de clapotage.

Le clapotage est un bruit hydro-aérique qu'on perçoit en palpant avec de petites secousses, la région stomacale. Il a été décrit d'abord par Chomel qui le considérait toujours comme un signe morbide indiquant une dyspepsie des liquides, c'est-à-dire une dilatation de l'estomac. Mais cette manière de voir est inexacte. Le bruit de clapotage gastrique peut être perçu chez des sujets dont l'estomac est normal.

Pour que le bruit de clapotage gastrique devienne un signe de dilatation de l'estomac, il faut qu'il remplisse deux conditions, l'une topographique, l'autre chronologique ; ces conditions ont été bien établies par MM. Bouchard et Le Gendre, par M. Audhoui, M. Baradat.

Le bruit de clapotage gastrique est un signe de dilatation stomacale : 1° lorsqu'il s'entend hors des limites normales de l'estomac, c'est-à-dire au-dessous d'une ligne qui va de l'ombilic au point le plus proche du rebord costal gauche (Bouchard) ; 2° lorsque le sujet est à jeun (Bouchard), ou immédiatement avant le repas suivant (Audhoui), ou six heures après la fin du repas précédent.

Il faut éviter de confondre le bruit de clapotage gastrique avec le gargouillement des côlons. C'est une erreur qui se commet communément chez l'enfant.

Qu'il nous soit permis d'ajouter que la recherche de la dilatation stomacale doit être faite avec le plus grand soin et dans presque tous les cas. Cette règle s'impose surtout depuis que M. le professeur Bouchard a montré que l'estomac était un centre pathogénique de premier ordre et que bon nombre de troubles éloignés étaient liés à une auto-intoxication ayant son origine dans les fermentations anormales qui se passent dans un estomac dilaté.

abdominales la sonde introduite dans l'estomac; il a même réussi par la palpation des parois abdominales combinée au toucher rectal à sentir l'extrémité de la sonde entre les deux mains exploratrices. Or, comme le contact de la paroi inférieure de l'estomac se trahit par une légère résistance, on voit que le cathétérisme de l'estomac donne le moyen de délimiter la position de la courbure inférieure de l'organe. Leube a reconnu que chez les individus bien portants on sentait l'extrémité de la sonde au moins à la hauteur de l'ombilic; sur le cadavre, il a pu faire descendre la région située en face du cardia jusqu'au niveau d'une ligne horizontale allant de l'une à l'autre des épines iliaques antérieures et supérieures. Il conclut de là, avec raison, qu'il y a certitude de dilatation stomacale, lorsque sur le vivant, le bout de la sonde descend au-dessous de cette ligne.

Penzoldt a cherché, à l'aide d'une série de mensurations pratiquées sur des individus bien portants, à savoir de combien de centimètres on pouvait faire pénétrer la sonde dans l'estomac et à utiliser le résultat obtenu pour le diagnostic de la gastrectasie. Il trouva comme moyenne un chiffre de 60 centim., chiffre inférieur à la longueur de la colonne vertébrale; dans trois cas de dilatation de l'estomac, le segment de sonde introduit fut de 70 centim.; chiffre égal à la longueur de la colonne vertébrale.

Purgecz s'y prit d'une façon un peu différente. Il mit la sonde en communication avec un manomètre. Tant qu'elle fut dans l'œsophage, ce dernier indiqua une pression négative qui devint positive aussitôt que l'instrument eut passé le trou œsophagien du diaphragme. Lorsque l'estomac est normal, on peut, à partir de cet endroit, introduire la sonde encore sur une longueur de 27 à 30 centim., avant de sentir de la résistance du côté de la paroi stomacale opposée au cardia. Avec ce procédé, le diagnostic de la gastrectasie paraît facile.

Schreiber a essayé d'adapter à l'extrémité inférieure de la sonde, au-dessus des yeux, une petite vessie en caoutchouc, de l'insuffler une fois arrivée dans l'estomac et de rendre visibles de cette façon les limites de la poche stomacale.

Rosenbach introduisait dans l'estomac une sonde munie à son orifice supérieur d'une poire de caoutchouc. Lorsque l'estomac contient des liquides et que les yeux de la sonde plongent dans ce liquide, si on injecte de l'air par la sonde et qu'on ausculte en même temps l'épigastre, on entend des râles amphoriques à grosses bulles et du bruit de glouglou. En retirant plus ou moins la sonde on peut déterminer le niveau du liquide, qui est évidemment situé à la hauteur exacte où cessent les râles. Si l'on introduit dans un estomac sain environ cent centim. cubes de liquide, on constate que le niveau du liquide a monté sensiblement; inversement, on constate que ce niveau a baissé quand on a retiré le liquide. Au contraire, dans un estomac dilaté, l'introduction de quantités de liquide bien plus considérables ne produit qu'une ascension légère du niveau du liquide.

Rosenbach pense qu'on peut utiliser ce procédé avec beaucoup d'avantage pour le diagnostic des périodes initiales d'une gastrectasie confirmée, périodes qu'il a proposé de désigner sous le nom d'*insuffisance stomacale*.

Il entend par là un état où les forces expulsives de l'estomac sont insuffisantes, d'une façon d'abord intermittente, puis permanente. La limite de l'aptitude fonctionnelle de la musculature de l'estomac est donnée par le défaut d'ascension du niveau du liquide sous l'influence de l'ingurgitation de liquide et quelquefois même par sa baisse immédiate.

Jaworski s'est servi également dans ces derniers temps de ce procédé et il a montré que, si l'on introduit dans l'estomac une substance dont le dosage quantitatif est facile et si, au bout d'un certain temps, on retire avec un siphon le contenu du viscère pour en déterminer à nouveau le rapport quantitatif, la dilution de la substance primitivement introduite permet de conclure à la quantité de liquide existant dans l'estomac.

C. — PERCUSSION DE L'ESTOMAC

La percussion de l'estomac sain donne des résultats éminemment variables. Le son de percussion dépend en effet du contenu stomacal aussi bien que de la tension des parois gastriques. On trouve donc tantôt de la sonorité tympanique, tantôt un son métallique, tantôt un son mat ou obscur, tantôt enfin des combinaisons de ces diverses formes de son. Comme l'estomac subit des dilatations et des rétrécissements actifs, il peut facilement arriver que le son de percussion change en très peu de temps quant à sa hauteur et à son caractère acoustique tout entier. De même, on comprend aisément que les limites de l'estomac ne seront pas toujours les mêmes, quoiqu'à chaque estomac corresponde un maximum de distension déterminé. C'est dans ces conditions complexes que résident les difficultés réelles de la percussion de l'estomac.

L'estomac, par son fond, est logé dans la concavité de la voûte gauche du diaphragme et occupe, dans la cavité abdominale, une situation telle qu'environ 5/6 de son volume sont à gauche de la ligne médiane et 1/6 seulement à droite de cette même ligne. La position de l'estomac n'est pas horizontale, comme on le professait jadis à tort, mais plutôt verticale.

Le point où l'œsophage fait place au *cardia* n'est pas toujours situé à la même hauteur; le plus souvent il correspond au commencement de la onzième vertèbre dorsale ; il peut cependant s'élever jusqu'à la neuvième. En avant, le niveau serait à peu-près celui de l'insertion sternale du cartilage de la 7e côte gauche. Il faut bien se garder de croire que c'est là le point le plus élevé de l'estomac. Ce point est en effet le sommet du fond de l'organe, qui atteint la hauteur de la 9e dorsale et dépasse le cardia d'environ 3 à 5 centimètres (fig. 178).

La *petite courbure de l'estomac* suit tout d'abord le côté gauche du rachis en se dirigeant verticalement de haut en bas. A la hauteur de la 1re vertèbre lombaire, elle s'infléchit presque à angle droit vers la droite et, arrivée à droite de la ligne médiane, elle remonte vers la portion pylorique en demeurant très voisine de cette même ligne. La petite courbure est entièrement recouverte par le lobe gauche du foie (fig. 179). Elle n'est donc accessible à une exploration directe que si l'estomac est situé plus bas qu'à l'état normal.

Le *pylore* est masqué par le lobe droit du foie. Il se trouve à droite de la ligne médiane, à une distance de 4 centim. environ ; en tous cas, il ne fait jamais saillie dans l'hypochondre droit et est le plus souvent en contact par son bord latéral avec le point d'union des 7e et 8e cartilages costaux (fig. 179). En moyenne, il est situé à 7 centim. au-dessous du niveau du cardia. Il en résulte que les affections du pylore ne sont justiciables d'un

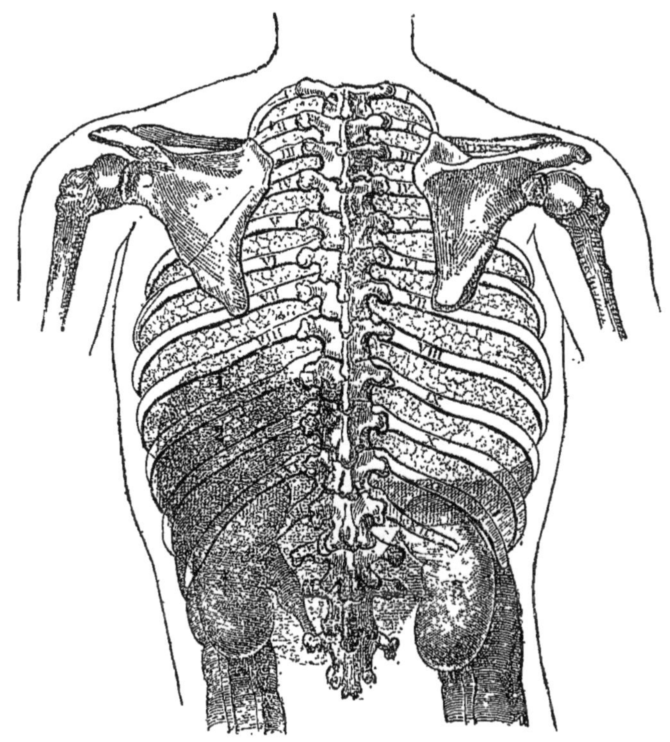

FIG. 178. — *Situation de l'estomac*, vue postérieure.

1. Estomac. — 2. Rate. — 3. Reins.

examen direct que si le pylore est plus bas qu'à l'état normal. Du reste, le pylore n'est pas le point situé le plus à droite ; le point le plus éloigné de ce côté appartient à une portion de la région pylorique située au-dessous de lui (fig. 179).

La *grande courbure de l'estomac* a sa convexité dirigée vers l'hypochondre gauche et la paroi antérieure de l'abdomen. Dans son segment supérieur, elle est en grande partie entourée de parenchyme pulmonaire, dans ses segments inférieur et antérieur, au contraire, elle est en contact avec l'hypochondre gauche et l'épigastre. A droite de la ligne médiane, elle s'élève petit à petit, et à partir du fond de la vésicule biliaire elle se dirige vers la portion pylorique (fig. 179). Sa distance de l'ombilic, sur la ligne médiane, varie avec l'état de réplétion de l'estomac; elle est ordinairement, l'estomac étant plein, de 2 à 4 centim.; mais il est également des cas où la grande courbure descend jusqu'au niveau de l'ombilic.

La partie de l'estomac qui est en contact avec l'hypochondre gauche et l'épigastre est seule directement accessible à la percussion. Cette partie correspond à une portion de la paroi antérieure et supérieure de l'organe: Lorsque celui-ci est rempli de gaz, ce département est limité en haut et à gauche par la transformation du son pulmonaire en sonorité tympanique, la limite latérale se trouvant dans la ligne axillaire antérieure gauche. En haut et à droite, la

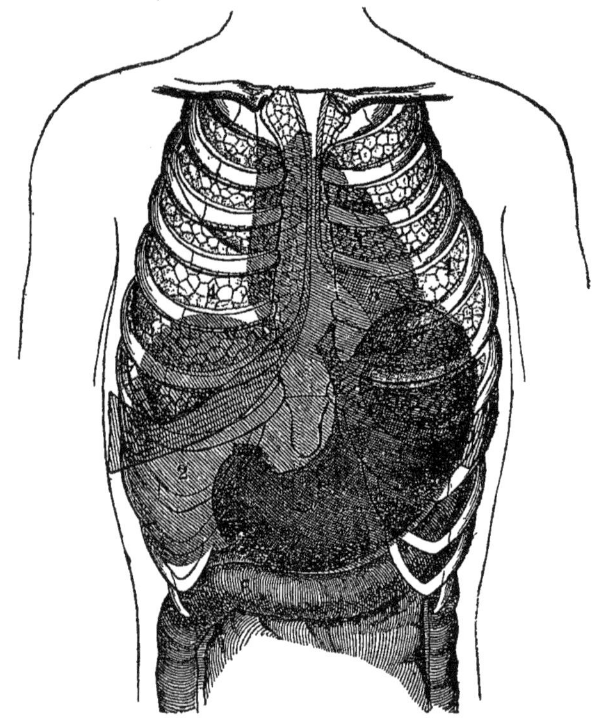

Fig. 179. — *Position de l'estomac*, vue antérieure.

1. Estomac. — 2. Foie. — 3. Cœur. — 4. Poumons. — 5. Espaces pleuraux complémentaires. 6. Côlon transverse.

délimitation est indiquée par le passage de la matité hépatique à la sonorité tympanique. En bas, cette délimitation n'est possible pour l'estomac et le côlon, que lorsque le son tympanique de l'estomac devient mat, parce que cette portion du tube digestif renferme des matières solides ou qu'il est moins élevé et moins intense en raison de la présence en cette dernière de fluides gazeux. On peut donc pour l'estomac distinguer trois limites : en haut et à gauche, la limite *gastro-pulmonaire;* en haut et à droite, la limite *gastro-hépatique;* et en bas, la limite *gastro-colique.*

Dans les cas où le lobe gauche du foie ne va pas jusqu'à la région du choc de la pointe du cœur, il existe encore entre les limites gastro-pulmonaire et gastro-hépatique une limite *gastro-cardiaque*.

Nous devons insister ici sur les *difficultés inhérentes à la percussion de l'estomac.* Lorsque ce dernier est entièrement vide ou rempli de masses solides, sa délimitation avec le foie devient chose impossible ; si le côlon lui-même contient encore des masses solides, il sera impossible également d'établir la limite stomacale inférieure. Quand l'estomac ne contient que de petites quantités de gaz et que le côlon est aussi distendu par des gaz, le son tympanique stomacal peut être absolument identique à celui du côlon,

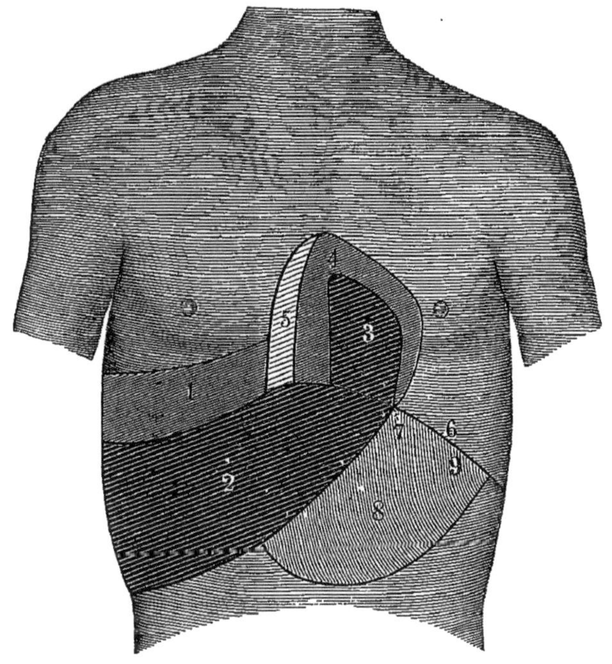

FIG. 180. — *Limites de percussion de l'estomac.*

1. Grande matité hépatique. — 2. Petite matité hépatique. — 3. Petite matité cardiaque. — 4. Grande matité cardiaque. — 5. Résistance cardiaque. — 6. Bord inférieur du poumon gauche. — 7. Angle hépato-pulmonaire. — 8. Limites de l'estomac. — 9. Espace semi-lunaire de Traube.

de sorte qu'on ne peut déterminer la limite gastro-colique par la percussion.

Dans les deux cas, la méthode de Frerichs, c'est-à-dire la distension de l'estomac par l'acide carbonique, offrirait des avantages. Dans le premier cas, elle donnerait au niveau de l'estomac de la sonorité tympanique ; dans le second, ce même son tympanique, en raison de la distension plus considérable de l'estomac, aurait une tonalité plus basse. On pourrait encore, il est vrai, obtenir la délimitation gastro-colique d'une autre manière. Il faudrait, comme l'a proposé Mader, introduire par la voie rectale dans le côlon, suivant le cas, du gaz ou du liquide, en sorte que la délimitation devint possible.

La percussion de l'estomac se pratique le plus facilement dans le décubitus dorsal, parce que dans la position verticale, la forte tension des parois abdominales peut devenir gênante. Cette percussion devra toujours être superficielle.

La figure fournie par la percussion de l'estomac au niveau de l'*hypochondre gauche* occupe un espace s'étendant du 6e au 9e cartilage costal et de la région de la pointe du cœur jusqu'à la ligne axillaire antérieure. Cet espace a à peu près la forme d'un croissant, le bord inférieur de la moitié gauche du thorax figurant la corde d'un arc à convexité supérieure; il atteint une longueur moyenne de 12 centim. et sa hauteur maxima est de 8 à 10 centim. Cette zone constitue l'*espace semi-lunaire* de Traube, qui correspond principalement au fond de l'estomac (fig. 180). Dans bien des cas, la limite supérieure de cet espace au lieu d'être convexe, présente une légère concavité supérieure; mais c'est là, quoi qu'en dise Weil, une exception qui dépend essentiellement du trajet du bord inférieur du poumon gauche immédiatement au-dessous de l'appendice linguiforme; en ce point, on constate d'habitude une légère convexité qui regarde en haut; dans certains cas plus rares, on observe un trajet plutôt rectiligne ou à concavité supérieure.

Le segment épigastrique de l'estomac, lorsque ce dernier a subi une distension artificielle préalable, peut être suivi souvent jusqu'au niveau de l'ombilic, mais se termine la plupart du temps à 4 centim. au-dessus de ce point.

A droite de la ligne médiane, on peut explorer l'organe, ainsi que l'a dit Wagner en se basant sur des études très bien faites, sur une largeur de 5 centim. environ; plus loin il disparaît derrière le lobe hépatique droit.

Les chiffres moyens obtenus par Wagner pour le contour de la percussion de l'estomac sont les suivants :

Plus grande largeur	20 centim.
Hauteur sur la ligne mammaire gauche	12,5
» » parasternale gauche	15,5
» » médiane	9
» » parasternale droite	4

Pour la percussion de l'estomac, on peut chercher à apprécier la *diminution ou l'augmentation de volume, les déplacements et les tumeurs de l'organe.*

Diminution de la figure de percussion de l'estomac. — Il peut exister une diminution de la figure de percussion de l'estomac, sans que celui-ci soit lui-même diminué de volume. Lorsque le lobe gauche du foie est notablement hypertrophié, la limite gastro-hépatique se déplace en bas et à gauche. La diminution du côté de la limite gastro-pulmonaire se produit lorsque l'espace complémentaire antérieur de la plèvre gauche est rempli de liquide et réduit par conséquent l'espace semi-lunaire de Traube d'au moins la largeur de l'espace complémentaire. Traube et Fraentzel ont fait remarquer à juste titre que lorsque le diagnostic hésite entre une *pleurésie* ou une *pneumonie gauches*, la réduction de l'espace semi-lunaire plaide en faveur de la première de ces affections; dans la seconde, en effet, ce symptôme est exceptionnel et nécessiterait une infiltration très étendue du poumon gauche (1).

Le *pneumothorax* diminue également les dimensions de l'espace de Traube; cela peut encore arriver par suite d'*épanchement péricardique* ou d'*hypertrophie cardiaque*, ces lésions produisant le refoulement du bord antérieur du poumon gauche et l'abaissement de la limite inférieure du cœur. L'augmentation de volume de la rate peut déterminer cette diminution du contour des limites gastriques dès que cet organe hypertrophié recouvre une partie de la paroi antérieure de l'estomac.

Il ne faut pas oublier qu'à chaque inspiration profonde il survient une réduction physiologique des limites de l'estomac, due à ce que le bord inférieur du poumon gauche s'abaisse et va ainsi recouvrir une plus grande étendue de la paroi antéro-supérieure de l'estomac, en produisant en même temps une diminution de surface de l'espace semi-lunaire.

Il existe, il est vrai, des cas de diminution réelle de volume de l'estomac; mais ces cas ne sont guère accessibles à un diagnostic direct.

Augmentation de la figure de percussion de l'estomac. — L'agrandissement de la figure de percussion de l'estomac, celui-ci ayant conservé son volume normal, se produit soit quand le lobe gauche du foie est diminué de volume, soit quand le bord inférieur du poumon gauche s'est déplacé en haut. Dans le premier cas, le lobe hépatique gauche se rétracte vers la ligne médiane et il se produit entre les limites gastro-hépatique et gastro-pulmonaire une limite gastro-cardiaque. La seconde éventualité s'observe dans l'atrophie du poumon gauche. Dans ces cas, l'espace semi-lunaire augmente de hauteur. Traube a montré depuis de longues années que l'accroissement en hauteur de l'espace semi-lunaire constituait un symptôme très important de l'*atrophie du poumon gauche*.

La figure de percussion de l'estomac peut encore augmenter de dimensions dans l'*abaissement de cet organe*. On l'observe, par exemple, dans les tumeurs gastriques qui, par leur poids, produisent l'abaissement mécanique du viscère. Dans ces cas, il s'agit évidemment d'un déplacement de la limite stomacale inférieure.

Kussmaul a encore fait remarquer que lorsque l'estomac avait une position verticale la limite inférieure de l'organe s'abaissait. Cette position verticale peut être congénitale ou due à la compression; une constriction peut par exemple refouler à gauche et en bas le foie, la portion pylorique de l'estomac, tandis que le cardia conserve sa position normale. Une partie du segment pylorique peut ainsi descendre jusqu'au-dessous de l'ombilic; il faut

---

(1) Il faut ajouter que la disparition de la zone sonore de Traube dans la pleurésie gauche indique presque toujours un épanchement très abondant.

Cette séméiologie de l'espace semi-lunaire de Traube a été bien étudiée en France par MM. Jaccoud et Grancher et dans une monographie de M. Artigalas.

bien se garder de confondre cette déviation de l'estomac avec de la gastrectasie ; pour cela, on se souviendra que, dans ce cas de déviation, l'estomac ne dépasse que très peu la ligne médiane vers la droite et n'atteint pas dans ce sens la limite normale.

Il faut attacher une importance spéciale à l'accroissement que produit la gastrectasie dans la figure de percussion de l'estomac. On doit affirmer cette lésion lorsque, après distension de l'estomac par l'acide carbonique, la limite inférieure de l'organe dépasse l'ombilic et que le segment situé à droite de la ligne médiane *s'étend plus loin que d'habitude à droite et en dehors* (1).

Lorsque l'estomac dilaté renferme à la fois des gaz et des liquides, les limites de percussion varient avec les diverses attitudes du corps ; car, tandis que dans le décubitus dorsal le liquide gagne la paroi postérieure et quitte la grande courbure de l'organe, dans la position verticale, il retombe sur cette dernière et transforme le son tympanique qu'elle fournissait à la percussion *en une zone de matité* plus ou moins étendue, à convexité inférieure ou à limite supérieure horizontale. Dans le décubitus latéral gauche, on constate aisément par la percussion que le liquide a gagné la grosse tubérosité de l'estomac.

Dans les cas où l'on est dans le doute au sujet de la direction de la grande courbure de l'estomac, on peut se servir de ces notions (Piorry, Penzoldt), pour lever l'incertitude. Si l'on administre à un homme dont l'estomac est sain et à jeun, un litre de liquide, il se produit dans la station verticale, le long de la grande courbure, une matité de la forme que nous avons indiquée et qui n'existait pas auparavant. Cette matité n'atteint jamais l'ombilic. En répétant cette expérience chez des dilatés, la matité descend au-dessous du niveau de l'ombilic. Si l'on retire le liquide à l'aide de la pompe stomacale, le son mat se changera en son tympanique ; et de cette façon, on déterminera avec certitude la limite de la grande courbure stomacale.

Dehio employait la même méthode, mais d'une façon un peu différente. Il donnait à l'individu à jeun un quart de litre d'eau et établissait par la matité la position de la grande courbure ; ayant ainsi continué jusqu'après absorption d'un litre, il reconnut que jamais l'estomac sain, dans ces conditions, ne descendait au-dessous de l'ombilic. Il n'en était pas de même pour

---

(1) Pacanowski a établi pour les dimensions stomacales obtenues par la percussion des moyennes qu'il est bon de retenir.

Chez l'*homme*, la hauteur la plus grande de l'estomac est de 11 à 14 centimètres ; la limite supérieure de l'estomac passe ordinairement par le 5e espace intercostal sur les lignes mammaire et parasternale gauches. La plus grande largeur est de 21 cent., et le point extrême à gauche se trouve sur la ligne axillaire antérieure gauche, derrière la 7e côte. Chez la *femme* la plus grande hauteur est de 10 centimètres et la plus grande largeur de 8 centimètres. Ces moyennes obtenues avec des sujets sains pourront servir à apprécier les dimensions de l'estomac à l'état pathologique.

M. Malibran a remarqué que lorsqu'il y a distension passagère de l'estomac par des gaz, la sonorité gastrique s'élèverait aux dépens de la sonorité pulmonaire. Dans la dilatation permanente au contraire la zone de sonorité stomacale s'abaisse.

l'estomac dilaté. Chez certains gastrectasiques, la dilatabilité anormale de l'organe se trahissait par son abaissement extraordinaire après absorption d'un verre seulement ou deux ; enfin, à chaque nouveau verre, l'estomac descendait davantage. Donc, avec ce procédé, on réussit à diagnostiquer les états d'insuffisance mécanique de l'estomac.

Leichtenstern a tenté de déterminer la limite inférieure de l'estomac à l'aide de la percussion linéaire. Quand on ausculte l'estomac et qu'en même temps dans le voisinage du stéthoscope on percute le plessimètre avec un corps dur, on réussit la plupart du temps à produire au niveau de l'estomac un beau son métallique. Le côlon peut donner un son analogue, mais Leichtenstern pensait pouvoir différencier les deux sons à leur qualité acoustique et tracer ainsi la limite entre l'estomac et le côlon. Weil a fait remarquer avec beaucoup de raison, qu'une différence nette entre les deux sons peut faire défaut, que le timbre métallique disparaît graduellement quand on s'avance vers la limite inférieure de l'estomac et qu'enfin, au point de vue de la tonalité, le timbre est soumis à des variations incessantes, dépendant des contractions péristaltiques et des modifications de capacité qui en résultent.

Percussion dans les déplacements de l'estomac. — Les déplacements de l'estomac peuvent se faire de bas en haut, de haut en bas ou latéralement.

Dans la distension prononcée, il n'est pas rare de rencontrer la limite gastro-pulmonaire plus haute qu'à l'état normal, surtout s'il y a en même temps météorisme intestinal.

Le déplacement de haut en bas est fréquent en cas de tumeurs et frappe principalement la portion pylorique mobile.

Une forte pression latérale peut également dévier le pylore et le refouler en bas et vers la ligne médiane. Cet abaissement avec déviation en dedans peut être congénitale.

Il faut enfin signaler les cas de *transposition des viscères* où le cardia et le fond de l'organe siègent à droite et le pylore à gauche.

Percussion des tumeurs de l'estomac. — Pour le diagnostic des tumeurs de l'estomac, la percussion est importante, parce qu'au niveau de ces dernières elle donne non pas une matité *vraie*, mais une sorte de matité *tympanique*. Ce phénomène permet fréquemment, dans des cas difficiles, d'établir le diagnostic différentiel avec les tumeurs du foie ou de la rate, qui donnent une matité absolue. Mais la règle n'est pas sans exceptions, et Leube rapporte un cas où l'absence de matité tympanique fit diagnostiquer une tumeur du foie et où, à l'autopsie, on trouva une tumeur de l'estomac.

D. — AUSCULTATION DE L'ESTOMAC

L'auscultation de l'estomac n'est pas sans valeur pour le diagnostic. Nous avons déjà dit que chez l'individu bien portant on entendait pendant et peu après la déglutition deux bruits, le « durchspritzgeräusch » (bruit de jaillissement) et le « durchpressgeräusch » (bruit de pression). La réplétion de l'estomac supprime le premier de ces bruits. Meltzer perçut 15 à 20 minutes encore après la déglutition, dans la région du foie, un bruit continu, qu'il appelle bruit pylorique.

L'auscultation de la déglutition peut faciliter le diagnostic des *rétrécissements du cardia*. Dans ces lésions, il faudra évidemment un temps assez long avant que le liquide ingurgité passe de l'extrémité de l'œsophage dans l'estomac; les bruits changent souvent de caractère, on les perçoit sous forme de bruits à grosses bulles, d'assez longue durée, analogues à des gargouillements. Fréquemment le premier bruit fait défaut et le second seul se produit.

Dans les cas où l'estomac contient en même temps du liquide et des gaz, on provoque, en secouant le malade ou son estomac seulement, un *bruit de succussion* qui s'entend souvent à grande distance. La plupart du temps les malades le produisent à volonté par des inspirations saccadées; parfois, il apparaît sous l'influence des changements d'attitude du corps. Cette sorte de bruit s'observe également chez les personnes bien portantes, mais il possède une intensité toute spéciale chez les gastrectasiques; nous avons dit à propos de la palpation qu'on le percevait, dans certains cas, sous forme de mouvements de flot (bruit de clapotage).

Des bruits de succussion, il faut séparer les *bruits de fouet et de gargouillement*. Ils se développent, il est vrai, dans les mêmes conditions que les précédents, c'est-à-dire quand on secoue le malade; toutefois Kussmaul fait ressortir avec raison qu'ils sont d'autant plus nets et plus intenses que l'estomac ne contient que de l'air, ou de l'air avec très peu de liquide.

En auscultant un estomac dilaté, on perçoit quelquefois des *bruits d'ébullition, de bouillonnement, de chantonnement*, d'un caractère tout particulier, qui semblent provenir de nombreuses petites bulles d'air. Ils ont été décrits d'abord par Pauli, puis par Oppolzer et Popoff et récemment par Penzoldt. Ils sont dus évidemment à la fermentation du contenu de l'estomac; aussi leur valeur diagnostique n'est-elle pas à négliger. On peut les produire artificiellement en distendant l'estomac à l'aide d'acide carbonique. Jamais on ne les entend plus bas que la grosse courbure, en sorte que l'auscultation de l'estomac constitue un excellent moyen de contrôle pour les résultats de la percussion.

Quelquefois on a vu se produire une *rupture de la paroi de l'estomac* avec accompagnement d'un bruit détonant nettement perceptible. C'est ainsi que Williams relate un cas de cancer de l'estomac où une perforation mortelle se produisit avec un bruit très distinct au moment où le malade s'asseyait; Thorspecker parle d'un cas de gastromalacie chez un enfant de trois mois où la rupture de l'estomac s'accompagna d'une légère détonation.

Nous avons déjà signalé que l'estomac influençait parfois les phénomènes acoustiques qui se produisent du côté des appareils respiratoire et circulatoire. Il peut leur imprimer un caractère métallique et les renforcer par résonance au point qu'ils deviennent perceptibles à une grande distance.

Federici insiste sur ce qu'on n'entend les sons propagés du cœur qu'au niveau de l'estomac et non au niveau des anses intestinales avoisinantes, ce qui permet de déterminer par l'auscultation la limite inférieure de l'estomac. Ce n'est qu'en cas de pénétration de gaz dans la cavité péritonéale que les sons du cœur deviennent perceptibles sur une plus grande étendue de l'abdomen; ce fait est à utiliser pour le diagnostic de la *pneumo-péritonite.*

Avec l'exploration physique pure de l'estomac, les moyens de diagnostic ne sont évidemment pas épuisés, nous insistons sur ce point; il faut tenir compte aussi de ce qui a trait à l'aptitude fonctionnelle de l'organe, à la composition chimique et à l'action du suc gastrique. L'étude de ces phénomènes appartient au domaine de la chimie et ne peut par conséquent trouver place dans le présent ouvrage.

APPENDICE

Recherche de l'acide chlorhydrique dans le suc gastrique.

Cependant cet examen chimique du suc gastrique a acquis une telle importance que nous croyons devoir ici exposer les éléments de cette question.

L'usage de la sonde gastrique d'une part, la recherche des acides par les méthodes colorantes inaugurée par M. Laborde d'autre part, ont permis de pratiquer, au lit du malade en quelque sorte, l'examen chimique du suc gastrique.

Le suc gastrique extrait après un repas d'épreuve, est filtré; le résidu est examiné au microscope; dans le liquide filtré, on peut rechercher la présence de la peptone et des acides normaux ou anormaux de l'estomac; enfin on peut essayer des digestions artificielles avec le suc gastrique.

Mais en clinique, la recherche primordiale, c'est la recherche de l'acide chlorhydrique du suc gastrique. D'une manière générale, le pouvoir digestif du suc gastrique est en raison directe de sa teneur en HCl. Pour la pepsine, elle varie beaucoup moins, et du reste il suffit d'une quantité minime pour que la digestion s'opère en présence de HCl.

Voici comment on peut procéder pour cette recherche de l'acide chlorhydrique. Le malade fait un repas d'épreuve; il prend un œuf, un petit pain et un demi-verre d'eau. Une heure après (car au début de la digestion, c'est l'acide lactique qui prédomine), on évacue le contenu stomacal à l'aide du siphon; on filtre et on opère sur le liquide filtré. Celui-ci est examiné à l'aide de réactifs colorants divers : violet de méthyle, tropéoline, vert brillant, papier du Congo, phloroglucine-vanilline. Le principe est le même pour toutes les réactions. Prenons le vert brillant, par exemple, qui a été préconisé par M. Lépine. Une solution aqueuse faible de vert brillant est bleu verdâtre. Si on ajoute 2 ou 3 gouttes de ce réactif à 4 ou 5 centimètres cubes du suc gastrique filtré, ou d'un liquide renfermant de l'acide chlorhydrique (liquide étalon), on observe ceci: pour une proportion de HCl correspondant à 0,1875 pour 1000 le mélange commence à devenir vert; au-dessus, cette teinte verte prend un reflet jaunâtre très facile à apprécier; à 1,5 pour 1000 la teinte est franchement jaune. Fait important, l'acide lactique est presque sans action sur le vert brillant. Avec une solution titrée d'acide chlorhydrique, on observe les diverses teintes et en les comparant avec celles fournies par le suc gastrique, on évalue la teneur de celui-ci en HCl; pour savoir s'il y a anachlorhydrie, hypochlorhydrie, ou hyperchorhydrie, on se rappellera que le suc gastrique normal, une heure après l'injection des aliments, renferme 2 pour 1000 de HCl.

La difficulté de ces divers procédés est qu'il faut pratiquer le cathétérisme de l'estomac, ce qui dans certaines circonstances est un supplice pour le malade et pour le médecin. Aussi Günzburg, qui avait déjà inventé la phloroglucine-vanilline, a-t-il cherché un procédé où on pourrait se passer du siphon. Voici ce qu'il a imaginé. On sait que l'iodure de potassium ingéré apparaît 5 ou 10 minutes après dans la salive où on le constate à l'aide d'une solution amidonnée faite à chaud avec addition d'acide nitrique fumant. On introduit 0,15 à 0,20 d'iodure de potassium dans un morceau de tube de caoutchouc très fortement vulcanisé et mince comme une peau de saucisse. On rabat les bouts et on ficelle le paquet avec des fils de fibrine qu'on noue d'une manière très égale. On place le paquet dans une capsule de gélatine. Une heure après le repas d'épreuve, on fait ingérer une de ces capsules au patient. On le fait cracher dans un verre à expériences tous les quarts d'heure et on recherche si la salive renferme de l'iode. Que se passe-t-il dans l'estomac ? La capsule de gélatine se dissout toujours de la même manière et dans le même temps. Mais les fils de fibrine sont dissous plus ou moins vite suivant la quantité d'acide chlorhydrique. Après la rupture du fil de fibrine, le paquet se défait ; l'iodure de potassium se dissout, est absorbé et apparaît dans la salive, série d'opérations qui prennent un temps si minime comparé au temps de dissolution de la fibrine, que ce temps est en quelque sorte négligeable (10 minutes environ chez tous les malades).

En moyenne, il s'écoule chez les individus sains une heure un quart entre le moment de l'ingestion de la capsule et l'apparition de l'iode dans la salive.

Dans des cas d'hypochlorhydrie et d'anachlorhydrie, on constate que l'iode n'apparaît que 2 h. 1/2, 3 h., 4 h., 5 h. après l'ingestion. En cas d'hyperchlorhydrie, l'iode apparaît 3/4 d'heure après. Si ce procédé nouveau subit victorieusement le contrôle de la clinique, il prendra certainement la place des anciens.

Par les divers procédés que nous venons d'indiquer, on a pu établir qu'il y a hyperchlorhydrie dans une forme spéciale de dyspepsie nerveuse, dont la gastroxie nerveuse de Rossbach n'est qu'un mode particulier, dans les crises gastriques du tabes, dans certains cas d'ulcère simple, de chlorose et au début de la gastrite. Cette hyperchlorhydrie cause un spasme du pylore et entraîne à la longue de la dilatation de l'estomac.

L'acide chlorhydrique paraît en quantité normale dans les dilatations pures ou dynamiques, au moins dans les premières périodes.

L'hypochlorhydrie et l'anachlorhydrie s'observent dans le cancer de l'estomac, la gastrite catarrhale avec dégénérescence glandulaire, la dégénérescence amyloïde, les dilatations mécaniques par sténose du pylore, et les dilatations dynamiques quand elles sont anciennes (A.-B. Marfan).

5. — Examen de l'intestin.

L'examen physique de l'intestin peut être pratiqué par deux voies différentes. La plus commode est celle qui a pour point de départ les parois abdominales ; toutefois, il ne faut pas négliger de compléter les résultats obtenus de ce côté par les touchers rectal et vaginal.

A. — INSPECTION

Chez les individus à parois abdominales minces et pauvres en graisse, il n'est pas très rare de constater à l'œil les *contractions péristaltiques de l'intestin*. Elles apparaissent le plus souvent sous forme d'ondulations transversales. Si l'on frotte ou percute les parois abdominales, si on les asperge d'eau froide, ou si on les excite par le courant faradique, on constate que le rythme des contractions s'accélère et que leur intensité s'accroît.

On les observe surtout fréquemment chez les femmes dont les accouchements antérieurs ont considérablement relâché les parois ventrales. Elles sont plus apparentes quand les muscles droits de l'abdomen sont très écartés. D'habitude, elles ont pour origine les anses de l'intestin grêle et occupent par conséquent l'espace limité par l'ombilic, la symphyse pubienne et les lignes mammaires gauche et droite.

Les mouvements péristaltiques visibles sont d'autant plus accentués que l'intestin est rétréci ou obstrué en quelque point de son parcours. Sous ce rapport, ils ont une certaine importance diagnostique, parce qu'ils peuvent servir à préciser le siège de la lésion.

A l'inspection, les *saillies permanentes circonscrites* des parois abdominales méritent une attention spéciale. Elles peuvent être dues à des causes très diverses. Dans certains cas il s'agit de *coprostase*, et alors les masses fécales arrondies et pelotonnées — surtout sur le trajet du côlon — font saillie sous la paroi du ventre sous forme de proéminences moniliformes. Les *tumeurs cancéreuses* de l'intestin peuvent se présenter sous la même apparence.

Dans l'accumulation de grandes quantités de gaz dans l'intestin, *météorisme intestinal*, tout l'abdomen augmente de volume, en sorte que le ventre ressemble à un ballon fortement tendu. Dans ce cas il se produit d'ordinaire des déplacements de certains viscères abdominaux; le foie, l'estomac et avec eux le diaphragme, le bord inférieur du poumon et du cœur, sont refoulés fortement de bas en haut.

Quand l'intestin est presque vide, comme cela se produit par exemple dans le rétrécissement de l'œsophage, du cardia ou du pylore, l'abdomen présente la *rétraction en bateau*, les parois abdominales sont très rapprochées de l'aorte abdominale et présentent souvent des pulsations très étendues. Mais cela peut se produire également à la suite de contractures énergiques de la musculature intestinale, telle qu'on l'observe dans la *méningite* (irritation du nerf vague) et dans la *colique de plomb*.

L'exploration de l'intestin *par le rectum* intéresse en partie la région anale, en partie le segment inférieur du rectum. En ce dernier cas, on peut se servir de spéculums rectaux que l'on introduit par l'anus pendant le sommeil anesthésique. Dans ces derniers temps Leiter et Nitze ont indiqué pour l'examen du rectum des appareils avec éclairage électrique.

B. — PALPATION

Dans la palpation, on doit surtout porter son attention sur la *sensibilité de l'intestin*, qui peut être *diffuse* ou *localisée*. La douleur localisée est capitale pour le diagnostic, surtout quand elle siège dans les fosses iliaques. Lorsqu'on soupçonne l'existence d'ulcérations intestinales de nature *tuberculeuse*, une douleur limitée à la région iléo-cæcale est un symptôme des plus précieux. La même région est également très sensible à la pression dans les cas de *typhus abdominal*, *d'inflammation du cæcum* et de l'*appendice vermiculaire* ainsi que les parties avoisinantes (*typhlite, paratyphlite* et *pérityphlite*). Dans la *dysenterie*, on observe de la sensibilité dans la fosse iliaque gauche, sur le trajet du côlon descendant, de l'S iliaque.

Les *saillies* solides sur le trajet de l'intestin sont plus souvent reconnues par la palpation que par l'inspection. Lorsqu'elles consistent en accumulations de matières fécales (tumeurs fécales), elles sont parfois dépressibles. Dans d'autres cas, il est vrai, elles donnent la sensation de tumeurs inégales, d'où une source de confusion avec les tumeurs abdominales vraies. L'usage prolongé des purgatifs les fera disparaître et décèlera ainsi leur nature. La confusion est surtout facile avec le *cancer intestinal*, où d'habitude on constate également des surfaces dures et bosselées.

Dans la *typhlite*, la paratyphlite et la pérityphlite, on observe une résistance plus grande dans la région iléo-cæcale et on y sent une tumeur facile à circonscrire. L'existence d'une tumeur palpable est précieuse également pour le diagnostic des *invaginations*, des *étranglements internes* et du *volvulus*.

Enfin, l'on peut encore reconnaître par la palpation les *indurations circonscrites de la paroi intestinale* et le siège de *cicatrices*, sous formes de proéminences solides.

Lorsque les anses intestinales renferment en même temps des gaz et du liquide, la pression provoque l'apparition de *gargouillements*, qui proviennent du déplacement du liquide mélangé aux bulles d'air. On les observe fréquemment dans la *diarrhé*. Dans la région iléo-cæcale, ils existent dans la *fièvre typhoïde*, sans pour cela constituer un signe pathognomonique. Dans la fosse iliaque gauche enfin, ils surviennent souvent en cas de *dysenterie*.

Lorsque par suite de processus inflammatoires le revêtement séreux de l'intestin est devenu rugueux, il peut se développer des *bruits de frottement* palpables, qui apparaissent tantôt spontanément, tantôt sous l'influence de la compression des parois abdominales.

La palpation par les *voies rectale* et *vaginale* a une très grande importance pour le diagnostic de certaines affections de l'intestin. On arrive ainsi à atteindre des tumeurs qui tout d'abord demeuraient inaccessibles à la palpation. La palpation par la voie rectale ne se borne pas à l'introduction de l'index ou du médius (huilé) : on arrive aussi, comme le recommandait Maunder et comme le pratiquait Simon, à faire pénétrer dans le rectum la main tout entière enduite d'un corps gras et disposée en forme de cône, suivie d'une partie de l'avant-bras, pendant le sommeil chloroformique, bien entendu. Le toucher rectal offre de grands avantages surtout dans les maladies du rectum lui-même.

La palpation comprend encore l'exploration du rectum et du côlon à l'aide de *sondes* flexibles ; on s'en sert notamment dans les rétrécissements du gros intestin. L'introduction de masses liquides abondantes peut renseigner également sur la présence et le siège d'obstacles intra-intestinaux. On se sert, à cet effet, d'après le conseil de Hegar, d'un tube en caoutchouc, dont le bout inférieur armé d'une sonde est introduit dans le rectum, tandis que le bout supérieur porte un entonnoir destiné à verser l'eau.

C. — PERCUSSION

La percussion intestinale donne des résultats fugitifs et irréguliers. Lorsque l'intestin renferme des gaz, le son est tympanique ou métallique et sa tonalité dépend dans chaque cas particulier du calibre de l'intestin et de la tension de ses parois. Si au contraire il contient surtout des masses solides, on constate de la matité, qui cependant présente le plus souvent un timbre métallique. Il est impossible de procéder à une délimitation spéciale des anses intestinales par la percussion, car si elle est fortement distendue par des gaz, une anse de l'intestin grêle peut donner exactement le même son que le côlon, bien plus volumineux à l'état normal.

Nous avons insisté plus haut déjà sur les difficultés de la délimitation du côlon transverse et de l'estomac. Suivant que ce dernier renferme des gaz ou des matières solides, il peut être avantageux de remplir le côlon, par le rectum, avec de l'eau ou de l'air, pour rendre cette délimitation possible. Ce procédé a été recommandé récemment par Ziemssen, qui s'est servi à cet effet de bicarbonate de soude et d'acide tartrique, et par Runeberg, qui a eu recours à un pulvérisateur de Richardson mis en communication avec une sonde.

D. — AUSCULTATION

Lorsque l'intestin renferme simultanément des gaz et du liquide, les contractions intestinales s'accompagnent fréquemment de *borborygmes* intenses, perceptibles quelquefois à de grandes distances. Ces sortes de bruits se produisent notamment dans le catarrhe et le rétrécissement de l'intestin.

Si la quantité de gaz et de liquide est considérable, on réussit souvent à provoquer, comme dans l'estomac, des bruits de succussion par la palpation saccadée. Si la séreuse intestinale est couverte de rugosités, il peut se développer des bruits de frottement plus fréquemment accessibles à l'auscultation qu'à la palpation.

Pour ce qui concerne les signes de la perforation intestinale, nous renvoyons le lecteur à l'un des chapitres suivants où nous traitons de l'épanchement de gaz dans le péritoine (1).

---

(1) RECHERCHE DE L'ENTÉROPTOSE. — M. F. Glénard a attiré l'attention sur une forme de dyspepsie nerveuse dont les symptômes se rattachent à la chute de l'intestin, *entéroptose.*

Cette affection succède à l'atonie gastrique, ou elle survient primitivement chez les femmes qui ont eu plusieurs enfants ou à la suite du traumatisme.

La caractéristique anatomique de l'entéroptose réside en ceci : les divers points

6. — Examen du foie.

Le diagnostic des maladies du foie n'est pas toujours facile. Alors même que cet organe est le siège de lésions anatomiques étendues, il peut arriver qu'on ne constate aucun trouble fonctionnel, aucune altération physique. Les procédés d'exploration sont, ici comme ailleurs, l'inspection, la palpation, la percussion et l'auscultation, cette dernière n'ayant ordinairement qu'une importance secondaire.

A. — INSPECTION DE LA RÉGION HÉPATIQUE

Chez les adultes bien portants, la région hépatique est à peu près semblable à la région correspondante du côté gauche du thorax. Dans les premiers temps de la vie elle paraît un peu plus saillante et la légère voussure qu'on observe dépasse quelquefois le bord inférieur du thorax pour s'étendre

---

d'attache de l'intestin sont les uns très fixes et les autres très mobiles. Si l'intestin se vide de gaz, comme cela a lieu dans certaines formes d'inertie gastrique, le poids spécifique de la masse intestinale augmente et cette masse tire sur ses points d'attache. Cette traction engendrera des sténoses aux points solidement fixés et des abaissements aux points plus mobiles.

C'est ainsi qu'il se fait : 1° une sténose à l'orifice jéjuno-duodénal, point le plus fixe du tube digestif ; cette sténose exagère encore la vacuité de l'intestin grêle qui augmente de poids et tombe dans le bassin ; 2° une sténose au milieu du côlon transverse, car de ce milieu part un ligament qui va s'attacher très solidement à la portion pylorique de l'estomac ; il en résulte un gonflement du côlon ascendant et du cæcum et un affaissement du côlon descendant et de l'S iliaque ; il en résulte aussi un abaissement du pylore, du foie, et du rein droit ; 3° un abaissement de l'angle droit du côlon transverse qui est mal fixé.

Lorsqu'on examine l'abdomen d'un sujet atteint d'entéroptose, on constate que dans le décubitus dorsal, l'abdomen est flasque, plat ou en bateau ; il a la forme d'un sablier avec dépression ombilicale ; il est submat, sauf dans le flanc droit où il est sonore. On constate aussi que l'estomac clapote hors de ses limites normales parce qu'il est abaissé ou dilaté.

Mais les signes majeurs de l'entéroptose sont les suivants :

a) *Corde colique transverse.* — Si on palpe à 2 centimètres au-dessus de l'ombilic, on constate une corde aplatie, large de 2 centimètres, épaisse de 1 centimètre, mobile de haut en bas ; mais tandis qu'en la poussant en haut, le doigt ne tarde pas à la perdre, en la poussant en bas, elle résiste et au niveau de l'ombilic elle échappe au doigt et remonte. Cette corde qui est, en quelque sorte, appliquée contre le rachis, n'est autre chose que le côlon transverse sténosé et abaissé.

b) *Corde iliaque gauche.* — Si on comprime le flanc gauche sur une ligne parallèle à l'arcade de Fallope, et si on palpe successivement de haut en bas et de bas en haut, on sent rouler sous le doigt un cordon dur et étroit. C'est l'S iliaque rétrécie.

c) *Boudin cæcal déjeté en dedans,* cylindrique, rénitent, modérément sonore, un peu douloureux.

Disons en outre que par un procédé de palpation que nous exposerons plus loin ; on constate fréquemment un déplacement du rein. Enfin dans l'entéroptose, les matières fécales sont rubanées et les évacuations toujours irrégulières et insuffisantes.

jusqu'à la hauteur de l'ombilic. Cela tient à ce que les enfants ont un foie particulièrement volumineux, cet organe étant à cet âge en état d'infiltration adipeuse physiologique.

La distension et l'*accroissement de la région hépatique* deviennent *visibles*, lorsque le foie a notablement augmenté de volume. La glande s'étend souvent au delà de ses limites normales et il peut arriver que, par suite de cette augmentation de volume, toute la paroi abdominale antérieure soit voussurée. Un fait digne de remarque, c'est qu'en cas de dilatation prononcée du thorax les côtes subissent une torsion anormale ; leur surface interne devient inférieure et leur surface externe supérieure. Il faut encore noter que les sillons intercostaux subsistent presque toujours, ce qui peut être utile au diagnostic différentiel dans les cas où l'on se demande si la dilatation thoracique doit être rapportée à un épanchement liquide dans la cavité pleurale ou à une hypertrophie du foie. Dans le premier cas, il faut évidemment s'attendre à trouver un effacement des sillons intercostaux.

Lorsque le foie est augmenté de volume, son bord inférieur devient souvent visible sous les parois abdominales. On reconnaît ce bord à ce qu'immédiatement au-dessous de lui existe un sillon superficiel ; c'est ce qu'on voit très nettement lorsqu'on se place non pas devant le malade, mais sur ses côtés et qu'on a recours à l'éclairage oblique. Presque toujours on observera des déplacements respiratoires du bord inférieur du foie, le sillon mentionné s'abaissant à chaque inspiration pour remonter à l'expiration.

La mobilité respiratoire est un caractère commun aux tumeurs du foie et aux tumeurs spléniques ; cependant les excursions sont en général plus prononcées du côté du foie, probablement parce que le diaphragme transmet plus facilement ses mouvements à cette glande dont la surface est plus volumineuse que celle de la rate.

Les déplacements respiratoires font au contraire défaut dans les tumeurs des reins, de l'estomac, du pancréas, de l'épiploon et de l'intestin, et c'est là un signe différentiel qui peut devenir précieux pour le diagnostic. Pourtant, dans ces dernières conditions, on peut observer des déplacements respiratoires, lorsque les organes en question ont contracté des adhérences avec le foie qui les avoisine et peut leur communiquer ses mouvements.

Le bord inférieur du foie n'est pas seulement visible quand celui-ci est hypertrophié ; il le devient encore dans les cas où il est abaissé ; l'abaissement est le plus souvent consécutif à un épanchement liquide dans la plèvre droite ; mais on l'observe également dans le pneumothorax, les tumeurs du médiastin, la péricardite, quelquefois dans les déformations du thorax consécutives à des incurvations de la colonne vertébrale.

Chez les multipares, les ligaments suspenseurs du foie se relâchent fréquemment, de sorte que cet organe, d'ailleurs intact, occupe une position plus basse qu'à l'état normal ; sa limite inférieure devient accessible à l'inspection (1). Dans tous ces cas, l'inspection sera d'autant plus facile que la

(1) L'abaissement du foie coïncide souvent avec une chute anormale des différents viscères abdominaux (voy. *Entéroptose*, p. 560).

paroi abdominale sera plus mince et moins chargée de graisse. Le phénomène que nous étudions peut cesser d'être manifeste quand les parois abdominales sont distendues par suite d'une accumulation exagérée de gaz dans les intestins (météorisme) ; il en est de même dans les cas d'ascite, parce que l'épanchement liquide qui occupe la séreuse péritonéale distend les parois du ventre, et, s'il est abondant, peut même s'étendre entre ces parois et la surface antérieure du foie. Si l'on évacue le liquide par la ponction, les lésions du foie deviennent souvent appréciables d'une façon étonnante ; naturellement elles sont de nouveau masquées au bout de peu de temps, de quelques heures parfois, si le liquide vient à se reproduire.

Dans bien des cas, on aperçoit sur la surface du foie augmenté de volume des *saillies*, qui naturellement partagent les excursions respiratoires de la totalité de l'organe. L'inspection n'est d'aucun secours pour reconnaître leur structure anatomique. Tantôt il s'agit de tumeurs solides, tantôt de collections purulentes circonscrites, tantôt enfin de tumeurs kystiques.

Parfois les parois abdominales elles-mêmes participent au processus hépatique. On voit survenir dans la région du foie, mais souvent aussi à une grande distance, de la rougeur et du gonflement ; plus tard les téguments de l'abdomen sont soulevés par des saillies fluctuantes qui finissent par se perforer, et laisser écouler au dehors du pus contenant de la bile et des calculs biliaires. Il peut en résulter une fistule biliaire, d'où s'échappent pendant longtemps de grandes quantités de bile normale. Ces sortes de lésions ne sont évidemment possibles que s'il existe des adhérences entre la surface du foie et la surface interne des parois abdominales.

On observe une saillie d'un caractère tout spécial dans le cas de *réplétion de la vésicule biliaire* par de la bile, du pus ou de la sérosité, ou encore lors de *dégénérescence cancéreuse* des parois de la vésicule biliaire. Dans le premier cas, la tumeur est lisse, ordinairement de forme oblongue, piriforme ; les tumeurs cancéreuses au contraire ont une surface bosselée, inégale et d'habitude ne rappellent en rien la forme normale de la vésicule. Ces tumeurs atteignent parfois un gros volume ; on les a vues, en cas d'épanchement séreux dans la vésicule biliaire, dépasser le volume d'une tête d'enfant. Benson, par exemple, relate une observation où l'on prit la vésicule biliaire ainsi distendue pour de l'ascite et où l'on pratiqua la ponction.

Il nous reste à parler des *pulsations visibles* de la région hépatique. Ces pulsations sont de natures très variées. Dans un certain nombre de cas, elles sont communiquées par l'aorte abdominale sous-jacente, intéressent exclusivement ou principalement le lobe hépatique gauche et se traduisent par de simples soulèvements et affaissements.

Les pulsations *vraies* du parenchyme hépatique et l'expansion systolique en masse de l'organe sont des symptômes importants d'insuffisance de la valvule tricuspide (pouls veineux hépatique). Nous avons dit précédemment que Lebert et plus récemment Rosenbach ont signalé la possibilité de *pulsations artérielles* du foie.

B. — PALPATION DU FOIE

Pour pratiquer la palpation du foie, on place le malade dans le décubitus dorsal, les jambes relevées et dans l'abduction, afin de relâcher autant que possible les parois abdominales. Ce relâchement est encore favorisé par le soulèvement du tronc à l'aide de coussins durs. Pendant l'examen, on causera avec le malade afin de détourner son attention et on lui fera tenir la bouche grande ouverte.

L'observateur devra avoir les mains chaudes ; sinon le froid produirait une contraction réflexe des parois abdominales, et il deviendrait impossible d'arriver à palper la partie profonde. Plus on insisterait, plus on verrait augmenter la contraction abdominale et plus aussi la palpation deviendrait douloureuse, sans fournir pour cela les résultats désirés.

Pour bien des cas, il suffit de passer légèrement sur les parois abdominales les doigts bien réunis et légèrement fléchis de la main droite ; dans d'autres, où il s'agit de pénétrer plus avant, Frerichs a recommandé des mouvements de rotation des doigts. En tous cas, il ne faut pas trop se hâter et, s'il existe de la tension due à la contraction abdominale, il faut prolonger la pression jusqu'au moment où les parois du ventre se relâchent et permettent de pénétrer plus profondément.

La palpation est singulièrement gênée par un pannicule adipeux développé, par une tension excessive et douloureuse de la paroi abdominale, par le météorisme et l'ascite. Dans ce dernier cas, on arrive à peu près au but désiré en pratiquant la palpation saccadée, chacun des chocs refoulant le liquide qui recouvre le foie et permettant à la main d'atteindre la surface hépatique pour un court espace de temps. Dans ces conditions, la position génu-brachiale peut rendre des services, parce qu'elle produit le contact immédiat du foie avec la paroi antérieure du ventre et le refoulement du liquide sur les côtés (1).

Après évacuation du liquide ascitique, la palpation peut fournir des données d'une précision extraordinaire, ce qui est dû principalement au relâchement excessif des parois abdominales ; malheureusement, au bout de quelques heures la reproduction du liquide entrave de nouveau l'exploration.

La marche de l'exploration doit être méthodique. Il ne suffit pas de promener la main et de presser tantôt d'un côté, tantôt d'un autre ; il faut palper région par région et n'en omettre aucune.

Les renseignements fournis par l'inspection et la palpation ne sont pas toujours identiques ; souvent la palpation peut rendre de grands services alors que les résultats de l'inspection sont restés négatifs.

Chez les adultes bien portants la surface et le bord inférieur du foie demeurent souvent inaccessibles au doigt. Il en est autrement chez les enfants. Le gros foie infantile est fréquemment palpable dans sa moitié

(1) Il suffit généralement de faire coucher le malade sur le côté gauche.

inférieure; en ce cas, on n'obtient tantôt qu'une sensation de résistance diffuse, tantôt la délimitation plus ou moins parfaite du bord inférieur mousse de l'organe. Ce dernier apparaît d'autant plus distinctement que l'enfant respire plus profondément.

Chez les femmes adultes saines, le bord inférieur du foie est souvent accessible à la palpation. Cela arrive lorsque les femmes sont habituées à porter un corset étroit, qui agit mécaniquement sur le foie et le refoule de haut en bas. Dans les cas extrêmes, une notable portion du segment inférieur du foie, surtout du lobe droit, peut subir une sorte d'étranglement, *foie à sillon*. On sent parfois ce sillon sous la forme d'une dépression superficielle de la surface de l'organe. La portion ainsi étranglée atteint souvent l'épine iliaque et possède d'habitude une grande mobilité, en sorte qu'il est facile de lui imprimer des mouvements de bas en haut et de haut en bas. Quelquefois, elle présente une forme sphérique à bosselures, ce qui expose à la confusion avec un néoplasme.

Dans certains cas aussi l'union de la portion étranglée avec le foie devient indistincte. Cela arrive surtout quand le côlon transverse s'est engagé dans le sillon de constriction; dans ce cas, cette portion semble entièrement séparée de la masse principale du viscère. A la percussion, on trouverait alors entre la matité hépatique proprement dite et le segment étranglé une zone de sonorité tympanique, ce qui contribuerait encore à faire admettre l'existence d'une tumeur indépendante du foie. Par une très forte pression, on peut, il est vrai, arriver à sentir à travers l'intestin le pont d'union; l'application énergique du plessimètre permet aussi quelquefois de transformer le son intestinal d'abord tympanique en un son mat. Dans ces cas, l'attention se portera avant tout sur les déplacements respiratoires de la tumeur, qui n'appartiennent qu'au foie et à la rate. S'il en existe et que la matité splénique soit normale, il ne restera plus le moindre doute sur l'origine de la tumeur.

En dehors de la constriction exercée par le corset, il est une autre cause encore qui, chez les femmes, rend souvent le foie accessible à la palpation, nous voulons parler du relâchement post-gravidique des ligaments suspenseurs du foie et de la chute consécutive de cet organe. Il peut en résulter un état qui a été décrit pour la première fois par Cantani sous le nom de *foie flottant*. Le foie, dans ces conditions, abandonne sa position normale et vient former une tumeur perceptible dans la profondeur de la cavité abdominale. Il est vrai que, même dans ce cas, cette tumeur présente toujours une convexité dirigée en haut; sa plus grande portion siège dans le côté droit du ventre; seul un petit segment est situé du côté gauche.

C'est surtout la palpation du bord inférieur de la tumeur qui rendra le plus de services; s'il s'agit du foie, on doit y trouver deux scissures : une latérale qui appartient à la vésicule biliaire, l'autre médiane qui correspond au ligament suspenseur. Winkler et Sutugin ont même pu sentir ce ligament fortement tendu entre la surface du foie et les arcades costales. Il fut possible également d'atteindre la face inférieure du viscère avec le doigt et d'y constater très nettement les sillons normaux. Presque toujours l'organe est soumis à des excursions respiratoires. Bien entendu, la configuration de la tumeur ne doit pas être l'unique point d'appui pour le diagnostic.

Frerichs, dans ses recherches sur les maladies du foie, a fait ressortir et a démontré que les dégénérescences carcinomateuses de l'épiploon peuvent reproduire la forme du foie ; tout récemment, P. Muller a également relaté une observation où on avait pris un épiploon épaissi et atteint d'inflammation chronique pour un foie flottant. Il faut donc, pour établir le diagnostic, un symptôme de plus. Le foie déplacé est toujours remarquable par sa grande mobilité, de sorte que dans le décubitus latéral, par exemple, il tombe du côté où l'on fait coucher le malade ; il faut donc que l'on puisse replacer l'organe flottant en sa position normale. La réduction opérée, les phénomènes de percussion changent dans la région hépatique proprement dite ; car, tandis qu'auparavant on y constatait de la sonorité tympanique, la région hépatique étant occupée par des anses intestinales, on obtient de la matité après la réduction.

Lorsqu'il y a *abaissement du foie* à la suite d'états morbides comme la pleurite, le pneumo-thorax, les tumeurs du médiastin, la péricardite, les épanchements péritonéaux entre le foie et le diaphragme ou qu'il existe une *augmentation de volume du foie*, cela se traduit à la palpation par ce fait que le segment inférieur de la glande devient accessible à l'exploration manuelle. Parfois il ne s'agit que d'un accroissement diffus de résistance de la région hépatique, tandis que, dans d'autres cas, on peut délimiter nettement le bord inférieur de l'organe. Celui-ci est encore reconnaissable avec certitude à la présence de deux scissures, dont l'une située à droite correspond à la vésicule biliaire, et l'autre située à gauche répond au ligament suspenseur du foie, cette dernière se distinguant de la première par un angle plus aigu. Si le foie est hypertrophié, les incisures, étant devenues plus profondes, sont souvent aussi plus distinctes.

On ne peut évidemment se contenter de savoir que la limite inférieure du viscère est située plus bas qu'à l'état normal : il faut étudier en même temps l'*état de sa surface*, sa *consistance*, sa *sensibilité* et sa *mobilité*.

La *surface palpable du foie* peut être lisse ou bosselée. Les inégalités peuvent être de grosseur et de nombre très variables. Lorsqu'elles sont en petit nombre, on fera bien de palper avec un soin tout particulier le bord inférieur de l'organe, car c'est précisément à cette place qu'elles viennent faire des saillies reconnaissables.

Des bosselures petites en nombre anormal à la surface du foie, se rencontrent principalement, comme l'a montré Frerichs, dans les cas d'atrophie de l'organe ; en cas d'échinocoques, on sent le plus souvent au contraire des saillies d'une grosseur extraordinaire. Dans les noyaux cancéreux volumineux, on peut quelquefois reconnaître une dépression centrale qui correspond à l'ombilication cancéreuse, et peut servir, dans les circonstances douteuses, au diagnostic différentiel (1).

---

(1) Dans la syphilis hépatique, la palpation rend de grands services ; on sait que

Autant que faire se peut, il ne faut pas se borner à la palpation de la surface antérieure du foie, on doit aussi tenter de pénétrer avec le doigt sous sa face inférieure et l'explorer le plus loin possible. Cela est important surtout lorsqu'il s'agit de différencier du foie des tumeurs d'organes voisins (estomac, côlon, pancréas, reins, épiploon).

La *consistance palpable du foie* décide souvent de la nature d'une affection hépatique. Ainsi la consistance d'un foie gras se distingue à peine de la consistance normale, tandis que la dégénérescence amyloïde donne à l'organe une dureté ligneuse. La consistance est précieuse surtout pour le diagnostic des tumeurs hépatiques, parce que les tumeurs à contenu liquide (abcès, kystes hydatiques) se distinguent des tumeurs solides par la sensation de fluctuation (1).

Cette règle admet cependant des exceptions, et Frerichs a fait remarquer qu'en cas de kystes à échinocoques multiloculaires le foie avait fréquemment une consistance cartilagineuse (2); d'autre part, on observe dans le foie des tumeurs cancéreuses tellement molles, qu'elles donnent une sorte de fluctuation.

Dans les kystes hydatiques du foie, on observe de temps en temps une fluctuation à ondes petites et très nettes, décrite pour la première fois par Briançon et Piorry sous le nom de *frémissement hydatique* et dont ces auteurs se sont exagéré l'importance diagnostique. Le phénomène est loin d'être constant, car Frerichs en a constaté l'absence dans plus de la moitié des cas, il ne l'a observé que lorsque le kyste était peu tendu et contenait un assez grand nombre de vésicules ; encore y eut-il des exceptions, même en ces cas. Ce frémissement spécial se perçoit le mieux lorsqu'on saisit la poche kystique entre le pouce et l'index de la main gauche en lui donnant un coup bref avec la main droite. Il est encore très net à la percussion lorsqu'après chaque choc on laisse le doigt percuteur immobile quelque temps sur le plessimètre. Davaine recommandait d'étendre trois doigts sur la partie la plus saillante de la tumeur et de percuter ensuite avec celui du milieu. Enfin Desprès a préconisé le procédé suivant : on serre fortement un doigt de la main gauche contre la tumeur et l'on percute celle-ci à coups brefs. Si en même temps une autre personne a appliqué la paume de la main sur un endroit de la tumeur voisin du point percuté, cette personne perçoit le frémissement d'une façon très distincte (3).

---

dans ce cas, le foie est irrégulièrement atrophié et présente des saillies et des dépressions profondes (foie ficelé).

(1) Dans quelques cas de cirrhose hypertrophique, on a obtenu une sensation de fluctuation; dans une observation rapportée par M. Jaccoud, l'idée d'une tumeur liquide s'imposait tellement qu'on pratiqua quatre ponctions.

(2) C'est ce qui explique pourquoi le plus souvent les kystes multiloculaires sont pris pour des cancers du foie.

(3) On peut aussi percevoir le frémissement hydatique en combinant la percussion et l'auscultation. Cruveilhier attribuait ce phénomène à la collision des hydatides filles; on admet généralement, avec Davaine, que le bruit prend naissance quand la paroi est souple, la poche volumineuse, la tension du liquide moyenne et la consistance très fluide.

En étudiant la *sensibilité du foie* il faut faire une distinction très nette entre la sensibilité *diffuse* et la sensibilité *circonscrite*. Cette dernière a une grande importance dans les abcès hépatiques, où elle peut servir de point de repère pour les interventions chirurgicales.

Toutes les lésions palpables du foie se distinguent par leur subordination à des *excursions respiratoires* prononcées. L'inspiration produit l'abaissement, l'expiration l'ascension. Il est évident que ces excursions ne sont pas également accentuées dans tous les cas. Les tumeurs des autres organes abdominaux, ainsi que le météorisme et l'ascite, peuvent restreindre notablement le déplacement respiratoire du foie. Un foie très volumineux ne présente que des excursions respiratoires médiocres; celles-ci manquent complètement lorsque l'organe remplit les deux hypochondres et s'appuie contre eux avec une énergie telle que la locomotion devient impossible. Dans certains cas, les tumeurs du foie exercent sur le diaphragme une pression tellement violente qu'elles provoquent l'atrophie du muscle diaphragmatique; et cette atrophie est poussée au point de rendre le diaphragme impuissant à imprimer au foie des mouvements respiratoires étendus.

Les excursions respiratoires du foie diminuent lorsqu'il existe des adhérences étendues entre la surface hépatique et la paroi abdominale; elles feront défaut dans les phlegmasies douloureuses du revêtement séreux du diaphragme, parce que les malades apprennent d'instinct à conserver en repos leur diaphragme dont la contraction leur cause des souffrances.

En parlant de l'inspection, nous avons déjà fait ressortir que les excursions respiratoires servaient à distinguer les tumeurs du foie de celles de l'estomac, de l'épiploon, du pancréas, du côlon et des reins. Dans les tumeurs du rein, il ne faudrait s'attendre à un déplacement de ce genre qu'en cas d'adhérences contractées avec le foie. Mais dans bien des cas, on réussira à l'aide de la palpation à séparer la tumeur de la surface du foie; en outre, il faudra encore utiliser pour le diagnostic différentiel les résultats de la percussion (voir plus loin) et les symptômes fonctionnels. Pour différencier les abcès de la paroi abdominale des abcès du foie, Sachs recommanda de faire pénétrer dans l'abcès des aiguilles longues et minces. En cas d'abcès du foie, leur tête présente des mouvements respiratoires, tandis que dans l'autre genre d'abcès elle demeure immobile. Peut-être pourrait-on employer ce moyen aussi, dans les cas douteux, pour d'autres affections hépatiques.

Quelquefois les excursions respiratoires s'accompagnent de *bruits de frottement*, perceptibles à la palpation; Beathy et Bright ont été les premiers à les décrire. Ils sont dus à des rugosités de la surface du foie, suite de processus inflammatoires le plus souvent subaigus ou chroniques. On les rencontre plus rarement en cas de phlegmasie aiguë; toutefois Paterson en a constaté la présence avec certitude à la palpation. Ces bruits de frottement se manifestent tantôt par un léger frôlement, tantôt par un craquement dur et grinçant qui ne dépend pas uniquement des mouvements de la respiration, mais peut encore être produit par le déplacement des parois abdominales sur la surface du foie. A plusieurs reprises j'ai observé ces bruits de frottement avec une netteté extrême à la suite d'évacuations de liquide ascitique; mais ils disparaissaient aussitôt que celui-ci se renouvelait et venait se glisser entre la surface du foie et la paroi abdominale. Dans ces derniers temps, Erb a fait remarquer qu'on rencontrait assez souvent ces bruits de frottement dans l'espace compris entre le bord inférieur du poumon droit, le rachis, la ligne axillaire moyenne et la crête iliaque; de sorte que ce sont surtout ces régions que, dans la périhépatite et dans la péritonite aiguë et chronique, il faut palper avec soin, au point de vue de l'existence de bruits de frottement.

La *palpation de la vésicule biliaire* mérite une attention spéciale. D'après Gerhardt cet organe, chez beaucoup d'individus bien portants dont l'estomac et l'intestin sont vides, serait visible sous forme d'une saillie plane qui, comprimée, disparaît avec production d'un râle fin. Il est certain que l'on peut souvent atteindre avec les doigts et délimiter la vésicule biliaire, lorsqu'il y a du côté du canal cholédoque un obstacle à l'écoulement de la bile. Elle apparaît alors sous la forme d'une tumeur lisse, tendue, piriforme et fluctuante. Dans l'abaissement du foie on réussit fréquemment à percevoir par la palpation la vésicule biliaire, alors même qu'elle n'est pas dans un état anormal de réplétion.

Il se développe de très grosses *tumeurs* dans les cas où, à la suite d'oblitération du canal cystique, il se produit dans la vésicule biliaire une accumulation considérable d'un liquide séreux ou plus rarement purulent (*hydropisie de la vésicule biliaire*). Il peut en résulter des tumeurs du volume d'une tête d'enfant, mais qui conservent la forme primitive de la vésicule et sont fortement tendues, lisses et fluctuantes. Dans certains cas on peut leur imprimer facilement des mouvements de latéralité; elles présentent également des excursions respiratoires.

Ces tumeurs deviennent d'un diagnostic difficile, lorsque le côlon transverse s'insinue entre elles et le bord inférieur du foie, en sorte qu'elles paraissent, tant à la palpation qu'à la percussion, distinctes et indépendantes de la glande hépatique. Les difficultés augmentent quand la tumeur offre une configuration réniforme, par suite de constriction de sa face inférieure, par des fibres circulaires. Dans ces cas, l'attention doit se porter en premier lieu sur les déplacements respiratoires de la tumeur en question; en même temps, il faut rechercher directement sa connexion avec le foie à l'aide d'une forte pression sur l'intestin sus-jacent.

Dans la *dégénérescence cancéreuse des parois de la vésicule biliaire*, on trouvera au-dessous de la scissure où est logée cette dernière une tumeur solide et bosselée. Le diagnostic est très difficile. Les phlegmasies chroniques périvésiculaires peuvent engendrer exactement les mêmes signes; seulement, il n'y aura plus, en raison des adhérences contractées avec les parois abdominales, d'excursions respiratoires. Il en est de même pour les accumulations de matières fécales dans le côlon transverse, la vésicule biliaire étant en contact immédiat avec cette portion de l'intestin. Dans ce dernier cas, les purgatifs lèveront tous les doutes.

Il ne faut pas confondre le cancer de la vésicule biliaire avec des *calculs biliaires palpables*. Si la vésicule contient plusieurs de ces concrétions, on perçoit quelquefois en les déplaçant une sensation de raclage et de cliquetis toute spéciale, qui à l'auscultation se traduit par du *cliquetis métallique*. J.-L. Petit la comparait à celle que l'on obtient en percutant un sac de noix.

Les excursions respiratoires de la vésicule biliaire peuvent également être accompagnées de frottements perceptibles à la palpation. Mosler en a décrit un exemple dans un cas de dégénérescence cancéreuse de la vésicule.

Enfin la *sensibilité à la pression* localisée à la vésicule biliaire peut devenir un signe précieux de diagnostic dans les cas où il s'agit d'irritation de l'organe et du canal cystique par des calculs biliaires.

Les *mouvements pulsatiles* du foie peuvent devenir un sujet d'étude pour la palpation ; toutefois, nous n'avons rien à ajouter à ce qui a été dit à ce propos en d'autres endroits de cet ouvrage. (Voyez : *Pouls veineux hépatique*.)

Parmi les phénomènes palpatoires, il faut encore ranger la *toux hépatique*. Dans ces derniers temps, Naunyn a de nouveau fait remarquer qu'il existe des individus atteints d'hypertrophie du foie chez lesquels la pression exercée sur certaines parties de l'organe provoque la toux. Le phénomène s'épuise si l'on répète immédiatement le palper ; et la toux ne reparaît qu'après un certain intervalle de repos. Il s'agit là évidemment d'une irritation mécanique des filets terminaux du pneumogastrique, qui se transmet aux muscles de la toux par l'intermédiaire de la moelle allongée.

C. — PERCUSSION DU FOIE

L'interprétation des phénomènes de percussion du foie n'est possible que si l'on connaît parfaitement ses rapports anatomiques ; aussi commencerons-nous par les indiquer brièvement.

La masse principale du foie, la glande la plus volumineuse du corps humain, est située dans l'hypochondre droit, mais son lobe droit dépasse la ligne médiane et s'étend un peu dans l'hypochondre gauche. La ligne médiane le divise de façon à laisser les 3/4 dans la cavité abdominale droite et l'autre quart à la moitié gauche. Dans la moitié droite de l'abdomen se trouvent : le lobe droit, le lobule de Spigel et le plus souvent aussi tout le lobe carré, tandis qu'à gauche on ne rencontre que le lobe gauche. Ce dernier dépasse la ligne médiane en moyenne de 5 à 7 centimètres.

Par sa surface convexe le foie proémine dans la concavité du diaphragme. Son bord supérieur est un peu plus élevé à droite qu'à gauche, car tandis que sur le vivant le point le plus élevé du bord supérieur droit (situé entre la ligne mammaire et la ligne parasternale) correspond au cartilage de la 5e côte, celui du côté gauche est situé plus bas d'une largeur de côte, c'est-à-dire au niveau du bord inférieur du 5e cartilage costal (fig. 181).

La partie supérieure du foie est entourée à droite de toutes parts par le poumon. D'où il résulte que la percussion devra donner deux formes de matité hépatique, comme elle donne deux formes de matité cardiaque. On obtient : 1° une petite matité hépatique (absolue, superficielle, matité hépatique) qui correspond au segment du foie qui se trouve en contact immédiat avec la paroi thoracique ; 2° une grande matité hépatique (relative, profonde), qui appartient à la portion recouverte par le poumon. La première donne un son mat ; la seconde, un son submat seulement. Pour la première, il sera nécessaire d'employer la percussion faible, pour la seconde la percussion forte.

La grande matité hépatique ne représente nullement le volume total du foie ; au point le plus élevé de cet organe, le poumon qui le masque a une épaisseur de 5 cent. Ce point ne peut donc être déterminé par la percussion, il est situé environ 3 à 5 cent. au-dessus du bord inférieur de l'organe.

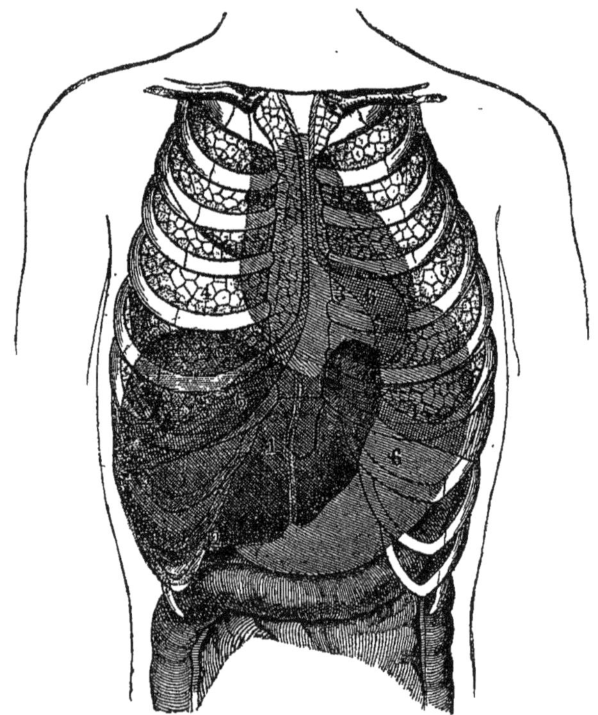

Fig. 181. — *Rapports du foie*, région antérieure.

1. Foie. — 2. Vésicule biliaire. — 3. Cœur. — 4. Poumon droit. — 5. Poumon gauche. — 6. Espaces pleuraux complémentaires.

En arrière, la grande matité hépatique n'est pas d'habitude aussi nette. Cela tient à ce que le bord postérieur du poumon ne s'amincit pas progressivement comme le bord antérieur, mais se termine assez brusquement au-devant du foie sous une couche encore épaisse.

Le bord supérieur gauche du foie est situé immédiatement au-dessous du cœur. D'où impossibilité de le délimiter par la percussion ; on ne peut que le déterminer théoriquement, en réunissant par une ligne horizontale la région de la pointe du cœur et le point de réunion du corps du sternum avec l'appendice xiphoïde.

Le bord inférieur répond, du côté de la colonne vertébrale, à l'extrémité rachidienne de la 12ᵉ côte. Il s'appuie bientôt contre le bord inférieur de la 11ᵉ côte, à côté duquel on le trouve sur les lignes scapulaire et axillaire droites. Sur la ligne mammaire droite, il dépasse le rebord costal, et de là se dirige graduellement en haut et en dedans de façon à atteindre la ligne médiane au plus bas à distance égale de l'extrémité de l'appendice xiphoïde et de l'ombilic.

Sur la ligne médiane commence le bord inférieur du lobe gauche. Celui-ci conserve la direction de bas en haut, rencontre le bord gauche du sternum ordinairement au point de jonction des 7ᵉ et 8ᵉ cartilages costaux et se continue par le bord supérieur gauche dans l'espace compris entre les lignes

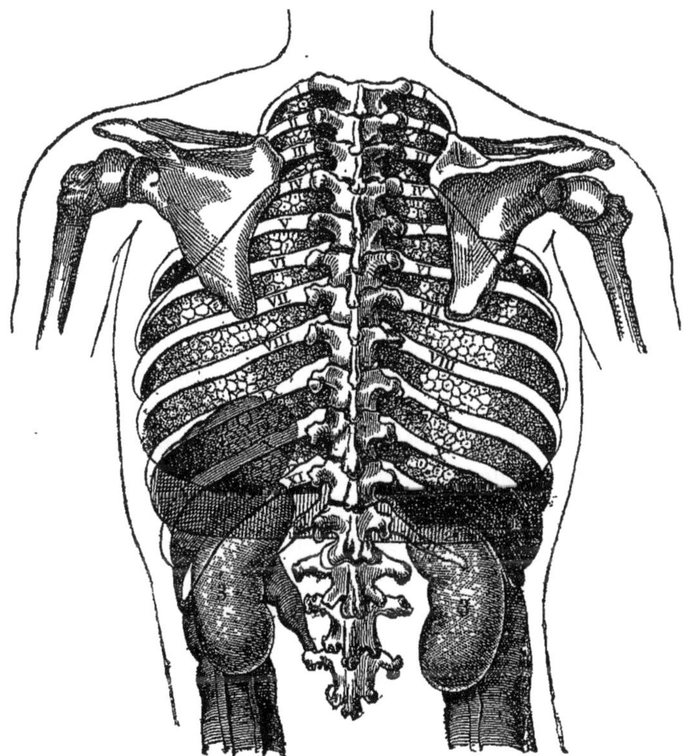

FIG. 182. — *Rapports du foie*, région postérieure.

1. Foie. — 2. Espaces pleuraux complémentaires. — 3. Rein. — 4. Rate.

mammaire et parasternale gauches. Son point le plus extrême est tantôt situé au-dessous de la région de la pointe du cœur, tantôt plus en dedans ; toutefois il peut arriver aussi qu'il s'étende jusqu'à la ligne axillaire gauche et atteigne la rate. L'estomac s'insinue le plus souvent entre la rate et le lobe gauche du foie.

Le bord inférieur du foie ne peut être déterminé par la percussion ni dans tout son contour, ni dans toutes les circonstances. Immédiatement contre le rachis, ce bord est en contact intime avec le rein droit dont il recouvre même un segment, de sorte qu'en ce point la matité hépatique se confond avec la *matité rénale* (fig. 182). Partout ailleurs, il est entouré par l'estomac ou l'intestin, et la délimitation a pour base la transformation du son mat hépatique en sonorité tympanique. Si l'estomac et le côlon sont remplis de masses solides, la délimitation du bord inférieur du foie peut devenir impossible, et il faut alors remettre l'exploration à un moment plus favorable ou évacuer préalablement l'intestin au moyen de purgatifs.

Comme le bord inférieur du foie se termine en s'amincissant jusqu'à n'avoir qu'une épaisseur de 1 cent., il faut pour le délimiter recourir à la percussion superficielle. Dans bien des cas, on retire de grands avantages de la percussion palpatoire. Si l'on percute avec force, la limite inférieure de la matité hépatique est trop élevée ; dans tous les cas possibles d'ailleurs cette limite est indiquée, non pas par l'apparition d'un son tympanique, mais par la transition de la matité tympanique à la sonorité tympanique.

Au niveau du bord inférieur du foie, il faut accorder encore une attention spéciale aux deux échancrures. L'échancrure destinée à la vésicule biliaire est située entre la ligne mammaire droite et le bord externe du muscle droit immédiatement au-dessous du bord du thorax, à 3-5 cent. environ de la ligne médiane. La scissure destinée au ligament rond correspond d'habitude exactement à la ligne médiane.

La percussion des faces antérieure et latérale du foie se pratique le plus facilement dans le décubitus dorsal ; tandis que pour la face postérieure, la meilleure attitude est la position assise ou la station debout. Pour la délimitation supérieure de la grande matité hépatique, il est nécessaire, d'après ce qui précède, d'employer la percussion forte ; tandis que les limites supérieure et inférieure de la petite matité hépatique sont faciles à fixer par la percussion superficielle. Quel que soit le cas, la percussion palpatoire facilite la délimitation du foie. On percute successivement suivant la direction verticale des lignes thoraciques et l'on obtient la limite supérieure de la grande matité hépatique par la transformation de la sonorité pulmonaire en matité, et la limite supérieure de la petite matité hépatique par le début du son mat ; enfin la limite inférieure de cette petite matité par l'apparition d'un son tympanique intense.

La détermination de la petite matité hépatique est facile. Celle de la grande matité est plus difficile ; parce que là il s'agit non plus d'un son mat, mais d'un son relativement *obscur* ; et dans ces conditions, les praticiens même les plus expérimentés peuvent être en désaccord. Pour cette raison, certains auteurs ont paru devoir renoncer à la détermination de la grande matité hépatique, parce qu'ils étaient d'avis que toutes les lésions se manifestaient aussi bien par des modifications de la petite matité hépatique. Cette opinion est erronée. Car, comme la limite supérieure de la petite matité dépend uniquement de la position du bord inférieur du poumon, il peut arriver qu'en cas de position plus basse ou plus élevée qu'à l'état normal de ce dernier, la petite matité soit d'une petitesse ou d'une étendue extraordinaires, sans que le foie ait subi lui-même des modifications de volume.

Les *limites de la petite matité hépatique* suivent en haut le trajet du bord inférieur du poumon et coïncident en bas avec la direction anatomique du bord inférieur du foie. Donc les limites supérieures sont situées :

Sur la ligne sternale droite, au niveau du bord inférieur du 5e cartilage costal ;

Sur la ligne parasternale droite, au niveau du bord supérieur du 6e cartilage costal ;

Sur la ligne mamillaire droite, au niveau du bord inférieur de la 6e côte ;

Sur la ligne axillaire droite, au niveau du bord inférieur de la 7e côte ;

Sur la ligne scapulaire droite, au niveau de la 9e côte ;

A côté du rachis, au niveau du bord inférieur de la 11e côte.

Cette limite supérieure forme autour du thorax une horizontale ou une ligne à légère convexité inférieure (fig. 183).

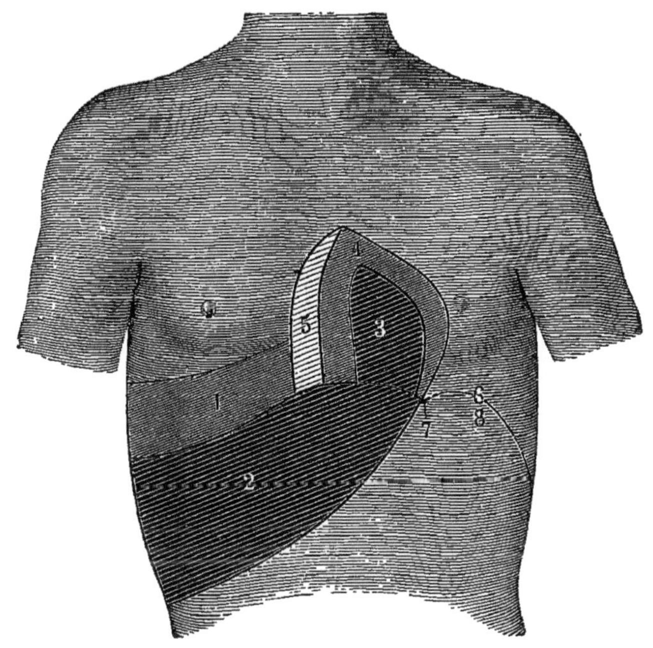

FIG. 183. — *Formes de la matité hépatique.*

1. Grande matité hépatique. — 2. Petite matité hépatique. — 3. Petite matité cardiaque. — 4. Grande matité cardiaque. — 5. Résistance cardiaque. — 6. Bord inférieur du poumon gauche. — 7. Angle pneumo-hépatique. — 8. Espace semi-lunaire de Traube.

La limite inférieure de la petite matité hépatique ne peut être séparée de la matité rénale, à côté de la colonne vertébrale (fig. 184). Sur les lignes scapulaire et axillaire, elle suit le trajet de la 11e côte. Sur la ligne mamillaire, elle se croise avec le bord du thorax. De là, elle se dirige en haut et à gauche de façon à couper la ligne médiane au plus bas en un point équidistant de l'ombilic et du commencement de l'appendice xiphoïde. Enfin, elle se termine, au-dessous de la région du choc de la pointe, entre la ligne parasternale et la ligne mamillaire. La rencontre du bord gauche du foie et du bord inférieur du poumon gauche forme l'*angle hépato-pulmonaire* (fig. 183). Si au contraire le lobe gauche du foie n'arrive pas jusqu'au-dessous de la région de la pointe du cœur, en s'arrêtant par conséquent en dedans de cette pointe, il se développe entre le bord inférieur du foie et la limite inférieure de la matité cardiaque un *angle hépato-cardiaque.*

La *matité splénique* est séparée de la matité hépatique par une zone tympanique appartenant à l'estomac ; quand le lobe hépatique gauche atteint la rate, ces deux matités se fusionnent sans transition distincte. Cela est plus rare à l'état normal qu'en cas d'hypertrophie du lobe hépatique gauche. En même temps, il se produit entre le bord inférieur du foie et le bord antérieur de la rate un *angle hépato-splénique anormal.*

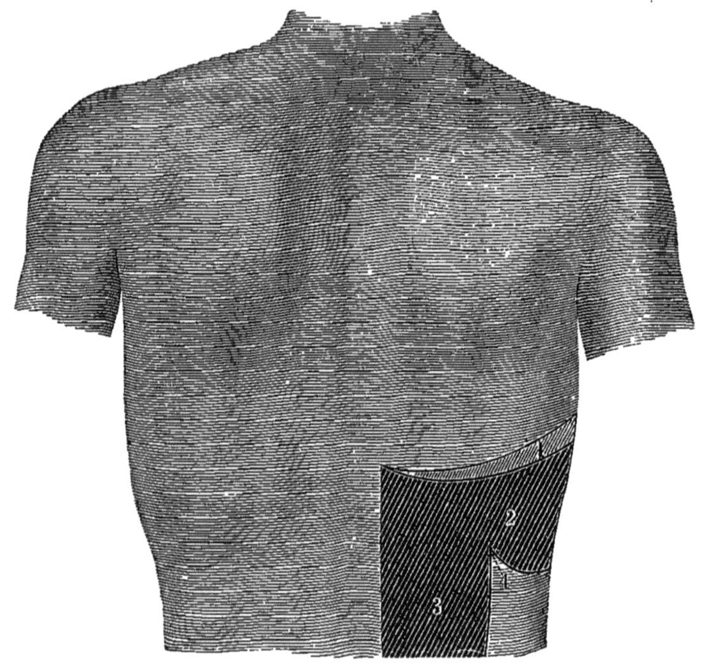

Fig. 184. — *Matité hépatique postérieure.*

1. Grande matité hépatique. — 2. Petite matité hépatique. — 3. Matité rénale. — 4. Angle hépato-rénal.

On a donné, à diverses reprises, les mesures de la petite matité hépatique ; toutefois les chiffres des divers auteurs diffèrent notablement entre eux, car l'étendue absolue varie énormément d'un sujet à l'autre ; aussi vaut-il mieux s'en tenir aux limites anatomiques qu'à des chiffres.

La *grande matité hépatique*, par son bord supérieur, suit une direction parallèle presque partout à celle de la petite ; ce bord est situé à peu près à 3 ou 4 centim. au-dessus du bord supérieur de la dernière. Nous avons déjà dit plus haut que cette grande matité ne correspond pas aux dimensions vraies de l'organe.

A l'état physiologique, la matité hépatique peut éprouver des augmentations et des diminutions d'étendue.

La petite matité se trouve notablement réduite à chaque inspiration, parce que le bord inférieur du poumon s'abaisse fortement, bien plus que la totalité du foie ; car tandis que l'excursion respiratoire du bord inférieur du foie ne comporte que 10 à 15 millim., celle du bord inférieur du poumon atteint 3 à 4 centim. Dans le décubitus latéral gauche, il peut, dans l'inspiration profonde, ne plus rester de la petite matité qu'une bande inférieure étroite, en raison de la réplétion presque complète de l'espace pleural complémentaire par le poumon droit.

L'étendue de la matité hépatique dépend également de l'attitude du corps. Ainsi que l'a montré pour la première fois Gerhardt, le lobe hépatique gauche, dans le décubitus latéral gauche, est situé plus haut que le droit, et vice versâ. En même temps, l'abaissement est toujours associé à une diminution de surface du domaine mat correspondant. Dans la station debout, le bord inférieur du foie serait également placé de 1 centim. plus bas que dans la position horizontale.

A l'état pathologique, la matité hépatique peut manquer, être augmentée ou diminuée d'étendue ou encore déplacée.

L'*absence de matité hépatique* s'observe dans les cas où le foie a quitté sa position normale pour tomber profondément dans la cavité abdominale (foie flottant). En tel cas, la sonorité pulmonaire est suivie immédiatement du son tympanique intestinal ; mais la matité hépatique reparaît, lorsqu'on réussit à remettre en place l'organe mobile et accessible à la palpation.

Cette matité fait encore défaut, lorsqu'il y a eu entrée de gaz dans la cavité péritonéale et séparation du foie d'avec la paroi thoracique. Dans ces cas la matité hépatique est remplacée par de la sonorité tympanique. Le phénomène fait évidemment défaut, si la surface du foie et le diaphragme ont contracté des adhérences.

Il ne faut pas confondre l'absence de matité hépatique avec les états où le foie et la rate sont transposés, et où la région hépatique normale est occupée en majeure partie par de la sonorité tympanique, tandis que l'on trouve la matité propre au foie dans l'hypochondre gauche. Ordinairement, en ces cas, le cœur siège dans le côté droit de la poitrine ; toutefois, Salomone-Marino et Mosler ont relaté des observations où la transposition des viscères se bornait au foie et à la rate.

Il ne faut pas identifier la *diminution de surface de la matité hépatique* avec la diminution de volume du foie, car il est une série de processus qui produisent la première, sans que les dimensions du foie lui-même soient modifiées. C'est ainsi que l'on observe la diminution d'étendue de la matité hépatique, lorsque le côlon s'est insinué entre la surface du foie et la paroi thoracique. Dans ces cas, il faut essayer, par une application énergique du plessimètre, de comprimer l'intestin et de transformer de cette façon le son tympanique en matité hépatique. Frerichs fait remarquer que cette éventualité est à soupçonner notamment quand les divers diamètres de la matité hépatique accusent des anomalies frappantes.

Dans d'autres cas, le bord inférieur du poumon s'étend très loin au-devant du foie et diminue ainsi l'étendue de la petite matité hépatique, comme on a occasion de le constater dans l'emphysème pulmonaire alvéolaire.

La diminution de la matité hépatique se réalise encore dans le météorisme, parce que dans ces conditions, lorsqu'on percute le bord inférieur du foie, l'estomac et l'intestin entrent facilement en vibrations concomitantes. Là plus que partout ailleurs, il faut avoir soin d'employer, pour la délimitation du bord inférieur du foie, la percussion superficielle et la percussion palpatoire.

Tous les états qui provoquent le refoulement prononcé de bas en haut du diaphragme et du foie, diminuent l'étendue de la matité hépatique. Telles sont surtout, outre le météorisme et l'ascite, les tumeurs de l'épiploon et des ovaires. Ces lésions marchent de pair avec une déviation du foie que Frerichs a appelée *position en arête* du foie ; cet organe exécute un mouvement de rotation d'avant en arrière autour de son bord postérieur comme axe, de telle sorte qu'il ne reste plus en contact avec la paroi thoracique que par une petite portion de sa face antérieure ou même uniquement par son bord antérieur. De cette façon, la petite matité hépatique peut se trouver réduite à une bande extrêmement étroite.

Dans l'atrophie jaune aiguë il se produit en peu de jours une diminution notable de la matité hépatique, par suite de la diminution de volume du foie (1) ; cet organe offre une consistance pulpeuse, se rétracte contre la colonne vertébrale et est recouvert en avant par des anses intestinales. Dans tous les processus atrophiques chroniques de la glande hépatique, cet organe subit également une diminution graduelle de volume ; l'atrophie débute presque toujours par le lobe gauche qui diminue de hauteur et se rétracte, par son segment extrême, vers la ligne médiane, de sorte que l'angle hépato-pulmonaire se transforme en angle *hépato-cardiaque* (2).

---

(1) Au début de l'ictère grave, le foie est souvent augmenté de volume.

(2) Les VARIATIONS DE VOLUME DU FOIE ont une très grande importance pour l'étude séméiologique des affections de cette glande. Il faut constamment, pour arriver au diagnostic, tenir compte des modifications survenues en même temps du côté de la rate, dont l'hypertrophie a une importance capitale, du côté de la circulation de la veine porte (ascite, développement des veines sous-cutanées abdominales) et des voies biliaires (ictère).

L'*atrophie du foie* coïncidant avec l'hypertrophie de la rate et l'ascite indique une cirrhose atrophique ; mais les mêmes phénomènes peuvent se rencontrer, quoique plus rarement, dans la périhépatite atrophique, et le foie cardiaque ; dans ce dernier cas, l'état du cœur suffit à établir le diagnostic. La cirrhose atrophique graisseuse se reconnaît à sa marche rapide (Hanot). Quant aux atrophies consécutives à l'oblitération des voies biliaires, elles ont été précédées d'une longue période d'hypertrophie et s'accompagnent d'ictère chronique.

L'*hypertrophie du foie* se rencontre dans certaines cirrhoses, dans les dégénérescences, les tumeurs, les abcès et la simple congestion.

Au point de vue clinique, on peut distinguer les hypertrophies en deux groupes, suivant que le foie a conservé sa forme normale ou qu'il présente des saillies ou des bosselures. Dans ce dernier cas, le diagnostic est généralement assez facile ; une surface marronnée doit faire penser au cancer ; un foie complètement déprimé est le plus souvent l'indice d'une lésion syphilitique ; une tumeur bien circonscrite est due généralement à un kyste hydatique, ou à un abcès ; dans ce dernier cas, les antécédents (dysenterie), les phénomènes fébriles et douloureux suffisent au diagnostic.

Les hypertrophies sans déformation de l'organe sont bien plus importantes à connaître. Une hypertrophie considérable du foie, avec hypertrophie de la rate, ictère chronique

Il ne faut pas croire que *l'augmentation en surface de la matité hépatique* indique toujours un accroissement de volume du foie lui-même. Lorsque les deux processus sont connexes, on constate un abaissement anormal du bord inférieur de l'organe, le bord supérieur demeurant en place. En même temps, le lobe gauche empiète sur le côté gauche, jusqu'à atteindre souvent la rate, avec le bord antérieur de laquelle il constitue un angle *hépato-splénique*. Ce n'est que dans les cas où les tumeurs se développent dans la région supérieure du foie, qu'elles peuvent faire remonter la limite supérieure de la matité hépatique; cette élévation est alors plus ou moins circonscrite, irrégulière ou en demi-cercle. Cela se présente très fréquemment pour les kystes hydatiques, dans lesquels le refoulement peut aller jusqu'à la hauteur de la deuxième côte ; on est alors exposé à faire confusion avec des exsudats pleurétiques et des infiltrations circonscrites du poumon. Dans cette dernière affection, il existe cependant, en dehors de la matité, de la respiration bronchique, des râles sonores et du frémissement renforcé; quant à l'épanchement pleurétique, il s'accompagne d'effacement des espaces intercostaux et d'absence d'excursions respiratoires.

Ces symptômes peuvent également, il est vrai, se produire dans quelques cas rares de kystes à échinocoques ; Frerichs en a relaté des exemples ; il faut alors, pour établir le diagnostic, l'appuyer sur l'évolution de la maladie (1). Les exsudats péritonitiques, enkystés entre la surface du foie et

---

et état général relativement bon, tels sont les principaux caractères cliniques de la cirrhose hypertrophique biliaire. Dans ces derniers temps, on a publié un certain nombre de faits de cirrhose hypertrophique sans ictère (Hayem, Surre, Demange); leur nombre n'est pas assez considérable pour permettre une description d'ensemble, sauf pour une variété qui semble liée à la tuberculose, et est désignée sous le nom de cirrhose hypertrophique graisseuse ; dans cette affection le foie et la rate sont volumineux, le foie douloureux, l'ascite assez fréquente, l'ictère exceptionnel ; enfin l'état général du malade devient rapidement mauvais, la fièvre est quelquefois assez vive pour avoir fait penser à une dothiénenterie ; la mort survient en quelques semaines, 2 à 4 mois au plus.

Les antécédents du malade feront reconnaître les hypertrophies du foie liées au paludisme, au diabète (cirrhose pigmentaire), ainsi que les dégénérescences amyloïde ou graisseuse. Enfin l'état de la rate, quelquefois l'engorgement des ganglions et surtout l'examen microscopique du sang permettent d'affirmer que l'hypertrophie du foie dépend d'une leucocythémie.

Dans les congestions hépatiques, le volume du foie est assez variable; sa consistance est moins dure que dans la cirrhose. Cet état se rencontre dans bien des circonstances; on peut admettre quatre groupes pathogéniques: 1° La congestion est due à des matières irritantes amenées par la veine porte (mets épicés, boissons spiritueuses, putréfactions gastro-intestinales, particulièrement dans la dilatation de l'estomac) ; c'est ainsi qu'après un repas trop copieux on peut éprouver des douleurs dans l'hypochondre droit; le foie augmente rapidement de volume. Dans la dilatation stomacale, le gros foie est fréquent (Bouchard) et expliquerait le déplacement du rein droit observé dans cet état morbide. — 2° La congestion tient aux altérations du sang (goutte, diabète, fièvres éruptives, typhoïdes, dysenterie, empoisonnement par oxyde de carbone, etc.). — 3° Elle relève d'un trouble nerveux (congestions supplémentaires à la ménopause). — 4° Elle est liée à des troubles de la circulation sus-hépatique (asystolie, emphysème avec dilatation du cœur, épanchements pleuraux, tumeurs du médiastin, etc.).

(1) Le kyste hydatique donne une matité à convexité supérieure, tandis qu'en cas de pleurésie la matité est limitée par une ligne parabolique dont la concavité est tournée en haut.

le diaphragme, peuvent engendrer au niveau du bord supérieur du foie des matités analogues à celles que déterminent les tumeurs. Leurs symptômes sont à peu près ceux des épanchements pleurétiques enkystés, avec lesquels ils ont été d'ailleurs fréquemment confondus.

On observe souvent une pseudo-extension de la matité hépatique, lorsque l'estomac et le côlon sont remplis de matières solides, ou lorsqu'ils sont le siège de tumeurs. Dans le premier de ces cas, il faut attendre l'évacuation spontanée ou artificielle du tube intestinal; dans le second, délimiter les organes à l'aide de la palpation et voir si le son de percussion au niveau de la tumeur est mélangé de sonorité tympanique; car, s'il s'agit d'hypertrophies réelles du foie, le son de percussion est remarquable par l'augmentation d'intensité de la matité et l'absence de toute consonance tympanique.

Les exsudats pleurétiques et les infiltrations arciformes des poumons peuvent simuler une extension de la matité hépatique à sa partie supérieure. Dans les infiltrations pulmonaires, on constatera de la respiration bronchique, des râles sonores et du renforcement du frémissement vocal; dans la pleurite, on tiendra compte de l'effacement des espaces intercostaux, du défaut d'excursions respiratoires prononcées et de la forme même de la matité, qui a son point le plus élevé à côté de la colonne vertébrale et se dirige de là obliquement en bas et en avant; les matités consécutives à l'augmentation de volume du foie ont souvent leur limite la plus élevée en avant et en arrière et commencent à s'abaisser environ à la rencontre de la ligne axillaire. Stokes fait remarquer que, si par suite d'épanchements abondants le diaphragme est refoulé de façon à former une convexité inférieure, il se produit entre ce muscle et la face supérieure du foie un sillon qui est souvent perceptible à la palpation, et même à l'inspection. D'après Frerichs ce symptôme ne mérite pas une confiance absolue; en tous cas, il ne survient qu'en cas d'exsudats très considérables, et, si les parois abdominales sont fortement tendues, il devient impossible de le constater. Un sillon analogue peut aussi être produit par les tumeurs du foie, lorsqu'elles siègent près du rebord du thorax.

Une *tension excessive* des parois abdominales peut encore simuler l'extension de la matité hépatique.

Le *déplacement* de la matité hépatique peut s'observer dans des conditions très diverses. Elle est déviée *en haut* dans le météorisme, l'ascite et les tumeurs des viscères abdominaux. Cette déviation est souvent accompagnée, comme nous l'avons déjà expliqué, par la situation en arête du foie et la réduction de la petite matité hépatique. L'atrophie du poumon droit peut produire encore le même résultat.

La matité est déplacée *vers le bas* dans les degrés élevés d'emphysème alvéolaire du poumon, dans la pleurite exsudative, le pneumothorax, la péricardite, les tumeurs du médiastin, dans les exsudats péritonéaux insinués entre le diaphragme et le foie et dans le relâchement des ligaments suspenseurs du foie. La déviation se produit de la même façon dans la pleurésie et le pneumothorax. Lorsque c'est le côté droit qui est malade, on trouve le bord inférieur du lobe hépatique droit situé très bas, tandis que le lobe gauche remonte plus haut qu'à l'état normal, et cela parce que l'organe a exécuté autour du ligament rond un mouvement de droite à gauche et de bas en haut. En même temps, le cœur peut avoir été refoulé en haut par le lobe hépatique gauche, ce dont il est facile de s'assurer par la position du choc de la pointe.

En cas de lésion du côté gauche, le lobe hépatique gauche se déplace de haut en bas; cependant, il se produit en général un refoulement du foie tout entier vers la droite. Frerichs a fait voir que quelquefois cet organe est situé en totalité à droite de la ligne médiane. Un fait plus rare est la production dans la pleurésie, d'une sorte de flexion à la limite des deux lobes hépatiques, celui qui correspond au côté sain conserve sa position normale, l'autre qui porte le fardeau de l'épanchement, semble refoulé de haut en bas par suite de la flexion dans le voisinage du ligament rond. Dans la péricardite exsudative, il survient d'ordinaire aussi un abaissement de tout le bord inférieur du foie, mais cet abaissement sera prononcé surtout du côté du lobe gauche.

D'après Gerhardt, la *percussion de la vésicule biliaire* serait possible même chez les individus bien portants, alors que l'estomac et les intestins sont vides. Quoi qu'il en soit, on peut, par la percussion, délimiter cet organe, lorsqu'il est augmenté de volume, que cette augmentation soit due à une turgescence extraordinaire de la vésicule ou à une dégénérescence cancéreuse de ses parois.

D. — AUSCULTATION DU FOIE

L'auscultation du foie ne fournit au diagnostic que des éléments tout à fait insignifiants.

En auscultant le foie, on entend souvent des *bruits respiratoires* ou *des sons cardiaques propagés* sur une certaine étendue de la surface hépatique.

Dans certains cas rares, il pourrait se développer au niveau du foie des *bruits vasculaires autochtones*. Léopold a publié une observation de cancer hépatique, où l'on percevait à chaque systole cardiaque un susurrement renforcé dont il plaçait l'origine dans les artères et les capillaires du foie.

Parmi les phénomènes acoustiques possibles, nous avons à ranger les *bruits de frottement*, qui sont souvent accessibles même à la palpation, qui tantôt apparaissent pendant la respiration, tantôt sont déterminés par la pression, et qui toujours indiquent la présence de rugosités sur les surfaces hépatique ou cholécystique.

Enfin, l'on entend parfois du *cliquetis métallique*, lorsque la vésicule biliaire est remplie de calculs mobiles (1).

(1) UROLOGIE DANS LES AFFECTIONS DU FOIE. — Les renseignements fournis par l'examen de l'urine ont une importance considérable pour le diagnostic et le pronostic des maladies du foie. Aussi, croyons-nous devoir indiquer quelques-unes des modifications que les affections hépatiques imposent à la sécrétion urinaire.

Le plus souvent, la quantité d'urine est diminuée. Puis, au moment de la guérison,

7. — Examen du pancréas.

Il est fort difficile d'établir exactement le diagnostic des affections du pancréas, car les troubles fonctionnels aussi bien que les signes physiques de ces affections — si toutefois il en existe — sont fort incertains.

Parmi les méthodes physiques d'investigation, celle qui est la plus utile est la *palpation*. Mais si l'on tient compte de la situation profonde de l'organe, caché derrière l'estomac et le foie, on reconnaîtra qu'il faut des conditions bien favorables, comme une augmentation considérable du volume de la glande, pour que l'on puisse l'atteindre par la palpation. A l'état nor-

---

on voit survenir une sorte de crise ; il se produit une polyurie passagère, entraînant au dehors une grande quantité de déchets organiques : c'est ce qu'on observe particulièrement dans l'ictère grave primitif (Mossé), l'ictère catarrhal (Chauffard), quelquefois même à la fin de la colique hépatique.

On sait que le foie joue un très grand rôle dans la production de l'urée. Les recherches de Meissner, confirmées par Brouardel, Schrœder, Minkowski, ont montré que le foie transforme en urée diverses substances azotées, particulièrement les acides amides et l'ammoniaque. Au début de certaines maladies du foie, alors qu'il y a suractivité de l'organe, on peut voir augmenter l'excrétion de l'urée. Plus tard, l'activité hépatique diminue, l'urée tombe à un taux très peu élevé (quelquefois 1 à 2 gr. en 24 heures) ; en même temps on voit augmenter l'excrétion des matériaux moins oxydés, de la leucine, de la tyrosine et même de l'ammoniaque, comme l'ont vu Stadelmann et Hallervorden dans la cirrhose hépatique.

Ce n'est pas seulement sur les matières azotées excrémentitielles que le foie exerce son action, il modifie aussi la peptone et l'albumine. Aussi, dans les maladies de cette glande, peut-on observer de la peptonurie et de l'albuminurie. La peptonurie a été signalée par Schultze et Riess et plus tard par Gerhardt dans l'empoisonnement phosphoré, c'est-à-dire dans une maladie destructive du foie ; on l'a rencontrée depuis dans l'atrophie jaune aiguë, la cirrhose, la congestion hépatique liée à la dilatation de l'estomac.

L'albuminurie a un intérêt double : tantôt c'est une albuminurie légère et passagère dépendant simplement d'un trouble fonctionnel du foie ; tantôt l'albuminurie coïncide avec la présence de cylindres urinaires, elle a alors une grande valeur pronostique. Elle indique que le rein a été secondairement atteint et doit faire craindre l'apparition des phénomènes d'ictère grave dus, comme on sait, à une insuffisance fonctionnelle des deux grands émonctoires de l'économie, le foie et le rein.

Nous ne parlerons pas ici de la valeur séméiologique des urines biliphéiques. (Voyez : *Ictère* et *Examen des urines*.) Mais l'urine peut contenir d'autres pigments, ayant une très grande importance au point de vue clinique, nous voulons parler de l'urobiline. MM. Engel et Kiener et M. Hayem ont fait une excellente étude de l'urobilinurie d'origine hépatique et en ont fixé la valeur séméiologique. L'urobilinurie (l'hémaphéisme de Gubler) est caractérisée chimiquement par la présence dans l'urine de différents pigments : urobiline, bilirubine, pigment brun rouge. La présence de ces pigments se reconnaît facilement au moyen de réactifs chimiques (l'acide nitrique donne une coloration brun acajou) et surtout par l'examen spectroscopique après acidification. L'urobilinurie se rencontre dans les maladies ayant pour caractère commun de provoquer la dégénérescence graisseuse et l'atrophie des cellules hépatiques : l'urobiline représente le pigment du foie dégénéré. Dans les cirrhoses, dans l'alcoolisme chronique avec lésion du foie, dans la tuberculose, on trouve une urobilinurie légère, qui augmente s'il survient de la fièvre ou de la fatigue, c'est-à-dire des causes augmentant la destruction des globules sanguins ; l'hémoglobine mise en liberté se transforme dans un foie malade, non mal, le pancréas demeure inaccessible, étant fort mince (environ 28 millimètres d'épaisseur) et peu large (environ 4 1/2 centimètres).

Pour pratiquer la *palpation,* on prend les précautions habituelles, flexion des jambes sur les cuisses et des cuisses sur le bassin, abduction des membres inférieurs, distraction du malade par la conversation; examen avec des mains chaudes ; pression progressive mais continue vers la profondeur; quelquefois il faut recommander au malade d'ouvrir largement la bouche. Pendant le sommeil anesthésique, en provoquant le relâchement prononcé de parois abdominales, on favorise la palpation ; il en est de même de la position génu-brachiale et de l'évacuation du côlon transverse par des lavements.

Lorsqu'il s'agit d'une tumeur solide, l'organe est augmenté de volume et apparaît sous forme d'une tumeur oblongue perpendiculaire à la colonne vertébrale, et qui siège un peu au-dessus du milieu de la ligne xiphoïdo-ombilicale. Cette tumeur peut présenter des pulsations qui lui sont communiquées par l'aorte abdominale sous-jacente ; aussi faut-il veiller à ne pas la confondre avec un anévrysme de cette artère. La palpation devra porter sur le *volume,* l'*état de la surface,* la *consistance* et la *sensibilité de l'organe.* Les déplacements respiratoires font défaut, à moins qu'ils ne soient communiqués par le foie ou la rate, avec lesquels le pancréas peut contracter des adhérences.

Il est très facile de confondre les tumeurs du pancréas avec des tumeurs d'organes voisins, par exemple avec l'hypertrophie des ganglions lymphatiques placés à côté de la colonne vertébrale, dans le voisinage immédiat de la glande.

Au niveau de tumeurs pancréatiques volumineuses, la *percussion* donne un son obscur, mais qui présente souvent une consonance tympanique, pro-

---

en bilirubine, mais en urobiline. L'urobilinurie n'a de valeur que lorsqu'elle est habituelle ou constante; elle peut se rencontrer d'une façon transitoire dans les maladies aiguës (grippe, rhumatisme, pneumonie) où il y a destruction active de globules rouges et congestion hépatique.

Il est un autre moyen d'apprécier l'état des cellules hépatiques, c'est la recherche de la *glycosurie alimentaire.* Si l'on donne à un homme sain 120 à 150 gr. de sirop de sucre, on n'observe pas de glycosurie; mais si on répète l'expérience chez des individus atteints d'affection hépatique, le sucre pourra passer dans l'urine. C'est ce qu'on observe dans les cas où existe un trouble de la circulation porte, par exemple dans la cirrhose atrophique : le sucre ingéré se déverse directement dans la circulation générale, évitant ainsi d'être arrêté et transformé par le foie. C'est ce qu'on observe également dans les affections destructives de cette glande (cirrhose par rétention biliaire, stéatose diffuse, etc.). Dans l'ictère grave primitif, M. Bouchard a observé le même symptôme et a pu suivre ainsi jour par jour, la destruction, puis la restauration des cellules hépatiques.

La glycosurie alimentaire a une grande importance pronostique. M. G. H. Roger a établi qu'un foie qui est incapable de fixer le sucre est également incapable d'arrêter et de transformer les nombreux poisons que lui amène la veine porte (poisons des fermentations intestinales, de la désassimilation, etc.). Aussi trouve-t-on dans ces cas une notable augmentation de la toxicité urinaire, le rein venant encore suppléer le foie, ce qui permet d'affirmer une fois de plus l'étroite solidarité qui unit ces deux glandes.

venant de l'estomac et de l'intestin sus-jacents. A l'aide d'une forte pression sur le plessimètre, on arrive souvent à supprimer le timbre tympanique et à n'entendre que de la matité.

A *l'auscultation*, on devra s'attendre à des bruits vasculaires cardio-systoliques, lorsque l'organe hypertrophié comprime les artères du voisinage.

Les *tumeurs kystiques* du pancréas acquièrent quelquefois un volume considérable ; on les sent dans la cavité abdominale sous forme de tumeurs fluctuantes. On les confond facilement avec des kystes de l'ovaire ou des kystes hydatiques du foie. Kuster fait ressortir que, contrairement aux kystes de l'ovaire, leur bord inférieur est toujours séparé de la symphyse par une zone de sonorité tympanique, et que, si on a recours à la distension artificielle de l'estomac par l'acide carbonique, on peut toujours constater que la tumeur est située derrière l'estomac. Ce dernier signe différencie également les kystes du pancréas des kystes hydatiques du foie (1).

8. — Examen de l'épiploon.

L'attention n'est attirée sur le grand épiploon que lorsque celui-ci est atteint d'une affection qui augmente considérablement son volume, comme le cancer, les échinocoques et les phlegmasies chroniques.

Ces affections peuvent se manifester à *l'inspection* sous forme de saillies, circonscrites ou diffuses, que l'on rencontre ordinairement dans la région ombilicale. Ces saillies ne présentent pas de déplacements respiratoires, à moins qu'elles n'aient contracté des adhérences avec le foie. Il faut d'ailleurs se garder de prendre le glissement des parois abdominales sur la tumeur pour un déplacement de la tumeur elle-même.

La *palpation* a pour but de délimiter nettement ces tumeurs, notamment par rapport aux organes voisins ; elle devra reconnaître l'état de leur surface, leur consistance, leur sensibilité et leur mobilité. Celle-ci est le plus souvent très considérable, il suffit d'un changement d'attitude pour déplacer la tumeur. Les tumeurs épiploïques sont facilement confondues avec des tumeurs d'organes voisins, notamment avec celles du foie et de l'estomac. Avec celles du foie, la confusion est d'autant plus aisée que l'épiploon

(1) Malgré des travaux nombreux, les symptômes fonctionnels des maladies du pancréas sont peut-être encore plus obscurs que les signes physiques. La colique pancréatique due à des calculs du canal de Wirsung (Baumel) est problématique ; la stéatorrhée, la sialorrhée manquent fréquemment et n'ont rien de caractéristique. Peut-être faudrait-il attribuer une plus grande importance à l'absence de dédoublement du salol. A l'état normal, le salol ingéré se dédouble dans l'intestin en acide salicylique et acide phénique ; et il est aisé de constater ce dédoublement en examinant les urines. La rétention ou le défaut de sécrétion du suc pancréatique empêcheraient ce dédoublement de se produire.

L'histoire du diabète d'origine pancréatique, bien qu'appuyée sur un certain nombre de faits, n'est pas encore très claire.

dégénéré peut reproduire les contours du foie. Frerichs l'a montré par une excellente observation, avec figure à l'appui ; plus récemment, Müller a relaté un cas où le diagnostic avait été *foie flottant* et où à l'autopsie on trouva une dégénérescence de l'épiploon. Dans le diagnostic différentiel, il faut tenir compte, en dehors des résultats de l'examen physique, de la marche et des autres symptômes de la maladie.

A la *percussion*, on obtient, au niveau des tumeurs, de la matité. L'*auscultation* ne fournit aucun résultat.

9. — Examen des ganglions mésentériques et rétro-péritonéaux.

Les affections des *ganglions mésentériques* ne sont jamais des affections indépendantes. Le diagnostic n'en est possible que dans les cas où l'on constate leur hypertrophie à travers les parois abdominales; il s'agit le plus souvent de ganglions ayant subi la dégénérescence tuberculo-caséeuse, plus rarement la dégénérescence cancéreuse. Ils apparaissent sous forme de tumeurs bosselées, mobiles, qui donnent à la percussion de la matité ou de la matité tympanique. Il est facile de les confondre avec des tumeurs d'organes voisins. Les accumulations de matières fécales durcies sont une cause fréquente d'erreurs de diagnostic : l'administration de purgatifs suffit pour lever les doutes.

Pour les *ganglions lymphatiques rétro-péritonéaux*, il est moins rare de les trouver affectés indépendamment des autres organes ; on connaît par exemple le cancer primitif de ces ganglions. Le *palper* ne permettra de les reconnaître que quand ils constituent d'assez grosses tumeurs bosselées, situées à la hauteur de l'ombilic (au moins au début), en contact, en arrière, avec la colonne vertébrale, non mobiles et pouvant s'étendre en bas jusque dans le petit bassin.

A la *percussion*, lorsqu'on comprime fortement avec le plessimètre l'intestin sus-jacent, ils donnent un son mat, ou même de la matité tympanique.

La confusion avec des tumeurs d'organes voisins est facile. Rutherford-Haldam cite un cas de tumeur ganglionnaire rétro-péritonéale prise pendant la vie pour un anévrysme de l'aorte.

10. — Examen du péritoine.

L'examen du péritoine n'exige point de méthodes spéciales d'exploration. On se sert toujours de l'inspection, de la palpation, de la percussion et de l'auscultation. Aussi nous semble-t-il préférable d'envisager l'ensemble des signes physiques fournis par chacune des lésions du péritoine.

a) — *Rugosités de la surface péritonéale.*

Les phlegmasies aiguës, subaiguës ou chroniques sont le plus souvent l'origine des rugosités sur la surface péritonéale. Ces rugosités ne sont guère accessibles au diagnostic physique que si elles donnent lieu à des *bruits de frottement* perceptibles au palper ou à l'ouïe; mais l'apparition de ces bruits est chose rare. L'expérience démontre qu'ils se produisent plutôt dans la péritonite subaiguë ou chronique que dans la péritonite aiguë. Ils ont été décrits pour la première fois par Beatty, puis par Bright, enfin par Desprès et Corrigan ; on les désigne parfois sous le nom de *bruits de Bright*.

Les points où on les constate sont en rapport avec le siège de la phlegmasie. On les perçoit assez fréquemment sur le revêtement séreux du foie et de la rate. Ils ne sont pas très rares au niveau des tumeurs utérines ou ovariques. Ils peuvent encore se produire au niveau des anses intestinales ; Gerhardt dit les avoir observés dans la pérityphlite.

A la *palpation*, ils se traduisent par un frôlement doux ou un frottement craquant et grinçant, qui le plus souvent présente, comme le frottement pleurétique, un caractère saccadé. Les caractères sont les mêmes à l'auscultation. Tantôt leur apparition est en relation avec les mouvements respiratoires, tantôt ils se produisent quand on comprime ou quand on frotte les parois abdominales, tantôt enfin ils accompagnent les contractions péristaltiques de l'intestin. Lorsqu'ils naissent sur le revêtement péritonéal du diaphragme, ils peuvent coïncider avec les mouvements du cœur et en imposer pour du frottement péricardique. Leur durée est généralement courte ; dans certains cas, cependant, ils se prolongent pendant des mois et même, comme je l'ai constaté une fois, pendant des années.

b) — *Épanchement liquide libre dans la cavité péritonéale. Ascite.*

L'accumulation de liquide libre dans la cavité péritonéale est le plus souvent la conséquence d'une transsudation exagérée; cet état morbide porte le nom d'*hydropisie abdominale, d'ascite*. Dans la péritonite, il se produit ordinairement dès le début entre les anses intestinales des adhérences qui empêchent la libre locomotion de l'exsudat liquide. Seule la péritonite chronique séreuse fait exception; cette affection n'a été bien étudiée que dans ces derniers temps; auparavant on la confondait habituellement avec l'ascite.

Les signes physiques de l'ascite varient avec la quantité de liquide; et l'on fera bien par conséquent de choisir, pour l'étude, un degré moyen de cette affection.

A l'*inspection*, on est frappé de l'*augmentation de volume du ventre*. Dans le décubitus dorsal, elle intéresse notamment les côtés, où le liquide s'accumule en raison même de son poids ; dans la position verticale, au contraire, la pesanteur entraîne le liquide dans la moitié inférieure de l'abdomen qui alors proémine fortement. Dans le décubitus dorsal, la surface abdominale antérieure paraît aplatie (ventre de batracien). L'*ombilic* est effacé ; il ne fait saillie qu'en cas d'ascite très prononcée et alors il est translucide et évidemment rempli de liquide. Les parois abdominales, distendues, sont extrêmement lisses ; elles ne présentent pas le moindre pli et ont souvent une sorte de brillant miroitant. Les *veines sous-cutanées* y sont dilatées et flexueuses, parce que le sang veineux des extrémités inférieures, par suite de la compression par le liquide et le rétrécissement consécutif de la veine cave inférieure, gagne le cœur par des voies collatérales. On voit alors des deux côtés les veines épigastriques inférieures s'élever du milieu du ligament de Poupart et s'anastomoser avec les branches terminales des veines épigastriques supérieures, avec lesquelles elles forment autour de l'ombilic une sorte de couronne vasculaire. Parfois l'on constate la présence sur les parois inférieures et latérales du ventre de *bandes* rosées ou violacées, à stratification souvent parallèle, dont l'aspect est exactement pareil à celui des vergetures des femmes enceintes et qui, comme celles-ci, sont dues à la distension des téguments.

Par la *palpation*, on peut percevoir *la sensation de flot*. En appliquant sur l'un des côtés du ventre la paume de la main et en percutant l'autre côté à coups brefs, on perçoit le choc des ondes ainsi produites. Ces ondulations sont tantôt très lentes, tantôt brèves et se succèdent rapidement. Il n'est même pas rare de sentir d'une façon très distincte ce que l'on appelle le *frémissement hydatique*. Un épanchement exagéré et une tension excessive des parois abdominales enlèvent sa netteté à la sensation de flot.

Pour pouvoir suivre la marche d'une ascite, la *mensuration* est importante. On se sert pour cela d'un ruban divisé en centimètres, avec lequel il est facile de contrôler les progrès ou la diminution de l'épanchement, si l'on a soin de toujours mesurer la même région.

A la *percussion*, le son obtenu varie avec l'attitude du corps, car le liquide, libre de ses mouvements, tend toujours à occuper les parties les plus basses, tandis que les anses intestinales remplies de gaz viennent flotter à sa surface. Aussi, dans le décubitus dorsal, trouve-t-on à la partie supérieure le son tympanique intestinal ; sur les côtés au contraire, ainsi qu'en arrière et en bas, la matité propre au liquide. Entre les lignes axillaire et scapulaire on rencontre souvent au milieu de la zone mate une bande verticale de sonorité tympanique qui correspond au côlon ascendant et au côlon descendant, les mésocôlons n'ayant pas une longueur suffisante pour permettre à ces portions des intestins d'atteindre le niveau supérieur du liquide. Cette bande de sonorité tympanique ne fait défaut que lorsque les côlons renferment des masses solides ou subissent une compression énergique venant du dehors.

Dans le décubitus latéral, la matité primitive du côté opposé se transformera en sonorité tympanique, parce qu'en ce cas les anses intestinales qui flottent au-dessus du liquide arrivent en contact immédiat avec ce côté qui est devenu le point le plus élevé de l'abdomen. Il ne faut pas trop se hâter de percuter, car la transposition du liquide et de l'intestin exige quelquefois un certain temps.

Dans la station debout, la moitié supérieure du ventre est sonore, la moitié inférieure est mate.

Enfin dans la position génu-brachiale, la matité siège sur la paroi abdominale antérieure, tandis que la paroi postérieure donne un son tympanique.

Lorsqu'on essaye, dans le décubitus dorsal, de tracer la limite exacte qui sépare la zone de tympanisme de la zone de matité, on obtient, comme l'a fait remarquer Breslau le premier, un contour non pas régulier, mais à dentelures et à ondulations multiples. Cela tient à ce que la surface du liquide s'insinue entre les diverses anses intestinales.

Lorsque l'ascite est très considérable, les signes énoncés ci-dessus peuvent subir des modifications. La tension exagérée des parois abdominales rend la fluctuation moins distincte ; le niveau du liquide étant très élevé, le mésentère devient trop court pour permettre aux intestins d'arriver jusqu à ce niveau. C'est alors la *partie supérieure* du ventre qui, dans le décubitus dorsal, présente de la matité, tandis que *sur les côtés*, où se trouvent des anses intestinales, le son est tympanique. Par le même mécanisme, la variation de son dans le décubitus latéral est supprimée et la percussion donnera des résultats identiques, même dans la position debout.

Le diagnostic des épanchements peu abondants est encore plus difficile. Comme le liquide, sous l'influence de la pesanteur, s'accumule d'abord dans le petit bassin, Bamberger recommanda de placer le malade dans le décubitus latéral, de telle façon que son bassin soit élevé. De cette manière, le liquide coulera dans la région latérale où le son tympanique primitif se changera en matité. La position génu-brachiale peut être utilisée de la même façon.

On méconnaît très facilement l'ascite. Le *météorisme* s'en distingue aisément par l'absence de sensation de flot et la présence, partout et dans toutes les positions, de sonorité tympanique. Chez les *sujets très obèses*, le ventre a un gros volume et l'on obtient parfois une sorte de pseudo-fluctuation; toutefois la percussion, à condition qu'elle soit énergique, lèvera tous les doutes. Le diagnostic différentiel de l'ascite et de l'*œdème des parois abdominales* est facile également (1). Mais il peut surgir de très grosses difficultés, quand il s'agit de distinguer l'ascite de *kystes ovariques*; dans ces cas, des erreurs ont été commises même par des gynécologistes très prudents et très expérimentés.

Dans le *diagnostic différentiel entre l'ascite et les kystes de l'ovaire*, il faut tenir compte des points suivants :

1. — *Forme du ventre*. Dans l'ascite, la paroi abdominale antérieure est étalée ; la distension frappe surtout les côtés ; tandis que dans les kystes de l'ovaire c'est précisément la partie médiane de l'abdomen qui proémine fortement en avant.

2. — Dans l'ascite, l'*ombilic* est effacé ou saillant ; dans les kystes ovariques, il est refoulé vers le haut.

3. — Dans l'ascite, la *sensation de fluctuation* existe encore au-dessus du niveau du liquide, c'est-à-dire dans le domaine du son tympanique ; au contraire, dans les kystes ovariques, la fluctuation est strictement limitée à la zone de matité.

---

(1) Rappelons que dans quelques cas on a confondu l'ascite avec la vessie distendue par l'urine, et avec l'utérus gravide.

4. — Dans l'ascite, la *percussion* donne en avant un son tympanique, sur les côtés et à la partie inférieure un son mat; c'est le contraire dans les cas de kystes de l'ovaire (1).

5. — Dans l'ascite, le changement d'attitude du corps produit une *modification du son*; ce phénomène fait défaut dans les kystes de l'ovaire où et parce que le liquide est enkysté.

6. — L'ascite n'exerce aucune influence sur l'*utérus;* c'est tout au plus si l'on constate un peu de chute de l'organe; dans les cas de kyste ovarique, au contraire, la matrice souffre dans sa mobilité, elle est en rétroflexion et surélevée (2).

c) — *Épanchement gazeux libre intrapéritonéal. Pneumopéritonite.*

Lorsque la cavité péritonéale contient des gaz en liberté, le phénomène se trahit à l'*inspection* par une très forte distension de l'abdomen, *météorisme péritonéal*. La plupart du temps, on constate en même temps une dyspnée notable à cause du refoulement, vers les parties supérieures, du diaphragme et des viscères thoraciques.

A la *palpation* on perçoit une sensation analogue à celle que donne le palper d'un coussin à air fortement insufflé.

La *percussion* fournit partout un son tympanique ou métallique, qui, différant en cela du météorisme intestinal, possède une tonalité égale partout et devient obscur en cas d'excessive tension des parois abdominales.

---

(1) Dans le décubitus horizontal, la limite supérieure de la matité forme une parabole ouverte en haut dans l'ascite, une parabole ouverte en bas dans le kyste de l'ovaire.

(2) Diagnostic de la cause de l'ascite. — A. *Ascite aiguë*, dite aussi ascite essentielle. — Cette ascite existe certainement; elle est caractérisée par son apparition brusque, chez un sujet jeune, par ce fait qu'elle ne s'accompagne pas d'albuminurie, et par sa rapide curabilité. Il est probable qu'il s'agit là d'une poussée de péritonite aiguë dont la cause nous échappe encore.

B. *Ascite chronique*. — La cause est différente suivant qu'il s'agit d'une ascite isolée, d'une ascite précédée d'un œdème des membres inférieurs, d'une ascite avec anasarque généralisée.

L'ascite *isolée* est le fait d'une gêne directe de la circulation de la veine porte. Elle s'observe surtout dans les affections du *foie*, particulièrement dans la cirrhose atrophique de Laënnec et dans la pyléphlébite. Dans les affections du *péritoine*, elle est le fait d'une péritonite chronique, de la tuberculose, du cancer. Dans les affections de l'*estomac*, elle est le fait du cancer (forme ascitique du cancer de l'estomac, Chesnel). Dans les affections de la *rate*, on l'a observée surtout en cas de néoplasmes. Dans tous ces cas, s'il survient de l'œdème des membres inférieurs, cet œdème est postérieur à l'ascite et tient à la compression exercée sur les veines iliaques par le liquide péritonéal.

L'*ascite précédée d'œdème des membres inférieurs* indique une gêne dans la circulation de la veine cave inférieure; elle est alors le fait d'une maladie du cœur, d'une lésion mitrale surtout, ou d'une affection chronique du poumon (emphysème, dilatation bronchique, etc.).

L'*ascite avec anasarque* plus ou moins généralisée doit faire penser d'abord à la *néphrite*. S'il n'y a pas de néphrite, on doit penser soit à une cachexie cardiaque très avancée, soit à une cachexie marastique, dont la cachexie cancéreuse offre le type le plus complet. (Voyez sur ce point le chapitre *Œdème*, page 29.)

Ce qui est surtout caractéristique, c'est l'absence de matité hépatique et splénique, de telle sorte que la sonorité pulmonaire rejoint immédiatement la sonorité tympanique. Cela tient à ce que les gaz écartent le foie et la rate de la paroi thoracique. Ce symptôme ne fera défaut, que si les organes sont maintenus fixés à la paroi abdominale par des adhérences. Comme l'épanchement gazeux, en tous cas, a une tendance à occuper les parties les plus élevées, il se produit, si l'épanchement n'est pas trop abondant, des variations dans les résultats de la percussion à tout changement d'attitude du corps. Aussi trouve-t-on de la sonorité tympanique dans le dos en cas de décubitus abdominal, dans la région hépatique latérale en cas de décubitus sur le côté gauche, dans la région splénique en cas de décubitus latéral droit, etc.

A l'*auscultation*, on entend fréquemment de la respiration pulmonaire propagée, renforcée par résonance et devenue métallique. Presque tous les cas d'épanchement gazeux intrapéritonéal sont consécutifs à une *perforation de l'intestin*. Schudnewsky a regardé le bruit respiratoire métallique perçu au niveau de l'abdomen comme pathognomonique de cette lésion. Il l'explique par l'entrée et la sortie de l'air à travers la blessure intestinale; Grosstern a démontré que cette explication était erronée. Mais Sommerbrodt a prouvé que la compression de l'intestin pouvait donner lieu à un bruit de souffle à consonance amphorique, que l'on ne peut guère expliquer autrement que par le refoulement de l'air à travers l'orifice de perforation.

d) — *Épanchements simultanés de gaz et de liquide dans la cavité péritonéale. Hydropneumopéritonite.*

Les symptômes physiques déterminés par la présence simultanée de liquide et de gaz dans la cavité péritonéale sont complexes. Là où siègent les gaz, la percussion engendre un son tympanique ou métallique; tandis que la région occupée par le liquide donne un son mat. Le changement d'attitude modifie les conditions de percussion, parce que toujours les gaz gagnent les parties supérieures et le liquide les parties les plus basses.

En secouant les malades, on entend des *bruits de glouglou* qui reproduisent exactement les bruits de succussion perçus dans la cavité pleurale en cas de pyopneumothorax. Ces sortes de bruits se développent cependant aussi en cas de kystes à échinocoques et de kystes ovariques, lorsque ces tumeurs renferment en même temps des gaz et du liquide. On constate encore leur apparition dans l'estomac et l'intestin, lorsque ceux-ci renferment du liquide et des gaz. Mais les bruits péritonéaux, nés dans une poche plus vaste, sont toujours beaucoup plus intenses et ont une tonalité et une profondeur plus basses.

Cette affection s'observe d'ordinaire à la suite d'*une perforation de l'estomac ou de l'intestin, notamment de l'appendice vermiculaire*; de sorte que pour le diagnostic différentiel, il faut s'assurer s'il n'existait pas auparavant de symptômes d'affections ulcéreuses de l'estomac ou de l'intestin.

Quelquefois il se produit entre la surface hépatique et le diaphragme une accumulation de gaz et de liquide (pus); le diaphragme, paralysé par la phlegmasie primitive, est refoulé fortement dans la cavité thoracique et l'on est exposé ainsi à confondre ce genre de lésion avec un pyopneumothorax. On a d'ailleurs donné à cette lésion le nom de pseudo-pyopneumothorax ou pyopneumothorax sous-diaphragmatique (Leyden). En introduisant un trocart dans la cavité péritonéale et en le reliant à un manomètre, on verra souvent, sinon toujours, que la pression manométrique augmente à l'inspiration et diminue à l'expiration, caractères opposés à ceux que l'on observerait si le foyer morbide siégeait dans la cavité pleurale. Enfin, lorsque le pus, évacué par la ponction, a une odeur fécaloïde, on peut presque affirmer qu'il s'agit d'un pneumothorax sous-diaphragmatique.

e) — *Collections liquides intrapéritonéales enkystées.*

Dans les collections liquides intrapéritonéales enkystées, la *palpation* révèle une augmentation de la *sensation de résistance* et décèle parfois la présence d'une tumeur circonscrite, sensible à la pression, souvent fluctuante. L'*inspection* demeure négative ou montre une voussure de la région intéressée. La *percussion* donne un son mat ou tympanique, qui ne varie pas avec l'attitude du corps. Enfin à l'*auscultation*, il peut se développer au niveau de la tumeur des bruits de frottement, qui peuvent être assez intenses pour devenir perceptibles à la palpation.

Il nous faut dire un mot ici de l'*abcès sous-phrénique* (pyothorax sous-phrénique), qui est constitué par une collection de pus enkystée entre le foie ou la rate et le diaphragme. Il est facilement confondu avec un pyothorax, parce qu'à la suite de la paralysie du diaphragme, il remonte très haut dans la cavité thoracique. Le diagnostic différentiel est souvent hérissé de difficultés ; il s'appuie essentiellement sur l'existence préalable d'affections intra-abdominales. Un signe caractéristique est la cessation *brusque* et *nette*, à la limite de la matité, du bruit respiratoire du poumon. Si l'on a recours à une ponction exploratrice, il faut faire pénétrer la canule très profondément avant d'atteindre le pus (1).

11. — Examen des matières vomies.

On sait que les aliments subissent, surtout sous l'influence de la digestion, des modifications chimiques. Aussi comprend-on que les troubles de

---

(1) Parmi ces *péritonites partielles*, celles qui intéressent le plus le médecin sont les péritonites périhépatiques. M. Deschamps les a bien étudiées dans sa thèse de doctorat (*De la péritonite périhépatique enkystée*, 1886, Steinheil), et il a montré que leur cause la plus commune était la lithiase biliaire.

En ce qui concerne l'*abcès sous-phrénique*, on en trouvera une bonne description dans la Clinique de M. Jaccoud (Clinique de la Pitié, T. I, p. 220).

la digestion stomacale ne puissent guère être diagnostiqués autrement que par l'examen *chimique* du contenu stomacal et même du contenu de l'intestin. Mais nous devons abandonner cette étude aux ouvrages qui traitent de la chimie physiologique (1).

L'examen physique des matières rejetées par le vomissement est souvent d'un très grand secours pour le diagnostic. Cet examen physique comporte un examen *microscopique* et un examen *macroscopique*.

A. — EXAMEN MICROSCOPIQUE DES MATIÈRES VOMIES

Les éléments microscopiques des vomissements sont essentiellement variables. D'habitude ils sont constitués en majeure partie d'aliments ; il est

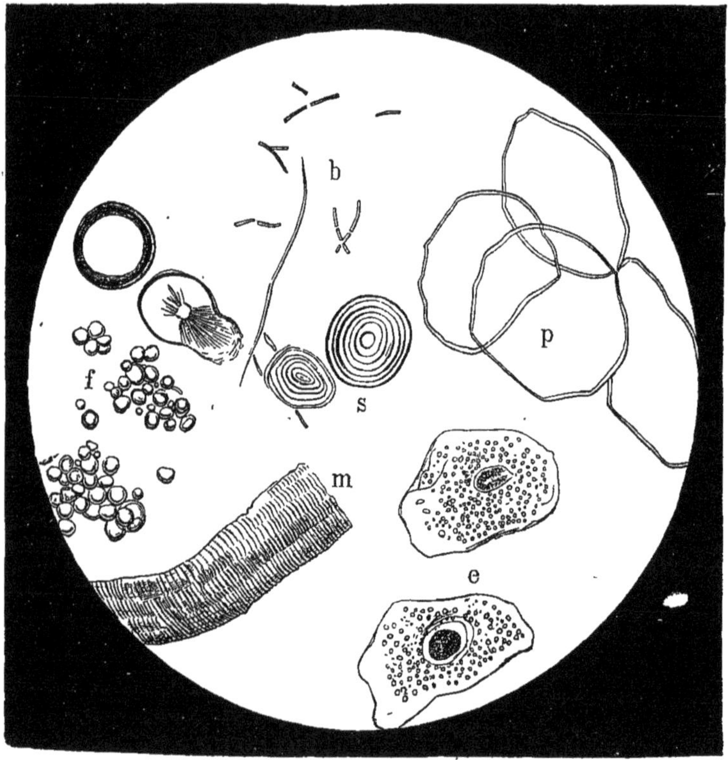

FIG. 185. — *Eléments que l'on rencontre le plus fréquemment dans les matières vomies.*

m, fibres musculaires. — *e*, épithélium buccal. — *p*, cellules végétales. — *b*, bactéries et filaments de leptothrix. — *f*, gouttelettes graisseuses provenant de lait avec des cristaux gras. — *s*, granulations amylacées. Gross. 275 diamètres. (Obs. personnelle.)

donc tout à fait inutile d'insister sur toutes les éventualités possibles. Si l'on est familiarisé avec l'examen microscopique des éléments des tissus végétaux

(1) Voyez à la fin du chapitre : Examen de l'estomac, la note que nous avons ajoutée sur ce point.

et animaux, on se trouvera rarement embarrassé pour reconnaître la nature et l'origine de certains éléments alimentaires (fig. 185). Bien entendu, les modifications des tissus sont très variables selon les différents cas. L'énergie digestive du suc gastrique, la nature des ingesta et la durée de leur séjour dans l'estomac exercent sur ces modifications une influence décisive. Aussi rencontre-t-on les parties alimentaires tantôt simplement gonflées et macérées, tantôt en état de dissolution plus ou moins avancée. C'est surtout sur les fibres musculaires striées que l'on peut suivre distinctement la dissociation moléculaire progressive produite par le suc gastrique, ainsi que l'a montré et étudié Frerichs dans ses recherches célèbres sur la digestion. Le processus destructif frappe tout d'abord le tissu connectif lâche et détermine la séparation des divers faisceaux musculaires primitifs. Puis l'on voit disparaître le sarcolemme et la substance interstriée, de sorte que les faisceaux se désagrègent en une série de débris qui eux-mêmes se transforment finalement en une masse granuleuse. Ce processus de destruction a une marche lente et va de la superficie vers la profondeur.

On comprend très bien que les altérations des particules alimentaires sont bien plus avancées, quand les matières expulsées proviennent non de l'estomac, comme dans la plupart des cas, mais de l'intestin.

En ce dernier cas, quelquefois même dans le vomissement simple, les matières vomies renferment des éléments *biliaires*, qui, au microscope, apparaissent sous forme de masses verdâtres ou jaune fécaloïde, qui tantôt sont en grumeaux, granulations de flocons, tantôt imbibent les particules alimentaires et leur donnent une coloration anormale.

Il n'est pas rare de rencontrer dans les matières vomies des champignons parmi lesquels il faut citer surtout les cryptococcus cerevisiæ (levûre de bière) et les schizomycètes.

Quand les éléments de la *levûre* sont isolés, leur présence n'a aucune signification pathologique. On les rencontre souvent en petit nombre dans le contenu de l'estomac (Frerichs). Mais ils augmentent très notablement de nombre et constituent un symptôme grave lorsqu'il s'est produit des processus de fermentation et des anomalies dans la digestion intra-stomacale des matières amyloïdes. C'est dans le catarrhe gastrique chronique, qu'il soit indépendant ou connexe de processus ulcéreux, de dégénérescence cancéreuse de la muqueuse stomacale ou de gastrectasie, que cela s'observe le plus fréquemment. Le champignon de la levûre est d'ailleurs facilement reconnaissable à sa forme ovale (fig. 186).

Parfois l'on rencontre dans les matières vomies *l'oïdium albicans*, qui provient souvent de la cavité buccale, rarement de la muqueuse de l'estomac.

Outre le champignon de la levûre, on a aussi trouvé dans les vomissements des *mucédinées*. On y voit enfin des *schizomycètes*. Miller et de Bary ont montré récemment que l'estomac renferme des formes très diverses de schizomycètes, qui possèdent des propriétés différentes, et qui pénètrent dans l'estomac avec les aliments, d'autant plus que la cavité buccale est extrêmement riche en schizomycètes de tous genres.

Il est évident qu'il faut différencier de ces derniers les champignons dont les spores ne se sont mêlées qu'après coup aux matières évacuées par le vomissement, qui proviennent de l'atmosphère et qui ont trouvé dans ces

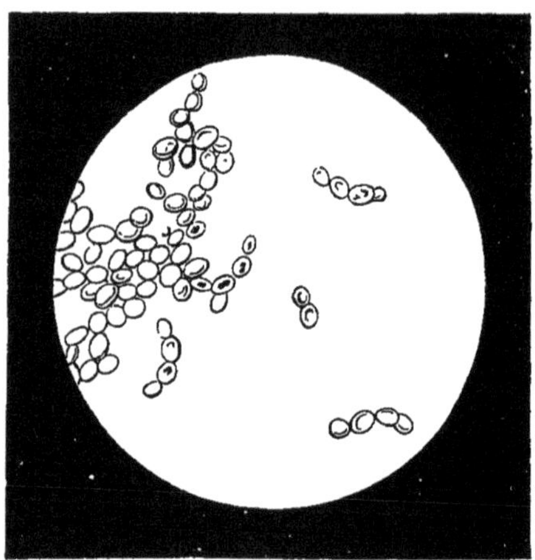

FIG. 186. — *Champignons de la levûre*, provenant de l'estomac d'un homme de 42 ans souffrant de gastrectasie et de cancer du pylore. Le contenu stomacal a été obtenu à l'aide du siphon. Gross. 275 diamètres. (Obs. personnelle.)

matières un milieu de culture favorable. Il faut faire remarquer aussi qu'aux matières vomies peuvent se mélanger, comme éléments fortuits et secondaires, des champignons originaires de l'œsophage et de la cavité buccale ;

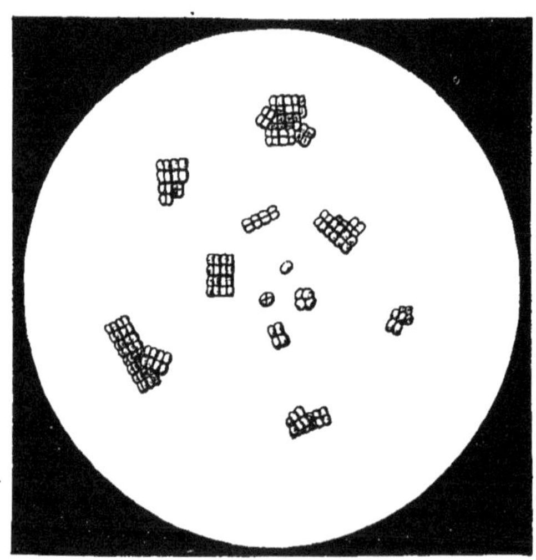

FIG. 187. — *Sarcina ventriculi provenant de vomissement*. Gross. 275 diamètres. (Obs. personnelle.)

Dans certains cas, l'on y constate la présence des spores ovales et des filaments larges ramifiés de l'oïdium albicans ; dans d'autres, on rencontre les filaments minces et délicats du leptothrix buccal.

A ces diverses formes de champignons s'associe très fréquemment la *sarcina ventriculi,* dont la véritable nature est l'objet de bien des discussions. Jadis on la rangeait au nombre des algues ; aujourd'hui on la compte parmi les schizomycètes. Elle a été rencontrée pour la première fois dans les matières vomies, en 1842, par Goodsir et décrite par lui ; mais l'histoire de son développement n'a été élucidée que grâce aux recherches de Frerichs. La forme fondamentale de la sarcine est constituée par une cellule cubique, divisée en quatre portions régulières par des sillons profonds (fig. 187). Les cellules sont tantôt isolées, tantôt réunies par groupes de 2, 4, 8, 16, 32, etc. Leur aspect les a fait comparer avec raison à un ballot de marchandises ficelé. Il existe deux formes de sarcine, l'une plus grande et diaphane, l'autre plus petite et plutôt brunâtre. La cellule elle-même atteint jusqu'à 0,01 millim. de diamètre. Ordinairement en son centre, on aperçoit deux à quatre noyaux pâles ou légèrement rougeâtres. Très souvent, plusieurs lames de sarcine se superposent, de façon à former des amas brunâtres, opaques, dont la véritable constitution n'est perceptible que sur les bords. Si on ajoute à une de ces préparations une goutte de solution étendue de potasse et si l'on se hâte d'enlever aussitôt le réactif au moyen de papier buvard, on voit les amas de sarcines se séparer les uns des autres et montrer avec beaucoup de netteté qu'ils sont composés de cellules diverses. La sarcine se développe de la façon suivante : chacun des 4 segments cellulaires primitifs subit à son tour un étranglement et une division quadruple et donne naissance à de petites cellules arrondies, qui à leur tour éprouvent en leur milieu un étranglement visible sous forme d'une ligne sombre, auquel s'ajoute plus tard un second étranglement à angle droit et médian également. Ces lignes en croix s'étendent du centre à la périphérie ; la dépression augmente en profondeur et alors apparaît la sarcine à développement parfait.

D'après Duckworth, la sarcine possède une vitalité extraordinaire, car au bout de trois ans, on en trouvait encore parfaitement conservées dans des matières vomies que l'on avait enfermées dans des flacons hermétiquement bouchés.

La sarcine se rencontre très fréquemment dans le contenu de l'estomac et de l'intestin et dans les matières expulsées par le vomissement ; on admettait jadis que sa présence indiquait *toujours* des anomalies de la digestion stomacale ; c'est une erreur, bien qu'il soit exact de dire qu'elle est surtout abondante dans les vomissements lorsqu'il existe des troubles dyspeptiques, et surtout des affections qui s'accompagnent de pullulation de *cryptococcus cerevisiæ.*

J'ai rencontré pour la première fois des *cristaux* dans les vomissements alcalins d'une jeune fille chlorotique ; c'étaient des cristaux de phosphate ammoniaco-magnésien, faciles à reconnaître à leur forme rhomboïdale et à leur solubilité dans l'acide acétique. J'ai pu en observer depuis dans des cas analogues.

Parmi les éléments cellulaires provenant du tractus digestif, on rencontre, dans le vomissement, très souvent, je dirais presque constamment, des *cellules épithéliales de la cavité buccale.* Leur forme polygonale, leurs parois presque toujours plicaturées, leur volume et leur élimination fréquente sous forme de lames composées les font facilement reconnaître. Bien entendu, elles constituent un élément sans signification diagnostique.

Il est bien plus rare de rencontrer des *cellules épithéliales cylindriques de la muqueuse gastrique*, et dans ce cas, elles sont profondément modifiées dans leur forme par une dégénérescence muqueuse plus ou moins avancée.

Certains auteurs prétendent avoir trouvé des *cellules de glandes à pepsine*; il nous semble difficile de le reconnaître avec certitude par le microscope.

On aperçoit souvent aussi des *globules de pus* et des *leucocytes* isolés; la plupart du temps toutefois ils sont fortement altérés par le suc gastrique et on ne peut plus en retrouver que les noyaux, de forme si caractéristique. Ils sont fort abondants dans les vomissements de pus, où presque sans exception on a affaire à des abcès de voisinage qui se sont rompus dans la cavité gastrique; dans la gastrite phlegmoneuse elle-même, on n'a décrit que rarement des vomissements purulents.

Un signe diagnostique fort important est l'apparition du *sang* dans les matières vomies. Les altérations microscopiques des globules rouges varient avec la forme de l'hémorrhagie et avec le temps pendant lequel le sang a séjourné dans l'estomac. En cas d'hémorrhagies abondantes, qui sont expulsées rapidement de l'estomac, on trouve des hématies conformées et groupées comme dans le sang frais. Lorsque le sang a séjourné quelque temps dans l'estomac, les globules rouges sont gonflés ou dentelés, ou bien encore ils perdent leur matière colorante et apparaissent au début sous forme de disques à double contour nettement accentué; plus tard ils peuvent paraître rongés, et en voie de dissociation.

Le vomissement est rarement mélangé d'*éléments néoplasiques* provenant de tumeurs des parois de l'estomac; théoriquement la chose est possible; mais les cellules ont ordinairement dans ce cas des caractères individuels si peu tranchés, si même elles ne les ont pas perdus sous l'influence des sucs digestifs, que l'utilisation pratique de cet élément de diagnostic ne peut être que très restreinte.

Très souvent l'on observe la destruction de presque toutes les hématies, et leur matière colorante se présente sous forme de masses granuleuses, à configuration homogène ou irrégulière, de couleur jaune brunâtre ou presque brun rougeâtre.

Visconti rapporte une observation où on trouva dans les vomissements des cellules hépatiques, ce qui conduisit à soupçonner l'existence d'un ulcère stomacal envahissant la profondeur et détruisant le foie.

Lorsque l'intestin recèle des helminthes, tels qu'ascarides, oxyures, anchylostomes, on observe parfois dans les matières vomies des œufs de ces parasites qui, contrairement à la règle, ont pénétré de l'intestin dans l'estomac.

B. — EXAMEN MACROSCOPIQUE DES MATIÈRES VOMIES

Dans l'*examen macroscopique des matières vomies*, on devra considérer l'abondance, la consistance, l'odeur, la saveur, les éléments visibles et avant tout l'aspect particulier que présentent les vomissements.

L'*abondance des matières rejetées* dépend en première ligne de l'état de réplétion de l'estomac, ainsi que de l'intensité et de la durée de l'acte même du vomissement. Elle est considérable principalement dans la dilatation de l'estomac ; ce qui se comprend, lorsqu'on se rappelle que, dans ce cas, l'estomac peut avoir une énorme capacité et peut contenir plus de 10 kilogr. de liquide. La gastrectasie est du reste caractérisée par l'expulsion en une seule fois de masses souvent excessivement considérables ; dans un cas de Blumenthal, le malade rendit, d'un seul coup, jusqu'à 8 kilogr. de matières.

La *consistance* des matières rejetées est le plus souvent subordonnée à la nature des aliments et des modifications que leur a fait subir la digestion. Les éléments solides en sont tantôt grumeleux, en morceaux, tantôt à l'état de bouillie ou de liquide. Il est cependant, comme nous le verrons plus tard, certaines formes de vomissements où il n'est rejeté presque exclusivement que des liquides de consistance tantôt fluide et aqueuse, tantôt visqueuse et mucilagineuse. Dans les hématémèses abondantes, le sang est expulsé presque toujours sous forme de caillots, de masses de cruor que tout le monde connaît.

La *réaction* des matières vomies est facile à déterminer par le papier de tournesol ; elle est ordinairement acide. L'acide s'exagère lorsqu'il existe des processus anormaux de désagrégation et de fermentation dans la digestion amylacée de l'estomac, ainsi qu'on l'observe le plus fréquemment dans le catarrhe chronique de l'estomac et la gastrectasie. Dans ces cas, les malades se plaignent que leurs dents leur semblent émoussées ; cette sensation suit de près le vomissement. Dans un cas, j'ai vu le tapis vert de ma table, sali fortuitement par des matières vomies, se couvrir en cet endroit de taches rougeâtres et se transformer en véritable amadou. La réaction alcaline s'observe dans la gastrorrhée, sur laquelle nous reviendrons, ou lorsque le contenu stomacal est mêlé à de notables quantités de sang, qui font plus que neutraliser l'acidité gastrique.

L'*odeur des matières vomies* est presque toujours *aigrelette*, surtout dans les cas que nous venons de mentionner, où l'acidité gastrique est accentuée d'une façon anormale. Cette odeur se combine parfois avec celle des aliments ingérés précédemment ou encore avec celle que répandent les substances qui fermentent ou sont en voie de putréfaction. Cette dernière odeur peut devenir prépondérante et masquer complètement l'odeur aigrelette. L'odeur *fécaloïde* des vomissements est un signe pronostique très fâcheux ; elle indique presque toujours une obstruction de l'intestin (*iléus*, passion iliaque ou colique de miserere). Mais ce serait une erreur de croire que les vomissements fécaloïdes se produisent exclusivement dans l'occlusion du gros intestin ; aussi a-t-on cherché à distinguer le vomissement fécal et le vomissement fécaloïde, le premier impliquant l'existence d'une obstruction du gros intestin et le second de l'intestin grêle.

Les *vomissements urémiques* répandent souvent une odeur piquante et ammoniacale caractéristique, que l'on pourrait presque nommer urineuse. Cela est dû à l'excrétion par la muqueuse stomacale d'urée qui se transforme rapidement en carbonate d'ammoniaque. S'il se produit chez les urémiques des hématémèses, les matières prennent une odeur repoussante et cadavérique. Dans le *cancer de l'estomac*, surtout quand il s'accompagne de gastrectasie, on observe parfois une odeur putride, cadavérique ou rappelant l'hydrogène sulfuré.

L'odeur des vomissements peut devenir un signe très précieux pour le diagnostic de certains empoisonnements. Dans l'intoxication par le phosphore, l'odeur est *alliacée*, dans celle par le nitrobenzol, elle rappelle celle des amandes amères, etc.

Les renseignements sur la *saveur* des matières vomies sont évidemment fournis par le malade. Ceux-ci indiquent le plus souvent une saveur acide, ou amère si les vomissements contiennent des éléments biliaires.

Parmi les *éléments solides les plus visibles* contenus dans les vomissements, on reconnaît souvent plus ou moins distinctement des aliments. Lorsque les vomissements sont fécaloïdes, ils peuvent renfermer des fèces ayant leur forme normale, dans le cas où l'obstacle siège très bas dans le gros intestin. On a vu quelquefois dans les matières rejetées des ascarides, des anneaux de tænia, des oxyures, des anchylostomes et des trichines, ayant pénétré préalablement de l'intestin dans l'estomac. On y a vu aussi des vésicules hydatiques qui s'étaient rompues dans l'estomac et provenaient du voisinage, le plus souvent du foie. Meschede a relaté une observation où l'on trouva dans les vomissements une très grande quantité de tyroglyphes vivantes; Gerhardt y a rencontré des larves de diptères, et Küchenmeister, Lublinski, Gerhardt et Kölliker des larves de mouche. Nous devons rappeler ici que le médecin est exposé à être trompé, surtout par les hystériques, qui lui présentent quelquefois comme ayant été rejetées par le vomissement des larves d'insectes, des animaux vivants, etc., afin de se rendre intéressants.

D'un autre côté, on ne doit pas ignorer que, dans certains cas, des particules alimentaires, qui ont été réellement vomies, donnent lieu, lorsque l'examen a été superficiel, aux hypothèses les plus fantastiques. C'est ainsi que Fritsch a publié une observation très instructive où le vomissement aurait soi-disant rejeté un animal vivant ; un examen plus approfondi montra qu'il ne s'agissait que du canal gastro-intestinal non digéré d'une lote, *lota fluvialis* (fig. 188).

Dans bien des cas, on a trouvé dans les vomissements des *calculs biliaires*, volumineux, qui ne pouvaient évidemment s'être introduits dans l'estomac qu'en détruisant d'abord par ulcération les voies biliaires et la paroi de l'estomac ou de l'intestin.

Chez les adultes, dans la gastrite fibrineuse (croupale), on a rencontré dans les vomissements des *pseudo-membranes fibrineuses*.

Souvent les matières vomies sont mélangées de bulles d'air ; et dans les cas de fermentation gastrique anormale, on voit se développer des bulles de gaz plus ou moins nombreuses.

Parmi les différentes formes de vomissements qui présentent un aspect particulier, nous décrirons les suivantes :

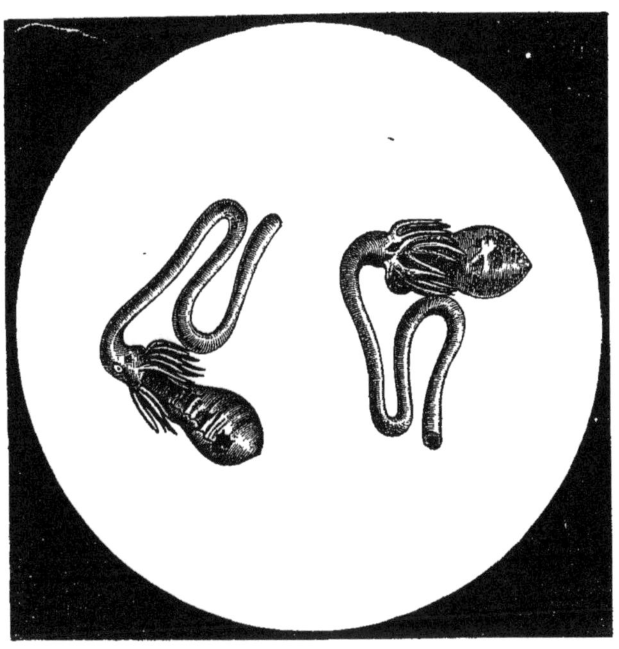

FIG. 188. — *Canal gastro-intestinal de la lota fluvialis.* Vomissement d'un homme de 45 ans. D'après FRITSCH. (*Arch. de Virchow*, tome 65, pl. XVIII.)

Vomissements aqueux ou pituiteux. — Dans le catarrhe chronique de l'estomac, surtout chez les alcooliques, dans l'ulcère rond et dans le cancer, les malades vomissent souvent le matin à jeun un liquide peu épais, aqueux et plus ou moins limpide, que Frerichs a démontré être constitué essentiellement par de la salive déglutie ; les malades avalent leur salive la nuit sans s'en apercevoir, et la rejettent le matin par le vomissement : *vomitus matutinus.* Le phénomène est connu sous les noms d'*hydrémèse*, de *pituite*, de *ver cardiaque*, etc. Généralement le liquide contient quelques flocons, composés de quelques cellules épithéliales, de gouttelettes graisseuses, etc., qui, après un certain temps de repos, tombent au fond du vase. Sa réaction est le plus souvent alcaline ; toutefois, l'addition de suc gastrique et de contenu stomacal peut lui donner une réaction neutre ou même acide. Son poids spécifique varie entre 1004 et 1007 ; il est donc pauvre en éléments solides (4,52 à 6,88). Sous l'influence du perchlorure de fer, il prend une teinte rouge sang foncée, ce qui signifie qu'il renferme, comme la salive, du sulfocyanure de potassium. Très pauvre en albumine, il forme par l'addition d'alcool, un précipité floconneux qui transforme l'amidon en glycose.

On observe les vomissements aqueux, dans le cours du *choléra asiatique*. L'estomac se débarrasse d'abord des aliments, puis rejette des masses liquides dont l'aspect rappelle celui bien connu des selles riziformes du choléra. Ces masses contiennent de nombreux flocons qui bientôt tombent au fond du vase en laissant surnager un liquide jaunâtre ou gris, plus rarement tirant sur le vert. On trouve au microscope, dans les flocons, des amas d'épithélium cylindrique de la muqueuse de l'estomac et de l'intestin, agglutinés par du mucus. Quant au liquide, il répand une odeur fade; au début, cette odeur est légèrement aigrelette; sa réaction est tantôt alcaline, tantôt acide. Sa densité varie entre 1002 et 1007; ses éléments solides entre 4,0 et 6,0 0/0. Il est pauvre en albumine; cette substance est cependant plus abondante si la réaction est alcaline. On y trouve presque toujours de l'urée et du carbonate d'ammoniaque; parmi les sels minéraux, le plus abondant est le chlorure de sodium. On n'y observe que très rarement le bacille virgule de Koch.

Vomissements muqueux. — Dans les états phlegmasiques de la muqueuse gastrique, on observe quelquefois des vomissements *muqueux*. Il s'agit en ce cas de masses visqueuses, gélatineuses, plus ou moins opaques, qui sont tantôt incolores, tantôt colorées en vert par la bile et fréquemment mêlées de résidus alimentaires.

Il ne faut pas confondre avec elles les produits visqueux, filants, muciformes qui sont le résultat de la fermentation muqueuse des hydrocarbures dans l'estomac. Frerichs le premier a attiré l'attention sur ce phénomène et démontré que ces masses sont fréquemment rejetées par le vomissement en grande quantité, et le plus souvent, à cause de leur viscosité, après des efforts considérables. Il a signalé également que le mucus véritable ne se trouve pas ordinairement en aussi grande abondance dans les matières vomies. Dans chaque cas particulier d'ailleurs, l'examen chimique déciderait facilement si l'on a affaire à des vomissements réellement muqueux ou non.

Vomissements de sang. Hématémèse. — L'aspect des vomissements hémorrhagiques dépend principalement de la quantité de sang et de la nature de l'hémorrhagie. Parfois, à la suite de violents efforts de vomissements, on observe des hémorrhagies insignifiantes, dues sans doute à la rupture de petits vaisseaux de la muqueuse sous l'influence des contractions violentes des parois gastriques. La production de sang, dans ces cas, est médiocre; les vomissements présentent le plus souvent des stries et un semis punctiforme rouge vif.

Lorsqu'il s'est produit des hémorrhagies peu importantes, mais répétées et que le sang a séjourné quelque temps dans l'estomac, la matière colorante du sang se transforme bientôt sous l'influence du suc gastrique et l'estomac rejette alors des masses d'un brun sale ou noirâtres, couleur de suie, ou couleur de chocolat, ou encore présentant l'aspect du marc de café. On professait jadis que ce genre de vomissements ne survenait que dans le cancer de l'estomac. C'est là une erreur, car on les rencontre également dans l'ulcère rond, dans les phlegmasies toxiques de la muqueuse gastrique, notamment dans les empoisonnements par les acides et les états de dissolution sanguine, dans le cours de la cholérine, par exemple, et cela toutes les fois que le séjour du sang dans l'estomac a été suffisamment long.

Dans les hématémèses aiguës et abondantes, l'estomac se débarrasse d'habitude très rapidement de son contenu et rejette le sang sous forme de gros caillots ou de coagulums cruoriques lâches et de couleur noir foncé, plus rarement rouge vif et écumeux.

La quantité du sang est très variable, mais peut atteindre plusieurs livres. Le plus souvent, ces hémorrhahies sont causées par un ulcère rond. Dans un des chapitres précédents, nous avons fait remarquer la confusion possible entre l'hémoptysie et une hématémèse abondante.

Il faut encore faire ressortir que le rejet de sang par le vomissement n'est pas toujours imputable à une lésion de l'estomac. Les hémorrhagies de l'œsophage, du pharynx ou des cavités nasales peuvent donner lieu, lorsque le sang est descendu en quantité assez notable dans l'estomac, à des hématémèses indépendantes de toute hémorrhagie stomacale. Il est très rare que des hémorrhagies de l'intestin grêle, refluant vers l'estomac, soient expulsées par le vomissement et simulent ainsi une hématémèse.

On ne peut guère confondre les vomissements de sang avec des vomissements ayant une apparence analogue, si l'on apporte quelque attention à l'examen. Brinton a cru devoir insister spécialement sur la possibilité de vomissements *noirâtres* chez les individus soumis à un traitement par les ferrugineux, et sur la possibilité de la confusion avec l'hématémèse. L'erreur serait vite reconnue, grâce à l'anamnèse, à l'examen microscopique et à la réaction du fer. Il en est de même pour les vomissements noirâtres des personnes faisant usage de sous-nitrate de bismuth. Là aussi le microscope révélerait facilement la nature des cristaux noirs de sulfure de bismuth. Le diagnostic est tout aussi aisé chez les gens ayant ingéré en excès des aliments et des boissons de couleur rouge et qui, pris de vomissements, croient avoir une hémorrhagie stomacale. J'ai observé surtout cet accident chez des individus qui avaient mangé trop copieusement des betteraves rouges.

Vomissements purulents. — Les vomissements de pus sont un accident très rare. Nous avons dit précédemment qu'ils étaient exceptionnellement en connexion avec une affection des parois stomacales, telle que la gastrite phlegmoneuse; il s'agit presque toujours d'abcès d'organes voisins ouverts dans l'estomac.

Vomissements bilieux. — Les vomissements sont très fréquemment mélangés de bile; ils ont alors une couleur verdâtre ou jaunâtre et une saveur extrêmement amère. Cet accident ne présente pas de signification diagnostique spéciale.

Dans les états phlegmasiques des organes abdominaux, notamment dans la péritonite par perforation, on constate souvent le rejet par le vomissement de masses assez épaisses et offrant une coloration vert herbacé ou vert-de-gris spéciale, que l'on a appelées pour cette raison *masses herbacées* ou encore *vomitus aeruginosus* (vomissement porracé). Cette teinte verte est due à l'action de l'acide libre de l'estomac sur la matière colorante de la bile, qui y est contenue en grande abondance et dont la présence est facile à démontrer par l'acide azotique. Frerichs trouva à ces vomissements une réaction acide et un poids spécifique de 1005. Les flocons qui nagent dans le liquide sont composés d'épithéliums pavimenteux et cylindriques, de gouttelettes graisseuses, de mucus amorphe, tous éléments colorés en vert plus ou moins intense par la matière colorante de la bile.

Vomissements fécaloïdes. — Les vomissements fécaloïdes frappent tout d'abord par leur odeur fécale. Ils ont une teinte verdâtre ou jaunâtre ; sont ordinairement liquides, mais contiennent cependant quelquefois des matières stercorales solides. Ces vomissements indiquent presque sans exception l'existence d'une occlusion mécanique du tube intestinal, quoiqu'on ait pu les observer dans la péritonite et la fièvre typhoïde, sans qu'on pût trouver d'occlusion intestinale, probablement par suite d'une paralysie partielle de l'intestin. Dans un cas, Nasse rencontra de la graisse dans les matières vomies, bien qu'aucun des aliments ingérés n'eût pu avoir introduit de principes gras dans le tube digestif.

Régurgitations œsophagiennes. — Il faut distinguer des vomissements vrais, ceux qui surviennent chez les individus atteints de rétrécissement de l'œsophage et qui sont rejetés hors de ce dernier organe par des mouvements de suffocation. Ils consistent en éléments alimentaires qui, en raison de leur volume et de leur consistance, n'ont pu franchir l'obstacle opposé par la sténose. Ils s'accumulent parfois en grande quantité dans des diverticules et y séjournent plusieurs heures. Quoique les masses rejetées se trouvent le plus souvent ramollies et macérées, il n'est pas difficile de déterminer leur nature, surtout avec le concours des anamnestiques.

Des éructations. — Nous dirons un mot en terminant de la valeur diagnostique des *éructations*, qui sont fréquentes chez les individus atteints d'affections gastro-intestinales. Les gaz évacués ont ordinairement une odeur spéciale, tantôt aigrelette, acétique, tantôt fermentée, rance, tantôt pareille à celle de l'hydrogène sulfuré. Il existe des observations très intéressantes d'éructations de gaz inflammables ; elles ont fait l'objet des descriptions de Carnis, Popoff, Friedreich et Schultze et surtout de Frerichs et Heynsius. Dans tous les cas, il s'agissait de dilatation de l'estomac avec fermentations anormales. La constatation du fait a presque toujours été due au hasard ; les malades allument un cigare au moment de l'éructation, les gaz évacués s'enflamment et leur brûlent barbe et figure. On a observé des flammes atteignant 35 centimètres, et produisant une légère détonation. Dans les cas de Popoff et de Schultze, la flamme brûlait avec une coloration bleuâtre en n'éclairant que médiocrement ; chez le malade de Frerichs, elle avait une teinte jaunâtre. L'analyse révéla la présence de l'oxygène, de l'azote, de l'hydrogène et de l'acide carbonique. Le rapport entre l'oxygène et l'azote était à peu près comme dans l'air atmosphérique. Chez le malade de Frerichs, on constata nettement la présence de gaz des marais, et même des traces de gaz oléfiant (hydrogène bicarboné).

12. — Examen des fèces.

Sous le nom de fèces, on désigne les particules alimentaires qui, non digérées ou non digestibles et mélangées aux produits de sécrétion des organes digestifs, abandonnent le tractus intestinal et sont évacuées au dehors par la voie anale.

Il ne faut pas croire que la totalité des aliments soit élaborée et absorbée dans le tractus intestinal; Frerichs, dans ses études célèbres sur la digestion, a montré que même pour les aliments de digestion facile et très assimilables, les fibres musculaires par exemple, une partie seulement est dissoute et absorbée, tandis que l'autre partie se retrouve dans les fèces relativement bien conservée. De ce fait découle une des applications cliniques de l'examen des matières fécales. Pour connaître la puissance fonctionnelle des organes digestifs, il suffira de prescrire une alimentation dont le résidu fécal est connu; ainsi on jugera, par comparaison, l'aptitude digestive de l'estomac et de l'intestin. On pourra établir ensuite rationnellement les bases du traitement et du régime alimentaire.

L'observation clinique nous apprend que certaines lésions anatomiques de l'appareil digestif s'accompagnent de modifications absolument caractéristiques des matières stercorales; ces modifications sont souvent grossières et visibles à l'œil nu. On comprend dans ce cas le secours qu'elles apportent au diagnostic.

Signalons ici un fait qui a une certaine importance au point de vue pratique : il est possible de découvrir un écart de régime que le malade cherche à cacher par l'examen microscopique des matières fécales ; celui-ci décèle en effet des particules qui ne devraient pas s'y trouver si les prescriptions du médecin avaient été suivies. Nous insistons sur la valeur que peut avoir un contrôle de ce genre dans une étude scientifique sur le régime alimentaire.

Un examen des matières fécales complet devrait tenir compte et des caractères physiques et des propriétés chimiques ; ces dernières resteront en dehors de notre programme ; elles n'ont d'ailleurs jusqu'ici guère rendu de services pratiques.

Parmi les *caractères macroscopiques* des fèces nous avons à considérer la quantité, la couleur, la réaction, la consistance, la forme, l'odeur et le mélange d'éléments anormaux.

I. — La *quantité des fèces* s'élève chez un individu bien portant à 120-180 grammes dans les 24 heures, dont 75 p. 0/0 d'eau et 25 p. 0/0 de matières solides (Berzelius, 1804). Ces chiffres n'ont naturellement rien d'absolu, la quantité des fèces dépendant surtout de l'alimentation. Les études de Bischoff et Voit ont éclairé cette question. Les aliments fibrineux sont ceux qui donnent le moins de résidu fécal; le pain et les aliments végétaux sont ceux qui en donnent le plus.

A la suite d'une période de constipation, il se produit des évacuations bien supérieures aux chiffres indiqués, et on est étonné parfois de l'importance des amas stercoraux qui peuvent s'accumuler dans le canal intestinal. Les selles diarrhéiques dépassent aussi en quantité les chiffres normaux, ce qui s'explique aisément par la gêne apportée à la résorption des aliments. L'abondance des selles est tout à fait extraordinaire, lorsqu'en plus de l'exagération des contractions péristaltiques de l'intestin, cause de diarrhée, on constate une transsudation énergique de liquide hors des vaisseaux de la paroi, comme cela a lieu dans le choléra asiatique. L'abondance normale des sécrétions digestives permet de le comprendre; Bidder et Schmidt ont montré que, en 24 heures, l'intestin évacuait 10 litres d'eau, tant en salive et en suc gastrique qu'en bile, suc pancréatique et suc intestinal.

II. — La *couleur des fèces*, chez les individus bien portants, est brun jaunâtre ou brune. Cette couleur est due presque exclusivement à des produits de transformation de la matière colorante de la bile. Celle-ci ne s'y rencontre que rarement à l'état primitif; il en est de même pour les acides biliaires.

Il ne faut cependant pas oublier que la nourriture elle-même influe sur la coloration des matières fécales. On démontre parfaitement sur le chien que dans l'alimentation fibrineuse exclusive, les selles ont une teinte brun noirâtre, pareille à celle du thé, tandis qu'elles sont jaune clair dans le régime lacté, et jaune grisâtre quand on nourrit les animaux avec des os. La couleur verte des fèces des herbivores provient de la richesse des aliments en chlorophylle. Dans l'espèce humaine, les fèces des nourrissons ont une teinte jaune clair due à l'alimentation lactée.

Il faut tenir encore compte de l'ingestion de médicaments et d'aliments déterminés. Les préparations ferrugineuses et les eaux minérales ferrugineuses colorent les selles en noir ou en noir verdâtre (sulfure de fer). Il en est de même pour le sous-nitrate de bismuth (sulfure de bismuth); l'indigo donne aux fèces une teinte verte; le calomel donne aussi la même teinte parce qu'il s'est formé dans l'intestin du sulfure de mercure. Après l'administration de préparations iodées, on observe souvent dans les selles des particules de couleur bleue, qui sont constituées par des grains d'amidon colorés par l'iode. Les préparations à base de bois de campêche colorent quelquefois les selles en rouge sang, coloration que les profanes confondent avec le mélæna.

La rhubarbe, la gomme gutte et le safran donnent aux selles une teinte jaune ou rouge sang.

En dehors de ces circonstances, la coloration anormale des fèces ne peut provenir que de transformations anormales de la matière colorante de la bile, de processus anormaux de la sécrétion biliaire ou enfin de la présence dans l'intestin de substances étrangères, surtout de sang.

Le péristaltisme exagéré de l'intestin consécutif au catarrhe de la muqueuse intestinale produit souvent des selles liquides, ayant une couleur porracée. Chez les enfants, on constate assez fréquemment que les selles, jaunes aussitôt après leur évacuation, verdissent en très peu de temps au contact de l'air.

Après une période de constipation opiniâtre, les selles présentent ordinairement une coloration brun noirâtre ou noirâtre.

Lorsque l'écoulement de la bile dans l'intestin est entravé, les selles perdent leur coloration brune ou jaune et prennent une teinte grise, cendrée, argileuse que l'on a comparée à celle de la terre glaise (rétention biliaire ou acholie).

Parfois on observe ce genre de selles, sans qu'il existe d'obstacle à l'écoulement de la bile. Il en est ainsi dans la tuberculose intestinale, dans la néphrite chronique, la chlorose, etc. Malheureusement on ne connaît pas jusqu'à présent les causes de cette particularité.

Lorsque l'intestin est le siège d'une transsudation très abondante, il peut arriver que la bile ne suffise pas pour colorer nettement en jaune les masses stercorales; il en est ainsi le plus souvent pour les selles cholériques, qui, très aqueuses, ont une teinte grise ou blanchâtre, en sorte qu'on les a comparées à des décoctions de riz et appelées selles riziformes (1).

Lorsque les selles renferment du *sang*, elles offrent une teinte rouge, rouge brun ou noire. Plus le segment intestinal, siège de l'hémorrhagie, est élevé, plus le mélange du sang et des fèces est intime et plus les altérations de l'hémoglobine sont prononcées. Dans les hémorrhagies rectales les parties périphériques et superficielles des fèces sont mêlées de sang, et les selles n'ont le plus souvent perdu que très incomplètement leur aspect ordinaire. Lorsque l'hémorrhagie se produit plus haut, la quantité de sang perdu et la rapidité de l'évacuation fixent le degré d'altération subi par la matière colorante. Tantôt on se trouve en face de masses couleur chair très liquides, tantôt d'une bouillie couleur goudron et coagulée en partie, tantôt enfin de matières solides, noires, analogues à de la suie. L'examen des selles sanguinolentes ne peut rien indiquer d'utile pour préciser davantage le siège anatomique de l'hémorrhagie; il ne permet pas davantage de décider si l'on a affaire à une hémorrhagie stomacale ou intestinale. L'examen microscopique et spectroscopique des selles permettra facilement et sûrement d'éviter toute confusion entre les selles sanguinolentes et les selles dont la teinte rouge ou noire est le résultat de l'ingestion de certains médicaments, le plus souvent de préparations martiales.

III. — La *réaction des fèces* est le plus souvent acide; la fermentation intestinale produit en effet de l'acide acétique, butyrique, etc.; l'acidité est

(1) Cependant Nicati et Rietsch ont montré que dans le choléra il y avait ordinairement acholie.

d'autant plus prononcée que les aliments sont plus riches en hydrocarbures. La réaction alcaline ou neutre n'a pas toujours un caractère pathologique, bien que les selles diarrhéiques soient souvent alcalines.

IV. — La *consistance des matières fécales* peut être comparée, chez l'homme bien portant, à celle d'une bouillie épaisse. Dans la *constipation*, elle augmente notablement, et si des portions de matières séjournent pendant quelque temps en certains points de l'intestin, elles peuvent acquérir la consistance de la pierre et former ce qu'on a appelé des scybales ou des pseudo-calculs stercoraux.

Dans le cas où le peristaltisme du gros intestin est augmenté d'intensité de telle façon que le contenu intestinal n'a pas assez de temps pour s'épaissir par la résorption de son eau, on observe des selles extrêmement liquides. Cela a lieu dans tous les catarrhes aigus et dans beaucoup de catarrhes chroniques de la muqueuse du gros intestin et du segment inférieur de l'intestin grêle. Le degré de liquéfaction est en rapport avec l'intensité et l'extension du processus anatomique et peut aller jusqu'à la consistance aqueuse. Cette dernière éventualité se produit notamment lorsqu'un catarrhe simple s'accompagne d'une transsudation abondante du côté des vaisseaux intestinaux. On a cru également que l'augmentation de production de certaines sécrétions pouvait engendrer des selles liquides ; on l'a prétendu principalement pour le pancréas. On a donné le nom de *diarrhée pancréatique* (flux cœliaque ou pancréatique, salivation abdominale) à des selles aqueuses que l'on prétendait avoir observées dans les affections du pancréas et que l'on considérait comme le produit direct d'une exagération de la sécrétion pancréatique. Cette manière de voir est peu vraisemblable ; en tous cas, elle n'est rien moins que démontrée.

Lorsqu'on laisse déposer des selles claires, les éléments corpusculaires tombent au fond, tandis que la couche liquide surnage ; la surface peut même être couverte d'écume.

V. — La *forme des fèces* dépend en partie de leur consistance ; elle peut avoir parfois une grande valeur diagnostique. La forme normale est *cylindrique ;* dans la constipation, les matières stercorales forment des sortes de boules ; quant aux selles diarrhéiques, elles constituent une bouillie informe. Lorsqu'il existe des tumeurs pédiculées du gros intestin, des polypes par exemple, il arrive quelquefois que les fèces présentent un sillon longitudinal plus ou moins prononcé, qui leur est imprimé mécaniquement par la tumeur. Dans la sténose du segment inférieur du gros intestin, telle qu'on l'observe surtout dans l'infiltration cancéreuse de la paroi rectale, la forme des fèces est tout à fait caractéristique : ou bien elles sont extrêmement amincies, rubanées, ou bien elles consistent en petites masses ovalaires s'amincissant aux extrémités, que l'on a comparées avec raison aux déjections des chèvres ou des moutons (matières ovillées). Toutefois, le même phénomène peut se réaliser dans les états d'inanition.

VI. — *L'odeur des fèces* peut présenter également des variétés. Lorsque l'écoulement de la bile dans l'intestin est supprimé, elles sont d'une puanteur repoussante; elles répandent une odeur putride et cadavérique, qui est due à l'absence de l'influence antiseptique de la bile. Cette odeur putride existe souvent aussi dans les catarrhes chroniques simples du gros intestin. Dans les ulcérations cancéreuses et syphilitiques du rectum, les selles sont constituées par un liquide ichoreux infect. L'odeur des fèces est parfois aigrelette; cela s'observe dans le catarrhe intestinal des enfants et, chez les adultes, quand ils ont absorbé en grande abondance des aliments hydrocarbonés; enfin quand la diarrhée est très copieuse les matières stercorales perdent souvent tout à fait l'odeur fécale, comme cela s'observe dans le choléra. Cette odeur est alors remplacée, dans certains cas, par une odeur fade particulière que l'on a comparée à celle du sperme.

VII. — Les *éléments macroscopiques anormaux* des fèces consistent tantôt en restes non digérés ou non digestibles d'aliments, tantôt en corps étrangers, tumeurs ou parasites de l'intestin. On y rencontre souvent des morceaux de chair, notamment de tissu tendineux, sous forme de pelotes plus ou moins serrées, chez des individus d'ailleurs parfaitement bien portants, qui s'en effrayent et se croient atteints de quelque maladie. Cela arrive à la suite de repas copieux, surtout chez les personnes qui ne mastiquent pas suffisamment. Les fragments d'os de petits oiseaux se retrouvent également dans les selles. Toute erreur sera évitée par l'emploi du microscope.

On rencontre plus souvent encore des résidus d'aliments végétaux, des baies, par exemple, qui ont été avalées entières et qui se retrouvent avec leur forme et leur couleur dans les selles. On y observe encore des morceaux de pommes de terre, de pommes, etc. Frerichs cite le cas d'un théologien fort inquiet d'avoir trouvé une feuille de salade en examinant ses fèces. J'ai donné mes soins à un homme qui avait ingéré des asperges dures et ligneuses. Celles-ci furent évacuées 24 heures après, presque intactes et sous forme d'une grosse pelote; l'évacuation fut tellement difficile qu'il fallut en retirer une partie à l'aide des doigts. Dans ces cas on est exposé à confondre ces masses stercorales avec des tumeurs ou des parasites. Il existe, en ce genre, d'intéressantes observations de Virchow; on avait pris des fibrilles d'oranges pour des parasites intestinaux, jusqu'à ce que Virchow en eût indiqué la véritable nature (fig. 189).

A l'état pathologique, les selles contiennent des aliments non digérés dans le catarrhe intestinal, notamment quand le malade a commis des écarts de régime. Lorsqu'il existe une communication anormale entre l'estomac et le côlon, les aliments pénètrent dans le gros intestin non digérés en partie, et ils sont évacués à peu près intacts. Dans les deux cas, la défécation des masses non digérées survient fréquemment très peu de temps après le repas. C'est là, lorsque le phénomène est chronique, ce que l'on appelle la *lientérie*. Bamberger a d'ailleurs fait remarquer que la destruction étendue des villosités intestinales et les altérations pathologiques des ganglions mésentériques créaient la lientérie; ces lésions se rencontrent principalement à la suite du typhus et de la dysenterie.

La nature des *corps étrangers* ingérés est naturellement très variée. Ces corps étrangers sont le propre des enfants et des aliénés. Il est extraordinaire de constater avec quelle facilité des objets volumineux et pointus traversent l'intestin sans causer de troubles ni de lésions sérieuses. On a souvent relaté l'évacuation de clous et même de fourchettes. Foville parle de deux aliénés dont l'un avait avalé un jeu de dominos tout entier et le rendit par l'anus quatre jours après ; l'autre avait ingéré un chapelet de 65 centim. de longueur avec la croix et l'avait rejeté avec les selles sans accidents particuliers. Zoja a fait des expériences à ce sujet sur des chats auxquels il faisait avaler des aiguilles, en grande partie par la pointe. Sur 127 aiguilles, deux seulement s'étaient implantées, l'une au-dessus du pylore, l'autre dans

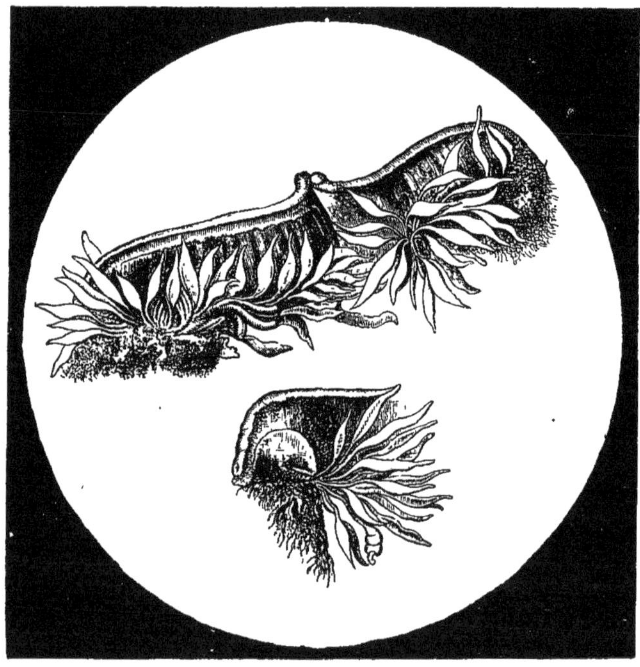

FIG. 189. — *Fibres d'oranges trouvées dans les selles.* D'après VIRCHOW. (*Virchow's Arch.*, vol. 52, tabl. IX.)

le rectum ; toutes les autres sortirent par l'anus au bout d'un intervalle de 4 à 140 heures, ou furent trouvées libres dans le mucus du gros intestin, chez les chats sacrifiés.

Dans quelques cas rares, on a constaté dans les fèces des larves d'insectes ; il faut toutefois se rappeler à ce sujet que les fraudes sont faciles et pratiquées sur une vaste échelle, principalement par les hystériques. Lortet, par exemple, rapporte qu'un garçon de 13 ans, qui avait souffert un certain temps de l'estomac, évacua un beau jour par l'anus une larve d'œstre. Cette évacuation fut suivie de la disparition des accidents. Fossata trouva dans les selles des larves de diptère, Salzmann et Wacker des larves de mouches de fosses d'aisance, et Chatain des larves de techeronyca fusca.

Parfois les corps étrangers ne se mêlent aux fèces que dans l'intérieur même du tractus intestinal. Parmi ceux-ci, il faut ranger les *calculs biliaires* qui pénètrent dans l'intestin par le canal cholédoque ou directement de la vésicule dans le côlon à la suite d'ulcération préalable. Il est bien évident que lorsqu'on soupçonne des coliques hépatiques, il faut examiner les selles avec le plus grand soin. Pour ce, on les place dans un tamis fin sous un filet d'eau continu et on les remue jusqu'à complet lavage.

Il y a quelque temps une dame qui souffrait d'accès abdominaux douloureux par suite de rein mobile, m'apporta un petit flacon à contenu granuleux brun, qu'elle avait obtenu en délayant des selles et qu'elle considérait comme de la gravelle biliaire. Un médecin consulté avait été du même avis. Lorsque j'examinai ces granulations au microscope, il se trouva que c'étaient uniquement des cellules pétrifiées et par conséquent non digérées d'une poire, facilement reconnaissables à leur paroi épaisse, brillante et déchiquetée, Halter a récemment publié une autre observation où les grains provenaient d'une banane.

Ceci nous conduit à parler des *calculs stercoraux vrais*. Leur nombre peut être très considérable. C'est ainsi qu'Aberle signale un cas où en l'espace de 3 à 4 semaines, le malade évacua 32 calculs d'un poids total de deux livres et demie. Chacun des calculs avait en son centre un noyau de cerise, entouré d'une coque de phosphate de chaux, de phosphate de magnésie, de sulfate de chaux, de graisse, de gélatine et de cholestérine.

Dans le catarrhe chronique du gros intestin, accompagné d'une sécrétion abondante de mucus, il peut arriver que les mucosités soient éliminées sous forme d'éléments cylindriques constituant parfois un véritable moule de l'intestin, n'ayant d'autres fois que l'épaisseur du petit doigt et offrant des ramifications analogues aux caillots fibrineux bronchiques. Ces caillots peuvent, d'ailleurs, atteindre une longueur de cinquante centimètres. On les a encore appelés *infarctus intestinaux* ou regardés comme les produits d'une *entérite pelliculaire ou pseudo-membraneuse*, d'une diarrhée tubulaire. Longuet a trouvé de ces caillots même chez un nouveau-né. Au microscope, on y reconnaît une substance fondamentale amorphe, très indistinctement fibrillaire par places, où sont renfermés des noyaux libres, des leucocytes et des cellules épithéliales plus ou moins altérées et en nombre plus ou moins considérable. Chimiquement, ils sont composés de mucine, mais peuvent aussi contenir de la fibrine, comme l'ont montré Da Costa et Wannebroucq.

Dans les ulcérations de la muqueuse intestinale, on ne rencontre que rarement dans les selles des *lambeaux de muqueuse* éliminés et visibles macroscopiquement. Cela n'arrive guère que dans les dysenteries graves des pays chauds, où Annesley et Griensinger en ont observé qui avaient les dimensions de la paume de la main.

A la suite d'*invagination intestinale*, il se produit parfois une expulsion de longs segments nécrosés de l'intestin ; il y a des cas où ces segments ont jusqu'à trois mètres de longueur.

Il n'est pas très rare de rencontrer dans les selles des *tumeurs* arrachées de leur pédicule par l'effort de la défécation. Il s'agit, le plus souvent, de polypes muqueux ou de lipomes; cependant Wunderlich rapporte un cas de cancer du côlon où le malade rejeta un segment cancéreux de la grosseur d'une noix ; il s'était produit en même temps une violente hémorrhagie et

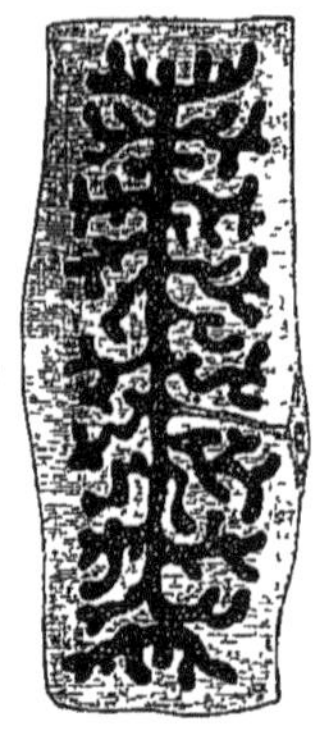

FIG. 190.— Anneau de tænia solium.

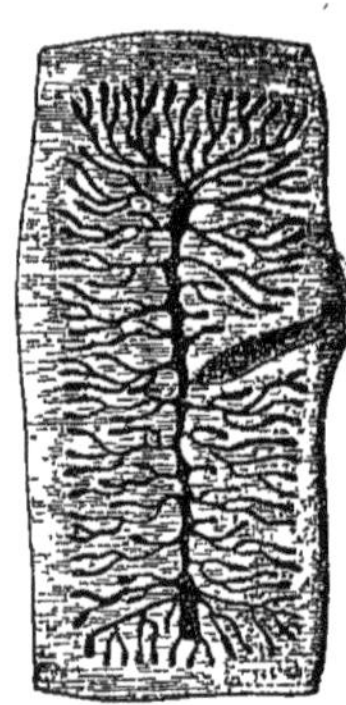

FIG. 191. — Anneau de tænia saginata. (Obs. personnelle.)

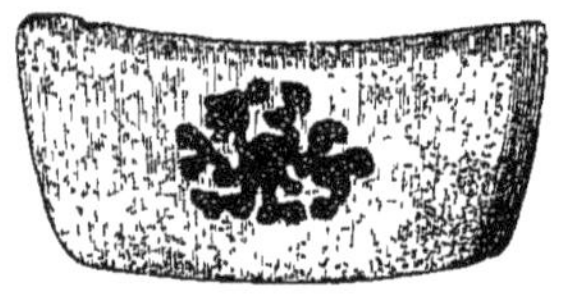

FIG. 192. — Anneau de bothriocephalus latus.

Anneaux de vers plats grossis 4 fois.

des douleurs expulsives. Quelquefois les tumeurs éliminées spontanément ont un volume bien plus considérable. Castelain, par exemple, parle d'un lipome, long de 12 cent. et épais de 6 cent. L'examen microscopique indiquera facilement la nature de la tumeur.

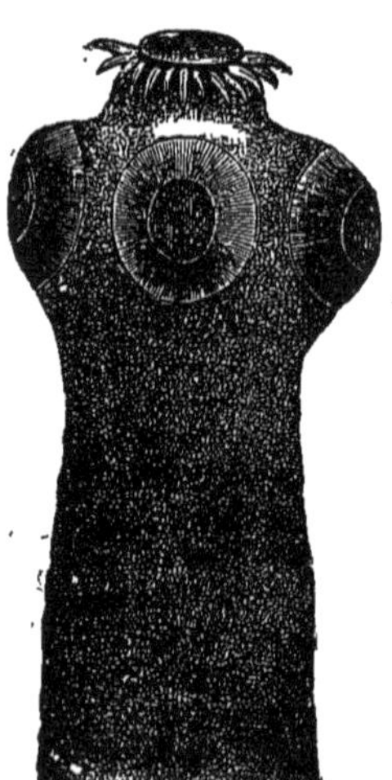

FIG. 193. — *Tête du tænia solium.* Gross. 45 fois.

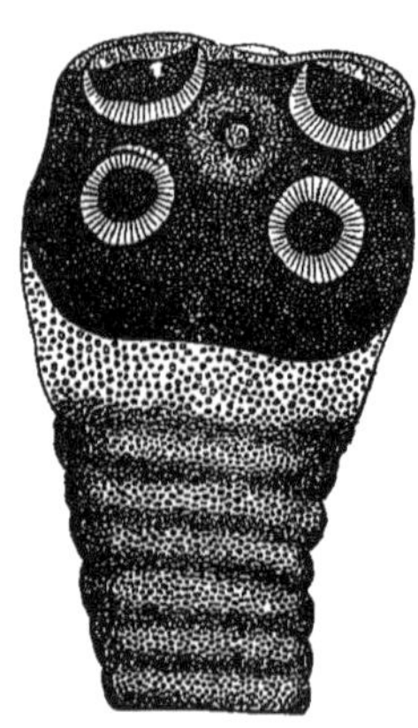

FIG. 194. — *Tête du tænia saginata ou mediocanellata.*

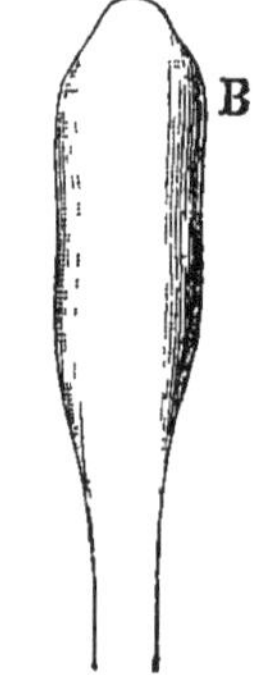

FIG. 195. — *Tête du bothriocephalus latus.*

Il est facile sans microscope de distinguer dans les selles certains parasites intestinaux. Parmi les vers ronds, l'ascaride lombricoïde a l'aspect d'un ver de terre, l'oxyure vermiculaire celui des mites du fromage; le trichocephalus dispar lui-même est facile à reconnaître à son extrémité antérieure filiforme et son extrémité caudale épaissie en forme de hampe.

En traitant des éléments microscopiques des fèces, nous parlerons en détail de l'anchylostome duodénal et des anguillules intestinale et stercorale.

Parmi les vers plats, le bothriocephalus latus se distingue du tænia solium et du tænia mediocanellata par la présence de son système sexuel au centre des divers anneaux, alors que ceux des deux tænias le portent sur le côté. Les anneaux du bothriocéphale sont larges et courts, ceux des tænias, au contraire, longs et étroits. Pour différencier le tænia solium du tænia mediocanellata, il faut se rappeler que chez le premier les branches latérales de l'utérus présentent des ramifications moins nombreuses (15 à 20) (fig. 190-191). Le diagnostic acquiert toute certitude par l'examen microscopique de la tête, qui, chez le tænia solium, porte quatre ventouses et un rostre entouré de 26 à 30 crochets. Celle du tænia mediocanellata est bien garnie des quatre ventouses, mais ne possède ni rostre ni crochets; enfin celle du bothriocéphale est garnie de chaque côté d'une ventouse profonde et allongée (fig. 193, 194, 195).

Quelquefois on trouve dans les selles des kystes à échinocoques. Ces kystes proviennent le plus souvent d'organes du voisinage (foie, reins, rate, etc.) et se sont frayés une voie par l'intestin. Cependant Laënnec a publié une observation où un kyste hydatique s'était développé entre les tuniques de l'intestin et en avait oblitéré le calibre.

Dans certaines circonstances pathologiques, les selles revêtent souvent un caractère particulier qui peut être un élément précieux du diagnostic différentiel. On distingue, à ce point de vue, des selles bilieuses, muqueuses, purulentes, muco-purulentes, aqueuses, sanguinolentes et graisseuses.

Selles bilieuses. — Parmi les selles bilieuses, celles de la fièvre typhoïde méritent une mention spéciale. Dans la plupart des cas, les selles de la fièvre typhoïde sont liquides et colorées en jaune d'or. Elles ont une odeur fétide et une réaction alcaline très prononcée, en raison de la richesse de leur contenu en carbonate d'ammoniaque. Si on les laisse déposer, elles se divisent en deux couches, la supérieure liquide, l'inférieure composée de masses grumeleuses et floconneuses, ce qui justifie la comparaison avec une purée de pois mal faite. Dans le dépôt on trouve, outre des noyaux libres, des épithéliums, des globules muqueux et purulents, des résidus d'aliments non digérés, des phosphates triples, des hématies en plus ou moins grand nombre, enfin une foule de petites masses jaunâtres, molles, de grandeurs très différentes, qui sont constituées par de la graisse, de l'albumine, du pigment et des combinaisons de chaux.

Les selles bilieuses s'observent souvent dans les maladies infectieuses; on peut les rencontrer dans la tuberculose intestinale; dans ce dernier cas, elles renferment le bacille de la tuberculose, lequel n'est pas reconnaissable directement par le microscope, mais seulement par la culture.

Selles muqueuses. — Les selles muqueuses se produisent dans le catarrhe du gros intestin, surtout quand le processus pathologique intéresse le segment inférieur. Tantôt les masses stercorales semblent revêtues d'une couche de laque, tantôt elles sont parsemées d'îlots muqueux, tantôt enfin le mucus est intimement mélangé avec elles. Il peut arriver aussi que les selles soient exclusivement composées de mucus, qui est alors ou transparent et vitreux, ou opaque par l'addition de cellules rondes.

Les selles présentent un aspect tout spécial lorsqu'il s'agit d'ulcérations des follicules du gros intestin. Le mucus forme dans ces cas de petites masses gélatineuses et transparentes, que Bamberger a comparées à du frai de grenouille ou à des grains de sagou gonflés. Ces masses correspondent à des accumulations de mucus que sur le cadavre on rencontre sur des surfaces ulcérées.

Nous avons parlé précédemment de l'expulsion de caillots muqueux cylindriques (entérite pelliculaire).

Il faut d'ailleurs se garder de prendre pour du mucus tout ce qui a un aspect muqueux. Virchow a montré que parfois, pendant la digestion des amylacés, il se produit des masses muciformes où le microscope révèle la présence d'une très petite quantité seulement de globules muqueux, si toutefois il y en a, et permet, en y joignant l'examen chimique (coloration bleue des grains d'amidon par l'iode), d'établir le diagnostic différentiel.

Nothnagel a encore signalé la présence de globules muqueux, qui atteignent la grosseur d'un grain de pavot, sont tantôt jaunes, tantôt brunâtres et donnent avec l'acide azotique la réaction de la matière colorante de la bile. Cet auteur prétend que leur présence indique une affection de l'intestin grêle.

Selles purulentes. — Les selles purulentes sont rares. On les rencontre dans les ulcérations syphilitiques étendues du rectum, dans certains cas de dysenterie et notamment lorsque des abcès d'organes voisins, le plus souvent des organes génitaux, se sont fait jour dans l'intestin.

En ces cas, on voit les évacuations fécales alterner avec les déjections purulentes.

Selles muco-purulentes. — Les selles muco-purulentes s'observent avec le plus de fréquence dans les catarrhes chroniques du gros intestin. Parfois les masses muqueuses prennent un aspect louche, blanchâtre, presque laiteux, par suite de leur mélange avec un plus grand nombre de corpuscules de pus : c'est là ce qu'on a appelé la chylorrhée ou le flux cœliaque. Il est évident que les anciens croyaient à tort avoir affaire à du chyle vrai.

Selles aqueuses. — Les selles aqueuses sont remarquables, comme l'indique leur nom, par leur fluidité et parfois aussi par leur pauvreté en bile. On les rencontre dans les cas où il se produit une transsudation considérable hors des vaisseaux intestinaux. On peut les provoquer artificiellement par l'administration de purgatifs. On les rencontre encore dans l'indigestion, dans la maladie de Bright, et dans l'anasarque.

Une signification spéciale doit être attribuée aux selles semblables à l'eau de riz; elles sont caractéristiques du choléra asiatique. Ces selles sont aqueuses, quelquefois limpides, mais presque toujours troublées par des flocons gris clair. Elles ont une réaction alcaline et sont le plus souvent privées de toute odeur fécale ; fraîchement évacuées, elles ont fréquemment une odeur rappelant celle du sperme. Les flocons gris, appelés raclures d'intestin, sont composés en grande partie de mucus et d'épithélium intestinal, ce dernier enlevé aux villosités et éliminé sous forme de gros lambeaux. Au point de vue chimique, ces sortes de selles contiennent fort peu de matières solides (1 à 2 0/0) où il n'existe que des traces d'albumine et dont la masse principale est constituée par du chlorure de sodium, du phosphate de soude ou du carbonate d'ammoniaque.

Selles sanguinolentes. — En parlant de la couleur des fèces, nous avons déjà signalé le mélange de sang à ces dernières. Actuellement nous ne parlerons que des selles dysentériques.

Dans la dysenterie, les selles sont le plus souvent liquides et rougeâtres. Elles renferment en même temps de gros flocons jaunes et présentent presque toujours une réaction alcaline. Au microscope, on trouve des résidus d'aliments non digérés, des globules muqueux et des corpuscules de pus, des cellules épithéliales, des phosphates triples, des schizomycètes et quelquefois des lambeaux mortifiés de muqueuse intestinale. Chimiquement, elles sont remarquables par leur richesse en albumine ; dans certains cas, elles renferment du carbonate d'ammoniaque.

Selles graisseuses. Stéatorrhée. — A l'état normal, on peut déjà voir dans les fèces, à l'aide du microscope, de la graisse sous forme de gouttelettes, de petits amas ou d'aiguilles cristallines. La quantité en est évidemment subordonnée à la nature de l'alimentation. Ce sont principalement les selles des nourrissons qui sont riches en graisse ; chez les adultes, les déjections deviennent plus adipeuses à la suite d'ingestion d'aliments gras ou d'huile (huile de foie de morue, huile de ricin).

Lorsque la graisse apparaît à l'œil nu dans les selles, il faut soupçonner un état morbide. Ce phénomène s'observe le plus souvent dans l'ictère où la résorption des graisses est en souffrance, dès que l'écoulement de la bile dans l'intestin devient impossible. Dans ces cas, on voit à la surface des selles de nombreuses gouttelettes de graisse.

Dans le catarrhe intestinal simple, les selles peuvent contenir également de grandes quantités de graisse, notamment quand le malade n'a pas été soumis à un régime. C'est le lait qui paraît avant tout favoriser la stéatorrhée et c'est l'alimentation lactée qui explique la présence dans les selles de grosses boulettes composées de graisse.

Bright regardait à tort les selles graisseuses comme caractéristiques des affections de l'intestin grêle ; Kuntzmann les a rapportées en première ligne aux maladies du pancréas ; elles ne sont nullement pathognomoniques de la dégénérescence pancréatique ; cela ressort et des considérations ci-dessus et des expériences entreprises par Frerichs. En liant chez des chats le canal pancréatique et en leur donnant comme nourriture surtout des graisses, Frerichs démontra que la graisse continuait à passer dans les vaisseaux chylifères, sans doute parce que la bile, et probablement aussi le suc intestinal, étaient aptes à se charger des fonctions du pancréas. Même quand ni le suc pancréatique, ni la bile ne pénètrent dans l'intestin, il n'en résulte pas forcément des selles graisseuses.

La stéatorrhée se présente sous des formes diverses. Tantôt la graisse est à l'état de boules molles et jaunes, ou plus dures, semblables à du suif et atteignant le volume d'une noix; tantôt elle constitue une masse liquide, huileuse, qui, en se refroidissant, forme une couche superficielle dure et grumeleuse. On prétend enfin avoir observé des selles graisseuses pures sans aucun mélange de matières stercorales.

Examen microscopique des fèces. — Pour *examiner les fèces au microscope*, on en prend de petites particules à l'aide d'une pince et on les dissocie avec des aiguilles spéciales sur un verre à objectif, en les additionnant d'eau ou d'une solution de chlorure de sodium à 0,5 0/0. L'addition de glycérine étendue n'est pas à recommander, parce que quelquefois les éléments les plus fins des fèces ne se mélangent pas à elle. Comme dans tout examen, il ne faut pas opérer sur de trop grosses particules à la fois.

Lorsqu'on a affaire à des selles très liquides, il faut les laisser reposer un certain temps et procéder ensuite à l'examen séparé de la couche liquide et du sédiment.

Pour la coloration des préparations microscopiques, Szydlowski, auquel on doit un travail récent et complet sur l'examen microscopique des fèces, a recommandé l'emploi d'une solution aqueuse étendue d'éosine. Lorsque l'examen doit porter sur les schizomycètes, il faut faire des préparations sèches que l'on colore après coup avec des couleurs d'aniline.

Les réactifs micro-chimiques varient avec chaque cas particulier et se composent essentiellement d'acide acétique, de teinture d'iode, d'acide sulfurique et d'une solution de potasse caustique.

Pour la plupart des cas, il suffira d'avoir recours à des grossissements moyens (250-500 diam.), excepté quand il s'agit de schizomycètes, pour lesquels il faut employer des grossissements plus forts, des objectifs à immersion dans l'huile et l'appareil d'éclairage d'Abbe.

Les éléments microscopiques des matières fécales dépendent en partie de l'alimentation et de la digestion. Cela se comprend, vu que leur masse principale consiste en résidus alimentaires. Plus l'ingestion d'aliments est abondante, moins l'action des sucs digestifs est énergique et plus les aliments traversent rapidement le tractus intestinal, plus aussi on trouve dans les selles de substances alimentaires non digérées. Ces trois facteurs devront être soumis à une appréciation très soigneuse, afin de ne pas s'exposer, dans l'examen microscopique, à des erreurs de diagnostic. Après des repas fort copieux, on trouve dans les selles des individus même bien portants de grandes quantités d'aliments non digérés. D'un autre côté, des personnes suivant toutes les règles diététiques, mais débilitées ou atteintes de diarrhée, évacueront également par les voies anales une foule d'aliments n'ayant pas été touchés par les sucs digestifs.

Parmi les éléments microscopiques des fèces provenant de la nourriture, il faut ranger tout d'abord les *fibres musculaires*.

On trouvera presque toujours des *fibres musculaires* dans les selles chez les individus, même sains, qui se nourrissent de viande; dans le cas seulement où ce genre de nourriture est réduit à son minimum, ces fibres peuvent être dissociées et résorbées complètement dans le canal intestinal. Elles présentent une teinte jaune que leur donne indubitablement la matière colorante de la bile qui les imprègne.

Szydlowski admet pour elles quatre périodes de dissociation, qui figurent très bien morphologiquement les progrès de ce phénomène. Dans la première période, on a affaire à des segments plus ou moins volumineux, anguleux, à contours très nets, où les stries longitudinales et transversales sont parfaitement distinctes. Dans la 2e période, les stries transversales s'effacent en partie, et sur le trajet des stries longitudinales on observe de fines granulations et des gouttelettes graisseuses. Dans la 3e période, les contours des segments s'émoussent; les stries longitudinales disparaissent et il se développe des éléments granuleux, ovales et pigmentés en jaune, qui dans leur intérieur présentent des fentes et des scissures multiples. Dans la 4e période enfin, la granulation elle-même n'existe plus, et ce qui reste se transforme en amas homogènes ronds et de couleur jaune.

Chez les personnes dont les selles contiennent en quantité très abondante des fibres musculaires aux deux premières périodes de dissociation, alors qu'il n'y a pas eu excès dans l'ingestion de viandes, on peut conclure que l'activité digestive est en souffrance, soit par insuffisance en sucs digestifs, soit par pauvreté des ferments qui digèrent l'albumine.

Les individus dont l'appareil digestif est intact, n'ont de selles contenant du *tissu conjonctif*, que s'ils ont ingéré des quantités considérables de viande. L'origine de ce tissu est facile à saisir. Chez les individus, au contraire, qui présentent des troubles digestifs, il suffit d'un usage modéré de la viande, pour rendre possible le passage dans les selles de tissu conjonctif.

Le *tissu élastique* résiste absolument à toutes les influences digestives; aussi ne sera-t-on pas étonné de rencontrer très fréquemment ce tissu dans les selles aussi bien des malades que des personnes en bonne santé. Leur forme caractéristique et la grande résistance qu'ils opposent à tous les réactifs chimiques, même à la potasse, suffisent pour les faire reconnaître.

Il est rare que les selles, même de sujets bien portants et se nourrissant d'une façon régulière, ne renferment pas des quantités plus ou moins considérables de *graisse*. Plus la nourriture est riche, plus aussi les fèces renferment de cette substance. A l'état pathologique, la quantité de graisse peut augmenter considérablement toutes les fois que l'absorption intraintestinale des corps gras est entravée. Nous avons dit précédemment que dans ces cas les selles trahissent déjà par leurs caractères macroscopiques leur grande richesse en graisse. Cela s'observe le plus souvent dans l'ictère, quelquefois aussi dans les maladies du pancréas, parce que la bile et le suc pancréatique sont les agents principaux de la digestion des corps gras.

La graisse se rencontre le plus souvent sous forme d'aiguilles plus ou moins longues, tantôt fines et délicates, tantôt plus grossières, qui forment par places des faisceaux (fig. 196). D'autres fois, elle est figurée par des gouttelettes ou de petites masses amorphes foncées. Les aiguilles cristallines et les faisceaux, abondants surtout dans les selles des ictériques, sont constitués, d'après Gerhardt et Oesterlein, par du savon magnésien; Stadelmann au contraire les regarde comme du savon de soude (?).

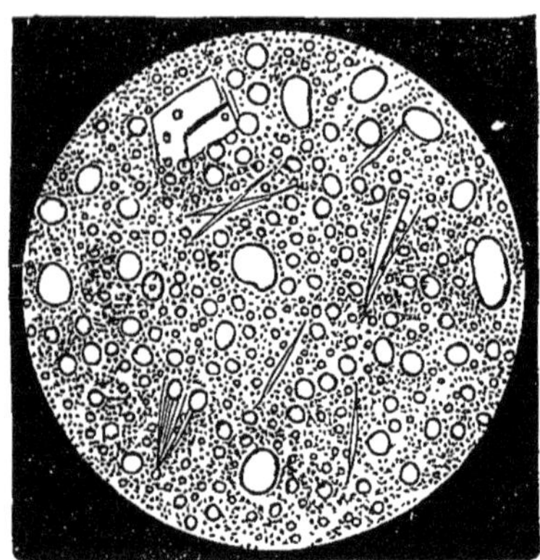

FIG. 196. — *Particule riche en graisse provenant des selles d'un nourrisson.*

Elle contient des gouttelettes graisseuses, des aiguilles cristallines de graisse et des cristaux de cholestérine. D'après UFFELMANN. Gross. 540 fois.

Chez les personnes bien portantes, les albuminates qui ont été ingérés à peu près à l'état de pureté (œuf, fromage, lait) sont ordinairement dissous et absorbés dans le canal intestinal. Ce n'est qu'en cas de régime lacté exclusif que Szydlowski a trouvé dans les selles des individus sains de petites masses de *caséine*. Il en est tout autrement lorsque l'appareil digestif est malade. Frerichs a signalé à plusieurs reprises la présence d'albumine coagulée dans les selles des typhiques, mais on en rencontre souvent aussi dans le catarrhe intestinal vulgaire et dans les états cachectiques.

Comme éléments rares, Szydlowski a trouvé dans deux cas des *cheveux* parfaitement conservés et dans un autre un petit *vaisseau sanguin* à peine altéré. Frerichs parle également de l'apparition dans les selles de particules osseuses.

Dans toutes les selles, on constate une quantité plus ou moins considérable de résidus d'*aliments végétaux*. La dissolution et la résorption parfaites des végétaux paraît être exceptionnelle. Leur abondance dans les fèces dépend, en outre, des quantités ingérées et de l'état d'intégrité de l'appareil digestif, surtout de la nature de ces aliments et de la façon dont ils ont été préparés.

Les jeunes légumes seuls sont susceptibles d'une digestion complète. Plus les végétaux ont subi une division mécanique considérable avant l'ingestion et plus ils ont été soumis à l'action de la chaleur, plus ils sont accessibles à l'influence des sucs digestifs. Les légumes pris à l'état de crudité, reparaissent souvent dans les selles á l'état primitif.

Ce sont surtout les végétaux à base de cellulose qui sont indigestes. Cependant, d'après les travaux de Szydlowski, les sucs digestifs de l'organisme sain paraissent altérer la cellulose de telle façon qu'elle perd sa réaction caractéristique (coloration bleue avec l'iode et l'acide sulfurique); dans les maladies du tractus intestinal au contraire, elle demeure intacte.

Les cellules végétales enveloppées de leur coque de cellulose se rencontrent dans les selles tantôt à l'état isolé, tantôt par agrégats plus ou moins nombreux. Elles sont ou privées de leur contenu, ou bien l'on y trouve encore des granulations d'amidon, des restes de chlorophylle et de protoplasma granuleux. Ce qui est le mieux conservé, c'est la couche épidermique et les productions épidermoïdes, telles que les poils. Enfin l'on y constate souvent aussi des vaisseaux provenant de ces végétaux.

Les *grains d'amidon* libres ne s'observent dans les selles des individus bien portants que s'il y a eu ingestion très abondante d'aliments végétaux. Lorsqu'il existe des troubles digestifs, c'est au contraire chose très fréquente. La présence même des moindres parcelles est décelée par la coloration bleue intense que leur donne l'addition de teinture d'iode. Leur aspect est, du reste, varié. Tantôt ils ont une forme ovoïde à stratification concentrique, tantôt ils sont représentés par de petites granulations sphériques sans la moindre structure, ou par des particules polygonales, qui constituent une grande partie de détritus granuleux qu'on rencontre sans aucune exception dans les selles.

Les éléments des fèces dont la constatation est la plus utile pour le diagnostic des affections intestinales, sont évidemment ceux qui proviennent du *tractus intestinal* lui-même. Le nombre des éléments cellulaires dans les fèces est à l'état normal extraordinairement minime ; aussi toute augmentation de ces éléments, quelque insignifiante qu'elle soit, indique nécessairement un état pathologique. Il faut particulièrement tenir compte, dans ces cas, de l'apparition de parasites ou d'œufs de parasites, dont le diagnostic n'est souvent possible qu'avec l'aide du microscope, et qui avec cet instrument devient aussi facile que sûr. Il s'agit des éléments microscopiques suivants :

Dans les selles des individus bien portants, on ne rencontre que quelques *cellules épithéliales* isolées. Il faut en conclure que l'épithélium intestinal n'a aucune tendance à l'élimination ou encore qu'il subit dans l'intérieur du tractus intestinal une dissolution complète. Les cellules seront faciles à reconnaître à leur forme cylindrique et au noyau oblong et net qu'elles possèdent en leur centre ; elles sont le plus souvent incolores, et ont peu de tendance à s'imbiber de matière colorante de la bile.

Quelquefois l'on trouve dans les selles des personnes saines des *cellules épithéliales pavimenteuses ;* ces cellules proviennent de l'orifice anal et sont en nombre considérable surtout lorsqu'il existe de la constipation.

Dans les maladies de l'intestin, le nombre de cellules épithéliales desquamées et évacuées par les fèces peut être très considérable. Cela arrive dans tous les cas d'inflammation de la muqueuse intestinale accompagnés de diarrhée, et principalement dans le choléra asiatique, où la desquamation épithéliale est énorme. Dans ce cas, les cellules épithéliales se détachent par lambeaux plus ou moins considérables qui sont déjà visibles à l'œil nu sous forme de flocons gris et contribuent notablement à l'aspect caractéristique des selles du choléra.

Tantôt les cellules épithéliales sont pour ainsi dire intactes ; tantôt elles sont boursouflées ou granuleuses et graisseuses ; le noyau peut alors devenir moins distinct ou être masqué entièrement. Quelquefois aussi ils sont en état de destruction commençante et avancée. Dans ces cas, le noyau peut devenir libre et persister comme élément indépendant. Les cellules sont fréquemment changées en productions grossières, gonflées et privées de noyau; elles sont atteintes de *nécrose coagulante*. Les épithéliums imbibés de bile, additionnés d'acide nitrique, donnent la réaction de la matière colorante de la bile.

On a signalé à plusieurs reprises la présence dans les selles de *cellules glandulaires* de la muqueuse intestinale, cellules pâles, granulées, rondes ou oblongues. Toutefois il nous semble que le diagnostic différentiel doit être difficile à édifier entre ces cellules glandulaires et les globules muqueux ou purulents.

Dans les selles des individus bien portants, il n'existe que très peu ou point de *globules muqueux* ou *purulents* (*cellules rondes*). Ils peuvent en revanche être très nombreux dans les selles diarrhéiques ; ils le sont surtout lorsque l'aspect macroscopique des déjections indique déjà la présence d'une notable quantité de mucus et de pus. Nothnagel prétend que les selles muqueuses riches en cellules rondes indiquent l'existence de processus ulcéreux de la muqueuse de l'intestin. Les éléments en question ont, ici comme partout, l'aspect de leucocytes ; cependant, on les voit quelquefois gonflés, granuleux ou en état de dégénérescence graisseuse.

La présence d'*hématies* dans les selles est toujours un symptôme pathologique. Leur nombre est extrêmement variable ; il peut même arriver que les selles soient uniquement composées de sang. Il n'est pas étonnant que les globules rouges subissent en très peu de temps des modifications physiques et chimiques dans le trajet du tractus intestinal ; aussi ne les rencontre-t-on à l'état normal que lorsqu'ils proviennent du segment inférieur du gros intestin et qu'ils ont été évacués rapidement.

On les trouve souvent en état d'imbibition ; ils sont alors augmentés de volume, décolorés à l'un des pôles ou aux deux ; plus tard ils se criblent finement en un endroit unique et prennent enfin une forme entièrement sphérique. Quelquefois ils ne représentent absolument que des amas d'hémoglobine.

En d'autres cas, les hématies perdent leur matière colorante et se transforment en disques incolores, ovales, plus rarement ronds, à double contour, dont l'origine est facile à reconnaître, grâce à leur forme biconvexe. Parfois on y remarque des traces de destruction commençante ou avancée ; leur contour prend un aspect irrégulier, sillonné et déchiqueté par places.

Dans les hémorrhagies du segment supérieur de l'intestin, il arrive souvent que les selles, tout en ayant un aspect sanguinolent, ne contiennent pas les éléments figurés du sang. Il faut alors recourir au spectroscope ou à la micro-chimie pour déceler la présence de l'hémoglobine dans les selles.

Dans toutes les selles, on trouve, à côté des éléments cellulaires nettement dessinés, un *détritus granuleux*. L'examen de ce détritus permet très bien d'apprécier l'activité digestive du tractus intestinal; car plus un individu est bien portant, moins ces fèces sont riches en éléments cellulaires et plus elles contiennent de ce détritus granuleux. Ce dernier est évidemment composé d'un mélange de résidus d'aliments et de produits de la paroi intestinale. Des études faites jusqu'à présent, il résulte qu'à l'état normal la quan-

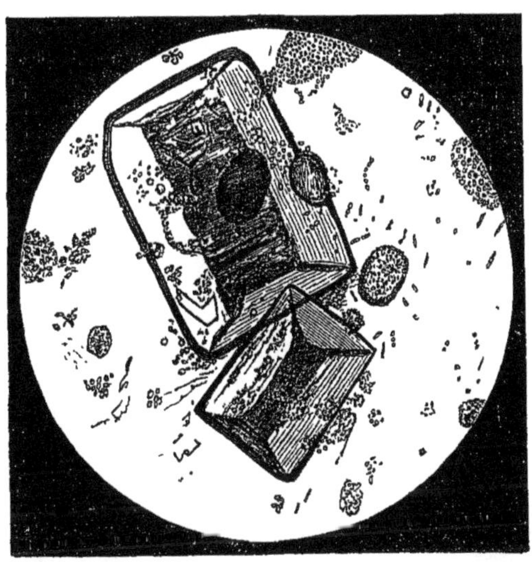

FIG. 197. — *Cristaux de phosphate ammoniaco-magnésien dans les selles*. Gross. 275 diamètres. (Obs. personnelle.)

tité des premiers est de beaucoup la plus importante. L'addition de teinture d'iode y décèle l'amidon, la réaction par l'iode et l'acide sulfurique les restes de cellulose, et la chaleur ou l'addition d'éther les granulations graisseuses.

Dans les selles humaines, on rencontre tant à l'état normal qu'à l'état pathologique, des cristaux de *phosphate ammoniaco-magnésien* (phosphate triple) caractérisés par leur forme rhomboïdale et leur solubilité dans l'acide acétique (fig. 197).

Schönlein, qui a trouvé ces cristaux pour la première fois (1836) dans les selles typhiques, pensait qu'ils constituaient un signe caractéristique de la fièvre typhoïde et pouvaient être utilisés pour le diagnostic différentiel. Jean Müller exprima des doutes à ce sujet; et aujourd'hui l'on sait que ces cristaux existent dans toutes les selles, qu'elles soient alcalines, neutres ou acides. Ce n'est que dans les selles des ictériques que Szydlowski a constaté leur absence. Ils se produisent sans doute dans le canal intestinal, car on les trouve en quantité notable, même dans les selles fraîchement évacuées. On ne connaît point, quant à présent, les raisons pouvant faire prévoir l'apparition de quantités toutes spéciales de phosphates triples dans les déjections.

On rencontre aussi dans les fèces du *phosphate de chaux neutre* et d'autres *sels de chaux* (sulfate et carbonate de chaux), ces derniers souvent colorés en jaune par du pigment biliaire. En cas d'ingestion abondante de lait, par conséquent chez les nourrissons, on trouve des cristaux de lactate de chaux (fig. 198). Parfois on trouve des cristaux d'*oxalate de chaux*, faciles à reconnaître à leur forme qui est celle d'une enveloppe de lettre. Ils pro-

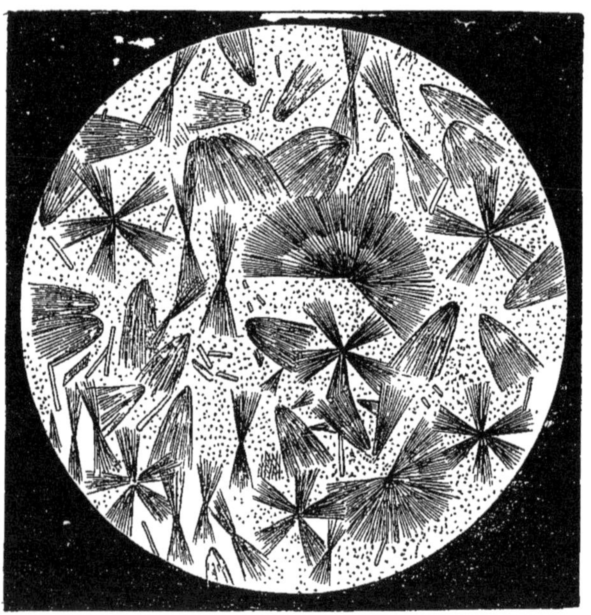

FIG. 198. — *Cristaux d'oléate de chaux provenant des fèces de nourrissons.* Gross. 350 diamètres. (D'après UFFELMANN.)

viennent le plus souvent des aliments et sont d'autant plus abondants que ceux-ci sont plus riches en oxalate de chaux.

Dans certains cas, les selles renferment des lames quadrangulaires de *cholestérine*. E. Wagner a publié un cas de catarrhe gastro-intestinal accompagné de diarrhée, où les selles contenaient de nombreux *cristaux* de Charcot-Neumann (fig. 94). Ceux-ci se rencontrent également dans les déjections de la fièvre typhoïde, de la dysenterie et de l'anchylostomiase. J'en ai moi-même observé un très grand nombre dans le contenu intestinal de la grenouille.

Quelques auteurs ont signalé dans les fèces la présence de *cristaux hématiques*. Uffelmann a rencontré, dans certains cas, dans les selles de nourrissons bien portants des *cristaux de bilirubine*; nous avons dit précédemment qu'on y trouvait de la *graisse* sous forme de fines aiguilles ramifiées ou réunies en pelotes sphériques. Dans la diarrhée chronique, Levier a constaté la présence de boules de *leucine*. On n'a que des documents insuffisants sur la présence de la *tyrosine* dans les selles.

Les *schizomycètes* existent en quantité innombrable dans toutes les selles. Seules les déjections des nouveau-nés, dans les premières heures après la naissance, en sont exemptes (Escherich); ils y apparaissent 3 à 24 heures après. Ces champignons constituent donc en partie un élément normal des fèces et jouent un rôle important dans la digestion intestinale des aliments. Ils pénètrent principalement de l'estomac dans l'intestin ou bien s'y introduisent par l'anus. Nous sommes loin de connaître toutes les espèces de schizomycètes qu'on rencontre dans les selles à l'état normal.

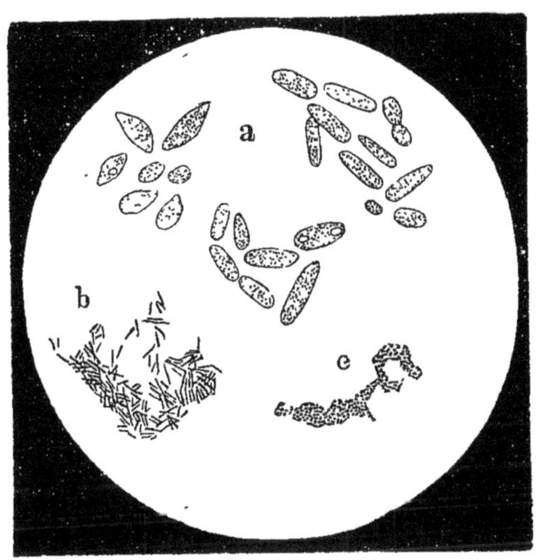

FIG. 199. — a. *Clostridium butyricum* provenant des selles. — b. et c. *Cocci et bactéries* provenant des selles, qui se colorent également en bleu par l'iode. Gross. 1120 diamètres. D'après NOTHNAGEL.

Des 25 espèces diverses qui existent dans la cavité buccale, Miller put en retrouver 12 dans le contenu intestinal.

Pour reconnaître les diverses formes de schizomycètes, il faut tenir compte des caractères morphologiques, micro-chimiques et enfin biologiques de ces organismes.

Nothnagel a signalé la présence dans les selles de schizomycètes se colorant en bleu sous l'influence de la teinture d'iode. Tantôt cette teinte bleue est très foncée ou violacée et envahit la totalité du corps microbien ; tantôt il existe une marge périphérique jaune ou brunâtre ; tantôt enfin l'un ou les deux pôles sont garnis de corpuscules incolores (spores). Leur forme est tantôt en bâtonnets, tantôt en ellipse, tantôt celle en citron (fig. 199). En général, ils ne sont pas uniques, mais réunis deux à deux. Il s'agit probablement, dans ces cas, de *clostridium butyricum*.

Plus les éléments végétaux abondent dans les déjections, plus le nombre des clostridium y est grand.

Outre le clostridium butyricum, on rencontre encore dans les selles des cocci et de petites bactéries qui bleuissent également par l'addition d'iode (fig. 199, b, c) ; on ignore si ces éléments constituent des formes de développement du clostridium butyricum.

L'apparition de la *sarcina ventriculi* dans les selles a été signalée pour la première fois par Hasse ; cela semble naturel puisque l'estomac renferme des sarcines en grande quantité. Les selles des cholériques sembleraient

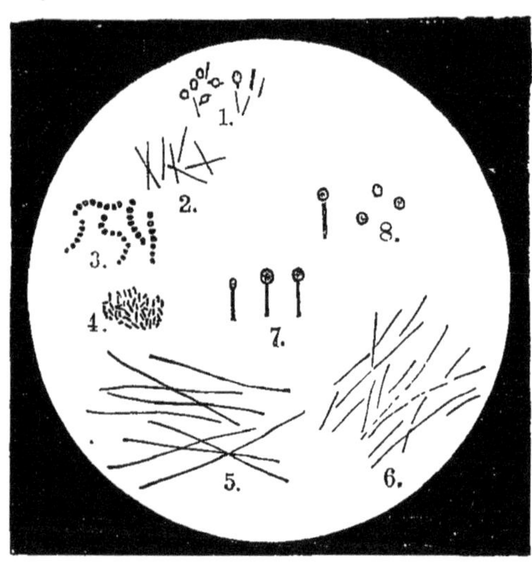

Fig. 200. — *Bacilles en baguette de tambour* à divers stades de leur développement (1-8), trouvés par Bienstock dans les fèces. Gross. 1515 diamètres.

surtout les contenir en abondance. Leur forme carrée à angles arrondis et leur division en quatre segments les rendent faciles à reconnaître. Tantôt elles sont isolées, tantôt on les trouve réunies en lames ou en dés (fig. 187).

Bienstock ne s'est pas contenté, comme Nothnagel, de l'examen microscopique des fèces qui en somme n'a pas grande importance ; il a fait des cultures d'après la technique bactériologique moderne, et n'a pu obtenir que des bacilles ; il faut dire cependant qu'on y rencontre des cocci des formes les plus variées. Parmi les bacilles, il y a une forme à laquelle Bienstock reconnaît des propriétés d'un ferment de l'albumine. C'est le bacille en *baguette de tambour*. Il put distinguer dans le développement de ces organismes huit périodes différentes, savoir :

1. — La transformation des spores en bâtonnets ;
2. — L'élongation des bâtonnets ;
3. — L'assemblage de ces bâtonnets en chapelet ;
4. — La segmentation des chapelets en très petits bâtonnets ;
5. — La croissance de ces petits bâtonnets qui deviennent de longs filaments ;

6. — Transformation des longs filaments en bâtonnets ;

7. — Le développement de spores à l'une des extrémités des bâtonnets (forme en baguette de tambour) ;

8. — La mise en liberté des spores (fig. 200, 1-8).

Il ressort des recherches de Miller qu'il se développe également dans le tube digestif des schizomycètes qui agissent à la façon de la diastase et ont notamment la propriété de produire la fermentation lactique. Dans les selles des nourrissons en lactation, Escherich a trouvé constamment deux bactéries caractéristiques qu'il appelle *bacterium lactis aerogenes* (*bacterium aceticum* de Baginsky) et *bacterium coli commune*. Dans le méconium, on rencontre le *proteus vulgaris*, le *streptococcus coli gracilis* et le *bacillus subtilis*. Enfin l'on y constate encore dix formes de bactéries et quatre de levûres.

En dehors de ces schizomycètes vulgaires, un groupe fort important à étudier est celui des *schizomycètes pathogènes*.

La première place appartient, suivant nous, au *bacille en virgule de Koch*, qui est l'agent pathogène du choléra. La préparation en est facile; on étend un flocon fécal cholérique sur une lamelle de verre que l'on passe à la flamme jusqu'à siccité. Puis on arrose la lamelle avec une solution aqueuse de fuchsine ou de bleu de méthyle ; on lave à l'eau et on sèche de nouveau en passant la lamelle à travers la flamme d'une lampe à alcool ; on recouvre avec cette lamelle une plaque à objectif, préalablement garnie d'une goutte de baume de Canada au xylol ou au chloroforme. Les bacilles de Koch sont constitués par des bâtonnets recourbés en virgules, un peu grossiers, très faciles à reconnaître à cause de leur forme (fig. 201). D'ailleurs, il est parfois nécessaire de faire des cultures pour constater dans les selles ces sortes d'organismes.

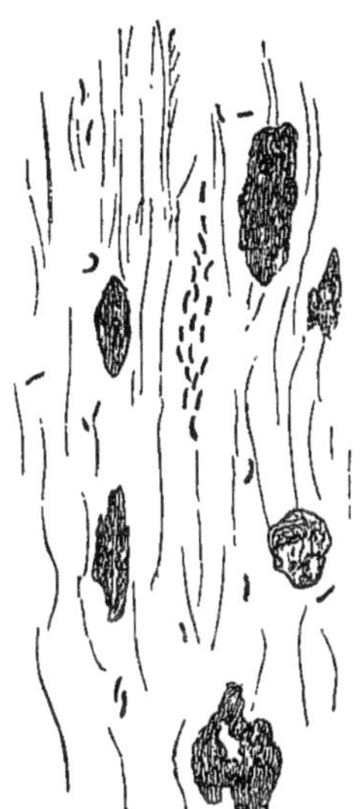

Fig. 201. — *Bacilles en virgule* provenant d'un flocon de selles cholériques. D'après Koch.

Dans la tuberculose ulcéreuse de l'intestin, on rencontre dans les selles des *bacilles tuberculeux* (fig. 202), exactement analogues à ceux des crachats,

Le *bacille typhoïde* a été découvert dans les selles des typhiques par Pfeiffer et ses recherches ont été confirmées par Fraenkel et Simmonds.

Parmi les sporomycètes, ceux que l'on rencontre le plus fréquemment dans les fèces sont les *cellules de la levûre*. Ces cellules isolées semblent rondes ou ovales, incolores ou légèrement teintées en jaune et ont en leur centre un ou plusieurs noyaux. On observe quelquefois de *l'oïdium albicans* dans les selles des enfants atteints de muguet.

Le diagnostic des *parasites animaux de l'intestin* n'est, dans bien des cas, possible qu'avec le secours du microscope. Certaines formes de diarrhée chronique sont entretenues par des *amibes* ou des *infusoires* logés dans le gros intestin et dont la présence ne peut être reconnue macroscopiquement ; dans toutes les diarrhées chroniques et notamment dans celles dont l'étiologie reste obscure, on doit pratiquer l'examen microscopique des selles. Toutefois les résultats ne sont probants que si l'on opère sur des matières récemment évacuées. Les expériences d'Eckekrantz et de Zunker ont montré que très peu de temps après l'évacuation des selles, les amibes et infusoires perdent leur mobilité et s'atrophient pour se transformer en éléments ronds granulés, impossibles à distinguer des globules muqueux et des corpuscules de pus.

On doit même recommander de recueillir des matières fécales et mu-

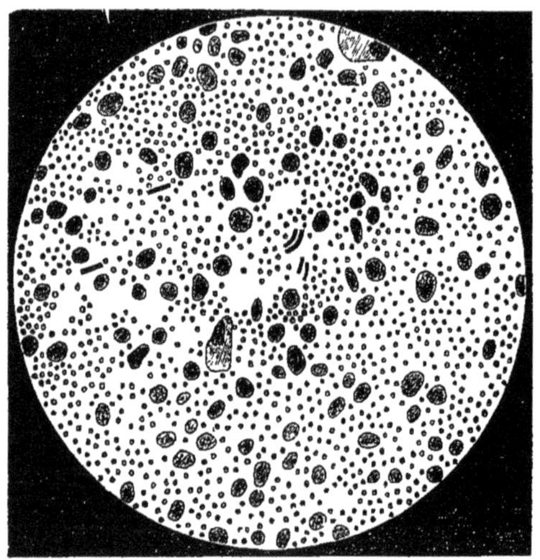

FIG. 202. — *Bacilles tuberculeux provenant des selles.* (Obs. personnelle.)

queuses directement dans le rectum, en introduisant dans l'anus un tube en verre à extrémité mousse.

L'examen microscopique est encore d'un secours précieux pour la recherche d'autres parasites intestinaux, tels que les tænias, les vers ronds et les trématodes. Leur présence dans l'intestin peut être considérée comme certaine, si l'on arrive à trouver leurs œufs dans les matières stercorales, et cela n'est pas rare, vu l'extrême fécondité de ces helminthes. Lorsqu'on a affaire à des parasites qui siègent dans le segment supérieur du tractus intestinal (*Tænia solium, T. saginata* ou *mediocanellata, Bothriocephalus latus, Ascaris lombricoïdes*), les œufs sont généralement mêlés intimement aux matières fécales ; lorsqu'au contraire, les vers habitent le segment inférieur du gros intestin (*Oxyuris vermicularis, Trichocephalus dispar*), il faut faire porter l'examen principalement sur les couches périphériques des fèces. Dans ce dernier cas, on trouve souvent des œufs dans les particules fécales qui salissent, plus ou moins, chez les enfants la peau du pourtour de l'anus.

Lambl prétend que les selles renferment parfois des *amibes ;* mais on a mis en doute son assertion, et non sans raison. Cependant, par une observation prise à la clinique d'Eichwald à St-Pétersbourg, Lösch a prouvé dernièrement leur existence dans les matières fécales ; d'après Leuckart, Sonsino (du Caire) aurait également vu des amibes dans le mucus intestinal d'un dysentérique. Enfin tout récemment, Kartulis en a rencontré dans les selles de dysentériques, en Égypte ; il a même été jusqu'à considérer ces éléments comme les agents pathogènes de la maladie (?).

L'observation de Lösch avait trait à un individu atteint de diarrhée chronique, dans les selles duquel on trouva un grand nombre d'amibes tantôt libres, tantôt enveloppées de mucus. Il y en avait de rondes, d'ovales, de piriformes, d'autres de forme tout à fait irrégulière ; à l'état de repos, leur

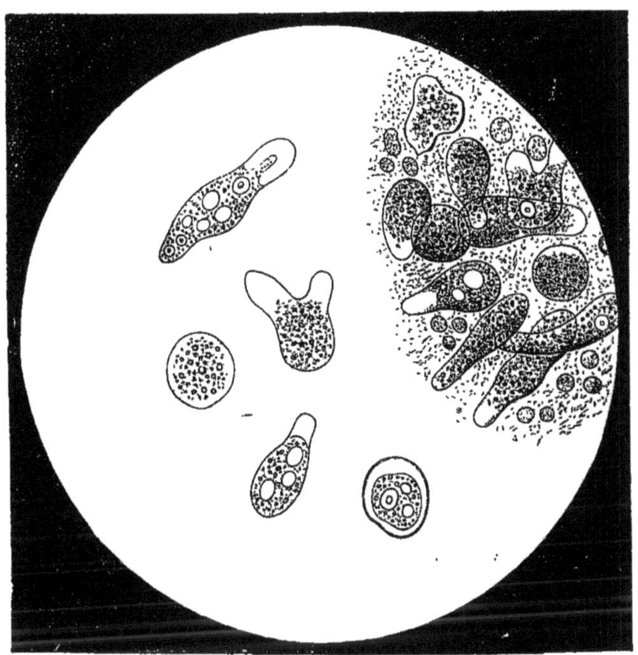

Fig. 203. — *Amœba coli.* D'après Lœsch. (*Arch. de* Virchow, vol. 65.)

volume était d'environ cinq à huit fois celui d'un globe rouge (0,02 à 0,06 mm.).

Elles étaient surtout remarquables par leurs changements de forme accompagnés de mouvements, elles lançaient des prolongements hyalins et homogènes, qui se retrouvent ensuite et amenaient ainsi des mouvements de progression (fig. 203). Leur corps était en partie grossièrement granuleux, en partie hyalin ; il contenait un gros noyau et de une à huit vacuoles hyalines contractiles Elles ne possédaient point de membrane d'enveloppe. A leur intérieur, on apercevait encore, comme des globules sanguins rouges et blancs qui leur servaient sans doute d'aliment, des débris d'épithélium, des grains amylacés, etc. Lösch a donné à cette amibe le nom d'*amœba coli*.

Virchow, Klebs et Eimer ont trouvé dans le canal intestinal de l'homme des *psorospermies*. Szydlowski a constaté dans un cas leur présence dans les selles. Ce sont des corpuscules elliptiques à double contour, qui sont tantôt remplis uniformément de grossières granulations, tantôt transparents et ne renfermant qu'une vacuole arrondie finement granulée.

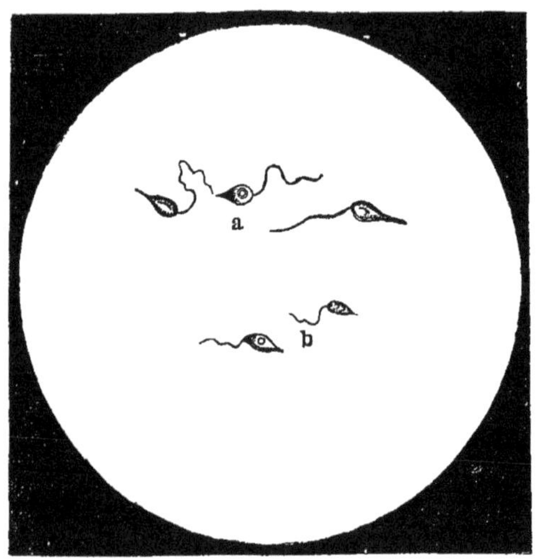

FIG. 204. — *Cercomonas intestinalis*. D'après DAVAINE.

a. Grande variété. — *b*. Petite variété (LEUCKART, *Les parasites de l'homme*, p. 306.)

Leuwenhœk avait signalé dans les selles l'existence d'*infusoires*. On y a trouvé jusqu'à présent le *cercomonas intestinalis*, le *trichomonas intestinalis* et le *paramæcium* (balantidium) *coli*.

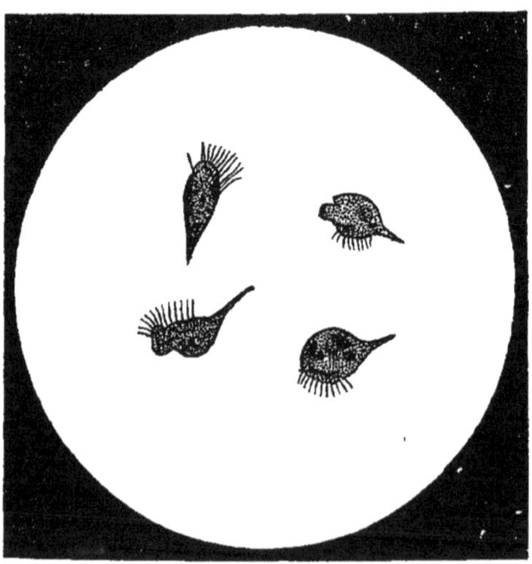

FIG. 205. — *Trichomonas intestinalis*. D'après ZUNKER. (*Deutsch. Zeitschrift f. prakt. Med.*, 1878, n° 1.)

Le *cercomonas intestinal* fut découvert par Davaine dans les déjections des cholériques et des typhiques. Il fut observé plus tard par Lambl, Eckekrantz, Tham, Pippingsköld et Zunker. Dans tous les cas, il s'agissait de diarrhée à marche le plus souvent chronique. Cet animalcule a la forme d'une poire et une longueur de 0,008 à 0,01 millim. Davaine en a distingué deux formes, d'après la longueur. De l'extrémité céphalique part un flagellum long de 0,083 à 0,004 millim., dont les ondulations produisent la locomotion de l'individu. L'extrémité postérieure est munie d'un court prolongement caudal (fig. 204). Quand les selles ont séjourné un certain temps à l'air libre, ces parasites meurent et ne peuvent plus être reconnus que par des procédés particuliers, car leur appendice céphalique se rétracte et leur forme s'arrondit. Dans la salive et l'urine, au contraire, leur forme et leurs mouvements se conservent longtemps (Eckekrantz).

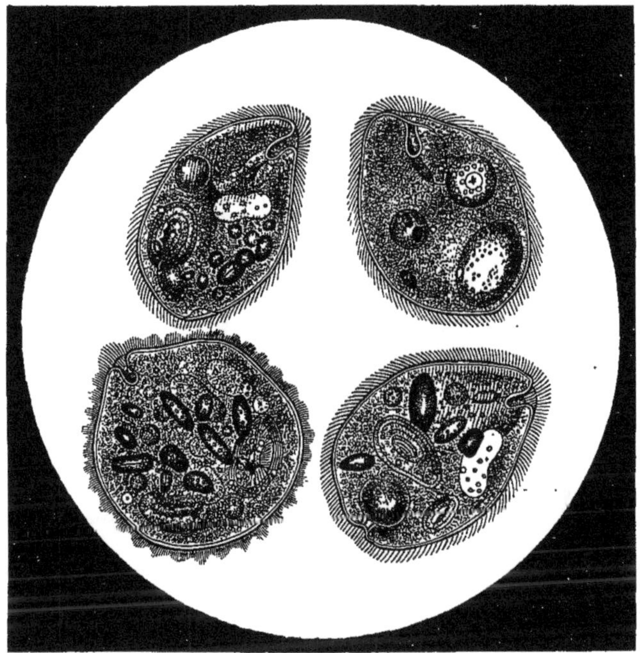

FIG. 206. — *Paramœcium coli*. D'après MALMSTEN. (VIRCHOW'S *Arch.*, V, 12, pl. X.)

Le *trichomonas intestinalis* (Leuckart) fut découvert par Marchand dans les selles des typhiques; Funker le retrouva plus tard dans un certain nombre de cas de dirrhée chronique. Sa forme est ovale et son extrémité postérieure étirée en queue. Sur le côté, il porte au moins 12 cils vibratiles, ce qui le distingue du cercomonas. Sa longueur est de 0,01 à 0,015 millim.; sa largeur de 0,007 à 0,01; la longueur de son appendice caudal atteint jusqu'à 0,003 millim. Il est animé de mouvements très vifs et sa forme éprouve des changements presque comme les amibes (fig. 205).

Le *paramœcium* ou *balantidium coli* a été découvert en 1857 par Malmsten. Aux observations de ce dernier sont venues s'ajouter celles de Stieda Eckekrantz, Wiesing, Windblech, Peterson, Henschen et Waldenström. Leuwenhœk semble l'avoir vu le premier dans les selles. La forme de cet infusoire est ovoïde; sa longueur varie entre 0,07 et 0,1 millim. et sa largeur entre 0,05 et 0,07 millim. Sa surface abdominale est moins bombée que sa surface dorsale. Il est garni sur toute sa périphérie de cils vibratiles, qui sont particulièrement longs et touffus près de son orifice buccal antérieur (fig. 206). L'anus se trouve à l'extrémité opposée. On remarque à l'intérieur du parasite un noyau assez grand et pâle, deux vacuoles contractiles, et des aliments ingérés, par exemple des granulations d'amidon, des globules sanguins et des gouttelettes graisseuses.

Parmi les *vers ronds* ou *nématodes*, nous citerons d'abord l'*ascaris lombricoïdes*. Ses œufs ont une forme facile à reconnaître et ont été découverts dans les selles par Zimmermann (1854). Ils sont ronds, longs de 0,05 à 0,06 millim., fortement granulés dans leur intérieur et munis d'une coque

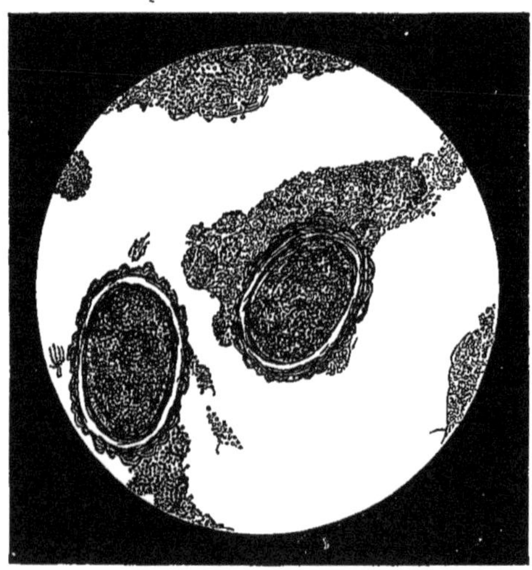

FIG. 207. — *Œufs d'ascaris lombricoïdes*. Gross. 275 fois. (Obs. personnelle.)

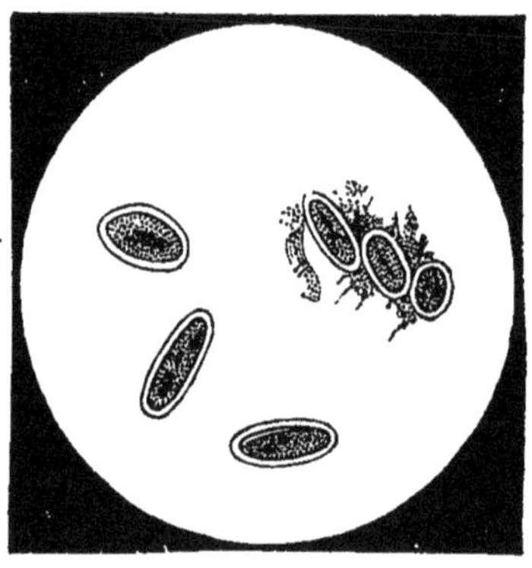

FIG. 208. — *Œufs d'oxyure vermiculaire des résidus stercoraux*, demeurés au pourtour de l'anus chez un garçon de 11 ans. Gross. 275 fois. (Obs. personnelle.)

double et solide. Ils sont toujours entourés d'une enveloppe albumineuse irrégulière, qui prend souvent une teinte brun verdâtre en s'imbibant de matière colorante de la bile (fig. 207).

Les œufs de l'*oxyure vermiculaire* sont ovoïdes, longs d'environ 0,052 millim., larges de moitié et possèdent un contenu granuleux dont la coque s'écarte nettement ; on aperçoit ainsi un noyau plus ou moins volumineux avec un nucléole (fig. 208).

Les œufs du *trichocephalus dispar* ont une forme ovale, un contenu granuleux et se reconnaissent aisément à ce que les deux pôles sont garnis de petites éminences brillantes en forme de condyles. La membrane d'enveloppe est double et généralement colorée en brun, ainsi que son contenu (fig. 209).

L'examen microscopique des fèces peut encore être d'une grande utilité pour le diagnostic de la trichinose ; car quelquefois, rarement cependant, les selles contiennent des trichines intestinales parfaitement conservées.

Dans certaines variétés d'anémie, observées surtout dans l'Italie septentrionale, l'Égypte et quelques contrées des tropiques, récemment aussi chez les ouvriers du tunnel de St-Gothard, dans les tuileries de Liège, Cologne,

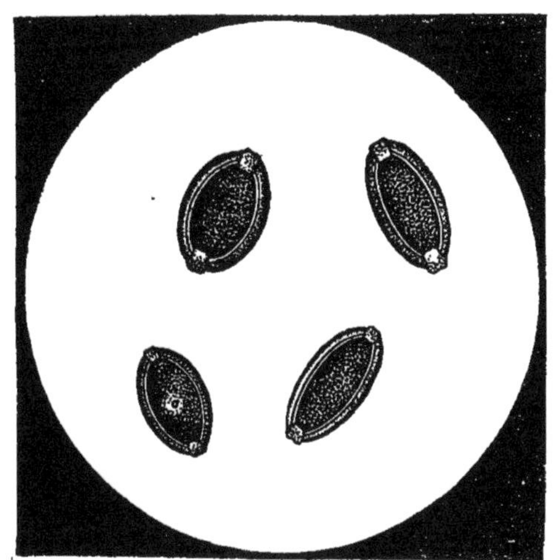

FIG. 209. — *Œufs de trichocephalus dispar*. Gross. 27 diamètres.

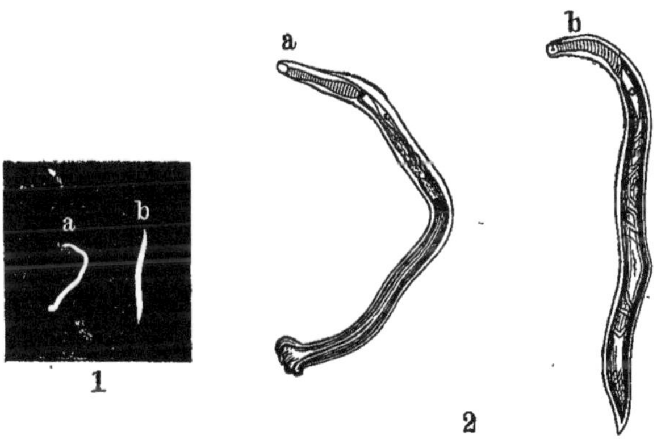

FIG. 211. — *Anchylostome duodénal*

1. Grandeur naturelle. a, mâle ; b, femelle. — 2. Individus grossis. D'après HELLER et ZIEMSSEM, *Handb. der spec. Path. u. Ther.*

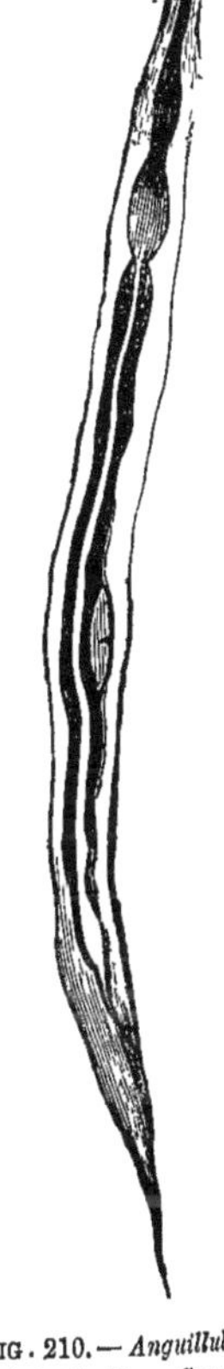

FIG. 210. — *Anguillula intestinalis*. Gross. 100 diamètres. D'après SEIFERT.

Bonn et Aix-la-Chapelle, enfin dans quelques districts miniers, on a trouvé dans l'intestin et le contenu intestinal l'*anchylostome duodénal* (*dochmius* ou *strongylus duodenalis*). Le mâle atteint une longueur de 6 à 10 millim. ; la femelle 10 à 18 millim. (fig. 211). Les œufs ont une forme ovale et atteignent une longueur de 0,05 millim. et une largeur de 0,023 millim. Ils ont une coque hyaline et un contenu granuleux ; dans les selles, on les rencontre le plus souvent en voie de segmentation (fig. 212).

Chez les ouvriers du tunnel du St-Gothard, on a trouvé, outre l'anchylostome duodénal, l'*anguillule stercorale* et l'*anguillule intestinale* (fig. 210). Celles-ci se rencontrent également dans le contenu intestinal des personnes

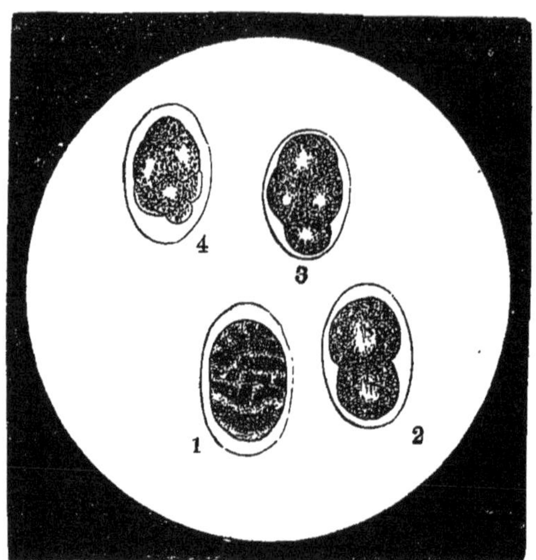

FIG. 212. — *Œufs d'anchylostome duodénal.* D'après BUGNION,

qui vivent sous les tropiques, en Cochinchine par exemple, qui souffrent de dyspepsie ; ces malades s'anémient progressivement. D'après Seifert,

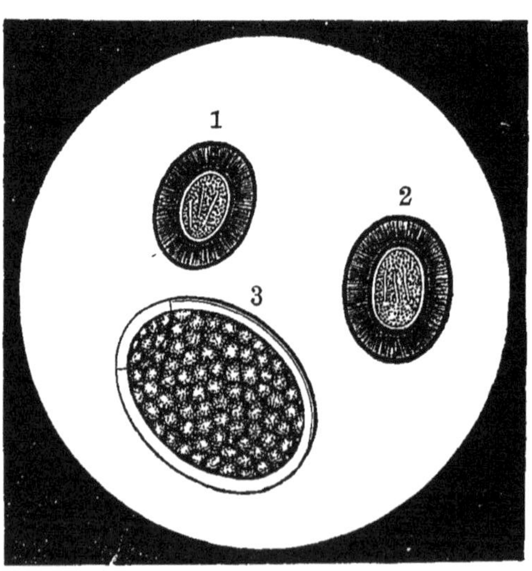

FIG. 213. — *Œufs de vers plats.* D'après HELLER et de ZIEMSSEN. (*Handb. d. spec. Path.*, etc., V, VII, 2, p. 599.) Gross. 350 diamètres.

1. Œufs de tænia solium. — 2. Œufs de tænia mediocanellata. — 3. Œufs de tænia bothriocéphale.

l'anguillule stercorale ne serait qu'une forme de développement de l'anguillule intestinale.

On n'observe que rarement des trématodes dans l'intestin ; il nous suffira donc ici de les nommer : *distomum crassum*, *d. heterophyes* et *d. haematobium*.

Parmi les *platodes*, trois espèces s'observent chez l'homme, le *tænia solium*, le *tænia saginata* ou *mediocanellata* et le *bothriocephalus latus*.

Dans bien des cas, la découverte d'œufs dans les selles servira à assurer le diagnostic.

Les œufs du *tænia solium* sont d'une forme elliptique et atteignent une longueur d'environ 0,036 millim. et une largeur d'environ 0,032 millim. Ils sont entourés d'une coque épaisse, qui présente des stries rayonnées très nettes et est souvent enveloppée encore d'une auréole hyaline albuminoïde (fig. 213, 1).

Les œufs du *tænia mediocanellata* ou *saginata* ressemblent beaucoup à ceux du tænia solium. Ils s'en distinguent surtout par le volume ; leur longueur est en moyenne de 0,039 millim. et leur largeur de 0,035 millim. (fig. 213, 2). Cependant la distinction entre ces deux sortes d'œufs n'est guère possible, la différence étant pour ainsi dire insignifiante.

Les œufs du *bothriocephalus latus* ont en moyenne 0,07 millim. de longueur et 0,045 millim. de largeur. Ils ont une coque brune simple, à l'extrémité de laquelle on aperçoit distinctement un petit opercule. L'intérieur est rempli d'une masse plus ou moins grossièrement granuleuse.

CHAPITRE VII

EXAMEN DE LA RATE

A. — INSPECTION DE LA RÉGION SPLÉNIQUE

L'*inspection* de la région splénique ne révélera presque jamais de lésion autre qu'une hypertrophie de l'organe. Encore toutes les hypertrophies de l'organe ne sont-elles pas perceptibles à l'inspection. Celles qui se développent au cours des maladies infectieuses aiguës, ne s'accompagnent pas de modifications visibles de la région splénique, soit parce qu'il ne s'agit en ces cas que d'un faible accroissement de volume, soit par suite du ramollissement de l'organe hypertrophié. Les lésions visibles décèlent donc surtout les *hypertrophies chroniques*.

Ces hypertrophies se manifestent tout d'abord par une *distension de la région splénique*, c'est-à-dire de l'hypochondre gauche. Toutefois elles peuvent occuper tout le côté gauche de l'abdomen et même dépasser la ligne blanche et empiéter sur le côté droit, et dans ces cas, les lésions se traduisent à l'œil, même sous les vêtements; chez les femmes, la tumeur pourra simuler une grossesse, et cela d'autant mieux que la colonne vertébrale présente dans ce cas vers le segment inférieur, comme chez les femmes enceintes, une lordose fortement accentuée.

Lorsque les parois abdominales ne sont pas trop tendues et qu'il n'existe ni ascite ni météorisme, les *limites inféro-médianes de la tumeur splénique* se manifestent sous forme d'un soulèvement léger; vers le haut, on constate même quelquefois un ou plusieurs sillons, tels qu'ils existent sur la rate saine, et qui sont caractéristiques de la forme de cet organe. Parfois la délimitation de la tumeur se trouve facilitée lorsque l'explorateur place la tête sur le même niveau que la paroi abdominale antérieure du malade, lorsqu'il a recours par conséquent à une sorte d'éclairage latéral.

Lorsque les tumeurs spléniques ne sont pas trop volumineuses, elles offrent encore deux caractères pathognomoniques, la *mobilité dans les changements d'attitude* et les *excursions respiratoires*. Dans le décubitus latéral droit, leur contour se déplace vers la droite; il s'abaisse un peu dans la station debout. A chaque inspiration, la tumeur, comprimée par le diaphragme, s'abaisse pour remonter à l'expiration. Les déplacements respiratoires de la rate sont, il est vrai, moins étendus que ceux du foie, ce qui tient à ce que la rate est en contact avec le diaphragme par une moindre surface.

Les abcès de la rate peuvent dans quelques cas rares développer des *saillies limitées* dans la région splénique.

Dans un cas que j'ai observé à la clinique de Frerichs, la rate, quoique nullement hypertrophiée, était accessible à l'inspection. Il s'agissait d'une femme de 40 ans, cypho-scoliotique, qui, peu de temps après un accouchement difficile, en soulevant une lourde charge, avait eu la sensation de quelque chose qui s'était décroché dans son ventre et qui disait y avoir remarqué depuis une tumeur mobile. La malade avait des parois abdominales excessivement relâchées. Dans la fosse iliaque gauche, je reconnus l'existence d'une saillie semi-lunaire, à convexité inférieure et concavité supérieure. Sur son bord antérieur, on sentait parfaitement les échancrures spléniques et sur sa face concave, on percevait les pulsations d'un vaisseau cylindrique. De plus, à l'emplacement normal de la rate, on ne trouvait point de matité splénique; on ne pouvait faire d'autre diagnostic que celui de *rate mobile*.

B. — PALPATION DE LA RATE

La rate saine, lorsqu'elle occupe son siège normal, est inaccessible à la *palpation*, même en se mettant dans les conditions les plus favorables (position diagonale droite dont nous allons parler, respiration profonde), la rate ne peut être sentie par la main. On ne réussit à palper la rate, que dans deux cas : quand il y a augmentation de volume ou déplacement de l'organe.

Dans les cas de *tumeurs spléniques* dures et très volumineuses, il n'est pas difficile de pratiquer la palpation de l'organe, quelle que soit la position du corps. Il faut, au contraire, certains artifices, lorsque l'accroissement de volume n'est pas très considérable et que la rate a une consistance molle. On fera prendre au malade la position diagonale droite, recommandée pour la première fois par Schuster pour l'exploration de la rate, c'est-à-dire une position intermédiaire entre le décubitus dorsal et le décubitus latéral droit et dans laquelle le malade repose sur l'omoplate droite. En même temps, ce dernier élève le bras gauche et le place derrière la tête. L'examen est plus facile quand le médecin se tient derrière et à gauche du malade. Il ne faut jamais explorer avec des mains froides et par des manœuvres brusques, parce qu'alors le malade contracte les parois abdominales, ce qui empêche toute palpation. Il sera bon de détourner son attention en causant avec lui ; de cette façon, l'on obtient le relâchement des parois du ventre.

A l'aide des trois doigts réunis de la main droite on exercera une pression très légère, dans l'angle formé par l'extrémité libre de la 11e côte gauche et le cartilage de la 10e côte du même côté. Au moment d'une inspiration profonde, on sentira un corps arrondi en avant venir au-devant des doigts un peu fléchis, pour disparaître en partie, à chaque expiration, derrière les fausses côtes gauches. Lorsque la tumeur splénique est de consistance très molle, il peut arriver qu'on ne distingue pas de contours proprement dits, et qu'on ne perçoive qu'un accroissement diffus de résistance, au moment de l'inspiration.

On ne doit pas exercer avec les doigts à chaque inspiration de pressions trop énergiques, car si la rate hypertrophiée est très molle, on peut ainsi enlever toute netteté aux déplacements respiratoires de l'organe, et on s'ex-

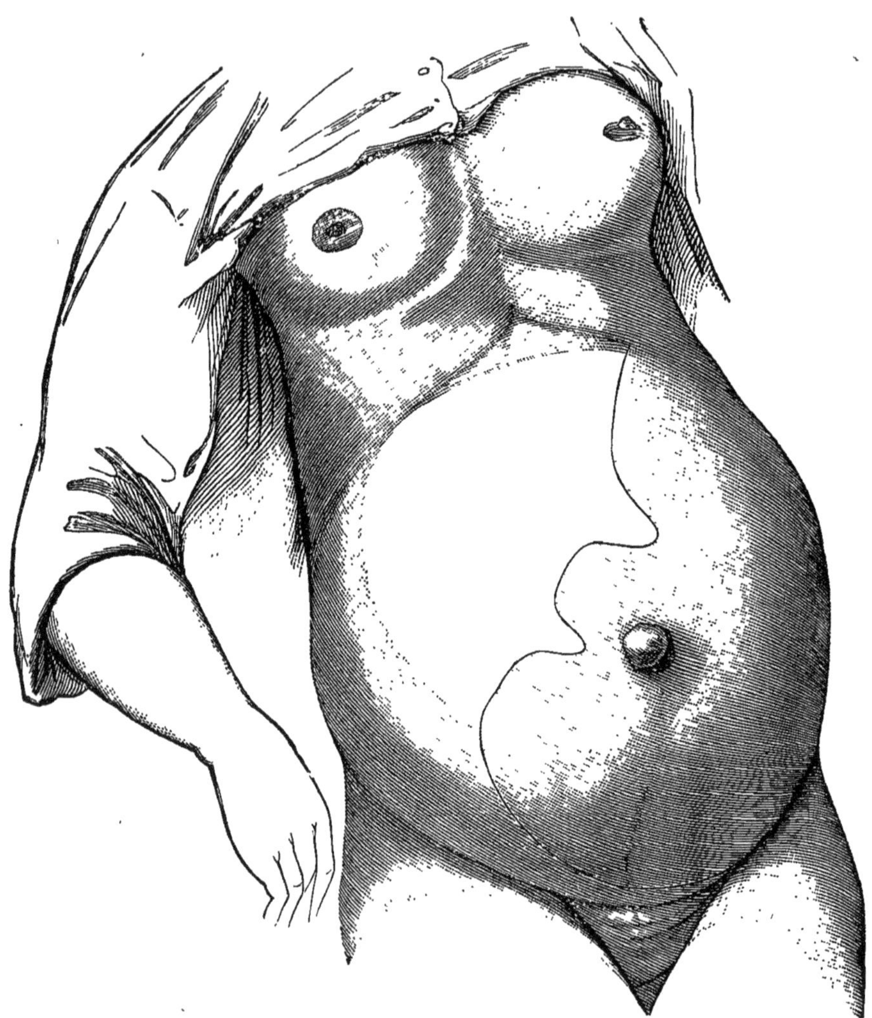

Palpation de la rate en position diagonale droite. (EICHHORST. *Path. interne.*)

pose à une erreur sur laquelle l'attention a été attirée principalement par Leichtenstern. Si, les parois abdominales étant relâchées, on pénètre avec les doigts dans la profondeur au moment d'une inspiration énergique, on atteint parfois les dentelures costales du diaphragme, qui étant contractées, donneront à un observateur inexpérimenté la sensation d'un corps à arêtes obtuses se déplaçant au moment de l'inspiration.

La palpation est le meilleur procédé d'investigation pour le diagnostic des tumeurs spléniques. Une rate que l'on sent par le palper et qui n'est pas déplacée est une rate hypertrophiée. Les résultats de la percussion de ce viscère sont au contraire souvent douteux, comme nous le verrons plus loin. Mais il ne suffit pas d'établir par le palper l'existence d'une tumeur splénique, il faut encore en obtenir des renseignements plus détaillés, sur la forme, les dimensions, la consistance, la sensibilité, la mobilité et l'état de sa surface.

I. Forme. — La rate en s'hypertrophiant conserve le plus souvent *la forme elliptique*. Cette forme typique ne disparaît qu'en cas de tumeurs vraies, telles que carcinome, lymphosarcome, kyste hydatique.

Il y a donc là un élément de diagnostic entre les hypertrophies simples et les hypertrophies dues à une tumeur maligne. Un caractère pathognomonique des tumeurs de la rate est fourni par la constatation de sillons sur le bord antéro-supérieur de la tumeur ; leur nombre varie de un à quatre. Ces sillons, que la rate présente à l'état normal, augmentent notablement d'importance lorsque le viscère s'hypertrophie, et ils apparaissent alors très nettement à la palpation.

II. Dimension. — Le *volume* des tumeurs spléniques est essentiellement variable. Certaines envahissent la plus grande partie de la cavité abdominale. Hyrtl cite le cas d'un soldat hongrois, chez lequel on trouva à l'autopsie une rate hypertrophiée et indurée qui comprimait l'os iliaque gauche d'une façon telle qu'elle y avait créé un trou de la largeur d'une pièce de cinq francs.

III. Consistance. — La *consistance* d'une tumeur splénique dépend de son volume et de son âge. Les hypertrophies dues aux maladies infectieuses aiguës, sont ordinairement moins considérables et bien plus molles que les tumeurs chroniques, qui peuvent atteindre un extrême degré de dureté.

Les tumeurs spléniques peuvent offrir de la *fluctuation*. Barbieri a publié récemment une observation dans laquelle l'on trouva sur une tumeur splénique consécutive à un abcès, un point fluctuant qui fut incisé et traité chirurgicalement avec succès. Une fluctuation à petits flots, le frémissement *hydatique*, se rencontre dans quelques cas d'échinocoques de la rate. On en a observé un cas à la clinique de Skoda, mais le fait est extrêmement rare. Pour bien le reconnaître on se sert de la percussion plessimétrique ; on percute à coups secs, et on prolonge la pause pendant laquelle le doigt ou le marteau reste appliqué sur le plessimètre. Le frémissement se perçoit alors sous forme d'une trémulation brève.

IV. Sensibilité. — Les tumeurs spléniques n'offrent d'habitude aucune *sensibilité*, à l'exception des tumeurs cancéreuses. Une compression exagérée peut, il est vrai, développer aussi une douleur sourde dans les autres cas ; mais elle est plutôt le résultat des tiraillements de la capsule splénique que de l'irritation des nerfs du parenchyme splénique.

V. Mobilité. — Ordinairement les tumeurs spléniques sont *très mobiles* ; on le constate par les mouvements respiratoires, les changements d'attitude et la pression. A chaque inspiration, l'organe hypertrophié s'abaisse, pour remonter pendant l'expiration. Dans la station verticale, la limite inférieure de l'organe hypertrophié est située plus bas que dans le décubitus dorsal ; dans le décubitus latéral droit, il se déplace à droite et le plus souvent aussi de haut en bas. Par la pression, on peut la dévier dans toutes les directions ; naturellement la déviation sera toujours plus prononcée dans un sens que dans les autres. Pour que la mobilité des tumeurs soit bien manifeste, il faut qu'elles atteignent un certain volume et une certaine consistance, sans cependant que ce volume arrive à être trop considérable.

VI. État de la surface. — La *surface des tumeurs* peut être lisse ou inégale et bosselée. Les bosselures résultent plus souvent d'affections du parenchyme de l'organe que d'une induration irrégulière de la capsule ; tel est le cas dans le carcinome, le sarcome, les gommes, les kystes à échinocoques, les kystes et les abcès. On a pu quelquefois sentir à la palpation des saillies spléniques résultant de fortes dilatations variqueuses des veines spléniques (Cohnheim).

VII. Frottement de la périsplénite. — Nous avons à mentionner encore une particularité propre à la palpation des tumeurs spléniques. Quelquefois on perçoit en les palpant un *frottement sec* particulier, une sorte de grincement qui peut simuler complètement le *bruit de cuir neuf* de la pleurite. Tantôt ce frottement apparaît à chaque phase respiratoire, tantôt on peut le produire en déplaçant les parois abdominales à la surface de la rate, lorsqu'à la suite de phlegmasies, ordinairement chroniques, le revêtement séreux de la rate est devenu inégal, rugueux, épaissi et a contracté des adhérences avec les organes voisins. Beatty et plus tard Bright ont les premiers attiré l'attention sur ce fait ; c'est pourquoi on donne encore à ces bruits péritonéaux tangibles et perceptibles à l'oreille le nom de bruits de frottements de Bright.

VIII. Pulsations spléniques. — Dans ces derniers temps, Gerhardt a signalé les *pulsations des tumeurs spléniques* chez les sujets atteints d'insuffisance aortique. Prior a observé aussi de ces pulsations sur des rates hypertrophiées, l'une à la suite de la fièvre typhoïde, l'autre à la suite de pneumonie fibrineuse. Il existait en même temps de l'hypertrophie du ventricule gauche. Drasche a vu des faits analogues.

IX. Rate flottante. — La *rate* est dite *mobile*, lorsqu'elle a abandonné sa position normale pour s'abaisser dans la cavité abdominale. Elle peut ainsi descendre jusque dans le petit bassin ; Morgagni et Ruysch ont une fois trouvé ce viscère déplacé dans une hernie inguinale. Les anciens auteurs qui ont confondu la rate mobile avec l'utérus en gestation auraient évité l'erreur s'ils avaient pratiqué avec soin l'auscultation du soi-disant utérus et l'exploration bimanuelle des organes du bassin. Tout récemment on a publié, en Angleterre, une observation où la rate déplacée était venue se loger au-devant de l'aorte abdominale et fut prise au début pour un anévrysme de cette artère. L'absence d'expansions pulsatiles uniformes fit reconnaître l'erreur.

Ordinairement la rate mobile est facile à reconnaître à sa forme caractéristique. La tumeur semi-lunaire possède une face convexe inférieure et une face concave supérieure. Sur le bord antérieur, on sent un ou plusieurs sillons et parfois l'on réussit à atteindre sur la face concave un vaisseau animé de battements. Le plus souvent l'organe déplacé est très mobile et peut être ramené dans sa position normale. En même temps, les phénomènes de percussion se modifient, car tant que la rate demeure déplacée, la matité splénique fait défaut dans la région normale du viscère et ne reparaît qu'après la réduction. La rate mobile peut être augmentée de volume et fortement altérée dans sa structure. Elle est d'habitude très peu sensible à la pression; la sensation douloureuse est qualifiée par les malades de sourde et d'impossible à localiser exactement.

On observe des déplacements de la rate moins importants, lorsque par suite d'épanchements liquides ou gazeux dans la plèvre, l'organe est fortement refoulé en bas avec le diaphragme ; dans ces cas, la rate, quoique non augmentée de volume, peut être accessible à la palpation. Il faut cependant se garder de la confondre avec les saillies à convexité inférieure qui dans ces cas peuvent se développer sur le diaphragme.

X. Toux splénique. — Il nous reste à parler de la *toux splénique.* Il arrive parfois, en effet, que les malades atteints d'hypertrophie de la rate se mettent à tousser lorsqu'on comprime certains endroits du viscère. Si l'on renouvelle la compression trop souvent, la sensibilité tussigène s'émousse; et il faut attendre un certain temps pour reproduire le phénomène. Le léger ébranlement de la percussion lui-même est suffisant pour le provoquer. Les malades accusent un chatouillement particulier qu'ils ne peuvent localiser exactement, mais dont ils placent ordinairement le siège immédiatement au-dessous de l'appendice xiphoïde. Il s'agit là évidemment d'une irritation mécanique des filets terminaux du nerf vague, qui se transmet aux nerfs tussigènes dans la moelle allongée.

C. — PERCUSSION DE LA RATE

La percussion de la rate présente de grosses difficultés et expose à bien des erreurs. Il arrivera souvent qu'on croira à une hypertrophie de l'organe alors qu'il n'en existe point ; plus que partout ailleurs, il est nécessaire de contrôler par la palpation les résultats de la percussion. La palpation est bien supérieure à cette dernière pour la certitude des résultats.

La rate a une forme le plus souvent ovalaire allongée ; son plus grand diamètre court parallèlement à la direction des côtes : son bord supérieur suit la 9e côte ; sur le bord inférieur suit la 11e côte ; son extrémité postérieure et en même temps supérieure est donc tournée vers la colonne vertébrale et son exrémité antérieure et inférieure vers la ligne médiane. Ce n'est que rarement que la première est en contact direct avec la face latérale du corps de la 10e dorsale ; elle en est distante ordinairement de 2 cent. (fig. 214). L'extrémité antérieure est située généralement contre la ligne axillaire et ne dépasse pas la ligne qui réunit l'extrémité libre de la 11e côte gauche à l'articulation sterno-claviculaire gauche et que l'on appelle ligne costo-articulaire. La largeur de la rate occupe le plus souvent un espace compris entre le bord supérieur de la 9e côte gauche et le bord inférieur de la 11e.

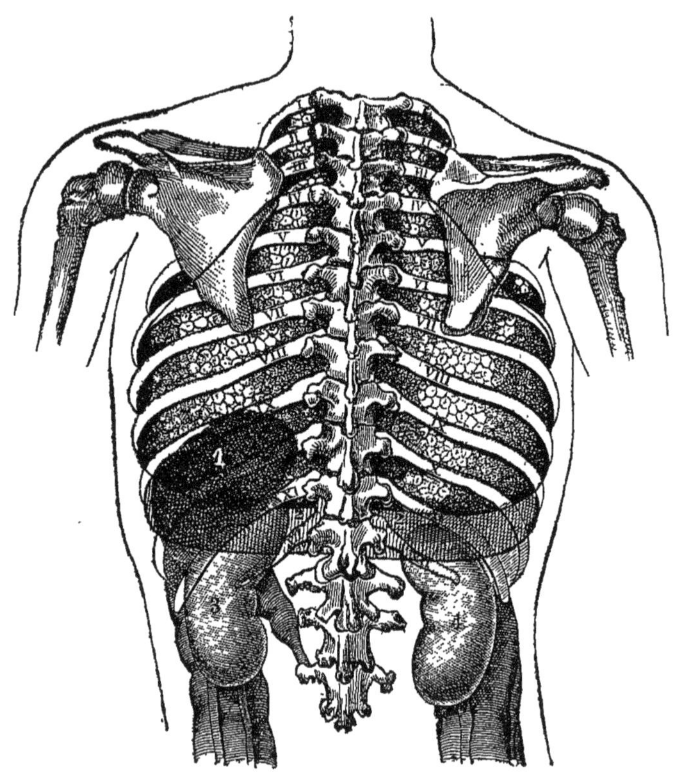

FIG. 214. — *Position de la rate.*

1. Rate. — 2. Espaces pleuraux complémentaires. — 3. Rein gauche. — 4. Rein droit.

La rate présente trois faces. La face externe convexe regarde la concavité du diaphragme ; la face interne concave est située contre le fond de l'estomac et la face inférieure, la plus petite des trois, recouvre le segment supérieur du rein gauche. De cette dernière condition, il résulte, chose importante pour la percussion, que la matité splénique se continue directement en arrière et en bas par la matité rénale, de sorte qu'il est impossible de délimiter les deux organes par la percussion (fig. 214).

Chez les individus bien portants, il peut y avoir des anomalies de forme et de position de la rate. Celle-ci a souvent la forme d'un quadrilatère irrégulier, d'autres fois elle est très allongée, linguiforme ; d'autres fois encore elle a plutôt la forme d'un disque. Il arrive souvent aussi que le diamètre longitudinal de l'organe ne suit pas le trajet des dernières côtes, mais leur est plutôt perpendiculaire.

Sur la figure 214, on voit qu'une grande portion du segment supérieur de la rate est recouverte par du parenchyme pulmonaire. Aussi seule la portion qui, non masquée par le poumon, est en contact immédiat avec la paroi thoracique, sera accessible à une percussion certaine. Si certains auteurs, J. Meyer notamment, ont voulu délimiter par la percussion la totalité du viscère, on a eu raison de douter des résultats qu'ils ont obtenus ; leur prétention est vaine, ainsi que le montrent la théorie d'abord, puis les cas où la figure de percussion est en contradiction flagrante avec le volume réel de la rate.

Le segment splénique non recouvert par le poumon et accessible à la percussion est limité en haut par le bord inférieur du poumon. Son bord antérieur et supérieur apparaît sous ce dernier à la hauteur de la 9ᵉ côte sur la ligne axillaire postérieure, et forme à ce niveau l'angle spléno-pulmonaire occupé par l'estomac et le côlon. L'extrémité splénique antérieure peut atteindre, nous le répétons, la ligne axillaire antérieure. A la hauteur du 10ᵉ espace intercostal, elle se continue par le bord splénique inférieur, qui suit la direction de la 11ᵉ côte et se croise avec le bord latéral du rein gauche immédiatement en avant de la ligne scapulaire gauche. Là nous trouvons l'angle spléno-rénal, qu'occupe le côlon descendant (fig. 214).

Il résulte directement de la situation anatomique de la rate, que le segment splénique non recouvert par le poumon est limité en haut par de la sonorité pulmonaire et sur les côtés par de la sonorité tympanique. Cette situation explique aussi les difficultés de la percussion splénique et montre combien l'erreur est facile. Les épanchements pleurétiques enkystés ou les infiltrations circonscrites du poumon gauche font supposer très facilement l'existence d'une hypertrophie liénale, lorsqu'ils occupent le voisinage de la limite supérieure de la rate. Les difficultés sont créées plus fréquemment encore par l'estomac et les intestins, car si ces organes sont remplis de masses solides, ils réaliseront aisément un faux agrandissement de la matité splénique. Aussi comprend-on que Piorry ait conseillé, pour plus de sûreté, d'administrer avant la percussion, un lavement destiné à vider le côlon ; on fera bien, en tous cas, quand la rate soi-disant augmentée de volume n'est pas palpable, de laisser pendant quelques jours le diagnostic de tumeur splénique en suspens et de contrôler chaque jour les résultats de la veille. Une bonne purgation supprime souvent totalement ce qu'on prenait pour une rate hypertrophiée.

Un autre cas où la délimitation de la rate est impossible, c'est lorsque, dans certaines conditions pathologiques, le lobe gauche du foie empiète de beaucoup sur le côté gauche et est en contact immédiat avec la rate. De même, un épiploon riche en graisse, qui s'étend jusqu'à l'extrémité gauche du côlon transverse et l'écarte de la paroi thoracique, peut créer un faux accroissement d'étendue de la matité splénique.

Pour percuter la rate, on se sert habituellement de la *percussion faible*. Car tout se résume en ceci : tracer exactement les limites qui séparent la matité splénique du bord du poumon et des portions voisines de l'intestin. Il faut tenir compte du peu d'épaisseur du viscère, le maximum n'en étant guère que de 3 cent. Avec la percussion forte, on n'arrive quelquefois au but que quand l'estomac et l'intestin renferment des masses solides ; on réussit alors, dans certains cas, à distinguer la matité splénique du son appartenant à ces deux organes.

On a pratiqué la percussion de la rate dans toutes les attitudes possibles. Schuster a eu recours, dans ses études, aux décubitus dorsal, abdominal, latéral droit, à la position assise et à la position diagonale droite. L'exploration dans le décubitus dorsal sert exclusivement pour les malades qui ne peuvent se placer sur le côté. L'examen dans le décubitus abdominal ou dans la position assise est incommode et ne présente pas d'avantage spécial. Dans le décubitus latéral droit, il arrive souvent, ainsi que l'a fait remarquer Schuster, que la crête iliaque se rapproche du rebord gauche du thorax jusqu'à contact intime ; et l'on ne peut pas toujours éviter cet inconvénient en glissant des coussins sous le côté. Aussi la position diagonale droite, recommandée chaleureusement par Schuster, et la station verticale, prônée récemment par Ziemssen, sont-elles les meilleures attitudes pour la percussion de la rate. Dans la première, le bras gauche embrasse la tête, comme pour la palpation. On ne peut assez recommander de percuter la rate dans l'une et l'autre de ces positions et de comparer entre eux les résultats obtenus.

Voici comment on procède à la percussion de la rate dans la station debout : on détermine d'abord le trajet du bord inférieur du poumon gauche en cherchant à fixer successivement la limite inférieure de ce poumon à côté de la colonne vertébrale, sur la ligne scapulaire, et sur les lignes axillaires (fig. 215). A côté du rachis et sur la ligne scapulaire, il existe au-dessous du bord pulmonaire une matité qui se continue le plus souvent jusqu'à la crête iliaque et qui appartient tant à la rate qu'au rein avoisinant. Sur les trois lignes axillaires aussi, au-dessous du bord inférieur du poumon on perçoit un son mat ; mais plus bas, vers le bord inférieur de la 11e côte, ce son se transforme en sonorité tympanique. C'est à ce niveau que siège le bord inférieur de la rate. Pour délimiter l'extrémité antérieure du viscère, il est nécessaire, en partant de la zone de matité splénique située en dedans de la ligne axillaire moyenne, de percuter en partie horizontalement vers la ligne médiane, en partie en rayonnant vers le haut et le bas, et toujours en dedans. La limite antérieure de la rate est obtenue ainsi par l'apparition de sonorité tympanique. Au niveau de la ligne axillaire moyenne, la hauteur de la matité peut atteindre 5 à 6 cent., dans certains cas rares même 7,2 cent. (Weil).

L'extrémité antérieure de la rate, comme l'exigent les rapports anatomiques, ne dépasse que rarement la ligne sterno-costale. Sur un très grand nombre d'observations, Schuster ne rencontra cette anomalie que dans 1/8 à 1/10 des cas. Donc l'extrémité antérieure de la rate reste en moyenne éloignée de 4 à 5 cent. du rebord des fausses côtes gauches. Il est vrai que

Leichtenstern remarque avec raison que la direction de la ligne sterno-costale dépend uniquement des conditions de structure du thorax, avec lesquelles le volume de la rate n'a pas de rapports directs. On ne peut donc s'étonner qu'en cas de thorax très long et très étroit la ligne en question soit dépassée par l'extrémité antérieure de la rate, alors qu'en cas de thorax très large cette extrémité reste de beaucoup en deçà de cette ligne.

Les limites de percussion de la rate dépendent essentiellement de l'attitude du corps et des mouvements respiratoires. Déjà dans la position diagonale droite, les limites sont un peu différentes, parce que dans cette position le bord inférieur du poumon s'abaisse de 2 à 4 cent. Par suite, la limite supérieure de la rate s'abaisse nécessairement d'autant, et comme ce viscère ne supporte pas un déplacement aussi prononcé, la matité splénique se rétracte d'environ 1 cent. en surface. L'extrémité antérieure de la rate se

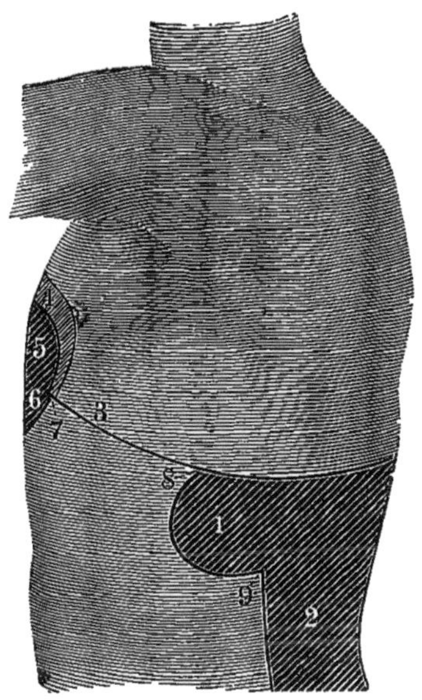

FIG. 215. — *Forme de la matité splénique.*

1. Matité splénique. — 2. Matité rénale. — 3. Bord inférieur du poumon gauche. — 4. Grande matité cardiaque. — 5. Petite matité cardiaque. — 6. Prolongement gauche de la matité hépatique. — 7. Angle hépato-pulmonaire. — 8. Angle spléno-pulmonaire. — 9. Angle spléno-rénal.

déplace en bas et en avant, de façon à dépasser fréquemment un peu la ligne costo-articulaire. La position abdominale, elle aussi, influe sur la situation de la rate et par conséquent sur sa figure de percussion ; d'après Schuster, en ce cas, l'extrémité antérieure de l'organe se porte en avant, la totalité de l'organe prenant une position se rapprochant davantage de l'horizontale.

Sur les déplacements respiratoires de la rate, les études de Gerhardt nous ont fourni des détails très précis. Dans l'inspiration profonde, la matité splénique diminue d'étendue et s'abaisse d'un centim. par sa limite inférieure ; bien plus, dans l'inspiration profonde, le malade étant dans le décubitus latéral droit, cette matité peut être supprimée à l'exception d'une petite bande inférieure. La diminution inspiratoire considérable de la zone de matité splénique est due à ce que le déplacement du bord inférieur du poumon gauche est plus prononcé que le déplacement inspiratoire de la rate.

La réplétion de l'estomac et du côlon n'est pas non plus sans influence sur la position de la rate et sa figure de percussion. C'est ainsi que Leichtenstern a montré qu'en cas de météorisme stomacal le bord supérieur de la rate s'abaisse et prend une position se rapprochant plus de la verticale.

A l'état pathologique, on constate ou l'absence, ou la diminution, ou l'augmentation de la matité splénique.

La *matité splénique fait défaut* naturellement dans les cas où il n'existe pas de rate. Ces cas sont de nature congénitale et excessivement rares. Meinhardt en a décrit un jadis; d'autres ont été publiés depuis par Koch et Wachsmuth.

La matité splénique peut disparaître, lorsque la cavité péritonéale renferme des gaz. Ceux-ci s'insinuent entre la paroi thoracique et la rate, écartent celle-ci de celle-là et transforment la zone de matité splénique en zone tympanique.

L'absence de matité splénique s'observe également dans les cas où la rate a subi un fort déplacement de haut en bas (rate mobile); mais on la reproduit, en replaçant l'organe dans sa position primitive.

La transposition des viscères constitue une forme spéciale de déplacement splénique. Dans ces cas, la matité liénale siège non plus à gauche, mais à droite; à sa place on trouve la matité hépatique. Ordinairement aussi le cœur est situé à droite; toutefois, dans ces derniers temps, Salomone-Marino a publié une observation où les viscères thoraciques avaient conservé leur position normale, alors que le foie et la rate avaient changé la leur.

Il y a des individus bien portants, chez lesquels la matité splénique manque. Schuster en a vu plusieurs exemples. Cela arrive notamment chez les gens d'un certain âge; vers la vieillesse, en effet, la rate subit une notable diminution de volume. Mais le même phénomène peut encore être provoqué par une forte distension de l'estomac et du côlon par des gaz.

La *diminution de la matité splénique* se rencontre avec son maximum de fréquence dans l'emphysème alvéolaire du poumon. Cela tient à ce que le poumon plus volumineux recouvre une plus grande portion de la rate. Le météorisme agit d'une façon analogue en refoulant la rate de bas en haut dans la profondeur de la voûte diaphragmatique. Il en est encore de même pour l'ascite; seulement dans ce cas la matité splénique se continue souvent directement avec la matité du liquide.

En ce qui concerne la valeur diagnostique de l'*augmentation d'étendue de la matité splénique*, elle n'est pas considérable lorsque la palpation ne permet pas de reconnaître une hypertrophie de la rate. Il faut surtout être très circonspect lorsque la matité splénique donne, dans les différentes attitudes du corps, des figures très dissemblables. Il faudra aussi ne pas se laisser tromper par les modifications notables survenues d'un jour à l'autre ou après des selles copieuses préalables. Enfin on n'oubliera pas que la rate hypertrophiée conserve la forme générale de la rate normale.

Les hypertrophies peu prononcées de la rate se traduisent par l'accroissement du diamètre vertical de la matité splénique au niveau de la ligne axillaire moyenne. En ce cas, la limite inférieure de l'organe s'abaisse, tandis que la supérieure remonte en refoulant le bord inférieur du poumon. En même temps, les angles spléno-pulmonaire et spléno-rénal changent forcément de place. Le refoulement du poumon a pour conséquence une déviation du cœur, en sorte que le choc de la pointe peut être déplacé jusque dans le 4ᵉ espace intercostal. L'extension en largeur marche de pair avec un déplacement de l'extrémité antérieure du viscère. Ordinairement la matité d'une rate hypertrophiée est plus intense que celle de la rate normale, parce que l'organe augmente notablement d'épaisseur. Lorsque, l'hypertrophie progressant, la rate et le lobe gauche du foie, passant au-devant de la paroi gastrique, se rejoignent, il se produit entre eux un angle spléno-hépatique.

On évitera facilement la confusion avec des tumeurs d'autres viscères abdominaux; il est vrai que Magdalaine a publié un cas où le chirurgien extirpa, croyant enlever une tumeur ovarique, une rate atteinte de dégénérescence kystique (1).

D. — AUSCULTATION DE LA RATE

L'auscultation de la rate n'a qu'une importance tout à fait secondaire.

En cas d'épaississement et de rugosité de la capsule splénique, il se produit parfois des *bruits de frottement* péritonéaux, dont nous avons déjà fait mention à propos de la palpation. Ils sont tantôt en connexion avec les mouvements respiratoires; tantôt on les provoque artificiellement par la pression sur le stéthoscope; parfois aussi ce sont les contractions péristaltiques des anses intestinales avoisinantes qui leur donnent naissance. De même que les bruits de frottement pleuraux et péricardiques, ils peuvent

---

(1) Les principales causes de l'hypertrophie de la rate sont : 1° les *maladies infectieuses* qui congestionnent cet organe, surtout la *fièvre typhoïde;* 2° la *cirrhose du foie* (atrophique ou hypertrophique) ; 3° le *paludisme chronique;* 4° la *lymphadénie;* 5° les *tumeurs* spléniques (cancer, hydatides).

Il n'est pas douteux que c'est la palpation qui permet d'établir le plus sûrement le diagnostic d'hypertrophie de la rate ; mais encore faut-il que cette hypertrophie soit déjà considérable pour qu'elle soit accessible à la palpation. Or, il est des hypertrophies légères, impossibles à diagnostiquer par la palpation et accessibles seulement à la percussion ; et ces hypertrophies légères sont souvent très utiles à constater pour établir un diagnostic. Telle est, par exemple, l'hypertrophie légère qui existe au début de la fièvre typhoïde et dont la constatation est souvent si utile pour établir le diagnostic de bonne heure.

Citons aussi l'hypertrophie de la rate qu'un élève de M. Landouzy, M. Médail, a signalée dans la *tuberculose du premier âge* et qui pourrait servir au diagnostic de cette forme morbide souvent si obscure (Thèse de Paris, 1889).

parcourir tous les degrés d'intensité, depuis le frôlement doux jusqu'au bruit sec et bruyant de cuir neuf.

Dans certains cas, on perçoit au niveau de la rate des *bruits vasculaires*. Griesinger déjà les a rencontrés dans le stade de chaleur de la fièvre intermittente. Il les décrit sous le nom de bruits de souffle continus ou intermittents; seulement il ne les rapporte pas aux vaisseaux spléniques, mais aux gros troncs veineux du bas-ventre. Mosler signale des susurrements particuliers qu'il entendit souvent dans la région splénique et même au delà, dans le stade de frisson de la fièvre intermittente. Ils étaient moins intenses dans le stade de chaleur et disparaissaient complètement dans l'apyrexie. Il les rapporte à la contraction « des artères spléniques, analogue à celle des autres artères, pendant le stade de froid de la fièvre intermittente ». Mosler a encore entendu ces bruits dans un cas de fièvre récurrente.

Enfin Schützenberger a rencontré, au niveau d'une tumeur leucémique volumineuse de la rate, un bruit artériel synchrone au pouls, qu'il compare, comme impression produite, à un bruit de souffle utérin. Quant à Gerhardt, il entendit un double son sourd au niveau d'une tumeur splénique pulsatile, chez un individu atteint d'insuffisance des valvules aortiques.

CHAPITRE VIII

EXAMEN DE L'APPAREIL URINAIRE

1. — Examen des reins (1).

L'examen direct des reins oppose aux méthodes physiques d'investigation de très grandes difficultés. En avant et sur les côtés, les reins sont masqués par des anses intestinales si nombreuses, en arrière ils sont recouverts par des couches musculaires si épaisses, qu'il est très difficile de les explorer directement. Aussi le diagnostic d'un grand nombre d'affections rénales n'est-il possible que par l'examen des urines, si on a établi au préalable que les altérations de ce liquide ne sont pas dues à une lésion des voies d'excrétion urinaire.

Les maladies des reins, accessibles à un diagnostic immédiat, sont bien peu nombreuses; et alors même que les reins présentent des modifications accessibles directement, le danger de commettre des erreurs est encore grand. Bright prétendait que, de toutes les tumeurs abdominales, celles des reins étaient les plus difficiles à diagnostiquer d'une façon certaine; aujourd'hui encore cette proposition est exacte, malgré les progrès du diagnostic.

Les méthodes d'investigation employées pour l'examen des reins sont principalement l'inspection, la palpation et la percussion. L'auscultation n'est d'aucune utilité.

Les difficultés du diagnostic ne pourront être surmontées que par celui qui connaît à fond les rapports anatomiques des reins ; car c'est sur l'anatomie que sont basés certains signes secondaires que l'on rencontre régulièrement dans les affections rénales. Aussi commencerons-nous par rappeler les détails anatomiques les plus importants qui concernent ces organes; hemin faisant, nous en montrerons les applications cliniques.

Les reins ont la forme de haricots; ils sont situés de chaque côté de la colonne vertébrale, sur une hauteur qui est comprise en moyenne entre le commencement de la douzième dorsale et la partie moyenne de la 3e lombaire, et qui correspond environ à 10-12 centim. En général, le rein droit est un peu plus bas que l'autre (à cause du foie), de sorte que son extrémité

(1) Voyez sur ce sujet l'excellente thèse du Dr Récamier : *Étude sur les rapports du rein et son exploration chirurgicale* (Steinheil, 1889, Paris). Cette thèse a été inspirée par M. Guyon.

peut descendre jusqu'au niveau du disque articulaire qui sépare les 3e et 4e vertèbres lombaires. En tous cas, les extrémités inférieures des reins demeurent très éloignés de la crête iliaque ; il est donc faux d'affirmer, avec certains auteurs, qu'il est impossible de fixer par la percussion la limite

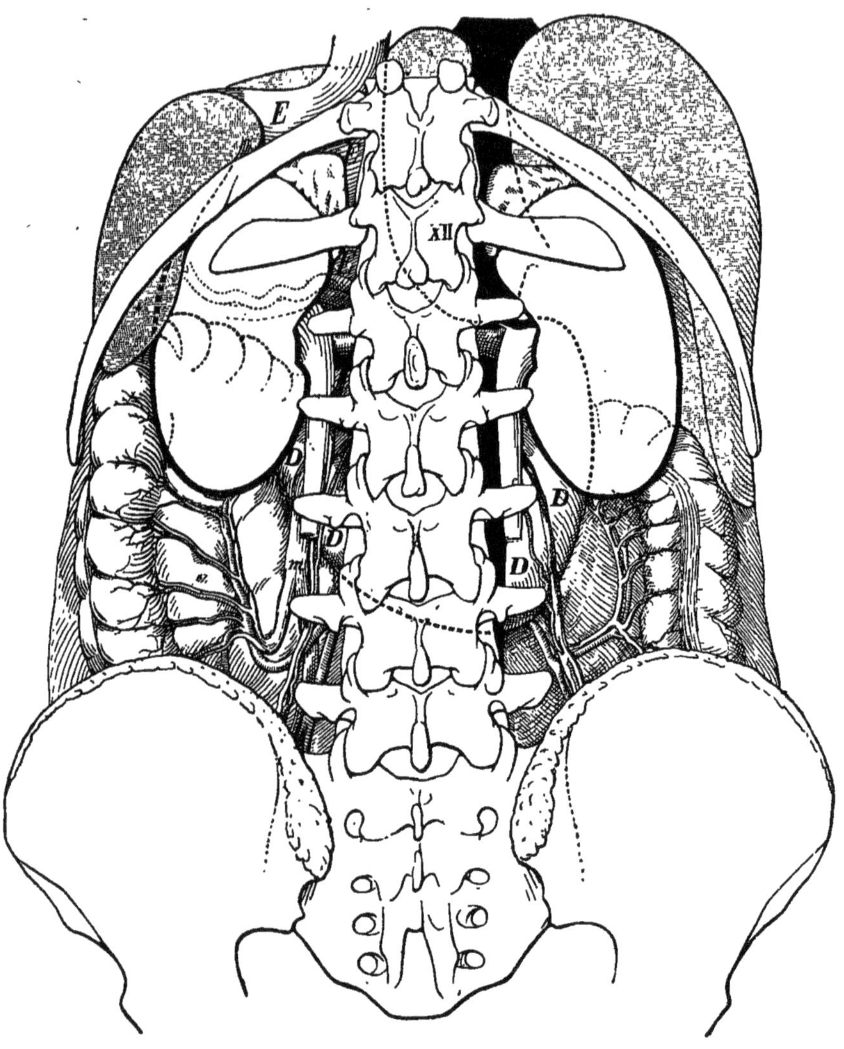

Rapports de la face antérieure du rein avec les organes environnants. D'après FARABEUF et RÉCAMIER (1).

Le foie et la rate sont couverts par du pointillé. E est l'estomac ; D le duodénum. Cette figure est prise sur un cadavre ayant la 12e côte courte.

inférieure de ces organes, parce que leur extrémité inférieure disparaît derrière la crête iliaque. La distance entre cette extrémité et la crête iliaque peut aller de 2 à 6 centim.

(1) Grâce à l'obligeance du Dr Récamier, nous pouvons intercaler ici l'une des figures ed sa thèse, figures dessinées par le professeur Farabeuf.

La moitié supérieure des reins est recouverte encore en arrière par la paroi thoracique (fig. 216). Leur extrémité supérieure s'élève, à droite, jusqu'au niveau du 11ᵉ espace intercostal, à gauche jusqu'au niveau du 10ᵉ. Cependant elle n'est pas en contact direct avec la paroi pectorale ; elle en est séparée, à droite par le foie, à gauche par la rate. D'où il résulte qu'en aucun cas les reins ne sont accessibles à la percussion sur toute leur longueur ; et de plus, qu'à leur partie supérieure, il est impossible de les séparer

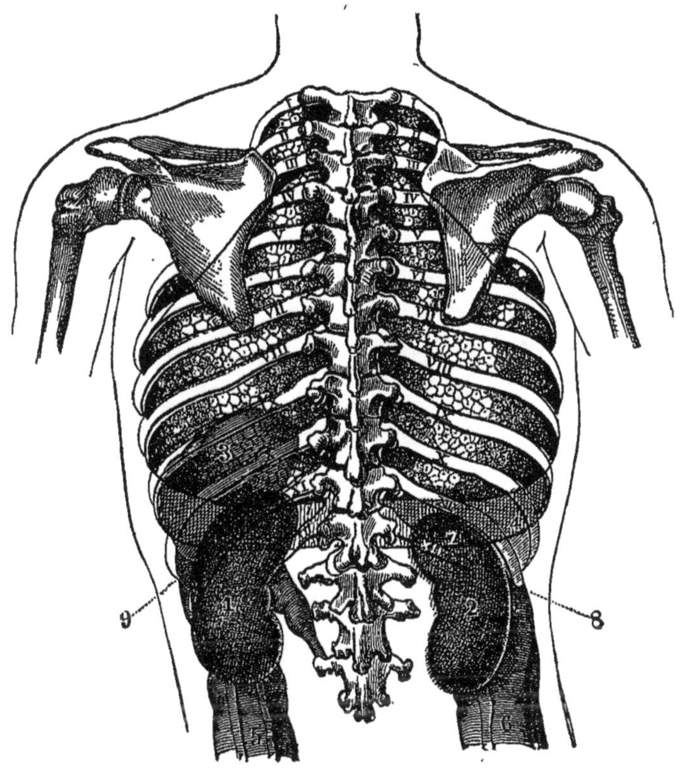

FIG. 216. — *Position des reins.*

1. Rein gauche. — 2. Rein droit. — 3. Rate. — 4. Foie. — 5. Côlon descendant. — 6. Côlon ascendant. — 7. Espace pleural complémentaire. — 8. Angle hépato-rénal. — 9. Angle spléno-rénal.

de la matité splénique et hépatique. Là où le rein gauche dépasse le bord de la rate, se trouve, au niveau du bord convexe externe de l'organe, l'angle spléno-rénal, auquel correspond à droite l'angle hépato-rénal (fig. 216).

L'axe longitudinal des reins se confond presque, il est vrai, avec celui du corps, mais ne lui est pas absolument parallèle. Cela tient à ce que les extrémités rénales supérieures sont plus rapprochées l'une de l'autre que les inférieures ; car tandis que celles-là s'écartent de 4 à 5 centim. de la ligne vertébrale qui passe par les apophyses épineuses, celles-ci en sont distantes de 6-7 centim.

La plus grande distance entre le bord externe des reins et la ligne vertébrale est en moyenne de 10 centim. (1). Ce chiffre peut naturellement devenir important pour la délimitation de ces organes par la percussion. Pour l'intelligence de la figure de percussion des reins, il faut se rappeler encore, chose importante, que, presque partout, le trajet de la limite rénale externe se confond avec le bord latéral du muscle sacro-lombaire. On a cru pouvoir délimiter en partie par la percussion le bord externe du rein, en tenant compte de ce fait qu'à droite il est limité en dehors par le côlon ascendant, à gauche par le côlon descendant, de telle sorte que, si le côlon contenait du gaz, la matité rénale pourrait être distinguée facilement de la sonorité

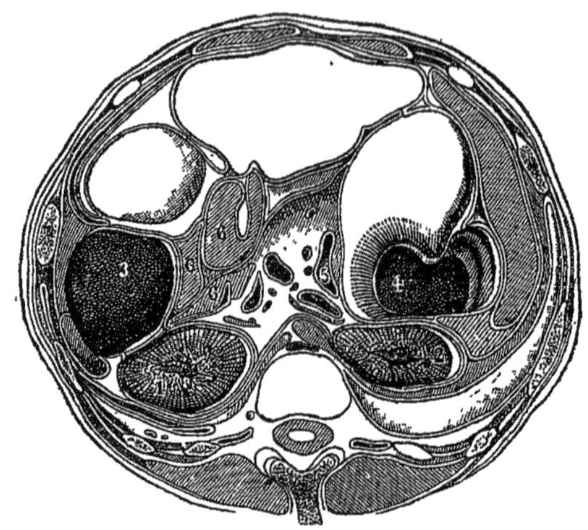

FIG. 217. — *Rapports des reins avec le côlon.* —*Coupe transversale de l'abdomen au niveau du point de jonction de la 12e vertèbre dorsale avec la 1re lombaire.* D'après PIROGOFF.

1. Rein gauche. — 2. Rein droit. — 3. Côlon descendant. — 4. Côlon ascendant. — 5. Portion descendante du duodénum avec l'embouchure du canal cholédoque. — 6. Anses d'intestin grêle.

tympanique de l'intestin. Nous verrons plus tard que les différences du son de percussion qui, le cas échéant, pourraient se produire, sont à imputer non aux reins, mais au bord latéral du muscle sacro-lombaire.

Pour apprécier une augmentation morbide du volume des reins, il faut tenir compte surtout *des rapports de ces organes avec l'intestin.* La face antérieure des reins, tournée vers la cavité abdominale, offre ordinairement une voussure un peu plus forte que la face postérieure. Celle-ci est située immédiatement sur l'aponévrose du muscle carré des lombes et sur la portion vertébrale du diaphragme, son bord médian arrivant au niveau du bord latéral du psoas. Ces couches musculaires sont encore épaissies notablement par l'adjonction des muscles sacro-lombaire et long dorsal; c'est ce qui explique les difficultés inhérentes à l'exploration des reins par la face postérieure du corps.

D'après Récamier, le rein est plus rapproché de la ligne médiane qu'on ne le croit généralement et le chiffre de 9 centim. peut être pris pour une bonne moyenne, indiquant la distance où son bord externe se trouve de la ligne des apophyses épineuses. D'après les transfixions faites par MM. Guyon et Récamier, cette limite correspondrait à peu près au bord externe du muscle droit de l'abdomen.

La face antérieure des reins est tapissée par le péritoine, par l'intermédiaire duquel elle est en grande partie recouverte, à droite par le côlon ascendant; à gauche par le côlon descendant, qui tous deux, à l'état de réplétion, dépassent latéralement le bord externe convexe des reins (fig. 217). D'où il ressort que si les reins augmentent de volume, le côlon formera toujours au-devant de la tumeur rénale un gros bourrelet à direction oblique, car au fur et à mesure de l'accroissement de la tumeur il sera refoulé d'arrière en avant. Dans le voisinage du bord interne concave du rein droit, on trouve la portion descendante de l'intestin grêle; le bord interne du rein gauche est contigu également à des anses d'intestin grêle. L'augmentation de volume des reins aura donc encore pour conséquence le déplacement des anses de l'intestin grêle, et l'on comprend aisément que celui-ci se fera d'abord dans la direction médiane. Il est également possible, en cas de déviation du rein droit, que le canal cholédoque soit comprimé dans son trajet ou à son embouchure dans le duodénum et qu'il se produise ainsi de l'ictère, comme Litten et Stiller en ont publié récemment des exemples. D'autres fois, la compression s'exerçant sur le pylore crée de la gastrectasie, ainsi que l'ont fait remarquer Bartels (1) et Müller-Warnek. En cas d'abcès périnéphrétique, le pus peut se frayer une voie dans des directions fort diverses ; il peut se rompre dans les voies urinaires elles-mêmes, dans le côlon, dans l'intestin grêle, et en arrière ou en haut dans le poumon.

Ponr déterminer, nous attirerons encore l'attention sur les rapports des reins avec l'espace pleural complémentaire postérieur. Ces rapports ressortent clairement de la figure 216. Comme le bord postéro-inférieur du poumon ne descend pas jusqu'à la limite de l'espace complémentaire, on comprend la possibilité de blessures du dos, qui léseraient d'abord cet espace et puis les reins, alors que le parenchyme pulmonaire lui-même resterait intact. Cliniquement la chose se traduirait par une plaie des reins avec pneumothorax.

A. — INSPECTION DE LA RÉGION RÉNALE

Les reins ne sont accessibles à une inspection directe que lorsqu'ils sont déplacés ou notablement augmentés de volume. La première éventualité a été signalée par Bartels à l'aide d'une observation frappante. Elle concerne une femme amaigrie multipare. Au niveau de l'os iliaque droit, on trouva une tumeur proéminente qu'on reconnut être le rein droit à sa forme caractéristique ; ce rein avait subi un déplacement de haut en bas.

Les *tumeurs des reins* occupent d'habitude d'abord les régions lombaire

---

(1) Cette opinion de Bartels sur l'ectopie rénale engendrant la dilatation de l'estomac est repoussée par les auteurs français. Pour M. Bouchard, c'est la dilatation de l'estomac qui est la cause première; la dilatation de l'estomac gonfle le foie, et le foie tuméfié abaisse le rein droit. Pour M. Glénard, la néphroptose est connexe de l'ensemble des déplacements qu'il désigne sous le nom de splanchnoptose.

et latérale de la cavité abdominale; c'est là que, le cas échéant, on remarquera suivant la nature de la tumeur des saillies uniformes et circonscrites.

Elles peuvent s'étendre sur un espace qui embrasse tout le domaine compris entre la 12e côte de la crête iliaque. Au fur et à mesure de leurs progrès, elles s'étendent vers la région ombilicale et même au delà et refoulent les parois abdominales en dehors. Lorqu'elles ont atteint un très gros volume, elles déplacent vers le haut les organes avoisinants, la rate ou le foie, et produisent une distension des segments inférieurs de la cage thoracique. Contrairement aux tumeurs de la rate, du foie et de l'estomac, les tumeurs du rein ne présentent points d'excursions respiratoires. Il faut éviter de prendre pour des excursions respiratoires de pseudo-déplacements; quand les parois abdominales, pendant l'inspiration, se distendent, s'amincissent et se déplacent, un examen superficiel ferait en effet croire que la partie déplacée est la tumeur elle-même et non pas la paroi abdominale. Le plus sûr moyen, en ce cas, est de recourir à la palpation.

En cas de grosses tumeurs rénales, il est un signe très caractéristique qui consiste dans la constatation, sur la face antérieure ou plutôt latérale de la tumeur, du côlon ascendant à droite, et du côlon descendant à gauche. Le trajet du premier monte ordinairement de droite à gauche et de bas en haut; le côlon descendant se dirige de haut en bas et de dehors en dedans. L'intestin a la forme d'un bourrelet cylindrique, dont la nature ne peut être mise en doute, lorsqu'il se produit soit des contractions péristaltiques, soit, d'une façon transitoire, de la distension et du collapsus. Il est vrai que l'intestin peut être tellement comprimé par la tumeur que ses limites visibles disparaissent; mais en ce cas, il se révèle encore à la palpation sous forme d'un cordon arrondi, qui est suffisamment caractérisé d'ordinaire par son trajet. Pour les cas douteux, Spencer Wells a proposé d'insuffler le côlon par le rectum avec de l'air et de le rendre ainsi accessible à la vue, à la palpation et à la percussion.

Sur les parois abdominales distendues par la tumeur peuvent se développer des veines cutanées dilatées et flexeuses.

Il ne faut pas omettre de signaler la possibilité de modifications dans les rapports entre l'intestin et la tumeur rénale. Rosenstein relate une observation de cancer du rein gauche chez un jeune garçon, où le côlon descendant avait été aplati et refoulé vers la partie postérieure. Il n'y avait donc pas d'anses intestinales au-devant de la tumeur, et, à la percussion, la matité splénique se continuait directement avec la matité rénale. Hortz a observé et décrit un cas analogue.

Il y a également des exceptions pour la direction que suit une tumeur qui s'accroît. La preuve en est fournie par une observation de Bartels, où une tumeur cancéreuse du rein gauche avait soulevé les parois abdominales au-dessus de l'ombilic entre l'arcade costale gauche et la ligne médiane, sans produire aucune voussure, ni sur les côtés, ni en arrière.

En dehors des productions néoplasiques vraies et des autres affections rénales, il y a encore les *phlegmasies du tissu cellulaire paranéphrétique et périnéphrétique* qui peuvent produire des voussures de la région lombaire et des parois latérales du ventre. Il s'y joint souvent une rougeur érysipélateuse des téguments sus-jacents, ou bien la peau est extrêmement lisse, tendue et brillante ; la palpation y décèle de l'œdème. Il n'est pas rare de voir le pus se frayer une voie vers l'extérieur à travers la région lombaire. En une zone circonscrite, il se développe de la rougeur et de l'œdème, une saillie fluctuante, et finalement la peau amincie se rompt et laisse échapper le pus au dehors.

On peut confondre ces abcès périnéphrétiques avec les *abcès par congestion* consécutifs aux lésions vertébrales; et l'on fera bien, dans les cas douteux, d'examiner avec soin le rachis. J'ai vu aussi un cas où une *pleurésie purulente droite* avait donné lieu à ùn empyème qui, après s'être ouvert sous la peau, s'était étendu sur toute la région lombaire droite qu'il avait soulevée, dont il avait ulcéré et œdématié les téguments et qui s'était évacué au dehors, à 3 centim. au-dessus de la crête iliaque. Le diagnostic différentiel put être édifié grâce à la palpation qui avait révélé l'intégrité de la région rénale en avant, et à la constatation de liquide dans la plèvre droite.

Les commémoratifs seront toujours très utiles à consulter.

Parfois l'on observe *dans la région rénale des dépressions.* Celles-ci peuvent se produire toutes les fois que les reins ont abandonné leur position normale; on ne les rencontre guère à la suite de la diminution de volume de ces organes. Le phénomène sera naturellement d'autant plus accentué qu'il s'agit, comme c'est habituellement le cas, du déplacement d'un seul rein. En cas de tumeurs abdominales douteuses, ce signe peut être d'un grand secours pour le diagnostic du rein flottant.

B. — PALPATION DES REINS

La palpation des reins exige, pour conduire au but désiré, certaines mesures de précaution. Il ne faut la pratiquer, comme tout examen des viscères abdominaux, qu'avec les mains chaudes ; car si le contact est froid, les malades contractent instinctivement les parois abdominales et créent ainsi à l'explorateur des obstacles qu'il ne peut pas surmonter, ou dont il ne vient à bout qu'en exerçant des pressions très énergiques et très douloureuses pour le patient. Il faut vieiller également à ce que la vigueur de la palpation ne soit augmentée que graduellement; il est même bon, en pénétrant dans la profondeur, de faire de petites pauses, notamment quand les malades résistent à l'examen en contractant les muscles de l'abdomen. On favorise le relâchement des parois du ventre en faisant fléchir au patient les genoux et les hanches et en plaçant les membres inférieurs dans l'abduction. Enfin, on fera bien le plus souvent de détourner l'attention du malade en conversant avec lui et de lui faire ouvrir la bouche largement (1).

(1) M. Guyon et son élève Récamier recommandent aussi le palper dans le décubitus dorsal ; ils conseillent en outre de se conformer aux deux règles suivantes : 1° ne pas

Pour le plus grand nombre de cas, c'est le décubitus dorsal qui convient pour l'exploration ; cependant il peut y avoir quelquefois avantage à contrôler les résultats obtenus dans le décubitus latéral et la station debout. Lorsque le lit est accessible de tous côtés, l'examen est plus commode à pratiquer en se plaçant du côté opposé au rein à explorer. On insinue l'une des mains sous la musculature lombaire et on refoule avec elle le rein au-devant de l'autre main qui cherche, en partant de la paroi abdominale, à pénétrer dans la région rénale. Guyon recommande, pour certains cas, la recherche de ce qu'il appelle le *ballottement rénal,* qui consiste à lancer le rein d'arrière en avant vers la paroi abdominale antérieure à l'aide d'une palpation saccadée et à l'envoyer ainsi au-devant de la main qui explore la région antérieure (1).

La palpation des reins fournit des notions que ne donnent pas les autres modes d'exploration ; en outre, elle sert à contrôler et élargir notablement les résultats de l'inspection.

La première chose à considérer, c'est la *sensibilité de la région rénale.* Celle-ci se produit dans beaucoup de maladies des reins, varie en intensité depuis la simple sensibilité à la pression jusqu'à la douleur la plus vive et s'observe, comme le remarque Frerichs, plus souvent à gauche qu'à droite, probablement parce que le rein gauche, un peu plus superficiel, est plus facile à atteindre (2).

Les reins qui sont dans leur situation normale et ne sont pas trop augmentés de volume, sont le plus souvent inaccessibles à la palpation. Si certains auteurs prétendent le contraire, mes observations personnelles m'empêchent de partager leur avis. Chez des femmes émaciées, multipares, ayant des parois abdominales très flasques, j'ai réussi souvent cependant à atteindre les reins avec la main et à les délimiter dans leur moitié inférieure. Je n'ai jamais constaté de déplacements respiratoires de ces organes. Bartels s'exprime d'une façon plus réservée. Dans un seul cas de néphrite parenchymateuse concernant une femme assez amaigrie, il put palper les deux reins, augmentés de volume, et apprécier à peu près la mesure de l'hypertrophie. Dans tous les cas, mes observations ne concordent pas avec celles de Freund, où il est question de la constatation fréquente, chez des femmes, d'excursions respiratoires des reins et de la palpation possible de ces organes dans toute leur étendue.

Lorsqu'il y a *abaissement des reins*, ceux-ci deviennent souvent accessibles à la palpation. La palpation décide du diagnostic différentiel avec

---

faire fléchir les jambes du malade, comme on le conseille ordinairement, les laisser au contraire allongées et molles ; 2° il faut faire une *exploration en mesure*, c'est-à-dire qui suive exactement les mouvements respiratoires et ne gagne du terrain que pendant l'expiration.

(1) La perception du ballottement rénal indique que le rein est augmenté de volume ou légèrement abaissé (Guyon).

(2) C'est la pression postérieure qui donnera les meilleurs renseignements sur la sensibilité du rein ; il faudra faire cette pression aussi localisée que possible, dans cet angle costo-vertébral où on est sûr d'être en contact avec le rein, au moins avec sa partie inférieure, s'il n'est pas abaissé.

d'autres tumeurs abdominales en ce qu'elle permet de reconnaître sans difficulté la forme en haricot de la tumeur. Parfois on arrive, comme l'a montré Frerichs, à sentir les battements de l'artère qui pénètre dans le hile du rein. Lorsque le rein déplacé est atteint de dégénérescence cancéreuse, sa surface, au lieu d'être lisse, sera fréquemment bosselée. Un rein non dégénéré ne sera guère sensible à la pression. Les malades accusent une douleur sourde, qu'un malade de Gerhardt, médecin lui-même, a comparée à la sensation éprouvée lorsqu'on comprime le testicule entre les doigts. Cette douleur est due probablement moins à la lésion des nerfs sensitifs de la glande qu'à la distension de la capsule rénale.

L'organe déplacé peut être mobile ou adhérent. Dans le premier cas, la mobilité sera extra-péritonéale, *rein mobile* dans le sens restreint du mot, ou bien l'organe est capable, par l'intermédiaire d'un mésonéphron plus ou moins long, de se mouvoir plus ou moins facilement et sur une étendue plus ou moins vaste dans la cavité abdominale, *rein flottant*. Mais le rein, d'abord mobile, peut se fixer à la suite de processus inflammatoires du voisinage. Le rein mobile et le rein flottant peuvent changer de place avec chaque attitude nouvelle du corps ; ils sont situés plus bas dans la station verticale que dans le décubitus dorsal. Dans certains cas aussi, on réussit à replacer le rein en ectopie ; alors la dépression rénale, peut-être visible auparavant, s'efface et les phénomènes de percussion se modifient. Pour les cas douteux et difficiles de rein flottant, on a recommandé pour l'exploration manuelle la position genu-brachiale, qui rapproche l'organe mobile de la paroi abdominale et le rend ainsi plus facile à atteindre. A l'inspiration, il peut se produire un léger abaissement du viscère ; dans ces conditions aussi, la palpation est moins distincte, parce qu'entre les reins et la paroi abdominale viennent s'insinuer des anses intestinales. Le degré de l'ectopie varie dans de très grandes limites ; les reins peuvent émigrer jusque dans le petit bassin (1).

---

(1) M. Glénard distingue quatre degrés de *néphroptose*. Pour bien comprendre ces quatre degrés, il est nécessaire de dire ici comment M. Glénard palpe le rein. Tandis que la majorité des auteurs palpe le rein par la méthode bimanuelle, M. Glénard fait une exploration unimanuelle. De plus, M. Glénard admet dans une certaine mesure les déplacements respiratoires du rein, niés par beaucoup d'auteurs ; il admet que sous l'influence de la respiration, le rein subit un mouvement de va-et-vient et base sur ce fait son mode d'exploration qu'il appelle *palpation néphroleptique*. D'après M. Glénard la recherche du rein mobile comprend trois temps :

Premier temps. Affût. — On étreint solidement de la main gauche (nous supposons qu'on explore le côté droit), le pouce étant placé en avant, les parties molles sous-jacentes au rebord des côtes droites. Les doigts forment ainsi un anneau qui est complété en arrière par le rachis, en avant par la main droite déprimant la paroi antérieure dans le prolongement du pouce gauche qui se trouve au-dessous de l'extrémité de la 9e côte gauche. Ceci étant fait, on ordonne au malade de respirer profondément ; si l'on ne sent rien entre les doigts, c'est qu'il n'y a pas de déplacement d'organe ; si l'on sent quelque chose, on cherche à s'assurer de ce que c'est à l'aide du 2e temps de la palpation.

Deuxième temps. Capture. — Ce temps consiste à saisir entre le médius et le pouce gauches l'organe déplacé. Pour cela, après s'être bien mis en tâtonnant sur le

Le déplacement rénal peut être *congénital ou acquis*. Jusqu'à présent. la première n'avait guère qu'un intérêt anatomique; on la trouvait par hasard dans les autopsies, sans qu'elle eût attiré l'attention pendant la vie. L'ectopie congénitale du rein est plus fréquente chez la femme que chez l'homme, frappe le plus souvent le rein droit et n'est que rarement double.

Signalons ici une malformation rénale appelée *rein en fer à cheval*, qui est due à la fusion en un organe unique des deux reins. Le plus souvent la jonction se produit entre les extrémités inférieures de ces viscères; d'où développement d'une sorte de fer à cheval à convexité inférieure et à concavité supérieure, situé transversalement au-devant de la colonne vertébrale et pouvant descendre jusqu'au niveau de la concavité du sacrum. La lésion est accessible à la palpation; j'ai vu Frerichs, alors que j'étais assistant à sa clinique, poser ce diagnostic avec certitude. Il est vrai qu'on risque de se tromper. Ainsi, Sandwith rapporte une observation où la tumeur palpable fut prise pour un anévrysme, à cause des pulsations que lui communiquait l'aorte abdominale. Le diagnostic doit être basé sur l'existence dans les deux régions lombaires d'une dépression, sur les modifications fournies par la percussion et sur l'absence de symptômes propres à d'autres affections abdominales.

---

trajet de l'organe, on porte le pouce le plus haut possible; puis, quand la « ptose » paraît avoir atteint la limite inférieure de son excursion inspiratoire, on serre brusquement en cherchant à rapprocher l'index et le médius gauches, la main droite s'opposant au déplacement de l'organe vers la ligne médiane, et l'organe est pris. Comment connaît-on alors sa forme, ses dimensions? Par le troisième temps de la palpation.

Troisième temps. Échappement. — On écarte légèrement l'une de l'autre les extrémités du pouce et du médius et on abaisse légèrement la ligne de compression; alors la ptose remonte, et en exerçant un serrement un peu brusque au moment où elle va s'échapper, on apprécie son degré de mobilité.

Le rein déplacé peut l'être plus ou moins. Aussi M. Glénard a-t-il décrit quatre degrés au rein flottant. Dans le *premier degré, pointe de néphroptose*, correspondant à la pointe de hernie, on ne sent que le pôle inférieur du rein. A la fin du temps d'affût, on palpe profondément un corps lisse, dur, gros comme une noix, qui, lorsqu'on le presse entre le médius et l'index, s'échappe comme une bille en fuyant en haut; en même temps, le malade éprouve une sensation de ressaut. La *néphroptose du deuxième degré* est celle dans laquelle l'organe peut être saisi entre les doigts sans que cependant on puisse comprimer les tissus au-dessus de lui. Dans ce dernier cas, on aura la *néphroptose du troisième degré*. Enfin celle du *quatrième degré* est le *rein flottant* que l'on sent par la palpation la plus grossière à travers la paroi abdominale antérieure.

Pour l'hypochondre gauche, on se sert de la main droite pour relever la région lombaire et pour procéder à l'affût dans la palpation néphroleptique. Du reste, la splénoptose est très rare, et la néphroptose gauche, quand elle est combinée à celle du côté droit, est beaucoup moins prononcée qu'elle.

M. Glénard a posé encore minutieusement les règles de la palpation du foie, par ce qu'il appelle le « procédé du pouce » (Thèse de A. Françon, Lyon, 1888).

M. Guyon et son élève Récamier ont critiqué le procédé de M. Glénard; ils lui opposent d'abord ce fait que le rein est beaucoup plus près de la ligne médiane qu'on ne le croit; et en second lieu, son caractère de méthode unimanuelle, la palpation bimanuelle étant bien supérieure. Cependant notre expérience personnelle nous permet d'affirmer que, *limitée à la recherche du rein déplacé*, cette méthode peut rendre de grands services.

C'est dans le diagnostic des *tumeurs rénales* que la palpation joue un rôle important à bien des points de vue. Toutefois on réussit assez souvent, comme le fait remarquer avec raison Gerhardt, à démontrer l'existence de ces tumeurs d'une manière plus précoce à l'aide de la percussion. La palpation permet d'étudier d'une façon spéciale la forme de la tumeur, son volume, ses limites eu égard aux organes voisins, sa mobilité, l'état de sa surface, sa sensibilité et sa consistance.

Les tumeurs du rein ont généralement une forme ovalaire allongée. Leur volume est assez variable ; en tous cas, elles peuvent s'accroître de façon à remplir plus de la moitié de la cavité abdominale. On ne réussit pas toujours à la délimiter d'avec les organes voisins ; on constate même quelquefois des adhérences du rein avec le foie ou la rate. Le plus souvent, ces tumeurs sont fort peu mobiles. Le déplacement relativement le plus facile est celui d'avant en arrière ; ce dont on s'assure le mieux en plaçant une main sur la paroi antérieure du ventre, l'autre sur la région lombaire et en cherchant à exercer des pressions sur la tumeur. La mobilité latérale fait d'ordinaire complètement défaut. Contrairement aux tumeurs du foie et de la rate, celles des reins n'offrent jamais d'excursions respiratoires. La surface de ces dernières peut être entièrement unie ou bosselée et inégale par places. Les tumeurs à surface lisse sont principalement celles qui contiennent du *liquide, l'hydronéphrose*, les *kystes* les *tumeurs à échinocoques ;* la surface bosselée au contraire est caractéristique des tumeurs *solides*, notamment du *cancer*. Dans la dégénérescence kystique des reins, on sent quelquefois à la surface de ces organes plusieurs saillies lisses et sphériques. Il faut tenir compte aussi de la présence du côlon, qui se manifeste parfois à la palpation sous forme d'un cordon cylindrique, alors que l'excès de compression rend cet organe inaccessible à l'inspection. Rien de plus facile évidemment que de s'assurer du degré de sensibilité de la tumeur. Il faudra donner des soins particuliers à l'examen de la consistance, car c'est ce caractère qui éclairera le mieux sur la nature de la tumeur rénale.

Lorsqu'il s'agit de cavités remplies de liquide, on perçoit à la palpation une sensation de fluctuation. Cette fluctuation est d'autant plus prononcée que la membrane d'enveloppe est plus mince et que la cavité est plus proche des parois abdominales. L'exagération de la quantité de liquide et de la tension des parois est de nature à diminuer la netteté de la fluctuation. Le point où celle-ci est le plus nette varie avec l'attitude du malade et le développement de la tumeur. La fluctuation peut parcourir toute l'échelle des nuances depuis le gros flot de l'hydronéphrose, jusqu'au frémissement hydatique d'un kyste à échynocoques. Toutefois, c'est précisément dans cette dernière affection que l'on a constaté l'absence ordinaire du frémissement. Ce frémissement se perçoit lorsqu'on embrasse la tumeur avec le pouce et le médius de la main gauche et qu'on la percute avec la main droite ou encore lorsqu'après percussion, on laisse reposer quelque temps sur le plessimètre le doigt qui percute. On obtient, en ce cas, une sensation analogue à celle que donne la percussion d'un ressort.

Pour se garer des erreurs, il faut savoir que certaines tumeurs solides, notamment les cancers, peuvent présenter par places une sorte de pseudo-fluctuation, sans qu'il y ait pourtant de portions kystiques.

On ne confondra guère, à la palpation, les tumeurs rénales avec des phlegmasies du tissu cellulaire paranéphritique ou périnéphritique. Dans ces dernières, il existe une infiltration plutôt diffuse, d'une dureté ligneuse ; la peau sus-jacente est infiltrée, rouge et œdémateuse ; d'ailleurs le début et la marche clinique de la phlegmasie sont pathognomoniques. Lorsque le pus se fraye une voie au dehors, il survient des phénomènes que nous avons déjà signalés à propos de l'inspection ; la fluctuation dans la profondeur indiquera l'existence de foyers purulents circonscrits dans la zone enflammée. Quand le pus se rompt dans l'intestin, il peut en résulter, comme l'a observé Trousseau, un emphysème de la peau du dos qui sera facilement reconnaissable au gonflement des téguments et à la crépitation spéciale à cette lésion.

C. — PERCUSSION DES REINS

La valeur de la percussion des reins normaux a été appréciée de diverses façons. Il est entièrement impossible de délimiter par la percussion la totalité de ces organes, cela ressort directement de leurs rapports anatomiques. Toujours le segment supérieur échappe à la percussion, parce qu'à droite il est masqué par le foie et à gauche par la rate ; les matités hépatiques et spléniques se continuent sans transition avec la matité rénale. La percussion est impuissante également à délimiter leur bord interne concave, car, sans tenir compte de la musculature très épaisse du dos, ce bord est souvent situé dans le voisinage immédiat des apophyses transverses des vertèbres et même au-devant d'elles.

Le bord externe des reins et leur extrémité inférieure restent donc seuls accessibles à la percussion. Comme ces parties sont débordées de toutes parts par l'intestin, on peut établir la limite entre la zone de matité du rein et la sonorité tympanique de l'intestin. Ceci n'est évidemment possible que si l'intestin juxtaposé est libre de toute accumulation fécale et renferme des gaz. C'est dans ce sens que doit être compris le conseil donné par Piorry, de faire jeûner les malades pendant la journée qui précède la percussion. Théoriquement, il est incontestable que l'administration des évacuants ou la distension artificielle de l'intestin par l'acide carbonique ou l'air injecté par la voie rectale augmente la certitude de la percussion rénale.

Les auteurs sont à peu près d'accord sur la *méthode à employer pour la percussion des reins*. Depuis Piorry, on recommande le décubitus abdominal ; on soutient en même temps le ventre par un coussin, afin de relâcher autant que possible les muscles lombaires. On a recours à la percussion plessimétrique, parce qu'avec la percussion digitale, la couche musculaire déjà considérable se trouverait épaissie encore ; le choc doit être aussi énergique que possible.

En percutant de cette façon la région des reins de haut en bas et de la ligne médiane vers les côtés, on obtient dans la région lombaire, des deux côtés, une zone de matité rectangulaire (fig. 218), qui se continue en haut avec la matité splénique et hépatique, qui s'étend en bas d'ordinaire jusqu'à la crête iliaque et dont la limite externe est distante de la ligne médiane d'environ 5 à 9 cent. On est frappé d'abord de ce fait qu'il est très rare de pouvoir délimiter l'extrémité inférieure du rein, ce qu'on expliquait jadis à tort par le fait de l'extension de l'organe jusqu'à la crête iliaque.

Quoi qu'il en soit, un pareil résultat laisse un peu défiant en ce qui concerne l'appréciation par la percussion du bord externe du rein. Weil a d'ailleurs prouvé que ce bord externe se confond exactement avec le bord tangible du muscle sacro-lombaire. Tout cela crée des raisons suffisantes pour admettre que la soi disant matité rénale n'a aucune relation directe avec les reins normaux.

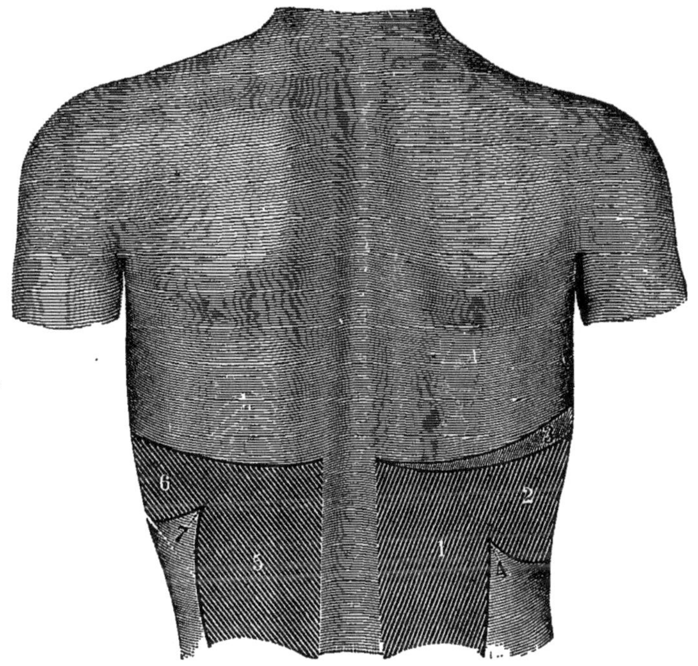

FIG. 218. — *Limites du rein.*

1. Matité du rein droit. — 2. Petite matité hépatique. — 3. Grande matité hépatique. — 4. Angle hépato-rénal. — 5. Matité du rein gauche. — 6. Matité splénique. — 7. Angle spléno-rénal.

En présence de l'incertitude de la percussion du rein normal, il ne faut pas conclure que la percussion n'a aucune valeur pour le diagnostic des maladies rénales ; seulement il faut bien savoir qu'elle n'acquiert une réelle importance qu'en cas de déplacements ou de tumeurs des reins.

En cas d'*ectopie rénale,* la matité de la région rénale est remplacée souvent par de la sonorité tympanique, phénomène d'autant plus frappant que la lésion est unilatérale. Cela tient à ce que la place du rein est occupée par l'intestin. Ce n'est que quand celui-ci est rempli de masses stercorales que le son tympanique fait défaut : d'où la nécessité pour assurer le diagnostic de renouveler plusieurs fois l'investigation. Le rein est-il suffisamment mobile pour pouvoir être réduit, la sonorité tympanique disparaît aussitôt la réduction opérée et est remplacée par de la matité. Au niveau de l'organe déplacé lui-même on obtient de la matité.

Dans le diagnostic des *tumeurs du rein*, la percussion est un moyen précieux, car avec elle on réussit souvent à déceler une augmentation en surface de la matité rénale, alors que l'organe demeure encore inaccessible à la palpation. Elle est également très utile pour déterminer les limites de la tumeur. En cas de tumeurs volumineuses, le côlon situé au-devant d'elles fournit un son tympanique qui ne fait défaut que quand cette portion d'intestin est remplie de masses fécales ou se trouve fortement comprimée (1).

Le danger de confondre les tumeurs rénales avec des tumeurs d'organes voisins est très grand ; aussi mentionnerons-nous les cas de confusion les plus fréquents.

Les tumeurs du rein droit se distinguent des *néoplasmes hépatiques* d'abord par la présence entre la matité rénale et la matité hépatique d'une zone tympanique distincte qui correspond au segment supérieur du côlon ascendant, dont la direction est partiellement oblique. Ce symptôme très important ne fait généralement défaut que s'il existe des tumeurs rénales et hépatiques concomitantes et adhérentes entre elles. Bright a insisté en outre sur ce fait qu'on peut, en cas de tumeurs du rein, insinuer la main entre la tumeur et la paroi thoracique, chose impossible en cas de tumeurs du foie. Dans ces dernières la limite supérieure de la matité hépatique est située plus haut qu'en cas de tumeurs rénales, parce que jamais les tumeurs rénales ne produisent un refoulement aussi considérable du foie. En outre, les tumeurs de ce dernier viscère offrent la plupart du temps des déplacements respiratoires que ne possèdent point les tumeurs du rein. Enfin, outre les symptômes fonctionnels, les tumeurs rénales sont encore caractérisées par la présence au-devant d'elles du côlon.

Le rein mobile, lorsqu'il siège dans la région ombilicale, peut être confondu avec l'*hydropisie de la vésicule biliaire*. Cela est possible surtout quand celle ci est étranglée à la réunion du tiers moyen avec le tiers postérieur par des faisceaux circulaires, et imite ainsi à s'y tromper la forme en haricot du rein. J'ai vu un cas semblable à la clinique de Frerichs. La perception manuelle de pulsations dans la concavité de la tumeur permettrait immédiatement de poser le diagnostic de rein mobile. Il faut y joindre la

(1) La percussion du rein n'est utile en somme que pour le diagnostic des tumeurs de cet organe. Dans ce cas, la percussion postérieure ne sert à rien ; la percussion antérieure est tout. Celle-ci permet de reconnaître la présence des anses intestinales en avant de la tumeur ; constatation qui a une importance très grande, car, à elle seule, elle permet presque de conclure que le rein est en cause (voyez les thèses des élèves de M. Guyon : GUILLET, *Des tumeurs solides du rein*, Paris, Steinheil, 1888, et RÉCAMIER, *loc. cit.*).

dépression visible et le tympanisme dans la région rénale, tympanisme qui, après réduction de l'organe, se change en matité. La vésicule biliaire de son côté n'offre pas un degré de mobilité aussi considérable que le rein et n'est pas aussi facile à délimiter en tous sens par la palpation.

Les tumeurs du rein gauche peuvent être confondues avec des *tumeurs de la rate*. En ce cas aussi, il faut tenir compte de l'absence d'excursions respiratoires. De plus, les tumeurs spléniques sont situées plus profondément dans la région sous-costale que les tumeurs rénales. Il faut rechercher avec soin si le bord antérieur de la tumeur présente les échancrures caractéristiques de la rate. La constatation du côlon au-devant de la tumeur, phénomène qui fait quelquefois défaut il est vrai, plaide en faveur d'une tumeur du rein. Pour épuiser les moyens de diagnostic différentiel, il faut tenir compte évidemment du tableau clinique de l'affection.

On peut encore prendre des tumeurs du rein pour des *tumeurs de l'ovaire*. Ce sont précisément des gynécologistes expérimentés qui ont commis cette erreur ; qu'il nous suffise de citer les noms de Spencer Wells et de Spiegelberg. Le premier de ces praticiens a été ainsi amené à étudier à fond le diagnostic différentiel de ces lésions. Les tumeurs du rein se développent de haut en bas, celles de l'ovaire, au contraire, de bas en haut. Celles-là occupent de préférence les régions postérieure et latérale du ventre et refoulent les intestins vers la ligne médiane; tandis que celles-ci se développent dans la portion médiane de l'abdomen et refoulent les intestins sur les côtés. Les tumeurs du rein se rencontrent ordinairement derrière les intestins et présentent au-devant d'elles notamment le côlon, tandis que les tumeurs ovariques siègent au-devant de l'intestin. Les premières s'accompagnent souvent d'altérations de l'urine et de troubles de la sécrétion urinaire; les dernières occasionnent des désordres de la menstruation et des déviations utérines. Il ne faut pas toujours s'attendre à ce que la ponction de la tumeur fournisse des renseignements sur sa nature; car dans les tumeurs du rein, même lorsqu'il s'agit d'hydronéphrose, l'élément caractéristique de l'urine, c'est-à-dire l'urée, peut manquer.

Dans certains cas, on prend un rein déplacé et mobile pour une petite tumeur ovarique; toutefois la forme de la tumeur et la possibilité de la réduire éclairent le diagnostic, de concert avec la dépression et la sonorité tympanique de la région rénale.

On ne confondra pas les tumeurs rénales avec des *néoplasmes utérins* si l'on a eu soin de recourir à l'examen bimanuel de la matrice.

On a pris des reins déplacés pour des *anévrysmes de l'aorte*, lorsqu'ils présentaient des soulèvements isochrones aux pulsations aortiques. Il suffit de se rappeler que, dans ce cas, il s'agit de simples soulèvements suivis d'affaissements et qu'il n'existe point d'expansions pulsatiles en tous sens, telles que les offre un anévrysme. D'ailleurs, on constatera la dépression de la région rénale qui donne, à la percussion, un son tympanique.

On a confondu parfois les reins déplacés et cancéreux avec des *tumeurs lymphatiques ganglionnaires abdominales*. Le diagnostic différentiel est basé sur l'absence, dans la région rénale, des organes en question. Les tumeurs des ganglions lymphatiques s'accompagnent, du reste, généralement de troubles des fonctions intestinales.

On évitera toute confusion avec la *coprostase* par l'emploi prolongé des purgatifs.

D. — AUSCULTATION DU REIN

Le domaine de l'auscultation rénale est pauvre en faits et en signification. Bristone et Ballard ont parlé de cas de *cancer rénal*, où l'on percevait des bruits vasculaires tellement intenses, qu'on pensait à la possibilité d'un anévrysme de l'aorte.

APPENDICE

Examen des capsules surrénales.

Les lésions des capsules surrénales sont demeurées jusqu'à présent inaccessibles au diagnostic physique. On les déduit avec quelque certitude des phénomènes cliniques, dans le cas où l'on se trouve en présence du tableau symptomatique de la *maladie d'Addison*. Il est vrai que parfois, à la suite de processus de dégénérescence, ces capsules augmentent tellement de volume qu'elles deviennent accessibles à l'inspection, au palper et à la percussion. Seulement, si l'on songe que normalement elles coiffent en quelque sorte l'extrémité supérieure des reins, on comprendra qu'il est impossible de distinguer les tumeurs de ces organes des tumeurs du rein lui-même. On peut encore les confondre avec des tumeurs du foie. Heitler relate une observation où l'on trouva au niveau du bord inférieur du foie, en dedans de la ligne mammaire, une tumeur sphérique fluctuante, que l'on prit, pendant la vie, pour un kyste à échinocoques et qui, à l'autopsie, se révéla comme une poche de la grosseur d'une tête d'adulte, provenant de la dégénérescence de la capsule surrénale droite et renfermant un liquide sanguinolent et une masse néoplasique ressemblant à de la substance cérébrale.

2. — Examen des voies urinaires.

A. — BASSINETS DU REIN

Les affections des bassinets, accessibles aux méthodes physiques d'investigation, se confondent par leurs symptômes avec les maladies du rein. Il s'agit, en ce qui les concerne, d'une augmentation de volume qui obéit, en tout, à ce qui a été dit précédemment à propos des tumeurs rénales. Un autre groupe de ces affections échappe à une exploration directe et devra être diagnostiqué d'après les altérations du liquide urinaire.

B. — URETÈRES

On a tenté à diverses reprises de soumettre les uretères à un examen direct. C'est ainsi qu'on arrive à en pratiquer la palpation, soit par le vagin, soit par le rectum, et cela d'autant plus facilement que leurs parois se sont épaissies et ont augmenté de résistance sous l'influence de la tuberculose, de productions néoplasiques, ou de calculs incarcérés. Tuchman a exploré et obturé passagèrement son propre uretère à l'aide d'un instrument spécial, construit sur le modèle du lithotriteur de Heurteloup. Grünfeld a cherché, à l'aide d'appareils d'éclairage (endoscope) introduits dans la vessie, à rendre visible l'embouchure vésicale des uretères et à y introduire des sondes. Quant à Simon, à la suite de dilatation rapide de l'urèthre chez la femme, il pénétra dans la vessie avec le doigt et chercha, en prenant ce dernier pour guide, à introduire dans l'orifice des uretères des sondes qu'il introduisit jusque dans le calice du rein. Il donne comme longueur de l'uretère normal le chiffre de 18-20 cent. Mais toutes ces tentatives sont plutôt du domaine de la chirurgie que de la pathologie interne.

Les maladies des uretères ont une marche le plus souvent insidieuse et latente. Dans certains cas, il s'agit de productions néoplasiques de ces organes, productions difficiles à distinguer des tumeurs rénales. Nous donnerons comme exemple une observation de Wising et Blie. Une femme de 41 ans portait dans le ventre une tumeur qui commençait dans la région lombaire, s'étendait en avant et en bas vers la ligne médiane, était facile à séparer du foie et avait au-devant d'elle le côlon. A l'autopsie, on trouva un cancer médullaire de l'uretère droit complètement oblitéré. Le rein droit était atteint d'hydronéphrose. Le cathétérisme de l'uretère aurait, dans ce cas, révélé l'obstruction de l'organe. D'ailleurs, dans l'oblitération de l'uretère par un calcul ou un cancer d'organes voisins, de l'utérus par exemple, la sonde décélerait facilement l'imperméabilité du conduit (1).

C. — VESSIE

L'exploration de la vessie du dehors, c'est-à-dire à travers la paroi abdominale, n'est généralement possible que quand cet organe est fortement distendu par l'urine. Il remonte alors au-dessus de la symphyse du pubis sous forme d'une tumeur ovale ou piriforme, dont le sommet arrive quelquefois jusqu'au niveau de l'appendice xiphoïde. Souvent ses contours sont nettement visibles sous les parois abdominales. Dans le décubitus latéral, la tumeur se déplace parfois légèrement du côté correspondant ; seulement ce déplacement n'atteint jamais un degré notable. A l'aide de la palpation, on arrive à délimiter exactement la tumeur. La surface en est uniformément

(1) Voyez sur l'exploration des uretères la thèse de HALLÉ, *Urétérites et Pyélites*. Paris, Steinheil, 1887.

lisse et tendue. Un fait caractéristique, c'est que la pression, si légère qu'elle soit, provoque le besoin d'uriner. La percussion permet également de séparer la vessie des anses intestinales avoisinantes. Lorsque des anses intestinales se sont insinuées entre la vessie et la paroi abdominale antérieure, on obtient en ce point, non de la matité simple, mais un son tympanique obscur.

Dans les annales des erreurs de diagnostic, on peut réunir nombre de cas où la vessie surdistendue a été confondue avec des tumeurs, notamment avec des tumeurs des organes pelviens (utérus, ovaires). L'emploi de la sonde préviendra ordinairement l'erreur ; car, l'urine une fois évacuée, la vessie disparaît derrière la symphyse pubienne. Mais si, pour une cause ou une autre, le cathétérisme est impossible, il faudra tenir compte des anamnestiques, si depuis quelque temps l'excrétion de l'urine a été insuffisante, ou même supprimée totalement. Dans bien des cas aussi, les touchers vaginal et rectal renseigneront sur la nature de la tumeur.

Les causes de la surdistension de la vessie par l'urine résident tantôt dans des désordres d'innervation, tantôt dans des obstacles mécaniques des voies d'écoulement. L'examen consécutif en décidera.

Des tumeurs vésicales palpables plus rares sont les tumeurs dues à la dégénérescence cancéreuse de l'organe. Ces dernières toutefois sont inégales à la surface, bosselées et dures. Le toucher rectal et notamment l'*exploration bimanuelle*, c'est-à-dire la palpation des parois abdominales combinée au toucher rectal, ne devront jamais être négligés.

A côté de l'examen externe, l'examen interne de la vessie est de grande importance pour le diagnostic des affections de cet organe. Le moyen le plus sûr et le plus riche en succès est le cathétérisme, dont la description est toutefois du domaine de la chirurgie. Cela ne veut pas dire que le médecin proprement dit ne doive pas savoir manier la sonde avec habileté, car une distinction stricte entre les manipulations médicales et chirurgicales est chose impossible en pratique et porterait grand préjudice aux essais de diagnostic.

Dans l'exploration par le cathéter, l'auscultation peut devenir précieuse. C'est ainsi que souvent le contact de l'instrument avec un calcul se révèle par un phénomène acoustique. Dans certains cas aussi, on perçoit après l'évacuation de l'urine par la sonde, un bruit de gargouillement spécial, qui est dû à la pénétration d'air dans la sonde. Higguet le signala dans l'hypertrophie des parois vésicales et voulut le regarder comme pathognomonique de cette lésion. Fabini l'observa dans la paralysie de la vessie ; mais on l'a vu se produire également dans les cas où le sommet de la vessie était immobilisé par des adhérences péritonitiques. Le mécanisme du phénomène est, en tous cas, le suivant : au moment de l'évacuation des dernières gouttes d'urine, la contraction des muscles abdominaux rapproche les parois vésicales jusqu'au contact; aussitôt que cette force cesse d'agir, ces parois se déplissent et aspirent de l'air à travers le cathéter.

Simon a tenté avec succès la palpation directe de la paroi interne de la vessie, en dilatant rapidement l'urèthre chez la femme et en introduisant le doigt dans la vessie.

Nous aurions encore à mentionner les essais entrepris pour rendre la muqueuse vésicale directement accessible à l'œil. On a tenté d'éclairer l'intérieur de la vessie à l'aide d'instruments infundibuliformes (endoscope) que l'on introduisait dans l'organe et en se servant, pour l'éclairage, d'appareils empruntés en partie à la laryngoscopie. C'est Grünfeld qui semble avoir obtenu les meilleurs résultats sous ce rapport. Leiter et Nitze ont cherché à atteindre le même but par une voie différente. Ils éclairèrent la vessie à l'aide d'appareils électriques installés sur place et cherchèrent à explorer les parois vésicales avec le secours de spéculums en entonnoir (1)

D. — CANAL DE L'URÈTHRE

Le canal de l'urèthre n'est accessible à une inspection directe qu'au niveau de son orifice externe. On y constate, le cas échéant, des tuméfactions, des inflammations, des soudures, des ulcères, des papillomes et des sécrétions anormales. On a cherché à explorer le canal de l'urèthre proprement dit à l'aide d'appareils endoscopiques.

La palpation a pour tâche de renseigner sur la sensibilité, l'induration, l'évacuation de sécrétions anormales, dans certaines circonstances aussi, sur la fluctuation. Le palper externe se trouve complété par l'exploration par les sondes et les bougies, qui révèle principalement les rétrécissements, les obstructions et les ulcérations du canal.

La percussion et l'auscultation ne peuvent être utilisées.

3. — Examen des urines.

L'examen des urines intéresse le praticien au double point de vue de la théorie et de la pratique.

Pour le physiologiste, l'urine est un liquide qui entraîne au dehors les produits terminaux des mutations animales intra-organiques et les rend au monde extérieur sous forme d'éléments devenus inutiles, Pour lui, la connaissance de la constitution chimique de l'urine est d'une signification en quelque sorte générale, en ce sens qu'il en déduit des conclusions très importantes au sujet des processus de nutrition et d'assimilation.

Au contraire, l'examen des urines, pour le praticien, a un intérêt en quelque sorte local. Le médecin placé au chevet du malade considère l'urine avant tout comme un produit du rein et songe à bon droit que, lorsque le rein est lésé, l'urine est altérée non seulement dans ses propriétés chimiques, mais encore dans ses caractères physiques.

---

(1) Enfin, tout récemment on a introduit des sondes renfermant à leur extrémité une petite lampe électrique ; on voit ainsi très bien la cavité vésicale par transparence en regardant par l'hypogastre.

A ce point de vue, l'examen de l'urine est un moyen précieux pour la diagnose des affections rénales. Sa valeur est d'autant plus grande que, dans un chapitre antérieur, nous avons fait voir que la plupart des affections rénales existaient sans se manifester par des phénomènes directement appréciables dans la région du rein. Aussi le diagnostic des maladies du rein est-il basé ordinairement surtout sur les altérations de l'urine.

Ce serait cependant une erreur de croire que toute altération de l'urine dépend d'une lésion rénale. Il faut songer que l'urine, en cheminant à travers les bassinets, les uretères, la vessie et l'urèthre, peut recueillir en route des éléments étrangers et anormaux, toutes les fois que, le rein étant sain, il existe une affection de ces voies d'excrétion urinaire. Il en résulte que l'altération de l'urine ne doit être attribuée à une maladie du parenchyme rénal, que s'il est démontré auparavant qu'il n'existe point de lésion des voies urinaires.

Donc, les altérations pathologiques de l'urine peuvent être ou primitives (rénales), ou secondaires (extra-rénales). Ordinairement le diagnostic est assez facile à édifier au chevet du malade, et pour la dernière éventualité, on réussit presque à coup sûr à déterminer le siège spécial de la lésion : bassinets, uretères, vessie, urèthre.

La physiologie nous apprend que la sécrétion urinaire ne se produit pas dans le parenchyme rénal uniquement d'après les lois physiques de la filtration; mais qu'il se passe aussi dans le rein certains actes chimiques qui ont pour intermédiaire principal l'épithélium des tubes urinifères. Il en résulte naturellement que les maladies du rein altèreront l'urine non seulement dans ses caractères physiques, mais encore dans ses propriétés chimiques. Il en est de même, cela se conçoit, pour la forme extra-rénale de l'altération urinaire, car le mélange à l'urine de tout élément étranger modifiera sa constitution physique et chimique. Donc, faire des distinctions étroites entre les propriétés physiques et chimiques de l'urine est chose subtile; et tout examen sera incomplet s'il ne tient compte des unes et des autres. Malgré cela, nous ne nous occuperons dans les pages qui vont suivre que des altérations physiques de l'urine, car nous n'avons en vue, dans cet ouvrage, que la recherche des signes physiques.

Si l'on se rappelle qu'un grand nombre de substances *filtrent simplement*, dans l'intérieur du parenchyme rénal, des vaisseaux sanguins dans les voies urinaiues, on comprend aussitôt qu'outre les formes rénale et extra-rénale de l'altération urinaire, une troisième forme est encore possible, celle où il s'agit d'une constitution pathologique du sang. Cette troisième forme, nous lui donnerons la désignation générale d'*altération urinaire des mutations intra-organiques*. Un excellent exemple en est fourni par le diabète sucré. Lorsqu'il y a des quantités considérables de sucre dans l'urine, état qui s'accompagne généralement aussi de modifications de la constitution physique de l'urine (abondance exagérée, densité augmentée), il ne faut en chercher la cause ni dans les lésions du parenchyme rénal, ni dans des affections des voies urinaires, mais dans un trouble des mutations intra-organiques. C'est précisément pour l'intelligence de cette forme d'altération urinaire qu'on a besoin des expériences en partie théoriques des physiologistes ; aussi tout médecin sérieux, placé au chevet du malade, doit-il écarter toute distinction entre la théorie et la pratique.

Ce qui précède permet de prévoir la fréquence des altérations urinaires ; c'est ce qui explique pourquoi, dès l'antiquité, l'attention a été attirée sur ce point. Hippocrate, dans ses livres, relate des faits exacts et très précieux. On comprend facilement que les connaissances des anciens soient demeurées incomplètes, car les méthodes employées pour l'examen des urines n'ont pris une forme scientifique que lorsqu'on eut appris à recourir au microscope et à l'analyse chimique.

Il ne faut pas s'étonner que l'examen des urines (uroscopie) ait été prôné outre mesure ou déprécié, à dessein ou non, par des médecins sans jugement et des charlatans. Aujourd'hui encore, à la campagne, on trouve répandue cette croyance que le médecin est capable de poser un diagnostic d'après la constitution ou même d'après l'aspect seul de l'urine, sans autre examen du malade. Tout praticien expérimenté a connaissance de ce préjugé.

Pour étudier les propriétés et les altérations physiques de l'urine, il faut considérer successivement : la couleur, la quantité, la réaction, la densité, la consistance, l'odeur, la saveur et les sédiments.

Comme prodrome à cette étude, nous donnerons ici une courte esquisse de la constitution normale de l'urine.

A. — URINE NORMALE.

L'urine normale est un liquide limpide, couleur vin du Rhin, dont la quantité émise en 24 heures varie entre 1,400 et 2,000 centim. cubes et est en moyenne de 1,500 centim. cubes. Elle colore en rouge le papier de tournesol, possède donc une réaction acide et a une densité qui va de 1015 à 1020. Sa consistance est à peu près celle de l'eau. La plupart des auteurs qualifient son odeur d'aromatique et sa saveur d'amère et salée. Lorsqu'on laisse séjourner l'urine plusieurs heures dans un vase en verre, on remarque par transparence la formation graduelle d'un nuage léger peu dense, qui cherche à se déposer au fond. Ce nuage a été désigné sous le nom de *nubécule ;* il consiste essentiellement en mucus, qui se mélange à l'urine en plus ou moins grande quantité dans le trajet des voies urinaires, même chez l'homme bien portant. Si l'on examine les éléments de cette nubécule au microscope, on ne découvre, dans bien des cas, aucun élément morphologique, tandis qu'on y trouve d'autres fois, dans les masses transparentes de mucine, des globules de pus et des cellules de l'épithélium des voies urinaires en quantité minime.

On peut regarder l'urine comme de l'eau tenant en solution une série de sels organiques et des combinaisons salines. La quantité des matières solides en dissolution qu'élimine un homme bien portant dans les 24 heures varie entre 60 et 70 grammes, et parmi ces substances, c'est l'urée qui tient le premier rang, tant au point de vue de la quantité que de l'importance séméiologique. Le chiffre d'urée, pour un adulte sain, dans les 24 heures, est de 25 à 40 gr., en sorte que la moitié environ des substances solides de l'urine est constituée par de l'urée. Les autres éléments organiques de l'urine, dont nous ne citerons ici que les plus importants pour la pratique : l'acide urique, l'acide hippurique, la créatine, la créatinine, les acides oxalurique et oxalique, la xanthine, les matières colorantes de l'urine et quelques acides gras volatils, atteignent à peine 3 gr. dans les 24 heures.

Parmi les sels inorganiques que contient toute urine normale, le premier rang appartient aux chlorures (chlorures de sodium et de potassium), principalement au chlorure de sodium, dont le chiffre quotidien varie entre 10 et 16 gr., on peut compter ce sel pour un quart dans les éléments solides constitutifs de l'urine. En dehors des chlorures, on trouve en dissolution dans l'urine normale : des phosphates (phosphate acide de sodium, phosphate calcique, phosphate de magnésie), des sulfates (sulfates neutres de sodium et de potassium), des azotates. On y rencontre également des traces de fer et d'acide silicique, d'ammoniaque, d'oxygène, d'azote et d'acide carbonique.

Parmi les altérations pathologiques des caractères physiques de l'urine, nous étudierons d'abord les modifications de la coloration.

B. — CHANGEMENTS DE COLORATION DE L'URINE

Parmi les matières colorantes qui donnent à l'urine sa teinte caractéristique, nous n'avons de données certaines que sur une seule, l'*urobiline*, découverte et étudiée par Jaffé. Tous les autres pigments urinaires ont été caractérisés par leurs inventeurs d'une façon si peu complète, qu'on ne connaît guère que leur nom ; telles sont l'urohématine (Harley), l'urorhodine (Heller), l'urochrome (Tudichum), l'uroérythrine, etc. (1).

En dehors de l'urobiline, on rencontre dans toute urine normale l'*indican* qui, à l'état pathologique, se transforme préalablement en bleu d'indigo, ne se trouve guère que dans l'urine en voie de décomposition et de putréfaction et n'est qu'exceptionnellement en quantité suffisante pour donner à l'urine une teinte bleuâtre ou former à sa surface une pellicule de la même couleur. Les urines riches en indican s'observent dans le cortège symptomatique du choléra, des catarrhes et obstructions de l'intestin et de la péritonite.

Pour la *qualification de la couleur de l'urine*, le mieux est de recourir à l'échelle de Vogel. Cela ne veut pas dire que toute autre désignation soit mauvaise ; mais tout le monde comprend que l'on évite les erreurs une fois pour toutes en se servant toujours de la même échelle de teintes et de la même nomenclature. C'est du reste simple question d'habitude que de se graver dans la mémoire les diverses teintes, afin de ne plus avoir besoin de

---

(1) Voyez plus haut pour l'urobiline la note sur l'*urologie dans les maladies du foie.*

consulter un tableau. L'appréciation de l'intensité de la coloration s'établit par transparence, il convient donc de recueillir l'urine dans des vases en verre que l'on élève à hauteur de l'œil. Il faut naturellement que le liquide à examiner soit limpide, c'est-à-dire filtré préalablement et que les vases employés soient d'égal diamètre, le trouble et l'épaisseur d'un liquide exerçant une certaine influence sur l'intensité de sa coloration.

D'après Vogel, les diverses teintes de l'urine se divisent en trois groupes principaux : I. Les urines jaunâtres ; II. Les urines rougeâtres ; III. Les urines brunes ou foncées.

Chacun de ces groupes offre trois subdivisions.

I. Urines *jaunâtres* : a) jaune pâle ; b) jaune clair ; c) jaunes.

II. Urines *rougeâtres* : d) rouge jaunâtre ; e) jaune rougeâtre ; f) rouges.

III. Urines *brunes* (foncées) : g) brun rougeâtre ; h) rouge brunâtre ; i) brun noirâtre.

Les urines rougeâtres (2e groupe principal) portent également le nom d'urines *saturées*.

L'intensité de la teinte de l'urine dépend de deux facteurs : la quantité de liquide et la quantité d'urobiline éliminée. C'est pourquoi les urines abondantes et peu denses possèdent d'ordinaire une coloration jaunâtre ; les urines concentrées et rares une coloration rougeâtre ou même brune. C'est ce qui explique aussi que l'urine excrétée après ingestion abondante de liquides, *urina potus*, ait une teinte pâle, alors que celle qui est émise pendant les chaleurs de l'été et qui se trouve concentrée par suite de l'exagération de la perspiration cutanée, est plus foncée que l'urine toujours plus abondante, émise en hiver. De même, l'urine concentrée du matin est plus foncée que l'urine de la journée.

Même au chevet du malade, la subordination de la coloration de l'urine à la quantité d'urine émise se constate sans difficulté. De grandes quantités d'urines, telles qu'on les rencontre dans le *diabète insipide*, le *diabète sucré* et l'*atrophie rénale*, présentent toujours une teinte pâle. Il en est de même pour celles qui sont émises si abondamment dans certaines névroses et qui sont connues sous le nom d'*urines nerveuses*.

Au contraire, la teinte est foncée dans les urines rares de la rétention et dans celles qu'excrètent en petite quantité les personnes atteintes d'affections chroniques de l'estomac et du foie. Dans ce dernier cas, cependant, il semble qu'il y ait aussi production très abondante de matières colorantes de l'urine, même de matières colorantes anormales.

L'influence exercée sur l'intensité de coloration de l'urine par le second facteur, l'urobiline, se reconnaît à la teinte pâle de l'urine émise dans la convalescence des maladies graves et dans la chlorose, et à la couleur foncée qui est propre aux urines fébriles. Déjà les observations de Jaffé avaient rendu plus que probable cette hypothèse que l'urobiline provenait d'une métamorphose de la matière colorante du sang. Plus tard Hope-Seyler réussit à créer de l'urobiline directement par la réduction de l'hémoglobine. Aussi comprend-on que dans les états fébriles, par suite de l'exagération des mutations intra-organiques, la production de l'urobiline augmente, alors qu'elle diminue dans la chlorose et les convalescences. Pour l'urine fébrile, il faut encore ajouter que son intensité de teinte s'accroît encore à cause de sa rareté.

Jaffé a insisté sur le dichroïsme propre à l'urobiline. Pour les urines fébriles, la constatation de ce fait est facile en raison de leur richesse en urobiline ; un œil exercé aperçoit sans peine la teinte rougeâtre de l'urine vue par transparence et la teinte verdâtre qu'elle présente notamment sur les bords du vase, à la lumière directe. La netteté de cette dernière est augmentée par un fond sombre ; de cette façon, on l'observe également avec les urines jaunâtres.

Les colorations que prend l'urine par son mélange avec des matières colorantes anormales ou d'autres corps étrangers, se divisent en deux groupes : les unes sont dues à des lésions pathologiques réelles de l'organisme, les autres sont purement fortuites, transitoires et consécutives à l'ingestion de certaines substances déterminées. Le premier groupe est de beaucoup le plus important pour le diagnostic.

I. — a) **Hématurie.** — A l'état pathologique, le sang peut se mélanger à l'urine sur tout le parcours des voies urinaires ; et dans chaque cas particulier, il faut rechercher si le sang provient des reins ou des voies urinaires. Le diagnostic différentiel offre souvent de grosses et même d'insurmontables difficultés. Dans une hémorrhagie rénale, le sang est mêlé uniformément et très intimement avec l'urine, de sorte que pendant la miction celle-ci a la même intensité de teinte aussi bien au commencement qu'à la fin. Dans une hémorrhagie vésicale au contraire, l'urine initiale est moins sanguinolente que celle de la fin. On le comprend aisément si l'on songe que l'urine arrive dans la vessie sans être colorée par le sang. Un fait digne encore d'attention, c'est que les hémorrhagies vésicales peuvent être très abondantes et forment souvent des coagulums fibrineux volumineux dans le fond du vase, contrairement aux hémorrhagies rénales.

Comme caractère distinctif des hémorrhagies du bassinet et des uretères, on a indiqué la présence de coagulums fibrineux, décolorés par suite du long séjour du sang dans les voies urinaires et qui ont une forme étirée, cylindrique, imposée par l'étroitesse des uretères. Cependant ce caractère n'est pas constant, et l'on est souvent réduit à chercher à établir le diagnostic en se bornant sur les signes concomitants. Nous signalerons encore les erreurs de diagnostic dues à la confusion de coagulums urétéraux, cylindriques, de la longueur du doigt, avec des entozoaires des voies urinaires.

Les hémorrhagies uréthrales sont peu abondantes. Elles ont cela de pathognomonique que l'urine n'est pas émise teintée en rouge, mais que les dernières gouttes seules sont constituées par du sang presque pur.

Dans la plupart des cas d'hématurie on trouve les hématies mêlées à l'urine en quantité plus ou moins abondante et à peine altérées dans leur forme. Il est facile de les reconnaître au microscope à leur forme caractéristique discoïde et biconvexe. Nous appellerons ce genre d'hématurie *cythohématurie*, et nous lui opposerons l'*hémoglobinurie*, où il s'agit d'urine colorée par la matière colorante du sang et où les globules rouges ont disparu par dissolution.

L'intensité de la teinte sanguinolente dépend naturellement du nombre de globules sanguins et de la quantité d'hémoglobine mêlés à l'urine.

Dans les hématuries légères, on peut commettre une confusion avec les urines simplement concentrées ; il n'est cependant pas difficile de déceler la présence du sang. Ordinairement l'examen microscopique y suffit, car dans la cythohématurie, on constate parfaitement l'existence des hématies. On peut également avoir recours, là comme dans l'hémoglobinurie, à la réaction de Heller. On verse un peu d'urine dans un tube à essai ; on y ajoute quelques gouttes de potasse et on chauffe. La chaleur y développe bientôt des flocons de phosphates terreux qui, si l'urine contient du sang, auront une teinte non pas blanche ou grisâtre, mais rouge sang ou brune, parce qu'ils entraînent avec eux l'hémoglobine. En laissant reposer le tube pendant quelque temps, afin de permettre aux flocons de se précipiter, on constate nettement à la lumière directe que ces derniers ont une coloration verdâtre. L'hémoglobine possède donc également comme l'urobiline la propriété du dichroïsme, que l'on observe facilement encore avec l'urine sanguinolente pure. Le spectroscope enfin permet de déceler dans l'urine même des traces d'hémoglobine, cette dernière étant caractérisée par deux bandes spéciales d'absorption, sises entre les lignes D et E de Fauenhofer, dans le jaune et dans le vert (fig. 171, a).

Lorsque l'urine renferme beaucoup de sang, sa coloration peut passer au brun ou au noirâtre, notamment lorsque l'hémoglobine s'est altérée et transformée partiellement en méthémoglobine.

L'observateur inexpérimenté pourra être exposé à confondre une hématurie avec une urine ictérique ; mais les réactions précédentes le préserveront de l'erreur. Ajoutons que la réaction de la matière colorante de la bile demeure négative et qu'en secouant l'urine on n'obtient pas d'écume jaunâtre comme dans l'ictère, mais des bulles spumeuses blanches.

b) **Urine ictérique.** — La présence dans l'urine de matière colorante de la bile, signe constant de l'ictère, se constate très facilement rien que par les propriétés physiques de l'urine. Si la prépondérance est acquise aux matières colorantes brunes, notamment la bilirubine ou cholépyrrhine, l'urine a une teinte rouge brun (de bière brune) et même noirâtre. Si à côté de cela, il existe également en quantité notable les matières colorantes verdâtres, à savoir la biliverdine et la biliprasine, la teinte de l'urine prend un ton verdâtre. Dans les deux cas, détail caractéristique, du papier buvard blanc, de la toile ou de la soie blanche plongés dans l'urine se colorent nettement en jaune ; de même l'écume de l'urine battue offre une teinte jaunâtre ou jaune verdâtre. Un autre signe important encore, c'est que l'écume se conserve très longtemps à la surface de l'urine.

Chimiquement, la démonstration de la présence dans l'urine de la matière colorante du sang est le plus souvent facile et sûre. En pratique, les procédés les plus commodes sont ceux de Maréchal et de Gmelin. D'après Maréchal, en ajoutant à de l'urine qui renferme de la matière colorante de la bile deux à trois gouttes de teinture d'iode, elle prend une coloration vert émeraude. La réaction de Gmelin consiste à verser dans un tube à essai un peu d'acide nitrique nitreux et on y ajoute goutte à goutte le long du verre l'urine à essayer. Si celle-ci contient de la matière colorante biliaire, il se forme au contact des deux liquides une série d'anneaux colorés superposés qui sont de haut en bas de teinte verte, bleue, violette et jaune. Cependant la réaction n'est probante que si l'anneau vert existe, parce que les urines concentrées et riches en indican peuvent donner des anneaux teintés analogues, à l'exception cependant du vert.

D'après O. Rosenbach, on peut modifier le procédé de Gmelin de la façon suivante : on filtre l'urine à essayer ; on étend sur une serviette de porcelaine blanche le filtre imbibé de matière colorante de la bile et à l'aide d'une baguette de verre on y laisse tomber une goutte d'acide azotique. Autour de la goutte, on verra en très peu de temps une série d'anneaux concentriques présentant les diverses teintes indiquées ci-dessus. Cette modification se recommande surtout dans les cas où l'urine ne contient guère de matière colorante biliaire, qui est alors concentrée en quelque sorte sur le filtre.

Lorsque la métamorphose des matières colorantes biliaires éliminées par l'urine est très avancée, les réactions indiquées ne réussissent pas toujours, cela arrive surtout dans l'ictère qui s'accompagne de fièvre. Dans d'autres cas aussi, on constatera souvent un désaccord complet entre les réactions de Maréchal et de Gmelin.

c) **Chylurie ou galacturie.** — Elle est caractérisée par la teinte blanche, laiteuse ou chyleuse de l'urine. Si on laisse reposer quelque temps une urine de ce genre, on constate à sa surface une couche graisseuse, une sorte de crème. Cette affection, dont les causes sont encore presque inexpliquées, s'observe presque exclusivement sous les tropiques (Brésil, Indo-Chine, Australie) et dans nos pays chez les individus qui ont séjourné quelque temps dans les pays chauds. La chylurie est rare chez les indigènes de nos latitudes n'ayant jamais émigré. Tandis que, dans la forme tropicale, on rencontre dans le sang et dans l'urine des parasites (filaires), les entozoaires font défaut dans la forme inhérente à nos contrées (1). En examinant une urine de ce genre au microscope, on y voit une quantité plus ou moins abondante de globules graisseux de grosseurs diverses ; en l'agitant dans un tube à essai avec un peu d'éther auquel on a ajouté préalablement un peu de soude, l'éther dissout la graisse plus ou moins complètement et l'urine sous-jacente devient limpide, claire et transparente.

d) **Lipurie.** — La lipurie est constituée par l'émission d'une urine où la graisse n'est plus à l'état d'émulsion comme dans la chylurie, mais sous forme de gouttes assez volumineuses, faciles à distinguer à l'œil nu. S'il s'agit de grandes quantités de cette graisse, l'urine ressemble à du bouillon gras.

Cl. Bernard a vu survenir la lipurie chez les chiens qu'il avait gavés pour

(1) Voyez sur la filaire le chapitre. *Examen du sang.*

ainsi dire avec des graisses; toutefois l'urine normale du chien contient souvent une certaine quantité de graisse. Les anciens médecins considéraient la lipurie comme un symptôme pathognomonique des maladies du pancréas; cette opinion ne s'est pas confirmée. On ne la rencontre pas avec une fréquence bien grande non plus dans la dégénérescence graisseuse des reins et dans la néphrite parenchymateuse. En revanche, Ebstein a publié une observation de lipurie où il s'agissait probablement de pyonéphrose. Moi-même j'ai constaté la lipurie à divers degrés dans la spermatorrhée; chez une de mes malades les globules graisseux étaient tellement nombreux et finement disséminés dans l'urine, qu'on aurait plutôt pu parler en ce cas de galacturie. On a encore observé la lipurie dans les cachexies graves, dans la tuberculose pulmonaire par exemple, la fièvre jaune, les suppurations prolongées et la pyohémie, les lésions osseuses et les intoxications par le phosphore et l'oxyde de carbone. Chez les animaux, on peut créer une lipurie très prononcée par l'empoisonnement chronique avec l'acide chromique ou les sels de chrome.

e) **Mélanurie.** — En cas de tumeurs mélaniques, l'urine prend parfois un aspect caractéristique, qui peut mettre sur la voie du diagnostic, lorsque les tumeurs ne sont pas directement accessibles à l'exploration. L'urine, claire au moment de l'émission, prend une teinte foncée allant jusqu'au noir lorsqu'elle séjourne à l'air libre. En la traitant par les corps oxydants (acide chromique, acide nitrique), elle se colore également en noir très intense. On ne sait rien de certain sur la nature de la matière colorante.

f) **Acétocatéchinurie.** — Dans ce cas, l'urine séjournant à l'air libre acquiert une coloration foncée, rougeâtre, ressemblant à celle du vin de Bourgogne. En l'additionnant de potasse, cette coloration devient brun noir ; et il se produit un même temps une forte absorption d'oxygène. Il est remarquable encore que cette urine réduise une solution cuprique ou argentique alcaline. Il ressort d'ailleurs des recherches de Baumann que si l'acétocatéchine n'est pas un élément régulier, c'est cependant un élément fréquent de l'urine humaine et que l'urine du cheval, si riche en cette substance, se fonce toujours sous l'action de l'air.

Dans les deux observations de Bœdeker et de Fürbringer publiées sous le titre d'*alkaptonurie*, il s'agissait, me semble-t-il, d'acétocatéchinurie.

g) **Glaucurie.** — Elle n'a été observée que rarement. Elle comprend les cas où l'urine aussitôt après l'émission, présentait une teinte bleu foncé ou violacé, en raison de sa richessse en indican.

II. — Parmi les colorations anormales de l'urine dues à l'usage de certains médicaments, la plus connue est celle de l'*urine phéniquée*. Sous l'influence de l'usage immodéré externe ou interne, d'acide phénique, l'urine acquiert une teinte noirâtre ou noir verdâtre, qui est regardée comme le symptôme initial de l'intoxication carbolique. Dans ces cas toutefois, c'est non seulement l'exagération des doses qui joue un rôle, mais encore la prédisposition individuelle. Il en est de même pour l'*urine salolée.* L'urine présente encore une coloration analogue dans les cas d'emploi immodéré d'autres *préparations de goudron*, d'*acide pyrogallique*, d'*arbutine* ou de *feuilles d'uva ursi* contenant de l'arbutine. A la suite de l'usage interne de la *thalline*, l'urine prend souvent une teinte brun foncé ; tandis qu'après administration de kaïrine, elle se colore en noir verdâtre. En cas d'ingestion de préparations de *bois de campêche*, la matière colorante de ce dernier, l'hématoxyline, passe dans l'urine qui, additionnée de potasse ou d'ammoniaque, prend une teinte bleu violacé. Si pour une raison ou une autre l'urine est déjà alcaline, cette teinte se produit sans autre addition. Les *follicules de séné et la racine de rhubarbe*, possèdent un principe colorant qui, après usage interne, s'élimine par l'urine et lui donne directement, si elle est alcaline (et si elle est acide après addition d'ammoniaque ou de potasse), une teinte carmin. La *santonine* et l'*acide picrique* donnent à l'urine une coloration jaune intense, la première même souvent une teinte brune ictérique ; comme dans l'ictère, du reste, ces deux substances donnent à l'urine ce caractère que l'agitation couronne l'urine d'une écume jaune et que le papier buvard blanc plongé dans cette dernière se teinte en jaune. Enfin, l'ingestion de *baies de genièvre* donne à l'urine une coloration jaune verdâtre.

C. — MODIFICATIONS DE LA QUANTITÉ DES URINES

La quantité d'urine émise dans les 24 heures par un adulte bien portant varie entre 1,400 et 2,000 cent. cubes. On admet comme moyenne 1,500 cent. cubes. Il faut cependant se rappeler que l'excrétion de l'urine n'est pas un processus uniforme, mais qu'elle présente certaines variations quotidiennes. Dans la vie ordinaire le maximum d'émission correspond aux premières heures qui suivent le déjeuner de midi, le minimum à la nuit et la moyenne aux heures matinales.

Parmi les influences qui régissent, tant à l'état normal qu'à l'état pathologique, le travail d'excrétion de l'urine, les plus importantes sont celles créées par le système nerveux, la pression sanguine et la structure de la substance rénale.

Les expériences de Cl. Bernard nous ont appris que la lésion d'un point situé dans le 4e ventricule au-dessous du point diabétogène, réalise la polyurie. Les observations cliniques ont corroboré l'assertion de ce physiologiste. Ebstein surtout a cherché à démontrer, à l'aide de documents personnels et étrangers, combien l'influence du *système nerveux* est grande sur l'excrétion urinaire chez l'homme. Moi-même j'ai soigné il y a quelques années un individu atteint de diabète insipide, chez lequel on trouva à l'autopsie un ramollissement du plancher du 4e ventricule. Il est vrai que les rapports intimes de ces processus sont à peu près inconnus, et la question de savoir s'il s'agit là d'une action directe des nerfs sur le travail de la sécrétion rénale ou d'une influence indirecte exercée par l'intermédiaire des vaisseaux sanguins, est encore en suspens.

L'influence de la *pression sanguine* sur l'excrétion urinaire se comprend aisément si l'on se rappelle que le travail de sécrétion, en ce qui concerne le liquide urinaire, obéit directement aux lois physiques de la filtration. D'où il résulte naturellement que toute élévation de pression intra-artérielle augmentera la quantité d'urine et que tout abaissement la diminuera. On peut en tout temps s'assurer de ces faits par des expériences très simples. Si l'on boit abondamment, l'urine augmente de quantité, parce que le liquide ingéré élève la pression sanguine. Quant à la diurèse consécutive à l'usage des préparations de digitale, elle est également due à une augmentation de la pression sanguine. De même, la polyurie qui accompagne presque régulièrement l'atrophie rénale est rapportée par beaucoup d'auteurs à ce que par suite de l'hypertrophie presque constante du ventricule gauche la pression dans le système aortique a subi une élévation considérable.

S'il est vrai que la sécrétion urinaire est en partie un processus de filtration, on comprend aisément que la quantité de l'urine dépendra aussi de l'*état du parenchyme rénal.* La rapidité et la facilité de la filtration sont subordonnées à la nature de la membrane filtrante. Aussi trouve-t-on des modifications de la quantité des urines, sans que ni le système nerveux ni la pression sanguine entrent en jeu, dans beaucoup d'affections du parenchyme rénal; c'est ainsi que la *néphrite aiguë et la néphrite parenchymateuse chronique* sont caractérisées par des urines rares.

En dehors des trois facteurs énumérés, il est des *causes fortuites* qui peuvent influencer la quantité des urines émises. Dans tous les états où, par une autre voie, l'organisme fait des pertes d'eau, notamment à la suite de vomissements opiniâtres et de diarrhée profuse, on observe la rareté des urines. Même la perspiration cutanée (perspiratio insensibilis) exerce déjà une influence indiscutable, car chez les individus bien portants les urines sont plus rares en été qu'en hiver en raison précisément de cette perspiration cutanée.

Les méthodes qui servent à déterminer la quantité de l'urine n'ont pas besoin d'explication. On recueille l'urine soit directement dans des vases en verre gradués sur leur paroi en centimètres cubes, qui permettent l'appréciation instantanée, ou bien on les transvase de l'urinoir vulgaire dans des vases gradués cylindriques plus vastes. Le volume des urines et leur densité étant connus, on peut déterminer leur quantité en grammes par une simple multiplication; 1,500 cent. cubes d'urine, par exemple, d'une densité de 1015 donnent 1500 + 1015 = 1522,5 grammes.

Les variations de quantité des urines se manifestent au lit du malade soit sous forme d'augmentation, soit sous forme de diminution.

L'augmentation de quantité des urines s'observe dans les circonstances suivantes:

a) *Après une lésion de certaines parties déterminées du système nerveux.* Nous avons déjà dit que les lésions du 4e ventricule s'accompagnent de polyurie. Il y a peu d'années, Ollivier a fait remarquer que, peu de temps après des hémorrhagies survenues en des zones encéphaliques fort diverses, les urines deviennent très abondantes, présentent une densité très basse et contiennent transitoirement de l'albumine et du sucre. De simples états nerveux et hystériques peuvent déterminer de la polyurie. J'y ajouterai la forme de polyurie qui se produit chez certaines personnes après chaque coït et qui inspire aux intéressés des préoccupations mal fondées.

La *polyurie réflexe* s'observe dans les maladies des voies urinaires, *pyélite, gonorrhée, cystite*, etc.

b) Le *diabète insipide et le diabète sucré* sont caractérisés par l'excrétion de très fortes quantités d'urine ; j'ai soigné bien des malades dont l'urine quotidienne atteignait le chiffre de 10,000 centim. cubes ; et l'on connaît des chiffres plus élevés encore. Pour les formes de diabète idiopathiques on ignore jusqu'à quel point l'influence du système nerveux entre en jeu ; elle n'est d'ailleurs admissible jusqu'à présent que pour les formes symptomatiques où ce sont des affections du système nerveux central qui sont le point de départ du mal.

c) Tous les états qui s'accompagnent d'une *augmentation de la pression artérielle* provoquent de la polyurie, *atrophie rénale, ingestion de préparations de digitale*. Chez un certain nombre de personnes, il se produit à la suite de l'emploi de la digitale, même le plus circonspect et le plus transitoire, un diabète insipide très accentué, qui exige des soins très complets et peut résister très longtemps même à un traitement des plus appropriés.

Les effets des diurétiques proprement dits sont encore trop peu éclaircis, pour que nous puissions tenter dès à présent de les classer suivant leur action physiologique.

d) Dans la *convalescence* des maladies fébriles, on observe souvent une polyurie passagère, alors même que le traitement de l'affection a été indifférent sous ce rapport. J'ai constaté ce fait avec une fréquence spéciale dans la fièvre typhoïde. La quantité quotidienne des urines était triplée, parfois pendant plus de trois septénaires, sans qu'on pût incriminer l'alimentation. Un régime simple et tonique supprimait le phénomène (1).

e) Dans la *résorption énergique de collections hydropiques*, on voit souvent la quantité d'urine non seulement augmenter, mais atteindre des chiffres tout à fait extraordinaires.

La diminution de la quantité des urines se rencontre dans les conditions suivantes :

a) Dans toutes les *diminutions de la pression artérielle*, urines rares de la congestion passive du rein.

b) Dans les *grosses pertes d'humeurs* éprouvées par l'organisme par d'autres voies. Dans toutes les maladies fébriles, l'urine est rare, parce que la fièvre accroît la perspiration cutanée. Ajoutons à cela que dans bien des

(1) Dans ce groupe il faut placer la *polyurie critique*, c'est-à-dire celle qui accompagne la crise des maladies aiguës en général. Dans la thèse d'agrégation de M. Chauffard (*Des crises dans les maladies*, Paris, 1886), on trouvera un résumé des modifications urinaires qui accompagnent les crises (syndrome urologique de la crise).

cas, la formation d'exsudats doit être considérée comme une perte d'eau. Une très grande diminution de la quantité d'urine, en rapport avec d'abondantes sueurs, s'observe dans le rhumatisme articulaire aigu, même alors que la température n'est pas très élevée. L'urine diminue encore de quantité en cas de vomissements incoercibles. Il faut citer ici les observations de Charcot et Fernet, concernant l'*ischurie, l'oligurie et l'anurie hystériques.* Chez les hystériques, en effet, il arrive quelquefois que l'urine est émise en fort petite quantité ou est supprimée pendant des journées entières, tandis qu'il se produit des vomissements incoercibles en quelque sorte supplémentaires, où l'analyse révèle la présence de l'urée. Enfin l'oligurie se constate consécutivement à une forte diarrhée. L'oligurie et l'anurie du choléra asiatique sont très connues; il ne faut pas oublier cependant qu'en ce cas il faut tenir compte, au point de vue étiologique, en dehors des pertes d'eau par l'intestin, de la diminution de la pression sanguine et des altérations du parenchyme rénal.

c) Dans la *néphrite parenchymateuse aiguë et chronique*, la diminution de la quantité quotidienne des urines ne fera défaut que rarement.

d) L'*obstruction des voies urinaires* peut déterminer une diminution ou une suppression complète de l'excrétion urinaire d'une façon purement mécanique. Ces sortes d'accidents exposent souvent à de graves dangers, car ils provoquent une surcharge de l'économie en urée, une intoxication consécutive et la mort par urémie. Le temps nécessaire pour le développement des symptômes urémiques présente des variations individuelles. Dans une observation de source anglaise, les deux uretères avaient été obturés entièrement par des calculs; et cependant la guérison fut obtenue, malgré une anurie complète de dix jours; dans un autre cas en apparence tout à fait analogue, les premiers symptômes d'urémie se manifestèrent seulement le quatorzième jour (coma).

D. — MODIFICATIONS DE LA RÉACTION DES URINES

La réaction de l'urine normale est presqne toujours acide et colore donc en rouge le papier bleu de tournesol. D'après Liebig, il faut imputer cette acidité à la présence dans l'urine du phosphate acide de sodium, quoique, le cas échéant, elle puisse être accrue par des acides lactique et hippurique libres. L'urine est particulièrement acide dans les *empoisonnements par l'acide sutfurique*, peut-être parce qu'une partie de l'acide passe directement dans les urines.

Comme le sérum sanguin possède notoirement une réaction alcaline, il faut que les reins aient la propriété spécifique de rechercher dans le sang les sels acides pour les transférer dans l'urine. En partant de ce point de vue on comprend aisément que, dans les cas où le sang a acquis uns alcalinité extrêmement prononcée, l'urine également est excrétée par les reins avec une réaction alcaline. Cela arrive lorsqu'à dessein ou non, on a incorporé a l'organisme une quantité abondante de carbonates ou de sels alcalins.

L'ingestion immodérée de sels végétaux donne encore à l'urine une réaction alcaline, parce que ces sels sont transformés dans l'organisme en carbonates. C'est ce qui fait que l'urine des herbivores est toujours alcaline et celle des carnivores toujours acide.

D'observations de Bence Jones, il résulte qu'immédiatement après le principal repas, chez l'homme, l'urine émise présente une réaction alcaline passagère, sans que les conditions énumérées ci-dessus soient réalisées. L'auteur anglais a expliqué ce fait par la perte considérable en acides subie par le sang, en raison du suc gastrique nécessaire à la digestion, et par l'impossibilité pour les reins d'y trouver en quelque sorte assez de sels acides pour l'excrétion. Plus tard la réaction acide de l'urine reparaît, d'abord parce que la production du suc gastrique s'arrête ou du moins est notablement diminuée, et puis aussi parce que le suc gastrique employé pour la digestion retourne en partie dans le sang. Les expériences cliniques plaident en faveur de cette hypothèse. Chez les gastrectasiques, on a observé d'une façon durable l'émission d'urines alcalines, lorsque le contenu stomacal fortement acide avait été évacué au dehors soit spontanément par le vomissement, soit artificiellement à l'aide de la sonde œsophagienne, de telle sorte que le sang subissait des pertes durables et irréparables en acides.

Disons encore en passant qu'il existe des observations d'après lesquelles l'usage des bains chauds et même froids diminue l'acidité de l'urine ou la transforme en alcalinité. Le même fait se produit en cas de résorption rapide d'épanchements séreux ou d'extravasats sanguins volumineux (Quincke). La réaction neutre de l'urine constitue l'intermédiaire entre les diverses modifications de la réaction indiquées jusqu'à présent.

Il est très important pour la pratique de connaître les altérations de réaction que présente l'urine lorsqu'elle a séjourné quelque temps à l'air libre. Il y a là à considérer deux stades que l'on désigne sous le nom de fermentation acide et de fermentation alcaline.

La *fermentation acide de l'urine* représente la première période quant au temps et se développe avec des symptômes qui frappent l'œil nu. Une urine abandonnée à l'air libre laisse bientôt déposer au fond du vase ce que nous avons appelé précédemment la nubécule. Puis elle prend une teinte plus foncée et le fond et les parois du vase se garnissent de cristaux d'acide urique. Si, à l'aide de moyens chimiques, on a fixé préalablement le degré d'acidité de l'urine, on est tout étonné, à ce moment, de constater que cette acidité a augmenté. L'urine peut rester acide pendant plusieurs semaines avant d'entrer dans la deuxième période, celle de la fermentation alcaline.

D'après Scherer, les causes de la fermentation acide résideraient dans la présence de certains ferments qui s'établissent dans l'urine et s'y développent; beaucoup d'entre les auteurs plus récents considèrent cependant cette hypothèse comme inexacte. Dans bon nombre de cas, il a été impossible de s'assurer d'une augmentation d'acidité de l'urine, quoique les signes de la soi-disant fermentation acide eussent été au grand complet. Aussi beaucoup d'observateurs considèrent-ils le processus non comme une fermentation, mais comme une simple modification chimique : le phosphate acide de sodium contenu dans l'urine enlève graduellement à l'urate de sodium une quantité de plus en plus forte de base, de sorte que finalement l'acide urique peu soluble se dépose en cristaux.

La *fermentation alcaline de l'urine* succède dans certains cas à la fermentation acide : dans d'autres, elle se développe de prime abord, sans fermentation acide préalable. Elle se produit avec d'autant plus de facilité que la température extérieure est plus élevée et l'urine moins concentrée. Les urines qui renferment du pus, du sang, ou d'autres éléments anormaux se décomposent aussi plus facilement. Il en est de même pour celles qui ont été recueillies dans des vases malpropres, ayant contenu antérieurement des urines alcalines. Comme la fermentation acide, la fermentation alcaline donne lieu à des altérations frappantes. L'urine auparavant foncée prend une teinte claire ; les cristaux rouges d'acide urique se dissolvent et sont remplacés, sur le fond du vase, par un sédiment granuleux blanc ou grisâtre, où l'on constate souvent par transparence, en agitant l'urine, de fines aiguilles cristallines brillantes. La surface de l'urine se couvre très fréquemment d'une pellicule miroitante; et bientôt la réalisation de la fermentation alcaline se traduit par l'odeur repoussante, dite urineuse, que connaissent tous ceux qui sont entrés dans des cabinets publics mal entretenus. Le papier rouge de tournesol plongé dans le liquide tourne au bleu plus ou moins intense ; il bleuit même rien qu'en le tenant pendant quelque temps au-dessus du vase qui contient l'urine. En séchant, il recouvre sa coloration rouge, parce que le carbonate d'ammoniaque, qui crée la réaction alcaline, s'évapore à l'air. C'est là un signe qui distingue la réaction alcaline due à la fermentation de celle qui suit l'ingestion des caustiques, des carbonates alcalins et des sels organiques ; car, en ce dernier cas, où l'alcalinité est due au mélange à l'urine d'alcalis fixes, le papier rouge de tournesol conserve sa coloration bleue. On observe également, dans l'urine en voie de fermentation alcaline, le développement de nuages blancs de sel ammoniac, lorsqu'on en approche un bâton de verre trempé dans de l'acide chlorhydrique, chose qui ne se produit jamais avec une urine dont la réaction alcaline est créée par des alcalis fixes.

Si l'on examine au microscope le sédiment ci-dessus mentionné, on voit qu'il est constitué par des sels qui ne se dissolvent que dans les liquides acides, le phosphate ammoniaco-magnésien ou phosphate triple reconnaissable à sa forme rhomboïdale caractéristique, l'urate acide d'ammonium à forme de pomme épineuse, le phosphate acide de calcium et d'autres combinaisons encore. On y trouve également de grandes quantités de microcoques et de bactéries.

On admet que la cause de la fermentation alcaline de l'urine est un microbe dont les germes contenus dans l'air tombent dans l'urine et développent le processus fermentatif (*micrococcus ureæ*, de Pasteur et Van Tieghem).

Dans ces derniers temps, Musculus a réussi à isoler de l'urine en voie de fermentation alcaline un ferment soluble qui, mélangé à de l'urine intacte ou à des solutions d'urée artificielles, y développe en peu de temps la fermentation alcaline; malgré cela, il est indiscutable que ce sont toujours les organismes inférieurs qui sont les premiers agents de la fermentation, et que le ferment découvert par Musculus ne se développe que postérieurement sous l'influence des schizomycètes.

Sous l'action du ferment, l'urée se transforme, par addition d'une molécule d'eau, en carbonate d'ammoniaque, d'après la formule:

$$CO \begin{matrix} Az\ H_2 \\ Az\ H_2 \end{matrix} + H_2\,O = CO_2 \begin{matrix} Az\ H_3 \\ Az\ H_3 \end{matrix}$$

Et c'est précisément ce dernier sel qui provoqua la réaction alcaline et l'odeur repoussante de l'urine.

Tout récemment, Leube a étudié plus en détail les schizomycètes de la fermentation alcaline ; et il a trouvé que plusieurs sortes, mais non pas toutes les sortes de champignons de la putréfaction, sont capables de produire la décomposition de l'urée. Il s'agit, suivant cet auteur, de bacilles, *bacterium ureæ*, de 0,062 mill. de longueur et de 0,001 mill. d'épaisseur, puis de coccus, *micrococcus ureæ*, de *bâtonnets ovales* assez épais (0,7 à 0,8 μ d'épaisseur, 1,2 — 1,5 μ de longueur) et enfin de *bâtonnets tout à fait fins* (1,2 μ de longueur et 0,6 μ d'épaisseur), ces derniers ayant les effets les moins prononcés.

La vie peut être sérieusement menacée, lorsque par suite d'introduction d'instruments malpropres, la fermentation alcaline se développe dans la vessie. C'est Traube qui le premier a attiré l'attention sur ce fait si important, aussi le praticien ne peut-il veiller avec trop de soin à la propreté des instruments destinés au cathétérisme vésical. La fermentation alcaline peut cependant se produire dans la vessie, sans qu'il y ait eu intromission d'instruments, sous l'influence de la paralysie vésicale, probablement parce qu'alors des germes pénètrent plus facilement par le sphincter uréthral béant, ou arrivent par les uretères et peuvent germer dans l'urine stagnante.

Dans les urines en voie de décomposition, on observe parfois ce qu'on appelle la *réaction amphotère* (Bamberger) ou *amphogène:* l'urine possède à la fois une réaction acide et une réaction alcaline ; elle rougit le papier bleu de tournesol et bleuit le rouge. La cause de ce phénomène n'est pas encore bien connue ; il est probable que dans une urine de ce genre, il y a alternance de couches alcalines et acides, alternance qui réalise la double réaction du liquide.

E. — MODIFICATION DE LA DENSITÉ DES URINES

La densité des urines se mesure avec une exactitude suffisante pour la pratique médicale à l'aide d'un aréomètre qui en raison de son usage spécial porte le nom d'uromètre. L'instrument consiste en un réservoir à mercure, piriforme, en verre, surmonté d'un tube également en verre, qui, large à son origine, se rétrécit plus haut en devenant cylindrique. Sur ce dernier segment est appliquée une bande de papier graduée qui permet la lecture directe de la densité. La graduation débute en haut par le chiffre 1,000 et se continue de haut en bas jusqu'à 1,040, sur certains uromètres même jusqu'à 1,060. Comme les subdivisions de l'échelle sont très rapprochées les unes des autres et qu'à un moment donné la lecture en peut devenir assez difficile, il sera bon de se munir de deux uromètres dont l'un donne les densités de 1,000 à 1,020 et l'autre celles de 1,020 à 1,040. De cette façon on obtient une échelle dont les degrés sont assez distants les uns des autres pour permettre l'appréciation des demis et des quarts de degré.

Il n'est pas rare de rencontrer dans le commerce des uromètres absolument défectueux. Aussi ne faut-il jamais se servir d'un instrument de ce genre, sans l'avoir plongé dans l'eau et constaté qu'il y marque bien 1,000.

Le volume de l'urine change, comme celui de tous les corps, avec la température ; il est donc évident que la densité se trouve influencée également par la température ; la densité est d'autant moindre que la température du liquide est plus élevée. Aussi le chiffre de la densité ne sera-t-il juste que si l'urine examinée possède la température en vue de laquelle l'instrument a été construit (le plus souvent 14° ou 15° C.). Pour déterminer commodément la température de l'urine, Neubauer a fait construire un uromètre spécial, qui donne à la fois la densité et la température de l'urine. Le réservoir à mercure y est utilisé pour l'établissement d'un thermomètre dont la graduation est marquée sur le segment élargi du tube en verre (fig. 219). La réduction de la densité à une température donnée est facile, en se rappelant que, d'après les recherches de Siemon, la densité de l'urine diminue de une division avec chaque augmentation de température de 3°.

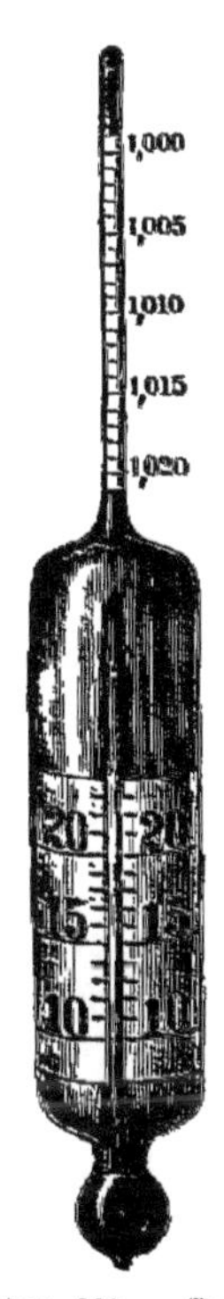

Fig. 219. — Uromètre de Neubauer, 1/2 grandeur naturelle.

Pour la détermination pratique de la densité, on se sert d'un petit vase cylindrique que l'on remplit aux 4/5 avec l'urine à examiner. L'uromètre ne doit y être plongé qu'après qu'on a enlevé toute l'écume qui surnage à l'aide d'un bâton de verre garni de buvard ; sinon les bulles s'accumuleraient autour de l'instrument et masqueraient la graduation. Il faut aussi que l'uromètre soit très propre, car une légère couche de graisse adhérente à l'instrument pourrait faire croire à une augmentation de la densité de l'urine. Enfin le vase cylindrique qui renferme l'urine doit avoir des dimensions suffisantes pour permettre au densimètre de se mouvoir en toute liberté dans le liquide. Si le densimètre touchait les parois du vase, il pourrait facilement se fixer par adhérence et fournir des résultats erronés. Comme dans ce vase un peu étroit, le niveau de l'urine forme un ménisque concave, on fait bien de toujours lire le degré qui correspond à la limite inférieure du ménisque. Le contrôle de la densité est facile. On enfonce légèrement l'uromètre en pressant sur son extrémité supérieure, on attend que l'instrument soit revenu au repos et on lit à nouveau.

A l'état normal, le poids spécifique de l'urine varie entre 1,015 et 1,020. Son degré dépendra naturellement de la quantité d'urine émise en vingt-quatre heures et sera d'autant moins élevé que cette quantité est plus forte, les substances solides, les mutations intra-organiques étant normales, se trouvant ainsi réparties dans un volume de liquide plus considérable. Or, comme la couleur de l'urine dépend également de sa quantité, il existe une relation entre la densité et la teinte de l'urine ; il faudra s'attendre ainsi avec toutes les urines claires à une densité faible et à une densité élevée avec toutes les urines foncées. Citons comme exemples la densité peu élevée de l'*urina potûs* et des urines nerveuses.

Les lois précédentes trouvent également leur confirmation au lit du malade. La densité élevée est propre aux urines fébriles, aux urines rares et à celles de la néphrite parenchymateuse aiguë et chronique; on rencontre dans ces cas des chiffres atteignant 1,040. Au contraire, les urines abondantes de l'atrophie rénale et du diabète insipide possèdent un poids spécifique très faible (1,002 à 1,005 parfois).

L'urine des individus intoxiqués par l'acide sulfurique possède une *densité très élevée ;* ce fait peut servir au besoin au diagnostic différentiel. La densité des urines augmente également à la suite de l'usage interne de certains sels diurétiques (nitrate de potasse, liqueur d'acétate de potasse, tartrates).

Le poids spécifique de l'urine est d'une importance majeure pour le diagnostic du diabète sucré. Dans cette affection, il atteint des proportions très élevées (jusque 1,040), malgré la teinte claire de l'urine et l'augmentation de sa quantité quotidienne. Cela est dû au mélange en abondance avec l'urine d'une substance anormale, la glycose.

La densité de l'urine acquiert une grande valeur pour apprécier les états physiologiques et même beaucoup d'états pathologiques, parce qu'elle permet de poser certaines conclusions au sujet des mutations intra-organiques. Il résulte des expériences de Trapp qu'à l'aide de la densité on peut évaluer à peu près le chiffre de matières solides excrétées avec l'urine. En multipliant par 2 les deux dernières décimales de la densité, le produit donne en grammes la quantité de matières solides contenues dans 1,000 c. c. de l'urine en question. Soit donc une urine dont le volume quotidien atteint 1,500 c. c. et la densité 1,017, nous obtiendrons :

$2 \times 17 = 34$ gr. de matières solides dans 1,000 c. c. d'urine.

Dans 1,500 c. c. d'urine il y a aura $34 + 17 = 51$ gr. de matières solides.

Or, nous avons dit précédemment que, des éléments solides en solution dans l'urine, la moitié environ était constituée par de l'urée et le quart par du chlorure de sodium ; nous aurions donc, dans le cas particulier, environ 25 gr. d'urée et 6 à 7 gr. de chlorure sodique.

On comprend sans peine que ces appréciations ne sont exactes que si les mutations intra-organiques obéissent aux lois physiologiques. Si celles-ci sont troublées, le calcul n'est plus utilisable et cela est vrai surtout pour les urines albumineuses et sucrées. Dans les cas ordinaires, du reste, l'écart peut atteindre en moyenne 6 0/0 du chiffre obtenu ; il faut en tenir compte pour le diagnostic.

Vogel a utilisé avec succès la densité pour le diagnostic différentiel du diabète insipide et de l'hydrurie. Dans le diabète insipide, la densité est faible, il est vrai ; mais si, avec elle, on calcule la quantité des principes solides, la quantité normale est obtenue malgré l'abondance énorme des urines ; dans l'hydrurie au contraire, la somme des principes solides demeure au-dessous de la normale.

F. — MODIFICATIONS DE LA CONSISTANCE DES URINES

La consistance de l'urine normale rappelle celle de l'eau. Mais à l'état pathologique, cette consistance est souvent modifiée.

Les urines, *riches en globules de pus*, qui ont subi la fermentation alcaline, soit dans l'intérieur des voies urinaires, soit après l'émission, prennent une consistance spéciale ; car les masses purulentes se gonflent sous l'influence du carbonate d'ammoniaque et forment une substance filante, à aspect gélatineux, rappelant le mucus. Si la production de pus est très abondante, l'urine en totalité peut offrir une consistance visqueuse.

Dans l'*hématurie* très prononcée, notamment quand le sang provient de la vessie, l'urine laisse déposer des caillots récents, mous, conglomérés, parfois en très grande quantité.

Il ne faut pas confondre l'hématurie avec la *fibrinurie.* Cette affection ne serait pas rare à l'Isle-de-France. En Europe, elle a été observée plusieurs fois d'une façon transitoire chez des individus atteints de tumeurs papillaires de la vessie par Ultzmann, qui a cherché à utiliser ce caractère pour le diagnostic. Cet auteur dit que l'urine, fraîchement émise, paraît très liquide, mais quelques minutes après déjà elle se coagule en une sorte de gelée tremblotante, que l'on peut à peine verser hors du vase. La couleur de l'urine, dans ces cas, est à peine sanguinolente. En secouant l'urine pendant quelque temps, elle reprend sa consistance liquide. Bartels rapporte qu'après emploi de larges emplâtres cantharidiens, l'urine contient quelquefois une telle quantité de fibrine, qu'elle se coagule déjà dans la vessie et provoque des troubles de la miction (*cystite cantharidienne pseudo-membraneuse*) ; d'autres fois, l'urine laisse déposer, après émission, des caillots volumineux qui nagent dans le liquide.

Enfin, dans les cas de *galacturie*, la consistance de l'urine peut se modifier de telle façon qu'il se produit à sa surface, après séjour à l'air libre, une couche crémeuse assez épaisse.

G. — MODIFICATIONS DE L'ODEUR DES URINES

L'odeur de l'urine normale est qualifiée par les auteurs d'aromatique. Depuis que Staedeler a démontré la présence dans l'urine de certains acides volatils (acides phénylique, taurylique, damalurique et damolique), on admet que l'odeur spéciale de l'urine tient à ces substances. Lorsqu'une urine est entrée en fermentation alcaline, elle acquiert une odeur repoussante, désignée sous le nom d'*urineuse* ou *d'ammoniacale*.

Les modifications de l'odeur des urines peuvent être le résultat du passage dans les urines de certaines substances odorantes, provenant des aliments ou de certains médicaments. L'ingestion d'oignons crus donne à l'urine une odeur alliacée ; il en est de même pour certaines espèces de choux et de raves. Les asperges donnent à l'urine une odeur ressemblant à celle que dégage l'asparagine sous l'influence des alcalis caustiques.

Parmi les odeurs que donnent à l'urine certains médicaments, la plus connue est l'odeur de violette qu'elle acquiert à la suite de l'usage interne ou externe de l'*essence dc térébenthine*. Une odeur analogue se dégage des urines à la suite de l'emploi de certaines préparations de *goudron*. L'urine laisse passer également l'odeur de la *valériane*, du *castoréum*, du *musc*, de l'*asa fœtida*, du *safran*, du *cubèbe*, et du *baume de copahu*.

Parfois l'urine exhale une odeur d'*hydrogène sulfuré :* c'est ce qu'on appelle l'*hydrothionurie*. Le fait s'observe dans certains cas d'albuminurie et de cystinurie, lorsque l'urine est dans un état de décomposition avancé. Rosenheim et Gutzmann, Müller et Salkowski ont montré récemment qu'il y a des schizomycètes qui sont aptes à créer avec le soufre neutre de l'urine de l'hydrogène sulfuré, amenant ainsi une fermentation hydrosulfurée. Ce fait concorde avec ce que signalait jadis Ranke, que l'urine contenant du sulfure d'hydrogène mêlée à une autre urine y provoquait également le développement de ce corps. Mais tandis que Rosenheim et Gutzmann reconnurent pour agents producteurs de l'hydrogène sulfuré des éléments bacillaires, Müller n'observa que deux formes différentes de coccus, une grande et une petite. On possède cependant des observations où l'hydrogène sulfuré provenait du voisinage, notamment de l'intestin, et s'était diffusé dans l'urine à travers la paroi vésicale intacte.

H. — MODIFICATIONS DE LA SAVEUR DES URINES

On n'est que peu renseigné sur les modifications de la saveur des urines, ce qui n'est pas étonnant vu la répulsion qui inspire la pratique de cette méthode d'investigation. La saveur de l'urine normale est amère et salée. Dans la glycosurie, elle est sucrée. Pour la pratique, il est utile de savoir que beaucoup de diabétiques goûtent leurs urines et arrivent à exercer leurs papilles de telle façon qu'ils diagnostiquent facilement des variations un peu considérables de la quantité de glycose. Il acquièrent ainsi le moyen de contrôler jusqu'à un certain point l'efficacité du traitement ; le médecin doit éviter, si bonne que soit son intention, de chercher à tromper ces sortes de malades sur l'importance de leur glycosurie.

J. — SÉDIMENTS URINAIRES

Sous le nom de sédiments urinaires, on désigne les précipités que dépose l'urine après un certain temps de repos. On ne constatera que rarement l'absence dans quelque urine que ce soit, de ce trouble nuageux dont nous avons parlé à plusieurs reprises déjà, en le désignant du nom de nubécule. Lorsqu'un sédiment urinaine apparaît, à l'œil nu, sous forme de granulations ou de sable, on le qualifie de sable ou de gravelle urinaire ; s'il est coloré en rouge par l'adjonction de matière colorante entraînée avec lui, de façon à ressembler à de la poudre de briques rouges, on l'appelle sédiment briqueté, *sedimentum lateritium* (later, brique). Disons dès maintenant que le sedimentum lateritium est constitué presque exclusivement par des cristaux d'acide urique ou d'urates acides.

Pour l'utilisation diagnostique d'un sédiment, il faut tenir compte de ses propriétés physiques et chimiques ; les premières sont constatées exclusivement par le microscope. Pour pratiquer convenablement l'examen microscopique, il faut opérer de la façon suivante :

On verse l'urine à examiner, après l'avoir agitée préalablement, dans un verre à expériences et on la laisse reposer quelque temps, jusqu'à ce que tout le sédiment se soit précipité. Le temps nécessaire à la précipitation varie avec les diverses sortes de sédiment et est évidemment en connexion avec la pesanteur physique des éléments constituants. En général, cependant, il faut, avant de procéder à l'examen, laisser reposer l'urine une ou deux heures, même pour les sédiments les plus lourds.

A l'aide d'une pipette plus longue que le verre, on recueille un peu du sédiment et l'on a bien soin de fermer hermétiquement avec le doigt l'orifice supérieure de la pipette, afin d'empêcher la pénétration dans le tube de liquide provenant des couches supérieures non sédimenteuses de l'urine. On essuie soigneusement l'extérieur de la pipette et on porte sur une lame de verre autant de sédiment qu'on veut, en soulevant plus ou moins le doigt qui obture l'extrémité supérieure de la pipette ; si le sédiment est fort épais, il ne faut pas trop en prendre. On recouvre avec une lamelle de verre et on examine tout d'abord sans addition de réactif avec un grossissement d'environ 300 diamètres.

Ce procédé est très facile, très rapide et il mérite la préférence. Dans certaines cliniques, on filtre l'urine ; puis on recueille du sédiment avec une baguette de verre (ou même avec le doigt) pour le porter sous le microscope. Il est inutile d'insister sur la malpropreté de ce procédé et sur le danger auquel il expose le débutant en lui faisant prendre pour des éléments de sédiment des substances étrangères provenant du filtre lui-même. Un sédiment urinaire ne contient-il que peu d'éléments figurés, on fait bien de chercher le point avec le bord de la lamelle obturatrice ; on a ainsi un point de repère pour la distance à établir entre l'objectif et cette lamelle. D'ailleurs, c'est précisément vers les bords que s'accumulent les éléments figurés. Il faut évidemment ne pas se contenter d'une préparation unique, mais répéter plusieurs fois l'examen microscopique.

Parmi les éléments d'un sédiment urinaire, on distingue les éléments organisés et les éléments non organisés. Ceux-là sont des cellules ou des productions cellulaires, ceux-ci des sels ou des combinaisons salines. Les sédiments non organisés se divisent eux-mêmes en formes cristallines et non cristallines. Que les sédiments soient de nature organisée ou non, on y trouve tantôt des principes qui existent aussi dans l'urine normale et qui, contrairement à la règle, se précipitent, c'est-à-dire subissent l'excrétion corpusculaire sous l'influence de causes qui nous restent encore à étudier; tantôt aussi on n'y rencontre que des substances qui ne peuvent être le résultat que de troubles de mutations intra-organiques ou de processus morbides dans la sécrétion urinaire. Ainsi, il ne faut pas une grande réflexion pour interpréter dans le sens d'un état pathologique de l'organisme la présence dans un sédiment urinaire de leuciue et de tyrosine ou encore de cylindres; tandis qu'un sédiment composé d'acide urique et d'urates ne permet pas par lui-même de poser des conclusions spéciales.

Les sédiments organisés ont tous presque sans exception une valeur diagnostique locale. Ils sont un signe certain de l'existence de troubles morbides, soit dans les reins, soit du côté des voies urinaires. L'apparition d'éléments constitutifs de ces organes dans les urines s'explique d'elle-même, en ce sens qu'ils sont entraînés mécaniquement par l'urine excrétée.

Les sédiments non organisés au contraire possèdent une signification plus générale. Leur mode de formation est d'ailleurs variable. Dans bon nombre de cas, leur formation dépend simplement d'altérations physiques de l'urine, intéressant tantôt la quantité, tantôt la température, tantôt la réaction de ce liquide; ces altérations sont d'une importance secondaire pour le cas particulier, si une partie d'entre elles ne se développent qu'après l'émission. A-t-on affaire, par exemple, à des urines très concentrées, la quantité d'urine évacuée peut être insuffisante, après refroidissement, pour maintenir en solution tout l'acide urique et ses sels; le surplus se précipite alors sous forme de sédiment. On voit, par cet exemple, combien on serait dans l'erreur, si l'on voulait déduire de la présence d'un pareil sédiment une exagération de la production d'acide urique et des urates; car en ces cas, il s'agit plus souvent d'une augmentation relative et non pas absolue des quantités d'acide urique et d'urates, par rapport au volume d'urine émis.

Une source très abondante de sédiments, créée par des altérations chimiques ou physiques simples des urines, est fournie par les *fermentations acide et alcaline de ce liquide*. Nous avons déjà dit comment et pourquoi, dans la fermentation acide, il se précipite des cristaux d'acide urique pur. S'il se développe une fermentation alcaline, les sels qui ne sont solubles que dans un liquide acide, se précipitent; tels sont en première ligne les phosphates de calcium et de magnésium. Ce dernier, absorbant une partie de l'ammoniaqne créée par la fermentation alcaline, forme le phosphate ammoniaco-magnésien (phosphate triple) dont l'apparition sous forme de cristaux rhomboïdaux est un signe certain de la fermentation alcaline. Lorsque cette dernière se produit dans la vessie, elle acquiert une grande importance et une certaine gravité, car les sédiments précipités peuvent déterminer le développement de calculs vésicaux.

Un second groupe étiologique de sédiments non organisés trouve sa source dans l'*hyperproduction par l'organisme de certains sels,* évacués par les urines avec une abondance telle que ces dernières, malgré leur quantité, sont impuissantes à les conserver tous en dissolution. L'essai chimique constatera facilement dans chaque cas particulier si ce mode de formation est admissible ou non. Lorsque les précipités de cette nature se forment en abondance dans l'intérieur des voies urinaires, il faut toujours craindre qu'il ne se forme des calculs. Lorsqu'il existe un calcul dans la vessie, l'examen microscopique des sédiments peut être utilisé pour le diagnostic de sa constitution chimique.

Il reste enfin un troisième groupe de sédiments non organisés : ce sont ceux qui représentent les produits de mutations intra-organiques viciées et qu'on ne rencontre pas à l'état normal dans l'urine, pas plus en solution qu'en nature.

a) — *Sédiments non organisés.*

I. Acide urique. — Un sédiment contenant des cristaux d'acide urique ne peut se produire que dans une urine à réaction acide. Généralement les cristaux entraînent de la matière colorante, et ont une teinte brunâtre, rougeâtre ou jaunâtre. On ne rencontrera que rarement des cristaux colorés en bleu ou en violet par des principes colorants appartenant au groupe indigo. Il est très rare aussi qu'ils soient incolores ; cependant, dans certains cas de leucémie, ils sont si gros et d'une blancheur de neige telle qu'on les aperçoit facilement à l'œil nu par transparence sous forme d'aiguilles cristallines brillantes.

La forme des cristaux d'acide urique est tellement variable, qu'il est impossible de les décrire toutes ; nous ne mentionnerons ici que les plus fréquentes. La forme typique, fondamentale, est celle d'un prisme rhombique à coins mousses et arrondis, qui, lorsque les cristaux présentent une certaine épaisseur, peut être comparée à celle d'une pierre à aiguiser (fig.220, a). Souvent les cristaux apparaissent sous forme de tablettes quadrangulaires du type rhombique (fig. 220, b). Lorsque le sédiment est un peu ancien ou qu'il s'accompagne de formation de calculs, les tablettes rhombiques prennent parfois, d'après Golding-Bird, une forme carrée très accentuée (fig. 228, c). En coupant par une ligne droite tous les angles du carré, on obtient la tablette hexagonale qu'on rencontre fréquemment, d'après Hassal, dans l'urine des enfants (fig. 220, d). Si l'on ne coupe que deux angles opposés et que l'on arrondisse les deux autres, on obtient la forme en fût ou en tonneau (fig. 228, e) ; cette dernière présente quelquefois en son milieu un talon saillant sur toute sa circonférence.

En arrondissant deux angles opposés et en laissant les autres tels quels la lame rhomboïdale quadrangulaire prend une configuration fusiforme (fig. 220, f). Parmi les formes plus rares, il faut ranger celle en sablier (fig. 220, g), Enfin, citons la forme lancéolée, qu'Ulzmann a utilisée pour le diagnostic de la pierre (fig. 220, h).

Quelquefois les cristaux d'acide urique présentent des groupements dont la connaissance n'est pas sans valeur pour le diagnostic du sédiment. C'est ainsi qu'on en trouve réunis en amas et formant une rosette, les uns se pré-

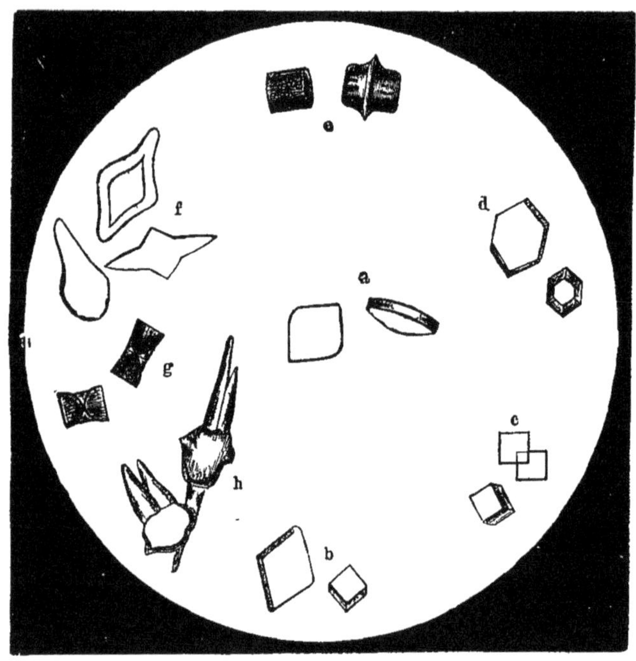

Fig. 220. — *Différentes formes de cristaux d'acide urique*, provenant de divers sédiments. Gross. 275 diamètres. (Obs. personnelle.)

sentant de champ, les autres de face (fig. 221). D'autres fois, ils sont rassemblés en gerbe à rayonnements périphériques (fig. 222).

Si l'on hésite sur la nature des cristaux, il est deux moyens d'éclaircir facilement la question. S'il s'agit de cristaux d'acide urique, ils se dissolvent sous le microscope par l'addition de potasse. Si l'on ajoute alors à la préparation de l'acide chlorhydrique ou acétique, les cristaux reparaissent et avec une forme si nettement caractéristique cette fois, que le diagnostic n'a pas besoin d'autres éléments pour être établi.

Le second moyen, c'est l'emploi de la réaction de la *murexide*. On recueille les cristaux à examiner dans une cupule de porcelaine et on y ajoute quelques gouttes d'acide azotique pur. Puis on chauffe jusqu'à siccité. En ajoutant alors une gouttelette d'ammoniaque, on donne naissance à une coloration rouge pourpre magnifique; si au lieu d'ammoniaque, on se sert d potasse, la coloration est bleu violacé.

Les causes qui donnent lieu à la formation d'un sédiment composé de cristaux d'acide urique, ont été étudiées plus haut. Dans certains cas, il s'agit d'urines pauvres en eau, concentrées, qui ne peuvent conserver l'acide

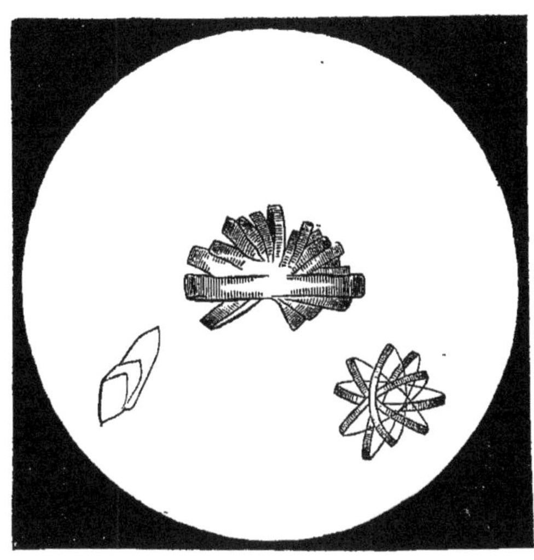

FIG. 221. — *Cristaux d'acide urique en forme de rosette*, provenant de l'urine d'une sexagenaire. Gross. 275 diamètres. (Obs. personnelle.)

urique en dissolution que tant qu'elles sont à la température du corps. C'est pourquoi on trouve des sédiments d'acide urique même chez les individus bien portants, pendant l'été, à la suite de transpirations abondantes.

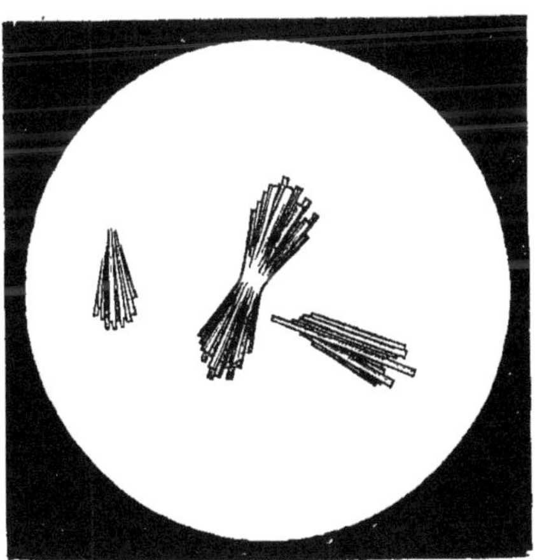

FIG. 222. — *Cristaux d'acide urique en forme de gerbe*, provenant de l'urine d'un homme de 57 ans atteint de néphrite. Gross. 275 diamètres. (Obs. personnelle.)

Il en est ainsi dans le rhumatisme articulaire aigu, même avec une fièvre modérée, toutes les fois qu'il existe des sueurs abondantes. En partant de ce point de vue, on s'explique également la formation d'un pareil sédiment dans l'urine émise à la suite d'une crise. Enfin, l'on rencontre encore de ces sédiments dans les urines de la stase rénale.

D'autres fois, il s'agit d'une augmentation dans la production et l'excrétion de l'acide urique. Ce fait se produit dans les maladies fébriles et dans tous les états d'insuffisance respiratoire ; mais ici encore, la formation du sédiment est encore favorisée par la rareté des urines. Dans la leucémie, la quantité d'acide urique est accrue ; aussi observe-t-on souvent, dans cette affection, des sédiments d'acide urique. Enfin, le sédiment d'acide urique peut se produire, lorsque l'urine est en état de fermentation acide.

L'apparition de cristaux abondants d'acide urique est de grande importance, lorsqu'il existe des calculs urinaires, parce qu'en ce cas ils renseignent sur la nature chimique de ces derniers.

Fréquemment, on trouve dans le sédiment urinaire des sels à base d'acide urique, réunis sous le nom collectif d'*urates*. Ces sels présentent certains caractères communs : solubilité sous l'influence de la chaleur, formation de cristaux d'acide urique trés nets après dissolution préalable, sous l'action des acides chlorhydrique ou acétique, réaction de la murexide. Nous parlerons ici successivement de l'urate acide de sodium, de l'urate acide de potassium, de l'urate acide de calcium et de l'urate acide d'ammonium.

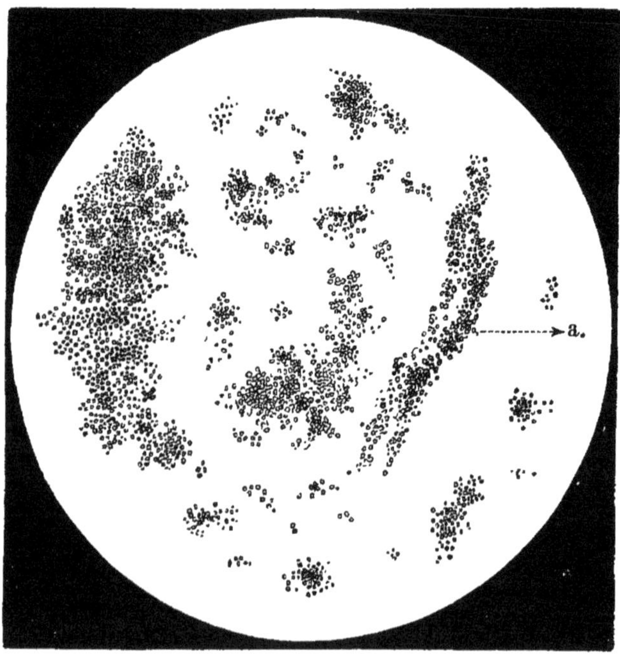

FIG. 223. — *Urate d'acide de sodium* provenant du sedimentum lateritium d'une femme de 28 ans, épileptique. Gross. 275 diamètres. (Obs. personnelle.)

II. Urate acide de sodium. — L'urate acide de sodium constitue, dans l'urine acide, la masse principale du sedimentum lateritium.

Au microscope, il est représenté presque sans exception par des petites granulations amorphes, groupées comme des bulles de mousse (fig. 223). Si l'urine contient en même temps du mucus, les granulations se déposent à la surface et sur les bords des caillots muqueux étroits et transparents, ce qui expose le débutant à les confondre avec les cylindres hyalins ou granuleux des reins (fig. 223, a). La largeur variable de ces productions, leur contour irrégulier et peu net et l'impression qu'il ne s'agit pas là d'éléments corpusculaires solides, préserveront de l'erreur.

Dans quelques cas rares, l'urate acide de sodium cristallise en lamelles et aiguilles prismatiques, réunies parfois en gerbes (fig. 224).

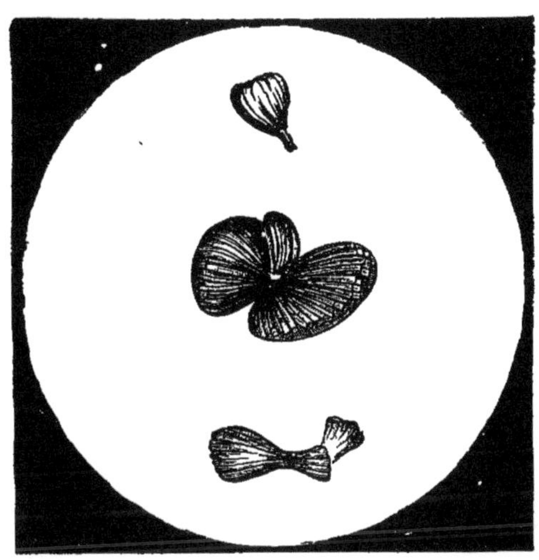

FIG. 224. — *Urate acide de sodium en forme de gerbes*, d'après ULTZMANN et HOFFMANN, Atlas des sédiments urinaires, pl. IX, fig. 1.

Un sédiment d'urate acide de sodium est facile à reconnaître. En chauffant l'urine, tout le précipité se dissout pour reparaître et troubler le liquide à nouveau après refroidissement. C'est là un moyen certain de séparer dans un sédiment l'urate acide de sodium des cristaux d'acide urique. Car comme ceux-ci ne se dissolvent pas sous l'action de la chaleur, il suffit de chauffer l'urine et de la filtrer en cet état; le filtre retiendra les cristaux d'acide urique et laissera passer l'urate acide de sodium, qui, aussitôt le liquide refroidi, se précipitera. Si, sous le microscope, on ajoute à un sédiment d'urate de soude une goutte d'acide chlorhydrique ou acétique, toutes les granulations se dissolvent là où elles sont en contact avec l'acide, et donnent lieu, très peu de temps après, au développement de cristaux très nets d'acide urique pur (fig. 225). Si le même sédiment est soumis à la réaction de la murexide, celle-ci réussit comme pour toute combinaison d'acide urique.

Comme l'urate acide de sodium ne se dissout dans l'eau que difficilement (plus facilement cependant dans l'eau bouillante que dans l'eau froide), on comprend que dans toutes les urines concentrées, surtout après refroidissement, il se dépose partiellement au fond du vase. On trouve donc ce genre de sédiment (ordinairement en compagnie de l'acide urique), à la suite de sueurs profuses, dans le rhumatisme articulaire, dans les urines de la stase rénale et après les crises. Dans ce dernier cas, les vieux médecins considéraient l'apparition d'un sedimentum lateritium comme un phénomène très salutaire, car ils y voyaient l'expulsion de la *materia peccans* par l'intermédiaire des urines.

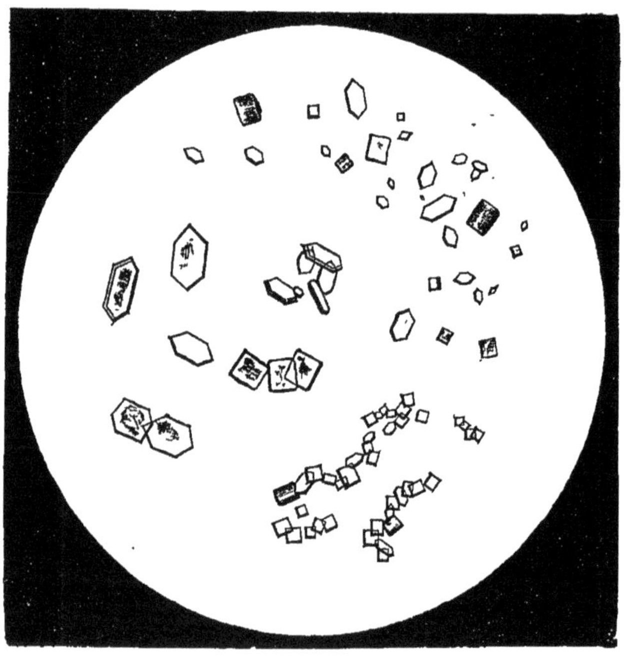

Fig. 225. — *Cristaux d'acide urique,* formés dans le sédiment de la fig. 224, après addition d'acide acétique. (Gross. 275 diamètres. (Obs. personnelle.)

Les causes de la production d'un sédiment d'urate acide de sodium sont les mêmes que celles qui produisent le sédiment d'acide urique. Cela n'est pas étonnant, vu la parenté des deux principes chimiques; aussi rencontre-t-on l'urate acide de sodium dans les urines fébriles, dans l'insuffisance respiratoire, dans la leucémie, dans l'urine en fermentation acide et dans la lithiase urique.

III. **Urates acides de potassium et de calcium.** — Ces sels peuvent exister dans le sedimentum lateritium à côté de l'urate acide de sodium. Leur quantité toutefois est tellement petite, qu'on peut sans inconvénient la négliger. Ajoutons à cela qu'ils se comportent absolument de la même façon que l'urate acide de sodium. Ils sont constitués par des granulations amorphes, solubles par la chaleur et par les acides acétique ou chlorhydrique ; avec ces acides, ils donnent lieu à la production de cristaux très nets d'acide urique. La réaction de la murexide les caractérise sûrement comme des combinaisons d'acide urique.

IV. Urate acide d'ammonium. — L'urate acide d'ammonium existe presque sans exception dans l'urine alcaline ; on ne le rencontre dans l'urine acide que si celle-ci est en voie de fermentation alcaline. Avec les cristaux de phosphate ammoniaco-magnésien, il constitue pour ainsi dire le caractère

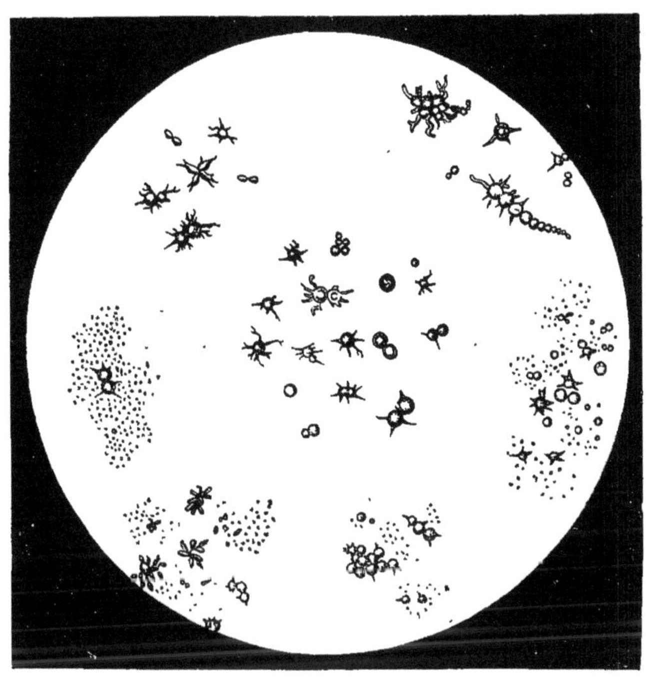

Fig. 226. — *Urate acide d'ammonium*, sous différentes formes. Gross. 275 diamètres. (Obs. personnelle.)

pathognomonique de l'urine alcaline. Il est représenté par des globules foncés ou bleuâtres, dont la surface est garnie de prolongements aigus plus ou moins longs, plus ou moins nombreux. La variété dans la disposition, la quantité et les dimensions de ces prolongements crée des éléments à aspects multiples que l'on a comparés au hérisson, à l'étoile du matin, à la pomme épineuse (stramoine), à la rave, à l'araignée et même à une dent à plusieurs racines (fig. 226). Parfois ces petites sphères sont groupées par deux ou plusieurs. Les formes en massue ou en biscuit sont plus rares ; elles résultent de l'agglomération des petits corpuscules que nous avons décrits.

La chaleur dissout ces éléments, qui se précipitent à nouveau après refroidissement. Par l'acide acétique, ils se dissolvent également et sont remplacés par des cristaux d'acide urique. Par la potasse, on voit se développer des bulles de gaz ammoniac. Ils présentent naturellement d'une façon très nette la réaction de la murexide.

V. **Phosphate ammoniaco-magnésien.** — Le phosphate ammoniaco-magnésien, appelé encore phosphate triple, ne se trouve que dans les urines alcalines où on le rencontre dans le sédiment en compagnie de l'urate acide d'ammonium et du phosphate de calcium. Le sédiment gris ou gris blanchâtre, souvent si abondant dans l'urine en voie de fermentation alcaline, est presque exclusivement formé par les deux composés phosphatiques

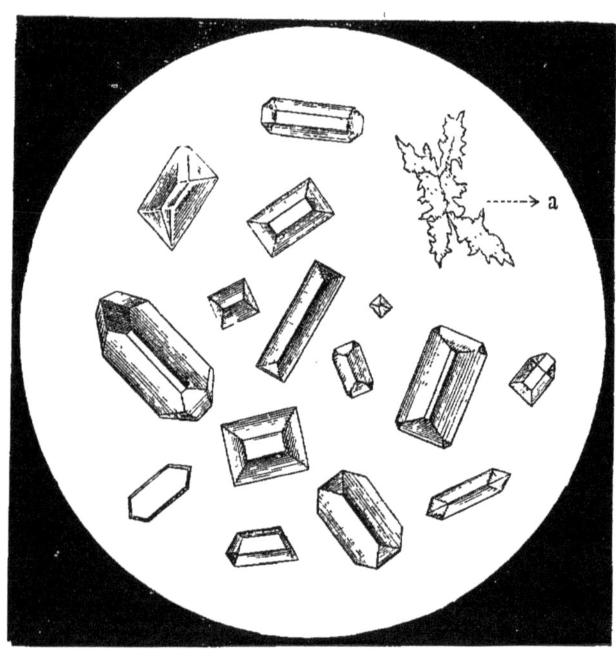

FIG. 227. — *Phosphate ammoniaco-magnésien* (phosphate triple), sous les formes typiques les plus fréquentes provenant d'une urine humaine alcaline. Gross. 275 diamètres. (Obs. personnelle.)

indiqués. La chaleur n'a pas d'action dissolvante sur les phosphates ; on peut donc, en filtrant l'urine chauffée, séparer ces derniers de l'urate acide d'ammonium soluble à chaud.

Dans un liquide fortement acide, le phosphate ammoniaco-magnésien (de même que le phosphate calcique) ne peut rester précipité ; aussi, sous le microscope, on voit, par l'addition d'acide acétique, les formes cristallines de ce sel se fondre et disparaître. C'est là un moyen excellent pour distinguer ces dernières de l'oxalate de calcium, dont les cristaux ressemblent à s'y méprendre à ceux du phosphate triple, mais qui sont insolubles dans l'acide acétique. Dans les urines faiblement acides, on n'observe du phosphate ammoniaco-magnésien que dans les cas où elles sont en voie de fermentation alcaline.

Les cristaux de phosphate triple atteignent fréquemment une longueur très notable; avec un grossissement do 300 diamètres, un cristal peut s'étendre sur la plus grande partie du champ visuel. Ils figurent les combinaisons les plus variées du prisme rhombique ; la plus connue est la forme rhomboïdale (fig. 227). Parfois l'on rencontre des cristaux incomplets, où l'on peut cependant reconnaître la tendance à la forme rhomboïdale (fig. 227, a).

VI. Phosphate calcique. — Le phosphate calcique est ordinairement représenté par de petites granulations amorphes, disséminées irrégulièrement dans l'urine. Quoique solubles dans l'acide acétique comme les urates, elles s'en différencient par leur insolubilité sous l'influence d'une goutte d'eau bouillante, alors que celle-ci dissout les urates. On ne trouve le phosphate calcique dans les sédiments, que dans les cas où l'urine est alcaline ou en voie de fermentation alcaline.

Dans quelques cas rares, on rencontre le phosphate de calcium sous forme

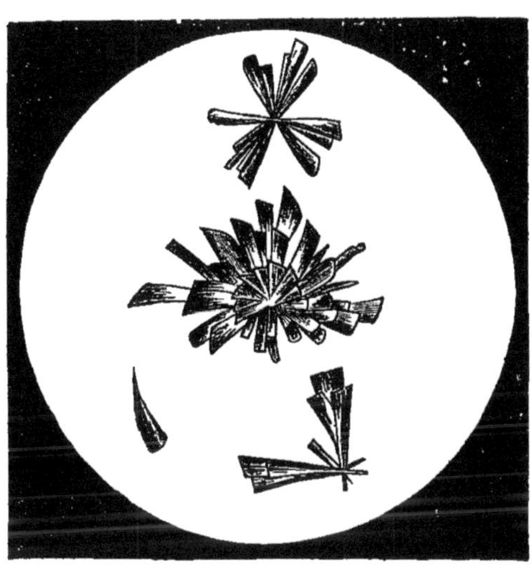

Fig. 228. — *Cristaux de phosphate de chaux neutre.* D'après Ultzmann et Hoffmann. *Atlas des sédiments urinaires*, pl. XX, fig. 1.

de cristaux parfaits, en forme de lance ou de coin, réunis en amas ou en rosettes, de telle façon que leur pointe regarde le centre de la rosette (fig. 228). On trouve ce sédiment cristallin dans les urines particulièrement riches en phosphate de chaux. Ces sortes d'urines sont ordinairement abondantes, pâles, à réaction faiblement acide ; mais présentent par suite de leur richesse en mucus une grande tendance à la fermentation alcaline. On les rencontre quelquefois chez des individus en très bonne santé.

VII. Phosphate de magnésium. — Le phosphate de magnésium a été découvert récemment dans le sédiment d'une urine alcaline et étudié par Stein et Scherf. Il s'agissait d'individus atteints de dilatation stomacale, qui avaient subi de telles pertes d'acide par suite de vomissements très abondants, que leurs urines offraient une réaction alcaline. Stein décrit et représente les cristaux sous forme de lamelles oblongues à arête terminale oblique, dont les angles approchent de 120° et de 60° (fig, 229, a). Sur

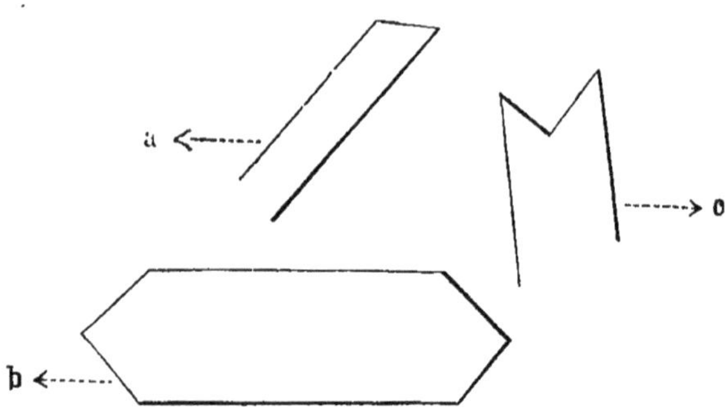

Fig. 229. — *Cristaux de phosphate de magnésium.* D'après Stein, *Deutsch. Arch. f. kl. Med.* vol. XVIII, 1876.

beaucoup, l'angle aigu était émoussé par une ligne nouvelle (fig. 229, b); çà et là, on voyait quelques cristaux jumeaux isolés (fig. 229, c). Stein découvrit, dans le carbonate d'ammonium, un moyen facile et sûr de distinguer ces cristaux de ceux du phosphate triple et du phosphate de chaux : car en ajoutant à un sédiment qui renferme les trois formes cristallines, une solution de carbonate d'ammonium à 20 0/0, le phosphate ammoniaco-magnésien demeure intact, le phosphate de magnésie voit les bords de ses cristaux se ronger immédiatement et leur surface prendre un aspect rugueux, chagriné. Enfin le phosphate de chaux ne se décompose que tout à fait graduellement.

VIII. Carbonate de calcium. — Le carbonate de calcium n'existe que rarement dans le sédiment des urines humaines ; en revanche, il est excrété en grande abondance par les herbivores. Il ne faut évidemment s'attendre à le rencontrer que dans les urines à réaction alcaline. Il forme soit des granulations plus ou moins grossières, soit des agrégats sphériques, qui le plus souvent sont fusionnés deux à deux ou à plusieurs (en forme d'haltère) (fig. 230). Ce sel est facile à reconnaître, grâce à sa solubilité dans les acides minéraux avec développement de bulles de gaz carbonique.

Une forme très rare que peut prendre le carbonate de chaux dans l'urine humaine, est celle qui a été décrite par Golding-Bird. Il s'agit de la forme étoilée, constituée par de minces aiguilles prismatiques (fig. 231).

IX. Sulfate de calcium. — Le sulfate de calcium n'a jusqu'à présent été trouvé que deux fois (par Valentiner et Fürbringer) dans le sédiment urinaire. Il est constitué par des prismes longs en formes de gerbes et de rosettes (fig. 232), qui sont solubles partiellement dans l'acide nitrique, insolubles dans l'acide acétique et l'acide sulfurique.

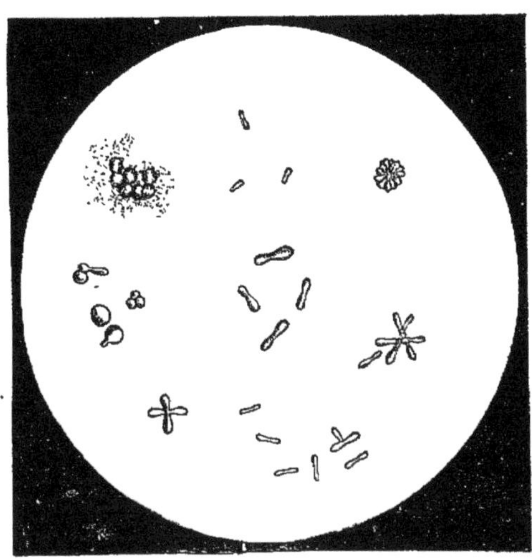

FIG. 230. — *Carbonate de calcium.* Gross. 275 diamètres.

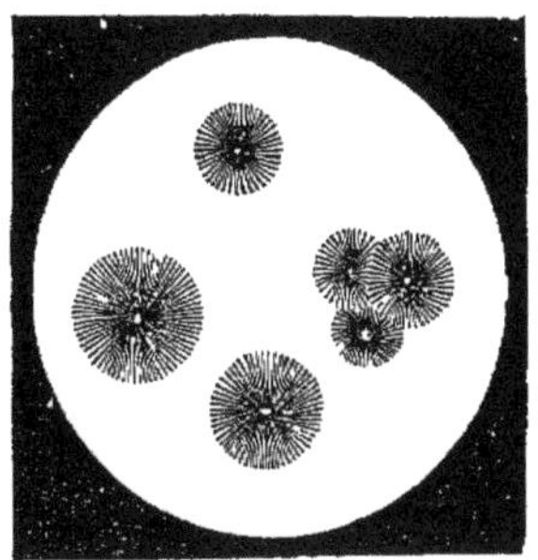

FIG. 231. — *Cristaux de carbonate de chaux.* Sédiment très rare. D'après GOLDING-BIRD, *Urinary deposits.* Londres, 1851, p. 303.

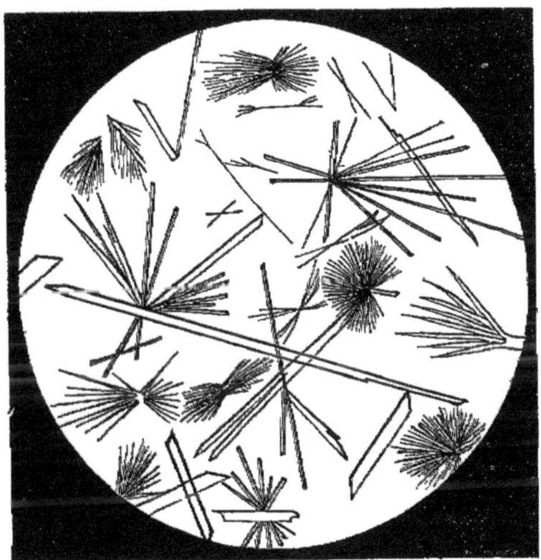

FIG. 232. — *Cristaux de sulfate de chaux* dans un sédiment urinaire. D'après FURBRINGER.

X. Oxalate de calcium. — L'oxalate de calcium ne se constate généralement que dans le sédiment des urines acides. Très souvent, il se précipite de concert avec l'acide urique, au moment de la fermentation acide. On doit naturellement s'attendre à un sédiment d'oxalate de calcium toutes les fois qu'il y a superproduction et excrétion exagérées d'acide oxalique. Ce fait se produit dans les circonstances suivantes :

1. — Après l'ingestion de végétaux contenant de l'acide oxalique (Oxalis acetosella, oseille, racine de rhubarbe, racine de gentiane, etc.).

2. — Après l'usage de boissons contenant de l'acide carbonique (eau de Seltz et champagne).

3. — Après l'ingestion de bicarbonates et de sels organiques (bicarbonate de soude, de potasse, etc.).

4. — Après abus de sucre.

5. — Dans l'ictère catarrhal (Schultze) et le diabète sucré.

6. — Dans les états d'insuffisance respiratoire.

7. — Dans la convalescence des maladies graves, surtout à la suite de la fièvre typhoïde.

8. — Sous le nom *d'oxalurie*, les médecins anglais ont décrit une affection qui peut devenir très grave. Elle est caractérisée principalement par une

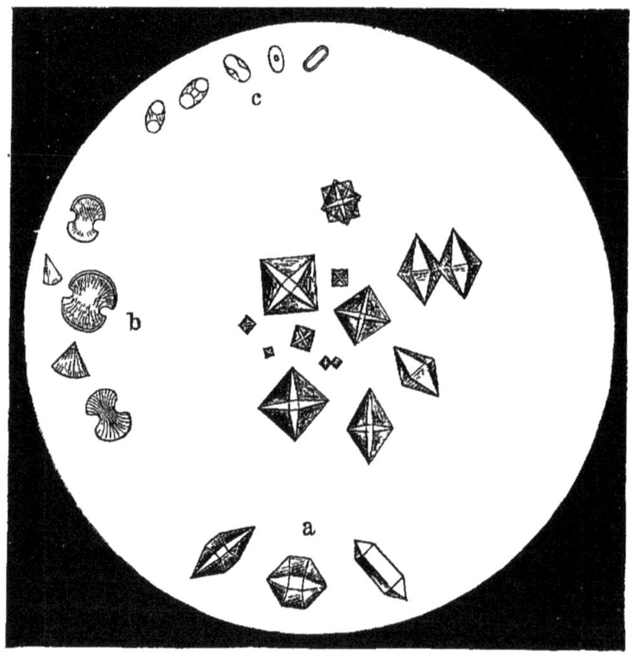

Fig. 233. — *Cristaux d'oxalate de chaux* provenant d'urines humaines. Gross. 275 diamètres. (Obs. personnelle.)

exagération dans la production et l'excrétion d'acide oxalique, et par suite d'oxalate de calcium.

Elle atteint surtout les hommes qui sont adonnés aux excès de table, ne prennent pas assez d'exercice et sont prédisposés à la diathèse urique. Nous ne pouvons évidemment donner ici le tableau symptomatique de cette affection. Qu'il nous suffise de dire, qu'on a pu écarter quelquefois le danger en soumettant les patients à un régime diététique raisonnable et en les obligeant à un exercice fréquent. Toute excrétion exagérée et prolongée d'oxalate de chaux implique, cela va de soi, le danger d'une lithiase urinaire.

Les cristaux d'oxalate de chaux ont une forme très caractéristique et facile à reconnaître. Dans la plupart des cas, ils se présentent comme des quadratoctaèdres à arêtes aiguës, complètement transparents et fortement réfringents, qu'on a comparés à des enveloppes de lettres (fig. 233). Beaucoup plus rarement on trouve des cristaux figurant des colonnes carrées avec pyramides terminales (fig. 233, a). On observe également des cristaux en forme d'haltère ; d'autres qu'on a comparés à deux reins se regardant par leur bord concave. Ordinairement la surface de ces cristaux paraît légèrement striée (fig. 233, b). La forme la plus rare est celle en biscuit ; dans ce cas on trouve parfois un corpuscule nucléiforme au centre (fig. 233, c).

Il est à peine possible de confondre ces diverses formes avec d'autres cristaux des sédiments urinaires. C'est tout au plus si l'on pourrait prendre la forme en enveloppe de lettre pour du phosphate ammoniaco-magnésien. Toute erreur est cependant évitée avec une simple réaction micro-chimique. L'addition d'acide acétique lève tous les doutes ; si les cristaux se dissolvent, il s'agit de phosphate triple ; sinon, il s'agit d'oxalate de chaux.

XI. Acide hippurique. — Quoique toute urine humaine renferme en solution de l'acide hippurique, il est exceptionnel de rencontrer des cristaux de

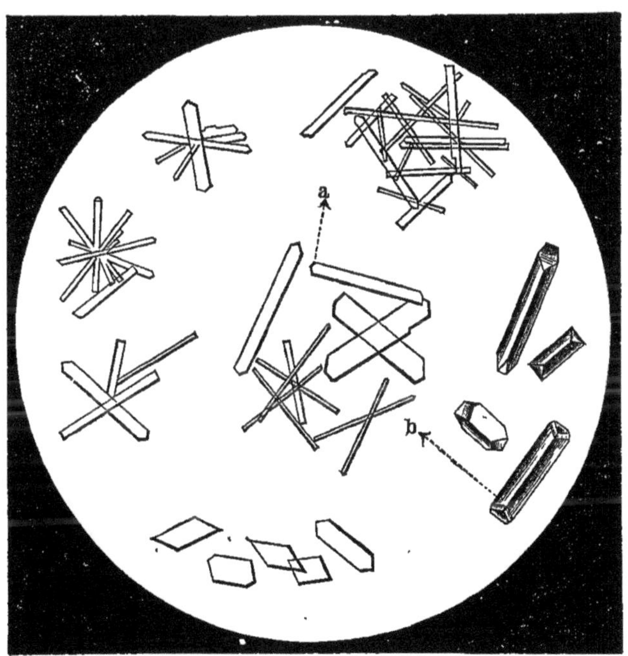

Fig. 234. — *Acide hippurique.* Gross. 275 diamètres. (Obs. personnelle.)

cette substance dans les sédiments urinaires. Au microscope, ces cristaux, représentés par des prismes rhombiques, ne sont quelquefois pas plus larges qu'une aiguille et sont réunis en amas ou en étoiles (fig. 234). Il n'est pas rare de voir ces prismes se terminer par deux ou quatre pans (fig. 234, a). On pourrait quelquefois confondre ce genre de cristaux avec ceux d'acide urique ; mais on les distinguera par l'absence de la réaction de la murexide. Dans certains cas, on observe également des colonnes quadrangulaires, à forme exactement pareille à celle du phosphate ammoniaco-magnésien (fig. 234, b). Une goutte d'acide chlorhydrique ajoutée à la préparation établit immédiatement le diagnostic différentiel, car la dissolution des cristaux montre qu'il s'agit non des cristaux d'acide hippurique, mais de phosphate ammoniaco-magnésien.

Les conditions qui engendrent l'exagération dans la production et l'excrétion de l'acide hippurique, et dans lesquelles il faut s'attendre à un sédiment de cet acide, sont les suivantes :

1. — L'ingestion de la plupart des *acides aromatiques*, acides benzoïque, quinique, salicylique, cinnamique, etc.

2. — L'usage de certains *fruits* et *végétaux*, riches en ce genre d'acides, prunes, airelles, mûres, etc.

3. — Dans les *urines fébriles et glycosuriques*, la quantité d'acide hippurique est augmentée.

XII. Cystine. — On ne trouve point de cystine dans l'urine normale. A l'état pathologique, elle fait partie du sédiment urinaire toutes les fois qu'il existe des calculs composés de cystine dans les voies urinaires. Toutefois la cystinurie peut exister indépendamment de toute lithiase. On a cru

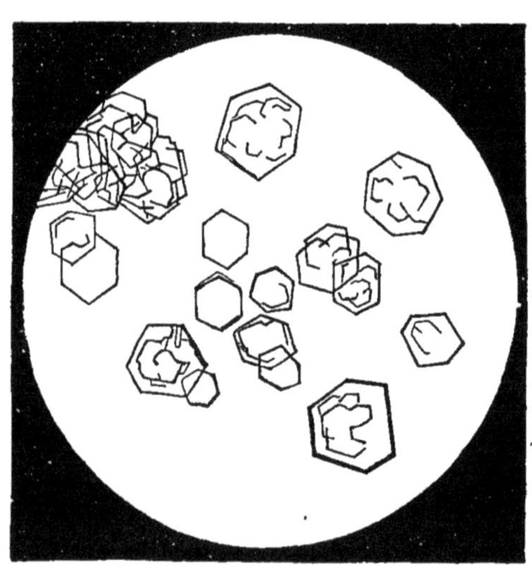

Fig. 235. — *Cristaux de cystine.* Gross. 275 diamètres. (Obs. personnelle.)

qu'en ce cas la cause du phénomène résidait dans des troubles de l'excrétion biliaire ; mais les observations faites à ce sujet sont encore trop rares et présentent encore trop de lacunes pour que l'on puisse considérer cette opinion autrement que comme une hypothèse.

La cystine faisant partie du sédiment urinaire cristallise presque exclusivement en lamelles hexagonales régulières, faciles à reconnaître au microscope (fig. 235). Très souvent, plusieurs de ces lamelles sont superposées, un gros cristal servant de base et les autres diminuant successivement de dimensions et se recouvrant en partie comme des tuiles (fig. 235). Les urines qui contiennent beaucoup de cystine sont remarquables par leur teinte pâle et leur tendance à la fermentation alcaline. En se putréfiant, elles dégagent quelquefois une odeur d'hydrogène sulfuré, parce que la cystine est très riche en soufre.

On peut confondre la cystine avec les lamelles hexagonales de l'acide urique; seulement les cristaux de cystine, contrairement aux cristaux d'acide urique, sont solubles dans l'acide chlorhydrique. L'addition d'ammoniaque les fait disparaître aussi, alors que l'acide urique ne se modifie pas. Quant à la réaction de la murexide, elle ne se produit pas avec les cristaux de cystine ; car, bien qu'en chauffant la cystine avec de l'acide nitrique il se développe une masse rouge brun, on a beau ajouter de l'ammoniaque, la coloration pourpre de la murexide ne se montre pas. Il n'est guère possible de confondre la cystine avec les urates ; les formes cristallines sont différentes, et de plus, les urates sont solubles à chaud, tandis que la cystine demeure insoluble dans l'eau bouillante. Le diagnostic différentiel n'est pas plus difficile à poser entre les cristaux de cystine et les cristaux de phosphates, l'acide acétique dissolvant les seconds et non les premiers.

XIII. Leucine et tyrosine. — De même que la cystine, la leucine et la tyrosine sont des substances qui n'existent pas dans l'urine normale. On les

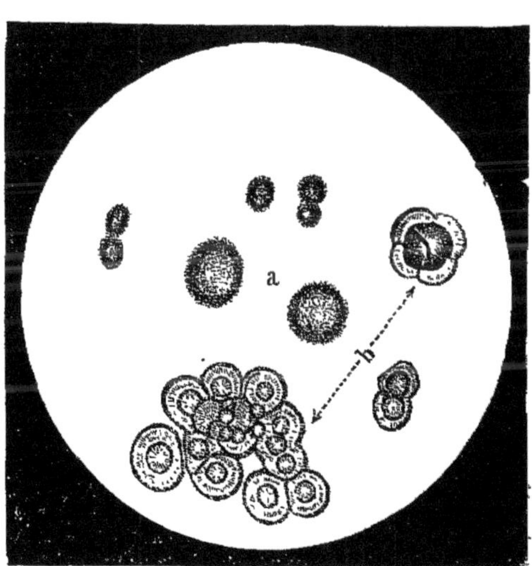

Fig. 236. — *Leucine et tyrosine* provenant de l'urine d'une femme atteinte d'atrophie jaune aiguë du foie. Gross. 275 diamètres. (Obs. personnelle.)

rencontre avec leur maximum d'abondance dans l'urine de *l'atrophie jaune aiguë du foie* (ictère grave primitif) ; on les a encore trouvées en cas d'intoxication par le phosphore, dans la fièvre typhoïde et la variole. La plupart du temps, elles sont toutes deux en dissolution ; elles ne se précipitent spontanément sous forme de sédiment que si elles existent très abondamment dans l'urine, comme dans l'atrophie jaune aiguë du foie. Il faut faire remarquer toutefois que souvent on ne trouve que de la tyrosine dans le sédiment jaune verdâtre de l'urine ictérique et qu'il faut une évaporation préalable de l'urine ou un traitement chimique spécial pour faire apparaître la leucine.

La *tyrosine*, précipitée spontanément, est représentée par de fines aiguilles, pelotonnées très souvent en amas sphériques et colorées en jaune, en brun ou en vert par du pigment entraîné avec elles (fig. 236, a). La *leucine* se dépose sous forme de sphères à couches concentriques, et l'on observe assez fréquemment des stries rayonnées (fig. 236, b).

XIV. Xanthine. — La xanthine n'a été observée qu'une seule fois jusqu'à présent dans le sédiment urinaire par Bence Jones.

L'urine provenait d'un malade qui souffrait depuis plusieurs années de coliques néphrétiques. Les cristaux de cette substance présentaient la forme d'une pierre à aiguiser, ce qui pouvait facilement les faire confondre avec

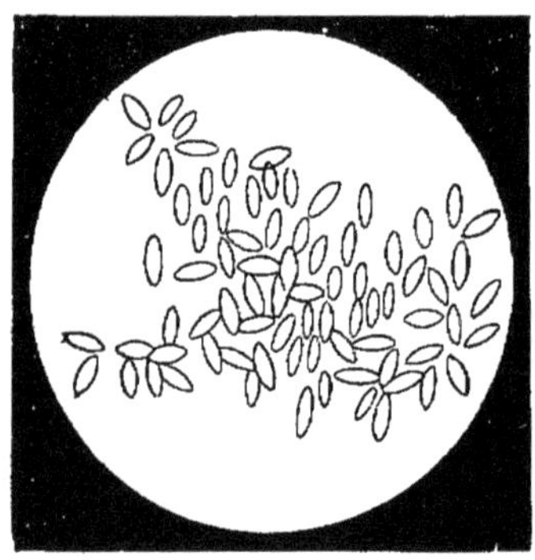

Fig. 237. — *Sédiment urinaire avec cristaux de xanthine.* D'après une figure de Bence Jones, *Journal of the chemical Society of London*, vol. XV, 1862, p. 79.

des cristaux d'acide urique (fig. 237). Mais comme le sédiment se dissolvait entièrement sous l'action de la chaleur, la confusion était évitée. Par des réactions multiples successives, Bence Jones arriva à démontrer la nature véritable de ces cristaux.

XV. Indigo urinaire. — Dans les états morbides où il se produit une exagération de la sécrétion d'indican urinaire, on peut rencontrer ce dernier sous forme de poudre bleue précipitée spontanément dans le sédiment de l'urine, notamment quand celle-ci est entrée en décomposition et que par suite l'indican s'est transformé en bleu d'indigo. Les cristaux, en général lancéolés, sont impossibles à confondre avec d'autres, rien qu'à cause de leur couleur; ils n'ont donc pas besoin d'une description spéciale.

XVI. Cristaux d'hématoïdine. — Quoique les hémorrhagies des reins et des voies urinaires soient chose fréquente, on a considéré jusqu'ici l'apparition de cristaux sanguins dans les sédiments urinaires comme une exception. Il semble que le sang disparaisse avec trop de rapidité pour permettre la cristallisation de la matière colorante du sang. En ce qui concerne le cancer vésical, Ultzmann prétend que la présence de cristaux d'hématoïdine dans les lambeaux nécrosés du tissu papillaire cancéreux évacués par l'urine, a quelque valeur diagnostique. Bien entendu, personne ne songera à édifier le diagnostic sur ce seul symptôme. On commettrait en effet une grosse erreur, ainsi que le montre une observation d'Ebstein, où il s'agissait d'un abcès du rein s'étant ouvert dans les voies urinaires et où on trouva dans le sédiment de l'urine une foule de cristaux d'hématoïdine sous forme de plaques et d'aiguilles (fig. 238). Mais tout récemment Fritz, se

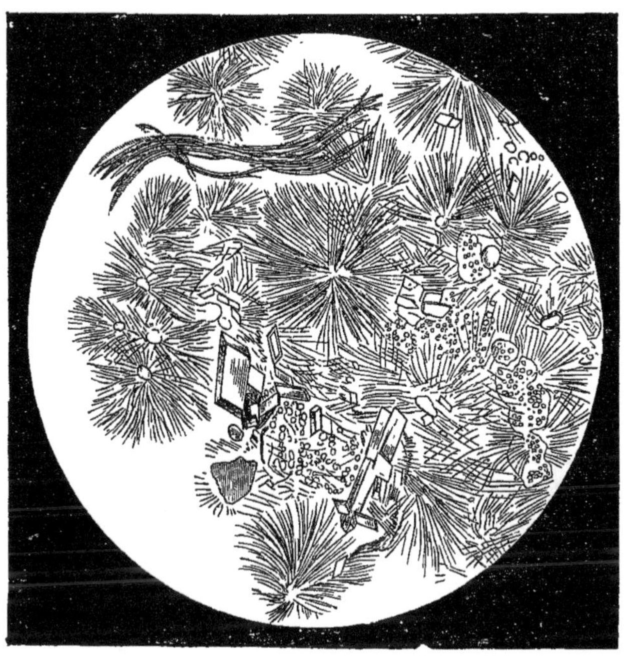

FIG. 238. — *Cristaux d'hématoïdine et de graisse* dans le sédiment urinaire. D'après EBSTEIN, *Deutsch. Arch. f. kl. med.*, vol. XXIII.

basant sur des cas observés à la clinique de Leyden, a signalé l'apparition assez fréquente de fines aiguilles d'hématoïdine dans la néphrite, notamment dans la néphrite consécutive à des maladies infectieuses. Le plus souvent, elles sont attachées aux éléments cellulaires du sédiment, sous forme de gerbes ou de bouquets. La forme et surtout la couleur de ces cristaux empêchent toute confusion.

Dans l'ictère des nouveau-nés et parfois aussi dans l'ictère très prononcé des adultes, on a rencontré dans le sédiment urinaire des *cristaux de bilirubine*.

XVII. Cristaux gras. — Dans les cas de lipurie, lorsque l'urine a séjourné quelque temps, il peut arriver que les gouttelettes graisseuses, limpides au début, se figent et présentent à l'œil nu un aspect opaque et argileux. Au microscope, on aperçoit les aiguilles de graisse graciles et parfois légèrement ondulées, qui sont habituellement très nombreuses et groupées en étoiles (fig. 238).

XVIII. Cholestérine. — Dans la lipurie, l'urine renfermerait parfois, dans son sédiment, des tablettes de cholestérine, dont la forme caractéristique (grosses tables rhombiques transparentes) est facile à reconnaître. En les additionnant d'iode et d'acide sulfurique, elles prennent successivement une teinte carmin, violette, verte et bleue.

XIX. Mélanine. — Dans la mélanémie, on a, à diverses reprises, trouvé dans le sédiment urinaire des masses de pigment noir ou brunâtre. Il y a quelque temps, Lasch a relaté une observation de ce genre, où l'urine contenait des amas celluliformes recouverts de pigment finement granuleux et brunâtre.

b) — *Sédiments organiques.*

I. Mucus. — Toute urine normale renferme du mucus, qui se mélange à la sécrétion rénale pendant son passage à travers les voies urinaires. Ce mucus n'est pas visible immédiatement après l'émission des urines ; ce n'est qu'après un certain temps de repos qu'il se dépose au fond du vase sous forme de *nubécule.* Celle-ci est généralement plus volumineuse chez la femme que chez l'homme, parce que chez elle l'urine s'additionne encore pendant la miction de mucus vaginal. La quantité de mucine contenue dans l'urine est exagérée dans tous les états phlegmasiques de la muqueuse des voies urinaires ; pareille chose est encore signalée pour les affections fébriles qui augmenteraient la sécrétion muqueuse des voies urinaires.

La mucine ne se trouve pas dans l'urine à l'état de dissolution, on peut donc l'en séparer à l'aide de la filtration. Quand on laisse sécher le mucus retenu sur le filtre, celui-ci se recouvre d'un enduit lisse, brillant, d'une espèce de vernis. Si les masses muqueuses sont fort abondantes, la filtration de l'urine peut exiger un temps très long, parce que la mucine bouche et oblitère en partie les pores du papier.

En examinant des portions de la nubécule au microscope, il arrive souvent qu'on n'y observe point d'éléments morphologiques. Ce n'est que quand le petit nuage a une épaisseur notable, que l'on voit avec un grossissement suffisant et avec un éclairage faible des granulations et des filaments fins disposés assez lâchement et qui sont évidemment des éléments muqueux. Dans les urines fortement acides, principalement dans les urines fébriles et celles qui sont en voie de fermentation acide, la mucine se précipite assez souvent sous forme de coagulums rubanés ou en bandes. S'il y a eu dépôt simultané d'urates, ceux-ci occupent, sous forme de fines granulations brillantes, les bords ou la surface de ces coagulums. Il peut se constituer ainsi des éléments qui rappellent les cylindres rénaux hyalins envahis par des gouttelettes graisseuses ou grossièrement granuleux et sont une source importante d'erreurs pour l'observateur inexpérimenté (fig. 223,a). Toutefois les caillots muqueux ont en général des contours irréguliers, peu nets et ne donnent guère l'impression de productions solides. D'ailleurs, l'addition d'acide acétique ou chlorhydrique dissout les pseudo-granulations et les remplace par des cristaux d'acide urique.

II. Cellules épithéliales. Dans presque toutes les urines, on rencontre en petite quantité des *cellules épithéliales provenant des voies urinaires*, notamment de la vessie et de l'urèthre et encore, chez les femmes, du vagin. L'examen microscopique de la nubécule les montre réparties en petit nombre dans la masse muqueuse. Il semble que, de même que du côté de la peau et de la muqueuse buccale, il se produise, du côté des voies urinaires,

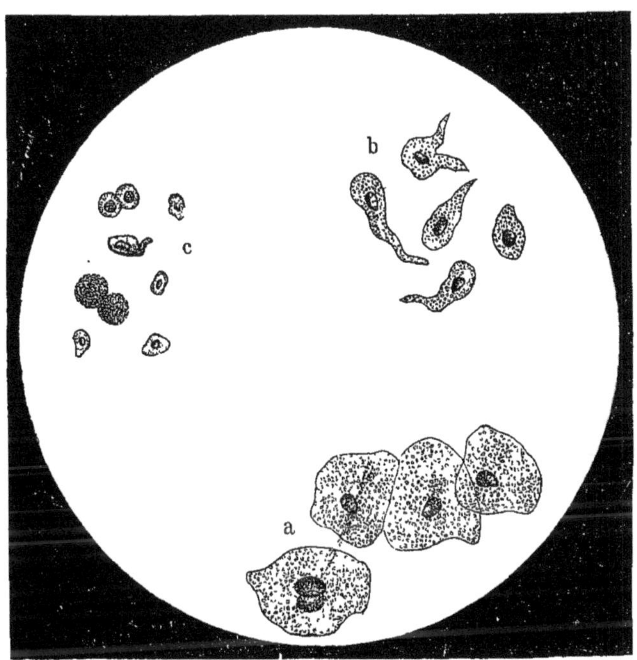

FIG. 239. — *Cellules épithéliales d'un sédiment urinaire :* **a.** Cellules épithéliales de la vessie des couches superficielles ; b. Cellules épithéliales de la vessie provenant des couches moyennes et profondes ; c. Cellules épithéliales des canalicules urinifères. Gross. 275 diamètres.

une élimination constante et progressive des couches cellulaires les plus anciennes et une genèse corrélative d'éléments nouveaux remplaçant les anciens aux dépens des couches sous-jacentes. Aussi rencontre-t-on dans l'urine normale, presque sans exception, des cellules pavimenteuses grosses, rondes ou polygonales, munies d'un noyau, cellules caractéristiques des couches supérieures de l'épithélium des voies urinaires (fig. 239, a).

On sait que les couches moyennes et inférieures de cet épithélium se distinguent notablement des couches superficielles. Il s'agit là de cette forme d'épithélium, appelée épithélium de transition ou épithélium polymorphe. Les cellules de la couche moyenne offrent de très longs prolongements qui se dirigent soit vers la surface, soit entre les cellules épithéliales de la couche inférieure (fig. 239, b). On les a désignées sous le nom de cellules coudées ou en massue. Enfin la couche inférieure consiste en cellules arrondies ou ovales, sans prolongements, ou avec un, quelquefois deux prolongements courts et aigus (fig. 239, b).

Lorsque dans un sédiment urinaire on trouve des cellules des couches moyenne et inférieure, il s'agit le plus souvent d'une desquamation épithéliale anormale, et dans ce cas on rencontre en même temps en énorme abondance des cellules de la couche superficielle. Toutes les phlegmasies des voies urinaires s'accompagnent d'habitude d'une élimination extrêmement abondante de cellules épithéliales.

En général, il ne sera pas difficile d'établir à quelle couche appartiennent les cellules épithéliales observées. Les obstacles né surgiront que lorsque l'urine sera en voie de décomposition et que les cellules gonflées seront modifiées dans leur conformation. En revanche, il est presque toujours impossible de préciser le point où se fait l'élimination ; car les cellules épithéliales des divers segments de l'appareil urinaire se ressemblent tellement, que l'histologiste le plus habile se trouve parfois embarrassé pour en préciser le lieu d'origine. On est donc obligé de s'adresser surtout aux phénomènes cliniques, pour décider si les épithéliums découverts proviennent des bassinets, des uretères, de la vessie ou des portions plus profondes des voies urinaires.

L'*épithélium des reins*, particulièrement celui des canalicules urinifères, ne se rencontre pas dans l'urine normale. L'apparition de cet épithélium dans les urines indique presque sans exception des lésions inflammatoires du parenchyme rénal. Cet épithélium est figuré par de petites cellules arrondies ou globo-anguleuses, dont le corps est plus ou moins finement granuleux et possède un noyau avec double contour brillant (fig. 239, c). Plus les segments des canalicules urinifères où il y a élimination épithéliale sont haut placés, plus le noyau empiète sur le volume de la cellule. Si le parenchyme rénal est en état de dégénérescence graisseuse, on voit aussi dans les cellules éliminées des granulations graisseuses fines et brillantes.

Dans la dégénérescence amyloïde des reins, il arrive que l'épithélium des canalicules urinifères participe également au processus dégénératif ; lorsque des cellules sont éliminées par l'urine, il devient possible de diagnostiquer l'altération morbide, car ces cellules se colorent en brun acajou sous l'influence de l'iode et en bleu violet sous l'action de l'iode et de l'acide sulfurique (1).

---

(1) La dégénérescence amyloïde ne frappe que très rarement les cellules épithéliales du rein ; elle ne s'observe qu'au niveau de l'épithélium des papilles (Jurgens et Kyber). Ce qui est plus commun, d'après MM. Cornil et Brault, c'est la dégénérescence granuleuse ou graisseuse et le fusionnement des cellules des tubes urinifères. Quant aux sédiments urinaires de l'amylose rénale, on y voit ordinairement des cylindres

On ne peut tenter d'établir le siège exact de la lésion dans les canalicules, d'après les cellules épithéliales des sédiments. L'urine altère trop facilement ces cellules si délicates, pour qu'avec elles on puisse songer à édifier un diagnostic certain. Il faut ajouter qu'un pareil diagnostic, alors même qu'il serait possible, ne possède qu'une valeur relative, car les phlegmasies rénales sont rarement limitées à des segments bien déterminés des canalicules urinifères.

III. **Cellules rondes.** — Dans toute urine normale on trouve quelques globules muqueux et purulents isolés. En examinant la nubécule, on les voit souvent disséminés au milieu de cellules épithéliales. Leur nombre augmente dès qu'il survient des phlegmasies dans l'appareil uropoiétique, ou si des abcès du voisinage se rompent dans les voies urinaires. Et cette augmentation peut être telle qu'on observe au fond du vase un sédiment très abondant, le plus souvent floconneux et de teinte grise. L'exagération de leur nombre prédispose l'urine à la fermentation alcaline. En tous cas, le gonflement des globules de pus contenus dans le sédiment donne à celui-ci une consistance visqueuse et filante.

D'après les recherches récentes de Malerba et Sauna-Solaris, il y aurait, dans la transformation muqueuse de l'urine, participation de bactéries spéciales, que les auteurs ont baptisées *gliscrobacterium* ou *bacterium gliscrogenum*.

On a cherché jadis, nous l'avons déjà dit, à établir une différence entre les globules muqueux et les corpuscules de pus. Or cette différence n'existe ni morphologiquement ni en principe; l'une et l'autre forme d'éléments doivent incontestablement être regardées comme des leucocytes émigrés. On sait qu'à l'état de repos, ces cellules sont rondes et granuleuses, et l'on ne peut y reconnaître de noyau sans artifice spécial. Dans les urines très liquides et dans celles qui ont séjourné quelque temps à la chaleur, les leucocytes se gonflent et il se forme dans leur intérieur des vacuoles, entre lesquelles on aperçoit la substance cellulaire homogène et légèrement brillante. Dans l'urine en fermentation alcaline, les globules de pus s'imbibent également et perdent en partie leur aspect fortement granuleux et opaque. En les additionnant d'acide acétique, ils deviennent tellement transparents, qu'on reconnaît sans peine leurs noyaux multiples.

Tout récemment, Michelson a attiré l'attention sur les propriétés remarquables des globules de pus dans le catarrhe vésical. Ils offrent souvent des mouvements amiboïdes très actifs, qui persistent encore trois jours après la miction et se produisent aussi bien dans l'urine acide que dans l'urine neutre ou alcaline. La chaleur augmente encore la vivacité de ces mouvements. Il faut donc admettre que dans le catarrhe vésical l'urine possède la propriété, encore à expliquer, de susciter les mouvements amiboïdes des

---

hyalins, plus rarement granuleux, plus rarement encore des cylindres à réaction amyloïde, bien que Jurgens, Grainger-Stewart, Bartels, Wagner, Kyber, en aient cité des exemples. Dans tous les cas, il n'est nullement prouvé, comme l'avait avancé Braun (de Vienne), qu'on y trouve des cellules rénales sous forme de blocs amyloïdes.

corpuscules du pus et de conserver très longtemps la vitalité de ces éléments.

IV. Hématies. — La présence de globules rouges du sang dans le sédiment urinaire indique toujours une lésion de l'appareil uropoiétique. Ces éléments sont faciles à reconnaître à leur forme ronde biconcave caractéristique. Leur coloration jaunâtre est un peu plus pâle que celle des globules normaux. Presque toujours les hématies sont disséminées dans le sédiment; on ne les trouve en piles que s'il s'agit d'hémorrhagies vésicales récentes qui peuvent alors, on le sait, former également des coagulums sanguins.

Dans une urine à composition normale, la forme des globules sanguins se conserve souvent très longtemps; mais si l'urine présente des anomalies de réaction ou de concentration, cette forme se modifie. Lorsqu'une urine sanguinolente est restée trop longtemps exposée à l'air, les hématies perdent leur matière colorante; il ne reste que le stroma non coloré, qui dans les premiers temps est encore facile à reconnaître sous forme de disque incolore et à double contour. Peu à peu, ce stroma devient tellement transparent qu'il n'est plus visible que si on le colore préalablement, avec une solution étendue d'iode, par exemple. Enfin, il disparaît complètement par dissolution dans le liquide urinaire. Cette dissociation progressive des globules rouges est plus rapide et s'observe même dans des urines récentes, lorsque celles-ci sont très peu concentrées et riches en eau. Toutefois le peu de concentration de l'urine exerce souvent encore une autre action sur la forme des hématies. Celles-ci conservent leur matière colorante, mais perdent leur dépression centrale, deviennent sphériques et diminuent de diamètre. De cette façon, on obtient des globules rouges du sang que l'on a appelés dans ces derniers temps des microcytes.

Il y a bien des années que Kölliker a démontré que les globules rouges, sous l'action de solutions concentrées d'urée, se hérissent de petits prolongements qui peu à peu se séparent de la cellule mère, laquelle se dissocie ainsi en un plus ou moins grand nombre de corpuscules rouges et sphériques. Dans les néphrorrhagies récentes, on réussit quelquefois à observer directement ce genre d'altération sur les globules rouges de l'urine sanguinolente; ces globules peuvent s'être transformés en partie en des granulations de substance colorée tellement fines que c'est à peine si elles sont visibles. C'est donc là un second mode de formation des éléments microcytiques dans l'urine sanguinolente; ces éléments, qui ne préexistent pas, mais qui sont des produits artificiels, nous les appellerons *pseudo-microcytes de l'urine.*

C'est un spectacle très intéressant que celui des hématies subissant l'étranglement, après l'évacuation de l'urine, sous les yeux de l'observateur. Friedreich est le premier qui ait attiré l'attention sur ce phénomène. On voit les corpuscules rouges biconcaves, ici envoyer de petits prolongements, là rétracter d'autres de ces prolongements déjà formés; on voit les extrémités de ces mêmes prolongements se boutonner et ces boutons se séparer et se détacher du globule. Ces mouvements amiboïdes et cette segmentation des hématies peuvent se prolonger au delà d'une journée après l'émission de l'urine. Pour les constater, il faut un œil attentif; mais si on les a observés, on est tout étonné de la rapidité avec laquelle se produisent ces changements de forme. Friedreich a émis l'hypothèse que les phénomènes que nous venons de décrire ne se produisent que dans les néphrorrhagies et peuvent être utilisés pour le diagnostic différentiel. Personnellement j'ai constaté ces faits cinq fois, dans cinq cas d'hémorrhagies rénales et, ce qui est remarquable, exclusivement pendant l'été.

On reconnaît parfois aux hématies que l'urine est très concentrée quand celles-ci s'atrophient, se garnissent à la surface de nombreux prolongements et dentelures et adoptent la forme déjà si souvent décrite et si connue de la stramoine (pomme épineuse).

Lorsque l'urine entre en fermentation alcaline, les globules rouges sont détruits en peu de temps.

V. Cylindres urinaires ou rénaux. — Sous le nom de cylindres urinaires ou rénaux, on désigne des éléments solides, allongés, à forme cylindrique spéciale, qui ont pour origine les canalicules urinifères du parenchyme rénal; seuls, les cylindres dits épithéliaux constituent des productions creuses tubulaires, les autres cylindres sont pleins; mais les cylindres épithéliaux et les cylindres pleins ont la même signification et la même origine.

Généralement, on ne rencontre de cylindres urinaires dans l'urine que s'il existe en même temps de l'*albuminurie*. Quoi qu'il en soit, ces cylindres constituent un accident pathologique et démontrent avec certitude l'existence de processus morbides dans le parenchyme rénal; ils sont en outre un signe infaillible d'albuminurie d'origine rénale.

Les cas où il se produit une excrétion de ces cylindres par les urines pendant un temps assez long, sans qu'il se développe de l'albuminurie, doivent être considérés comme des raretés; cependant tout récemment encore j'ai traité pour un épanchement péricardique considérable compliquant un rhumatisme articulaire aigu un jeune homme qui élimina pendant plus de huit jours un grand nombre de cylindres hyalins et granuleux, sans que l'urine renfermât trace d'albumine. La diurèse était d'ailleurs abondante et la teinte de l'urine jaune clair. La présence dans l'urine de cylindres hyalins fait partie intégrante du cortège symptomatique de l'ictère, sans qu'il soit nécessaire pour cela qu'il y ait de l'albuminurie (1).

Il est du reste assez fréquent, dans la néphrite confirmée, de constater que la production et l'excrétion des cylindres urinaires se prolonge au delà de la durée de l'albuminurie (plus de deux ans dans un cas observé par moi).

On a créé différents groupes de cylindres urinaires suivant leur aspect extérieur et leur constitution. Les classifications des divers auteurs sont loin de concorder. Nous suivrons dans le présent ouvrage une division qui

(1) Les cylindres de l'urine non albumineuse de l'ictérique rentreraient, d'après Lecorché et Talamon, dans la catégorie des cylindroïdes muqueux de Rovida, et n'auraient aucune importance. (Voyez plus loin, *Cylindres urinaires amyloïdes*.)

présente l'avantage de n'être artificielle à aucun point de vue ; nous décrirons successivement les tubes épithéliaux, les cylindres épithéliaux, les cylindres hématiques, les cylindres hyalins, granuleux, cireux ou colloïdes et amyloïdes.

1. — Les *tubes épithéliaux* sont des productions cylindriques constituées par des cellules épithéliales des canalicules urinifères, ayant conservé en leur centre le calibre de ces derniers et serrés les uns à côté des autres suivant une disposition à peine altérée. Les épithéliums proviennent ordinairement des extrémités terminales des canalicules urinifères (tubes de Bellini) et sont faciles à reconnaître à leur forme arrondie ou globo-anguleuse, à leur ventre cellulaire granulé et à leur noyau relativement gros (fig. 240). Ils sont souvent d'aspect presque normal ; d'autres fois

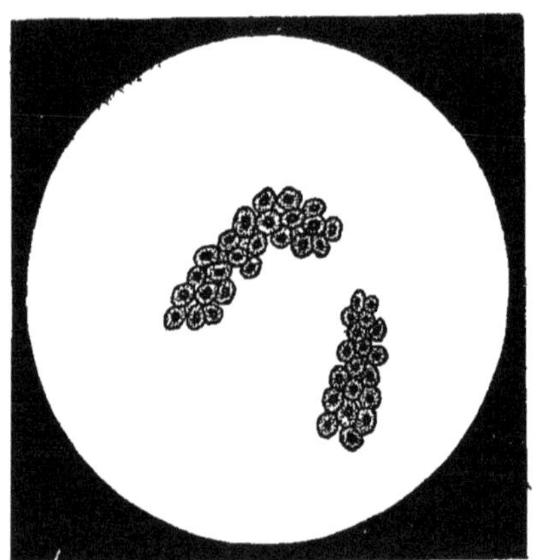

Fig. 240. — *Tubes épithéliaux.*

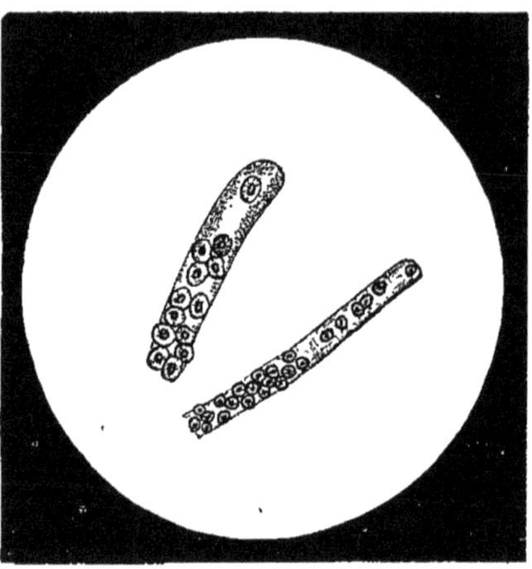

Fig. 241. — *Cylindres épithéliaux*, provenant de l'urin d'un homme de 42 ans, atteint de néphrite aiguë. Gross. 275 diamètres. (Obs. personne lle.)

ils sont remplis en partie de granulations graisseuses ou présentent des traces d'imbibition. On ne diffère guère d'avis sur la genèse des tubes épithéliaux. Il s'agit là évidemment d'une élimination de l'épithélium des canalicules urinifères *in continuo;* aussi est-ce précisément à ce processus morbide intra-parenchymateux que l'on a donné le nom de néphrite desquamative. Cela explique également la forme tubulaire de ces éléments. On sait que les cylindres observés dans la néphrite scarlatineuse présentent les caractères que nous venons de mentionner.

2. — Les *cylindres épithéliaux* sont, comme origine, de même ordre que les tubes épithéliaux. Les deux formes coïncident ordinairement. Il s'agit ici de cylindres solides à aspect hyalin ou granuleux, garnis abondamment à leur surface de cellules épithéliales des canalicules urinifères. Généralement le cylindre central dépasse l'une ou les deux extrémités libres de l'élément (fig. 241), ce qui prévient toute confusion avec les tubes épithéliaux.

3 — Les *cylindres hématiques* se produisent quand, dans le cours de

phlegmasies aiguës du parenchyme rénal, il survient des hémorrhagies un peu notables dans la cavité des glomérules de Malpighi. En ce cas, les globules sanguins sont réunis, dans l'intérieur des canalicules urinifères, par une sorte de tissu interstitiel délicat, en éléments cylindriques solides, balayés après coup par l'urine qui est excrétée ultérieurement (fig. 242). Lorsque ces cylindres restent un certain temps dans les voies urinaires, les

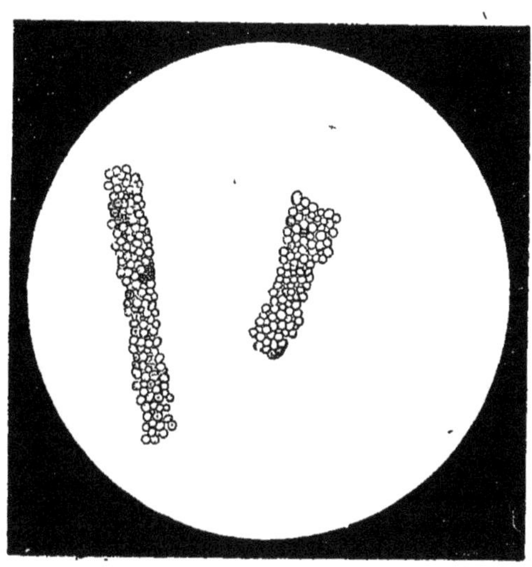

Fig. 242. — *Cylindres hématiques* provenant de l'urine d'un homme de 42 ans, atteint de néphrite aiguë. Gross. 275 diamètres. (Obs. personnelle.)

hématies perdent leur matière colorante et l'on obtient alors des cylindres urinaires constitués par des globules rouges décolorés, lessivés. Il ne faut pas confondre les cylindres hématiques avec les cylindres granuleux ou hyalins présentant à leur surface un nombre plus ou moins considérable de globules rouges adhérents, d'importance secondaire et d'origine accidentelle.

On doit rapprocher des cylindres hématiques, les *cylindres d'hémoglobine*, qui sont formés par des amas d'hémoglobine et se rencontrent dans le sédiment urinaire dans l'hémoglobinurie, souvent à côté de petites gouttelettes ou de petits amas de la même substance.

4. — Les *cylindres hyalins* sont figurés par des éléments cylindriques homogènes, transparents, de longueur, largeur et configuration variables. Quelquefois leur transparence est telle qu'on ne les aperçoit pas sous le microscope avec éclairage central; ils apparaissent dès qu'on ombre un peu le champ visuel. On peut encore éviter toute erreur, en ajoutant à la préparation une solution étendue d'iode ou de violet d'aniline; les cylindres s'assimilent la matière colorante et deviennent ainsi plus visibles. Leur longueur peut atteindre des dimensions extraordinaires; dans un cas d'atrophie rénale, j'ai constaté une longueur de 5 millimètres. Dans certains cas, ils présentent des divisions en fourchette, où l'on reconnaît aisément les ramifications des canalicules urinifères. Leurs flexuosités multiples rappellent également le trajet onduleux de ces canalicules. Parfois leur bord est

légèrement strié, comme s'il s'agissait de dépôts successifs. Leur contour latéral n'est pas toujours rectiligne, mais présente par places des dilatations plus ou moins étendues (fig. 243). On observe également des segmentations

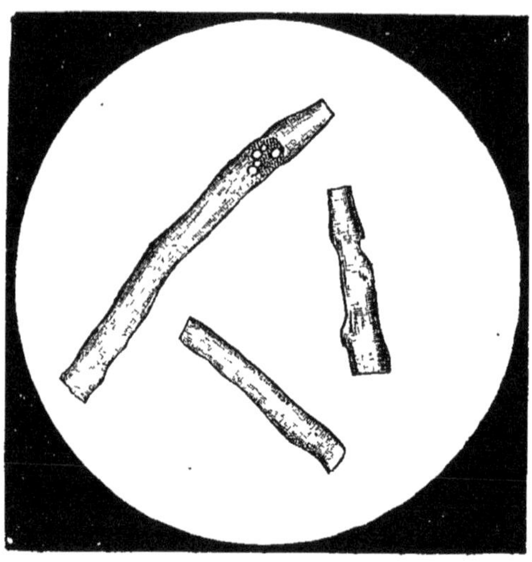

Fig. 243. — *Cylindres urinaires hyalins.* Gross. 275 diamètres. (Obs. personnelle.)

transversales plus ou moins complètes de leur substance. Quant à leur largeur, elle varie avec le lieu d'origine ; elle peut osciller entre 0,01 et 0,05 millimètres.

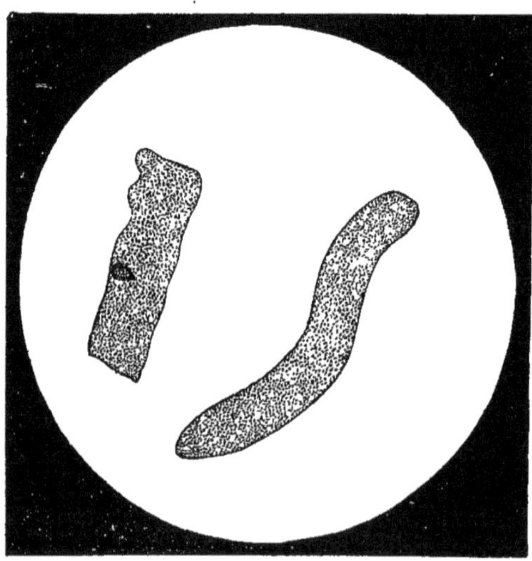

Fig. 244. — *Cylindres finement granuleux.* Gross. 274 diamètres. (Obs. personnelle.)

5. — Les *cylindres granuleux* se distinguent des cylindres hyalins en ce que leur substance n'est pas homogène, mais granuleuse. Les granulations peuvent être d'un diamètre bien variable ; aussi parle-t-on de cylindres finement (fig. 244) et de cylindres grossièrement granuleux (fig. 245). Les

cylindres sont évidemment d'autant plus foncés et opaques que leurs granulations sont plus grossières. Il n'existe pas entre les deux sortes de cylindres de différence originelle ; la diversité de structure dépend plutôt de conditions extérieures fortuites. Même par rapport aux cylindres hyalins, les cylindres granuleux n'offrent point de différence originelle, car si l'on examine une grande quantité de sédiments urinaires, on s'assure bientôt de la fréquence avec laquelle un même cylindre urinaire présente alternativement

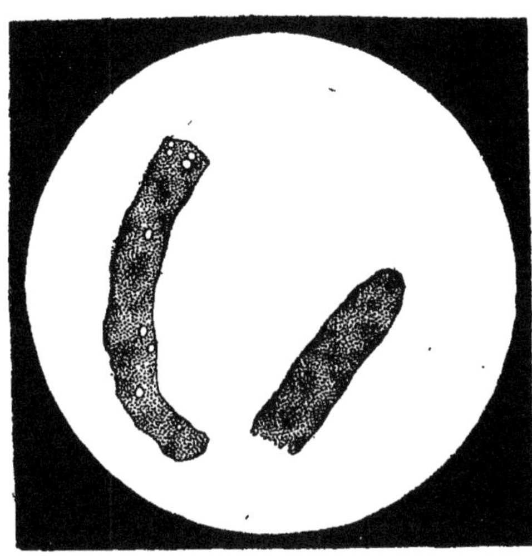

FIG. 245. — *Cylindres grossièrement granuleux* provenant du même sédiment urinaire que les précédents. Le cylindre de gauche renferme des gouttelettes graisseuses. Gross. 274 diamètres.

des points hyalins, des points finement granuleux et des points grossièrement granuleux. Tout ce que nous avons dit des cylindres hyalins peut s'appliquer, somme toute, aux cylindres granuleux.

6. — Sous le nom de *cylindres cireux* ou *colloïdes*, on désigne des cylindres à propriétés réfringentes spéciales et par conséquent d'un éclat mat qui est tout à fait celui de la cire (fig. 246). Parfois ces éléments ont une teinte légèrement jaunâtre. Les cylindres cireux sont remarquables par leur largeur considérable et leur peu de longueur. La largeur peut dépasser le diamètre transverse normal des canalicules urinaires ouverts dans les pyramides. En ce qui concerne leur longueur, on les voit sous forme de segments très courts, divisés et brisés eux-mêmes en plusieurs morceaux.

On trouve les cylindres cireux ou colloïdes surtout dans la dégénérescence amyloïde des reins ; cependant leur présence n'est pas toujours un signe certain de l'existence de cette lésion. Bartels, entre autres, a publié une observation où l'urine contenait pendant la vie de nombreux cylindres cireux, où Colberg en trouva également en quantité, après la mort, dans les canalicules urinaires, et où cependant le parenchyme rénal ne présentait pas trace de dégénérescence amyloïde.

Il faut éviter de confondre les cylindres cireux avec les cylindres amyloïdes qui nous restent encore à étudier. Il est vrai qu'eux aussi offrent la réaction amyloïde, mais non pas d'une façon constante.

7. — Les *cylindres urinaires amyloïdes* sont ceux qui se colorent en brun acajou sous l'influence d'une solution iodurée d'iode, teinte qui devient violette lorsqu'on ajoute de l'acide sulfurique. Une réaction plus commode encore pour déceler la dégénérescence amyloïde est celle qui a été recommandée la première fois pour les cylindres urinaires par Jürgens : une solution de violet d'iode à 1 0/0 colore les cylindres amyloïdes non pas en bleu, mais en rouge vif. Quoique les cylindres cireux offrent souvent la dégéné-

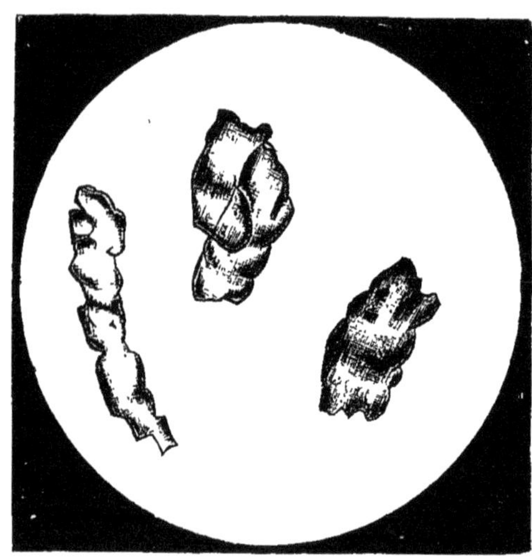

Fig. 246. — *Cylindres urinaires cireux* dans la dégénérescence amyloïde des reins.

rescence amyloïde, il faut se rappeler que tous ces cylindres ne sont pas amyloïdes et que d'un autre côté la dégénérescence amyloïde frappe des cylindres urinaires qui n'appartiennent pas le moins du monde au groupe des cylindres cireux. On ne peut donc se rendre compte de l'état amyloïde d'un cylindre urinaire par le simple aspect ; il faut nécessairement, pour cela, avoir recours à la microchimie. Et en effet, il ressort des recherches de Jürgens, dont nous venons de dire un mot, que les cylindres hyalins eux-mêmes peuvent subir la dégénérescence amyloïde.

Il faut encore faire remarquer que la présence dans le sédiment urinaire de cylindres rénaux amyloïdes ne démontre pas toujours la dégénérescence amyloïde du parenchyme rénal (1). Certaines observations prouvent que des cylindres urinaires offrent cette altération, indépendamment de toute dégénérescence de la substance du rein; cela s'observerait particulièrement quand les cylindres séjournent plus ou moins longtemps dans les canalicules urinaires; ce processus représenterait donc une sorte d'involution sénile des cylindres. Cette hypothèse semble très acceptable depuis les

(1) Voyez plus haut (cellules épithéliales des sédiments urinaires), la note sur les sédiments urinaires dans la dégénérescence amyloïde.

recherches de Friedreich, qui a signalé, en effet, la dégénérescence amyloïde de caillots fibrineux contenus dans une hématocèle.

Par opposition aux cylindres urinaires, on a décrit sous le nom de *cylindroïdes*, des éléments très longs, rubanés et souvent effilochés à leurs extrémités ; il n'y a cependant aucune raison pour les considérer comme des productions spéciales et les séparer du groupe des cylindres rénaux.

Dans la plupart des cas, les cylindres urinaires ne se présentent pas avec la netteté qu'offrent ceux qui sont représentés par nos préparations, choisies à dessein. D'habitude, leur surface est le siège de *dépôts* qui sont formés tantôt de granulations graisseuses (fig. 247, a), tantôt de cellules épithéliales isolées des canalicules urinifères (fig. 247, d), tantôt de globules blancs et

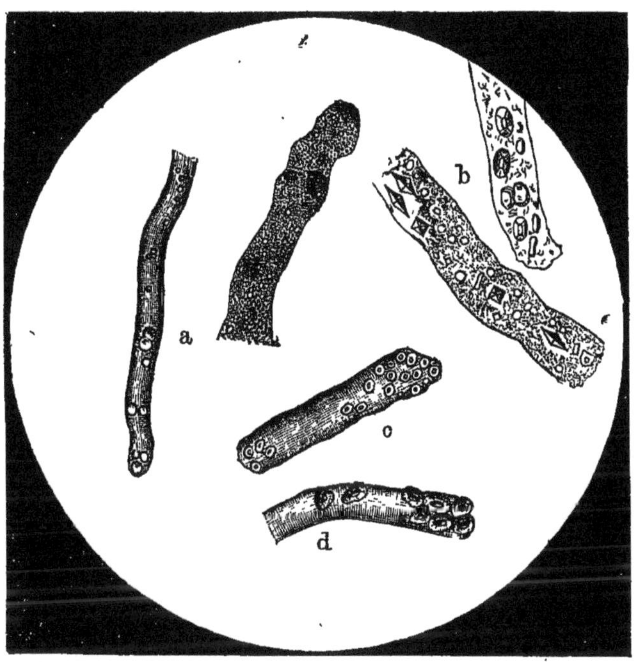

FIG. 247. — *Cylindres urinaires avec dépôts.* Consistant en : a. gouttelettes graisseuses ; b. cristaux d'oxalate de chaux ; c. globules rouges du sang ; d. cellules épithéliales des canalicules urinifères.

rouges, disséminés (fig. 247, c), tantôt de cristaux, d'oxalate de chaux par exemple (fig. 247, b). Parfois il semble que la masse des cellules épithéliales déposées se confonde graduellement avec la substance du cylindre ; ce sont précisément des figures de ce genre qu'on a invoquées pour démontrer que les cylindres urinaires naissent d'une transformation directe de l'épithélium rénal.

Les cylindres urinaires se reconnaissent aisément au microscope et ne prêtent guère à confusion. On a dit qu'il ne fallait pas confondre les cylindres urinaires avec des caillots muqueux, qui, s'il sont revêtus d'urates, peuvent en imposer à un observateur inexpérimenté pour des cylindres granuleux ou adipo-hyalins. En outre, Bence Jones et Nepveu ont décrit, dans des cas de spermatorrhée et d'aspermatisme, des éléments cylindriques hyalins dont ils placent l'origine dans le conduit efférent de l'épididyme, le vas deferens et les vésicules séminales. Toutefois ces cylindres sont aisés à distinguer des cylindres urinaires par leur longueur et leur largeur ; tandis que les cylindres urinaires ont une largeur variant entre 0,01 et 0,066 mill., celle des cylindres génitaux atteint 0,13 à 3,0 mill.

L'absence d'albuminurie et les autres symptômes propres à une affection rénale permettra d'ailleurs sans cela, dans les cas d'aspermatisme ou de

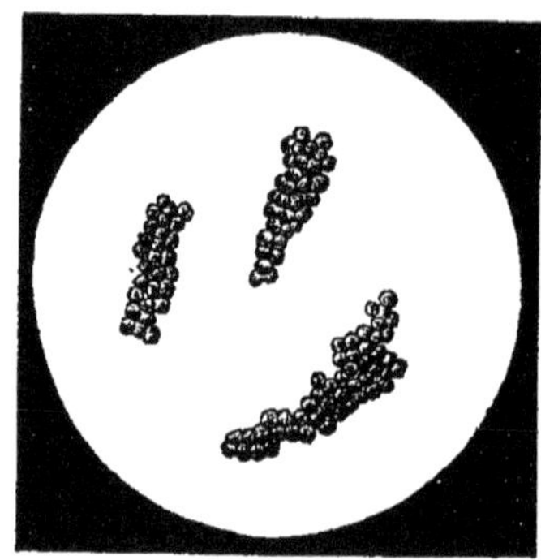

FIG. 248. — *Cylindres d'urate d'ammoniaque* provenant de l'urine d'un nouveau-né. Gross. 275 diamètres.

spermatorrhée, d'édifier le diagnostic différentiel. Chez les nouveau-nés enfin, on rencontre, à côté des cylindres rénaux vrais, des éléments cylindriques composés de petites sphères d'urate d'ammoniaque, unies entre elles par une matière amorphe (fig. 240). Si l'on additionne ces éléments d'une gouttelette d'acide chlorhydrique ou acétique, ils se dissolvent et sont remplacés par des cristaux parfaits d'acide urique.

Valeur diagnostique des cylindres urinaires. — On a essayé à diverses reprises d'utiliser l'aspect et la structure des cylindres urinaires pour le diagnostic anatomique spécial des maladies du rein : les résultats obtenus sont loin de conduire à des résultats certains. Assurément, l'apparition de cylindres hématiques ou de dépôts de globules sanguins sur d'autres cylindres indique l'existence dans le parenchyme rénal d'états phlegmasiques aigus ; de même les cylindres tapissés de granulations graisseuses indiquent la stéatose de la substance du rein et des processus morbides le plus souvent chroniques. L'opinion qui rapporte les cylindres étroits à une atrophie du parenchyme rénal nous semble un peu risquée, car la largeur des cylindres est extrêmement variable et il n'existe aucun point de repère qui permette de dire en quelle partie des canalicules urinifères le cylindre a pris naissance. La signification diagnostique des tubes épithéliaux est toute claire et a été exposée déjà plus haut.

Mode de formation des cylindres urinaires. — Depuis qu'en 1842, Henle a fourni la preuve anatomique que les cylindres urinaires se formaient dans l'intérieur des canalicules urinifères, et de là étaient entraînés mécaniquement dans les conduits excréteurs par l'urine, il ne s'est guère produit de divergences sur le lieu d'origine de ces éléments. Il en est tout autrement pour le *mode de leur production*. Théoriquement, on peut admettre quatre modes de formation. Ou bien le cylindre rénal est une substance coagulée à l'intérieur des canalicules urinifères, substance transsudée directement des vaisseaux sanguins dans ces canalicules ; ou bien il provient d'une transformation des épithéliums, ceux-ci tombant en déliquium et se trouvant remplacés rapidement par des cellules plus jeunes ; ou bien l'épithélium reste intact, mais excrète la substance du cylindre ; ou enfin ces trois différents modes de production se combinent en proportions diverses.

Il est inutile de citer les noms de tous les auteurs qui ont pris part à la discussion et ont tenté d'appuyer leur opinion soit par des observations anatomo-cliniques, soit par des recherches expérimentales. Aujourd'hui, on tend à admettre que les cylindres se forment par l'un ou l'autre des procédés indiqués, sans qu'il soit possible de déterminer à quel mode appartient la prépondérance dans chaque cas particulier. On a tenté de résoudre le problème avec l'analyse chimique ; mais là encore, les résultats n'ont rien donné de décisif. Les recherches si minutieuses de Rovida nous ont appris simplement que les cylindres urinaires étaient constitués par une substance albuminoïde qui ne ressemble ni à la fibrine, ni à la gélatine, ni à la chondrine, ni à la mucine, ni aux substances colloïdes (1).

---

(1) La présence des *cylindres dans l'urine albumineuse* a été signalée pour la première fois par Vigla et Rayer. Ces cylindres furent ensuite bien étudiés par Henle. Celui-ci démontra qu'ils provenaient des tubes urinifères (exsudats tubulaires). De nos jours, les travaux de M. Cornil, le récent *Traité de l'albuminurie* de MM. Lecorché et Talamon ont apporté des documents nouveaux sur la question.

On d'écrit actuellement des cylindres épithéliaux, des cylindroïdes muqueux (Rovidal), des cylindres hématiques, des cylindres granuleux, des cylindres graisseux, des cylindres hyalins, et des cylindres colloïdes.

a) *Les cylindres épithéliaux* proviennent des *tubes droits ou collecteurs;* ils sont composés de petites cellules d'épithélium cubique, disposées en mosaïque. Ils indiquent une irritation catarrhale du revêtement des canaux droits sécréteurs.

b) *Les cylindroïdes de Rovida* sont très minces, très longs, pâles, transparents ; ils sont formés de mucus concrété dans les *tubes collecteurs*, car ils sont longs, grêles et bifurqués à leur extrémité. Ces cylindres n'ont aucune importance ; on peut les rencontrer dans l'urine non albumineuse.

Tout les autres cylindres ont pour origine un exsudat des *tubes sécréteurs*. Non que ces cylindres représentent le moulage des tubes sécréteurs ; ils ne peuvent se mouler en se solidifiant que dans la branche grêle et dans la branche montant de l'anse de Henle ; car si la coagulation se fait dans le tube contouré, l'exsudat ne peut passer, reste en place et s'est désagrégé plus tard. Quoi qu'il en soit, on peut admettre que la constitution des cylindres donne une idée des altérations subies par les parties profondes.

c) *Les cylindres hémorrhagigues* formés de globules rouges et aussi de globules blancs, unis par de la fibrine (cylindres fibrino-hémorrhagiques), indiquent une néphrite aiguë. Constatés dans une urine hématurique, ils fournissent un renseignement utile sur l'origine intra-rénale de l'hémorrhagie.

d) *Les cylindres granuleux, graisseux, granulo-graisseux,* sont des cylindres

VI. **Spermatozoaires.** — Les spermatozoaires sont faciles à reconnaître grâce à leur forme caractéristique. Ce sont des filaments allongés à extrémité antérieure renflée (fig. 249). S'ils ont conservé leurs mouvements, on

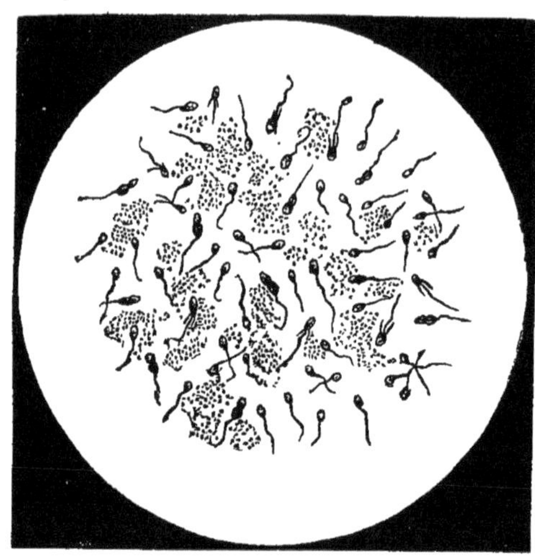

Fig. 249. — *Sédiment urinaire de la spermatorrhée.* Gross. 275 diamètres. (Obs. personnelle.)

les reconnaîtra sûrement. Or ces mouvements peuvent se conserver pendant plus de 24 heures, si l'urine n'est ni trop acide ni trop concentrée. L'urine alcaline les supprime de très bonne heure, mais leur conserve pendant fort

---

sombres, formés de débris de globules rouges, de leucocytes, de cellules épithéliales, ayant subi la désintégration granuleuse ou graisseuse.

e) *Les cylindres colloïdes* ou *cireux* sont des cylindres réfringents, brunâtres ou un peu jaunâtres, ne se dissolvant pas dans l'eau pure ; ils sont brunis par l'acide osmique et colorés en rose par le picro-carmin ; ils sont formés d'une substance qui n'est ni la fibrine, ni la gélatine, ni la chondrine, ni la mucine. M. Cornil a démontré formellement qu'ils sont produits par une sécrétion des cellules des tubes sécréteurs. Ils se forment aux dépens des boules protéiques qu'excrètent les cellules sous l'influence de l'inflammation.

Les cylindres granuleux, graisseux et colloïdes (cylindres protoplasmiques de Lecorché et Talamon), indiquent qu'il y a néphrite avec lésion du revêtement des tubes contournés. Ils s'observent dans toutes les formes du mal de Bright ; mais les cylindres granulo-graisseux sont surtout abondants dans les poussées aiguës, que le rein soit gros ou contracté, et dans les périodes avancées du gros rein blanc.

f) *Les cylindres hyalins* sont pâles, transparents, incolores, à peine brunis par l'acide osmique, nullement colorés par le picro-carmin ; ils sont formés d'une substance protéique qui n'est ni la fibrine, ni la gélatine, ni la chondrine, ni la mucine. Leur origine paraît absolument spéciale ; ils sont dus à une transsudation à travers l'épithélium du plasma sanguin qui se coagule dans les tubes urinifères sous forme de blocs homogènes et incolores. Ribbert, Lecorché et Talamon admettent que cette matière hyaline n'est que de l'albumine transformée par un acide. On peut penser, avec Lecorché et Talamon, que les cylindres hyalins ne sont autre chose que de l'albumine exsudée au niveau du glomérule et devenant partiellement acide au contact des cellules des tubuli. Il s'ensuit que les cylindres hyalins n'ont d'autre valeur que l'albuminurie elle-même et sont en connexion étroite avec les lésions du glomérule.

longtemps leur aspect caractéristique; dans l'urine putréfiée elle-même, Donné les retrouva encore au bout de trois mois. A l'état de repos, les spermatozoaires ont souvent la forme d'un fouet enroulé, leur extrémité caudale entourant l'extrémité céphalique en spirale.

Lorsque la quantité de sperme mêlée à l'urine n'est pas considérable, il faut laisser reposer ce liquide pendant longtemps et examiner avec grand soin les petits flocons blancs que peut renfermer le sédiment. Dans la spermatorrhée, l'urine peut acquérir, par suite de son mélange avec de grandes quantités de sperme, un aspect graisseux et parfois même chyleux. J'ai observé un fait de ce genre à la consultation de Frerichs chez un homme qu'on croyait atteint de chylurie parce qu'il avait vécu longtemps sous les tropiques. Mais au microscope, on trouva dans l'urine un nombre infini de filaments séminaux, accompagnés de spermatozoaires non encore développés et dont les enveloppes étaient plus ou moins intactes (fig. 249). Dans ces sortes de cas, on prétend avoir observé également dans l'urine ce que l'on a appelé des cellules séminales ou kystes séminaux, c'est-à-dire de grosses cellules à noyaux multiples (5 à 12).

Nous avons déjà mentionné précédemment (voyez *Cylindres urinaires*) l'apparition d'éléments cylindriques hyalins dans certains cas de spermatorrhée.

Quant à la valeur diagnostique des spermatozoaires dans l'urine, elle n'a pas besoin d'explications. Cette présence est souvent accidentelle, et peut résulter d'un coït antérieur, de pollution ou d'onanisme. D'autres fois, elle est permanente, et représente une affection indépendante, la spermatorrhée. Un fait digne de remarque, c'est que les urines renferment parfois des spermatozoïdes à la suite d'attaques épileptiques ou apoplectiques et chez les typhiques.

VII. Éléments histologiques. — Dans les dégénérescences tuberculeuses et cancéreuses de l'appareil uropoiétique, le sédiment urinaire renferme quelquefois des éléments histologiques qui sont très importants au point de vue du diagnostic. Il faut cependant éviter d'exagérer la valeur diagnostique du microscope. C'est ainsi que les cellules *caséeuses* ou réellement *tuberculeuses* présentent trop peu de particularités pour être reconnues sûrement comme telles par l'examen microscopique, alors même qu'elles sont réunies en groupes ou en amas. Si, au contraire, à ces cellules viennent se mélanger des fibres conjonctives ou élastiques, le diagnostic de processus ulcéreux des voies urinaires dû à une dégénérescence tuberculo-caséeuse, présente de grandes probabilités.

Les *cellules cancéreuses* isolées ne sont d'aucun secours pour le diagnostic; celui-ci ne devient possible que s'il se détache du foyer primitif pour se mêler à l'urine des masses cancéreuses assez volumineuses et cohérentes.

Dans certains cas, on a constaté dans l'urine de gros lambeaux de parenchyme rénal, notamment dans la pyélonéphrite, la dégénérescence amyloïde et la tuberculose des reins.

Rayer avait déjà signalé la présence de *poils dans les urines, pilimiction*. En dehors de mélanges fortuits, il peut s'agir alors, soit de trichiase de la muqueuse vésicale, soit de la rupture d'un kyste fœtal renfermant des poils. A. Broca a publié récemment un exemple de ce dernier genre, et son observation mérite d'être d'autant plus signalée que le sujet était du sexe masculin et avait éliminé en même temps par les urines des lamelles cartilagineuses.

Nous citerons aussi une observation de Wyss, très intéressante et très importante au point de vue diagnostique : l'urine renfermait des *fibres musculaires striées*, colorées partout par la bile. L'autopsie confirma le diagnostic porté pendant la vie. Il existait, en effet, au niveau de l'S iliaque, des adhérences vésico-intestinales déterminées par un carcinome ulcéré, de telle sorte que le contenu de l'intestin pouvait pénétrer directement dans la vessie.

VII. Entozoaires. — Parmi les entozoaires qui se rencontrent dans les reins ou dans les voies urinaires et dont l'urine peut entraîner des éléments

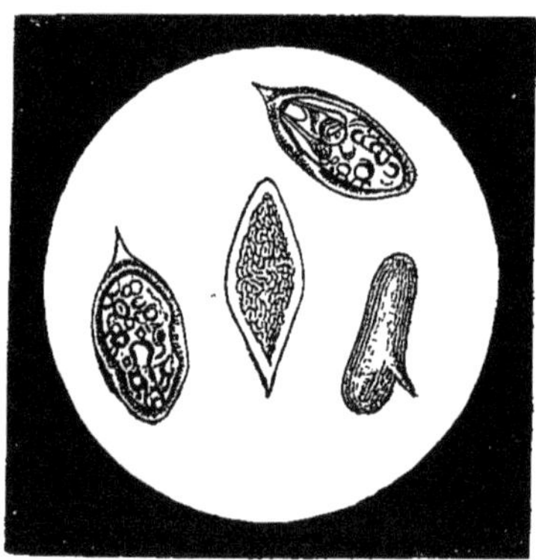

FIG. 250. — *Œufs de distoma hæmatobium*, d'après les figures de BILLHARZ, LEUCKART et MANTEY.

constitutifs utilisables pour le diagnostic, on ne connaît bien que l'échinocoque et le distoma hæmatobium.

En cas *d'échinocoques*, l'urine peut contenir des vésicules, qui atteignent le volume d'un œuf de pigeon. L'expulsion s'accompagne la plupart du temps des symptômes de coliques néphrétiques et peut se prolonger fort longtemps. Dans la Prusse orientale, où la maladie est assez rare, j'ai connu un juriste, qui, pendant des années, élimina de temps en temps par l'urine, des vésicules hydatiques et offrit aux médecins, ses amis, ces vésicules collectionnées par lui. On ne peut guère se tromper à l'aspect d'une de ces poches blanches et transparentes renfermant un liquide limpide comme de l'eau de roche. Tout le monde connaît la tendance de leurs parois à s'enrouler sur elles-mêmes. Leur structure stratifiée spéciale et la présence de têtes d'échinocoques avec un crochet fort distinct préservent de toute erreur (fig. 101, 102, 103).

Le *distomum hæmatobium* ne s'observe que dans les pays chauds, notamment en Égypte. Chez nous, on ne peut s'attendre à le trouver que chez des individus qui ont habité pendant un temps assez long dans les zones torrides. Les œufs de ce parasite se rencontrent le plus souvent dans la vessie, plus rarement dans les uretères ou les bassinets; ils causent des processus ulcéreux et amènent de l'hématurie. Les œufs sont tantôt libres dans le sédiment urinaire, tantôt enveloppés dans de petites nubécules. Ils ont une forme ovalaire, sont longs de 0,12 à 0,13 mill., larges de 0,04 à 0,05 mill. et s'amincissent en pointe à l'une de leurs extrémités ou portent sur le côté un aiguillon aigu (fig. 250).

Tout récemment, Lewis a trouvé dans les urines de la forme parasitaire

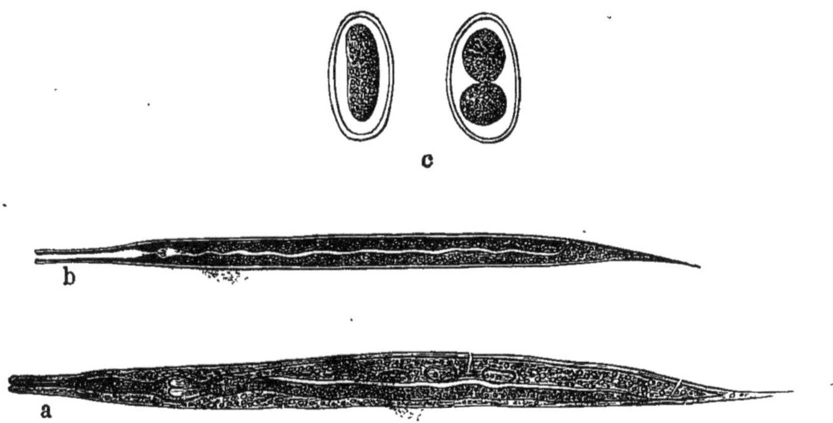

FIG. 251. — *Rhabditis genitalis.* — a. femelle grossie 80 fois; b. individu asexué grossi 120 fois; c. œufs grossis 250 fois, d'après SCHEIBERT. (*Virchow's Archiv.*, vol. LXXXII, tab. VI.)

de la chylurie (forme des tropiques) un nématode qu'il a appelé *filaire du sang humain* (voyez examen du sang).

On a observé à diverses reprises dans l'urine des *rhabditides*. Dans un cas de Schreiber, elles provenaient du canal génital d'une femme et n'étaient que mélangées à l'urine; en revanche, il est probable que dans les observations de Baginsky et de Peiper et Westphal, elles existaient déjà dans les voies urinaires; car elles avaient amené de l'hémoglobinurie et de l'hématurie. Nous reproduisons ci-contre, une figure due à Scheibert (fig. 251).

Signalons en terminant l'évacuation par les urines de *lombrics*, qui avaient pénétré à travers des ulcérations du canal intestinal dans les voies urinaires.

IX. Infusoires. — Dans l'urine alcaline on trouve parfois en abondance un infusoire, que Hassal a décrit le premier sous le nom de *bodo urinarius* et que les zoologistes désignent sous le nom de *cercomonas urinarius*. Cet infusoire consiste en un corps granuleux, ovale ou arrondi de 0,0012 mill. de longueur et de 0,0007 mill. de largeur, portant, à son extrémité antérieure, un, le plus souvent deux et quelquefois trois flagellums (fig. 252). Par de vives ondulations de ces derniers, l'infusoire peut se mouvoir avec une vitesse extraordinaire. Sa multiplication se fait par segmentation.

Dans le mucus vaginal, on trouve un infusoire appelé *trichomonas vaginalis*, qui ressemble en bien des points au bodo urinarius. Comme ce dernier, il est de forme ovale et possède, à son extrémité céphalique, un, deux

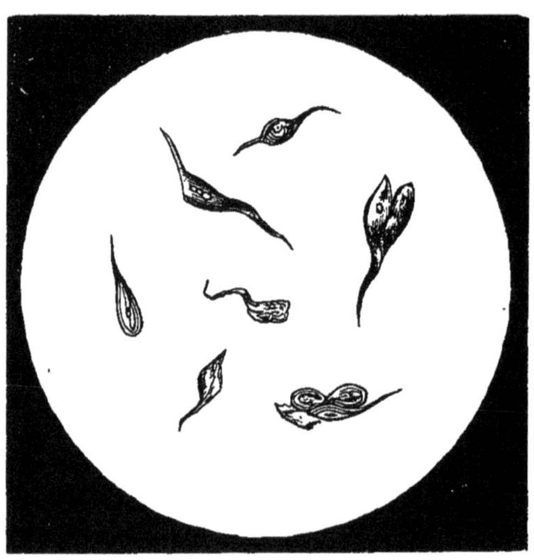

FIG. 252. — *Bodo ou cercomonas urinarius*, d'après HASSAL. *Urine in healt and disease*, etc. Londres, 1863, page 256.

ou trois prolongements flagelliformes, qui servent à sa locomotion. Mais il s'en distingue essentiellement par l'existence à la base de ces prolongements de cils vibratiles constamment en mouvement (fig. 253). Si le mucus vaginal se mélange à l'urine, on trouvera évidemment cet infusoire dans le sédiment urinaire.

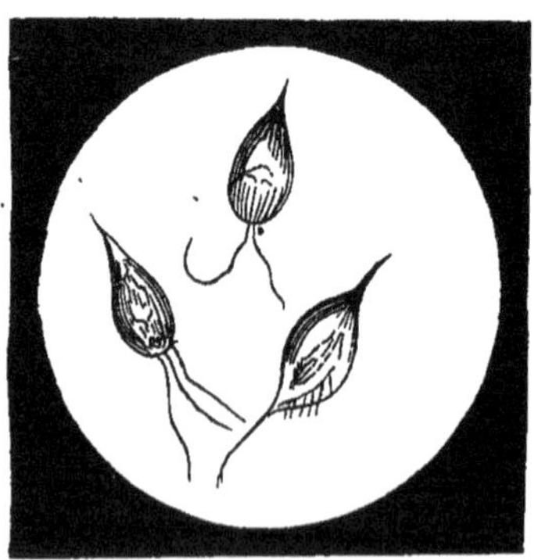

FIG. 253. — *Trichomonas vaginalis*, d'après KÖLLIKER, LEUCKART ; *Parasites humains*, vol. I, p. 145.

X. Champignons. — Dans le sédiment des urines humaines, on peut rencontrer des formes de champignons fort variées. Tantôt on a affaire à des schizomycètes, tantôt à des levûres, tantôt à des mucédinées.

I. — Parmi les *schizomycètes,* il faut ranger ce groupe nombreux d'organismes inférieurs qu'on appelle aujourd'hui des bactéries, ou, s'il s'agit de toutes petites sphérules ou de bâtonnets très fins, micrococcus ou micro-bactéries. La plupart du temps, ils ne pénètrent dans l'urine qu'après son émission et proviennent de l'air ambiant ; mais ils peuvent également être importés dans l'urine par l'introduction dans la vessie de sondes malpropres. Dans l'urine récente et normale, on n'observe point de schizomycètes (Leube). Ceux-ci sont tantôt disséminés dans l'urine, tantôt réunis en chaînettes ou en amas assez considérables. Les bâtonnets bactériens présentent des mouvements propres très nets, qui se distinguent facilement de ce mouvement moléculaire oscillatoire sur place qu'offrent les corpuscules sans vie disséminés dans tout liquide examiné au microscope et qui porte le nom de

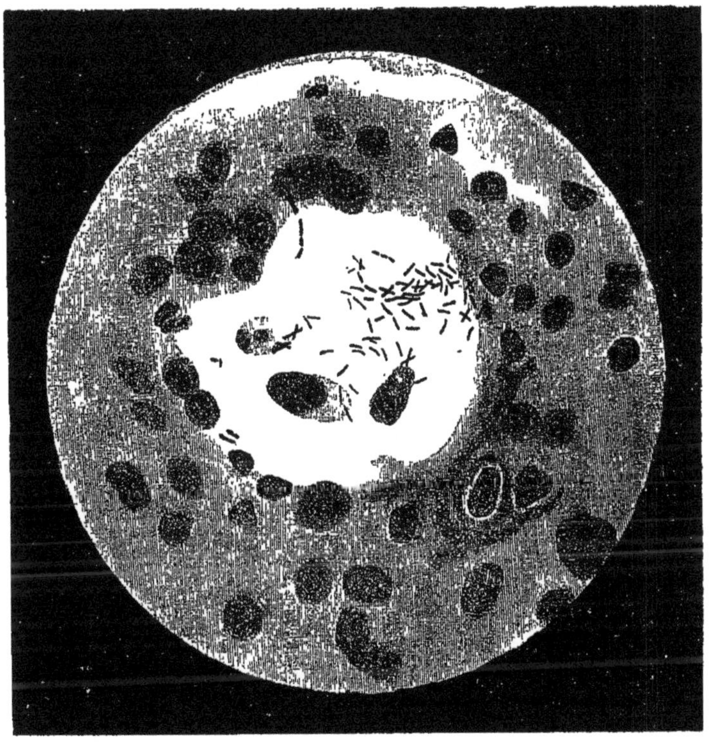

Fig. 254. — *Bacilles de la tuberculose* provenant du sédiment urinaire d'une femme de 30 ans. Préparation colorée avec le bleu de méthyle-fuchsine. Gross. 750 diamètres. Immersion. (Obs. personnelle.)

Brown qui l'a découvert, *mouvement brownien*. Pour les rapports qui existent entre les schizomycètes et les phénomènes de la fermentation urinaire, nous renvoyons le lecteur à l'article : *Réaction des urines*.

Dans ces derniers temps, Kannenberg a trouvé, à la clinique de Leyden, dans les urines récentes de beaucoup de sujets atteints de *maladies infectieuses*, des microcoques, et cela surtout quand ces maladies étaient compliquées de néphrite. Ils étaient tantôt isolés, tantôt en forme de petits biscuits (mono et diplococcus). Pour la fièvre récurrente, Kannenberg constata que les spirilles apparaissaient au début de la fièvre pour disparaître à l'époque de la crise, en sorte qu'ils semblent être en relation intime avec le processus infectieux.

Certes, les observations publiées ne sont pas parfaitement probantes. On rencontre en effet dans l'urine de sujets atteints de diverses maladies infectieuses, des microbes divers dont on n'a pu établir ni la spécificité, ni l'action pathogène.

Dans une observation de *fièvre récurrente* compliquée d'hématurie, Kannenberg a découvert dans l'urine des *spirilles récurrentes.*

Dans le *farcin*, Philippowicz a démontré la présence dans l'urine des bacilles spécifiques ; dans la *tuberculose* miliaire généralisée, on y a trouvé des bacilles tuberculeux. Dans la *fièvre typhoïde*, on a observé à diverses reprises dans les urines des bacilles typhiques ; dans l'*érysipèle* des streptocoques, dans l'*endocardite aiguë et l'ostéomyélite* le staphylococcus pyogenes aureus (R. Neumann). Les reins sains, d'après Flügge et Wyssokowitsch, empêchent les bactéries de traverser les parois vasculaires ; de sorte que l'apparition de ces éléments dans les urines permet de conclure à une lésion rénale.

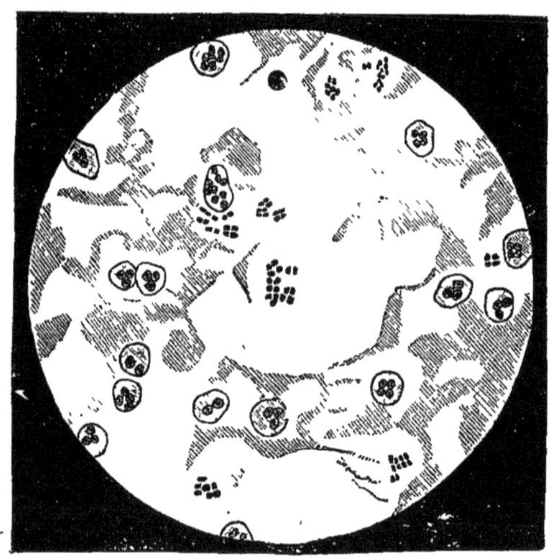

FIG. 255. — *Sarcina urinæ.* Gross. 500 diamètres. (Obs. personnelle.)

La découverte dans le sédiment urinaire de *bacilles tuberculeux* peut être d'une grande importance pour le diagnostic de la tuberculose ulcéreuse de l'appareil uro-génital. L'examen du sédiment se fait d'après le procédé indiqué à la page 321 (fig. 254) ; il faut cependant qu'on laisse au sédiment le temps de se déposer et de s'épaissir le plus possible. Toma a rapporté récemment l'observation d'une femme de 25 ans, dont l'urine contenait des bacilles tuberculeux ; mais ces bacilles provenaient d'un ulcère tuberculeux du museau de tanche ; quant à l'urine évacuée par le cathéter, jamais on n'y trouva de ces éléments.

On n'a pu encore donner d'explication satisfaisante des quelques rares observations de *bactériurie idiopathique* relatées par Roberts, Schottelius, Reinhold. Il s'agit ici d'urines qui renferment, aussitôt émises, d'innombrables schizomycètes, sans qu'on puisse trouver d'autre signe d'infection. Ces urines sont la plupart du temps blanchâtres, louches, et répandent une odeur fade ressemblant à celle du bouillon. La maladie dure assez longtemps sans occasionner de désordres sérieux.

Les *sarcines* ont été observées à différentes reprises dans les urines. Ces sarcines urinaires se distinguent de la *sarcina ventriculi* par leur petitesse. Elles sont représentées par de petits cubes légèrement arrondis et divisés en quatre par deux lignes qui se croisent à angle droit. Les dimensions de ces dés varient entre 0,0008 et 0,0016 mill. (fig. 255) ; tantôt elles sont isolées et peu nombreuses ; tantôt elles forment de larges plaques ou des paquets cubiques et rangés avec symétrie par 4, 8, 16, 32, etc. ; en ce dernier cas, l'ad-

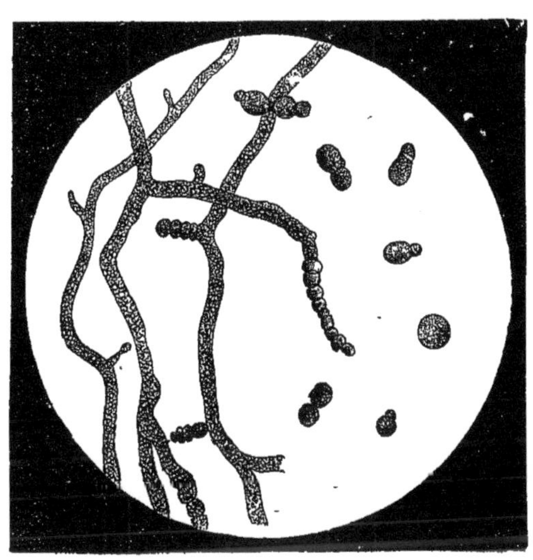

FIG. 256. — *Champignons de la levûre* provenant d'une urine sucrée humaine en voie de fermentation. Gross. 275 diamètres. (Obs. personnelle.)

dition de potasse les dissocie en lames isolées. Leur nombre peut atteindre un chiffre extraordinaire ; dans un cas décrit par Ph. Munk, le sédiment formé par les sarcines représentait environ 1/15 à 1/20 du volume total de l'urine. La sarcine se voit aussi bien dans l'urine alcaline ou neutre que dans l'urine acide ; elle paraît toutefois favoriser la décomposition alcaline de ce liquide. On a quelquefois observé de l'albuminurie concomitante. Ferrier, ayant réussi à développer de nombreuses sarcines dans le sang alcalin renfermé dans de petits tubes en verre, a émis l'avis que la *sarcina urinæ* provenait du sang, d'où elle passait dans l'urine. Cet élément n'a d'ailleurs point de signification diagnostique spéciale.

Dans un cas de diabète sucré, Küssner a trouvé dans l'urine les filaments délicats du *leptothrix* et démontré par le cathétérisme que ce champignon s'était développé dans la vessie. Huber a relaté récemment une observation analogue; seulement les filaments s'étaient développés, en ce cas, dans le sillon préputial et ne s'étaient mélangés à l'urine qu'au moment de la miction.

II. — On observe parfois des *cellules isolées de levûre* dans les urines qui ont séjourné quelque temps à l'air et sont entrées en fermentation acide. Ces cellules ont une forme ovalaire, atteignent à peine la grosseur d'un globule rouge et sont tantôt isolées, tantôt réunies par petits groupes, tantôt enfin rangées en chapelet. Elles sont nombreuses, surtout dans de l'urine sucrée en voie de fermentation ; dans ce cas, leur volume augmente, en sorte qu'elles ne se distinguent plus guère des champignons ordinaires de la levûre, ni par leur forme, ni par leur développement (fig. 256).

III. — Parmi les *mucédinées*, celle que l'on rencontre le plus souvent, est le *penicillium glaucum*, dont les spores arrondies sont volumineuses et colorées parfois en rouge brun par des urates adhérents. Leur mycélium forme un lacis à ramifications nombreuses et compliquées.

CHAPITRE IX

EXAMEN DE L'APPAREIL GÉNITAL

1. — Appareil génital de la femme.

L'exploration de l'appareil sexuel de la femme appartient au domaine de l'obstétrique et de la gynécologie ; aussi nous abstiendrons-nous de traiter ici des méthodes d'investigation propres à ces branches de la médecine. Mais tout praticien doit se familiariser avec elles ; car les occasions sont fréquentes de confondre des affections de l'appareil sexuel de la femme avec des affections d'organes voisins ; celui-là seul sera à la hauteur de sa tâche de médecin, qui n'aura pas une éducation trop restreinte et qui saura mettre en œuvre les procédés usités pour le diagnostic dans toutes les branches de la médecine.

2. — Appareil génital de l'homme.

L'examen de l'appareil génital masculin appartient plutôt à la chirurgie qu'à la médecine. Les deux procédés d'exploration sont l'inspection et la palpation.

L'*examen de la prostate* doit se faire par le toucher rectal. Il faut, en ce cas, tenir compte du volume, de la sensibilité, de la consistance et de l'état de la surface de cette glande. Souvent il faut recourir encore à l'exploration à l'aide du cathéter uréthral.

Les *glandes de Cowper*, lorsqu'elles sont enflammées, sont accessibles à la palpation sous forme de petites tumeurs atteignant la grosseur d'un haricot et situées derrière le bulbe uréthral dans l'espace compris entre le scrotum et l'anus. Si l'inflammation est aiguë, la palpation est douloureuse, et la peau qui recouvre la région est rouge et tuméfiée. S'il y a développement d'abcès, il faut naturellement s'attendre à la sensation de fluctuation.

Le diagnostic du gonflement et de l'hypertrophie des *vésicules séminales* est extrêmement difficile. On ne réussira que rarement, à l'aide du toucher rectal, à sentir ces organes derrière la paroi postérieure de la vessie, immédiatement au-dessus de la prostate, sous forme de petites tumeurs ovales.

Le *testicule*, l'*épididyme*, le *cordon* et le *scrotum* sont directement accessibles à la palpation et en partie aussi à l'inspection.

Il est souvent très important pour le diagnostic d'examiner au microscope les *écoulements du canal de l'urèthre*, ou chez la femme, du vagin et du canal cervical. C'est ainsi que la présence dans le pus de *gonocoques* indique la nature blennorrhagique des sécrétions. La recherche de ces schizomycètes se pratique en portant une petite gouttelette de pus uréthral sur une lamelle de verre et en la recouvrant d'une autre lamelle, de telle sorte que le liquide se répartisse entre elles d'une façon uniforme et en couche très mince. Puis on sépare les deux lamelles de verre et on les flambe, la surface recouverte en haut, jusqu'à dessiccation complète. Alors on verse sur la préparation une goutte d'une solution aqueuse de fuchsine, de bleu de

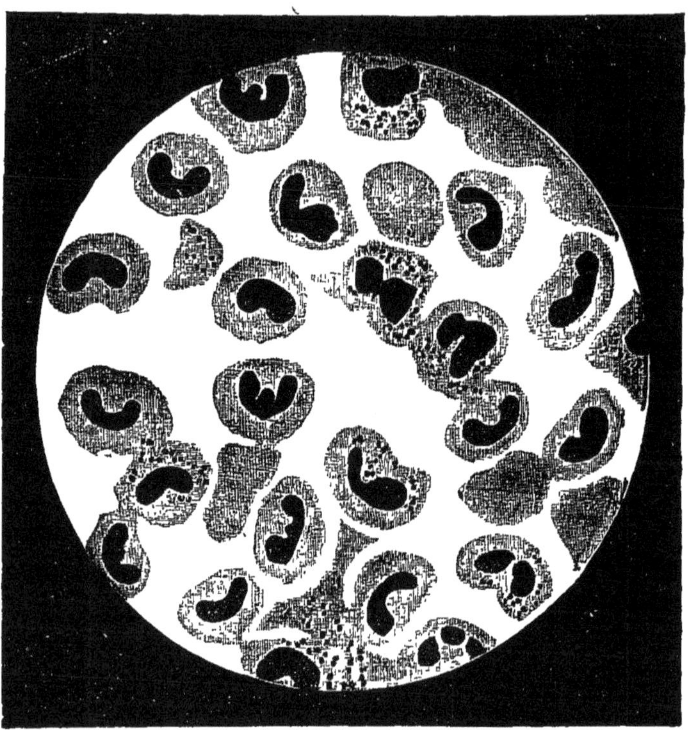

FIG. 257. — *Gonococcus*. Préparation au violet de méthyle. Gross. 740 diamètres. Immersion. (Obs. personnelle.)

méthylène ou de violet de gentiane ; au bout d'une trentaine de secondes, on la passe à l'eau ; on la sèche à nouveau et on place la lamelle sur une goutte de baume de Canada xylolé ou chloroformé, préalablement versée sur une plaque de verre. S'il existe des gonocoques, on aperçoit des microbes de teinte foncée, le plus souvent en forme de biscuit ou réunis en groupes, notamment dans l'intérieur des corpuscules de pus (fig. 257).

L'examen microscopique n'est pas moins précieux pour localiser avec certitude les sécrétions anormales de certaines glandes génitales. La présence de filaments séminaux indique toujours un mélange de sécrétion testiculaire. Quant aux produits prostatiques, ils renferment, outre des cellules rondes, des cellules cylindriques, des corpuscules amyloïdes, du pigment jaune en amas ou en grains, et avant tout des cristaux spermatiques.

Ces derniers se développent quand on additionne la préparation d'une solution à 1 0/0 de phosphate d'ammoniaque, et ressemblent à ce que l'on appelle des cristaux asthmatiques (voyez : *Crachats*). Enfin dans la sécrétion des vésicules séminales, on observe des corpuscules gélatiniformes dont le volume atteint la grosseur d'une lentille; ces corpuscules, dits corpuscules de *Lallemand-Trousseau,* rappellent l'aspect de grains de sagou cuit.

CHAPITRE X

EXAMEN DU SYSTÈME NERVEUX

Dans le diagnostic des affections nerveuses, les méthodes physiques d'investigation jouent un rôle très important. Si ces méthodes n'embrassent pas tout le domaine du diagnostic, elles tiennent pourtant la plus grande place ; c'est ainsi par exemple que l'électro-diagnostic décide souvent du siège et de la nature du mal.

Les désordres qui révèlent les affections du système nerveux se rapportent tantôt à l'appareil moteur, tantôt à l'appareil sensitivo-sensoriel, tantôt à l'appareil nervo-trophique, tantôt à l'appareil vaso-moteur. Disons immédiatement que, dans la pratique, ces désordres sont le plus souvent associés entre eux.

A. — TROUBLES MOTEURS. — PARALYSIES

Parmi les troubles moteurs qui sont du ressort des méthodes physiques d'exploration, nous avons à considérer presque exclusivement les akinésies, que l'on divise en paralysies et en parésies, suivant qu'il s'agit d'une suppression complète ou partielle de la motilité. Les autres troubles moteurs, tels que convulsions toniques et cloniques, contractures, tremblements, désordres de coordination, etc., sont généralement accessibles à un examen direct, sans qu'il soit besoin d'appareils de physique particuliers.

I. Diagnostic des paralysies. — Le diagnostic d'une *paralysie* est le plus souvent facile ; les muscles paralysés sont impuissants à remplir leurs fonctions. Voici un individu dont les muscles innervés par le radial sont paralysés : sa main, le bras étant horizontal, pendra fléchie et demeurera telle, alors même qu'on engage le malade à l'étendre. Un autre, dont le biceps brachial sera paralysé, se déclarera incapable de plier le coude. Un troisième, atteint de paralysie faciale, ne pourra rire du côté malade, ni modifier les traits de ce côté, etc. En d'autres termes, la suppression totale des fonctions de certains muscles indique une paralysie de ces muscles, en supposant, bien entendu, qu'il n'existe point d'obstacles mécaniques, tels que raideur articulaire ou que le malade ne recule pas devant certains mouvements en raison d'affections douloureuses de l'appareil moteur.

II. Topographie des paralysies. — L'étendue et surtout la *répartition de la paralysie* permettent de poser des conclusions diagnostiques importantes.

Si la paralysie frappe un *domaine musculaire innervé par un nerf unique*, cela signifie en général que la cause pathologique doit être cherchée du côté du tronc nerveux périphérique.

En cas de paralysie d'une extrémité, *monoplégie*, il faudra attribuer à la cause de la lésion un siège plus central, du côté du plexus ou en un point où les troncs nerveux ne se trouvent pas encore séparés par de grandes distances.

Lorsque deux extrémités symétriques sont paralysées, il y a *paraplégie*. Celle-ci dépend presque toujours d'affections de la moelle épinière, car, vu le peu de surface de la coupe transversale de cette dernière, il suffit de foyers relativement petits pour donner lieu à des paralysies bilatérales.

C'est l'opposé pour les paralysies cérébrales. Dans les cas typiques, celles-ci sont précisément caractérisées par de l'*hémiplégie*, où les nerfs du bras, de la jambe et de la face (ce dernier le plus souvent seulement dans ses rameaux labiaux et géniens) sont paralysés du côté opposé au foyer pathologique.

Ce serait toutefois une grosse erreur de croire qu'il n'y a point d'exceptions aux règles que nous venons de poser. Ces exceptions ne sont même pas très rares. Il y a tout d'abord des paralysies musculaires qui ne dépendent pas le moins du monde d'une lésion nerveuse ni d'une névrose, mais qui sont dues à une affection de la substance musculaire elle-même — *paralysies myopathiques*. Il n'est pas extrêmement rare non plus que des hémorrhagies ou des phlegmasies médullaires circonscrites, au lieu de paralyser les nerfs des deux extrémités homologues, n'entravent les fonctions que de certains de ces nerfs ou même de quelques-uns seulement d'un même membre. Il arrive également en cas de *lésion unilatérale de la moelle* sise assez haut que le bras et la jambe sont paralysés du côté lésé; seulement, contrairement à ce qui se passe dans l'hémiplégie cérébrale, le nerf facial demeure intact et il survient, en outre, des troubles spéciaux de la sensibilité, à savoir de l'hyperesthésie du côté paralysé et de l'anesthésie du côté sain. On n'ignore pas non plus qu'en cas de lésions cérébrales, il se produit parfois des *paralysies alternes* (Gubler). Ainsi, dans les maladies de la partie postérieure du pont de Varole, le facial est paralysé du côté malade, les membres supérieur et inférieur au contraire du côté opposé. Dans les lésions des pédoncules cérébraux, il arrive que l'oculo-moteur est frappé du côté lésé, les extrémités et le nerf facial au contraire du côté sain. Ces paralysies alternes se produisent toutes les fois qu'un foyer morbide crée l'incapacité fonctionnelle des nerfs crâniens par une lésion périphérique et celle des nerfs des extrémités par une lésion centrale, c'est-à-dire située au-dessus de la décussation pyramidale. Il existe également des observations de paralysies d'origine cérébrale ayant frappé un département nerveux unique (1).

---

(1) Bien que l'étude des localisations cérébrales ne rentre pas dans le plan de ce livre, nous rappellerons brièvement ce que l'on sait des *centres moteurs*.

D'après le dernier mémoire de MM. Charcot et Pitres, les seules localisations motrices bien établies pour l'*écorce* cérébrale sont les suivantes :

A l'extrémité inférieure de la frontale et de la pariétale ascendantes se trouve le

III. Paralysies flaccides et paralysies spasmodiques. — On distingue deux formes de paralysie, la *paralysie flaccide* et la *paralysie spastique*. On reconnaît l'existence de l'une ou de l'autre de ces formes en imprimant des mouvements passifs aux parties paralysées ; tandis que dans la paralysie flaccide, les membres se laissent mouvoir en tous sens sans offrir la moindre résistance, la paralysie spastique offre des obstacles insurmontables, ou qu'on ne peut souvent vaincre que par la violence. Cette paralysie spastique reconnaît deux causes : tantôt il s'agit de contractures permanentes des muscles paralysés eux-mêmes ; tantôt de contractures de leurs antagonistes non lésés.

IV. Diagnostic des parésies. Dynamomètre. — Dans la *parésie musculaire*, on n'observe point de suppression complète des fonctions musculaires, mais simplement un degré plus ou moins élevé de faiblesse musculaire. Celle-ci se reconnaît au peu de résistance qu'opposent les muscles ou les groupes

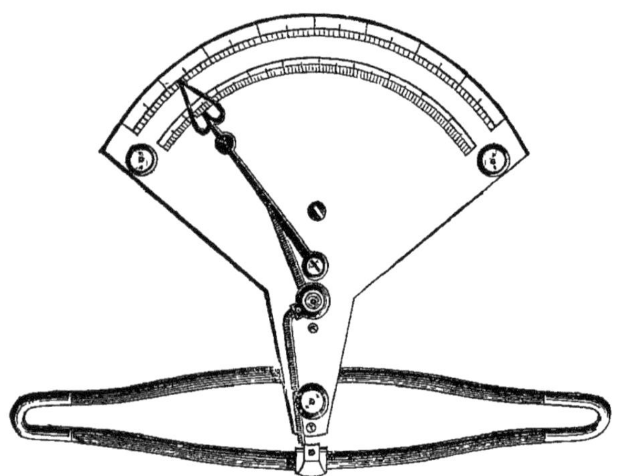

FIG. 258. — *Dynamomètre de Régnier.*

musculaires à un obstacle créé ou au peu d'énergie qu'ils développent pour accomplir le mouvement exigé. S'agit-il par exemple d'une parésie du triceps brachial et engage-t-on le malade à étendre l'avant-bras, alors que l'observateur le maintient en flexion, le mouvement réclamé est pratiqué très incomplètement. Lorsque ce sont les fléchisseurs des doigts qui sont

---

centre des mouvements de la partie inférieure de la face (facial inférieur) et de la langue (hypoglosse).

Dans la partie moyenne de la frontale ascendante, empiétant un peu sur la pariétale ascendante, se trouve le centre des mouvements du membre supérieur.

Dans la partie supérieure des circonvolutions frontale ascendante et pariétale ascendante, et au niveau du lobule paracentral, se trouve le centre des mouvements du membre inférieur.

On comprend, par suite, qu'une lésion destructive limitée à un de ces centres puisse donner lieu à une paralysie également limitée au segment commandé par ce centre. Il est du reste bien entendu que cette paralysie est croisée.

parésiés, le serrement de mains est très peu énergique, etc... Pour déterminer le degré de la parésie, on recommande l'usage du dynamomètre. Cet instrument consiste en ressort muni d'une échelle graduée avec aiguille, qui donne le degré de la force avec laquelle on a pratiqué une traction ou une pression sur le ressort de l'appareil (fig. 258). Il ne faut pas se laisser tromper par l'exactitude apparente des chiffres. Alors même qu'il s'agit de parésie unilatérale et qu'on dispose de points de comparaison, ces chiffres ne méritent confiance que jusqu'à un certain point. Il faut d'abord savoir se servir de l'instrument; puis, chez la plupart des individus, les muscles du côté droit ont plus d'énergie que ceux du côté gauche; enfin les chiffres sont soumis à des variations individuelles. Or, il n'arrivera que rarement qu'on ait déterminé la force dynamométrique individuelle avant la maladie et qu'on dispose ainsi d'un véritable point de comparaison.

V. Modifications des réflexes dans les paralysies. — Pour se rendre compte du siège des causes de la paralysie, *l'état des mouvements réflexes* est, dans bien des cas, d'une importance majeure. Il faut distinguer ici avec soin les réflexes cutanés, muqueux et tendineux. Les mouvements réflexes sont tantôt intacts, tantôt exagérés, tantôt affaiblis ou supprimés. L'exagération de l'excitabilité réflexe se reconnaît à ce qu'il suffit d'irritations légères pour engendrer les mouvements réflexes, qui sont dans ce cas extrêmement vifs et s'irradient souvent sur un territoire voisin, ou sur le territoire symétrique. On observe le contraire quand l'excitabilité réflexe est diminuée.

Parmi les *réflexes cutanés*, nous signalerons en premier lieu le *réflexe plantaire*. Tout le monde a pu constater sur soi-même qu'en touchant, en chatouillant, en piquant la plante du pied ou en y appliquant un corps chaud ou froid, en un mot en l'irritant, il se produit un mouvement réflexe, consistant, suivant le degré d'irritation ou d'irritabilité, en flexions et extensions des orteils ou de tout le pied, ou encore de mouvements de flexion et d'extension de la jambe et même de la jambe et de la cuisse en même temps. Si le sujet s'attend à l'excitation, il peut jusqu'à un certain point supprimer le réflexe par la volonté. Tel est le réflexe plantaire.

Dans le groupe des réflexes cutanés, il faut ranger également le *réflexe testiculaire*. En passant sur la face interne de la cuisse un corps à arête vive (ongle, manche de marteau) et en irritant ainsi les téguments, on voit tout d'abord le testicule du côté correspondant, puis, si l'irritation est augmentée, celui du côté opposé, se rétracter vivement et remonter vers l'anneau. La même chose se produit si, à un travers de main au-dessus du condyle interne du fémur, on comprime le grand nerf saphène, entre le couturier et le vaste interne.

Les *réflexes abdominal*, *fessier* et *lombaire* consistent en une violente contraction des muscles de ces régions, se traduisant par une rétraction visible de ces dernières, sous l'influence de frictions de haut en bas sur la peau du ventre, des fesses ou des lombes. L'irritation de la peau de l'espace interscapulaire provoque également un mouvement de l'omoplate — *réflexe scapulaire*.

Le *réflexe mammaire*, provoqué par le frottement de la peau du mamelon, détermine une contraction des muscles lisses cutanés et par suite une corrugation plus forte de l'aréole et une saillie plus considérable du mamelon,

En ce qui concerne la *signification diagnostique des réflexes cutanés*, disons tout d'abord que dans les paralysies centrales récentes, ces réflexes manquent du côté lésé. Si donc il s'agit de sujets privés de connaissance, en état d'apoplexie, chez lesquels on suppose une paralysie centrale, on reconnaîtra le côté lésé à l'absence des réflexes cutanés. A un stade ultérieur du mal, les réflexes cutanés reparaissent, il est vrai ; mais ils restent plus faibles que du côté sain.

A côté des réflexes cutanés, nous trouvons, en relation intime avec eux, les *réflexes muqueux*, qui sont également de grande importance pour le diagnostic. Parmi eux, nous citerons les réflexes conjonctival et sclérotical qui se traduisent par une occlusion pathologique des paupières, si l'on touche les organes en question. La muqueuse nasale est le siège du réflexe sternutatoire, qui se produit en cas d'irritation chimique ou mécanique de la pituitaire. Quant au réflexe pharyngien, il se produit à la suite de l'irritation de la base de la langue, de la muqueuse du pharynx ou de l'œsophage. Les quintes de toux doivent être comptées au nombre des réflexes muqueux dus à l'irritation de la muqueuse du larynx, de la trachée, des bronches, souvent aussi du conduit auditif externe, des plèvres, de l'estomac, du foie et de la rate. Ces réflexes font défaut quand il y a interruption de la voie nerveuse périphérique ou du circuit réflexe.

Parmi les *réflexes tendineux*, le réflexe rotulien mérite une étude spéciale. Pour le provoquer, on place le malade dans le décubitus dorsal et on lui dit de mettre une de ses jambes sur l'autre ; à l'aide d'un marteau à percussion, on donne un coup sec et énergique sur le tendon rotulien au-dessous de la rotule. On peut encore élever un peu la jambe du sujet en plaçant la main gauche dans le creux poplité, le genou étant mi-fléchi ; ou bien le malade s'asseoit sur le bord du lit en laissant pendre les jambes. Enfin on peut encore l'engager à fermer fortement le poing ou serrer la main de l'observateur. Au lieu du choc avec le marteau de percussion, on peut se servir, pour irriter le tendon rotulien, du déplacement brusque de haut en bas de la rotule. Dans tous les cas, il faut que les extenseurs de la cuisse soient dans le relâchement, pour que le réflexe rotulien puisse se produire. Quand la réalisation de cette condition rencontre des difficultés, Jendraszik recommande au malade de joindre et de serrer les mains fortement l'une contre l'autre ou encore de saisir et de serrer la main du médecin. Alors, il y a relâchement instinctif du quadriceps femoris et production plus facile du réflexe rotulien. Ce réflexe se manifeste par des contractions des extenseurs de la cuisse et des soulèvements consécutifs (un ou plusieurs) de la jambe du côté irrité. Lorsqu'il y a exagération du réflexe rotulien, de légères irritations suffisent pour déterminer des contractions musculaires réflexes, qui, en outre, sont plus nombreuses et plus énergiques. *Le défaut de réflexe rotulien est l'un des signes les plus constants et les plus précoces du tabes dorsal* (signe de Westphal).

Le réflexe du tendon d'Achille s'observe quand on percute ce tendon, la jambe élevée et dans l'extension, le pied en demi-extension. Si ce réflexe existe, on verra la musculature correspondante entrer en contraction à chaque choc et produire une ou plusieurs flexions dorsales du pied. C'est surtout quand il y a exagération de ce réflexe que l'on constate, en saisissant le pied d'une main sous le talon et de l'autre par les orteils et en lui faisant exécuter une flexion dorsale brusque, que la tension mécanique du tendon d'Achille engendre des secousses musculaires réflexes, qui s'exagèrent de plus en plus, parce qu'il y a renouvellement incessant de l'excitation. Ce phénomène porte encore le nom de *clonus pedis*. Si pendant l'état de clonus, on provoque rapidement une flexion plantaire du gros orteil, on réussit presque toujours à supprimer le clonus.

Un réflexe tendineux moins important au point de vue du diagnostic que ceux signalés jusqu'ici, est le *réflexe tricipital*. En plaçant le bras plié à angle droit sur la poitrine et en percutant la partie inférieure du tendon tricipital, chaque coup, chez l'individu bien portant, sera suivi de légers mouvements d'extension de l'avant-bras. Il en est de même pour les tendons du biceps brachial, des fléchisseurs et des extenseurs de l'avant-bras.

Bevor et de Watteville ont attiré l'attention sur le *clonus du maxillaire inférieur* que l'on peut engendrer par la traction sur cet os opéré par la pression des doigts sur l'arcade dentaire inférieure.

Sous le nom de *contraction paradoxale*, Westphal a décrit un phénomène consistant en une contraction du tibial antérieur avec sallie de son tendon sous la peau, consécutive à la flexion dorsale du pied, de telle sorte que ce dernier demeure quelque temps dans la position donnée, alors même qu'on a retiré la main. On observe quelquefois des faits analogues sur d'autres muscles.

Les *réflexes aponévrotiques et périostiques* sont analogues aux réflexes tendineux. En percutant par exemple l'extrémité inférieure du cubitus, il se produit la plupart du temps par voie réflexe des secousses du triceps et du deltoïde ; tandis que la percussion de l'extrémité inférieure du radius amène à sa suite des mouvements de flexion du bras ou des mouvements de supination.

Pour bien apprécier la *valeur diagnostique des réflexes tendineux*, il faut se rendre un compte très exact de leur genèse. Ils sont dus évidemment à ce que l'irritation mécanique est transmise à la substance grise de la moelle par des filets nerveux centripètes et par l'intermédiaire des racines médullaires postérieures ; de là elle se propage aux cellules motrices des cornes antérieures, suit le trajet des racines antérieures et arrive, par les voies motrices périphériques, aux muscles dont elle produit la contraction. D'où il résulte que les réflexes tendineux seront diminués ou supprimés, lorsqu'il existe des affections des voies périphériques centrifuges ou centripètes, des racines antérieures ou postérieures de la moelle, ou encore des altérations destructives de la substance grise médullaire. Toute lésion du circuit réflexe indiqué peut produire des modifications dans les réflexes tendineux.

Cependant les mouvements réflexes ne dépendent pas seulement de l'état de ce que nous appelons le circuit réflexe spinal, mais sont encore en rapport avec l'encéphale. Cela est démontré par certains réflexes cutanés que l'on peut supprimer jusqu'à un certain degré par l'influence de la volonté, comme le réflexe plantaire. Il faut donc qu'il y ait des organes nerveux dont les fonctions consistent à modérer les réflexes. Lorsque la moelle échappe au pouvoir de ces organes, il se produit de l'exagération des réflexes. Rien de plus facile à constater que ce fait, surtout pour les réflexes cutanés, dans le cas où, en un point quelconque, la moelle épinière a subi une interruption transversale, que ce soit par compression, plaie, inflammation ou autrement. Mais lorsque l'affection médullaire, d'abord circonscrite, descend graduellement, l'exagération des réflexes disparaîtra, dès que le circuit réflexe sera interrompu dans la substance médullaire elle-même. L'exagération des réflexes tendineux se produit dans maintes affections de la moelle, *surtout dans celles qui lèsent le faisceau pyramidal.* Nous citerons particulièrement la sclérose latérale amyotrophique et la dégénérescence secondaire du faisceau pyramidal.

Au même rang que l'état des réflexes, nous trouvons l'état des pupilles et celui des fonctions vésicales et rectales.

VI. État des pupilles dans les paralysies. — Très souvent les *pupilles* sont inégales ; ou bien, elles présentent un rétrécissement ou une dilatation extraordinaires. Ces phénomènes peuvent se produire dans les maladies de l'encéphale, de la partie supérieure de la moelle cervicale, ou du sympathique, car toutes ces parties sont en relation étroite avec l'innervation pupillaire. Il faut se rappeler aussi que l'oculo-moteur commun et le sympathique sont des antagonistes fonctionnels ; car l'irritation du premier, engendre ce qui fait naître la paralysie du second, c'est-à-dire le rétrécissement des pupilles ou myosis ; tandis que la paralysie de l'oculo-moteur et l'excitation du sympathique s'accompagnent de mydriase. Une très forte contraction pupillaire fait partie du cortège symptomatique de certaines maladies chroniques et des plaies de la moelle (myosis spinale).

Il faut accorder une attention spéciale aux modifications pupillaires réflexes. On sait qu'à l'état normal la pupille se rétrécit à la lumière, ce dont on s'assure le mieux en plaçant le malade devant une fenêtre et en l'engageant à regarder au loin, pendant que de la main on recouvre les deux yeux pour l'enlever brusquement à un moment donné. Il est nécessaire, en ce cas, que le malade évite, au moment où on lui démasque la vue, de regarder le médecin, car les modifications de perspective ou, en d'autres termes, l'activité accommodatrice de l'œil, influent également sur l'état des pupilles, celles-ci se rétrécissant lorque le sujet fixe des objets rapprochés. De cette manière, on constate que dans certaines maladies des centres nerveux, et surtout dans le tabes dorsal où ce signe est constant et précoce, il existe de la rigidité pupillaire réflexe qui se manifeste par l'absence de modifications des pupilles à la lumière ; mais les pupilles ont conservé leurs mouvements pour l'accommodation (signe d'Argyll Robertson. La dilatation pupillaire fait également défaut sous l'influence de vives irritations sensitives.

VII. Troubles de la vessie et du rectum dans les paralysies. — Les *troubles fonctionnels de la vessie et du rectum* se produisent avec leur maximum de fréquence dans les affections médullaires, notamment quand la lésion a frappé entre autres le segment lombaire où résident les centres spinaux qui régissent la musculature des organes en question. En ce qui concerne la vessie, on observe tout d'abord de la rétention d'urine, et plus tard de l'incontinence ; cela ne veut pas dire qu'à ce moment la vessie se vide entièrement; au contraire, malgré l'écoulement incessant des urines, elle semble le plus souvent fortement distendue, parce que le *detrusor vésical* paralysé est impuissant à réaliser une évacuation complète, *ischurie paradoxale.*

L'étude de l'excitabilité des muscles paralysés possède une grande valeur diagnostique ; nous étudierons successivement l'excitabilité mécanique et l'excitabilité électrique.

VIII. Excitabilité mécanique des nerfs et muscles paralysés. — De *l'excitabilité mécanique des nerfs et muscles paralysés* on sait fort peu de chose. En frappant énergiquement avec le marteau un ventre musculaire, il se produit d'abord à l'endroit choqué une contraction locale, qui se manifeste à l'œil sous forme d'une petite saillie musculaire (myoœdème). Cette saillie disparaît très vite. Dans certaines circonstances pathologiques, par exemple dans certaines paralysies qui s'accompagnent d'atrophie dégénérative, l'excitabilité mécanique est exagérée et se traduit par ce fait que des irritations très faibles suffisent pour provoquer une contraction musculaire représentée souvent par un spasme assez indolent, mais persistant très longtemps. Cette exagération, soit dit en passant, coïncide avec l'augmentation de l'excitabilité électrique du muscle par rapport au courant galvanique.

L'expérience journalière nous apprend que des excitations mécaniques, telles qu'un coup sur un nerf périphérique, sont suivies de contractions musculaires. L'exagération de l'excitabilité mécanique des nerfs périphériques a été observée dans la *tétanie.*

IX. Excitabilité électrique des nerfs et muscles paralysés. — Pour l'utilisation diagnostique de *l'excitabilité électrique*, il faut se servir à la fois du courant faradique et du courant galvanique et explorer séparément les muscles et les nerfs correspondants. Dans tous les cas, il faut considérer les modifications de l'excitabilité quantitatives (augmentation ou diminution de l'excitabilité électrique) et qualitatives (réaction de dégénérescence).

Pour l'exploration électrique des nerfs ou des muscles, il faut, outre la technique électrique, connaître certains rapports anatomiques des régions à examiner. En ce qui concerne les muscles, Duchenne de Boulogne a montré qu'il est des points déterminés où leur contraction est plus facile et plus complète; ces points ont été appelés *points moteurs.* Pour le siège des plus importants d'entre eux, voir les figures 259-264. Ziemssen a montré qu'ils correspondent aux points où les nerfs pénètrent de la surface dans le muscle, ou du moins sont situés très superficiellement. Tout nerf a aussi ses points moteurs, en ce sens qu'il est plus facile à irriter aux points où il est très superficiel et accessible à l'action des électrodes. Il est naturellement très important de tomber juste sur ces points et de les utiliser pour l'exploration électrique.

La *diminution de l'excitabilité électrique* par rapport au *courant faradique* se traduit, aussi bien pour les muscles que pour les nerfs, par ce fait qu'il faut des courants plus forts pour produire des secousses musculaires, ou encore qu'étant donnée une certaine énergie du courant ces secousses sont extraordinairement faibles. Les conditions sont les mêmes pour l'essai avec le *courant galvanique*. Il faut en ce cas une somme d'éléments plus considérable pour provoquer la contraction musculaire, ou bien celle-ci est très faible avec un nombre d'éléments déterminé.

Dans l'exploration électrique, la recherche est fort simple, lorsque les lésions sont unilatérales et qu'on trouve dans les parties homologues demeurées saines un point de repère pour la comparaison. Il en est autrement lorsque la lésion est double ; la constatation par voie directe de la diminution de l'excitabilité électrique ne serait alors possible que si les appareils étaient tous de force égale et de plus si pour chaque nerf il existait un degré d'excitabilité unique pour tous les individus. Or, ces deux conditions n'existent pas. En ce qui concerne la dernière surtout, il faut savoir que la résistance électrique de la peau varie avec les divers individus dans les zones symétriques du corps, de telle sorte qu'il faut toujours tenir compte de cette résistance. De là une première loi : s'assurer d'abord des conditions de résistance des téguments ; on y arrive à l'aide d'un courant constant et d'un galvanomètre absolu, avec lequel, en usant du même chiffre d'éléments (le mieux est d'en employer 10), on détermine sur les différentes zones tégumentaires les résistances cutanées par les déviations de l'aiguille du galvanomètre. Si alors, en tenant compte de ce facteur, on fixe, d'après le procédé de Erb, l'excitabilité électrique, par exemple, du rameau frontal du facial pour les muscles sourcilier et frontal, du rameau du nerf accessoire pour le trapèze, du cubital au-dessus du pli du coude, et du péronier au-dessus de l'extrémité supérieure du péronier, au niveau du creux poplité, on obtient une série de chiffres dont les rapports sont toujours les mêmes ; à l'état morbide, on peut déduire aisément une diminution de l'excitabilité électrique du dérangement apporté dans les chiffres de la série. En un mot, les rapports d'excitabilité des quatre nerfs sus-nommés sont en connexion très intime, car, d'après Erb, ils ne diffèrent en moyenne, dans la faradisation, que de 17 millim.

On reconnaît l'*augmentation de l'excitabilité électrique* d'un muscle ou d'un nerf par rapport au *courant faradique*, à ce que, toutes précautions gardées, on obtient des contractions avec des courants faibles, ou à ce que, avec des courants relativement faibles, ces contractions ont une intensité extraordinaire.

Les conditions sont les mêmes pour le courant *galvanique*, qu'il s'agisse d'exagération ou de diminution de l'excitabilité. Cependant, quand on veut savoir l'énergie de courant nécessaire dans chaque cas particulier pour obtenir un effet d'excitation, la connaissance du chiffre total d'éléments est insuffisante ; il faut connaître aussi le degré de déviation de l'aiguille du galvanomètre absolu, en supposant, bien entendu, que les électrodes employées pour les expériences soient de longueur déterminée et constante.

Dans les *altérations qualitatives de l'excitabilité électrique*, appelées aussi *réaction de dégénérescence*, il faut tenir compte de deux facteurs, les

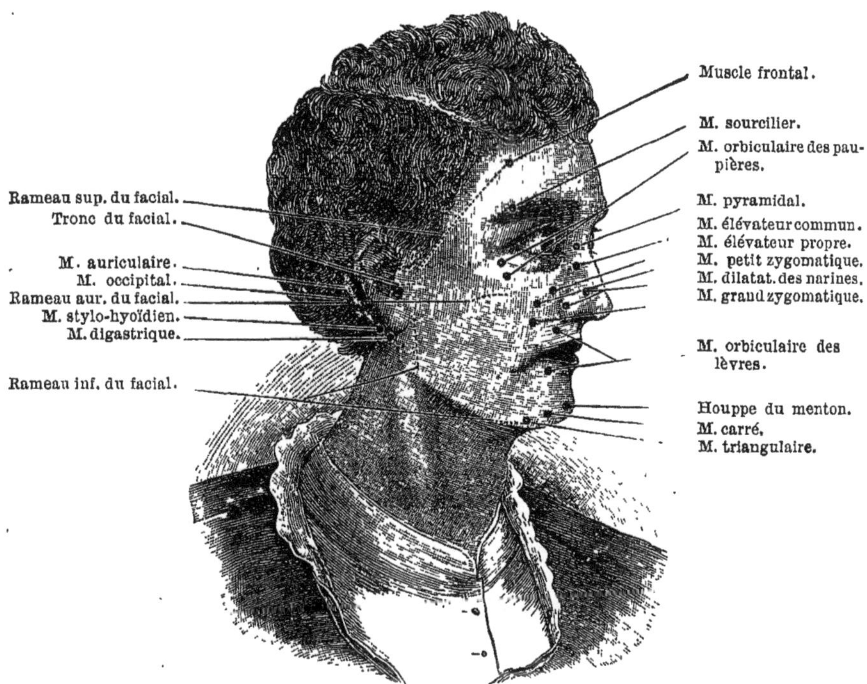

FIG. 259. — *Points moteurs du facial et des muscles innervés par lui.*

modifications de forme de la contraction musculaire et les modifications de la loi qui régit cette contraction musculaire. Celles-ci ne regardent que le courant galvanique.

La forme de la contraction musculaire change en effet, dans les cas bien prononcés, d'une façon très caractéristique : la contraction perd son caractère rapide et foudroyant ordinaire, devient paresseuse, indolente et analogue à un mouvement péristaltique. Pour le diagnostic de la réaction dégénérative, ce signe est au moins aussi important que les modifications de la loi de contraction.

Lorsqu'on excite un nerf moteur d'une façon unipolaire, c'est-à-dire lorsqu'on place l'une des électrodes d'un courant galvanique sur un point indifférent quelconque, par exemple sur le sternum, tandis qu'on applique l'autre sur les points moteurs du nerf, on constate qu'à l'état normal les contractions se succèdent d'une façon régulière et déterminée, suivant la nature de l'électrode excitante et l'énergie du courant.

Avec les *courants les plus faibles* qui provoquent encore des contractions celles-ci ne se produisent que si le nerf est placé sous l'action immédiate du pôle négatif, *kathode*, et seulement en cas de fermeture et non pas d'ouverture du courant. En d'autres termes, avec un courant faible, on ne provoque une secousse qu'à la fermeture et que lorsque le pôle actif est le pôle négatif ou Kathode, Ka S Z (1). En augmentant progressivement l'énergie

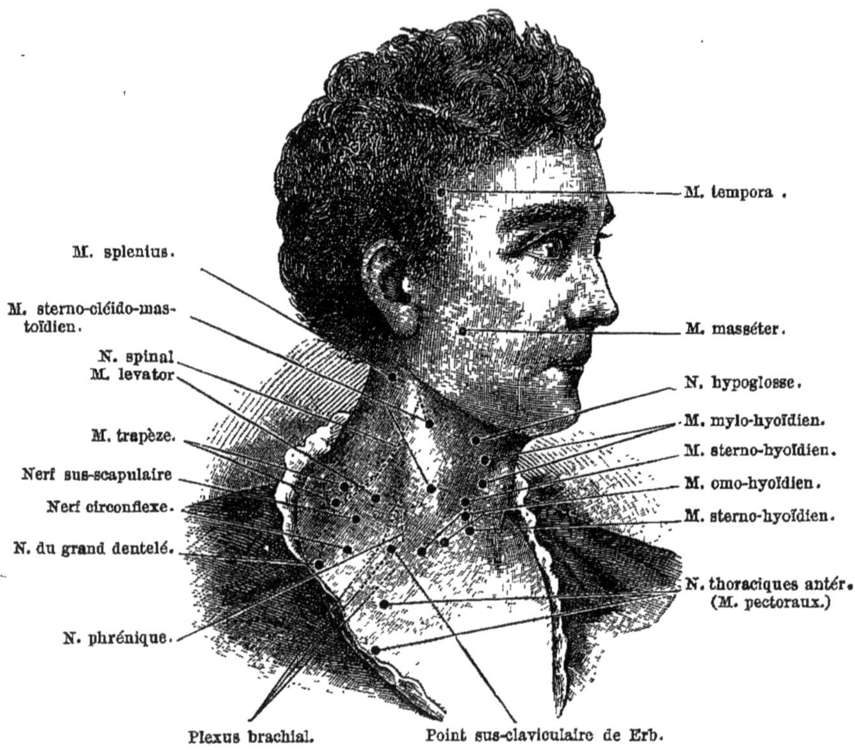

FIG. 260. *Points moteurs du trijumeau, des nerfs et des muscles de la région cervicale.*

du courant galvanique, les contractions au moment de la fermeture négative croissent en intensité (Ka S Z'); mais il arrive alors un moment, où il survient également une contraction lorsque le nerf est soumis à l'influence du pôle positif, anode.

Généralement, il se produit d'abord une secousse musculaire à la fermeture du courant (An SZ) ; très peu de temps après, plus rarement avant, on observe également des contractions à l'ouverture du courant (An OZ). Si

(1) Voici le tableau des signes employés pour les phénomènes électro-diagnostiques : Pôle positif ou anode : An. — Pôle négatif ou kathode : Ka. — Fermeture (Schliessung) : S. — Ouverture (Offnung) : O. — Secousse moyenne (Zuckung) : Z. — Forte secousse : Z'. — Faible secousse : z. — Tétanos : Te.

l'on passe à des courants de puissance très considérable, on obtient, difficilement il est vrai, chez l'individu bien portant, une contraction d'ouver-

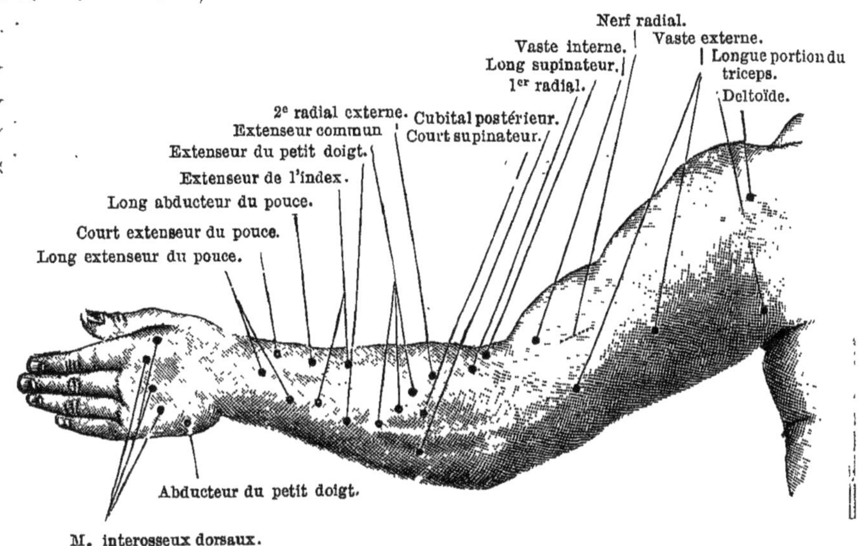

FIG. 261. — *Points moteurs de la face dorsale du bras.*

ture négative (Ka OZ) ; mais en attendant, il s'est déjà réalisé préalablement au moment de la fermeture négative des secousses musculaires non pas

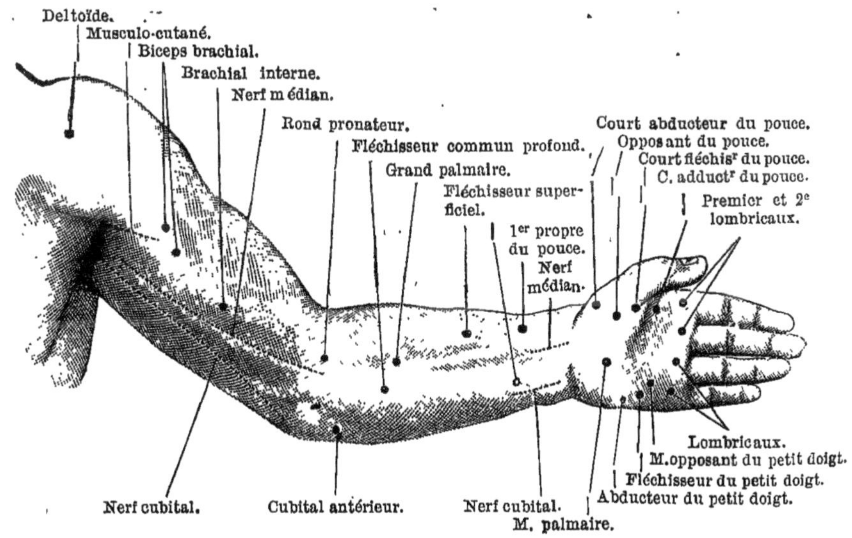

FIG. 262. — *Points moteurs de la face palmaire du bras.*

simples, mais tétaniques, il s'est développé du tétanos de fermeture négative (Ka STe). Par conséquent la loi de contraction normale se manifeste par les quatre degrés suivants, d'après l'intensité du courant ; ces lois ne s'appliquent pas seulement aux nerfs ; elles s'appliquent aussi aux muscles à l'état physiologique.

I	II	III	IV
Ka SZ	Ka SZ'	Ka SZ"	Ka ST
An SZ	An SZ	An SZ'	An SZ"
An OZ	An OZ	An OZ	An OZ'
Ka OZ	Ka OZ	Ka OZ	Ka OZ (1)

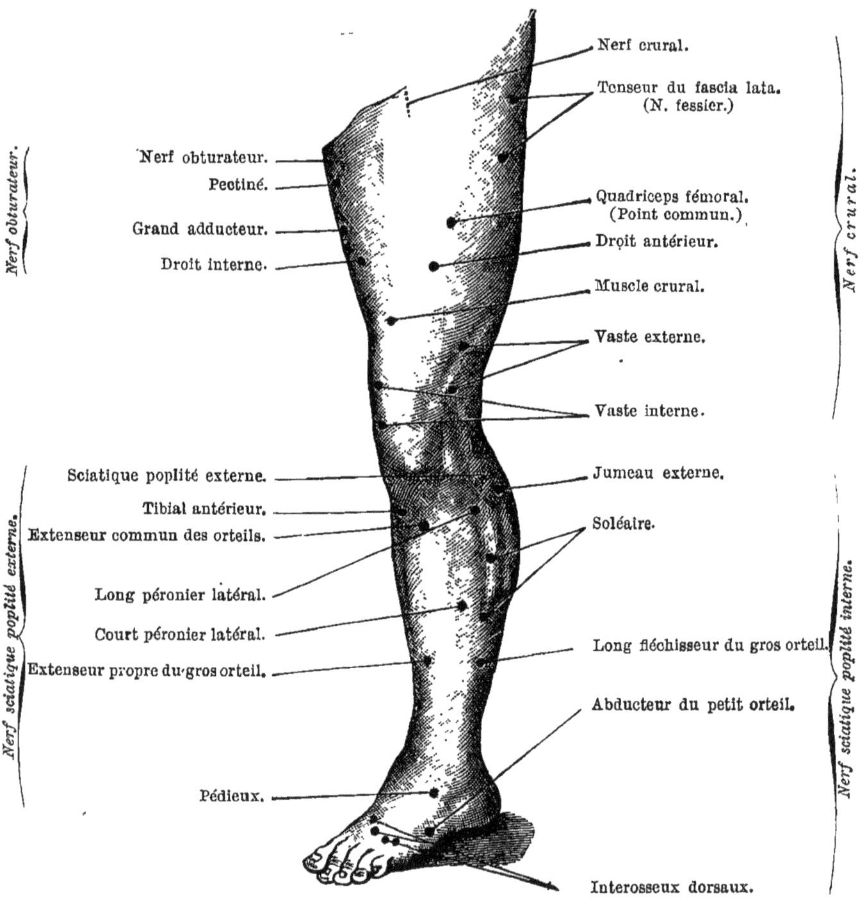

FIG. 263. — *Points moteurs de la face antérieure de la jambe.*

L'intensité de chaque courant efficient est indiquée directement en milliampères par le galvanomètre absolu. Toutefois, pour que les résultats des divers appareils et des différents auteurs soient comparables, il faut que la longueur des électrodes soit la même. Aussi prend-on, d'après le conseil d'Erb,

(1) On peut exprimer ces lois électro-physiologiques par la formule suivante : le pôle négatif excite plus que le pôle positif, et excite plus à la fermeture qu'à l'ouverture ; le pôle positif excite moins et à peu près également à la fermeture et à l'ouverture (Grasset).

comme électrode active une électrode dite *normale* avec une surface de contact de 10 cent. carrés. Quant à l'électrode indifférente qui, une fois pour toutes, trouve son meilleur point d'application sur le sternum, ce doit être une grande électrode. Comme chiffres moyens, Erb trouva ce qui suit chez l'homme sain : Ka SZ. se produit avec 0,25-2 milliampères ; An OZ et An SZ avec 1,5-4,0 m. a ; Ka STe avec 4-10 m. a.

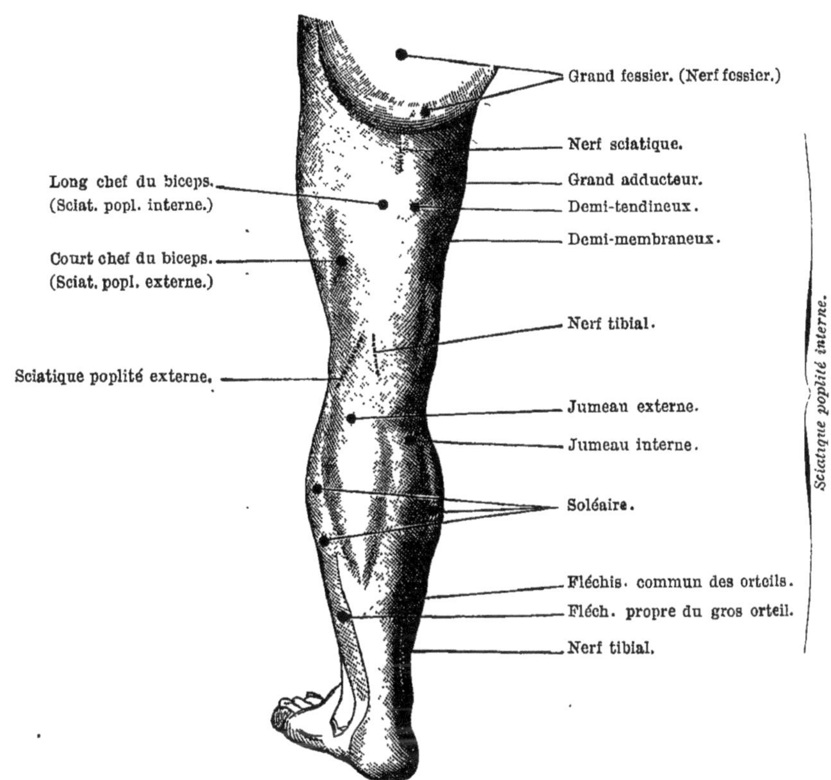

FIG. 264. — *Points moteurs du nerf sciatique et de ses branches, les péronier et tibial.*

La *réaction de dégénérescence* représente une modification des lois que nous venons d'énoncer. Cette réaction est complète ou partielle.

La *réaction dégénérative complète* s'observe avec netteté surtout à la suite de lésions graves des nerfs périphériques. On remarque, en ces cas, que l'excitabilité faradique et galvanique des *nerfs* diminue rapidement au-dessous du siège de la lésion et est éteinte complètement à la fin du premier septénaire ou dans le courant du deuxième. Le premier et le second jour, il est vrai, il se produit souvent une exagération passagère de l'excitabilité électrique. Si au contraire on pratique l'électrisation directe des *muscles*, on trouve que vis-à-vis du courant faradique, l'excitabilité diminue progressivement comme pour le nerf jusqu'à suppression entière. Il en est tout autrement par rapport au courant galvanique. Là aussi, au début, l'excitabilité s'affaiblit jusque vers la deuxième semaine, mais à ce moment se manifeste une exagération incontestable de cette excitabilité galvanique. Il suffit de courants très faibles pour produire des contractions musculaires. Mais avant tout, la formule normale des contractions est changée ; la secousse de fermeture par le pôle positif augmente graduellement de force et devient égale à la secousse de fermeture du pôle négatif : An SZ = Ka SZ. Puis An SZ l'emporte sur Ka SZ et on a An SZ > Ka SZ. Cette dernière formule est caractéristique de la réaction de dégénérescence.

Sous le nom de *réaction dégénérative partielle*, on comprend les cas où l'excitabilité faradique et galvanique des nerfs diminue, il est vrai, mais reste conservée, où celle des muscles vis-à-vis du courant faradique est amoindrie et non supprimée et où la loi de contraction par le courant galvanique subit des changements dans le sens ci-dessus indiqué.

Or, qu'il s'agisse de phénomènes de réaction complète ou partielle, cette réaction indique toujours des processus d'atrophie dégénérative du côté des nerfs périphériques et des muscles, qu'ils dépendent de lésions directes des nerfs périphériques eux-mêmes ou qu'ils proviennent d'altérations des racines motrices de la moelle ou des grosses cellules motrices des cornes antérieures de la moelle. Dans la réaction dégénérative complète, les lésions anatomiques sont surtout prononcées au niveau du nerf et fournissent par conséquent aussi un pronostic plus défavorable. Erb et en même temps Weiss et Ziemssen ont donné à cette assertion une base expérimentale certaine en étudiant sur les animaux les altérations anatomiques et électriques consécutives à la section des nerfs. Quant à E. Neumann, il fut le premier à professer l'opinion, aujourd'hui adoptée, qu'un muscle en état d'atrophie dégénérative perdait la propriété de réagir sous l'influence de courants de peu de durée, tels que les courants faradiques.

Si on les compare à la réaction dégénérative électrique, la simple augmentation ou diminution de l'excitabilité électrique sont d'une médiocre valeur pour le diagnostic. D'après Erb, dans la *tétanie* seule il se produit régulièrement un accroissement de l'excitabilité électrique du nerf par rapport aux deux espèces de courant.

Entre autres phénomènes électro-diagnostiques, nous signalerons encore ceux qui surviennent dans la maladie de Thomsen et qui ont été étudiés en détail par Erb. Dans cette affection, tandis que les nerfs réagissent normalement aussi bien qualitativement que quantitativement, l'excitabilité directe des muscles par rapport aux deux courants est exagérée ; en même temps es contractions musculaires sont paresseuses et se prolongent ; enfin, sous l'action du courant constant, il se produit des contractions ondulatoires, qui se dirigent du pôle négatif au pôle positif.

B. — TROUBLES SENSITIFS

Les troubles de la sensibilité, s'observent le plus souvent du côté de la peau et des muqueuses. Mais ce serait une erreur de croire qu'ils sont bornés à ce domaine; ils peuvent atteindre également d'autres organes, comme les muscles, les tendons, les aponévroses, le périoste, etc.: et même les troubles sensitifs de ces derniers organes jouent dans certaines maladies, dans le tabes dorsal par exemple, un rôle prépondérant.

Dans l'examen de la sensibilité de la peau et des muqueuses, il faut considérer deux groupes principaux de sensations : les sensations tactiles et les perceptions générales. La sensibilité tactile comporte les impressions tactiles pures, le sens de la compression, du temps, du lieu et de la température. La perception générale comprend la sensibilité à la douleur, la sensibilité électrique, la sensibilité aux chatouillements, les démangeaisons et autres sensations agréables ou désagréables.

Les troubles de la sensibilité cutanée se manifestent de façons fort diverses; la sensibilité peut être exagérée (*hyperesthésie*), diminuée (*hypesthésie*), abolie (*anesthésie*) ou pervertie. Et ces troubles peuvent être intégraux ou partiels, suivant qu'ils intéressent toutes les formes de la sensibilité ou seulement certaines d'entre elles. Sous le nom de *paresthésies*, on désigne des sensations subjectives anormales, telles que fourmillements, sensations de brûlure, de piqûre, de picotement, de chaud, de froid, qui sont inaccessibles à une exploration objective.

I. Sensibilité tactile pure. — On étudie la *sensibilité tactile pure* par le contact d'objets mousses avec la peau. Ceux-ci ne doivent ni occasionner de la douleur, ni altérer le sens de la température par des différences de température. Tandis que le malade tient les yeux fermés pour concentrer toute son attention, on passe légèrement le doigt sur les poils des extrémités ou du tronc et l'on interroge le malade pour savoir s'il a senti quelque chose et, dans l'affirmative, si la sensation éprouvée a été égale dans les zones symétriques. On peut encore, en procédant de la même manière, toucher les téguments avec le doigt ou avec un bâtonnet de bois. On peut aussi toucher doucement la peau avec la tête d'une épingle; ou bien on y pose des objets rugueux, ou laineux, ou lisses, en encore des pièces de monnaie, des clefs, des bagues, en demandant au malade d'indiquer la forme et la qualité de la surface des objets mis en contact avec ses téguments.

La *polyesthésie* appartient à la catégorie des sensations perverties. Elle est caractérisée par ce fait que les malades sentent double ou multiple un contact unique. On a observé la polyesthésie dans le tabes dorsal.

Par *allochirie*, on désigne un phénomène assez rare, qui consiste en ce fait que le malade localise dans le côté gauche, l'irritation exercée sur le côté droit, et réciproquement. Ce phénomène a été rencontré dans la myélite, la sclérose multiple cérébro-spinale, etc.

II. Sensibilité à la pression. — Dans l'examen du *sens de la pression*, il faut que la partie du corps soumise à l'exploration, repose toujours sur un substratum solide; car autrement le sens musculaire, par l'appréciation de la résistance à opposer à la pression, amènerait facilement des erreurs. Le plus simple est d'appliquer sur la région choisie, une petite tablette en bois, sur laquelle on échafaude peu à peu des pièces de monnaie de grosseur croissante : on demande au malade d'accuser les différences de pression.

Eulenburg a fait construire dans ce but un instrument spécial, qu'il a appelé baraesthésiomètre (fig.265). Il consiste en une sorte de ressort à pression muni d'une aiguille qui donne le degré de pression. Landois recommandait une balance de pression à mercure; Goltz employait des tubes de caoutchouc, dans lesquels il faisait circuler des ondes dont on modifiait à volonté la pression,

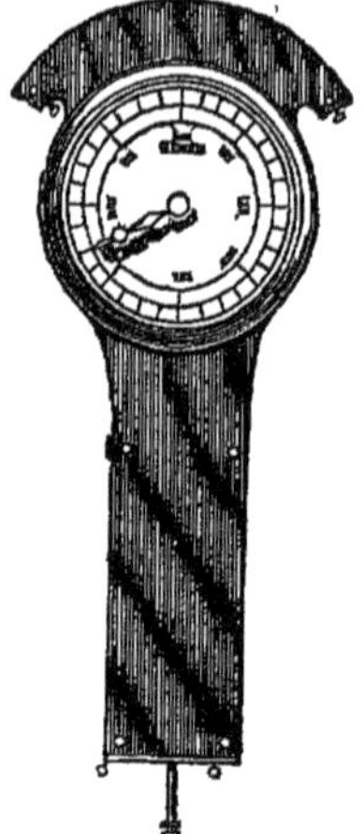

Fig. 265. — *Baraesthésiomètre.* D'après Eulenburg.

Auber et Kammler ont trouvé, comme chiffres minima du sens de la pression :

Peau du front. Tempe. Dos de la main. Avant-bras. Doigt.	0,002 gr.	Nez. Ventre. Menton.	0,04-0,05 gr.
		Ongle du doigt.	1,0 gr.

Dohrn a recherché pour les diverses régions cutanées, la valeur minima du poids additionnel, que le sujet arrive à distinguer, 1 gr. de poids étant déjà appliqué :

Troisième phalange digitale	0,499	gr.
Dos du pied	0,5	»
Deuxième phalange digitale	0,771	»
Première d° d°	0,82	»
Jambe	1,0	»
Paume de la main	1,018	»
Dos	1,156	»
Rotule	1,5	»
Avant-bras	1,99	»
Sternum	3,0	»
Région ombilicale	3,5	»
Dos	3,8	»

Enfin Eulenburg a observé, à l'aide de son baraesthésiomètre, qu'aux différents endroits de la surface cutanée, les individus ressentent les différences de pression suivantes :

Front. Lèvres. Dos de la langue. Joues. Tempe.	1/40-1/30	Phalanges digitales. Avant-bras. Main. Bras.	1/20-1/10

III. Limites de la sensibilité dans le temps et dans l'espace. — L'examen du sens de la pression est en relation très intime avec celui du *sens du temps* propre à la peau, et qui consiste dans la faculté de différenciation d'irritations se succédant rapidement. Grünhagen et Wittich ont trouvé, à l'aide de cordes vibrantes, que la discontinuité est perçue encore pour un chiffre de 1,506-1,552 vibrations à la seconde.

Dans l'exploration du *sens du lieu*, il faut tenir compte essentiellement de deux choses : 1° si, les yeux fermés, le malade peut dire et montrer du doigt le point où la peau a été touchée — sens du lieu dans la conception stricte du mot ; 2° de l'étendue des cercles tactiles, sens de l'espace. Cette dernière se mesure à l'aide du compas d'épaisseur (fig. 266) ou de l'esthésio-

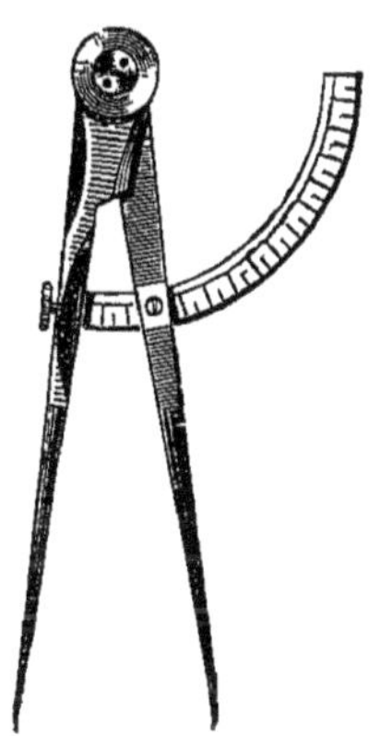

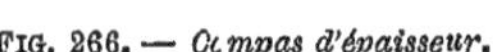

Fig. 266. — *Compas d'épaisseur.*

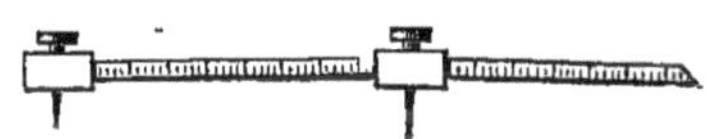

Fig. 267. — *Esthésiomètre* de Sieveking.

mètre de Sieveking (267). On sait que la grandeur d'un *cercle tactile* est déterminée par la plus petite distance qu'il faut entre deux pointes de même nature et placées de la même façon sur la peau, pour être senties comme deux corps distincts. Quoique, à la longue, cette forme de la sensibilité puisse s'éduquer, se raffiner, on peut quand même, d'après Landois, établir l'échelle suivante, dont la première colonne est pour l'adulte, la seconde pour un garçon de 12 ans :

	ADULTE	GARÇON DE 12 ANS
Pointe de la langue................	1,1	1,1 mm.
Face palmaire de la 3e phalange du doigt.	2,3	1,7
Lèvres (muqueuse)................	4,5	3,9
Face palmaire de la 2e phalange digitale.	4,5	3,9
Face dorsale de la 3e » »	6,8	4,5

	ADULTE	GARÇON DE 12 ANS
Lobule nasal.....	6,8	4,5 mm.
Tête du métacarpien (face palmaire)..	6,8	4,5
Dos de la langue..................	9,0	6,8
Lèvres (peau)......................	9,0	6,8
Métacarpien du pouce..............	9,0	6,8
Gros orteil (face plantaire)...........	11,3	6,8
Deuxième phalange digitale (dos) ...	11,3	9,0
Joue..........................	11,3	9,0
Paupière.......................	11,3	9,0
Palais (milieu)....................	13,5	11,3
Peau de l'arcade zygomatique (en avant)	15,8	11,3
Métacarpien du gros orteil (face plantaire).......................	15,8	9,0
1re phalange digitale (dos)...........	15,8	9,0
Tête des métacarpiens (dos)..........	18,0	13,5
Face interne des lèvres..............	20,3	13,5
Peau de l'arcade zygomatique (en arrière).......................	22,6	15,8
Partie inférieure du front............	22,6	18,0
Partie postérieure du talon...........	22,6	20,3
Partie inférieure de l'occiput.........	27,1	22,6
Dos de la main....................	31,6	22,6
Face inférieure du menton...........	33,8	22,6
Vertex..........................	33,8	22,6
Rotule.........................	36,1	31,6
Sacrum.........................	40,6	33,8
Fesses..........................	40,6	33,8
Avant-bras......................	40,6	36,1
Jambe..........................	40,6	36,1
Dos du pied (près des orteils)........	40,6	36,1
Sternum........................	45,1	33,8
Nuque..........................	54,1	36,1
Rachis (5° dorsale, régions dorsale et lombaire)......................	54,1	—
Milieu de la nuque................	67,6	—
Bras...........................	67,7	31,6
Cuisse..........................	67,7	31,6
Milieu du dos....................	—	40,6

IV. Sensibilité à la température. — L'intégrité ou la suppression du *sens de la température* se constatent en faisant fermer les yeux au sujet, en soufflant ou en envoyant l'haleine sur certaines régions de la peau et en demandant au patient s'il ressent des différences de température. On peut encore toucher la peau avec des objets de température différente, mais de même nature, des pièces de monnaie par exemple que l'on chauffe diversement ou encore avec le fond de tubes à essai contenant de l'eau, de l'huile ou du pétrole à des températures variables.

Pour les expériences délicates, Nothnagel et Eulenburg ont créé des appareils plus compliqués qui n'ont pas encore acquis droit de cité dans la pratique.

Nothnagel a fait construire des vases cylindriques en bois, avec fond en cuivre. Dans ces vases on verse de l'eau à des températures différentes indiquées par des thermomètres qui y sont plongés.

Le thermæsthésiomètre d'Eulenburg consiste en deux thermomètres à gros réservoirs de mercure fixés sur un même appareil, mais mobiles sur ce dernier. Les réservoirs sont chauffés à des degrés différents et appliqués sur la peau. A ce moment on compare la marche de la colonne mercurique avec les sensations de température signalées par le sujet. Tout récemment, le même praticien a construit un autre appareil encore basé sur un autre principe, mais qui n'a pas encore été éprouvé par la pratique.

D'après Nothnagel, la sensibilité de la peau est d'autant plus délicate que la température se rapproche de celle du corps (27°-33° C.), à tel point que dans ces conditions, des différences de 0,05° C. sont perçues nettement. Nothnagel a trouvé pour les diverses zones cutanées les chiffres suivants :

Avant-bras Bras	0,2 C.
Dos de la main	0,3
Joue	0,4 — 0,2
Tempe	0,4 — 0,3
Poitrine (en haut, en dehors) Parties latérales et supérieures du ventre	0,5
Paume de la main Dos du pied	0,5 — 0,4
Partie moyenne de l'épigastre Cuisse	0,5
Jambe (mollet) Sternum	0,6
Jambe (côté de l'extension)	0,7
Dos (parties latérales)	0,9
Dos (milieu)	1,2

Il existe des cas de *perversion du sens de la température :* le froid est pris pour du chaud et réciproquement.

V. Sensibilité à la douleur. — La recherche de la *sensibilité de la peau à la douleur* se fait de diverses manières. Le tiraillement des poils, les piqûres d'aiguilles, etc., sont autant de méthodes d'examen simples et utilisables. Parfois l'on constate des *sensations doubles*, de telle sorte qu'une irritation unique est perçue immédiatement, puis une deuxième fois, affaiblie ou exagérée, quelques secondes plus tard. Seulement il s'agit de savoir si l'irritation a d'abord été perçue comme sensation tactile et puis comme douleur, ou comme douleur les deux fois. Il faut également éviter la confusion avec un simple retard dans la perception, comme on l'observe très souvent le tabes dorsal, où le tableau symptomatique dépend surtout de la sphère sensitive, car il est lié à une lésion des racines postérieures et des cordons postérieurs de la moelle. Le retard de la transmission est parfois tel, qu'il se passe plusieurs secondes entre l'irritation et la sensation.

L'*analgésie* est un état où la sensation tactile existe, mais où la sensibilité à la douleur est supprimée.

Dans l'*anesthésie douloureuse*, la sensibilité à la douleur et les sensations tactiles paraissent supprimées, et cependant les malades sont souvent en proie aux plus vives souffrances dans la zone anesthésiée. Ces phénomènes s'observent en cas de foyers morbides des voies sensitives (surtout dans la compression lente de la moelle), foyers qui, il est vrai, ont interrompu la communication avec le cerveau, mais irritent quand même le tronc central, laquelle irritation est rapportée à la phériphérie d'après la loi de la transmission excentrique.

VI. Sensibilité électro-cutanée. — La *sensibilité électro-cutanée* fut examinée méthodiquement pour la première fois par Leyden et Munk. Avec le courant faradique, on distingue tout d'abord une première impression de tiraillements, puis une sensation douloureuse prononcée. Malheureusement les méthodes d'exploration sont demeurées longtemps très incomplètes par elles-mêmes ; de plus, dans les méthodes anciennes, on négligeait la résistance de conduction des divers zones cutanées (1). De nos jours, Erb, Tschiriew et de Watteville se sont occupés avec succès de l'amélioration des procédés d'investigation. Les résultats les plus certains s'obtiennent par la comparaison des régions cutanées symétriques.

VII. Valeur diagnostique des troubles sensitifs de la peau. — Dans l'utilisation diagnostique des troubles sensitifs de la peau, ce qu'il faut tout d'abord considérer, c'est, comme pour les troubles moteurs, l'étendue des lésions. S'agit-il, par exemple, d'une interruption de conduction au niveau d'un nerf mixte périphérique, il se produit naturellement une paralysie à la fois motrice et sensitive exactement dans le domaine qu'il innerve. Ou bien lorsqu'il y a interruption transversale de la moelle, il se développe au-dessous de la lésion des phénomènes de paraplégie qui se rapportent aussi bien à la sphère motrice qu'à la sphère sensitive. Une délimitation exacte de la zone sensible peut servir, dans ces cas, à déterminer le niveau du foyer morbide médullaire. Ou bien dans les processus à tendance progressive, on reconnaît les progrès de l'affection par l'extension graduelle des troubles sensitifs à des

(1) Les différences de conductibilité qui existent entre l'organisme sain et l'organisme malade sont à peine connues aujourd'hui. Mais on peut prévoir que l'étude de ces différences pourra un jour intéresser hautement le diagnostic.

MM. Charcot et Vigouroux viennent, en effet, de montrer qu'on doit considérer comme un « *signe cardinal du goitre exophtalmique, la faible résistance du sujet au passage du courant électrique* ».

zones de plus en plus considérables. Lorsque la moelle présente une solution de continuité seulement dans la moitié de son diamètre transversal, il se produit des phénomènes d'un caractère tout à fait spécial ; la motilité est supprimée du côté correspondant à la lésion ; du côté opposé c'est la sensibilité qui fait défaut ; en même temps, le côté paralysé présente de l'hyperesthésie. Cela s'explique parce que les voies motrices s'entre-croisent très haut, au niveau du bulbe et ne subissent plus de décussation intra-médullaire, tandis que les cordons sensitifs s'entre-croisent sur toute la hauteur de la moelle, les fibres du côté droit passant dans la moitié gauche de la moelle et réciproquement.

En suivant le trajet ascendant des voies sensitives vers le cerveau, on les voit toutes réunies, *dans le tiers postérieur* de la portion postérieure *de la capsule interne.* S'il se produit des lésions à ce niveau, il se développe de l'hémianesthésie cérébrale, c'est-à-dire que du côté opposé du corps, la sensibilité se trouve anéantie sous toutes ses formes jusqu'au niveau de la ligne médiane. Les organes des sens participent à l'hémianesthésie qui est ainsi sensitivo-sensorielle. On observe souvent ce fait, en tant que simple désordre fonctionnel, dans l'*hystérie.* Dans les paralysies cérébrales qui doivent leur origine à une interruption de conduction dans les 2/3 antérieurs de la partie postérieure de la capsule interne, ou à des foyers situés plus haut encore dans les rayons médullaires ou l'écorce encéphalique, au niveau du domaine moteur des circonvolutions frontale et pariétale ascendantes, les troubles sensitifs manquent la plupart du temps, à moins que les voies sensitives n'aient subi des lésions concomitantes, soit directement, soit indirectement par pression, œdème, etc. (1).

VIII. Sensibilité des parties profondes. — On sait peu de choses sur les fonctions sensitives des aponévroses, des tendons et du périoste. Il en est de même pour les propriétés sensitives des muscles. Ce qu'on a observé le plus souvent, ce sont, dans le tabes dorsales, des *troubles du sens musculaire.* En faisant fermer les yeux à un ataxique, en lui soulevant une jambe et en l'engageant à élever l'autre à la même hauteur, on constate des erreurs grossières. Lorsqu'on introduit chacune des jambes dans un nœud coulant formé avec une serviette, lorsqu'on les soulève à des hauteurs différentes ou qu'on les fléchit inégalement, ou encore lorsqu'on place avec précaution l'une d'elles sur l'autre, le plus souvent le malade ne sait rien sur l'orientation de ses membres. Si on lui ordonne de rapprocher, les yeux fermés, les doigts des deux mains jusqu'au contact, il hésite,

---

(1) L'étude des diverses formes de la sensibilité dans certaines affections chroniques de la moelle a conduit à isoler une espèce morbide nouvelle : la *syringomyélie.* Confondue naguère avec l'atrophie musculaire progressive (type Aran-Duchenne), la syringomyélie est une affection chronique de la moelle, caractérisée anatomiquement par des cavités pathologiques formées dans cet organe, et cliniquement par des troubles trophiques et des altérations caractéristiques de la sensibilité. On y observe en effet cette particularité presque pathognomonique : la sensibilité tactile est parfaitement conservée ; mais la sensibilité à la douleur et la sensibilité à la température sont abolies.

tâtonne, absolument comme le ferait un aveugle dans un lieu inconnu, etc.

Sous le nom de *sens de la tonicité musculaire,* on entend la propriété d'apprécier avec justesse les différences de poids que soulève un muscle. Pour l'examen de ce sens, on étend le membre et on y attache une serviette à laquelle on fixe successivement des poids différents ; ou encore on additionne le poids initial d'autres poids plus petits. Il s'agit de fixer le plus petit poids perçu, puis la valeur minima du poids additionnel dont la différence est perçue par le malade. Cette valeur est, chez l'individu sain, d'environ 1/40 du poids fondamental.

Nous nous bornons à signaler, en terminant, la *sensibité électro-musculaire,* qui est représentée par la sensation spéciale produite par la contraction des muscles faradisés. Cette sensibilité peut, elle aussi, par suite de processus morbides, s'exagérer ou s'affaiblir.

C. — TROUBLES SENSORIELS

Parmi les troubles sensoriels nous abandonnons à l'ophtalmologie et à l'otiâtrie ceux qui intéressent les nerfs optique et acoustique.

J'engage cependant le médecin à étudier avec soin les procédés d'investigation usités pour le diagnostic des maladies de l'œil et de l'oreille. Pour en faire saisir l'importance, je me borne à rappeler de quels secours est l'examen de la rétine et l'étude de l'hémianopsie pour le diagnostic des affections du cerveau.

Le *sens du goût* est altéré très souvent dans les maladies du nerf facial, lorsque la corde du tympan participe au prôcessus morbide ; ainsi, le sens du goût est obtus ou absent dans la paralysie faciale d'origine intra-temporale. Il s'agit là de lésions atteignant les deux tiers antérieurs de la langue, innervés par le lingual et la corde du tympan, le tiers postérieur appartenant au domaine du glosso-pharyngien.

Pour éprouver le goût, on plonge un pinceau, un bâton de verre ou un petit rouleau de papier dans des liquides divers, acides, doux, amers, salés et on les promène sur la langue. Il faut éviter les gouttes trop grosses afin de localiser le plus possible l'irritation; il faut aussi demander l'avis du malade avant qu'il n'ait retiré la langue et mouillé avec le liquide d'autres régions de la cavité buccale. Pour l'examen de la saveur amère, on recommande l'aloès, la quinine, la coloquinte, la strychnine ou l'acide picrique ; pour la saveur acide, du vinaigre étendu; pour la saveur sucrée, des solutions de sucre, et pour la saveur salée des dissolutions de sel de cuisine, de bicarbonate de soude ou d'iodure de potassium. Il faut que les solutions employées ne soient jamais irritantes. D'ailleurs on sait que chez les personnes bien portantes, les différentes parties de la langue ne perçoivent pas avec une netteté égale les diverses saveurs. Le tiers postérieur de la langue, domaine du glosso-pharyngien, perçoit les saveurs amères ; le tiers antérieur, domaine du lingual et de la corde du tympan, perçoit la saveur sucrée ; les bords perçoivent les saveurs acides.

E. Neumann a trouvé une élégante méthode d'exploration du sens du goût dans l'emploi du courant galvanique. On place l'électrode indifférente sur le sternum ; à l'autre on donne la forme d'un stylet boutonné avec lequel on touche la langue. Seulement il faut avoir soin de différencier la sensation de picotement engendrée par le courant de la sensation gustative vraie, de la saveur acide quand il s'agit de l'anode et de la saveur salée quand il s'agit du pôle négatif.

En comparant les zones symétriques des deux moitiés de la langue, on constatera facilement des différences. Le plus souvent il s'agit de diminution du goût (ageustie, hypogeustie), plus rarement d'exagération (hypergeustie), quelquefois aussi de perversion du goût (parageustie).

Le *sens de l'odorat* peut présenter des altérations analogues qui portent le nom d'anosmie, hyposmie, hyperosmie et parosmie. On sait que la muqueuse nasale est innervée par l'olfactif et le trijumeau ; ce dernier est le nerf de la sensibilité générale et perçoit les irritations caustiques, comme celles de l'ammoniaque, de l'acide acétique, etc. Le nerf olfactif seul perçoit les odeurs ; comme odeur agréable, on choisira, pour l'examen, les essences de girofle, de rose ou de bergamotte ; comme odeurs désagréables, l'asa fœtida, la valériane, l'acide sulfhydrique. Il se produit en effet parfois une anesthésie partielle de l'olfaction, qui fait que les odeurs agréables ne sont pas perçues, alors que les désagréables le sont, ou inversement. Il faut évidemment que la narine du côté que l'on n'explore pas soit bouchée avec soin.

D. — TROUBLES TROPHIQUES

Les troubles trophiques sont généralement associés aux troubles moteurs et sensitifs ; ils sont très rarement isolés. Ils intéressent des organes très divers, tantôt les muscles et les nerfs, tantôt la peau et les éléments cutanés, tantôt le pannicule adipeux, tantôt les os, etc.

I. Atrophies musculaires. — Lorsque des muscles ont été inactifs quelque temps par suite d'une paralysie, d'une affection articulaire, d'appareils inamovibles, etc., ils diminuent graduellement de volume et sont frappés de ce qu'on nomme l'*atrophie par inactivité.* Ces faits n'ont qu'un intérêt médiocre (1).

Il n'en est plus de même lorsque la paralysie est la conséquence d'affections des *nerfs périphériques,* des *racines antérieures de la moelle, ou des grosses cellules ganglionnaires des cornes médullaires antérieures.*

(1) Il suffit de relire les leçons de M. le professeur Charcot, sur l'atrophie musculaire qui succède à certaines lésions articulaires (T. III, p. 23, 51, 61), pour juger que ces faits sont au contraire pleins d'intérêt — M. Charcot admet que l'atrophie musculaire qui survient dans ces cas est sous la dépendance d'une affection spinale deutéropathique. Suivant lui, l'hypothèse de l'atrophie par repos prolongé est inadmissible.

Dans ces cas, l'atrophie musculaire se développe avec une telle rapidité qu'on ne peut songer à une atrophie par inactivité. Et d'ailleurs, les lésions anatomiques des muscles sont ici tout autres. Ces lésions consistent en une *atrophie dégénérative* qui se manifeste (non plus comme dans l'atrophie par inactivité, par une simple diminution de volume du muscle), mais par une active multiplication nucléaire. Ces phénomènes sont caractérisés par la réaction électrique de dégénérescence, qui les différencie également des lésions musculaires consécutives à des myopathies primitives ou résultant secondairement d'affections des jointures, qui sont, non des atrophies névropathiques, mais des atrophies myopathiques.

Le degré d'amaigrissement se mesure à l'aide d'un ruban centimétrique avec lequel on entoure les régions symétriques du corps. Les altérations sont du reste souvent assez grossières pour sauter aux yeux de prime abord ; la diminution de volume des muscles et la saillie plus considérable des os attirent immédiatement l'attention.

II. Lésions trophiques des os. — Si l'atrophie dégénérative frappe des individus assez jeunes, les os eux-mêmes demeurent retardés dans leur développement, ce qu'on peut établir également à l'aide d'un ruban centimétrique. Quelquefois les os subissent des troubles trophiques d'une façon indépendante. C'est ce qu'on observe, notamment dans le tabes dorsal, aux extrémités osseuses articulaires où s'accomplit un processus spécial désigné par Charcot sous le nom *d'arthropathie tabétique.*

III. Lésions trophiques de la peau. — Tandis que du côté des muscles, des nerfs et des os, l'atrophie dégénérative se manifeste par une émaciation rapide, on trouve souvent au niveau de la peau un pannicule adipeux richement développé qui masque en partie l'atrophie musculaire. En cas de lésions des nerfs périphériques, on a fréquemment observé des épaississements de l'épiderme, une desquamation anormale, un développement extraordinaire du système pileux, un éclat particulier notamment des doigts et des orteils (peau lisse) et des altérations des ongles. Quant aux escarres sacrées des affections médullaires, et aux escarres fessières des affections cérébrales, escarres qui se développent indépendamment de toute pression avec une rapidité très grande, il est incontestable qu'elles font partie du domaine des troubles trophiques, sans que cependant on puisse en localiser exactement l'origine dans les centres nerveux, pas plus qu'on n'a démontré avec certitude l'existence de nerfs périphériques trophiques propres. Enfin, à la suite des lésions nerveuses, on a observé diverses éruptions cutanées, dont le zona offre le type le mieux connu.

On voit donc que les troubles trophiques se trahissent tantôt par de l'atrophie simple ou dégénérative, tantôt par de l'hypertrophie, tantôt enfin par de la mortification des tissus.

E. — TROUBLES VASO-MOTEURS

Les troubles vaso-moteurs n'ont qu'une valeur médiocre au point de vue du diagnostic proprement dit. Les états de spasme des vaso-moteurs se manifestent par de la pâleur ou de la cyanose de la peau avec refroidissement (voyez pages 4 et 10); les états de paralysie par de la rougeur (voyez p. 8) et de l'augmentation de chaleur. L'œil, la main et le thermomètre sont les moyens de diagnostic qui permettent de reconnaître ces états (1).

(1) Un assez bon moyen de reconnaître la paralysie ou la parésie des vaso-moteurs, consiste à tracer un trait avec l'ongle sur la peau du tronc; lorsque l'innervation vaso-motrice est affaiblie, on observe une raie rouge qui persiste assez longtemps. Trousseau a décrit ce phénomène sous le nom de *tache cérébrale*, de *raie méningitique;* il en faisait un signe presque spécial à la méningite tuberculeuse. Il n'en est rien. On constate la tache cérébrale dans la fièvre typhoïde, et dans beancoup d'autres maladies. M. Peter montre à sa clinique, qu'elle se produit presque toujours dans la grippe nerveuse et dans l'ictère un peu prononcé accompagné de prurit. Cette tache indique simplement un certain degré d'asthénie vaso-motrice.

TABLE ANALYTIQUE

B

C

D

E

F

G

K

L

M

N

R

S

U

V

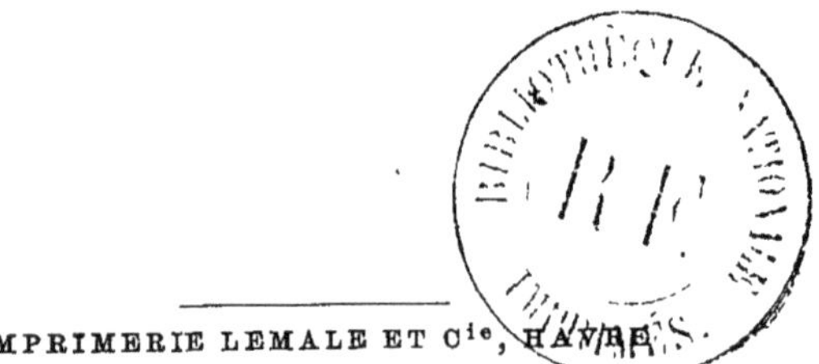

IMPRIMERIE LEMALE ET Cie, HAVRE

www.ingramcontent.com/pod-product-compliance
Ingram Content Group UK Ltd.
Pitfield, Milton Keynes, MK11 3LW, UK
UKHW020147250726
13967UKWH00002B/912

9 782012 998735